Haug

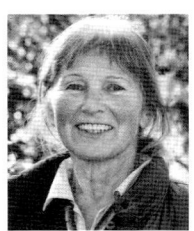

Rita Traversier

Geboren in Diksmuide, Belgien.

Als Ethik-Lehrerin in Belgien tätig.

Arbeitet seit 1981 in Deutschland. Berichtet neun Jahre als freie Journalistin von Bayern aus für die belgische Presse und verfasst Beiträge für den Deutschlandfunk. Über ihren Aufenthalt bei den Eskimos an der Ostküste von Grönland schreibt sie 1986 das Buch *Sermiligaq, wo die Eisberge herkommen* (Steiger Verlag).

1990 nimmt sie das Studium der Naturheilkunde auf. Es folgen Fortbildungen in der Phytotherapie an der Paracelsus-Schule und dem Zentrum für Naturheilkunde, Fortbildung in Chengdu/China und ein regelmäßiger Austausch mit Prof. Dr. Hu Kaming verfestigen ihr TCM-Wissen.

Seit 1995 führt sie eine Naturheilpraxis mit dem Schwerpunkt „TCM mit westlichen Pflanzen" und Augendiagnostik. Nach 8 Jahren Taiji-Quan-Ausbildung macht sie 2002 die Prüfung als Taiji-Form-Lehrerin nach Meister Song. Seitdem übt und unterrichtet sie diese chinesische Bewegungskunst.

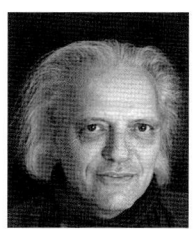

Kurt Staudinger

Geboren in Berg, Niederbayern.

Intensives Selbststudium in Psychologie, Pflanzenheilkunde und schamanistischen Heilweisen.

Nach seiner Heilpraktikerausbildung an der Josef-Angerer-Schule in München (1981–1984) assistiert er fünf Jahre in verschiedenen Praxen (Ingolstadt, München). 1989 gründet er seine eigene Praxis in München mit den Schwerpunkten Phytotherapie, psychosomatische Therapie, Augendiagnose.

Im Zentrum für Naturheilkunde in München ist er seit 1992 Dozent für traditionelle und moderne Phytotherapie. Des Weiteren Vorträge und Veröffentlichungen in Pflanzenheilkunde und psychosomatischer Therapie, Organisation und Leitung von Workshops mit dem Schwerpunkt Pflanzenheilkunde.

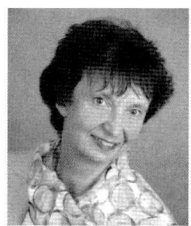

Sieglinde Friedrich

Geboren in Rosenheim, Oberbayern.

Seit ihrem 15. Lebensjahr gilt ihr Interesse den Heilkräutern und ihrer Anwendung, v. a. im Bereich der Volksheilkunde. Sie hält Vorträge und leitet Kräuterwanderungen.

Ausbildung in traditioneller und moderner Kräuterheilkunde und Phytotherapie, außerdem ein Fernkurs an „The School of Herbal Medicine", Kent/England, und Ausbildung zur Ernährungsberaterin nach den fünf Elementen bei Barbara Temelie, jetzt in diesem Bereich tätig. Ausbildung zur Qigong-Übungsleiterin.

Rita Traversier, Kurt Staudinger und Sieglinde Friedrich

TCM mit westlichen Pflanzen

Phytotherapie – Akupunktur – Diätetik

2., überarbeitete und erweiterte Auflage

24 Abbildungen
168 Tabellen

Karl F. Haug Verlag · Stuttgart

**Bibliografische Information
der Deutschen Nationalbibliothek**
Die Deutsche Nationalbibliothek verzeichnet
diese Publikation in der Deutschen Nationalbibliografie;
detaillierte bibliografische Daten sind im Internet
über http://dnb.d-nb.de abrufbar.

Anschrift der Autoren

Rita Traversier
Fichtenweg 21
93358 St. Johann/Train

Kurt Staudinger
Rumfordstr. 5
80469 München

Sieglinde Friedrich
Hartmannsberg 5
83093 Bad Endorf

1. Auflage 2005, Sonntag Verlag

© 2012 Karl F. Haug Verlag in
MVS Medizinverlage Stuttgart GmbH & Co. KG
Oswald-Hesse-Str. 50, 70469 Stuttgart

Unsere Homepage: www.haug-verlag.de

Printed in Germany

Fotos: Günther Ciupka, St. Johann/Train
Umschlaggestaltung: Thieme Verlagsgruppe
Umschlagfoto: Günther Ciupka, St. Johann/Train
Satz: stm | media GmbH, Köthen
gesetzt in (Satzsystem): Adobe InDesign CS5.5
Druck: Grafisches Centrum Cuno, Calbe

ISBN 978-3-8304-7355-8   1 2 3 4 5 6

Auch erhältlich als E-Book:
eISBN (PDF) 978-3-8304-7589-7
eISBN (ePub) 978-3-8304-7594-1

Wichtiger Hinweis: Wie jede Wissenschaft ist die Medizin ständigen Entwicklungen unterworfen. Forschung und klinische Erfahrung erweitern unsere Erkenntnisse, insbesondere was Behandlung und medikamentöse Therapie anbelangt. Soweit in diesem Werk eine Dosierung oder eine Applikation erwähnt wird, darf der Leser zwar darauf vertrauen, dass Autoren, Herausgeber und Verlag große Sorgfalt darauf verwandt haben, dass diese Angabe dem Wissensstand bei Fertigstellung des Werkes entspricht.

Für Angaben über Dosierungsanweisungen und Applikationsformen kann vom Verlag jedoch keine Gewähr übernommen werden. Jeder Benutzer ist angehalten, durch sorgfältige Prüfung der Beipackzettel der verwendeten Präparate und gegebenenfalls nach Konsultation eines Spezialisten festzustellen, ob die dort gegebene Empfehlung für Dosierungen oder die Beachtung von Kontraindikationen gegenüber der Angabe in diesem Buch abweicht. Eine solche Prüfung ist besonders wichtig bei selten verwendeten Präparaten oder solchen, die neu auf den Markt gebracht worden sind. Jede Dosierung oder Applikation erfolgt auf eigene Gefahr des Benutzers. Autoren und Verlag appellieren an jeden Benutzer, ihm etwa auffallende Ungenauigkeiten dem Verlag mitzuteilen.

Geschützte Warennamen (Warenzeichen) werden nicht besonders kenntlich gemacht. Aus dem Fehlen eines solchen Hinweises kann also nicht geschlossen werden, dass es sich um einen freien Warennamen handelt.

Das Werk, einschließlich aller seiner Teile, ist urheberrechtlich geschützt. Jede Verwertung außerhalb der engen Grenzen des Urheberrechtsgesetzes ist ohne Zustimmung des Verlags unzulässig und strafbar. Das gilt insbesondere für Vervielfältigungen, Übersetzungen, Mikroverfilmungen und die Einspeicherung und Verarbeitung in elektronischen Systemen.

Vorwort zur 2. Auflage

Zehn Jahre sind vergangen, seit wir mit der Arbeit an der ersten Auflage dieses Buches begannen. Die TCM sprach uns auf Grund ihres holistisch-philosophischen Denkens, ihrer Nähe zur Natur sowie kluger diagnostischer Methode besonders an. Es wurde nicht die bloße Übernahme einer alten chinesischen Heilkunst. Wir vereinigten sie mit unserer abendländischen Phytotherapie, mit eigener Kultur und Tradition, sowie unserer eigenen Kreativität und Erfahrung. Die erste Phase einer am Anfang noch fraglichen Ehe, die von vielen Seiten skeptisch beobachtet wurde, hat die „TCM mit westlichen Pflanzen" inzwischen überstanden.

Mut, Offenheit, Wandel treibt fortwährende Entwicklung der Dinge voran. Die Ost-West-Begegnung ermöglicht es, in unsere westliche Medizin noch wenig bekannte heilkundliche Ansichten einfließen zu lassen. Jeder Therapeut, der in seiner Praxis nach dieser neuen Methode arbeitet, sammelt weiter Erfahrungen und Wissen und trägt auf diese Weise dazu bei, dass die „TCM mit westlichen Pflanzen" sich weiterentwickelt und reift. So hat sie in der Zwischenzeit Eigendynamik bekommen: Schulen bieten Ausbildungen an, Kurse, Workshops laufen und im Handel ist mittlerweile ein geräumiges Angebot an Fachliteratur zu bekommen. In der Schweiz werden sogar auf beruflicher Ebene Prüfungen geplant, damit die „TCM mit westlichen Pflanzen" zwischen den anderen therapeutischen Richtungen eine eigene Nische bekommt. Das ist Leben, Lebendigkeit! Nach einem Nachdruck bekommt dieses Buch nun eine zweite Auflage. Im Strom der Zeit sammelten auch wir Verfasser Wissen und Erfahrungen, die hier mit einfließen und Inhalte vertiefen und korrigieren. In dieser Zweitauflage wurden die Pflanzenporträts erweitert, einige auch aktualisiert. Rezepte haben wir nach den neuen Erkenntnissen optimiert, befürworten jedoch nach wie vor die individuelle Rezeptur.

Persönlich praktiziere ich seit zehn Jahren TCM mit westlichen Pflanzen. Meine Patientenklientel besteht hauptsächlich aus Menschen mit chronischen Beschwerden, die in der Schulmedizin kein Heil oder keine Hilfe bekommen. Selbstverständlich hat auch die TCM ihre Grenzen. Aber nicht selten drängt sich mir während der Arbeit der Gedanke auf: „Welches Glück, dass dieser Mensch auf die TCM trifft!" Zugegeben, die Diagnostik nach der TCM ist nicht immer einfach. Offen für neue Erfahrungen und holistische Methodik kombiniere ich sie – warum auch nicht? – mit unserer westlichen Augendiagnostik. Und auch diese Ost-West-Verzweigung beweist sich nicht weniger fruchtbar: man bekommt als Therapeut eine Menge an Einsicht und Information über die aktuell vorliegenden Disharmonien, ihre Ursachen sowie über die Veranlagungen und Dispositionen bzw. über das Vor-Himmels-Qi eines Menschen.

Ich erlaube mir, das Gesagte an dieser Stelle mit einem Beispiel zu veranschaulichen. Nils, 32 Jahre alt, kommt in die Praxis wegen Schwindel. Nils traut sich kaum noch aus dem Haus: wiederholt überfällt ihn aus heiterem Himmel eine schwere Schwindelattacke. Er stürzt, und was darauf folgt, ist ihm mehr als bekannt: Krankenwagen, Klinikaufenthalt, wochenlang Untersuchungen, teure Maschinerie, Schwierigkeiten in der Arbeit, Unverständnis seines Chefs, Tabletten schlucken, alles ohne irgendein Ergebnis. Und das seit fünf Jahren! Nils ist total verzweifelt. Innere Unruhe und Ratlosigkeit treiben ihn in seiner Wohnung umher. Er ist müde, unausgeschlafen, schwitzt bei geringer Anstrengung. Das Leben ist für ihn eine Qual geworden. Nils' Puls ist voll, schnell und schlüpfrig. Es liegt eine tiefrote Zunge mit trockenem gelben Belag vor, deutlich ein Fülle-Muster. Ich diagnostiziere Bluthitze: intensive Hitze bringt das Blut immer wieder zum Stocken. Eine gründliche Anamnese verrät schließlich die Hauptübeltäter: sein hektisches Leben und die heiße, scharf-würzige Ernährung, die er alltäglich zu sich nimmt. – *Contraria contrariis.* – Ich verschreibe ihm blutkühlende, winddämpfende und durchblutungsfördernde Arznei wie Tilia cordata (Linde), Paeonia rubra (Rote Pfingstrose), Crataegus oxyacantha (Weißdorn), Viscum album (Mistel), Chrysanthemum parthenium (Mutterkraut) u. a., stelle auch die Ernährung um. Nils hat nie mehr einen Schwindelanfall.

Gegen jedes Unheil ist ein Kraut gewachsen. Eher als nach den Inhaltsstoffen werden die Heilpflanzen im Sinne der TCM aus energetischer Sicht betrachtet und eingesetzt. Es bestätigt sich immer wieder im Praxisalltag, dass die geistig-philosophische Sichtweise der alten Chinesen auf ihre Pflanzenwelt ebenso auf unsere Heilpflanzen, auf die westliche „Materia medica", übertragen werden kann. Warum soll es da auch Zweifel oder Widerspruch geben? Schließlich ist alles ein und dieselbe Natur, ein und dieselbe Welt. Pflanzen sind Lebewesen, die in subtilem Austausch mit ihrer Umgebung stehen und über alle gesunde Kraft verfügen, solange ihnen Vielfalt und Harmonie erlaubt wird. Lassen wir sie gewähren und gebären. Sie bedürfen keineswegs gentechnischer Manipulation und Patentierung, sondern respektvoller Betrachtung und weisen Umgangs. In dieser kritisch ökologischen Zeit sollten wir uns dessen mehr als je zuvor bewusst sein und danach handeln – oder auch nicht.

Rita Traversier für die Autoren
St. Johann, im Oktober 2011

Inhalt

Vorwort zur 2. Auflage V

1 Einleitung 1

Teil 1

Fünf Elemente 5

2 Element Holz 6
2.1 **Die Funktionskreise** 6
2.1.1 Die Funktionen von Leber und Gallenblase 6
2.2 **Organdisharmonien** 8
2.2.1 Leber-Muster 8
2.2.2 Kombinierte Leber-Muster 40
2.2.3 Gallenblasen-Muster 48

3 Element Feuer 53
3.1 **Die Funktionskreise** 53
3.1.1 Die Funktionen von Herz und Dünndarm 53
3.1.2 Die Funktionen von Perikard und 3-Erwärmer 55
3.2 **Organdisharmonien** 57
3.2.1 Herz-Muster 57
3.2.2 Dünndarm-Muster 82
3.2.3 Muster des Perikards 89
3.2.4 Muster des 3-Erwärmers 92

4 Element Erde 93
4.1 **Die Funktionskreise** 93
4.1.1 Die Funktionen von Milz-Pankreas und Magen 93
4.2 **Disharmonien von Milz-Pankreas und Magen** 96
4.2.1 Muster von Milz-Pankreas 96
4.2.2 Kombinierte Muster 113
4.2.3 Magen-Muster 120

5 Element Metall 138
5.1 **Die Funktionskreise** 138
5.1.1 Die Funktionen von Lunge und Dickdarm 138
5.2 **Organdisharmonien** 141
5.2.1 Lungen-Muster 141
5.2.2 Dickdarm-Muster 166

6 Element Wasser 182
6.1 **Die Funktionskreise** 182
6.1.1 Die Funktionen von Niere und Blase 182
6.2 **Organdisharmonien** 187

6.2.1	Nieren-Muster	187
6.2.2	Kombinierte Muster	213
6.2.3	Blasen-Muster	227

Farbtafel 237

Teil 2

Pflanzenmonografien 245

7 Pflanzenmonografien 246

Achillea millefolium	246
Acorus calamus	248
Adonis vernalis	250
Aesculus hippocastanum	252
Agnus castus	254
Agrimonia eupatoria	256
Agropyron (Triticum) repens	258
Alchemilla vulgaris	260
Aloe vera	262
Alpinia officinarum	266
Althaea officinalis	267
Ammi visnaga (Khella)	269
Angelica archangelica	271
Arctium lappa (Bardana)	273
Arctostaphylos uva ursi	275
Armoracia rusticana	277
Arnica montana	280
Artemisia abrotanum	281
Artemisia vulgaris	283
Avena sativa	285
Bellis perennis	287
Berberis vulgaris	288
Betula alba	291
Borago officinalis	293
Boswellia serrata (sacra/carteri/odorata)	296
Bupleurum falcatum	298
Calendula officinalis	300
Capsella bursa pastoris	302
Carduus benedictus	304
Carduus marianus	305
Carlina acaulis	307
Carum carvi	309
Centaurium erythraea	311
Cetraria islandica	312
Chelidonium majus	314
Chrysanthemum parthenium	316
Cichorium intybus	317

Cimicifuga racemosa	320
Cinnamomum zeylanicum/cassia	321
Citrus aurantium	325
Commiphora abussinica	329
Convallaria majalis	331
Corydalis cava	332
Crataegus oxyacantha	333
Curcuma longa	335
Cynara scolymus	338
Digitalis purpurea	340
Dioscorea villosa	341
Echinacea purpurea/angustifolia	343
Eleutherococcus senticosus	345
Equisetum arvense	347
Euphrasia officinalis	349
Foeniculum vulgare	351
Fraxinus excelsior/americana	353
Fumaria officinalis	356
Gentiana lutea	358
Geranium robertianum	360
Ginkgo biloba	361
Glechoma hederacea	363
Glycyrrhiza glabra	366
Hamamelis virginica	368
Hedera helix	370
Helleborus niger/viridis	372
Hepatica nobilis	374
Herniaria glabra	375
Hippophae rhamnoides	376
Hydrocotyle (Centella) asiatica	379
Hypericum perforatum	381
Imperatoria ostruthium	384
Inula helenium	386
Juniperus communis	388
Lamium album	390
Lavandula angustifolia	392
Leonurus cardiaca	394
Levisticum officinale	396
Lycopodium clavatum	397
Lycopus europaeus/virginicus	399
Matricaria chamomilla	401
Melilotus officinalis	404
Melissa officinalis	405
Mentha piperita	407
Menyanthes trifoliata	409
Nasturtium officinale	410
Ocimum basilicum	412
Olea europaea	414
Origanum majorana	417

Paeonia officinalis/alba/lactiflora	419
Panax ginseng	422
Passiflora incarnata	424
Petasites officinalis (hybridus)	426
Phytolacca decandra	427
Pimpinella alba (P. saxifraga et P. magna)	429
Pimpinella anisum	431
Pinus sylvestris	432
Plantago lanceolata (major)	435
Pneumus boldo	437
Polygonatum officinale	439
Polypodium vulgare	441
Potentilla tormentilla	442
Primula veris	444
Punica granatum	446
Quercus robur	449
Raphanus sativus	450
Rosa canina; Rosa damascena/centifolia	452
Rosmarinus officinalis	455
Ruta graveolens	457
Salix alba	459
Salvia officinalis	461
Sambucus nigra	464
Scilla maritima	467
Scutellaria laterifolia	468
Selenicereus (Cactus) grandiflorus	470
Solanum tuberosum	472
Solidago virgaurea	473
Spiraea ulmaria (Filipendula ulmaria)	475
Stachys officinalis	477
Stellaria media	478
Symphytum officinale	480
Taraxacum officinale	483
Thymus vulgaris	485
Tilia cordata (platyphyllos)	487
Tribulus terrestris	489
Trifolium pratense	491
Tropaeolum majus	492
Uncaria tomentosa	495
Urtica urens (dioica)	498
Valeriana officinalis	501
Verbascum thapsiforme	502
Verbena officinalis	504
Veronica officinalis	506
Viola odorata	508
Viola tricolor	510
Viscum album	511

Anhang ... 515

8 Literatur ... 516

9 Abkürzungsverzeichnis ... 519

10 Pflanzenverzeichnis ... 520

11 Verzeichnis der Krankheitsmuster ... 522

12 Sachverzeichnis ... 524

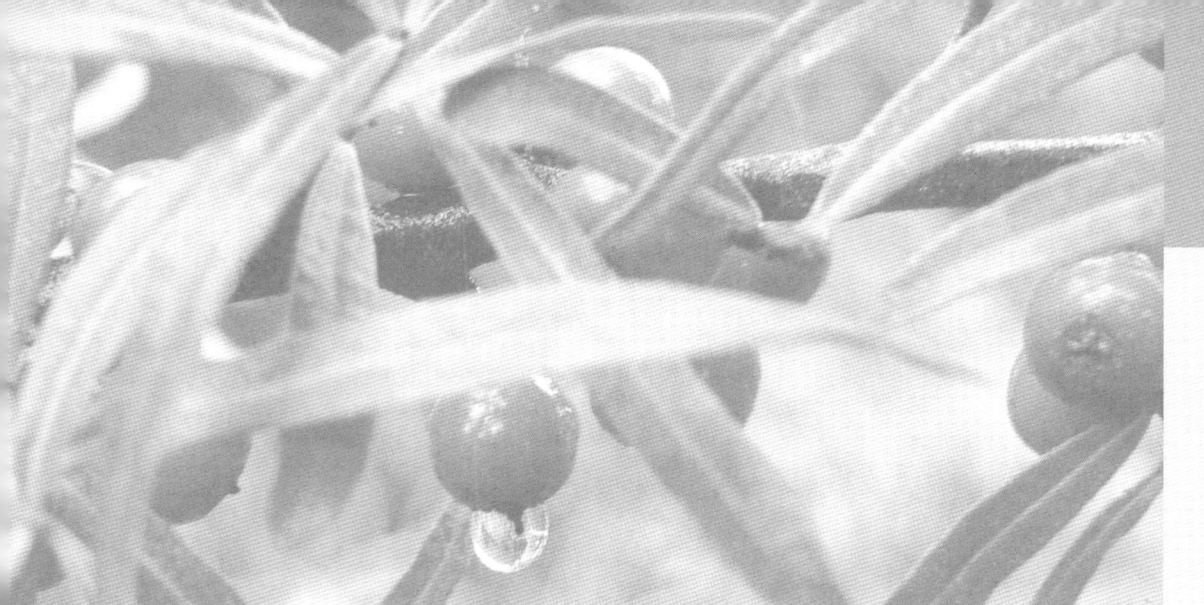

1 Einleitung

Unsere Erfahrungen in Europa mit chinesischen Heilkräutern sind sehr bescheiden. Als Alternative zu den chinesischen Heilkräutern steht uns ein heimischer Heilpflanzenschatz zur Verfügung, dessen Verwendung sich in aller Selbstverständlichkeit anbietet. Erfahrungen und profunde Kenntnisse in der westlichen Kräuterkunde sind in Europa seit mehr als 2000 Jahren überliefert und positiv belegt. Sie gehören zu unserem Kulturgut und dürfen nicht in Vergessenheit geraten.

Was soll uns davon abhalten, unsere eigene reichhaltige Pflanzenapotheke nach den Kriterien der TCM zu betrachten, einzuteilen und schließlich einzusetzen? Die humoralpathologische Ordnung und Denkstruktur, die jahrhundertelang Grundlage der westlichen Pflanzenheilkunde war, erlaubt eine einigermaßen harmonische Anpassung an das System der TCM (▶ Abb. 1.1, Abb. 1.2, Abb. 1.3, Abb. 1.4). Auch sie stützt sich auf eine Elementen-Lehre. Ähnlich der TCM beschreibt sie die energetischen und humoralen Eigenschaften des zu behandelnden Menschen sowie der Heilpflanze. Diese Betrachtung dient uns als Basis und Brücke, um die zwei unterschiedlichen kulturellen Welten und Heilsysteme zu verbinden. So wurde es uns möglich, eine Pflanze unter Beachtung ihrer Energie und Wirkweisen den beschriebenen Krankheitsmustern der TCM zuzuordnen.

Um aber noch tiefer zu gehen, halten wir es für erforderlich, die Kenntnisse über die einzelne Pflanze so zu verdichten, dass sie uns nach ihren Eigenheiten und ihrer Wirkung immer verständlicher und klarer wird. Neben den bekannten und durch die laufende Forschung als relevant erkannten Eigenschaften und Wirkweisen gelingt es zunehmend, auch die psychisch-geistige Wirkung zu erkennen und zu erfahren. Diese Arbeit wird heute von verschiedenen Schulen vorangetrieben. Gerade die anthroposophische Pflanzenheilkunde hat in dieser Richtung schon viel veröffentlicht. Die Arbeit muss mit großer Sorgfalt und dem Bewusstsein für ein hohes Maß an Verantwortung durchgeführt werden, soll sich aus unseren Bemühungen eine verlässliche und nachvollziehbare Weiterentwicklung dieser uralten Heilmethode ergeben.

Dasselbe muss auch für die Bearbeitungen der Heilpflanzen nach den Maßstäben der TCM gelten. Tatsächlich ist es möglich, die bei vielen Pflanzen unübersichtliche und scheinbar undurchschau-

1 Einleitung

bare Vielfalt an Indikationen, die uns aus der alten Literatur überliefert sind, mit Hilfe der TCM in einen logischen Zusammenhang zu bringen. Somit leistet die Arbeit auf diesem Gebiet zweierlei: Zum einen vertieft und festigt sie den in der TCM überaus bedeutenden Teilaspekt der Pflanzenmedizin in der westlichen Naturheilkunde. Zum anderen trägt sie zu einem umfassenderen und tieferen Verständnis der Phytotherapie in der westlichen Welt bei.

In den vergangenen Jahren sind einige wertvolle Arbeiten zu dem Thema erschienen, die wir als willkommene Hilfestellungen verwerten konnten. Dass nicht in allen Fällen Übereinstimmung zu erzielen ist, sollte den Leser nicht über Gebühr irritieren. Besonders bei der Zuordnung der Energetik einer Pflanze ist es nicht immer leicht, Übereinstimmung zu finden. Eventuelle Diskussionen und Kontroversen, die naturgemäß daraus erwachsen, halten wir für dienlich.

Die Rezepturen, die wir in recht großer Zahl in die Arbeit mit aufgenommen haben, sind nicht allesamt aus der Schule der TCM hervorgegangen. Allerdings haben wir sie inhaltlich auf ihre Ener-

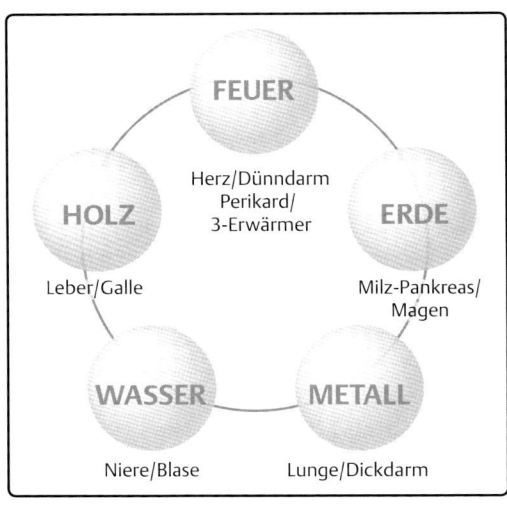

▶ **Abb. 1.1** Die fünf Elemente der TCM.

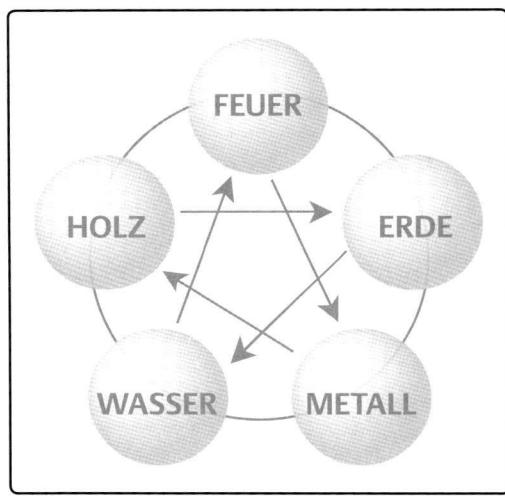

▶ **Abb. 1.3** Die Kontroll- und Überwindungssequenz.

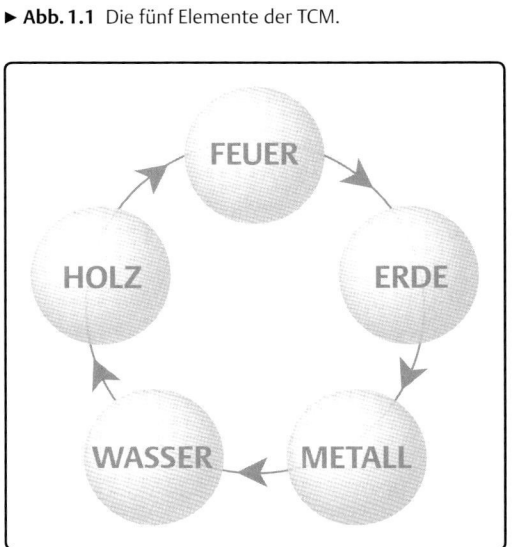

▶ **Abb. 1.2** Die Hervorbringungssequenz.

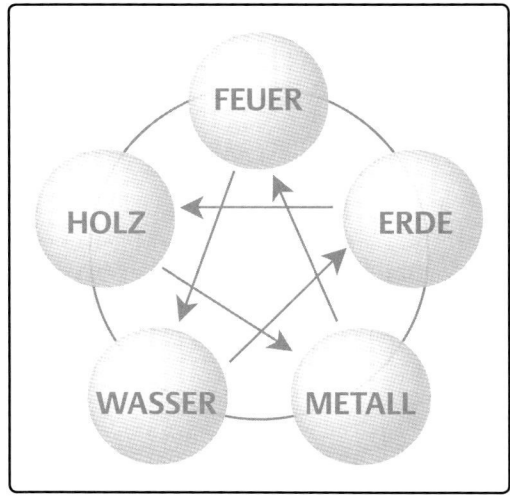

▶ **Abb. 1.4** Die Verachtungssequenz.

gie und Stimmigkeit hin geprüft und im Sinne der TCM bearbeitet. Aufgrund der eindeutigen Charakterisierung der Pflanzen ist es dem Therapeuten natürlich möglich, die Rezepturen individuell zu modifizieren.

Es war unser Ziel, zugleich dem Verständnis des TCM-Therapeuten sowie dem Kenner der Pflanzenheilkunde zu entsprechen. Die Auflistung westlicher Krankheitsbilder soll dem beginnenden TCM-Therapeuten als Unterstützung dienen. Mit der Aufnahme von Pflanzen-Exoten wie Boldo, Gelbwurz, Katzenkralle usw. in unsere westliche Materia medica soll die ausgezeichnete Wirkung dieser Heilpflanzen, die auch hier problemlos zu bekommen sind, nicht übersehen und integriert werden.

Verordnung und Nachfrage bestimmen den Markt. Möge es mit dieser und anderen Arbeiten im Sinne der TCM gelingen, zu einer respektvollen Neubelebung unserer „alten" einheimischen Pflanzenheilkunde beizutragen.

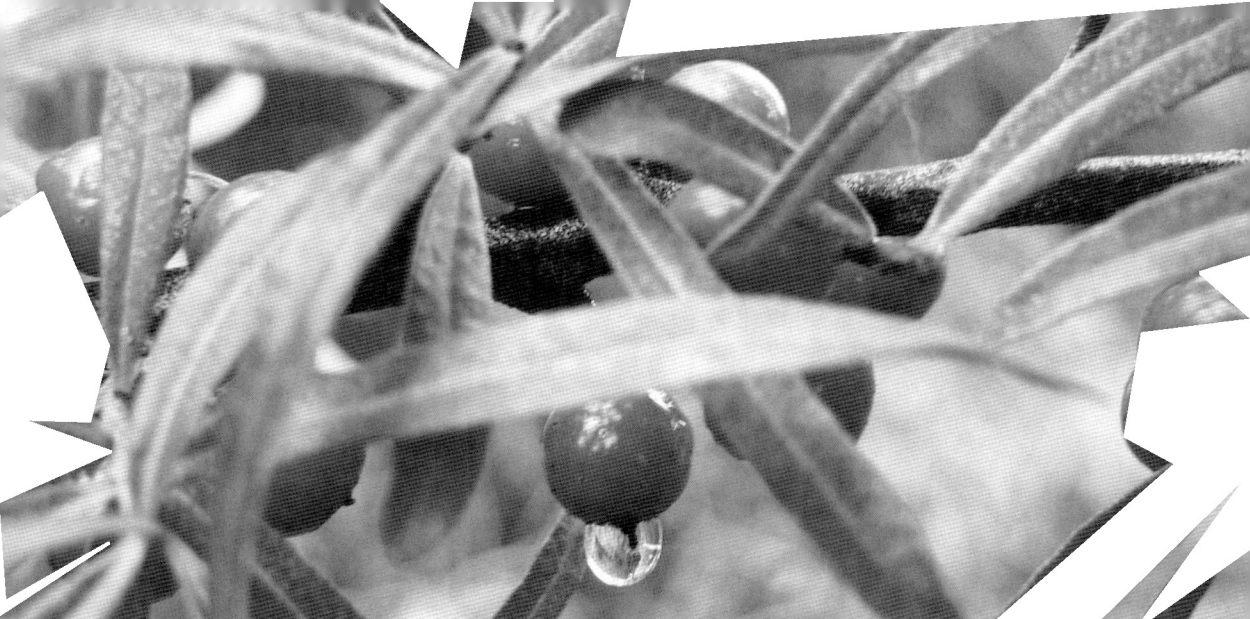

Teil 1
Fünf Elemente

2	Element Holz	6
3	Element Feuer	53
4	Element Erde	93
5	Element Metall	138
6	Element Wasser	182

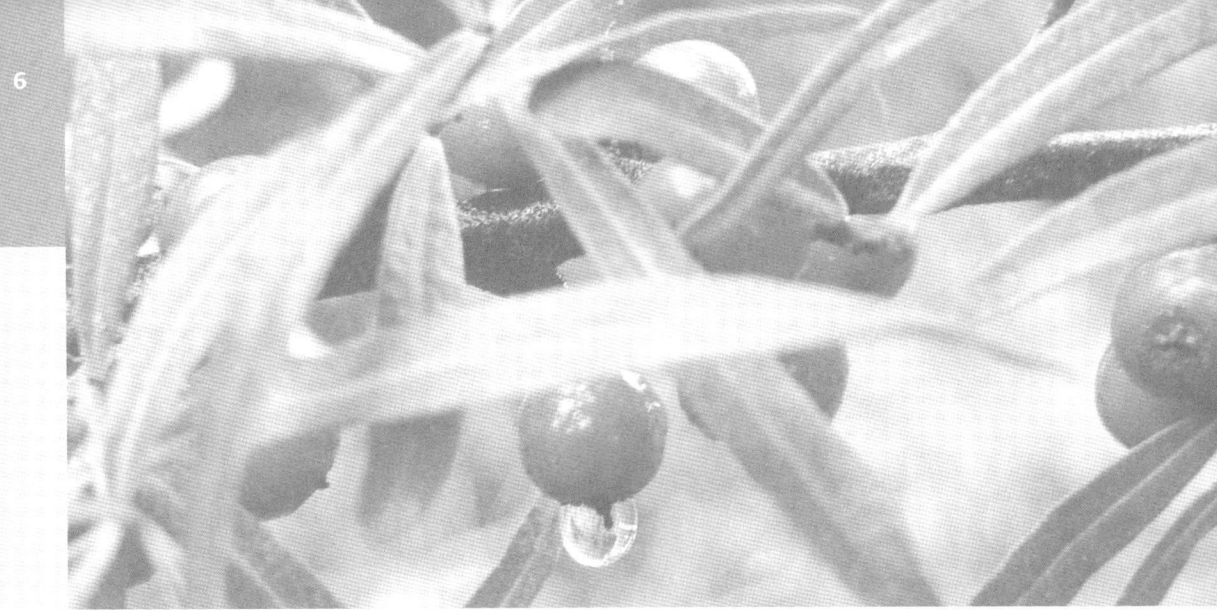

2 Element Holz / Frühjahr

2.1 Die Funktionskreise 6
2.2 Organdisharmonien 8

2.1 Die Funktionskreise

2.1.1 Die Funktionen von Leber und Gallenblase

Leber
Gan (Zang-Organ)
Bereits im frühen Embryonalstadium, wenn die meisten Organe noch im Entstehen begriffen sind, beginnt die Leber (Gan) mit ihrer aufbauenden, bewegenden und speichernden Funktion. Wenig geformt und einem Schwamm im Wasser vergleichbar, zeigt die Leber Qualitäten des Yin. Zusammen mit Nieren, Milz-Pankreas, Herz, Lunge und Perikard gehört sie zu den sechs Zang-Organen, die für die Produktion, Umwandlung, Speicherung, Bewegung und Regulation der vitalen Substanzen wie Qi, Blut (Xue), Essenz (Jing) und Körperflüssigkeiten (Jin Ye) zuständig sind. Ihrer hohen Regenerationsfähigkeit verdankt die Leber, dass sie ihre wichtigen Aufgaben zeitlebens zuverlässig erfüllen kann.

Die wichtigste Aufgabe der Leber ist die Speicherung von Blut. Sie sorgt gleichzeitig dafür, dass das Blut abhängig von der physischen Aktivität dorthin im Körper gelangt, wo es gebraucht wird. Während des Schlafes kehrt das Blut in die Leber zurück; bei körperlicher Arbeit wird es dem Bewegungsapparat zur Verfügung gestellt, um Sehnen, Bänder und Muskeln zu nähren und zu befeuchten. Die Leber versorgt den Körper über das Blut mit nährenden, nützlichen Stoffen und transportiert schädliche, fremde Substanzen ab. Im Erkennen und Trennen der Substanzen liegt die eigentliche Entgiftungsleistung, die für den energetischen Zustand eines Organismus eine ganz zentrale Rolle einnimmt. Probleme bei der Entgiftung führen zu Energiemangel, zu Erschöpfung.

Eine weitere wichtige Funktion der Leber ist die Regulierung des freien Qi-Flusses. Das Blut steht in enger Verbindung zum Qi. Einerseits ist das Blut gemäß der Lehre der Traditionellen Chinesischen Medizin die „Mutter des Qi", andererseits ist das Qi der „Befehlshaber des Blutes". Das Blut der Leber stärkt unmittelbar das Lungen-Qi und das Abwehr-Qi (Wei Qi). So ist eine gesunde Leber eine wichtige Voraussetzung für ein funktionierendes Immunsystem.

Als Blutspeicher und Qi-Verteiler beeinflusst die Leber auch das Konzeptionsgefäß (Renmai) und das Durchdringungsgefäß (Chongmai) – beides Leitbahnen mit enger Beziehung zur Gebärmutter und großem Einfluss auf Menstruation, Fruchtbarkeit, Empfängnis und Menopause. Eine über längere Zeit gestaute Leber führt zu einer Stase des Leber-Blutes. Als Folge treten das Prämenstruelle Syndrom sowie schmerzhafte, dunkle und klumpige Regelblutungen auf. Ein Qi-Mangel, der zum Blutmangel führt, zieht eine Oligorrhöe oder Amenorrhöe nach sich. Bei einer Blut-Fülle oder -Hitze entsteht Metrorrhagie.

Ist das Leber-Qi gestaut, entwickelt sich Hitze. Schlafstörungen, Hypertonie, Kopfschmerzen, Tinnitus, Nasenbluten, Konjunktivitis, Gallenleiden, Verstopfung und viele andere Beschwerden können die Folge sein. Anzeichen für Leber-Wind sind dagegen alle unkontrollierten Bewegungen wie Zucken, Zittern, Tics, Muskelkrämpfe und Sehnenkontrakturen.

Außerdem manifestiert sich die Leber in den Finger- und Fußnägeln und nährt die Haut. Ist die Leber gesund, sind die Nägel elastisch, fest und glänzend, die Haut ist intakt und widerstandsfähig. Bei schlechter Qualität oder Mangel des Leber-Blutes werden die Nägel rissig oder brüchig und es entstehen Hauterkrankungen.

Die Leber steht in enger Beziehung zum Auge und zum Sehvermögen: Die Öffnung der Leber sind die Augen. „Wenn die Leber das Blut empfängt, können die Augen sehen." (Huangdi Neijing: *Reine Fragen*. 1979; Kap. 10) Bei Mangel kann es zu Mouches volantes, Farbenblindheit, trockenen Augen mit Fremdkörpergefühl, Kurzsichtigkeit und unscharfem Sehen kommen.

Auf psychischer Ebene ist die Leber Sitz der Wanderseele Hun. Westlich ausgedrückt kann Hun mit dem Unterbewusstsein oder mit der den Tod überlebenden Seele gleichgesetzt werden. Hun ist der Speicher sämtlicher Eindrücke, die wir bewusst oder unbewusst in unserem jetzigen oder auch in früheren Leben aufgenommen haben. Es prägt die Persönlichkeit eines Menschen und ist der individuelle Ausdruck seiner Kreativität, seiner Intuition und seines Willens. Dank Hun kann der Mensch träumen, kann er Pläne, Wünsche und Ziele entwickeln und auch nach ihrer Verwirklichung streben. Werden diese Sehnsüchte unterdrückt oder an der Entfaltung gehindert, kommt es zu einem Stau des Leber-Qi und der Mensch neigt neben den oben beschriebenen körperlichen Symptomen zu Unzufriedenheit, Ärger, Wut und Aggression. Gemäß der klassischen chinesischen Literatur ist der Wohnsitz von Hun das Leber-Blut. Wenn die Leber ins Ungleichgewicht gerät oder der Mensch an Blut-Leere leidet, wird Hun seiner sicheren Verankerung enthoben.

Eine gesunde Leber vermittelt Flexibilität, emotionale Harmonie, Elan und Entschlussfreude. Ist die Leber gestaut, wird der Mensch zunächst reizbar, zornig und cholerisch („gelbgallig"), später verschlossen, verstimmt und melancholisch („schwarzgallig").

Gallenblase
Dan (Fu-Organ)

Die Gallenblase (Dan) bildet mit der Leber ein funktionelles, energetisches Gespann und repräsentiert den Yang-Aspekt in der Wandlungsphase Holz. Zusammen mit Blase, Magen, Dünndarm, Dickdarm und Dreifachem Erwärmer gehört sie zu den sechs Fu-Organen, deren Aufgabe die Aufnahme, Weiterleitung und Absorption von Nahrung und Getränken sowie die Ausscheidung der „unreinen" Substanzen ist. Die Gallenblase speichert die Galle – eine gelbe, bittere Flüssigkeit, die in der Leber produziert wird. Zur Unterstützung des Verdauungsprozesses gibt sie bei Bedarf Gallenflüssigkeit an den Darm ab.

Während die Leber die Sehnen mit Blut nährt, bekommen sie von der Gallenblase ihr Qi.

Im psychischen Bereich verhilft die Gallenblase zur Entscheidungsfähigkeit. Sie macht Mut, verleiht Antrieb und stimuliert die persönliche Initiative zur Umsetzung der dank einer gesunden Leber geschmiedeten Lebenspläne. In der Mutter-Kind-Beziehung (Hervorbringungs-Sequenz) nährt das Element Holz das Element Feuer, steht die Gallenblase zum im Herzen verankerten Geist Shen: Sie verleiht Shen den Mut zur Verwirklichung von Entscheidungen. Ist Shen infolge einer

2 Element Holz

▶ **Tab. 2.1** Die wichtigsten Zuordnungen zum Funktionskreis Leber.

Bezugsfaktor	Entsprechung
Jahreszeit	Frühling
Himmelsrichtung	Osten
Element	Holz
komplementäres Organ	Gallenblase
Tageszeit	23–3 Uhr
klimatischer Faktor	Wind, Zugluft, Wetterschwankungen
Farbe	blau-grün
Geschmack	sauer
Emotion	Zorn
spezifische Körperöffnung	Augen
Schichten	Sehnen und Muskeln
ausgeschiedene Flüssigkeit	Tränen
stimmliche Manifestation	Rufen
sichtbare Entfaltung	Finger- und Fußnägel
korrespondierender Planet	Jupiter

Herz-Leere geschwächt, ist es deshalb notwendig, zur Unterstützung auch die Gallenblase zu tonisieren. Ein Qi-Mangel der Gallenblase führt zu Unentschlossenheit, Mutlosigkeit und Schüchternheit; ein Qi-Überschuss verleitet zu Ärger und vorschnellen Entscheidungen.

Die Leber ist der „Schmied der Lebenspläne". Sie stimuliert Bewegung (Pläne, Wünsche, Ziele) oder hemmt sie, während ihr Partner, die Gallenblase, letztendlich entscheidet. „Das Element Holz steht für die gerichtete Bewegung der Existenz." (Hammer 2002, S. 202)

2.2 Organdisharmonien

2.2.1 Leber-Muster

Leber-Qi-Stagnation
Gan Qi Yu Jie
Inneres Fülle-Syndrom

Symptomatik
- emotionale Probleme wie Gereiztheit, Ärger, psychische Labilität, Stimmungsschwankungen, Melancholie, Niedergeschlagenheit, Traurigkeit, Depression, Antriebslosigkeit
- schmerzhaftes Spannungsgefühl im Hypochondrium, Kloßgefühl in der Kehle, Engegefühl im Thorax, Schluckprobleme, Seufzen, Schluckauf
- Verdauungsprobleme wie Blähungen, Appetitlosigkeit, Aufstoßen, Borborygmen, Übelkeit, Erbrechen, saurer Reflux, abdominelle Distension, Diarrhöe
- prämenstruelles Syndrom (PMS), unregelmäßiger Zyklus, Dysmenorrhöe, Mastitis
- Zunge: häufig normale Farbe oder blauviolett, dünner weißer Belag
- Puls: saitenförmig, v. a. links

Westliche Krankheitsbilder
Verdauungsprobleme, Schmerzen im Hypochondrium, Obstipation, Colon irritabile, prämenstruelles Syndrom, Dysmenorrhöe, Knoten in der Brust, Laktationsstörungen, Mastitis, Depression, psychische Labilität, Globusgefühl, Roemheld-Syndrom

Ätiologie
Emotionale Probleme, Enttäuschungen, Frustration, Neid, Eifersucht, Zorn, Überforderung, Überanstrengung und Stress können zu einer Stagnation des Leber-Qi führen.

Therapeutischer Ansatz
Das Leber-Qi bewegen, die Mitte stärken.

> **Cave**
> Das Temperaturverhalten soll nicht zu warm sein.

▶ **Tab. 2.2** Phytoarzneien (scharf, bitter), die das Leber-Qi bewegen.

Name (lat.)	Name (dt.)	Geschmack	Temperatur
Chelidonium majus	Schöllkraut	scharf, bitter	thermisch warm
Mentha piperita	Pfefferminze	scharf	thermisch warm (kühl)
Artemisia absinthium	Wermut	bitter, leicht scharf, adstringierend	thermisch warm
Citrus aurantium	Bitterorange (unreife Früchte)	bitter, leicht scharf	thermisch leicht kühl
Chrysanthemum parthenium	Mutterkraut	bitter, ein wenig scharf	thermisch kühl
Matricaria chamomilla	Kamille	süß, leicht scharf, bitter	thermisch neutral bis leicht warm
Alpinia officinarum	Galgant	scharf	thermisch heiß
Curcuma longa	Gelbwurz	bitter, scharf	thermisch warm, heiß
Artemisia vulgaris	Beifuß	scharf, bitter	thermisch warm
Lavandula angustifolia	Lavendel	leicht scharf, etwas bitter	thermisch neutral
Carduus benedictus	Kardobenediktenkraut	leicht scharf, bitter, adstringierend	thermisch warm
Inula helenium	Alant	aromatisch-scharf, süß, etwas bitter	thermisch warm
Pneumus boldo	Boldo	aromatisch, leicht bitter	thermisch kühl
Urtica urens	Brennnessel	leicht bitter, leicht süß und salzig, adstringierend	thermisch kühl
Nasturtium officinale	Brunnenkresse	scharf, leicht bitter, leicht salzig, süßlich	thermisch warm
Artemisia abrotanum	Eberraute	leicht bitter, aromatisch	thermisch warm
Origanum majorana	Majoran	aromatisch-scharf, leicht bitter	thermisch warm
Centella asiatica	Asiatischer Wassernabel	bitter, süß	thermisch kühl

2 Element Holz

▶ **Tab. 2.3** Phytoarzneien (süß, scharf, warm), die das Qi von Milz-Pankreas tonisieren und bewegen.

Name (lat.)	Name (dt.)	Geschmack	Eigenschaft
Pimpinella anisum	Anis	süß	thermisch warm
Ocimum basilicum	Basilikum	leicht süß und scharf, etwas bitter	thermisch warm
Panax ginseng	Ginseng	süß, leicht bitter	thermisch neutral bis leicht warm
Glycyrrhiza glabra	Süßholz	süß	thermisch neutral
Eleutherococcus senticosus	Taigawurzel	scharf, bitter, süß	thermisch warm
Carum carvi	Kümmel	scharf, leicht süß	thermisch warm
Foeniculum vulgare	Fenchel	süß, scharf	thermisch warm
Calendula officinalis	Ringelblume	süß, salzig, leicht bitter	thermisch neutral
Achillea millefolium	Schafgarbe	süßlich, aromatisch, bitter, leicht salzig	thermisch neutral
Imperatoria ostruthium	Meisterwurz	scharf, würzig, etwas bitter	thermisch warm
Solanum tuberosum	Kartoffel	leicht süß	thermisch warm
Carduus benedictus	Kardobenediktenkraut	leicht scharf, bitter, adstringierend	thermisch warm
Matricaria chamomilla	Kamille	bitter, leicht süß und scharf	thermisch leicht warm
Acorus calamus	Kalmus	bitter, scharf-aromatisch	thermisch leicht warm
Angelica archangelica	Engelwurz	scharf-aromatisch, etwas bitter, leicht süß	thermisch warm

Rezepte

Tinkturmischung zum Entstauen des Leber-Qi bei Kindern

(Erregbarkeit, Zorn, Krampfzustände im Bauchbereich, Einschlafstörungen)
Tinct. Angelicae
Tinct. Melissae
Tinct. Passiflorae aa ad 30 ml
5 Tr. in 1 Glas Holundermuttersaft einnehmen.
oder
Extr. Pericarp. Aurantii
5–10 Tr. in ½ Glas Heidelbeersaft einnehmen.

Tee bei akuter psychischer Verletzung

(Enttäuschung, innere Unruhe, Gedankenkreisen, Schlaflosigkeit, Herzschmerz, Oberbauchschmerz, Globusgefühl)
Hb. Lycopi 20 g
Hb. Melissae 20 g
Fol. Verbenae odor. 20 g
Hb. Menthae pip. 20 g
Hb. c. Rad. Taraxaci 40 g
1 EL Kraut/¼ l Wasser, aufgießen und 10 Min. bedeckt ziehen lassen. ¾ l im Laufe des Tages warm trinken.
Abends 1 Tasse Baldriantee trinken, dazu 1 TL/Tasse mit kochendem Wasser aufgießen.

2.2 Organdisharmonien

Infus, der das Leber-Qi in Fluss bringt
Rhiz. Galangae
Hb. Verbenae
Jeweils 2 EL/½ l Wasser 15 Min. köcheln lassen. In einer Thermoskanne aufbewahren, im Laufe des Tages immer wieder 1 EL lauwarm einnehmen.

Tinkturmischung bei langfristigen psychischen Belastungen
(Gereiztheit im Wechsel mit Niedergeschlagenheit, innere Unruhe, Schlaflosigkeit, unruhiger Schlaf, Gedankenflucht, Schmerz im rechten Oberbauch, Fettunverträglichkeit, einseitiger Kopfschmerz)

Tinct. Avenae sat.	30 ml
Tinct. Hyperici	20 ml
Tinct. Chelidonii	20 ml
Tinct. Boldo	20 ml
Tinct. Menthae pip.	10 ml

3 × 20–25 Tr./Tag in etwas lauwarmem Wasser einnehmen.

Abkochung bei Roemheld-Syndrom

Pericarp. Aurantii amara	50 g
Fruct. Anisi	60 g
Hb. c. Flor. Crataegi	30 g

1 geh. TL in 1 Tasse Wasser für einige Stunden kalt ansetzen, kurz aufkochen, 10 Min. ziehen lassen. Tgl. 3 Tassen trinken.

Tinkturmischung bei PMS
(gespannte Brust, Gereiztheit, Schmerz zu Beginn der Periode, unregelmäßiger Zyklus)

Tinct. Agni casti		
Tinct. Basilici		
Tinct. Verbenae	aa ad	100 ml

kombiniert mit

Tee bei PMS
Hb. Alchemillae
1 TL Kraut mit 1 Tasse Wasser aufgießen. Über den Zyklus hinweg 1 Tasse tgl. und 10 Tr. der Tinktur.
1 Woche vor der Periode 3 Tassen tgl. und jeweils 10 Tr. der Tinktur.

Tee bei PMS mit schwacher Blutung

Fruct. Agni casti	50 g
Cort. Viburni	30 g
Hb. Lycopi	20 g
Hb. Pulegii	30 g
Fol. Rosmarini	30 g
Hb. Anserinae	40 g

1 TL mit 1 Tasse Wasser aufgießen, 10–15 Min. ziehen lassen. In der zweiten Zyklushälfte 1 Tasse abends trinken. Nach einer normalen Periode eine Woche vor der nächsten Menstruation 1 Tasse tgl. bis zum Anfang der Blutung.

Kapseln zur Anregung der Cholerese
Bei Lebererkrankungen, die mit einer Exkretionsstörung der Galle einhergehen, bei Dyskinesien von Gallenblase und Gallenwegen:

Extr. Chelidonii Rhiz. stand.	100 mg
Extr. Curcumae Rhiz.	60 mg

Im Handel als Chelidonium-Curcuma-Kapseln von Weleda erhältlich.

Pulver bei kalten Extremitäten aufgrund von Yang-Mangel und Leber-Qi-Stagnation

Pulv. Rad. Panacis ginseng		
Pulv. Rad. Angelicae sinensis		
Pulv. Rad. Bupleuri		
Pulv. Rad. Liquiritiae		
Pulv. Pericarp. Aurantii amara		
Pulv. Cort. Cinnamomi	aa ad	180 g

3 × tgl. 1 Msp. einnehmen.

Wein bei Melancholie und langfristig gestautem Leber-Qi

Tinct. Hyperici	20 ml
Tinct. Cichorii	10 ml
Tinct. Centaurii	10 ml
Crocus Urtinktur	5 ml
Vinum medicinale	ad 700 ml

3 × tgl. 1 Likörglas nach den Mahlzeiten trinken.

2 Element Holz

Tee bei Katarakt auf Grund von chronischer Leber-Qi-Stagnation

Rad. Cichorii
Hb. Chelidonii
Rad. Carlinae
Fruct. Foeniculi   aa ad 160 g

1 geh. TL/1 Tasse Wasser aufgießen, 15 Min. ziehen lassen. Tgl. 3 Tassen vor den Mahlzeiten trinken.

Tinkturmischung bei Schwachsichtigkeit, die das Leber-Qi entstaut und das Auge entspannt

Tinct. Chelidonii	10 ml
Tinct. Rutae	30 ml
Tinct. Avenae sat.	30 ml
Tinct. Crataegi	30 ml

3× tgl. 30 Tr. In etwas warmer Flüssigkeit vor den Mahlzeiten einnehmen.

Akupunktur

Technik: Sedierend nadeln, keine Moxibustion anwenden.

Gb 34 harmonisiert die Leber, beseitigt Leitbahn-Obstruktionen, entspannt die Sehnen.

Le 3 Hauptpunkt zur Bewegung des Leber-Qi; beruhigt die Wanderseele Hun, unterdrückt das Leber-Yang, stoppt Erbrechen; in Kombination mit Di 4 sehr beruhigende Wirkung auf den Geist.

Le 13 fördert den Fluss des Leber-Qi, beseitigt Störungen der Verdauung, stärkt die Milz, löst Fülle und Auftreibung.

Le 14 Alarmpunkt der Leber; löst Stauungen der Leber und der Leitbahnen, beruhigt die Leber, unterstützt den Magen.

3E 6 bewegt das Leber-Qi, beseitigt Hitze und Wind, löst Stauungen in der Leitbahn auf, öffnet die Eingeweide.

KS 6 und KS 7 Indirekte Beziehung zur Leber über das Jue-Yin-Leitbahn-Paar, wirken leberentstauend; KS 7 beruhigt den Geist, KS 6 wirkt stimmungsaufhellend.

LG 24 und Gb 13 Sehr wichtige Punkte zur Beruhigung des Geistes; Kombination beider Punkte bei starken Angstzuständen.

Diätetik

Zu vermeiden

- Nahrungsmittel und Getränke mit künstlichen Farb-, Aroma-, Süß- und Konservierungsstoffen, die die Leber belasten
- erhitzend und austrocknend wirkende Nahrungs- und Genussmittel sowie Getränke, da sie die Leberenergie zu sehr anfeuern:
  - Speisen mit scharfen (stark erwärmenden) Gewürzen wie Knoblauch, Curry, Chili, Cayennepfeffer, Paprika (scharf), Thymian, Senfsaat, Muskat, Nelke, Lauch, Meerrettich, rohe Zwiebel
  - Fleisch von Lamm, Schaf, Ziege, und Wild
  - große Fleisch- und Wurstportionen (besonders abends)
  - fette Speisen, scharf Angebratenes, Frittiertes, Gegrilltes,
  - Gepökeltes, Geräuchertes
  - Alkohol
  - Kaffee, Getreidekaffee, Schwarztee, Gewürztee
- kühlende und befeuchtende Nahrungsmittel, die die Mitte schädigen:
  - fabrikzuckerhaltige Nahrungsmittel und Getränke
  - Milchprodukte
  - Fruchtsäfte
  - Algen
  - Rohkost, Südfrüchte
  - eisgekühlte Speisen und Getränke
- sauer-adstringierende Nahrungsmittel, die Stagnationen begünstigen:
  - Zitrusfrüchte, Rhabarber, Sauerkirsche, sauer eingelegtes Gemüse
- Lebensmittel, die in der Mikrowelle erwärmt bzw. zubereitet wurden, da sie die Mitte schädigen

Zu empfehlen

- neutrale und leicht warme Nahrungsmittel, die die Mitte stärken, das Leber-Qi entspannen und den Qi-Fluss anregen:
    - Hirse, Polenta, Dinkel, Quinoa
    - Karotte, Kartoffel, Kürbis, Kohl, Pastinake, Rote Bete, Petersilienwurzel
    - Fleisch von Huhn, Pute und Rind, Leber von Huhn und Rind (aus biologischer Haltung)
    - Hühnerei (in kleinen Mengen)
    - Hummer, Scholle, Shrimps, Aal, Kabeljau, Karpfen, Forelle
    - Haselnüsse, Walnüsse
    - Gewürze wie Vanille, Kurkuma, Safran
- etwas kühlere Nahrungsmittel, die den Qi-Fluss anregen:
    - Artischocke, Endivien, Rucola, Stangensellerie
- frische Kräuter wie Dill, Petersilie, Schnittlauch, Basilikum, Löwenzahn
- kleine Mengen von Ziegen- und Schafskäse

Weitere Empfehlungen

- „Gut gekaut ist halb verdaut."
- Unregelmäßige und unter Zeitdruck eingenommene Mahlzeiten vermeiden.
- Abends leichte vegetarische Mahlzeiten – kurz gekocht, gedünstet, blanchiert – bevorzugen, am besten vor 19 Uhr.
- Regelmäßig Zeit für Entspannung und Bewegung einplanen.

Leber-Blut-Stagnation
Gan Xue Yu Ju

Inneres Fülle-Syndrom

Symptomatik

- Allgemeinsymptome: unregelmäßiger Zyklus, Dysmenorrhöe, dunkles, klumpiges Menstruationsblut, abdominaler Schmerz vor und während der Menstruation, Hämatemesis, Epistaxis, Knoten im Abdomen; typisch ist der bohrende oder stechende Schmerz an einer fixen Stelle im Abdomen; auch Männer können betroffen sein
- Zunge: livid bläulich, purpurrot, violette Punkte, gestaute Unterzungenvenen
- Puls: schlüpfrig und drahtig

Westliche Krankheitsbilder

Menstruationsstörungen, Myome, Zysten, Knoten, Endometriose, Hepatitis. Lang anhaltende Leber-Blut-Stagnation führt zu Fibromen und Karzinomen der Gebärmutter.

Ätiologie

Eine Stagnation des Leber-Blutes entsteht durch eine lang andauernde Leber-Qi-Stagnation, emotionale Störungen, eingedrungene Kälte, hormonelle Kontrazeptiva, evtl. auch durch die Spirale.

Therapeutischer Ansatz

Das Leber-Qi und -Blut in Bewegung bringen.

> **Cave**
>
> Das Temperaturverhalten der Rezeptur soll nicht zu warm sein.

▶ **Tab. 2.4** Phytoarzneien (scharf, bitter), die Leber-Qi und -Blut in Bewegung bringen.

Name (lat.)	Name (dt.)	Geschmack	Temperatur
Ruta graveolens	Raute	scharf, bitter würzig	thermisch warm
Alpinia officinarum	Galgant	scharf	thermisch heiß
Rosmarinus officinalis	Rosmarin	scharf (frisch), bitter (getr.)	thermisch warm
Curcuma longa	Gelbwurz	bitter, scharf	thermisch warm bis heiß
Origanum majorana	Majoran	aromatisch-scharf, leicht bitter	thermisch warm

2 Element Holz

▶ Tab. 2.4 (Fortsetzung).

Name (lat.)	Name (dt.)	Geschmack	Temperatur
Arnica montana	Arnika (Blüten)	bitter, scharf	thermisch warm
Thymus vulgaris	Thymian	scharf, würzig, bitter	thermisch warm
Capsella bursa pastoris	Hirtentäschel	bitter, scharf, adstringierend	thermisch kühl
Alchemilla vulgaris	Frauenmantel	leicht bitter	thermisch kühl bis neutral
Chrysanthemum parthenium	Mutterkraut	bitter, leicht scharf	thermisch kühl
Angelica archangelica	Engelwurz	scharf-aromatisch, etwas bitter, leicht süß	thermisch warm
Melilotus officinalis	Steinklee	leicht bitter, süßlich	thermisch neutral bis leicht warm
Paeonia rubra	Rote Pfingstrose (Wurzel)	sauer, bitter	thermisch kühl
Viburnum opulus	Gemeiner Schneeball	bitter, adstringierend	thermisch kühl
Mitchella repens	Rebhuhnbeere (Kraut)	bitter, adstringierend	thermisch kühl

Rezepte

Tee bei klumpigem, dunklem Menstruationsblut, Dysmenorrhöe, unregelmäßigem Zyklus, Myomen, abdominalem Schmerz

Hb. Rutae	20 g
Hb. Millefolii	20 g
Cort. Viburni	30 g
Hb. Alchemillae	20 g
Rad. Paeoniae rubr.	20 g
Hb. Meliloti	10 g

1 TL mit 1 Tasse Wasser aufgießen, 7–10 Min. ziehen lassen. Tgl. 3 Tassen warm trinken.

Außerdem Kissen mit getrocknetem Bärlappkraut auf den Unterbauch legen und mit einer Wärmflasche abdecken.

Tinkturmischung gegen Leber-Blut-Stagnation

Tinct. Rutae	
Tinct. Rosmarini	
Tinct. Salviae	
Tinct. Chrysanthemi	
Tinct. Hyperici	aa ad 100 ml

3 × tgl. 20 Tr. in warmem Wasser einnehmen.

Tee bei Ovarialzysten

Hb. Alchemillae alp.	30 g
Fol. Basilici	20 g
Flor. Spireae	20 g
Hb. Equiseti	20 g
Hb. c. Rad. Levistici	30 g
Sem. Urticae	30 g

1 EL mit ¼ l Wasser aufgießen, 10–15 Min. ziehen lassen. Tgl. ¾ l trinken.

Zusätzlich Leberwickel mit Steinkleekissen anwenden. Dazu 500 g Steinklee in ein feuchtes Tuch wickeln und mit Wärmflasche und Wolldecke abdecken.

2.2 Organdisharmonien

Akupunktur
Technik: Sedierend oder neutral nadeln.

Gb 34 in Kombination mit KG 6 bewegt das Qi (und damit das Blut) im unteren Abdomen; Hauptpunkt bei Schmerz im Hypochondrium.

Le 3 bewegt das Leber-Qi und Blut, stillt Schmerzen.

Le 14 Alarmpunkt der Leber; bewegt Leber-Qi und -Blut.

3E 6 bewegt das Leber-Qi und -Blut im Hypochondrium.

Bl 17 in Kombination mit Bl 18 nährt das Leber-Blut, beseitigt Blut-Stasen in allen Organen (keine Moxibustion anwenden).

MP 10 beseitigt Blut-Stau, reguliert die Menstruation.

MP 6 bewegt das Blut und stillt Schmerzen.

Lu 7 in Kombination mit Ni 6 öffnen das Konzeptionsgefäß, regulieren das Blut im Uterus.

MP 4 und KS 6 öffnen das Durchdringungsgefäß, reguliert das Blut im Uterus.

Diätetik

Zu vermeiden
- leberbelastende Nahrungsmittel und Speisen, die eine Leber-Qi-Stagnation begünstigen
- Nahrungsmittel, die künstliche Farb-, Aroma-, Süß- und Konservierungsstoffe enthalten
- stark erhitzend wirkende Nahrungs- und Genussmittel sowie Getränke, die das Leber-Qi zu sehr anfeuern:
  - scharfe Gewürze wie Chili, Curry, Knoblauch, Pfeffer usw.
  - Fleisch von Wild, Lamm, Ziege, Schaf
  - Alkohol
- austrocknend wirkende Nahrungs- und Genussmittel, die zu Stagnation führen:
  - Kaffee, Getreidekaffee, Gewürztee, schwarzer Tee
  - Nikotin
- kühlende und befeuchtende Nahrungsmittel, die die Mitte schädigen:
  - fabrikzuckerhaltige Nahrungsmittel und Getränke
  - Milchprodukte
  - Fruchtsäfte
  - Algen
  - Rohkost, Südfrüchte
  - eisgekühlte Speisen und Getränke
- häufiger Genuss von salzigen Produkten, die eine Stagnation des Blutes hervorrufen:
  - salzige Nahrungsmittel wie Wurst, Schinken, Salami, Geräuchertes, Gepökeltes
  - Algen
  - Mineral-, Quellwasser
  - Meeresfrüchte wie Krebs, Krabben
  - Miso
  - Salz, Himalayasalz
- kühlende, saure, zusammenziehende Nahrungsmittel, die ebenfalls Stagnation bewirken:
  - Sauerkirschen, Rhabarber, Zitrusfrüchte
  - Sauermilchprodukte wie Kefir, Joghurt, Buttermilch, Dickmilch
- Lebensmittel, die in der Mikrowelle erwärmt bzw. zubereitet wurden

Zu empfehlen
- erwärmende Nahrungsmittel, die das Blut bewegen:
  - Hirse, Polenta, Dinkel, Hafer
  - Huhn, Pute, Rind
  - Barsch, Forelle
  - Rote Bete, Karotte, Kartoffel, Süßkartoffel, Pastinake
  - frische Kräuter wie Salbei, Basilikum, Petersilie, Rosmarin, Majoran
  - Gewürze wie Anis, Fenchelsamen, Safran, Vanille
  - Süßkirsche, Pfirsich, Pflaume, Himbeere
  - Trockenfrüchte wie Aprikosen, Rosinen, Datteln, Feigen
  - Haselnüsse, Walnüsse
- scharf schmeckende Nahrungsmittel, die Blut und Qi bewegen:
  - Rettich, Radieschen, Kresse (scharf-erfrischend)
  - Lauch, Frühlingszwiebel, Zwiebel, Schnittlauch, Ingwer (scharf-warm, deshalb nur

in geringen Mengen und nicht abends verwenden)
- Aubergine: aktiviert Qi und Blut, löst Blutstagnation im Unteren Erwärmer

Emporloderndes Leber-Feuer
Gan Huo Shang Yan
Inneres Fülle-Hitze-Syndrom

Symptomatik
- Allgemeinsymptome: Gereiztheit, Neigung zu Zornausbrüchen, Aggression, Verbissenheit, rotes Gesicht und rote Augen, Konjunktivitis, Augenbrennen, intensiv pochender Kopfschmerz an den Schläfen oder in den Augen, Schwindel, plötzlich auftretender hochfrequenter Tinnitus, Hörsturz, Schwerhörigkeit, trockener Stuhl, Obstipation, dunkelgelber Urin, Durst, bitterer Mundgeschmack, Durchschlafstörungen, intensives Träumen, Epistaxis, Hämatemesis, Hämoptysis
- Zunge: roter Zungenkörper mit intensiv geröteten Rändern, gelb-trockener Belag
- Puls: saitenförmig, voll und schnell

Westliche Krankheitsbilder
Kopfschmerzen, Hypertonie, Blutungen im oberen Verdauungstrakt, Augenerkrankungen (Konjunktivitis, Glaukom), Ohrenerkrankungen (Morbus Menière, Entzündungen, Labyrinthitis, Hörsturz), Tinnitus, Schwindel, Hyperthyreose, Wechseljahrsbeschwerden, Obstipation, dunkler Urin,

▶ **Tab. 2.5** Phytoarzneien (bitter, kühl, kalt), die Leber-Feuer klären und kühlen.

Name (lat.)	Name (dt.)	Geschmack	Temperatur
Gentiana montana	Gelber Enzian	bitter, leicht süß	thermisch kühl
Chrysanthemum parthenium	Mutterkraut	bitter, leicht scharf	thermisch kühl
Cichorium intybus	Wegwarte	mäßig bitter	thermisch kühl
Cynara scolymus	Artischocke	bitter, süßlich, etwas salzig	thermisch kühl
Corydalis cava	Lerchensporn	bitter	thermisch kalt
Taraxacum officinale	Löwenzahn	bitter, süß	thermisch kalt
Stachys officinalis	Heilziest	süß, leicht bitter	thermisch kalt
Lycopodium clavatum	Bärlapp	bitter	thermisch kühl
Solidago virgaurea	Goldrute	bitter, herb, leicht adstringierend	thermisch kühl
Passiflora incarnata	Passionsblume	neutral, etwas bitter	thermisch kühl
Viscum album	Mistel	leicht bitter, etwas süßlich	thermisch kühl
Melissa officinalis	Melisse	bitter, etwas aromatisch, adstringierend	thermisch kühl
Arctium lappa	Große Klette	leicht bitter, süßlich	thermisch kühl
Cimicifuga racemosa	Traubensilberkerze	bitter, scharf, leicht süß	thermisch kühl
Primula veris	Schlüsselblume (Wurzel)	scharf, bitter, süßlich	thermisch neutral

2.2 Organdisharmonien

erhöhte Triglyceride im Blut, hoher Harnsäurespiegel

Ätiologie

Ein chronischer Leber-Qi-Stau, lang andauernde emotionale Belastungen (Zorn, Groll, Unterdrückung der Gefühle) sowie ein übermäßiger Verzehr von gebratenen oder frittierten Speisen, scharfen Gewürzen, Kaffee und Alkohol können ein Leber-Feuer verursachen. Auch Völlerei und das spätabendliche Essen begünstigen dieses Syndrom.

Therapeutischer Ansatz

Das Leber-Feuer klären, Hitze kühlen.

Rezepte

Kapseln bei drohendem Schlaganfall, virilem Klimakterium, Hypertonie, Arbeitsüberlastung, hochfrequentem Tinnitus

Hb. Cynarae	
Rad. Taraxaci	
Fol. Visci albi	
Rad. Imperatorii	
Pulv.	aa ad 40 g
	ad capsulam 0,4 g

3 × tgl. 3 Kapseln mit viel Flüssigkeit einnehmen.

kombiniert mit

Tinkturmischung bei drohendem Schlaganfall, virilem Klimakterium, Hypertonie, Arbeitsüberlastung, hochfrequentem Tinnitus

Tinct. Primulae flor.	30 ml
Tinct. Passiflorae	30 ml
Tinct. Arnicae	10 ml
Tinct. Serpinae	10 ml
Tinct. Rutae	20 ml

3 × tgl. 25 Tr. in etwas lauwarmem Wasser einnehmen, die Menge allmählich reduzieren.

Ergänzend dazu: 3 × tgl. 1 EL Avena Sativa-Presssaft und den Saft einer halben ausgepressten Zitrone in ½ Glas lauwarmem Wasser einnehmen.

Tee bei roten Augen, Konjunktivitis, Augenbrennen

Hb. Euphrasiae	30 g
Hb. c. Rad. Taraxaci	30 g
Hb. Stellariae mediae	40 g
Flor. Primulae	20 g
Hb. Bursae past.	20 g
Hb. Chelidonii	20 g

2 EL Kraut in ¼ l Wasser aufkochen und 15 Min. ziehen lassen. In eine Thermoskanne füllen und mehrmals tgl. 1–2 EL einnehmen.

kombiniert mit

Umschläge bei roten Augen, Konjunktivitis, Augenbrennen

¼ l Gurkensaft und jeweils 2 EL Tee von Hb. Absinthii und Hb. Euphrasiae 2–3 × tgl. bis zum Abklingen der Beschwerden anwenden.

Löwenzahn-Augen-Tee, der loderndes Leber-Feuer kühlt

Hb. c. Rad. Taraxaci	50 g

In 2 Tassen Wasser köcheln lassen, bis die Menge Wasser zur Hälfte reduziert ist. 3–4 Tassen nur lauwarm im Laufe des Tages trinken. Äußerlich als Kompresse 1 × tgl. ½ Std. auf die geschlossenen Augen legen.

Tinkturmischung bei Leber-Feuer, die kopf- und nervenberuhigend wirkt

Tinct. Hyperici	
Tinct. Melissae	
Tinct. Boldo	
Tinct. Menthae pip.	
Tinct. Visci albi	aa ad 100 ml

3 × tgl. 30 Tr. vor den Mahlzeiten einnehmen.

Tinkturmischung mit Artischocke bei erhöhten Blutfetten (alimentär bedingt)

Tinct. Veronicae	30 ml
Tinct. Cynarae scol.	20 ml
Tinct. Chelidonii Rademacheri	20 ml
Tinct. Cardui mar.	30 ml

3 × tgl. 25 Tr. in 1 Likörglas Schwarzrettichsaft vor den Mahlzeiten einnehmen.

Saft des Granatapfels (Punica granatum) bei Hypercholesterinämie
3 × tgl. 1 Likörgläschen trinken.

Tee, der Leber-Feuer dämpft und gleichzeitig das Wasser stärkt
Rad. Gentianae	30 g
Rad. Taraxaci	30 g
Fol. Betulae	20 g
Hb. Equiseti	20 g
Hb. Solidaginis	20 g

Teedrogen vor der Entnahme gut durchmischen. 1 EL/¼ l Wasser aufgießen, 5 Min. ziehen lassen. 3 × tgl. ¼ l trinken.

Tee als mildes Laxans
Rad. Cichorii	60 g
Flor. Bellidis per.	30 g
Flor. Pruni spin.	30 g

2 TL/¼ l Wasser zum Kochen bringen, 15 Min. ziehen lassen. Als Kur über 4 Wochen morgens nach dem Aufstehen und abends nach dem Abendessen je 1 Tasse trinken.

Abkochung zur Entgiftung, Begleittherapie zur Chemotherapie, bei Krebserkrankungen
Rad. Bardanae	
Rad. c. Hb. Taraxaci	
Rad. Urticae	
Rad. Eleutherococci	
Cort. Uncariae	aa ad 250 g

1 EL/¼ l Wasser einweichen, mindestens ½ Std. bei schwacher Hitze kochen lassen. ¾ l im Laufe des Tages trinken.

Tee bei Vergiftungen durch Kontakt mit chemischen Holzbehandlungs-, Lack- und Beizmitteln
Rad. Bardanae	
Rad. c. Hb. Taraxaci	
Lign. Guajaci	
Lign. Santali rubri	aa ad 120 g

1 TL/Tasse Wasser über Nacht einweichen, 10 Min. köcheln lassen. Über 5 Wochen tgl. 2 Tassen trinken. In jede Tasse 20 Tr. Okoubaka-Urtinktur geben.

Tinkturmischung bei Fettleber
Tinct. Cardui Mariae	30 ml
Cynara Urtinktur	20 ml
Extr. fluid. Boldo	30 ml
Tinct. Quassiae	20 ml

2–3 × tgl. 20–25 Tr. mit 1 EL Flüssigkeit einnehmen.

Akupunktur
Technik: Sedierend nadeln, keine Moxibustion.

Le 2 leitet Leber-Feuer aus.

Le 3 und Gb 20 unterdrücken das hochschlagende Leber-Yang; Gb 20 ist indiziert bei Schwindel.

Le 3 und Di 4 lassen die Wanderseele Hun zur Ruhe kommen, wirken stark beruhigend auf den Geist.

Gb 13 beseitigt inneren Wind.

Tayang beseitigt äußeren und inneren Wind; bei Augenerkrankungen und Kopfschmerzen durch Leber-Feuer.

Le 14 bei Verletzungen der Lunge durch Leber-Feuer; beruhigt die Leber, bewegt das Qi im Thorax-Bereich.

Lu 3 harmonisiert Leber und Lunge.

Bl 18 Zustimmungspunkt der Leber, kühlt Leber-Feuer.

Gb 13 und Gb 15 bei Schlafstörungen, wenn der Geist nicht zu Ruhe kommen kann; Gb 15 beseitigt Hitze und klärt die Augen.

Bl 47 verwurzelt die Wanderseele Hun im Leber-Yin und begünstigt dadurch den Schlaf.

Bl 62 kombiniert mit Bl 1 (neutral) und Ni 6 harmonisieren den Fluss des Yin- und Yang-Fersengefäßes und begünstigen dadurch den Schlaf.

Diätetik

Zu vermeiden
- Nahrungsmittel, die das Leber-Feuer aktivieren:
  - scharf Angebratenes, Gegrilltes, Frittiertes, Geröstetes
  - Gepökeltes, Geräuchertes, Wurst, Schinken und Salami
  - vom energetischen Temperaturverhalten her alle heißen, scharf-warmen und bitter-warmen Nahrungs- und Genussmittel sowie Getränke
  - Fleisch von Wild, Lamm, Schaf und Ziege
  - Curry, Chili, Knoblauch, getrockneter Ingwer, Pfeffer, Peperoni, Muskat, Nelke, Fenchelsamen, Thymian, Rosmarin, Senfsaat, Paprika, Zimt, Anis, Tabasco
  - Lauch, Zwiebel, Frühlingszwiebel, Meerrettich, Fenchel, Schnittlauch
  - Kaffee, Getreidekaffee, Gewürztee
  - Aal, Hummer, Shrimps
  - Alkohol

Zu empfehlen
- kühlende und neutrale Nahrungsmittel, um das Feuer zu kühlen und Leber- und Nieren-Yin zu fördern:
  - Weizen, Gerste, Reis, Buchweizen, Amarant
  - grüne Blattsalate, bittere Salate wie Chicorée, Löwenzahn, Rucola, Radicchio, Rettich, Radieschen, Kresse, Sprossen und Keimlinge, Tomate, Gurke, Artischocke
  - Karotte, Sellerie, Brokkoli, Stangensellerie, Pastinake, Petersilienwurzel, Spinat, Mangold, Weißkohl, Kartoffel, Kohlrabi
  - Sauerkraut
  - frische Kräuter
  - Algen, Meeresfrüchte, Krabben, Austern, Tintenfisch
  - Ente (gedünstet)
  - Sauermilchprodukte in Maßen
  - Südfrüchte in kleinen Mengen (z. B. Wassermelone, Banane, Kiwi)
  - Sauerkirschen, Johannis-, Heidel-, Preisel- und Holunderbeeren, Rhabarber, Birnen, Äpfel
  - Pfefferminztee, Melissentee, grüner Tee, Mineralwasser in Maßen

Innerlich erregender Wind
Gan Feng Neigong

Inneres Fülle-Syndrom

Bei diesem Syndrom unterscheidet man:
- Extreme Hitze, die zu Wind führt
- Leber-Yin-Mangel und aufsteigendes Leber-Yang
- Leber-Blut-Mangel, der zu Leber-Wind führt

Zu: Extreme Hitze, die zu Wind führt
Riji Sheng Feng

Symptomatik
- Allgemeinsymptome: hohes Fieber, Nackensteifigkeit, Konvulsionen, Opisthotonus, Tremor, Bewusstseinstrübungen, evtl. Koma
- Zunge: tiefrot und steif, dickgelber trockener Belag
- Puls: saitenförmig, schnell und voll

Westliche Krankheitsmuster

Infektionskrankheiten, Meningitis, Enzephalitis, Masern, Scharlach

Ätiologie

Äußere Hitze oder Wind-Hitze dringen bis auf Blut-Ebene durch und rufen so inneren Wind hervor.

Therapeutischer Ansatz

Das Yin kontrolliert das Yang nicht mehr. Wind beseitigen, Hitze kühlen, Yang senken, Yin und Blut nähren.

▶ **Tab. 2.6** Phytoarzneien (bitter, kühl), die Wind beseitigen, Hitze kühlen und das Yang senken.

Name (lat.)	Name (dt.)	Geschmack	Temperatur
Stachys officinalis	Heilziest	süß, leicht bitter	thermisch kalt
Chrysanthemum parthenium	Mutterkraut	bitter, leicht scharf	thermisch kühl

2 Element Holz

▶ **Tab. 2.6** (Fortsetzung).

Name (lat.)	Name (dt.)	Geschmack	Temperatur
Tilia cordata	Linde	leicht süß, etwas bitter	thermisch kühl
Passiflora incarnata	Passionsblume	neutral, etwas bitter	thermisch kühl
Primula veris	Schlüsselblume (Blüten)	süßlich	thermisch neutral
Menyanthes trifoliata	Bitterklee	bitter	thermisch kalt
Eschscholtzia californica	Kalifornischer Mohn (Wurzel, Kraut)	leicht bitter	thermisch kühl
Humulus lupulus	Hopfen	bitter, scharf, adstringierend	thermisch kühl
Fraxinus excelsior	Esche (Blätter)	bitter, etwas süßlich	thermisch kühl
Citrus aurantium	Bitterorange (Fruchtschale)	bitter, süß, leicht scharf	thermisch neutral
Arctium lappa	Große Klette (Wurzel)	leicht bitter, süßlich	thermisch kühl
Primula veris	Schlüsselblume (Wurzel)	scharf, bitter, süßlich	thermisch neutral

▶ **Tab. 2.7** Phytoarzneien (sauer, süß, salzig), die Yin und Blut nähren.

Name (lat.)	Name (dt.)	Geschmack	Temperatur
Punica granatum	Granatapfel (Saft)	süß, sauer, leicht bitter	thermisch kühl.
Urtica urens(dioica)	Brennnessel	leicht süß, salzig und bitter, adstringierend	thermisch kühl
Sambucus nigra	Holunder (Früchte)	leicht süß, sauer	thermisch kühl.
Hippophae rhamnoides	Sanddorn (Früchte)	sauer	thermisch kühl
Cetraria islandica	Isländisches Moos	leicht süß, fade, schleimig, bitter	thermisch leicht kühl
Glycyrrhiza glabra	Süßholz	süß	thermisch neutral
Agropyron repens	Gemeine Quecke	süßlich, leicht fad	thermisch kühl
Stellaria media	Vogelmiere	leicht süß und salzig	thermisch kühl
Trifolium pratense	Rotklee	süß	thermisch kühl
Avena sativa	Grüner Hafer (Kraut, Früchte)	neutral, leicht süß	thermisch warm (Fructus), neutral (Herba)
Nasturtium officinale	Brunnenkresse	leicht bitter, süßlich, salzig	thermisch warm
Paeonia officinalis	Weiße Pfingstrose (Wurzel)	bitter, sauer	thermisch kühl
Petroselinum crispum	Petersilie (Wurzel)	süß	thermisch warm

Rezepte

Tinkturmischung, die Wind dämpft, Fieber senkt und das Yin nährt

Tinct. Trifolii fibrini
Tinct. Passiflorae
Tinct. Eschscholziae
Tinct. Taraxaci aa ad 100 ml
Stündlich 30 Tr., in etwas Wasser einnehmen, bei Kindern die Dosierung anpassen.

Tee, der Hitze kühlt und Wind beseitigt

Flor. Tiliae
Flor. Primulae veris
Flor. Sambuci
Hb. Betonicae
Rad. Paeoniae alb. aa ad 100 g
1 TL/Tasse Wasser aufgießen, 10 Min. ziehen lassen. Tgl. ¼–½ l Tee trinken.

Tee gegen Pruritus auf Grund von Wind und Hitze

Flor. Chrysanthemi
Fol. Hamamelidis
Hb. Violae tric.
Hb. Fumariae aa ad 100 g
1 EL/¼ l Wasser aufgießen, 15 Min. ziehen lassen. ¾ l im Laufe des Tages trinken. Jeweils 20 Tr. Cardiospermum-Urtinktur zugeben.

Akupunktur

Technik: Sedierend nadeln, die Shixuan-Punkte zum Bluten bringen.

Le 2 bewegt und verteilt das Leber-Qi, beseitigt Hitze und unterdrückt Wind.

Le 3 Hauptpunkt zur Bewegung des Leber-Qi.

Dü 3 zerstreut Hitze und Wind, vertreibt inneren Wind aus dem Lenkergefäß (Dumai), entkrampft den Bewegungsapparat, klärt das Bewusstsein.

LG 20, LG 16 und Gb 20 besänftigen inneren Wind.

Shixuan-Punkte kühlen Hitze, besänftigen Wind, bei Bewusstlosigkeit.

Diätetik

Zu vermeiden
- thermisch stark erwärmende, erhitzende und austrocknende Nahrungs- und Genussmittel sowie Getränke:
  - Gegrilltes, Gebratenes, Frittiertes
  - scharfe, erwärmend wirkende Gewürze wie Chili, Curry, Ingwer, Pfeffer, Knoblauch, Paprika, Senfsaat, Muskat, Zimt, Anis, Nelke, Tabasco
  - Zwiebel, Frühlingszwiebel, Lauch, Meerrettich
  - Haferflocken
  - Alkohol
  - Kaffee, Getreidekaffee Gewürztee, Kakao, schwarzer Tee
- tierische Eiweiße, da sie den Organismus zu sehr belasten
- Milchprodukte, da sie verschleimend wirken und die Qi-Bewegung hemmen

Zu empfehlen
- leicht verdauliche, kühlend wirkende Speisen und Getränke:
  - Apfel-, Birnenmus, Holunderbeerenkompott leicht gesüßt mit Agavendicksaft (befeuchtet), Banane
  - Weizengrieß, Gerstenflocken, Hirse
  - leichtes Gemüse wie Champignon, Sellerie, Tomate (gedünstet), Aubergine, Brokkoli
  - Sprossen und Keimlinge
  - Algen
  - Kartoffelbrei, Congee
  - Aufguss aus frischen Melisse- und Pfefferminz-Blättern mit etwas Zitrone
  - erfrischende Getränke wie Johannisbeersaft, Mineralwasser, Sanddornbeerensaft in Süßholztee (lauwarm, evtl. mit etwas Honig)

Weitere Empfehlungen
- Nicht das Fieber unterdrücken, sondern mildern und lenken. Nicht gegen das Fieber, sondern mit ihm arbeiten.
- Übermäßige Nahrungsaufnahme vermeiden, damit sich der Körper gegen die Erkrankung wehren kann.

Zu: Leber-Yin-Mangel und aufsteigendes Leber-Yang
Ganyinxu Ganyang

Symptomatik
- Allgemeinsymptome: Schwindelgefühle, starke Kopfschmerzanfälle, Krämpfe, Tremor, schiefes Auge, schiefer Mund, plötzlicher Bewusstseinsverlust, Hemiplegie, Sprachstörungen, Aphasie, plötzlicher Kollaps, Koma, Synkope
- Zunge: rot, belaglos, zittrig, abweichend
- Puls: oberflächlich, saitenförmig oder leer, fein, schnell

Westliche Krankheitsmuster
blasser Schlaganfall, Präkoma, Koma, Epilepsie, Kopfschmerzen, Migräneattacken, Hypertonie, Schwindel, Hypercholesterinämie, Nervenschwäche

Ätiologie
Zwei Muster verursachen dieses Syndrom: Leber-Yin-Mangel und Aufsteigendes Leber-Yang. Der Leber-Yin-Mangel entsteht durch übermäßige körperliche Anstrengung, exzessive Sexualität, bei Frauen auch in Folge eines Leber-Blut-Mangels. Aufsteigendes Leber-Yang ist die Folge eines länger gestauten Leber-Qi. Anhaltende Zustände von Frustration, Groll, Wut, Ärger begünstigen dieses Syndrom. Die Kombination von Leere und Fülle führt zu Wind.

Therapeutischer Ansatz
Wind ausleiten, Yang senken, Yin und Blut nähren.

▶ **Tab. 2.8** Phytoarzneien (bitter, kühl, kalt), die Wind ausleiten und das Yang senken.

Name (lat.)	Name (dt.)	Geschmack	Temperatur
Corydalis cava	Lerchensporn	bitter	thermisch kalt
Menyanthes trifoliata	Bitterklee	bitter	thermisch kalt
Arctium lappa	Große Klette (Wurzel)	leicht bitter, süßlich	thermisch kühl
Stachys officinalis	Heilziest	süß, leicht bitter	thermisch kalt
Citrus aurantium	Bitterorange (Blüten)	bitter, leicht scharf	thermisch kühl
Primula veris	Schlüsselblume (Blüten)	etwas süß	thermisch neutral
Verbascum thapsiforme	Großblumige Königskerze	leicht bitter und süß	thermisch neutral bis kühl
Piscidia erythrina	Fischrinde (Wurzelrinde)	scharf, adstringierend	thermisch kühl
Scutellaria laterifolia	Virginisches Helmkraut	bitter, süßlich, adstringierend	thermisch kühl
Passiflora incarnata	Passionsblume	neutral, etwas bitter	thermisch kühl
Lavandula angustifolia	Lavendel	leicht scharf, etwas bitter	thermisch neutral

▶ **Tab. 2.9** Phytoarzneien, die Yin und Blut nähren.

Name (lat.)	Name (dt.)	Geschmack	Temperatur
Punica granatum	Granatapfel (Saft)	süß, sauer, leicht bitter	süß, sauer, leicht bitter, thermisch kühl
Urtica urens (dioica)	Brennnessel	leicht süß, salzig und bitter, adstringierend	thermisch kühl
Sambucus nigra	Holunder (Früchte)	leicht süß, sauer	thermisch kühl
Hippophae rhamnoides	Sanddorn (Früchte)	sauer	thermisch kühl
Cetraria islandica	Isländisches Moos	leicht süß, fade, schleimig, bitter	thermisch leicht kühl

▶ S. 19 Innerlich erregender Wind sowie ▶ S. 19 Extreme Hitze, die zu Wind führt

Rezepte

Abkochung bei innerem Wind aufgrund von Yin-Mangel und hochschlagendem Leber-Yang

Flor. Chrysanthemi	30 g
Cort. Rad. Berberidis	20 g
Hb. Betonicae	30 g
Fol. Melissae	20 g
Rad. Paeoniae alb.	40 g

2 EL/½ l Wasser aufgießen und 10 Min. ziehen lassen. Im Laufe des Tages trinken.

Tee als Anti-Epileptikum (als Zusatztherapie zu chemischen Mitteln)

Rad. Paeoniae alb.	40 g
Hb. Visci albi	40 g
Flor. Convallariae	10 g
Hb. Violae odor.	20 g
Flor. Tiliae	20 g
Hb. Artemisiae	20 g

1 EL/¼ l Wasser 2 Std. kalt ansetzen, aufwallen lassen. Als Kur über 6 Wochen 2× tgl. 1 Tasse trinken.

Kräuterblutsaft

Tinct. Liquiritiae	
Tinct. Urticae	
Tinct. Cetrariae isl.	aa ad 90 ml

3× tgl. 30 Tr. in 1 Glas Granatapfel- oder Holundermuttersaft einnehmen.

Tinkturmischung mit Arnika als Apoplexie-Prophylaxe

Tinct. Arnicae	30 ml
Tinct. Rutae	50 ml
Tinct. Imperatoriae	50 ml
Tinct. Primulae	50 ml

2× tgl. 20 Tr. in etwas Wasser einnehmen.

Tinkturmischung, die das Yin nährt und das Auge stärkt

Tinct. Valerianae	
Tinct. Euphrasiae	
Tinct. Nasturtii	
Tinct. Rutae	
Tinct. Cimicifugae	aa ad 100 ml

3× tgl. 15 Tr. in etwas lauwarmem Wasser einnehmen.

Akupunktur

Technik: Le 8, MP 6, Ni 3 tonisieren; Le 3, LG 16, Gb 20 sedieren; Bl 18 neutral.

Le 3 bewegt das Leber-Qi, unterdrückt das Leber-Yang.

Le 8 stützt das Leber-Qi und Leber-Yin, leitet Wind aus, reguliert das Xue.

Ni 3 nährt die Nieren, leitet Feuer nach unten, nährt das Yin.

LG 16 besänftigt Wind, wirkt krampflösend.

Gb 20 kühlt Hitze und besänftigt Wind.

Bl 18 kräftigt Leber und Gallenblase, kühlt Nässe-Hitze der Leber und Gallenblase, harmonisiert das Qi, beruhigt den Geist.

Diätetik

Zu vermeiden
- thermisch stark erwärmende, erhitzende und austrocknend wirkende Nahrungs- und Genussmittel sowie Getränke:
  - Gegrilltes, Gebratenes, Gepökeltes, Frittiertes, Geräuchertes
  - sehr fettige, ölige Speisen
  - Fleisch von Lamm, Ziege, Schaf und Wild
  - Kaffee, schwarzer Tee, Getreidekaffee, Gewürztee
  - Alkohol
  - Chili, Ingwer, Curry, Knoblauch, Pfeffer, Paprika, Zimt, Nelke, Anis, Muskat, Senfsaat, Fenchelsamen
  - rohe Zwiebel, Lauch, Frühlingszwiebel, Meerrettich, Fenchel, Schnittlauch
  - Haferflocken
- Nahrungsmittel, die künstliche Farb-, Aroma-, Süß- und Konservierungsstoffe enthalten

Zu empfehlen
- kühlende, neutrale, Yin-aufbauende Nahrungsmittel, die befeuchtend wirken:
  - alle grünen Gemüse, bittere Blattsalate, Mangold, Spinat, Stangensellerie, Aubergine
  - Artischocke, alle Sprossen, Tomate und Gurke gedünstet, Radieschen, Rettich
  - frische Kräuter
  - Birne, Pflaume, Honigmelone, Wassermelone, Zitrone (Saft und Schale), Apfel, Erdbeeren, Brombeeren
  - Austern, Tintenfisch, Krabben
  - Algen
  - kleine Mengen Sahne, Joghurt, Sauerrahm sowie Sojaprodukte
  - Reis, Weizengrieß, Buchweizen, Gerste
  - schwarze Sojabohne, Sesam, Hülsenfrüchte
- Leinöl, Sesamöl
- Haselnüsse, Mandeln bzw. Mandelmus
- Melissentee, grüner Tee, Holunder-, Preiselbeer-, Sanddornsaft, Mineralwasser (in Maßen)
- kleine Mengen Rohr- und Kandiszucker (wirken zwar befeuchtend, sind aber warm)
- saftig zubereitete Speisen, gedünstet, gedämpft oder blanchiert mit reichlich Gemüse und Kompott

Weitere Empfehlungen
- Starke körperliche und psychische Belastungen sowie Arbeiten in den späten Abend- und Nachtstunden schwächen das Yin und sollten deshalb vermieden werden.
- Rauchen trocknet das Blut und schwächt das Yin.
- Alkohol unterstützt das Emporlodern des Yang und zerstört das Yin.

Zu: Leber-Blut-Mangel, der zu Leber-Wind führt
Xuexu Sheng feng

Symptomatik
- Allgemeinsymptome: Kopfwackeln, Tics, Tremor oder Taubheitsgefühle der Extremitäten, Schwindel beim Aufstehen, Sprachstörungen
- Zunge: blass und trocken, abweichend
- Puls: rau, dünn

Westliche Krankheitsmuster

Tics im Augenbereich, Schwindel, periphere Neuropathien, Parästhesien der Extremitäten, plötzliche Sehstörungen, Alterszittern, Altersschwäche, Apoplexie, Folgen von Alkoholismus und Drogensucht, Spasmen, Morbus Parkinson

Ätiologie

Längere Zeit bestehender, primärer Leber-Blut-Mangel (mit seinen Ursachen) kann zu Leber-Wind führen.

Therapeutischer Ansatz

Wind beseitigen, Yin und Blut nähren.

▶ **Tab. 2.10** Phytoarzneien (bitter), die Wind beseitigen.

Name (lat.)	Name (dt.)	Geschmack	Temperatur
Paeonia officinalis	Weiße Pfingstrose (Wurzel)	bitter, sauer	thermisch kühl
Tilia cordata	Linde	leicht süß, etwas bitter	thermisch kühl
Corydalis cava	Lerchensporn	bitter	thermisch kalt.
Primula veris	Schlüsselblume (Wurzel)	scharf, leicht bitter	thermisch neutral
Viscum album	Mistel	leicht bitter, etwas süß	thermisch kühl
Lavandula angustifolia	Lavendel	leicht scharf, etwas bitter	thermisch neutral
Chrysanthemum parthenium	Mutterkraut	bitter, leicht scharf	thermisch kühl
Stachys officinalis	Heilziest	süß, leicht bitter	thermisch kühl
Cimicifuga racemosa	Traubensilberkerze	bitter, scharf, leicht süß	thermisch kühl
Eschscholtzia californica	Kalifornischer Mohn	leicht bitter	thermisch kühl
Scutellaria laterifolia	Virginisches Helmkraut	bitter, süßlich, leicht adstringierend	thermisch kühl
Origanum vulgare	Dost (Kraut)	bitter	thermisch warm
Primula veris	Schlüsselblume (Blüten)	etwas süß	thermisch neutral

Phytoarzneien, die Yin und Blut nähren: ▶ S. 19 Innerlich erregender Wind und ▶ S. 19 Extreme Hitze, die zu Wind führt.

Rezepte

Tinkturmischung, die das Yin nährt und Wind beseitigt
Tinct. Corydalis
Tinct. Papaverae escholz.
Tinct. Betonicae
Tinct. Scutellariae
Tinct. Primulae ex flor.   aa ad 50 ml
3 × tgl. 15 Tr. in etwas Wasser einnehmen.

Tinkturmischung begleitend bei Morbus Parkinson
Corydalis Urtinktur
Hyosciamus Urtinktur   aa ad 50 ml
3 × tgl. 10 Tr. in etwas Wasser einnehmen.

Tinktur mit hohem Lerchensporn bei Multipler Sklerose, bei eintretendem Zittern
Corydalis Urtinktur
Scutellaria Urtinktur   aa ad 50 ml
3 × tgl. 10 Tr. in etwas Wasser einnehmen.

Blutbildend wirkender Tee
Rad. Angelicae sinensis
Hb. Nasturtii
Hb. Urticae
Hb. Millefolii
Hb. Stellariae med.   aa ad 200 g
1 EL/¼ l Wasser aufkochen, 7–10 Min. ziehen lassen. Über 6 Wochen tgl. ½ l trinken.

2 Element Holz

Tinkturmischung mit weißer Pfingstrose bei nervöser Schlaflosigkeit mit Wadenkrämpfen und Parästhesien in den Extremitäten

Tinct. Paeoniae alb.	30 ml
Tinct. Betonicae	30 ml
Tinct. Avenae sat.	20 ml
Tinct. Hyperici	20 ml
Tinct. Aesculi hippocast.	20 ml

1 Std. und unmittelbar vor dem Zubettgehen jeweils 20 Tr. in wenig Flüssigkeit einnehmen.

Tinkturmischung mit hohlem Lerchensporn bei Alterszittern

Tinct. Corydalis	20 ml
Tinct. Betonicae	20 ml
Tinct. Lavandulae	20 ml
Tinct. Imperatorii	20 ml
Tinct. Liquiritiae	20 ml

3 × tgl. 30 Tr. in etwas Flüssigkeit einnehmen.

Zusätzlich Einreibungen mit Lavendel-, Rosmarin-, Kampfer-Spiritus.

Akupunktur

Technik: Le 3, Di 4, Gb 20, LG 16, LG 20 sedierend nadeln; Bl 17: direkte Moxibustion; alle anderen Punkte tonisierend nadeln.

Le 3 bewegt das Leber-Qi, beruhigt die Leber, unterdrückt Wind, reguliert das Xue.

Le 8 nährt das Leber-Blut.

Di 4 treibt Wind aus; kombiniert mit Le 3 eliminiert dieser Punkt Wind im Gesichtsbereich (z. B. Tics).

Gb 20 besänftigt Wind, harmonisiert Qi und Blut.

LG 16 zerstreut Wind, wirkt krampflösend und schmerzstillend.

MP 6 und Ni 3 tonisieren das Nieren-Yin.

Bl 17, Bl 18, Bl 23 nähren das Blut.

Bl 20 reguliert das Milz-Qi, harmonisiert das Xue, unterstützt den Transport und die Transformation der Körperflüssigkeiten.

LG 20 beseitigt inneren Wind.

Di 11 treibt Wind aus, kühlt Hitze.

Xiaochanxue (1,5 Cun kaudal von He 3). Punkt zur Tremorkontrolle

Lokale Punkte an von Tremor betroffenen Extremitäten:
- Arm: Di 4, Di 10, Di 11, 3E 5
- Bein: Ma 31, Ma 36, Ma 41, Gb 31, Gb 34, Gb 40

Diätetik

Zu vermeiden
- thermisch stark erwärmende, erhitzende und austrocknend wirkende Nahrungs- und Genussmittel sowie Getränke:
  - Gegrilltes, Gebratenes, Gepökeltes, Frittiertes, Geräuchertes
  - sehr fettige, ölige Speisen
  - Fleisch von Lamm, Ziege, Schaf und Wild
  - Kaffee, schwarzer Tee, Getreidekaffee, Gewürztee, Kakao
  - Alkohol
  - Chili, Ingwer, Curry, Knoblauch, Pfeffer, Paprika, Zimt, Nelke, Anis, Muskat, Senfsaat, Fenchelsamen
  - rohe Zwiebel, Lauch, Frühlingszwiebel, Schnittlauch, Meerrettich, Fenchel
  - Haferflocken
- Nahrungsmittel, die künstliche Farb-, Aroma-, Süß- und Konservierungsstoffe enthalten
- eisgekühlte Getränke und Speisen
- einseitige Diäten

Zu empfehlen
- blutaufbauende und die Mitte stärkende Nahrungsmittel:
  - Leber von Huhn, Rind, Kaninchen (aus biologischer Aufzucht)
  - Rindfleisch
  - Barsch, Forelle
  - Reis, Hirse, Polenta, Dinkel, Amarant, Quinoa
  - Sesam, Walnüsse, Mandeln, Sonnenblumenkerne
  - Leinöl, Sesamöl
  - Rote Bete, Karotten, Wurzelgemüse
  - kleinste Mengen an Rohr- oder Kandiszucker, Honig

- kühlende, neutrale, Yin-aufbauende Nahrungsmittel:
  - alle grünen Gemüse, bittere Blattsalate, Mangold, Spinat, Stangensellerie, Aubergine
  - Artischocke, alle Sprossen, Tomate und Gurke gedünstet, Radieschen, Rettich
  - frische Kräuter
  - Birne, Pflaume, Honigmelone, Wassermelone, Zitrone (Saft und Schale), Apfel, Erdbeeren, Brombeeren
  - Austern, Tintenfisch, Krabben
  - Algen in Maßen
  - kleine Mengen Sahne, Joghurt, Sauerrahm sowie Sojaprodukte
  - Reis, Weizengrieß, Buchweizen, Gerste, Amarant
  - schwarze Sojabohne, Sesam
  - Melissentee, grüner Tee, Holunder-, Preiselbeer-, Sanddornsaft, Mineralwasser (in Maßen)

Nässe-Hitze in Leber und Gallenblase Gan Dan Shire

Inneres Fülle-Hitze-Syndrom

Symptomatik
- Allgemeinsymptome: ganztags leichtes Fieber, spärlicher dunkler Urin, klebriger Mundgeschmack, Übelkeit, Erbrechen, saures Aufstoßen, Appetitverlust, wenig Durst, Distension des Abdomens, Abneigung gegen fette Speisen, Völlegefühl und dumpfer Schmerz in Thorax und Hypochondrium, Druckgefühl auf der Brust und unter dem Rippenbogen, übel riechende Blähungen und Stühle, gelber Fluor vaginalis, Schmerzen, Rötung und Schwellung des Skrotums, Pruritus vaginalis, Stagnation im Bereich der Gallenblasen-Leitbahn, übermäßig laute Stimme, Erregbarkeit, Neigung zu Wutausbrüchen und Jähzorn, Entscheidungsschwierigkeiten
- Zunge: roter Zungenkörper, klebrig, fettig-gelber Belag
- Puls: saitenförmig, schlüpfrig, schnell

Westliche Krankheitsbilder
Cholelithiasis, Cholezystitis, Fettunverträglichkeit, Ikterus, Hepatitis, Neigung zu Ischiasbeschwerden, Beckenschiefstand, Beinlängendifferenz, Migräne, temporaler oder einseitiger Kopfschmerz, übelriechender Schweiß im Genitalbereich, Schweißfüße, Mittelohr- oder Nebenhöhlenentzündung, viel Ohrschmalz, verklebte Augen, eitrige Konjunktivitis, Herpes genitalis, Fluor vaginalis, Ekzeme, Pilze

Ätiologie
Milz-Pankreas-Qi-Mangel in Kombination mit Leberstau ist der Hauptverursacher dieses Syndroms. Milz-Pankreas-Schwäche entsteht durch einen unregelmäßigen Lebensstil, übermäßiges Essen von fetten, scharfen und kalten Speisen, durch Zucker- und Alkoholabusus. Auch äußere Nässe (feuchte Wohnung, nasse Kleidung), zu viel geistige Arbeit, zu viel Grübeln schwächen das Qi von Milz und Pankreas. Ein langfristiger Leber-Stau (▶ S. 8) führt zu Leber-Hitze.

Auch klimatische Nässe-Hitze (z.B. in den Tropen) kann eine Nässe-Hitze-Symptomatik fördern.

Therapeutischer Ansatz
Hitze und Nässe ausleiten, den Leber-Qi-Stau beseitigen, das Qi von Milz-Pankreas stärken.

Die Rezeptur soll insgesamt thermisch kühl sein.

▶ Tab. 2.11 Phytoarzneien (bitter, scharf, kühl, kalt), die Hitze und Nässe ausleiten und gleichzeitig den Leber-Qi-Stau beseitigen.

Name (lat.)	Name (dt.)	Geschmack	Temperatur
Cichorium intybus	Wegwarte	leicht bitter	thermisch kühl
Taraxacum officinale	Löwenzahn	bitter, süß	thermisch kalt
Agrimonia eupatoria	Odermennig	bitter	thermisch neutral
Hepatica nobilis	Leberblümchen	scharf	thermisch kühl
Menyanthes trifoliata	Bitterklee	bitter	thermisch kalt

2 Element Holz

▶ **Tab. 2.11** (Fortsetzung).

Name (lat.)	Name (dt.)	Geschmack	Temperatur
Berberis vulgaris	Berberitze (Rinde)	bitter	thermisch kühl bis kalt
Cynara scolymus	Artischocke	bitter, süßlich, etwas salzig	thermisch kühl
Hepatica nobilis	Leberblümchen	scharf	thermisch kühl
Citrus limon	Zitrone (Schale)	sauer, leicht bitter	thermisch kühl
Agropyron repens	Gemeine Quecke	süßlich, leicht fad	thermisch kühl
Marrubium album	Andorn (Kraut)	bitter	thermisch kalt
Rheum palmatum	Rhabarber (Wurzel)	bitter	thermisch kalt
Raphanus sativus	Schwarzrettich	scharf	thermisch kühl
Achillea millefolium	Schafgarbe	bitter, aromatisch, leicht süß und salzig	thermisch neutral
Centaurium erythraea	Tausendgüldenkraut	bitter	thermisch neutral
Chelidonium majus	Schöllkraut	scharf, bitter	thermisch warm
Fumaria officinalis	Erdrauch	bitter	thermisch neutral bis leicht warm

▶ **Tab. 2.12** Phytoarzneien (süß, warm), die das Qi von Milz-Pankreas stärken.

Name (lat.)	Name (dt.)	Geschmack	Temperatur
Pimpinella anisum	Anis	süß	thermisch warm
Carum carvi	Kümmel	leicht süß	thermisch warm
Carlina acaulis	Eberwurz	süßlich scharf	thermisch warm
Petroselinum crispum	Petersilie (Wurzel)	süß	thermisch warm
Panax ginseng	Ginseng	süß, leicht bitter	thermisch neutral bis leicht warm

▶ S. 8 Leber-Qi-Stagnation

Rezepte

Tee, der kühlend und trocknend wirkt bei chronischer Nässe-Hitze im Leber/Galle-Bereich

Rad. Cichorii
Cort. Berberidis rad.
Rad. c. Hb. Taraxaci
Fol. Boldo
Fruct. Foeniculi aa ad 150 g
1 gestr. EL/¼ l Wasser über Nacht einweichen, bedeckt kurz aufwallen lassen. Bis zu ½ l tgl. trinken.

Schwarzrettich-Saft (bei Cholelithiasis und Cholezystitis in schweren Fällen)

3 × tgl. 1 TL einnehmen, innerhalb von 14 Tagen steigern bis zu 3 × tgl. ½ Tasse.

Tinktur aus Leberblümchen

Tinct. Hepaticae
3 × tgl. 20 Tr. zu den Mahlzeiten einnehmen.

Tee mit Leberblümchen, der den Leber-Galle-Bereich entschleimt

Fol. Hepaticae	30 g
Hb. c. Rad. Taraxaci	40 g
Hb. Nasturtii	30 g
Fruct. Foeniculi	50 g

1 EL/¼ l Wasser aufgießen, 10 Min. ziehen lassen. ¾ l über den Tag verteilt trinken.

Tee mit Artischocke bei Hypercholesterinämie

Hb. Cynarae	40 g
Hb. Veronicae	30 g
Hb. Cichorii	30 g
Hb. Alii ursini	20 g

1 TL/Tasse Wasser aufgießen, 10 Min. ziehen lassen. Tgl. 3 Tassen jeweils vor den Mahlzeiten trinken.

Auflagen bei chronischer Konjunktivitis

Augenbäder mit einer Abkochung von Fenchel (Fruct. Foeniculi) und Augentrost (Hb. Euphrasiae) oder mit Wegwarten-Augenwasser (Rad. Cichorii)

Akupunktur

Technik: KG 12 und Bl 20 tonisierend nadeln, alle anderen Punkte sedierend oder neutral nadeln.

Le 2 bewegt und verteilt das Leber-Qi, kühlt Leber-Hitze.

Le 14 tonisiert das Leber-Qi, reguliert das Leber-Qi in Hypochondrium und Epigastrium.

Gb 24, Bl 19 beruhigen die Gallenblase, beseitigen Nässe und Hitze aus der Gallenblase; Alarm- und Zustimmungspunkte der Gallenblase.

Gb 34 bewegt das Leber-Qi, beseitigt Nässe-Hitze.

Bl 20 Zustimmungspunkt von Milz-Pankreas, stärkt Milz-Pankreas, beseitigt Nässe und Schleim.

LG 9 beseitigt Nässe aus der Gallenblasen-Leitbahn, kühlt Hitze.

KG 12 kombiniert mit Bl 20 tonisieren Milz-Pankreas, beseitigen Nässe.

MP 6 und MP 9 stärken die Mitte, beseitigen Nässe aus dem Unteren Erwärmer.

Di 11 beseitigt Nässe und Hitze.

Diätetik

Zu vermeiden

- befeuchtend wirkende Nahrungsmittel:
  - weißer Zucker, Süßigkeiten, Backwaren usw.
  - zuckerhaltige Getränke wie Limonade, koffeinhaltige Erfrischungsgetränke, Fruchtsäfte
  - sehr süße Nahrungsmittel wie Honig, Ahornsirup, Trockenobst
  - Milchprodukte
  - Erdnüsse
  - Schweinefleisch
  - Brotmahlzeiten
- die Mitte schwächende und belastende Nahrungsmittel:
  - Nahrungsmittel, die künstliche Farb-, Aroma-, Konservierungs- und Süßstoffe enthalten
  - Fertigprodukte
  - große Fleischportionen, besonders als Abendmahlzeit
  - kalte oder eisgekühlte Nahrungsmittel und Getränke
  - Nahrungsmittel, die in der Mikrowelle zubereitet wurden
- thermisch heiße Nahrungsmittel:
  - Geräuchertes, Gegrilltes, Gebratenes
  - Fleisch von Hammel, Lamm, Ziege und Wild
  - scharfe Gewürze wie Chili, Paprika (scharf), Curry, Ingwer, Pfeffer, Tabasco usw.
  - hochprozentige Alkoholika
  - Kaffee, Gewürztee, Kakao

Zu empfehlen

- vegetarische Abendmahlzeiten mit gedünstetem, gedämpftem, blanchiertem Gemüse
- kühlende, Hitze und Feuchtigkeit ausleitende Nahrungsmittel:
  - Reis, Buchweizen, Gerstengraupen, Weizengrieß

2 Element Holz

- Sprossen, z. B. Weizensprossen, Mungbohnensprossen
- frische Kräuter
- bittere Blattsalate, z. B. Chicorée, Radicchio, Endivien, Löwenzahn
- Artischocke, Grünkohl, Mangold, Rettich, Radieschen, Stangensellerie, Zucchini
- Austern, Tintenfisch, Muscheln, Krebse
- Maisgriffeltee, Löwenzahntee, Pfefferminztee
- warme Nahrungsmittel, die die Mitte stärken:
  - Leber von Huhn, Rind, Kaninchen (aus biologischer Aufzucht)
  - Rindfleisch
  - Barsch, Forelle
  - Hirse, Polenta, Quinoa
  - Sesam, Walnüsse, Mandeln, Sonnenblumenkerne
  - Leinöl, Sesamöl
  - Rote Bete, Karotten, Wurzelgemüse, Kartoffel
  - Hülsenfrüchte

Kälte-Stagnation in der Leber-Leitbahn
Gan Han Yu Ju
Inneres Fülle-Kälte-Syndrom

Symptomatik
- Allgemeinsymptome: Völlegefühl, Distension des Abdomens (oberhalb der Blase), zu den Hoden oder zur Vagina ausstrahlende Schmerzen, Harndrang bei Kälte und Stress, Harntröpfeln, nach unten drängende Empfindungen, Zerrung des Hodens, Zusammenziehen der Vagina oder des Hodens, Besserung des Schmerzes durch Wärme
- Zunge: blass, nass, weißer Belag
- Puls: saitenförmig, tief und langsam

Westliche Krankheitsbilder
urogenitale Erkrankungen, vegetatives Urogenitalsyndrom, Hernien, Fluor vaginalis, chronische Ovariitis oder Metritis, Ovarialneuralgie, Prostatadynie

Ätiologie
Kälte-Stagnation in der Leber-Leitbahn entsteht, wenn äußere Kälte in die Leber-Leitbahn eindringt; tritt oft auch bei Yang-Mangel-Syndromen anderer Organe auf.

Therapeutischer Ansatz
Kälte verdrängen, Leber-Leitbahn erwärmen, den Qi-Fluss fördern.

▶ **Tab. 2.13** Phytoarzneien (scharf, warm, heiß), die Kälte verdrängen, die Leber-Leitbahn erwärmen und den Qi-Fluss fördern.

Name (lat.)	Name (dt.)	Geschmack	Temperatur
Cinnamomum cassia	Zimt	scharf, süß	thermisch heiß
Artemisia vulgaris	Beifuß	bitter, scharf	thermisch warm
Rosmarinus officinalis	Rosmarin	scharf (frisch), bitter (getr.)	thermisch warm
Zingiber officinale	Ingwer	scharf, thermisch warm (frisch)	heiß (getr.)
Origanum majorana	Majoran	aromatisch-scharf, leicht bitter	thermisch warm
Aloe vera	Aloe (Harz)	bitter	thermisch heiß
Tropaeolum majus	Kapuzinerkresse	scharf, würzig, etwas bitter	thermisch sehr warm
Clematis recta	Clematis (Herba)	scharf, salzig	thermisch warm
Thymus vulgaris	Thymian	scharf-würzig	thermisch warm
Artemisia absinthium	Wermut (Kraut)	bitter, leicht scharf, adstringierend	thermisch warm

Rezepte

Tinktur gegen neuralgische Schmerzen in Hoden und Samensträngen

Pulsatilla Urtinktur	10 ml
Rhododendron Urtinktur	20 ml
Clematis Urtinktur	20 ml

3 × tgl. 15 Tr. in Tee von Taubnesselblüten einnehmen.

Tinkturmischung bei chronischen Unterleibsbeschwerden mit Senkungsgefühl und ausstrahlenden Schmerzen

Pulsatilla Urtinktur	
Lilium tigrinum Urtinktur	
Hydrastis Urtinktur	aa ad 30 ml
Tinct. Rosmarini	ad 50 ml

Abends vor dem Zubettgehen 20 Tr. in etwas Wasser geben und einnehmen.

Zusätzlich Sitzbäder in einer Abkochung aus Ackerschachtelhalm (Equisetum arvense), Kamille (Matricaria chamomilla), Beifuß (Artemisia vulgaris) und Weidenröschen (Epilobium parviflorum).

Bedampfungen mit einem Tee aus

Flor. Chamomillae	200 g
Flor. Millefolii	200 g
Flor. Rosmarini	200 g

Eine Handvoll von jeder Droge in 3 l kochendes Wasser geben.

Am besten benutzt man einen stabilen Eimer, auf dem man sitzen kann. Während der Bedampfung von der Hüfte abwärts gut in eine Decke wickeln, damit kein Dampf entweichen kann.

Unterstützende Therapien:
- ansteigendes Rosmarin-Fußbad
- heißer Kreuzguss nach Kneipp
- Einreibungen mit Rosmarinöl in der Kreuzbeingegend als Segmenttherapie

Akupunktur

Technik: Sedierend nadeln, Moxibustion bei KG 3; Le 3 zunächst sedierend nadeln, dann moxibustieren; LG 20 neutral nadeln.

KG 3 beseitigt Kälte aus dem Unteren Erwärmer, stärkt das Nieren-Yin und -Yang.

Le 1 öffnet die Leber-Leitbahn, beseitigt Kälte, korrigiert den Unteren Erwärmer.

Le 3 vertreibt Kälte aus der Leber-Leitbahn.

Le 5 Luo-Passagepunkt der Leber-Leitbahn, direkte Affinität zum Urogenitalbereich; beseitigt Kälte aus der Leber-Leitbahn.

LG 20 Bei Kopfschmerz infolge Kälte-Stagnation in der Leber-Leitbahn.

Diätetik

Zu vermeiden
- kalte Nahrungsmittel, da sie die Stagnation unterstützen:
  - Rohkost, besonders Tomate und Gurke
  - Südfrüchte wie Kiwi, Banane, Orange, Wassermelone, Zitrone, Papaya
  - Rhabarber
  - Algen, Sprossen
  - kalte bzw. eisgekühlte Nahrungsmittel und Getränke
  - Sojasoße
  - Milchprodukte
  - Krabben
  - sehr salzhaltige Speisen

Zu empfehlen
- erwärmende und Qi-bewegende Nahrungsmittel und Gewürze:
  - Fenchel, Karotte, Kartoffel, Kürbis, Wurzelgemüse, Lauch, gedünstete Zwiebel
  - Hülsenfrüchte
  - Hirse, Polenta, Hafer, Dinkel, Bulgur, Couscous
  - Gewürze wie Zimt, Vanille, Anis, Pfeffer, Ingwer, Kümmel, Kurkuma, Paprika, Galgant, Thymian, Muskat in kleinen Mengen
  - Huhn, Pute, Rind
  - warme Getränke
- drei warme Mahlzeiten am Tag

Leber-Blut-Mangel
Gan Xuexu

Inneres Mangel-Syndrom

Symptomatik
- Allgemeinsymptome: blasse, stumpfe Gesichtsfarbe, blasse Lippen, rissige Mundwinkel, trockene, brüchige Fingernägel, Schwindelgefühl, unscharfes Sehen, blasses Innenlid, Lichtempfindlichkeit der Augen, Augentrockenheit, Mouches volantes, Nachtblindheit, Taubheitsgefühle der Extremitäten, Einschlafen der Gliedmaßen, Muskelkrämpfe, Schlafstörungen, Hypo- und Amenorrhöe, dumpfer Kopfschmerz nach der Menstruation, Vergesslichkeit, Müdigkeit
- Zunge: blasser, trockener Zungenkörper v. a. an den Rändern, im Extremfall orange verfärbt
- Puls: dünn, rau, fadenförmig

Westliche Krankheitsbilder
Anämie, Müdigkeit, Kopfschmerzen, chronische Hepatitis, Hypertonie, Obstipation, chronische Augenerkrankungen (trockene Augen, Myopie), Menstruationsprobleme, PMS, Nervosität, Schmerz im Hypochondrium, anämische Nervenschmerzen (oft bei Kindern), Morbus Parkinson, Reizbarkeit, Angst

Ätiologie
Eine vitalstoff- und proteinarme Ernährung kann Milz-Pankreas schwächen, so dass sie nicht genug Blut bilden kann. Als Folge leidet auch die Leber als Blutspeicher an Blutmangel. Außerdem spielt die Niere eine wichtige Rolle bei der Blutbildung: Ein Mangel an Nieren-Qi oder -Essenz kann Ursache von Blutarmut sein. Auch starke Blutungen (Unfall, Geburt, Hypermenorrhöe) oder chronische Erkrankungen können einen Leber-Blut-Mangel hervorrufen.

Therapeutischer Ansatz
Milz-Pankreas und Niere tonisieren, die Blutbildung unterstützen, falls notwendig Blutungen stoppen.

▶ **Tab. 2.14** Phytoarzneien (süß, scharf, warm), die Milz-Pankreas und Niere stärken.

Name (lat.)	Name (dt.)	Geschmack	Temperatur
Carlina acaulis	Eberwurz	süßlich, scharf	thermisch warm
Rosmarinus officinalis	Rosmarin	scharf (frisch)	thermisch warm
Juniperus communis	Wacholder	aromatisch scharf, würzig, süß, etwas bitter	thermisch warm
Levisticum officinale	Liebstöckel	süß, scharf-würzig, leicht bitter	thermisch warm
Ocimum basilicum	Basilikum	leicht süß und scharf, bitter	thermisch warm
Imperatoria ostruthium	Meisterwurz	scharf, würzig-aromatisch, etwas bitter	thermisch warm
Salvia officinalis	Salbei	bitter, leicht aromatisch-scharf, adstringierend	thermisch leicht warm
Origanum majorana	Majoran	aromatisch-scharf, leicht bitter	thermisch warm
Foeniculum vulgare	Fenchel	süß, scharf	thermisch warm
Satureja hortensis	Bohnenkraut	scharf, leicht bitter	thermisch warm
Eleutherococcus senticosus	Taigawurzel	scharf, bitter, süß	thermisch warm

▶ **Tab. 2.14** (Fortsetzung).

Name (lat.)	Name (dt.)	Geschmack	Temperatur
Armoracia rusticana	Meerrettich	sehr scharf	thermisch heiß
Cinnamomum cassia	Zimt	scharf, süß, adstringierend	thermisch heiß
Tropaeolum majus	Kapuzinerkresse	scharf-würzig, etwas bitter	thermisch sehr warm
Jasminum officinale	Jasmin	scharf, süßlich	thermisch warm
Syzygium aromaticum	Gewürznelke	scharf	thermisch warm
Zingiber officinale	Ingwer (getr. Wurzel)	scharf	thermisch warm
Pimpinella alba	Bibernelle	scharf	thermisch warm

▶ **Tab. 2.15** Phytoarzneien (süß, sauer), die die Blutbildung unterstützen bzw. das Blut nähren.

Name (lat.)	Name (dt.)	Geschmack	Temperatur
Punica granatum	Granatapfel (Saft)	süß, sauer, leicht bitter	thermisch kühl
Sambucus nigra	Holunder (Saft der Früchte)	leicht süß, sauer	thermisch kühl
Hippophae rhamnoides	Sanddorn (Früchte)	sauer	thermisch kühl
Cetraria islandica	Isländisches Moos	leicht süß, fade, schleimig, bitter	thermisch leicht kühl
Glycyrrhiza glabra	Süßholz	süß	thermisch neutral
Stellaria media	Vogelmiere	leicht süß und salzig	thermisch kühl
Trifolium pratense	Rotklee	süß	thermisch kühl
Avena sativa	Grüner Hafer (Kraut, Früchte)	neutral, leicht süß	thermisch neutral (Herba), warm (Fructus)
Nasturtium officinale	Brunnenkresse	leicht bitter, salzig, süßlich	thermisch warm
Petroselinum crispum	Petersilie (Wurzel)	süß	thermisch warm
Urtica urens	Brennnessel (Wurzel)	leicht bitter, süßlich, adstringierend	thermisch kühl
Rumex acetosa	Sauerampfer (Kraut, Wurzel)	bitter, sauer, adstringierend	thermisch kühl
Paeonia alba	Weiße Pfingstrose (Wurzel)	bitter, sauer	thermisch kühl
Tropaeolum majus	Kapuzinerkresse	scharf, würzig, etwas bitter	thermisch sehr warm
Hypericum perforatum	Johanniskraut	bitter, adstringierend	thermisch neutral

2 Element Holz

▶ **Tab. 2.16** Phytoarzneien (bitter, adstringierend), die Blutungen stoppen.

Name (lat.)	Name (dt.)	Geschmack	Temperatur
Achillea millefolium	Schafgarbe	bitter, aromatisch, leicht süß, etwas salzig	thermisch neutral
Potentilla tormentilla	Blutwurz	leicht bitter, etwas süß	thermisch kühl bis neutral
Calendula officinalis	Ringelblume	süß, salzig, leicht bitter	thermisch neutral
Sanguisorba officinalis	Großer Wiesenknopf (Herba)	bitter, sauer	thermisch kalt
Alchemilla vulgaris	Frauenmantel	leicht bitter	thermisch kühl bis neutral
Rubus fruticosus	Brombeere (Blätter)	adstringierend	thermisch kühl
Rubus ideaeus	Himbeere (Blätter)	adstringierend	thermisch kühl
Erigeron canadensis	Berufskraut (Herba)	leicht adstringierend, bitter, sauer	thermisch kühl
Polygonum aviculare	Vogelknöterich (Kraut)	adstringierend, bitter	thermisch kühl
Polygonum hydropiper	Wasserpfeffer	adstringierend, bitter	thermisch kühl
Cinnamomum cassia	Zimt	bitter, süß	heiß

Rezepte

Tee bei Amenorrhöe aufgrund von Leber-Blut-Mangel

Bacc. Juniperi cont. 50 g
Rad. Angelicae sinensis 40 g
Fruct. Tribuli 40 g
Hb. Urticae 20 g
Hb. Verbenae 20 g
Hb. Centaurii 20 g
Fol. Rosmarini 10 g
1 EL/¼ l Wasser aufkochen, Dekokt 10 Min. zugedeckt ziehen lassen, 2 × tgl. ¼ l trinken

Tee zur Stillung von Leere-Blutungen

Hb. Millefolii
Rad. Tormentillae
Rad. Paeoniae alb.
Rad. Cinnamomi
Rad. Angelicae aa ad 150 g
1 EL/¼ l Wasser aufkochen, 15 Min. ziehen lassen, tgl. ½ l trinken.

Tinkturmischung bei Schwachsichtigkeit auf Grund von Qi- und Blut-Mangel

Tinct. Euphrasiae
Tinct. Rutae
Tinct. Crataegi
Tinct. Urticae
Tinct. Hyperici
Tinct. Liquiritiae aa ad 120 ml
3 × tgl. 30 Tr. in 1 Glas Heidelbeermuttersaft einnehmen.

Pulvermischung zur Stärkung der Sehnen und Bänder

Rhiz. Curcumae 50 g
Rad. Calami 25 g
Hb. Taraxaci 50 g
Hb. Equiseti 50 g
Hb. Rutae 25 g
3 × tgl. ½ TL zu Beginn der Mahlzeiten als Kur 6–7 Wochen lang einnehmen.

Akupunktur

Technik: Alle Punkte tonisierend nadeln, Moxibustion möglich.

Bl 15 Zustimmungspunkt des Herzens; reguliert das Xue, belebt das Blut.

Bl 18 Zustimmungspunkt der Leber; unterstützt die Augen, stärkt die Sehkraft, bei Mouches volantes, Nachtblindheit; kann zur Nährung des Leberblutes mit Bl 17 kombiniert werden.

Bl 20 nährt Blut und Qi; bei Abmagerung, Anämie, Appetitlosigkeit, Müdigkeit, Erschöpfbarkeit, Uterusblutungen.

Bl 23 Zustimmungspunkt der Niere; nährt Nieren-Essenz und Blut, klärt die Augen, bei trockenem Auge infolge Leber-und Nieren-Yin-Mangel; zur Unterstützung der Blutbildung häufig kombiniert mit Bl 20.

MP 6 stärkt Milz-Pankreas, nährt Blut und Yin, reguliert die Menstruation bei Dysmenorrhöe oder Menorrhagie, beruhigt den Geist, dämpft Reizbarkeit; bei chronischer Müdigkeit, Verstopfung, Schlafstörungen infolge Blut- oder Yin-Mangels.

Le 8 nährt das Leber-Blut, entspannt die Sehnen.

Ma 36 stärkt Qi und Blut bei Leere-Zuständen, stärkt Magen und Milz-Pankreas, klärt die Augen bei unscharfem Sehen oder geschwächter Sehkraft im Alter; bei Verstopfung infolge Leere-Zuständen.

KG 4 nährt Blut und Yin, reguliert die Menstruation bei Hypomenorrhöe oder Amenorrhöe, stärkt die Nieren-Essenz; bei Angst und Erregbarkeit infolge Yin-und Blut-Mangels.

LG 20 hebt das Qi zum Kopf empor, stabilisiert das Leber-Qi, senkt das Leber-Yang ab, tonisiert die Yang-Energie, nährt das Mark.

> **Cave**
> Moxibustion nur dann, wenn keine Hitze-Symptomatik vorliegt.

Diätetik

Zu vermeiden
- thermisch kalte Nahrungsmittel, da sie die Mitte schwächen:
  - Rohkost, besonders Tomate und Gurke
  - Südfrüchte wie Kiwi, Banane, Orange, Wassermelone, Zitrone, Papaya
  - Rhabarber
  - Algen, Sprossen
  - Sojasoße
  - Milchprodukte
  - Krabben
  - kalte bzw. eisgekühlte Nahrungsmittel und Getränke
  - sehr salzhaltige Speisen
- bitter-warme und scharf-warme Nahrungsmittel, da sie erhitzend und austrocknend wirken:
  - Gegrilltes, Geröstetes, scharf Angebratenes
  - scharfe Gewürze wie Chili, Cayennepfeffer, Curry, Knoblauch, Ingwer, Pfeffer
  - Fleisch von Lamm, Schaf und Ziege, Wild
  - Lauch, Frühlingszwiebel, Zwiebel, Schnittlauch
  - Kaffee, schwarzer Tee, Gewürztee, Getreidekaffee
  - Alkohol, insbesondere hochprozentige Alkoholika

Zu empfehlen
- neutrale und warme Nahrungsmittel, da sie die Mitte kräftigen und dadurch die Blutbildung unterstützen:
  - Rindfleisch, Leber von Huhn, Rind, Kaninchen (aus biologischer Aufzucht)
  - Hirse, Polenta, Dinkel, Buchweizen, Quinoa
  - Hülsenfrüchte, speziell junge Erbsen
  - Eigelb
  - Rote Bete, Karotten, Kartoffeln, Sellerie, Blattsalate, Mangold, Spinat, Brokkoli, Kohl, Wurzelgemüse, Fenchel
  - Kirschen, Pfirsiche, rote Trauben, Pflaumen
  - Birnen und Äpfel als Kompott mit warmen Gewürzen
  - Forelle, Barsch, Austern
  - Sesam, Sonnenblumenkerne, Mandeln, Walnüsse, Haselnüsse
  - Lein-, Sesam-, Raps-, Borretsch-Öl
  - Gelée royale

2 Element Holz

- Rotwein in kleinen Mengen, rote Säfte, warmes Wasser, Süßholztee
- frische Kräuter, besonders Petersilie

Aufsteigendes Leber-Yang
Ganyang Shangkang

Inneres Leere-Fülle-Syndrom

Symptomatik
- Allgemeinsymptome: Kopfschmerzen (temporal, in den Augen, lateral), Schwindel, hochfrequenter Tinnitus, trockener Mund und Hals, Schwerhörigkeit, Sehstörungen (Flimmern), trockene Augen, durch Träume gestörter Schlaf, Wutausbrüche, Reizbarkeit, Gefühl des Zerplatzens
- Zunge: rot, v. a. an den Rändern, rote Punkte an den Rändern, Risse, wenig Belag
- Puls: saitenförmig, rau, dünn, oberflächlich

Westliche Krankheitsbilder
Migräne, Kopfschmerz, Hörsturz, plötzlich auftretender hochfrequenter Tinnitus, Wutausbrüche

Ätiologie
Länger bestehende emotionale Probleme wie Ärger, Frustration und Zorn verursachen ein aufsteigendes Leber-Yang. Auch ein schwaches Leber-Yin, das durch einen Nieren-Yin-oder Nieren-Yang-Mangel oder ebenso wie ein Leber-Blut-Mangel (▶ S. 32) entstehen kann, bewirkt eine Fülle des Leber-Yang. Auslösende Faktoren sind oft klimatische Hitze, Belastung, Aufregung oder Alkoholabusus.

Therapeutischer Ansatz
Das Leber-Yang dämpfen, das Yin stärken, evtl. das Nieren-Yang stärken.

▶ Tab. 2.17 Phytoarzneien (bitter, kühl), die das Leber-Yang dämpfen.

Name (lat.)	Name (dt.)	Geschmack	Temperatur
Chrysanthemum parthenium	Mutterkraut	bitter, ein wenig scharf	thermisch kühl
Taraxacum officinale	Löwenzahn	bitter, süß	thermisch kalt
Menyanthes trifoliata	Bitterklee	bitter	thermisch kalt
Berberis vulgaris	Berberitze (Wurzelrinde)	bitter	thermisch kühl bis kalt
Cynara scolymus	Artischocke	bitter, süßlich, etwas salzig	thermisch kühl
Stachys officinalis	Heilziest	süß, leicht bitter	thermisch kalt
Pneumus Boldo	Boldo	aromatisch, leicht bitter	thermisch kühl
Scutellaria laterifolia	Helmkraut	bitter, süßlich, adstringierend	thermisch kühl
Tilia cordata	Linde	scharf, süß	thermisch kühl
Alchemilla vulgaris	Frauenmantel	leicht bitter	thermisch kühl bis neutral
Hypericum perforatum	Johanniskraut	bitter, adstringierend	thermisch neutral
Lavandula angustifolia	Lavendel	leicht scharf, etwas bitter	thermisch neutral
Hepatica nobilis	Leberblümchen	scharf	thermisch kühl
Melissa officinalis	Melisse	bitter, etwas scharf-aromatisch, adstringierend, leicht sauer	thermisch leicht kühl

2.2 Organdisharmonien

▶ Tab. 2.18 Phytoarzneien (sauer, süß, salzig, kühl), die das Yin nähren.

Name (lat.)	Name (dt.)	Geschmack	Temperatur
Althaea officinalis	Eibisch	süß, leicht bitter	thermisch neutral bis leicht kühl
Cynara scolymus	Artischocke	bitter, süßlich, etwas salzig	thermisch kühl
Borago officinalis	Borretsch	süß, leicht salzig	thermisch kühl
Stellaria media	Vogelmiere	leicht süß, salzig	thermisch kühl
Agropyron repens	Gemeine Quecke	süßlich, fad	thermisch kühl
Berberis vulgaris	Berberitze (Früchte)	sauer	thermisch kühl bis kalt
Melissa officinalis	Melisse	leicht sauer, aromatisch, leicht bitter	thermisch leicht kühl
Hippophae rhamnoides	Sanddorn	sauer	thermisch kalt
Galeopsis segetum	Ockergelber Hohlzahn	süß, bitter	thermisch kühl
Vaccinium myrtillus	Heidelbeere (Früchte, Blätter)	sauer	thermisch kühl
Plantago lanceolata	Spitzwegerich (Samen)	süß, schleimig	thermisch kühl
Cichorium intybus	Wegwarte	bitter, leicht süß und salzig	thermisch kühl
Carduus marianus	Mariendistel	leicht bitter	thermisch warm

▶ Tab. 2.19 Phytoarzneien (scharf, warm, heiß), die das Nieren-Yang tonisieren.

Name (lat.)	Name (dt.)	Geschmack	Temperatur
Thymus vulgaris	Thymian	scharf, würzig	thermisch warm
Eleutherococcus senticosus	Taigawurzel	scharf, bitter, süß	thermisch warm
Armoracia rusticana	Meerrettich	sehr scharf	thermisch heiß
Juniperis communis	Wacholder	aromatisch-scharf, würzig, süß	thermisch warm
Inula helenium	Alant	aromatisch-scharf, süß, etwas bitter	thermisch leicht warm
Tropaeolum majus	Kapuzinerkresse	scharf, würzig, etwas bitter	thermisch sehr warm
Nasturtium officinale	Brunnenkresse	scharf, leicht bitter, leicht salzig, süßlich	thermisch warm
Cinnamomum zeylanicum	Zimt (Rinde)	scharf, süß, adstringierend	thermisch heiß
Trigonella foenum-graecum	Bockshornklee-samen	leicht scharf, süß	thermisch warm
Pinus sylvestris	Kiefer	scharf, bitter	thermisch warm
Anethum graveolens	Dill (Samen)	scharf	thermisch warm
Jasminum officinale	Jasmin	scharf, süßlich	thermisch warm

2 Element Holz

▶ Tab. 2.19 (Fortsetzung).

Name (lat.)	Name (dt.)	Geschmack	Temperatur
Foeniculum officinale	Fenchel (Samen)	süß, scharf	thermisch warm
Muira puama	Potenzholz	scharf	thermisch warm
Serenoa repens	Sägepalme (Früchte)	scharf, süß	thermisch warm
Syzygium aromaticum	Gewürznelke	scharf	thermisch warm
Satureja hortensis	Bohnenkraut	scharf, leicht bitter	thermisch warm

Rezepte

Tinkturmischung zur Verbesserung der Konzentration und Lernfähigkeit beim erschöpftem Kind mit hyperaktivem Yang

Avena sativa Urtinktur
Eleutherococcus Urtinktur aa ad 100 ml
Beim 10-jährigen Kind 3 × tgl. 10 Tr. in verdünntem Pomeranzensirup (Citrus aurantium).

kombiniert mit

Ergänzender Tee, der die Nachtruhe vertieft

Hb. Verbenae
Hb. Scutellariae
Flor. Passiflorae
Flor. Aurantii
Flor. Tiliae aa ad 100 g
1 EL/¼ l Wasser, Aufguss, 7 Min. ziehen lassen, vor dem Zubettgehen trinken.

Tee bei Kopfschmerzen infolge eines aufsteigenden Leber-Yang

Hb. Chrysanthemi part. 20 g
Hb. Verbenae 30 g
Flor. Primulae 20 g
Flor. Spireae 20 g
Hb. Stellariae med. 30 g
Rad. Petasitidis 30 g
1 EL/¼ l Wasser aufgießen, 10 Min. ziehen lassen. Im akuten Fall stündlich 1 Tasse, sonst 3 × tgl. ¼ l trinken. Dazu 3 x tgl. 1 TL der gemahlenen Früchte der Mariendistel (Carduus marianus) einnehmen.

Tinkturmischung mit Boldo bei Tinnitus bei aufsteigendem Leber-Yang

Tinct. Boldo 20 ml
Tinct. Betulae 20 ml
Tinct. Chrysanthemi part. ex herba 40 ml
Tinct. Polypodii 20 ml
Tinct. Rutae 20 ml
3 × tgl. 30 Tr. in etwas Flüssigkeit vor den Mahlzeiten einnehmen.

Tee, der bei Schwachsichtigkeit die Augen kräftigt und zugleich das Leber-Yang dämpft

Hb. Euphrasiae 30 g
Rad. Cichorii 30 g
Rad. Taraxaci 30 g
Hb. Fumariae 20 g
Flor. Chrysanthemi 30 g
Hb. Rutae 30 g
1 geh. TL/1 Tasse Wasser, 5 Min. zugedeckt aufkochen. 3 × tgl. 1 Tasse nach den Mahlzeiten trinken.

Tee zur Tonisierung des Leber-Yin

Fruct. Cardui Mariae cont.
Hb. Cynarae
Hb. Plantaginis
Rad. Taraxaci
Fruct. Hippophae rhamn. aa ad 100 g
Teedrogen vor der Entnahme gut durchmischen, 1 EL/¼ l Wasser kochend übergießen, 10 Min. ziehen lassen, 2–3 x tgl. ¼ l trinken.

Tee, der das Leber-Yang senkt, die Sekretion der Pankreasenzyme steigert und den lateralen Kopfschmerz dämpft

Hb. Cynarae	30 g
Cort. Harungae	50 g
Flor. Primulae	30 g
Hb. Chrysanthemi part.	40 g
Hb. Betonicae	20 g

1 geh. TL/1 Tasse Wasser aufkochen, 10 Min. lang ziehen lassen. Jeweils 1 Tasse vor den Mahlzeiten trinken.

Zusätzlich ansteigende Fußbäder anwenden.

Tee, wenn Lichtempfindlichkeit die Augen irritiert

Hb. c. Rad. Taraxaci	50 g
Hb. Euphrasiae	30 g
Fol. Melissae	20 g
Flor. Lavandulae	15 g
Hb. Rutae	35 g

1 EL/¼ l Wasser aufgießen, 10 Min. ziehen lassen. ½ l tgl. trinken.

Akupunktur

Technik: Leber-Yang dämpfende Punkte (Le 3, 3E 5, Gb 38, Gb 43, Bl 2, Tayang, Gb 20, Gb 6, Gb 8, Gb 9) sedierend nadeln; Yin-stärkende Punkte (Le 8, MP 6, Ni 3) tonisierend nadeln.

Le 3 Yuan-Quellpunkt; unterdrückt das Leber-Yang, bewegt das Leber-Qi.

Le 8 nährt das Leber-Blut.

3E 5 bei Kopfschmerzen und Migräne aufgrund eines aufsteigenden Leber-Yang; unterstützt das Ohr (Tinnitus, Hörverlust durch Leber-Feuer oder aufsteigendes Leber-Yang).

MP 6 nährt Blut und Yin, bewegt das Leber-Qi, reguliert die Menstruation, kühlt das Blut.

Ni 3 Yuan-Quellpunkt; nährt das Nieren-Yin und -Yang.

Gb 6 bei Migräne durch Leber-Feuer oder aufsteigendes Leber-Yang, Ohrenstörungen.

Gb 8 bei Migräne und Ohrenproblemen durch aufsteigendes Leber-Yang.

Gb 9 lokaler Punkt bei Migräne aufgrund von aufsteigendem Leber-Yang oder Leber-Feuer.

Gb 20 unterdrückt Leber-Yang, unterstützt die Ohren (Tinnitus, Hörverlust).

Gb 38 unterdrückt das Leber-Yang, bei Migräne.

Gb 43 Migräne, temporaler Kopfschmerz, Tinnitus aufgrund von hochsteigendem Leber-Yang.

Bl 2 beruhigt die Leber; bei Sehstörungen und Kopfschmerz hinter den Augen.

Tayang bei Kopfschmerzen aufgrund von aufsteigendem Leber-Yang oder Leber-Feuer.

Diätetik

Zu vermeiden
- Lebensmittel mit Farb-, Aroma-, Süß- und Konservierungsstoffen, da sie die Leber belasten
- Nahrungsmittel, die das Aufsteigen des Leber-Yang aktivieren:
  - scharf Angebratenes, Gegrilltes, Frittiertes, Geröstetes
  - Gepökeltes, Geräuchertes, Wurst, Schinken und Salami
  - vom energetischen Temperaturverhalten her alle heißen, scharf-warmen und bitter-warmen Nahrungs- und Genussmittel sowie Getränke
- Fleisch von Wild, Lamm, Schaf und Ziege
- Curry, Chili, Knoblauch, getrockneter Ingwer, Pfeffer, Peperoni, Muskat, Nelke, Thymian, Rosmarin, Senfsaat, Paprika, Zimt, Tabasco
- Lauch, Zwiebel, Frühlingszwiebel, Meerrettich, Fenchel, Schnittlauch
- Hafer
- Kaffee, Getreidekaffee, Gewürztee, Kakao
- Alkohol

Zu empfehlen
- kühlend wirkende Nahrungsmittel, die das Leber-Yang dämpfen und das Yin nähren:
  - Reis, Weizen, Gerste

2 Element Holz

- Gurken, Tomaten, alle bitteren Blattsalate, Artischocke, Stangensellerie, Champignons, Zucchini, Rettich, Spinat, Sprossen, Radieschen
- Kaninchen, Ente (gedünstet)
- Orangen und Zitronen (in kleinen Mengen), Ananas, Melone, Rhabarber, Birne, Apfel, Erdbeeren
- Süßwasserfisch, Tintenfisch
- Sauermilchprodukte
- Algen
- Sojaprodukte
- frische Kräuter
- Melissentee, grüner Tee, Löwenzahntee, Mineral- oder Quellwasser

Weitere Empfehlungen

- Kochmethode: sanft dünsten, dämpfen, blanchieren
- Essen unter Zeitdruck vermeiden
- üppige, fettreiche Mahlzeiten vermeiden (besonders am Abend)
- Empfehlenswert ist ein mindestens sechswöchiger Verzicht auf tierische Eiweiße.

2.2.2 Kombinierte Leber-Muster

Stagnierendes Leber-Qi attackiert Milz-Pankreas
Gan Qi Fan Pi
Inneres Leere-Fülle-Syndrom

Symptomatik

- Allgemeinsymptome: Schmerz und Distension im Abdomen, Flatulenz, gelegentlich schafskotartiger und trockener Stuhl (wenn der Leber-Qi-Stau überwiegt), dann wieder weicher Stuhl (wenn die Schwäche von Milz-Pankreas sich aufdrängt), Wechsel von Durchfall und Verstopfung, Müdigkeit, Adynamie:
- Zunge: blass (wenn die Milz-Qi-Leere überwiegt), Ränder gerötet (wenn die Leber aktiv die Milz angreift)
- Puls: rechts schwach, links drahtig

Westliche Krankheitsbilder

Verdauungsschwäche, Flatulenz, unregelmäßiger Stuhl, akute und chronische Pankreatitis, Pankreasinsuffizienz, Pankreaskarzinom, Bilirubinämie, Blutabbauprobleme, heller Stuhl, Tendenz zu Sympathikotonie mit Neigung zu nervöser Erschöpfung, Reizmittelabusus

Ätiologie

Ursächlich liegt diesem Muster eine Disharmonie von Leber und Milz-Pankreas zugrunde. Die durch andauernde emotionale Probleme gestaute Leber (Fülle) greift die durch andere Faktoren wie Überarbeitung, zu viel geistige Arbeit, unregelmäßiges Essen oder zu viel kalte Nahrung geschwächte Milz an (Leere).

Therapeutischer Ansatz

Die Leber-Qi-Stagnation beseitigen, Milz-Pankreas tonisieren.

▶ Tab. 2.20 Phytoarzneien (scharf), die das Leber-Qi-Stagnation beseitigen.

Name (lat.)	Name (dt.)	Geschmack	Temperatur
Chrysanthemum parthenium	Mutterkraut	bitter, ein wenig scharf	thermisch kühl
Citrus aurantium	Bitterorange (unreife Früchte)	bitter, leicht scharf	thermisch leicht kühl
Pneumus boldo	Boldo	aromatisch, leicht bitter	thermisch kühl
Nasturtium officinale	Brunnenkresse	scharf, leicht bitter, leicht salzig, süßlich	thermisch warm

▶ S. 8 Leber-Qi-Stagnation

2.2 Organdisharmonien

▶ **Tab. 2.21** Phytoarzneien (süß, warm), die das Qi von Milz-Pankreas stärken.

Name (lat.)	Name (dt.)	Geschmack	Temperatur
Pimpinella anisum	Anis	süß, etwas scharf	thermisch warm
Ocimum basilicum	Basilikum	süßlich, leicht scharf und leicht bitter	thermisch warm
Panax ginseng	Ginseng	süß, leicht bitter	thermisch neutral bis leicht warm
Glycyrrhiza glabra	Süßholz	süß	thermisch neutral
Carum carvi	Kümmel	scharf, leicht süß	thermisch warm

▶ S. 8 Leber-Qi-Stagnation

Rezepte

Tee zur Stärkung der Mitte und zur Entstauung des Leber-Qi

Rad. Liquiritiae	40 g
Cort. Harungae	30 g
Fruct. Foeniculi	30 g
Rad. Taraxaci	30 g
Fol. Menthae pip.	20 g
Hb. Melissae	20 g
Flor. Calendulae	10 g
Hb. Verbenae o ff.	20 g

1 EL/¼ l Wasser über Nacht einweichen, kurz aufwallen lassen. ¾ l (in Thermoskanne aufbewahren) im Laufe des Tages trinken.

kombiniert mit

Tinkturmischung, die die Leber öffnet

Tinct. Chelidonii
Tinct. Curcumae longae
Tinct. Cardui Mariae Rademacheri
Tinct. Boldo   aa ad 100 ml

3 × tgl. 25 Tr. zu Beginn der Mahlzeiten einnehmen.

kombiniert mit

Kapseln zur Aktivierung der Yin-Phase am Abend

Rad. Valerianae pulv.
Hb. Passiflorae pulv.
Lupulinum
Rhiz. Polypodii pulv.
ad capsulam   aa ad 0,4 g

Abends 2 Kapseln ½ Std. vor dem Zubettgehen einnehmen.

Granulat, das die Leber öffnet und Milz-Pankreas stärkt

Rad. Cichorii
Hb. Cynarae
Rad. Taraxaci
Hb. Urticae

Im Handel als Urbitter aus der Apotheke Dr. Pandalis erhältlich.

Tinkturmischung mit Boldo, wenn die Leber Milz-Pankreas attackiert

Tinct. Boldo
Tinct. Veronicae
Tinct. Hepaticae
Tinct. Angelicae
Tinct. Harungae   aa ad 100 ml

3 × tgl. 20 Tr. auf 1 EL Flüssigkeit einnehmen.

2 Element Holz

Akupunktur
Technik: Le 3, Le 13, Le 14, Gb 34 sedierend nadeln; KG 6, KG 12, MP 6, M 36 tonisierend nadeln.

Le 3 bewegt das Leber-Qi, beruhigt den Geist, beseitigt Wind und wirkt entkrampfend (hier neutral nadeln); bei stressbedingter Nervosität.

Le 13 Mu-Alarmpunkt von Milz-Pankreas. Hauptpunkt bei Disharmonie von Leber und Milz-Pankreas; fördert den Fluss des Leber-Qi, stärkt zugleich das Milz-Qi.

Le 14 Mu-Alarmpunkt der Leber; spezifischer Punkt zum Harmonisieren von Leber und Magen.

Gb 34 und KG 6 beseitigen Qi-Stagnation.

KG 12 und Ma 36 tonisieren das Magen-Qi.

MP 6 tonisiert Milz-Pankreas, fördert den harmonischen Qi-Fluss der Leber; kombiniert mit Ma 36 beseitigt er chronische Müdigkeit.

Diätetik

Zu vermeiden
- kalte bzw. eiskalte Nahrungs- und Genussmittel sowie Getränke
- Nahrungsmittel mit stark kühlenden und befeuchtenden Temperaturverhalten, da sie die Mitte schwächen:
  - Rohkost in Form von Früchten oder Salaten, besonders als Hauptmahlzeiten
  - kaltes Wasser, Mineralwasser
  - Algen
  - rohes Getreide (Frischkornbrei, Müsli)
  - zuckerhaltige Nahrungsmittel und Getränke
  - Milchprodukte und Sojamilchprodukte
  - Brotmahlzeiten
- scharf-warme und bitter-warme Nahrungsmittel, Gewürze und Getränke, die erhitzend und austrocknend wirken
- stark salzhaltige Speisen und Nahrungsmittel
- Fertigprodukte und Nahrungsmittel mit künstlichen Farb-, Aroma-, Süß- und Konservierungsstoffen

Zu empfehlen
- leicht verdauliche, warme, neutrale Nahrungsmittel zur Stärkung der Mitte und leicht kühlende Nahrungsmittel zur Entspannung der Leber:
  - Karotte, Kartoffel, Süßkartoffel, Kürbis, Pastinake, Sellerie, Rote Bete, Aubergine, Brokkoli, Spinat, Mangold, Esskastanie, Tomate (gedünstet)
  - Austernpilze, Shiitakepilze, Champignons
  - Rettich, Radieschen, Löwenzahn, Chicorée, Radicchio, Endivien, Stangensellerie, Artischocke
  - Hülsenfrüchte
  - Hühnerei (in Maßen)
  - vollreifes heimisches Obst, gedünstet mit Vanille und Zimt
  - Reis, Süßreis, Mais, Hirse, Dinkel, Quinoa, Bulgur
  - Fleisch von Huhn, Rind und Pute, magerer Fisch
  - kaltgepresste Öle wie Olivenöl, Sonnenblumenöl, Leinöl, Sesamöl
  - Sonnenblumenkerne, Mandeln, Sesam, Kürbiskerne
  - frische Kräuter
  - heißes Wasser, Süßholztee, Melissentee, Schafgarbentee

Stagnierendes Leber-Qi attackiert den Magen
Gan Qi Fan Wei
Inneres Fülle-Syndrom

Symptomatik
- Allgemeinsymptome: saurer Reflux, Aufstoßen, Übelkeit, Erbrechen, epigastrische Fülle, Nahrungsretention, Distension und Schmerz im Epigastrium und Hypochondrium, Reizbarkeit
- Zunge: blass (wenn die Magen-Schwäche überwiegt); gerötete Ränder (wenn primär die Leber den Magen angreift)
- Puls: rechts schwach, links saitenförmig

Westliche Krankheitsbilder
Übelkeit, Gastritis, Hyperazidität, Sodbrennen, Aufstoßen, Folgen von unterdrücktem Zorn, Refluxösophagitis, Ulcus ventriculi et duodeni

Ätiologie

Ursächlich liegt diesem Muster eine Disharmonie von Leber und Magen zugrunde. Die durch andauernde emotionale Probleme gestaute Leber (Fülle) greift den durch andere Faktoren wie Überarbeitung, zu viel geistige Arbeit, unregelmäßiges Essen oder zu viel kalte Nahrung geschwächten Magen an.

Therapeutischer Ansatz

Den Magen stärken, die Leber besänftigen.

▶ **Tab. 2.22** Phytoarzneien (scharf), die das Leber-Qi bewegen.

Name (lat.)	Name (dt.)	Geschmack	Temperatur
Mentha piperita	Pfefferminze	scharf	thermisch warm/kühl
Citrus aurantium	Bitterorange (unreife Früchte)	bitter, leicht scharf	thermisch leicht kühl
Chrysanthemum parthenium	Mutterkraut	bitter, ein wenig scharf	thermisch kühl
Pneumus boldo	Boldo	aromatisch, leicht bitter	thermisch kühl
Citrus aurantium	Bitterorange (Blüten)	bitter, leicht scharf	thermisch leicht kühl
Hedera helix	Efeu	bitter, leicht scharf	thermisch kühl
Verbena officinalis	Eisenkraut	bitter, leicht scharf	thermisch neutral bis kühl

▶ **Tab. 2.23** Phytoarzneien (süß, bitter, warm), die den Magen stärken.

Name (lat.)	Name (dt.)	Geschmack	Temperatur
Achillea millefolium	Schafgarbe	bitter, aromatisch, leicht süß und salzig	thermisch neutral
Agrimonia eupatoria	Odermennig	bitter	thermisch neutral
Carum carvi	Kümmel	leicht süß, scharf	thermisch warm
Pimpinella anisum	Anis	süß, etwas scharf	thermisch warm
Ocimum basilicum	Basilikum	leicht süß und scharf, bitter	thermisch warm
Hypericum perforatum	Johanniskraut	bitter	thermisch neutral
Citrus aurantium	Bitterorange (Fruchtschale)	bitter, süß, leicht scharf	thermisch neutral
Glycyrrhiza glabra	Süßholz	süß	thermisch neutral
Centaurium erythraea	Tausendgüldenkraut	bitter	thermisch neutral bis leicht warm
Fumaria officinalis	Erdrauch	bitter	thermisch neutral bis leicht warm
Foeniculum vulgare	Fenchel	süß, scharf	thermisch warm
Carlina acaulis	Eberwurz	süßlich, scharf	thermisch warm
Veronica officinalis	Ehrenpreis	leicht bitter	thermisch warm/kalt
Panax ginseng	Ginseng	süß, leicht bitter	thermisch neutral bis leicht warm

Rezepte

Tee zur Stärkung des Magens in seiner Unbeeinflussbarkeit und seinem Yin- und Qi-Aspekt

Fruct. Immaturus Aurantii	40 g
Hb. Menthae pip.	20 g
Hb. Boldo	20 g
Fol. Verbenae odor.	20 g
Hb. Hyperici	30 g
Fruct. Foeniculi	40 g
Rad. Liquiritiae	30 g

1 EL/¼ l Wasser aufgießen und 10 Min. ziehen lassen. ½–¾ l im Laufe des Tages trinken.

Pulver zur Stabilisierung der Harmonie zwischen Leber und Magen

Hb. Fumariae pulv.	
Hb. Parthenii pulv.	
Rad. Gentianae pulv.	
Cort. Condurango pulv.	
Fruct. Carvi pulv.	
Rad. Liquiritiae pulv.	aa ad 100 g

M. f. spec.
D.S. 3 × tgl. 1–2 Msp. zu Beginn der Mahlzeiten einnehmen.

Akupunktur

Technik: Le 14, Gb 34, KS 6, Ma 21, Ma 36, KG 12 sedierend oder neutral nadeln; KG 10, KG 12, Ma 36 tonisieren.

Le 14 Hauptpunkt bei Disharmonie von Leber und Magen.

Gb 34 fördert den Leber-Qi-Fluss im Epigastrium.

KS 6 Luo-Passagepunkt; harmonisiert den Magen, unterdrückt rebellierendes Magen-Qi, besänftigt die Leber, beruhigt den Geist.

KG 10 fördert das Absteigen des Magen-Qi; bei saurem Reflux, Aufstoßen, Nahrungsretention, kontrolliert das untere Drittel des Epigastriums (den Pylorus) und begünstigt auch den Übergang der Nahrung vom Magen zum Darm.

KG 12 Alarmpunkt des Magens, wichtiger Punkt bei Magen-Leere-Zuständen; kräftigt in Kombination mit Ma 36 das Qi von Magen und Milz-Pankreas.

Ma 21 Bei Fülle-Mustern des Magens, bei rebellierendem Magen-Qi, Übelkeit, Erbrechen; in Kombination mit Ma 34 dämpft er akute epigastrische Schmerzzustände.

Diätetik

Zu vermeiden

- austrocknende und erhitzend wirkende Nahrungsmittel und Getränke:
    - Kaffee, schwarzer Tee, Getreidekaffee, Gewürztee
    - Frittiertes, Gegrilltes, scharf Angebratenes
    - Fleisch von Ziege, Schaf, Lamm und Wild
    - heiße Gewürze wie Chili, Curry, Ingwer, Knoblauch, Muskat, Nelke, Pfeffer, Rosmarin, Senf, Zimt, Tabasco
    - rohe Zwiebel, Lauch, Meerrettich
    - Alkohol
- allgemein die Mitte schwächende Nahrungsmittel:
    - große Fleischportionen, stark fetthaltige Speisen
    - fabrikzuckerhaltige Lebensmittel
    - Milchprodukte
    - kalte bzw. eisgekühlte Nahrungsmittel und Getränke
    - Rohkost
- stark säurehaltige Lebensmittel wie Südfrüchte, sehr saures Obst und Essig
- kohlensäurehaltige Getränke wie Limonade, koffeinhaltige Erfrischungsgetränke
- sehr salzhaltige Nahrungsmittel, die den Magen trocknen:
    - Wurst, Schinken, Salami, Gepökeltes, Geräuchertes
    - salziges Knabbergebäck

Zu empfehlen

- leicht verdauliche, warme, neutrale Nahrungsmittel und Getränke zur Stärkung der Mitte und leicht kühlende Nahrungsmittel zur Entspannung der Leber:
    - Karotte, Kartoffel, Süßkartoffel, Kürbis, Pastinake, Petersilienwurzel, Sellerie, Rote Bete, Esskastanie, Aubergine, Tomate (gedünstet)

2.2 Organdisharmonien

- Austernpilze, Shiitakepilze, Champignons
- Löwenzahn, Chicorée, Radicchio, Endivien, Artischocke, Stangensellerie (sie entspannen das Leber-Qi)
- Hülsenfrüchte
- Hühnerei (in Maßen)
- vollreifes heimisches Obst, gedünstet mit Vanille und Zimt
- Reis, Süßreis, Mais, Hirse, Dinkel, Quinoa, Bulgur
- Fleisch von Huhn, Rind und Pute, magerer Fisch
- kaltgepresste Öle wie Olivenöl, Sonnenblumenöl, Leinöl, Sesamöl
- Sonnenblumenkerne, Mandeln, Sesam, Kürbiskerne
- frische Kräuter
- warmes Wasser, Süßholztee, Schafgarbentee, Fenchel- mit Löwenzahntee kombiniert
- Kochmethode: sanft dünsten, dämpfen, blanchieren

Leber-Feuer verletzt die Lunge
Gan Qi Fan Fei
Inneres Fülle-Syndrom

Das Holz verachtet das Metall.

Symptomatik
- Allgemeinsymptome: Husten, gelbes oder blutig tingiertes Sputum, Dyspnoe, Anfälle von Atemnot, Asthma, Völle- und Engegefühl des Thorax und des Hypochondriums, Kopfschmerz, Schwindelgefühl, rotes Gesicht, rote Augen, Durst, bitterer Mundgeschmack, Obstipation, dunkler Urin, durch unruhige Träume gestörter Schlaf, Reizbarkeit
- Zunge: rot, gerötete und geschwollene Ränder, gelber Belag
- Puls: saitenförmig, schnell

Westliche Krankheitsbilder
Asthma, chronische Bronchitis, Emphysem

Ätiologie
Dieses Syndrom wird verursacht durch länger gestaute Emotionen (gestautes Leber-Qi) und Trauer. Auch der übermäßige Verzehr von heißen, scharfen Nahrungsmitteln und Getränken kann zu einem die Lunge verletzenden Leber-Feuer führen.

Therapeutischer Ansatz
Die Leber-Feuer kühlen, das Absteigen des Lungen-Qi wiederherstellen, Geist Shen beruhigen.

▶ Tab. 2.24 Phytoarzneien (bitter, kühl), die die Leber besänftigen und das Feuer klären.

Name (lat.)	Name (dt.)	Geschmack	Temperatur
Chrysanthemum parthenium	Mutterkraut	bitter, leicht scharf	thermisch kühl
Cichorium intybus	Wegwarte	mäßig bitter	thermisch kühl
Gentiana montana	Gelber Enzian	bitter, leicht süß	thermisch kühl
Corydalis cava	Lerchensporn	bitter	thermisch kalt
Taraxacum officinale	Löwenzahn	bitter, süß	thermisch kalt
Stachys officinalis	Heilziest	süß, leicht bitter	thermisch kalt
Viscum album	Mistel	leicht bitter und süß	thermisch kühl
Lycopodium clavatum	Bärlapp	bitter	thermisch kühl
Agrimonia eupatoria	Odermennig	bitter, adstringierend	thermisch neutral
Hedera helix	Efeu	bitter, leicht scharf	thermisch kühl (warm)
Plantago lanceolata	Spitzwegerich	leicht bitter, salzig	thermisch kühl

▶ S. 16 Emporloderndes Leber-Feuer

2 Element Holz

▶ **Tab. 2.25** Phytoarzneien (scharf, bitter, warm), die das Absteigen des Lungen-Qi wiederherstellen.

Name (lat.)	Name (dt.)	Geschmack	Temperatur
Valeriana officinalis	Baldrian	süß, bitter, scharf	thermisch warm
Thymus vulgaris	Thymian	scharf, würzig	thermisch warm
Angelica archangelica	Engelwurz	scharf, aromatisch, etwas bitter und süß	thermisch warm
Inula helenium	Alant	aromatisch, scharf, süß, etwas bitter	thermisch leicht warm
Juniperus communis	Wacholder	aromatisch-scharf, würzig, süß, etwas bitter	thermisch warm
Foeniculum vulgare	Fenchel	süß, scharf	thermisch warm
Nasturtium officinale	Brunnenkresse	scharf, leicht bitter, leicht salzig und süßlich	thermisch warm
Primula veris	Schlüsselblume (Wurzel)	scharf, bitter	thermisch warm
Commiphora abussinica	Myrrhe	aromatisch-scharf, bitter	thermisch neutral bis warm
Imperatoria ostruthium	Meisterwurz	scharf, würzig-aromatisch, etwas bitter	thermisch warm
Pinus sylvestris	Waldkiefer	scharf, bitter	thermisch warm
Origanum majorana	Majoran	aromatisch, scharf, leicht bitter	thermisch warm

▶ **Tab. 2.26** Phytoarzneien, die den Geist Shen beruhigen.

Name (lat.)	Name (dt.)	Geschmack	Temperatur
Verbena officinalis	Eisenkraut	leicht bitter	thermisch neutral bis leicht warm
Leonurus cardiaca	Herzgespann	sehr bitter	thermisch warm
Curcuma longa	Gelbwurz	bitter, scharf	thermisch warm bis heiß
Panax ginseng	Ginseng	süß, leicht bitter	thermisch neutral bis leicht warm
Hypericum perforatum	Johanniskraut	bitter	thermisch neutral
Salvia officinalis	Salbei (Blätter, Blüten)	bitter, aromatisch-scharf	thermisch leicht warm
Passiflora incarnata	Passionsblume	neutral, etwas bitter	thermisch kühl
Acorus calamus	Kalmus	bitter, scharf	thermisch leicht warm
Lavandula angustifolia	Lavendel	leicht scharf und bitter	thermisch neutral
Convallaria majalis	Maiglöckchen	bitter, scharf	thermisch warm
Avena sativa	Grüner Hafer (Kraut)	leicht süß	thermisch neutral
Fraxinus excelsior	Esche (Rinde)	bitter, aromatisch, leicht süß, adstringierend	thermisch warm
Melissa officinalis	Melisse	leicht adstringierend, bitter, etwas scharf-aromatisch	thermisch kühl

Rezepte

Abkochung bei chronischem Bronchialleiden infolge lang bestehender emotionaler Unterdrückung

Hb. Plantaginis lanc.	30 g
Hb. Veronicae	20 g
Hb. Galeopsidis	20 g
Fruct. Anisi	30 g
Hb. Hyperici	30 g
Rad. Liquiritiae	30 g

1 geh. EL/¼ l Wasser 10 Min. bedeckt köcheln lassen. ¾ l im Laufe des Tages trinken.

kombiniert mit

Tinkturmischung, die das Leber-Feuer kühlt und das Absteigen des Lungen-Qi bewirkt

Tinct. Gentianae	50 ml
Tinct. Angelicae	50 ml

3 × tgl. 20 Tr. in etwas Flüssigkeit vor dem Essen einnehmen.

Tee mit Ehrenpreis, wenn Leber-Feuer die Lunge angreift

Hb. Veronicae	30 g
Hb. Plantaginis	30 g
Hb. Menthae pip.	20 g
Gemmae Pini	30 g
Flor. Lavandulae	20 g

1 geh. TL/¼ l Wasser aufkochen, nach 10 Min. abseihen. Etwas Honig und Zitrone zufügen, tgl. ½ l trinken.

Akupunktur

Technik: Alle Punkte sedierend nadeln.

Le 2 Hauptpunkt bei durch Leber-Feuer verursachtem Husten; bei Durst, bitterem Mundgeschmack, rotem Gesicht, roten Augen, Verstopfung.

Le 14 Alarmpunkt der Leber, wenn das stagnierende Leber-Qi den Magen attackiert.

Lu 7 Luo-Passagepunkt; bewegt das Lungen-Qi abwärts, bringt unterdrückte Emotionen zum Ausbruch.

Di 11 beseitigt Hitze bei Leber-Feuer-Zuständen.

KS 6 Luo-Passagepunkt; innerhalb des Jue-Yin-Leitbahnpaares Verbindung zur Leber, öffnet den Thorax; bei Reizbarkeit infolge eines Leber-Qi-Staus.

KG 17 Alarmpunkt des Perikards und des Oberen Erwärmers; stärkt das Lungen-Qi bei chronischem Husten, Dyspnoe, Beklemmungsgefühlen des Thorax.

KG 22 fördert das Absteigen des Lungen-Qi bei akutem und chronischem Husten, Asthma; befreit die Kehle von chronischer Schleimretention.

Bl 18 Zustimmungspunkt der Leber; beseitigt Wind.

Diätetik

Zu vermeiden

- erhitzende und austrocknende Nahrungs- und Genussmittel sowie Getränke; die die Leber-Energie zu sehr anfeuern:
  - heiße Gewürze wie Chili, Curry, Ingwer, Knoblauch, Muskat, Nelke, Pfeffer, Rosmarin, Senf, Zimt, Tabasco
  - Frittiertes, Gegrilltes, scharf Angebratenes
  - rohe Zwiebel, Lauch, Meerrettich
  - Fleisch von Ziege, Schaf, Lamm und Wild
  - Kaffee, schwarzer Tee, Getreidekaffee, Gewürztee
  - Alkohol
- kalte Nahrungsmittel und Getränke, da sie die Lunge und die Mitte schwächen:
  - Milchprodukte (wirken zusätzlich verschleimend)
  - eisgekühlte Speisen und Getränke
  - Rohkost, Südfrüchte

Zu empfehlen

- neutrale und leicht kühlende Nahrungsmittel, um das Leber-Feuer zu besänftigen:
  - Gerste, Hirse, Reis, Weizen, Buchweizen
  - frische Kräuter
  - Artischocke, Tomate und Gurke gedünstet
  - Karotte, Sellerie, Spinat, Brokkoli, Champignon, Zucchini
  - Birne als Kompott

2 Element Holz

- Fleisch von Kaninchen, Pute
- Mandeln, Erdnüsse, Paranüsse
- Pfefferminz-, Melissen-, Lavendel-, Löwenzahntee
- scharfe und bittere Nahrungsmittel zur Unterstützung der absenkenden Funktion der Lunge:
  - Rettich, Radieschen, Kresse
  - bittere Blattsalate wie Radicchio, Chicorée, Löwenzahn, Endivien, Rucola

2.2.3 Gallenblasen-Muster

Nässe-Hitze der Gallenblase
Dan Shire
Fülle-Muster

Symptomatik
- Allgemeinsymptome: Übelkeit, Erbrechen, Fettverdauungsstörungen, Ikterus, gelbe Skleren, dumpfer Schmerz und Distension im rechten Hypochondrium, Schweregefühl, dunkelgelber, spärlicher Urin, bitterer Mundgeschmack, Durst ohne Verlangen zu trinken, Fieber
- Zunge: dicker, klebriger, gelber Zungenbelag (evtl. nur auf der rechten Seite)
- Puls: saitenförmig, schlüpfrig

Westliche Krankheitsbilder
Cholelithiasis, Cholezystitis, Gallenblasenkarzinom, Hepatitis, Leberkarzinom

Ätiologie
Eine lang andauernde emotionale Belastung (Zorn, Ärger) kann ebenso zu Nässe-Hitze der Gallenblase führen wie die Leber-Qi-Stagnation, die übermäßige Aufnahme fettreicher Nahrung und äußere Nässe und Hitze. Diesem Muster liegt immer auch eine Qi-Schwäche von Milz-Pankreas zugrunde, die Nässe erzeugt. Steine sind eine extreme Form von Nässe in kondensierter Form, die unter Einwirkung von Hitze entsteht.

Therapeutischer Ansatz
Die Leber öffnen, Hitze klären und Nässe ausleiten, evtl. das Qi von Milz-Pankreas stärken.

▶ **Tab. 2.27** Phytoarzneien (bitter, kühl, kalt), die Hitze klären und Nässe ausleiten.

Name (lat.)	Name (dt.)	Geschmack	Temperatur
Cichorium intybus	Wegwarte	leicht bitter	thermisch kühl
Marrubium vulgare	Andorn	bitter	kalt
Taraxacum officinale	Löwenzahn	bitter, süß	thermisch kalt
Zea mays	Maisgriffel (Haar)	leicht süß, sauer	thermisch kühl
Achillea millefolium	Schafgarbe	bitter, aromatisch, leicht süß und salzig	thermisch neutral
Hepatica nobilis	Leberblümchen	scharf	thermisch kühl
Menyanthes trifoliata	Bitterklee	bitter	thermisch kalt.
Berberis vulgaris (Cortex)	Berberitze	bitter	thermisch kühl bis kalt.
Betula alba	Birke	leicht bitter, leicht adstringierend	thermisch kühl
Cynara scolymus	Artischocke	bitter, süßlich, etwas salzig	thermisch kühl
Agrimonia eupatoria	Odermennig	bitter,	thermisch neutral
Fumaria officinalis	Erdrauch	bitter	thermisch neutral bis leicht warm
Chelidonium majus	Schöllkraut	bitter, scharf	thermisch warm

2.2 Organdisharmonien

▶ Tab. 2.28 Phytoarzneien, die das Qi von Milz-Pankreas stärken.

Name (lat.)	Name (dt.)	Geschmack	Temperatur
Carum carvi	Kümmel	scharf, leicht süß	thermisch warm
Foeniculum vulgare	Fenchel	süß, scharf	thermisch warm
Calendula officinalis	Ringelblume	süß, salzig, leicht bitter	thermisch neutral
Achillea millefolium	Schafgarbe	süßlich, aromatisch, bitter, leicht salzig	thermisch neutral
Imperatoria ostruthium	Meisterwurz	scharf, würzig, etwas bitter	thermisch warm

▶ S. 8 Leber-Qi-Stagnation

Rezepte

Tinkturmischung, die bei Nässe-Hitze der Gallenblase kühlend und entkrampfend wirkt

Tinct. Taraxaci	60 ml
Tinct. Belladonnae	10 ml
Tinct. Lycopi	30 ml

3 × tgl. 20 Tr. in etwas Wasser zu Beginn der Mahlzeiten einnehmen.

kombiniert mit

Tee, der das Qi von Milz-Pankreas stärkt und trocknet

Rad. Panacis ginseng	40 g
Rad. Carlinae	40 g
Fruct. Anisi	30 g
Fruct. Carvi	20 g
Hb. Millefolii	30 g
Pericarp. Citri aurantium	200 g

1 geh. EL/¼ l Wasser 7–10 Min. kochen lassen, abseihen. Im Laufe des Tages ½–¾ l trinken.

Tee bei Nässe-Hitze der Gallenblase und bei Gallensteinen

Hb. Marrubii	60 g
Hb. Agrimoniae	40 g
Rad. Rhei	25 g
Rad. Ononidis	25 g

1 TL mit 0,2 l Wasser übergießen, 5 Min. zugedeckt ziehen lassen. Morgens nüchtern und nachmittags je 1 Tasse trinken.

Tausendgüldenkraut-Wein, der die Galle und den Geist beruhigt

Hb. Centaurii	20 g
Fol. Melissae	20 g

Mit einer Flasche Weißwein übergießen; an einem warmen Ort 2 Wochen stehen lassen, abseihen, kühl und dunkel aufbewahren. 1 kleines Glas tgl. trinken.

Tee bei Postcholecystektomiesyndrom

Hb. Fumariae	20 g
Rad. Taraxaci	30 g
Hb. Lycopodii	30 g
Hb. Verbenae odor.	20 g
Flor. Calendulae	20 g
Fruct. Foeniculi	40 g

3 EL/¾ l Wasser, Aufguss, 7–10 Min. ziehen lassen, jeweils ¼ l nach den Mahlzeiten.

Rettichsaft-Kur

3 × tgl. 1 EL zu Beginn der Mahlzeiten einnehmen. Allmähliche Steigerung im Laufe des abnehmenden Mondes bis 3 × tgl. ½ Tasse, bei guter Verträglichkeit auch 3 × tgl. 100 ml. Die Dosierung bei zunehmenden Mond beibehalten. Als Kur über 4 Wochen durchführen.

Tee mit Leberblümchen bei Nässe-Hitze in der Gallenblase

Hb. Hepaticae	20 g
Hb. Cichorii	20 g
Fol. Menthae pip.	10 g
Hb. Solidaginis	20 g
Flor. Calendulae	20 g
Fruct. Carvi	40 g

1 geh. EL/1 Tasse Wasser kochend überbrühen, 10 Min. ziehen lassen. Ca. 20 Min. vor den Mahlzeiten jeweils 1 Tasse trinken.

Akupunktur

Technik: Alle Punkte sedierend oder neutral nadeln, nur KG 12 und Bl 20 tonisierend nadeln.

Gb 24 kombiniert mit Gb 34 bewegen den Leber-Qi-Fluss, beseitigen Nässe-Hitze der Leber und der Gallenblase.

KG 12 und Bl 20 tonisieren Milz-Pankreas, beseitigen Nässe.

Bl 19 Zustimmungspunkt der Gallenblase; beseitigt Nässe-Hitze in Leber und Gallenblase bei Cholezystitis und Ikterus.

LG 9 bewegt den Leber-Qi-Fluss bei Schmerz im Hypochondrium, beseitigt Nässe-Hitze in Leber und Gallenblase.

Di 11 kombiniert mit MP 9 beseitigt Nässe-Hitze.

Dannangxue (etwa 1 Cun unterhalb Gb 34) beseitigt Nässe-Hitze aus der Gallenblase bei Cholezystitis und Cholelithiasis.

Diätetik

Zu vermeiden
- befeuchtende Nahrungs- und Genussmittel, da sie die Nässe-Bildung fördern:
  - Milchprodukte
  - zuckerhaltige Lebensmittel und Getränke (auch Honig, Rübensirup usw.)
  - Nüsse
  - Öle, Fette, Butter im Übermaß
  - Tofu
  - Schweinefleisch
  - Brotmahlzeiten
  - süße Liköre und Cocktails
- erhitzende Nahrungs- und Genussmittel:
  - scharfe Gewürze
  - Lauch, Zwiebel, Knoblauch, Meerrettich
  - Fleisch von Wild, Lamm, Schaf, Ziege
  - Kaffee und koffeinhaltige Getränke
  - Gegrilltes, Gebackenes, Geröstetes, Frittiertes
  - Hafer
  - hochprozentiger Alkohol

Zu empfehlen
- kühlende, neutrale und trocknende Nahrungsmittel:
  - Gerste, Gerstengraupen, Reis, Weizen, Grünkern
  - Artischocke, Endivien, Chicorée, Radicchio, Löwenzahn, Stangensellerie, Spargel, Zucchini, Brokkoli, Rettich, Radieschen
  - Algen, Krabben
  - magerer Fisch
  - Sprossen (Mungbohnen-, Soja-, Weizenkeimsprossen)
  - Zitronenschale, Orangenschale (mitgekocht)
  - Kaninchen (gedünstet)
  - grüner Tee, schwarzer Tee, Pfefferminztee, Maishaartee, Löwenzahntee

Leere der Gallenblase
Dan Qixu

Inneres Leere-Syndrom

Symptomatik

- Allgemeinsymptome: Ängstlichkeit, Schreckhaftigkeit, Mutlosigkeit, Schwierigkeiten bei der Entscheidungsfindung, mangelnde Initiative, Seufzen, leichte Schwindelgefühle, unscharfes Sehen, Unruhezustände, Reizbarkeit, Erschöpfungszustände, Blässe, Schlaflosigkeit, Erwachen in den frühen Morgenstunden
- Zunge: blass oder normal, dünner und weißer Belag
- Puls: saitenförmig, dünn, schwach

Westliche Krankheitsbilder

Anerzogene Mutlosigkeit, Neigung zu Ersatzhandlungen, Missbrauch von Süßigkeiten, Kälte des Bauches, Blähungen, Obstipation, schafskotartiger Stuhl, Fettverdauungsstörungen, Nahrungsstagnation, Kaffeeunverträglichkeit, Hypo- oder Hypercholesterinämie, Sympathikotonie, Schlafstörungen, Übersäuerung, evtl. präkanzeröse Zustände

Ätiologie

Dieses Krankheitsmuster ist sehr stark vom Charakter abhängig und ist durch Mutlosigkeit, Angst und Schreckhaftigkeit des Menschen gekennzeichnet. Diese Charakterzüge können auch die Folge einer falschen Erziehung oder einer bestimmten Familienstruktur sein – so ist z. B. oft das mittlere von drei Geschwisterkindern betroffen. Auch ein schwerer Blutmangel (Blut und Yin sind die Wurzeln der Wanderseele Hun) kann zu Angst und Mutlosigkeit führen.

Therapeutischer Ansatz

Qi der Gallenblase stärken und wärmen, ggf. Blut nähren.

Rezepte

Aperitif zur Kräftigung der Galle

Vinum medicinale
Tinct. Artemisiae	10 ml
Tinct. Chelidonii	10 ml
Tinct. Pericarpii aurantii	10 ml
Vinum medicinale	ad 500 ml

3 × tgl. 1 EL 20 Min. vor den Mahlzeiten einnehmen.

Tee, der die Galle wärmt und Mut macht

Hb. Thymi	20 g
Pericarp. viride Citri reticulatae	30 g
Rhiz. Galangae	30 g
Hb. Hyperici	20 g
Rad. Liquiritiae	20 g

1 TL/1 Tasse, Aufguss, 10–15 Min. bedeckt ziehen lassen. 3 × tgl. 1 Tasse ½ Std. nach dem Essen trinken.

Akupunktur

Technik: Tonisierend nadeln, Moxibustion ist möglich.

Gb 40 Yuan-Quellpunkt; bewegt das Leber-Qi bei Drang zum Seufzen und Unruhe, stärkt die Entscheidungsfähigkeit und damit den psychischen Aspekt der Gallenblase.

▶ **Tab. 2.29** Phytoarzneien, die das Qi der Gallenblase stärken und wärmen.

Name (lat.)	Name (dt.)	Geschmack	Temperatur
Artemisia vulgaris	Beifuß	bitter, scharf	thermisch warm
Chelidonium majus	Schöllkraut	bitter, scharf	thermisch warm
Citrus reticulata	Unreife Mandarine (Schale)	scharf, bitter, aromatisch	thermisch warm
Curcuma longa	Gelbwurz	bitter, scharf	thermisch warm bis heiß
Alpinia officinarum	Galgant	scharf	thermisch heiß
Oreganum majorana	Majoran	scharf, aromatisch, leicht bitter	thermisch warm
Raphanus sativus	Rettich (Samen)	scharf	thermisch warm
Citrus aurantium	Bitterorange (Schale)	bitter, süß, leicht scharf	thermisch neutral

He 7 Yuan-Quellpunkt; Hauptpunkt des Körpers zur Beruhigung des Geistes.

Diätetik

Zu vermeiden
- zuckerhaltige Nahrungsmittel und Getränke sowie künstliche Süß-, Aroma-, Farb- und Konservierungsstoffe, da sie Leber und Galle zu sehr belasten
- erhitzende und austrocknend wirkende Nahrungs- und Genussmittel sowie Getränke:
  - Kaffee, Gewürztee, schwarzer Tee, Getreidekaffee
  - Alkohol
  - scharfe Gewürze wie Chili, Pfeffer, Ingwer, Curry, Knoblauch, Tabasco
  - Fettiges, Gebratenes, Gegrilltes, Geräuchertes
  - Kohl und Hülsenfrüchte in großen Mengen
  - tierisches Eiweiß in großen Mengen (auch Eier, Milch)
- kalte Nahrungsmittel, da sie das Qi von Leber-Gallenblase und Milz-Pankreas schwächen:
  - Rohkost, besonders Tomate und Gurke
  - Südfrüchte wie Kiwi, Banane, Orange, Wassermelone, Zitrone, Papaya
  - Rhabarber
  - Algen
  - kalte bzw. eisgekühlte Nahrungsmittel und Getränke
- Sojasoße
- Milchprodukte
- Krabben
- sehr salzhaltige Nahrungs- und Genussmittel

Zu empfehlen
- süße, warme Nahrungsmittel, die die Mitte stärken:
  - gedünstete Gemüse mit Möhre, Kartoffel, Süßkartoffel, Kürbis, Pastinake, Sellerie, Rote Bete, Esskastanie
  - frische Kräuter
  - Fleisch von Huhn, Pute, Rind
  - magerer Fisch
  - Reis, Süßreis, Mais, Hirse, Dinkel, Quinoa
  - warme Gewürze wie Anis, Vanille, Kümmel, Fenchel
- saure und warme Nahrungsmittel, die das Leber- und Gallenblasen-Qi beleben:
  - Grünkern
  - warmes Kompott aus Kirschen, Beeren, Pfirsichen
  - Sanddornbeerensaft in lauwarmem Süßholztee mit etwas Honig
- bitter-warme Nahrungsmittel und Gewürze (nicht bei Blutarmut):
  - Rosenkohl
  - Kurkuma, Rosenpaprika, Wacholderbeere, Mohn, Bockshornklee

3 Element Feuer

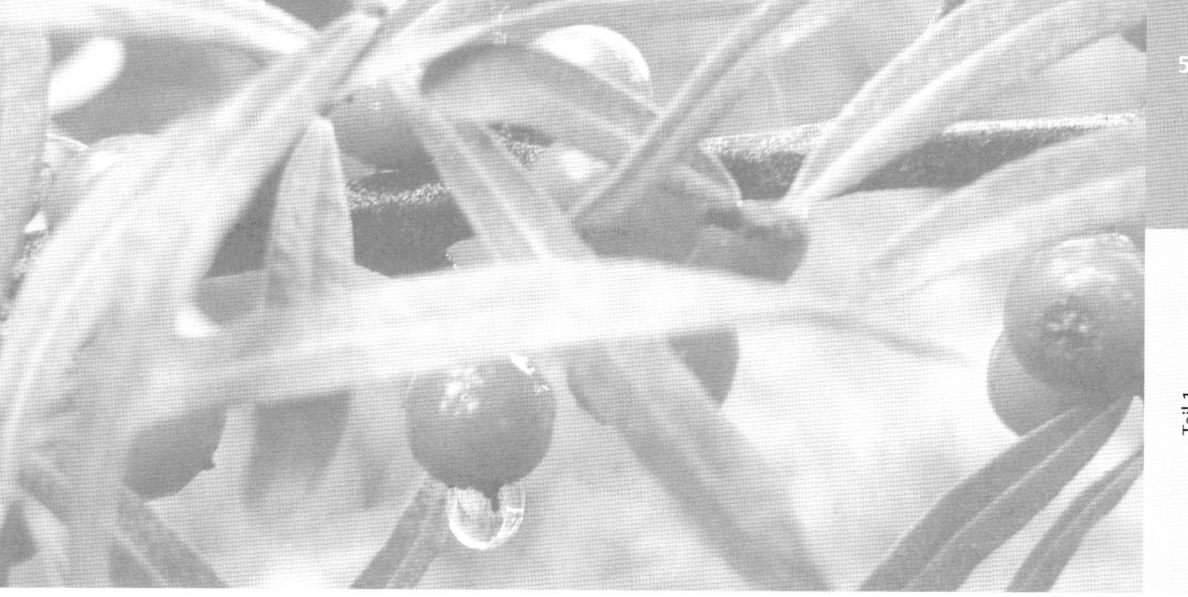

3.1	Die Funktionskreise	53
3.2	Organdisharmonien	57

3.1 Die Funktionskreise

3.1.1 Die Funktionen von Herz und Dünndarm

Herz
Xin (Zang-Organ)

Das Herz ist der große Herrscher, der „Fürst" des Körpers. Es heißt, es sei das wichtigste aller Zang- und Fu-Organe: „Das Herz ist die Wurzel für alles Leben und reguliert die Mannigfaltigkeit der geistig-mentalen Fähigkeiten." (Huangdi Neijng: *Reine Fragen*. 1979; Kap. 8)

Schon der ungeborene Mensch im Mutterleib erlebt neun Monate lang, Tag und Nacht, den durch das Fruchtwasser fortgeleiteten rhythmischen Herzschlag seiner Mutter. So registriert er ganz genau alle Emotionen, ihr Wohl und Weh, ihre Freude und ihren Schmerz. Diese Erfahrungen im Mutterleib prägen einen Menschen sein Leben lang.

Das Herz ist der Meister des Blutes und kontrolliert die Blutgefäße. Die relative Kraft von Herzschlag und Blutbewegung ist vom Sammel-Qi (Zong-Qi) abhängig, das von Nahrungs-Qi und Atem-Qi genährt wird. Wenn das Herz stark, der Kreislauf aktiv und die Blutzirkulation harmonisch sind, dann ist der Mensch kraftvoll und vital und verfügt über eine gute Konstitution. Fehlt die Herzkraft, verlangsamt sich der Kreislauf und es kommt zu Problemen in der Blutversorgung und -verteilung. Es fehlt dem Menschen an Kraft und Vitalität. Die Hände sind kalt, die Konstitution ist schwach.

Das Herz hat eine ganz klare, eigene Sprache, um sein seelisches Befinden zu äußern. Jede emotionale Empfindung spiegelt sich unmittelbar im Herzrhythmus wider. Negative Emotionen wie beispielsweise Frustration, Angst oder Stress beeinträchtigen sofort die Blutversorgung des Herzens, die Gehirnfunktionen sowie das Immunsystem.

Westliche Neurowissenschaftler entdeckten, dass das Herz eines Menschen über ein Nervengeflecht mit ca. 40 000 Neuronen verfügt. Dies entspricht etwa der Größe der subkortikalen Hirnbereiche. Das Herz erhält also nicht nur Botschaften vom Gehirn, sondern es sendet auch selbstständig Informationen und Impulse, die das Gehirn wahrnimmt und beantwortet. Es ist fähig zu empfinden, zu erfahren, sich zu erinnern, zu lernen. Wenn wir zudem bedenken, dass das Herz jeden Tag ca. 100 000-mal schlägt und pro Minute etwa sieben Liter Blut durch das fast 100 000 Kilometer lange Gefäßsystem pumpt, dann wird klar, welch mächtiges und zugleich sensibles Leitsystem das Herz für die Übertragung von Informationen ist.

Die Traditionelle Chinesische Medizin (TCM) macht sich die enorme Leistung des Herzens zunutze. An jeweils drei Pulsstaststellen an den beiden inneren Handgelenken können insgesamt 28 unterschiedliche Pulsqualitäten beurteilt werden, die Auskunft über den Gesamtorganismus, die einzelnen Organsysteme und ihre Kooperation untereinander geben. Interessierende Kategorien sind Volumen, Rhythmus, Frequenz, Form, Breite, Elastizität und Stabilität des Pulses. Die Pulsdiagnostik bietet eine sehr differenzierte, wertvolle Methode, um sich ein Bild über den physischen und emotionalen Zustand eines Menschen machen zu können.

Die Gefühle, die dem Funktionskreis Herz zugeordnet werden, sind Freude, Glück, Begeisterung. Sie sorgen dafür, dass Qi und Blut ruhig und sanft fließen. Freude beflügelt die Phantasie, kontrolliert die Trauer (Element Metall) und wird selbst wiederum von der Angst (Element Wasser) kontrolliert. Die Freude und damit ein gesundes Herz-Qi sind die Grundlage für die geistig-seelische Gesundheit aller anderen Funktionskreise: die in der Leber wohnende Wanderseele Hun, die in der Lunge gespeicherte Körperseele Po, das für das Denken verantwortliche Yi von Milz-Pankreas und der in den Nieren gespeicherte Wille Zhi. Wenn wir uns begeistern für eine Sache, wird vom Herz aus unser ganzes Wesen erwärmt, und als ob der Körper Flügel bekommen hat, fühlen wir uns leichter. Die Begeisterung hebt uns buchstäblich über Alltagssorgen und Hindernisse hinüber. Zu wenig Freude ist ebenso schädlich wie Freude im Exzess, die zu pathologischer Verlangsamung des Qi-Flusses und damit des Blutes führt. Während chronische emotionale Probleme eher die Leber belasten, reagiert das Herz auf jedes plötzliche emotionale Ereignis äußerst sensibel. Es reagiert mit (Blut-)Fülle oder -Leere, lässt das Blut versacken oder emporsteigen, schlägt schneller oder setzt für einen Moment aus.

Als der Schrittmacher des Herzens gilt der Magen (Wei). Das Große Luo-Gefäß verbindet ihn direkt mit dem Herz. Diese wechselseitige Verbundenheit bewirkt, dass Disharmonien im Magen unmittelbar zu Störungen im Herz führen können und umgekehrt.

Der Funktionskreis Herz kontrolliert auch das Schwitzen: Das Herz regiert das Blut, das ständig mit den anderen Körperflüssigkeiten in Austausch steht. Spontanes Schwitzen wird oft durch eine Herz-Yang-Schwäche verursacht. Nachtschweiß entsteht durch Herz-Yin-Mangel.

Das Herz manifestiert sich im Gesicht. Ist das Herz gesund und das Gesicht gut mit Blut versorgt, dann erscheint es rosa und leicht glänzend. Bei Blut-Mangel ist das Antlitz blass oder weiß, bei Blut-Stagnation ist es blau-violett, bei Blut-Hitze rot. Jede Rötung weist auf einen Überschuss an Feuer hin.

Das Herz öffnet sich in der für die TCM so wichtigen Zunge. Sie ist ein verlässliches Diagnosemedium, dessen Aussehen, Farbe und Form vom Herz kontrolliert werden. Bei einem gesunden Herz ist die Zunge rosig-rot und sie kann die fünf Geschmacksrichtungen gut unterscheiden. Bei Herzschwäche ist die Zunge blass und dünn. Speziell die Zungenspitze gibt klare Hinweise auf den Zustand des Herzens.

Aber auch die Sprache wird von der Zunge – und damit vom Herz – kontrolliert. Menschen, die ununterbrochen sprechen und lachen, zeugen von einer Disharmonie im Element Feuer. Stottern, Aphasie oder Sprachlosigkeit sind Hinweise auf Beeinträchtigungen durch Schleim oder Wind.

Das Herz beherbergt den Geist Shen. Shen kann als Energie des Himmels umschrieben werden, die sich vom Moment der Empfängnis als ein aktiver Impuls des Himmels in uns manifestiert. Shen entzündet unsere Essenz, das Jing, und ist geprägt von einer individuellen Begabung und Willenskraft (Zhi). Shen bestimmt unsere persönliche Identität.

Menschen mit einem gesunden Shen zeugen von Lebenslust und Begeisterung, Präsenz und klarem Bewusstsein; sie haben Ausstrahlung, sind ausgeglichen und kontaktfreudig. Sie streben nach Harmonie, sind fähig zu lieben und sich zu binden. Sie öffnen sich ihren Mitmenschen, umarmen die Welt. Ihr Schlaf ist tief und ruhig.

Menschen mit einem schwachen Shen haben eine eingeengte Persönlichkeit; sie zeigen wenig Präsenz, Offenheit und Kommunikationsfreude. Lieben und sich binden fällt ihnen schwer. Ein zentrales Anliegen muss es sein, Shen zunehmend zu entwickeln und zu befreien. Ein Herz, das frei ist von Wünschen und materiellen Bindungen, das alles Irdische loslassen kann, lässt kosmische Energie ungehindert hindurchfließen: Der Mensch hat Weisheit erlangt.

Dünndarm
Xiao Chang (Fu-Organ)

Der Dünndarm ist das zum Herzen komplementäre Organ in der Zang-Fu-Beziehung der Wandlungsphase Feuer. Nachdem der Magen seinen Beitrag zur Verdauung geliefert hat, überreicht er den „Einheitsbrei" dem Dünndarm. Dieser trennt die vorverdaute Nahrung über verschiedene Umwandlungsprozesse in „reine" und „unreine" Substanzen. Die wertvollen Teile werden von Milz-Pankreas im Körper weiter transportiert; die trüben Teile werden an den Dickdarm in Form von Stuhl und über die Nieren an die Blase als Harn weitergeleitet, damit sie ausgeschieden werden können.

Der Dünndarm ist über die Tai-Yang-Schicht eng mit der Blase verbunden. Das Feuer des Herzens, das „kaiserliche Feuer", und das Feuer der Niere, das „ministerielle Feuer" (das Feuer des Tores der Vitalität Mingmen), vereinen sich in der Beziehung Dünndarm-Blase. Ist die Dünndarm-Funktion gestört, kann es zu übermäßigem oder eingeschränktem Harnfluss kommen. So führt Kälte-Leere des Dünndarms z. B. zu einer Schwäche der Blase mit ständigem Harndrang, Hitze-Fülle des Organs, rotem Urin mit Brennen beim Wasserlassen. Störungen des Dünndarms können schwere Folgen nach sich ziehen: „Ein ernstlich erkrankter Dünndarm führt zu einem wirklich verschmutzten Inneren." (Lorenzen, Noll 1998, Bd. 4, S. 44)

Die Trennung von Klarem und Unklarem, die Hauptfunktion des Dünndarms, bezieht sich nicht nur auf Umwandlungsprozesse im Bereich der Nahrung. Schwierigkeiten beim Hören können ebenfalls auf eine Unfähigkeit des Dünndarms weisen, Töne voneinander zu trennen. Vor allem auch auf geistiger Ebene sortiert, differenziert der Dünndarm, ordnet er Gedanken und Gefühle und hilft Klarheit zu schaffen.

Ein gesundes, kräftiges Shen ist deshalb stark vom Zustand des Dünndarms abhängig. Es ist der Dünndarm, der uns hilft, letztendlich die richtige Entscheidung zu erkennen. Die Gallenblase vermittelt uns zunächst den Mut zu Entscheidung und Durchführung der Initiative; der Dünndarm garantiert anschließend die Klarheit und Eindeutigkeit dazu. Bei diesen beiden geistigen Aktionen unterstützen uns zwei Akupunkturpunkte: Yanggu, der Dünndarmpunkt 5, und Qiuxu, der Gallenblasenpunkt 40.

3.1.2 Die Funktionen von Perikard und 3-Erwärmer

Perikard (Kreislauf-Sexualität)
Xin Bao Luo (Zang-Organ)

Gemäß der alten Lehre wurden das Herz und das Perikard als ein einziges Organ betrachtet – anatomisch gesehen durchaus nachvollziehbar. In *Des Gelben Kaisers Klassiker des Inneren* (Huangdi Neijing 1979) und im *Klassiker der Schwierigkeiten* (Nan Jing 1979), aber auch heute noch ist deshalb von nur fünf Yin-Organen (Zang-Organen) gegenüber den sechs Yang-Organen (Fu-Organen) die Rede.

Tatsächlich steht das Perikard in sehr enger Beziehung zum Herzen – es gilt als sein Torwächter und hat die wichtige Aufgabe, das Herz zu schützen. Es schließt das Tor gegen unerwünschte Eindringlinge oder öffnet es zum Wohle des großen Fürsten.

Das Perikard lässt die Gefühle des Herzens wie Freude, Lust, Glück und Begeisterung nach außen gelangen. Indem es das Tor öffnet, können wir Liebe geben und empfangen. Wenn das Tor geschlossen ist, ist das Herz blockiert und dadurch bitter, kalt und leer. Wegen seiner engen Beziehung zum Herzen wird das Perikard assoziiert mit Liebesbeziehungen und dem Überfließen der Gefühle in sexuelle Energie.

Der wichtigste Punkt auf der Perikard-Leitbahn ist der auch als „Inneres Tor" bezeichnete

Pe 6 (Neiguan), der als Schlüsselpunkt des Yin-Verbindungsgefäßes (Yinweimai) das Yin des ganzen Körpers koordiniert. Dieser Punkt wirkt ausgleichend auf den Geist Shen, indem er das Tor zum Herz öffnen oder auch verschließen kann. Zugleich harmonisiert er auch den Magen.

Warme Krankheiten beeinträchtigen oft das Perikard. Dadurch trübt sich der Geist Shen und es kann zu Koma oder Delirium kommen.

3-Erwärmer
San Jiao (Fu-Organ)

Der 3-Erwärmer ist der Yang-Aspekt des Perikards. Wenn man davon ausgeht, dass Fu-Organe Nahrung und Luft aufnehmen, transformieren und aufspalten in reine, vitale Substanzen und unreine, nutzlose Substanzen, während Zang-Organe verantwortlich sind für die Speicherung dieser reinen Substanzen (Qi, Blut, Säfte und Essenz), ist die wechselseitige Abhängigkeit von 3-Erwärmer und Perikard schwierig zu verstehen.

Als eine Summe von Funktionen obliegt dem 3-Erwärmer wie allen anderen Fu-Organen die Energieproduktion: Er arbeitet mit daran, Nahrung und Flüssigkeit aufzunehmen, zu verdauen, umzuwandeln, die Nährstoffe zu verteilen und die Abfallstoffe auszuscheiden.

Die Bezeichnung „3-Erwärmer" weist auf drei Brennräume im Körper hin. Diese drei „Chu" unterteilen den Rumpf in drei Bereiche: Zum Oberen Erwärmer, der von oben bis zum Zwerchfell reicht, gehören Kopf, Lunge und Herz. Zwischen Zwerchfell und Nabel erstreckt sich der Mittlere Erwärmer mit Magen, Milz-Pankreas und Gallenblase. Unterhalb des Nabels befindet sich der Untere Erwärmer, dem Leber, Niere, Darm und Blase zugeordnet werden.

Der 3-Erwärmer ist als eine Art Verbindungssystem zu verstehen, das die drei Brennräume vereint. Über diese Verbindungen kann das Ursprungs-Qi (Yuan Qi), das zwischen den Nieren situiert ist, sein Qi harmonisch im ganzen Körper verteilen. Das Ursprungs-Qi, Essenz in der Form von Qi, aktiviert und unterhält die Körperfunktionen und stellt Wärme für die Verdauung und den Stoffwechsel bereit. Der 3-Erwärmer ist damit verantwortlich für alle energetischen Prozesse im Körper: „Der Dreifache Erwärmer ist der Beginn und das Ende des Qi." (Nan Jing 1979, Kap. 31)

Im „Klassiker des Innern" werden die einzelnen Teile des 3-Erwärmers genauer beschrieben: „Der Obere Erwärmer ist wie ein Nebel" deutet darauf hin, dass Flüssigkeit von der Lunge empfangen und in Form eines Nebels im ganzen Körper verteilt sowie nach Außen abgegeben wird. „Der Mittlere Erwärmer ist wie ein Schaum": Hier mögen die aufwallenden Verdauungssäfte von Magen, Milz-Pankreas und Galle gemeint sein. Die kontrollierte Ausscheidung trüber Bestandteile über Dickdarm und Blase beschreibt schließlich der Satz: „Der Untere Erwärmer ist wie ein Sumpf."

Auf der geistigen Ebene ist der 3-Erwärmer zuständig für die Bindungen zwischen dem Individuum und seiner Umwelt; er bestimmt, ob ein

▶ **Tab. 3.1** Die wichtigsten Zuordnungen zum Funktionskreis Herz.

Bezugsfaktor	Entsprechung
Jahreszeit	Sommer
Himmelsrichtung	Süden
Element	Feuer
komplementäres Organ	Dünndarm
Tageszeit	11–15 Uhr
klimatischer Faktor	feuchte Hitze
Farbe	scharlachrot
Geschmack	bitter
Emotion	Freude, Glück, Lust
spezifisches Sinnesorgan	Zunge
spezifische Körperöffnung	Ohren
körperliche Ausdrucksform	Leitbahnen, Blutgefäße
ausgeschiedene Flüssigkeit	Schweiß
stimmliche Manifestation	Lachen
sichtbare Entfaltung	Gesicht
korrespondierender Planet	Mars

Mensch sozial offen oder eher verschlossen ist. Dazu gehören die Fähigkeit, Kontakte aufzunehmen, die Art des Umgangs mit anderen Menschen und die Kommunikation.

Ein wichtiger Akupunkturpunkt ist der „Äußeres Tor" genannte 3E5 (Wai Guan). Er koordiniert als Schlüsselpunkt des Yang-Verbindungsgefäßes (Yangweimai) das Yang des ganzen Körpers und kann so die Verbindung nach Außen herstellen oder auch unterbinden.

Perikard und 3-Erwärmer nehmen für die Aspekte Wärme, Austausch, soziale und intime Beziehungen, innere Harmonie und Zufriedenheit eine zentrale Rolle ein.

3.2 Organdisharmonien

3.2.1 Herz-Muster

Herz-Qi-Mangel
Xin Qixu
Inneres Mangel-Syndrom

Symptomatik
- Allgemeinsymptome: Palpitationen, Belastungsdyspnoe, leichter Spontanschweiß, Blässe, Müdigkeit, Lethargie, Kraftlosigkeit, Depression
- Zunge: blass oder normalfarbig; in ausgeprägten Fällen medianer Längsriss bis zur Zungenspitze möglich
- Puls: leer und schwach, v. a. an der linken distalen Taststelle

Westliche Krankheitsbilder
chronische Herzinsuffizienz, kardiovaskuläre Störungen, Koronarsklerose, Bradykardie, Belastungsdyspnoe, gelegentlich leichte Palpitationen (als Kardinalzeichen des Herz-Qi-Mangels), Hypotonie, Hypothyreose, körperliche Schwäche, Adynamie, depressive Neurosen

Ätiologie
Das Herz regiert das Blut. Akuter oder chronischer Blutverlust (z. B. durch Menorrhagien) schwächt deshalb das Herz-Qi. Ererbte Herzschwäche, Lungen-Qi-Mangel mit starkem Schwitzen, aber auch chronische psychische Probleme, die sich in tiefer Traurigkeit äußern, können einen Herz-Qi-Mangel verursachen. Er tritt oft im hohen Lebensalter auf.

Therapeutischer Ansatz
Das Herz-Qi stärken, Qi und Blut nähren.

▶ Tab. 3.2 Phytoarzneien (bitter), die das Herz-Qi nähren.

Name (lat.)	Name (dt.)	Geschmack	Temperatur
Adonis vernalis	Adonisröschen	bitter, scharf	thermisch neutral bis leicht warm
Centaurium erythraea	Tausendgüldenkraut	bitter	neutral bis warm
Valeriana officinalis	Baldrian	bitter	thermisch warm
Viola tricolor	Feldstiefmütterchen	bitter, etwas scharf	thermisch leicht warm
Scilla maritima	Meerzwiebel	bitter	thermisch warm
Crataegus oxyacantha	Weißdorn	süßsauer, etwas bitter	thermisch kühl (Blüten), warm (Beeren)
Leonurus cardiaca	Herzgespann	sehr bitter	thermisch warm
Polygonatum officinale	Salomonssiegel	süß	thermisch neutral bis leicht kühl
Imperatoria ostruthium	Meisterwurz	bitter, aromatisch	thermisch warm

▶ **Tab. 3.2** (Fortsetzung).

Name (lat.)	Name (dt.)	Geschmack	Temperatur
Geum urbanum	Nelkenwurz	bitter, leicht scharf	thermisch warm
Lavandula angustifolia	Lavendel	leicht scharf, etwas bitter	thermisch neutral bis leicht warm
Ammi visnaga	Bischofskraut	bitter	thermisch warm
Panax ginseng	Ginseng (Wurzel)	süß, leicht bitter	thermisch leicht warm
Scrophularia nodosa	Knotige Braunwurz (Kraut)	leicht scharf, bitter	thermisch kühl
Thymus vulgaris	Thymian	bitter	thermisch warm
Rosmarinus officinalis	Rosmarin	bitter, scharf	thermisch warm

▶ **Tab. 3.3** Phytoarzneien, die Qi und Blut nähren.

Name (lat.)	Name (dt.)	Geschmack	Temperatur
Avena sativa	Grüner Hafer (Kraut, Früchte)	neutral, leicht süß	thermisch warm (Fructus), neutral (Herba)
Pimpinella anisum	Anis	süß	thermisch warm
Daucus carota	Karotte (Samen, Wurzel)	süß, scharf	thermisch warm
Hypericum perforatum	Johanniskraut	bitter	thermisch neutral
Petroselinum crispum	Petersilie (Wurzel)	süß	thermisch warm
Glycyrrhiza glabra	Süßholz	süß	thermisch neutral
Foeniculum vulgare	Fenchel	süß, scharf	thermisch warm
Vitis vinifera	Weinrebe	süß, sauer	thermisch neutral
Urtica urens	Brennnessel	leicht bitter und süß, etwas salzig, adstringierend	thermisch kühl
Panax ginseng	Ginseng	süß, leicht bitter	thermisch neutral
Nasturtium officinale	Brunnenkresse	leicht bitter und süß, salzig	thermisch warm

Rezepte

Herzwein, der das Herz-Qi stärkt und das Blut nährt
Tinct. Crataegi
Tinct. Centaurii
Tinct. Avenae sat.
Tinct. Hyperici   aa ad   40 ml
Vinum medicinale   ad   500 ml
3× tgl. 1 Likörglas nach den Mahlzeiten trinken.

Tinkturmischung als Geriatrikum bei Herz-Qi-Mangel
Tinct. Convallariae   20 ml
Tinct. Crataegi   30 ml
Tinct. Panacis ginseng   20 ml
Tinct. Cardui benedicti   30 ml
3× tgl. 30 Tr. in etwas Wasser vor den Mahlzeiten einnehmen.

Tee, der das Herz-Qi und Blut nährt

Flor. Crataegi	30 g
Hb. Asperula	20 g
Fruct. Anisi	30 g
Hb. Urticae	20 g
Cort. Cinnamomi	20 g

1 gestr. EL/¼ l Wasser, 10 Min. ziehen lassen, im Laufe des Tages 3 × 1 Tasse trinken.

Weinzubereitung mit Odermennig als Geriatrikum

Tinct. Agrimoniae	
Tinct. Avenae sat.	
Tinct. Crataegi	
Tinct. Hyperici	
Tinct. Liquiritiae	aa ad 10 ml
Vinum medicinale	ad 500 ml

2 × tgl. 1 Likörglas nach den Mahlzeiten trinken.

Tinkturmischung für den gestressten Menschen mit beginnender Herz-Qi-Schwäche

Tinct. Panacis ginseng	
Tinct. Eleutherococci	
Ammi visn. Urtinktur	
Tinct. Hyperici	
Tinct. Crataegi	aa ad 200 ml

3 × tgl. 1 TL einnehmen.

Akupunktur

Technik: Alle Punkte tonisierend nadeln, evtl. Moxibustion anwenden.

He 5 und KS 6 tonisieren das Herz-Qi.

KG 4 Wichtiger Punkt zur Tonisierung von Qi und Blut.

KG 6 tonisiert das Qi allgemein.

KG 17 Alarmpunkt des Oberen Erwärmers, tonisiert Lungen- und Herz-Qi.

Bl 15 Zustimmungspunkt des Herzens, tonisiert das Herz-Qi, vor allem bei direkter Moxibustion.

Ma 36 stärkt Qi und Blut, Hauptpunkt zur Stärkung des Nach-Himmels-Qi.

Pk 6 Luo-Passagepunkt, bewegt Qi und Blut im Thorax, beruhigt den Geist.

Diätetik

Zu vermeiden

- alle kühlenden und kalten Nahrungsmittel: Sie schwächen das Qi und Yang von Herz und Milz-Pankreas, da die Kräftigung des Herzens auch über die Mitte erfolgt:
    - eisgekühlte Getränke und Speisen
    - Rohkost
    - Südfrüchte
    - rohes Getreide
    - Algen
- alle stark befeuchtenden Nahrungsmittel, Speisen und Getränke, weil auch sie die Mitte schwächen:
    - Milchprodukte und Sauermilchprodukte mit Ausnahme von Butter
    - Sojaprodukte
    - industriezuckerhaltige Nahrungsmittel, Speisen und Getränke
    - frisches Brot
    - Schweinefleisch
- große Mengen Kaffee, schwarzer Tee, da sie den Geist Shen beunruhigen
- Nahrungsmittel mit künstlichen Farb-, Aroma-, Süß- und Konservierungsstoffen
- Speisen, die in der Mikrowelle zubereitet oder erwärmt wurden

Zu empfehlen

- energetisch warme Speisen: Sie bauen Herz-Qi und -Yang auf:
    - lange gekochte Suppen aus Rinder- oder Hühnerbrühe
    - Rindfleisch, Huhn, Lamm, Ziege, Wild
    - erwärmend wirkende Gewürze wie Zimt, Nelke, Anis, Vanille, Muskat, Ingwer, Pfeffer, Rosmarin, Paprika, Basilikum, Kräuter der Provence, Chili, Kurkuma, Bockshornkleesamen, Wacholderbeeren
    - Hafer, Hirse, Mais, Quinoa, Buchweizen (leicht angeröstet)
    - Bohnen, Linsen, gelbe und schwarze Sojabohnen

- Karotte, Kürbis, Fenchel, Kartoffel, Süßkartoffel, Sellerie, Pastinake, Lauch, Petersilienwurzel, Esskastanie, Schnittlauch, Zwiebel, Frühlingszwiebel
- Süßkirsche, Pfirsich, Aprikose
- Walnüsse, Pinienkerne
- Walnussöl, Rapsöl, Leinöl
- Forelle, Barsch (auch geräuchert)
- Propolis
- unpasteurisierter Essig (Rotweinessig)
- kleine Mengen Rohrohrzucker, Trockenfrüchte

• drei warme Mahlzeiten täglich

Weitere Empfehlungen
Regelmäßige Bewegung in der Natur, Entspannungsmethoden wie Qigong, Tai-Chi, autogenes Training. Auch im Laufe des Tages immer wieder Entspannungspausen einlegen, für ausreichend Schlaf sorgen. Überanstrengungen körperlicher, seelischer und geistiger Art vermeiden.

Herz-Yang-Mangel und Herz-Yang-Kollaps
Xin Yangxu
Inneres Mangel- und Kälte-Syndrom

Symptomatik
- Allgemeinsymptome: Palpitationen, Kältegefühl und -aversion, Frösteln, kalte Extremitäten (v. a. Hände), Belastungsdyspnoe, thorakales Engegefühl, Schmerzen in der Herzgegend, leuchtende Blässe des Gesichts, Spontanschweiß, Lustlosigkeit, Müdigkeit, Erschöpfungszustände. Der ausgeprägte Zustand eines Herz-Yang-Mangels, ein Herz-Yang-Kollaps, zeigt sich durch eine Schwäche, oberflächliche Atmung, Lippenzyanose, einen versteckten Puls, reichliches Schwitzen, evtl. durch Koma.
- Zunge: blass (wegen eines Mangels an Herzblut), nass und geschwollen durch angesammelte Flüssigkeiten, die das Herz-Yang nicht genügend umwandeln kann. Bei sehr ausgeprägtem Herz-Yang-Mangel ist die Zunge zyanotisch, kurz und kaum ausstreckbar.
- Puls: tief und schwach, oft unregelmäßig (fehlende Herzenergie für einen regelmäßigen Schlag), in schweren Fällen auch hängend, versteckt, verschwindend.

Westliche Krankheitsbilder
chronische Herzinsuffizienz, Angina pectoris, Koronarsklerose, Herzinfarkt, Rhythmusstörungen, Nykturie, Ödeme, körperliche Schwäche, nervöse Erkrankungen, depressive Neurosen, allgemeine Schwäche

Ätiologie
Wie bei Herz-Qi-Mangel – das Herz-Qi ist ein Bestandteil des Herz-Yang. Außerdem kann der Herz-Yang-Mangel aus einem indirekten Nieren-Yang-Mangel (inneres Kälte-Syndrom) entstehen, da das Nieren-Yang die Quelle aller Yang-Energien des Körpers ist. Alle Ursachen eines Nieren-Yang-Mangels (▶ S. 191) können also zu einem Herz-Yang-Mangel führen. Ein Herz-Yang-Kollaps entsteht immer aus einem schweren Nieren-Yang-Mangel.

Therapeutischer Ansatz
Das Herz-Yang bzw. das Nieren-Yang stärken und wärmen, evtl. das Blut nähren.

▶ Tab. 3.4 Phytoarzneien (bitter, warm), die das Herz-Yang tonisieren.

Name (lat.)	Name (dt.)	Geschmack	Temperatur
Selenicereus grandiflorus	Königin der Nacht	bitter	thermisch warm
Scilla maritima	Meerzwiebel	bitter, scharf	thermisch warm
Arnica montana	Arnika	bitter und scharf (Blüten)	thermisch warm
Ammi visnaga	Bischofskraut	bitter, etwas aromatisch	thermisch warm
Tribulus terrestris	Erdstachelnuss	bitter	thermisch warm
Convallaria majalis	Maiglöckchen	scharf, bitter	thermisch warm

▶ **Tab. 3.4** (Fortsetzung).

Name (lat.)	Name (dt.)	Geschmack	Temperatur
Rosmarinus officinalis	Rosmarin	scharf	thermisch warm
Digitalis purpurea	Fingerhut	bitter	thermisch warm
Zingiber officinale	Ingwer	warm	thermisch scharf
Alpinia officinarum	Galgant	scharf	thermisch heiß
Cinnamomum camphora	Kampferbaum (Öl)	bitter, scharf	thermisch warm

▶ **Tab. 3.5** Phytoarzneien (scharf, süß, warm), die das Nieren-Yang tonisieren.

Name (lat.)	Name (dt.)	Geschmack	Temperatur
Juniperus communis	Wacholder	aromatisch-scharf, etwas süß und bitter	thermisch warm
Thymus vulgaris	Echter Thymian	scharf, würzig	thermisch warm
Rosmarinus officinalis	Rosmarin	scharf	thermisch warm
Tribulus terrestris	Erdstachelnuss	bitter	thermisch warm
Cinnamomum cassia	Zimt	scharf, süßlich, adstringierend	thermisch sehr warm
Pinus sylvestris	Waldkiefer	scharf, bitter	thermisch leicht warm

▶ S. 191 Nieren-Yang-Mangel

▶ **Tab. 3.6** Phytoarzneien, die das Blut nähren.

Name (lat.)	Name (dt.)	Geschmack	Temperatur
Avena sativa	Grüner Hafer (Kraut, Früchte)	neutral, leicht süß	thermisch warm (Fructus), neutral (Herba)
Punica granatum	Granatapfel (Saft)	süß, sauer, leicht bitter	thermisch kühl
Urtica urens (dioica)	Brennnessel	leicht süß, salzig und bitter, adstringierend	thermisch kühl
Sambucus nigra	Holunder (Früchte)	leicht süß, sauer	thermisch kühl
Hippophae rhamnoides	Sanddorn (Früchte)	sauer	thermisch kühl
Cetraria islandica	Isländisches Moos	leicht süß, fade, schleimig, bitter	thermisch leicht kühl
Glycyrrhiza glabra	Süßholz	süß	thermisch neutral
Agropyron repens	Gemeine Quecke	süßlich, leicht fad	thermisch kühl
Stellaria media	Vogelmiere	leicht süß und salzig	thermisch kühl
Trifolium pratense	Rotklee	süß	thermisch kühl

3 Element Feuer

▶ **Tab. 3.6** (Fortsetzung).

Name (lat.)	Name (dt.)	Geschmack	Temperatur
Nasturtium officinale	Brunnenkresse	leicht bitter, süßlich, salzig	thermisch warm
Paeonia officinalis	Weiße Pfingstrose (Wurzel)	bitter, sauer	thermisch kühl
Petroselinum crispum	Petersilie (Wurzel)	süß	thermisch warm
Lamium album	Weiße Taubnessel (Blüten)	süß, etwas scharf	thermisch neutral

Rezepte

Tinktur zur Unterstützung des Herz-Yang

Cactus Urtinktur
Tribulus terr. Urtinktur
Ammi visn. Urtinktur
Tinct. Avenae sat.
Tinct. Crataegi aa ad 200 ml
4 × tgl. 1 TL in heißem Wasser einnehmen.

Tinkturmischung mit Galgant bei Angina pectoris

Tinct. Galangae 10 ml
Cactus Urtinktur 20 ml
Dioscorea vill. Urtinktur 20 ml
Tinct. Hyperici 30 ml
Tinct. Arnicae 20 ml
3 × tgl. 30 Tr. in etwas lauwarmem Wasser einnehmen.

Tinktur bei Ödemen infolge Herz-Yang-Mangels

Tinct. Scillae 30 ml
Tinct. Convallariae 20 ml
Tinct. Juniperi 20 ml
Tinct. Crataegi 30 ml
3 × tgl. 30 Tr. in etwas lauwarmem Wasser einnehmen.

Tinkturmischung für das Climacterium virile

Tribulus terr. Urtinktur
Cactus Urtinktur
Tinct. Avenae sat.
Tinct. Crataegi aa ad 100 ml
3 × tgl. 1 TL in etwas Flüssigkeit einnehmen.

Tinkturmischung bei Herz-Yang-Mangel mit Hyperhidrosis

Tinct. Convallariae 30 ml
Tinct. Valerianae 20 ml
Geum urbanum Urtinktur 30 ml
Tinct. Crataegi 30 ml
Tinct. Panacis ginseng 40 ml
3 × tgl. 30 Tr. in etwas Wasser einnehmen.

kombiniert mit der äußerlichen Einreibung von Salbei-Blüten-Essig (Fa. Bombastus).

Tinkturmischung mit Meerzwiebel bei Überfließen des Wassers infolge Herz- und Nieren-Yang-Mangels

Tinct. Scillae
Tinct. Levistici
Tinct. Convallariae
Tinct. Juniperi
Tinct. Crataegi aa ad 100 ml
3 × tgl. 40 Tr. einnehmen.

3.2 Organdisharmonien

Tinkturmischung mit Bischofskraut, die ein erregtes Shen mit Unruhe und Enge des Herzens sediert, wenn zugleich Herz-Yang-Schwäche vorliegt

Ammi visn. Urtinktur	20 ml
Cactus Urtinktur	20 ml
Tinct. Galangae	10 ml
Tinct. Crataegi	30 ml
Tinct. Verbenae off.	20 ml

3 × tgl. 25 Tr. in etwas Flüssigkeit vor den Mahlzeiten einnehmen.

Akupunktur
Technik: Alle Punkte tonisierend nadeln und Moxibustion anwenden.

Wie bei Herz-Qi-Mangel und zusätzlich LG 14 (wärmt das Herz-Yang).

Bei Ödemen infolge eines Nieren-Yang-Mangels:
KG 4 tonisiert das Nieren-Yang (Moxibustion anwenden).

Bl 23 und Ni 7 tonisieren das Nieren-Yang.

Bl 20 und Ma 36 stärken des Qi von Milz-Pankreas.

Bl 22 und Ma 28 beseitigen Ödeme.

Diätetik
wie bei Herz-Qi-Mangel (▶ S. 57)

Herz-Blut-Mangel
Xin Xuexu
Inneres Mangel-Syndrom

Symptomatik
- Allgemeinsymptome: Palpitationen (eher morgens, auch in Ruhe), Schwindelgefühle, Schlafstörungen, durch Träume gestörter Schlaf, dumpfer Kopfschmerz, Vergesslichkeit, Schreckhaftigkeit, Angstzustände, Ruhelosigkeit, Müdigkeit, stumpfe Blässe im Gesicht, blasse Lippen
- Zunge: blass und dünn (weil nicht genügend Blut die Zunge erreicht), verkleinerter Zungenkörper, durch Blutmangel etwas trocken
- Puls: schwach, dünn oder rau

Westliche Krankheitsbilder
Anämie, Herzrhythmusstörungen, evtl. leichter intermittierender Tinnitus, Einschlafstörungen, Unterernährung, Wochenbettdepression und -psychose, mentale und emotionale Störungen (Angstzustände)

Ätiologie
Da Milz-Pankreas ein blutbildendes Organ ist, entsteht Herz-Blut-Mangel durch Schwäche von Milz-Pankreas. Auch starker Blutverlust (z. B. bei der Geburt, durch Unfälle) führen zu Herz-Blut-Mangel. Chronische psychische Belastungen, Sorgen, Angstzustände und Stress belasten den Geist Shen und schwächen dadurch die Herzfunktion.

Therapeutischer Ansatz
Das Blut nähren (evtl. auch das Qi von Milz-Pankreas stärken), das Herz stärken.

▶ Tab. 3.7 Phytoarzneien (süß, sauer), die das Blut nähren.

Name (lat.)	Name (dt.)	Geschmack	Temperatur
Urtica urens	Brennnessel	leicht bitter, süß, salzig, adstringierend	thermisch kühl
Sambucus nigra	Schwarzer Holunder (Saft der Früchte)	leicht süß, sauer, adstringierend	thermisch kühl
Panax ginseng	Ginseng	süß, leicht bitter	thermisch leicht warm
Petroselinum crispum	Petersilie (Wurzel)	süß	thermisch warm
Avena sativa	Grüner Hafer (Kraut)	leicht süß	thermisch neutral

3 Element Feuer

▶ **Tab. 3.7** (Fortsetzung).

Name (lat.)	Name (dt.)	Geschmack	Temperatur
Glycyrrhiza glabra	Süßholz	süß	thermisch neutral
Rumex acetosa	Sauerampfer (Kraut, Wurzel)	kühl, bitter, adstringierend	
Hippophae rhamnoides	Sanddorn	sauer	thermisch kalt
Pimpinella anisum	Anis	süß	thermisch warm
Lamium album	Weiße Taubnessel (Blüten)	süß, leicht scharf	thermisch neutral bis leicht warm
Foeniculum vulgare	Fenchel	süß, scharf	thermisch warm
Nasturtium officinale	Brunnenkresse	scharf, leicht süß, bitter und salzig	thermisch warm
Tropaeolum majus	Kapuzinerkresse	scharf, würzig, etwas bitter	thermisch sehr warm
Hypericum perforatum	Johanniskraut	bitter	thermisch neutral

▶ **Tab. 3.8** Phytoarzneien, die das Herz-Qi tonisieren.

Name (lat.)	Name (dt.)	Geschmack	Temperatur
Panax ginseng	Ginseng (Wurzel)	süß, leicht bitter	thermisch leicht warm
Scilla maritima	Meerzwiebel	bitter	thermisch warm
Crataegus oxyacantha	Weißdorn	süßsauer, etwas bitter	thermisch kühl (Blüten), warm (Beeren)
Thymus vulgaris	Thymian	bitter	thermisch warm
Rosmarinus officinalis	Rosmarin	bitter, scharf	thermisch warm

▶ S. 57 Herz-Qi-Mangel

Rezepte

Tinkturmischung bei Herz-Blut-Mangel, speziell für anämische, neurasthenische, junge Mädchen
Tinct. Avena sat.
Tinct. Urticae
Tinct. Hyperici
Tinct. Verbenae   aa ad 100 ml
3 × tgl. 25 Tr. in ½ Glas rotem Saft einnehmen.

Tinkturmischung bei Herz-Blut-Mangel
Tinct. Nasturtii   30 ml
Tinct. Urticae   50 ml
Tinct. Hyperici   50 ml
Tinct. Crataegi   50 ml
Tinct. Anisi   50 ml
3 × tgl. 1 TL evtl. in 1 Glas Südwein oder rotem Beerensaft einnehmen.

Tee, der das Herz-Blut nährt und gleichzeitig den Schlaf vertieft

Hb. Hyperici	30 g
Hb. Verbenae	20 g
Fruct. Anisi	40 g
Flor. Lamii alb.	20 g
Flor. Lavandulae	10 g
Flor. Tiliae	10 g
Fol. Boldo	10 g

2 TL auf 1 Tasse Wasser, 7–10 Min. ziehen lassen. 1 Tasse ½ Std. vor dem Zubettgehen trinken

Tinkturmischung bei Nachtschweiß, auf Grund von Herz-Blut-Leere

Tinct. Urticae
Tinct. Hyperici
Tinct. Avenae sat.
Paeonia Urtinktur
Tinct. Crataegi aa ad 100 ml
3 × tgl. 30 Tr. in Holundermuttersaft einnehmen.

Akupunktur

Technik: Alle Punkte tonisierend nadeln, evtl. Moxibustion anwenden.

He 5 nährt das Herz-Blut.

He 7 Tor des Geistes; bei Schlafstörungen, Ängstlichkeit, Vergesslichkeit, Palpitationen, innerer Unruhe aufgrund von Herz-Blut-Mangel.

KS 6 und MP 4 öffnen das Yin-Verbindungsgefäß Yinweimai, das das Blut nährt.

KS 7 wirkt sehr beruhigend auf Shen, z. B. bei schweren Angstzuständen.

KG 4 beruhigt Shen und nährt das Blut.

KG 14 Alarmpunkt des Herzens.

Ma 36 tonisiert das Qi von Milz-Pankreas, nährt das Blut.

MP 6 beruhigt Shen, nährt Blut und Qi.

Bl 15 Zustimmungspunkt des Herzens, tonisiert das Herz (evtl. Moxakegelchen anwenden).

Bl 44 beruhigt Shen, tonisiert das Herz.

Diätetik

Zu vermeiden

- Hitze erzeugende Nahrungsmittel und Genussmittel, die austrocknend wirken:
  - scharf Angebratenes, Gegrilltes, Geröstetes, Geräuchertes und Frittiertes
  - Lauch, Frühlingszwiebel, Zwiebel, Knoblauch, Ingwer, Meerrettich
  - Chili, Curry, Cayennepfeffer, Paprika (scharf), Rosmarin, Thymian, Wacholderbeeren, Zimt, Nelke, Muskatnuss
  - Fleisch von Lamm, Schaf, Ziege und Wild
  - Alkohol
  - Wurst, Schinken, Salami
- austrocknende, bittere Nahrungsmittel, die die Blutbildung hemmen:
  - Kaffee, Getreidekaffee, Gewürztee
  - bittere Gewürze wie Kurkuma, getrockneter Thymian und Rosmarin
- kalte bzw. eiskalte Speisen und Getränke, da sie die Mitte schwächen:
  - Rohkostmahlzeiten
  - Südfrüchte
  - alles übermäßig Süße
- Nahrungsmittel mit künstlichen Farb-, Aroma-, Süß- und Konservierungsstoffen
- Fertigprodukte, Mikrowellengerichte
- Diäten und Fastenkuren

Zu empfehlen

- leicht süße, warme und neutrale Nahrungsmittel, die die Mitte als Quelle der Blutbildung stärken:
  - Dinkel, Polenta, Reis, Süßreis, Hirse
  - Huhn, Rind, Leber von Huhn und Rind (aus biologischer Aufzucht)
  - Süßwasserfisch, Austern
  - rote, vollreife Beeren wie Süßkirsche, Himbeere, Pfirsich, rote Traube
  - frische Kräuter, v. a. Petersilie
  - Rote Bete, Karotte, Kartoffel, Sellerie, Pastinake, Rotkohl, Weißkohl
  - Mandeln, Sesam, Sonnenblumenkerne, Kürbiskerne

- hochwertige Öle wie Sesamöl, Leinöl, Sonnenblumenöl, Weizenkeimöl, Olivenöl
- kleine Mengen an Süßungsmitteln wie Agavendicksaft, Honig, Vollrohrzucker
- Gelée royale
- süßer Rotwein (in kleinen Mengen)
• Nahrungsmittel, die trotz kühleren Temperaturverhaltens Blut nährend und bildend wirken:
  - Weizen, Gerste, Amarant
  - Holunder-, Heidel-, rote und schwarze Johannis-, Brombeeren
  - gedünstete Auberginen, Tomaten und Gurken
  - alle grünen Gemüse wie Brokkoli, Mangold, Spinat, Zucchini
  - Sprossen
  - kleine Mengen von Joghurt, Quark, Kefir, Dickmilch, Sahne, Sojamilch und Tofu
  - Sanddornbeerensaft gesüßt mit Honig (lauwarm, um das Vitamin C zu erhalten)

Weitere Empfehlungen
- Regelmäßig nahrhafte, möglichst frisch gekochte Speisen zu sich nehmen.
- Bewegung in der Natur
- Starke körperliche, seelische und geistige Belastungen vermeiden. Auch Nachtarbeit und ununterbrochenes Arbeiten am Computer schwächen allgemein den Körper.

Herz-Yin-Mangel
Xin Yinxu

Inneres Mangel-Syndrom

Symptomatik
- Allgemeinsymptome: Palpitationen, Schlafstörungen, Tachykardie, Schreckhaftigkeit, Vergesslichkeit, Reizbarkeit, ängstliche Unruhe; Symptome allgemeinen Yin-Mangels wie Rötung der Wangen, psychische Rastlosigkeit, nachmittags und abends subfebrile Temperaturen, Hitzegefühl, Nachtschweiß, Durst, Trockenheit von Mund- und Rachenschleimhäuten, Hitze der fünf Flächen (Handinnenflächen, Fußsohlen und Brustbeinbereich)
- Zunge: rot (wegen des Emporloderns von Leere-Hitze), rote und geschwollene Zungenspitze (entspricht dem Herzen), evtl. mit roten Punkten, wenig oder kein Belag (Yin-Mangel), tiefer medianer Riss, der sich bis zur Spitze zieht
- Puls: oberflächlich, dünn, schnell, evtl. überflutend an den beiden vorderen Positionen, schwach an den beiden hinteren Positionen

Westliche Krankheitsbilder
chronische Herzinsuffizienz, tachykarde Herzrhythmusstörungen, Vorhofflimmern, Hyperthyreose, Hypertonie, Durchschlafstörungen, Wechseljahrsbeschwerden, depressive Neurosen, Unterernährung

Ätiologie
Wie der Herz-Blut-Mangel entsteht auch der Herz-Yin-Mangel durch Stress, Hektik, chronische psychische Belastungen, ängstliche Unruhe, Sorgen. Außerdem kann es nach fieberhaften Erkrankungen und nach dem Angriff äußerer Hitze (sehr heiße Sommer, tropische Länder) zu Herz-Yin-Mangel kommen.

Therapeutischer Ansatz
Das Herz-Yin stärken und nähren, evtl. das Nieren-Yin stärken, den Geist Shen beruhigen, Stress abbauen.

▶ Tab. 3.9 Phytoarzneien (bitter, kühl), die das Herz-Yin nährt und den Geist Shen beruhigen.

Name (lat.)	Name (dt.)	Geschmack	Temperatur
Viscum album	Mistel	leicht bitter, etwas süßlich	thermisch kühl
Melissa officinalis	Melisse	leicht bitter, sauer und aromatisch	thermisch leicht kühl
Passiflora incarnata	Passionsblume	leicht bitter	thermisch kühl
Hypericum perforatum	Johanniskraut	bitter	thermisch neutral

▶ **Tab. 3.9** (Fortsetzung).

Name (lat.)	Name (dt.)	Geschmack	Temperatur
Lavandula angustifolia	Lavendel	leicht bitter, etwas scharf	thermisch neutral
Centella asiatica	Asiatischer Wassernabel (Stängel und Blätter)	bitter, süß	thermisch kühl
Scutellaria laterifolia	Virginisches Helmkraut	bitter, süßlich, adstringierend	thermisch kühl
Cimicifuga racemosa	Traubensilberkerze	bitter, leicht süß und scharf	thermisch kühl
Borago officinalis	Borretsch	süß, leicht salzig	thermisch kühl
Avena sativa	Grüner Hafer (Kraut)	leicht süß	thermisch neutral
Valeriana officinalis	Baldrian	süß, scharf, bitter	thermisch warm
Rosa centifolia	Edelrose (Büten)	süßlich, leicht adstringierend	thermisch kühl
Citrus aurantium	Bitterorange (Blüten)	bitter, leicht scharf	thermisch leicht kühl
Humulus lupulus	Hopfen	bitter, leicht adstringierend, scharf	thermisch kühl
Viola odorata	Wohlriechendes Veilchen	süß, etwas bitter	thermisch kühl
Stellaria media	Vogelmiere	leicht süß, etwas salzig	thermisch kühl
Salix alba	Weide	bitter, herb, adstringierend	thermisch kühl
Crataegus oxyacantha	Weißdorn (Blüten)	leicht süß, etwas bitter	thermisch kühl
Verbena officinalis	Eisenkraut	bitter, leicht scharf, leicht adstringierend	thermisch neutral bis kühl

▶ **Tab. 3.10** Phytoarzneien (sauer, süß, salzig, kühl), die das Nieren-Yin nähren.

Name (lat.)	Name (dt.)	Geschmack	Temperatur
Galeopsis segetum	Ockergelber Hohlzahn	süß, bitter	thermisch kühl
Humulus lupulus	Hopfen	bitter, leicht adstringierend, scharf	thermisch kühl
Equisetum arvense	Ackerschachtelhalm	leicht salzig, bitter, adstringierend, fad	thermisch kühl
Cimicifuga racemosa	Traubensilberkerze	bitter, leicht süß und scharf	thermisch kühl
Scutellaria laterifolia	Virginisches Helmkraut	bitter, leicht süß, adstringierend	thermisch kühl

▶ **S. 187** Nieren-Yin-Mangel sowie **S. 200** Nieren-Essenz-Mangel

Rezepte

Tinkturmischung bei Herz-Yin-Mangel mit Herzunruhe im Klimakterium

Cimicifuga Urtinktur	30 ml
Viscum album Urtinktur	20 ml
Verbena Urtinktur	20 ml
Tinct. Crataegi	30 ml
Solidago Urtinktur	20 ml

3 × tgl. 20 Tr. in etwas lauwarmem Wasser einnehmen.

Extraktmischung bei nervösen, auch thyreogen bedingten Herzbeschwerden

Extr. Flor. Fruct. Crataegi	71,25 ml
Extr. Hb. Leonuri card.	10 ml
Extr. Fol. Melissae	10 ml
Extr. Rad. Valerianae	5 ml

Im Handel als Oxacant-sedativ von Dr. Gustav Klein erhältlich.

Pulvermischung, die bei hyperthyreotisch bedingten Schlafstörungen das Herz und den Geist Shen beruhigt

Lupulinum	
Pulv. Rad. Valerianae	
Pulv. Piscidiae	
Pulv. Visci albi	
Pulv. Leonuri	aa ad 100 g

1 TL in etwas heißes Wasser eingerührt, ca. 1 Std. vor dem Schlafengehen trinken.

Tinkturmischung bei Yin-Mangel, bei nervöser Unruhe, Einschlafstörungen, Herzklopfen

Tinct. Lycopi	25 ml
Tinct. Leonuri	25 ml
Tinct. Melissae	40 ml
Tinct. Scutellariae	30 ml

3 × tgl. 20 Tr. in etwas Wasser einnehmen.

Tee, der das Herz-Yin stärkt

Hb. Scutellaria	20 g
Flor. Primulae	20 g
Flor. Crataegi	20 g
Hb. Hyperici	30 g
Flor. Lavandulae	10 g

1 gestr. EL auf ¼ l Wasser, 10 Min. ziehen lassen, ½ l im Laufe des Tages trinken.

Tinkturmischung mit Traubensilberkerze bei klimakterischen Hitzewallungen mit nervösen Herzsensationen

Tinct. Cimicifugae	
Tinct. Dioscoreae	
Scutellaria Urtinktur	
Tinct. Crataegi	aa ad 100 ml

3 × tgl. 20 Tr. in etwas lauwarmem Wasser einnehmen.

Tinkturmischung mit Baldrian zur Tonisierung des Herz-Yin

Tinct. Valerianae	
Tinct. Visci albi	
Tinct. Hyperici	
Tinct. Spartii scoparii	
Tinct. Crataegi	aa ad 100 ml

3 × tgl. 25–30 Tr. einnehmen.

Tinkturmischung mit Herzgespann bei Palpitationen und hysterisch bedingten Herzsensationen auf Grund mangelnder Orgasmusfähigkeit (als Folge eines Herz-Yin-Mangels)

Tinct. Leonuri	
Tinct. Piperis methystici	
Tinct. Melissae	
Tinct. Rosae	
Ammi visnaga Urtinktur	
Yohimbe Urtinktur	aa ad 180 ml

3 × tgl. 1 TL in 1 Tasse Johanniskraut-Tee (Hb. Hyperici) einnehmen.

Tinkturmischung bei Anorexia nervosa
Tinct. Angelicae
Tinct. Centaurii
Tinct. Avenae sat.
Tinct. Hyperici
Tinct. Verbenae aa ad 100 g
3 × tgl. vor den Mahlzeiten 25 Tr. in etwas lauwarmem Wasser einnehmen.

Akupunktur

Technik: Alle Punkte tonisierend nadeln, keine Moxibustion anwenden.

Bl 44 tonisiert das Herz, beruhigt den Geist bei emotionalen und psychischen Problemen.

KG 4 nährt Blut und Yin allgemein (bei Leere-Syndromen), beruhigt den Geist.

KG 14 und Bl 15 Zustimmungs- und Alarmpunkte des Herzens, tonisieren das Herz, beruhigen den Geist.

KG 15

He 6 nährt das Herz-Yin, bei Symptomen wie Nachtschweiß (kombiniert mit Ni 7), Schlaflosigkeit, trockenem Mund.

He 7 beruhigt den Geist (v. a. Frauen), nährt das Herz-Blut, wichtigster Punkt bei ängstlicher und sorgenvoller Unruhe, bei durch Hektik und Stress bedingten Schlafstörungen.

Lu 7 stärkt das Yin in Kombination mit Ni 6.

KS 7 Yuan-Quellpunkt; beruhigt den Geist, wirkt v. a. bei Männern.

MP 6 nährt Blut und Yin, beruhigt Shen; bei Schlafstörungen, die durch Blut- und Yin-Mangel bedingt sind.

Ma 36 nährt das Magen-Yin.

Diätetik

Zu vermeiden
- erwärmende, erhitzende Nahrungs- und Genussmittel, da sie trocknend wirken und das Yin schwächen:
    - Geröstetes, Gegrilltes, scharf Angebratenes, Gepökeltes
    - Fleisch von Lamm, Schaf, Ziege und Wild
    - Hafer
    - Lauch, Zwiebel, Frühlingszwiebel, Knoblauch, Schnittlauch, Meerrettich, Peperoni, Fenchel
    - alle scharfen und erwärmend wirkenden Gewürze wie Chili, Curry, Ingwer, Kurkuma, Bockshornkleesamen, Pfeffer, Paprika, Senfsaat, Zimt, Nelke, Galgant, Muskat, Anis, Rosmarin, Thymian, Kräuter der Provence
    - Wurst, Schinken, Salami, geräucherter Fisch
    - Kaffee, Getreidekaffee, Gewürztee
    - Alkohol
    - koffeinhaltige Getränke, künstliche Süßstoffe
- Salz sollte vermieden bzw. stark reduziert werden, da es die Körperflüssigkeiten zu sehr an sich bindet

Zu empfehlen
- erfrischende, kühle Nahrungsmittel, die das Yin nähren:
    - kleine Mengen Rohkost und Salat
    - Weizen, Gerste, Amarant, Reis
    - Pute, Ente in kleinen Mengen (gedünstet)
    - Spinat, Mangold, Brokkoli, Aubergine
    - Tomate und Gurke (gedünstet)
    - Kompott aus Apfel, Birne, Pflaume sowie kleine Mengen Südfrüchte (Melone)
    - frische Kräuter
    - Mungbohnen
    - Sprossen, Keimlinge
    - Hülsenfrüchte wie schwarze und gelbe Sojabohnen, Linsen, Erbsen, Bohnen
    - Sesam
    - Algen
    - kleine Mengen Sauermilchprodukte, Sojamilch, Tofu

Weitere Empfehlungen
- 3 × tgl. nahrhafte Speisen, frisch zubereitet, am besten gedünstet, blanchiert oder kurz gekocht
- regelmäßige Entspannungspausen, ausreichend Schlaf
- Rauchen aufgeben: Rauchen trocknet das Blut.

Loderndes Herz-Feuer
Xin Huo Shang Yan
Inneres Fülle-Hitze-Syndrom

Symptomatik
- Allgemeinsymptome: Palpitationen, Durst, Mund- und Zungengeschwüre (mit rotem erhabenem Rand), bitterer Mundgeschmack (morgens, nach schlechtem Schlaf), Gesichtsrötung, Hitzewellen, Schlafstörungen mit vielen Träumen, Erregbarkeit, Impulsivität, psychische Rastlosigkeit (die Fülle-Hitze des Herzens beunruhigt den Geist), Angstzustände, dunkler Harn, Hämaturie (das Herz-Feuer überträgt sich auf den Dünndarm und hierdurch auf die Blase)
- Zunge: rot; geschwollene und gerötete Zungenspitze, trockener, dünner, gelber Belag, medianer Riss bis zur Zungenspitze
- Puls: voll, schnell, überflutend, v. a. an der linken vorderen Taststelle

Westliche Krankheitsbilder
Hyperthyreose, Hypertonie, Myokarditis, Endokarditis, Schlafstörungen, Zystitis (mit Hämaturie), Dysurie, Stomatitis, Glossitis, Aphthen

Ätiologie
Chronische emotionale Probleme wie ängstliche Unruhe und ständige Sorgen können zu loderndem Herz-Feuer führen. Psychische Depressionen beunruhigen den Geist Shen, lassen das Qi stagnieren und dadurch ebenfalls Herz-Feuer entstehen. Auch loderndes Leber-Feuer (Wut, Groll, Frustration, Zorn) kann auf das Herz übergreifen.

Therapeutischer Ansatz
Herz-Feuer beseitigen, das Yin nähren, Geist Shen beruhigen.

▶ **Tab. 3.11** Phytoarzneien (bitter, kalt), die das Herz-Feuer beseitigen und den Geist Shen beruhigen.

Name (lat.)	Name (dt.)	Geschmack	Temperatur
Passiflora incarnata	Passionsblume	leicht bitter	thermisch kühl
Adonis vernalis	Adonisröschen	bitter, scharf	thermisch neutral
Capsella bursa pastoris	Hirtentäschel	bitter, würzig, leicht salzig	thermisch kühl
Melissa officinalis	Melisse	leicht bitter, leicht sauer, aromatisch	thermisch kühl
Viscum album	Mistel	leicht bitter, etwas süßlich	thermisch kühl
Citrus aurantium	Pomeranze (Blüten)	bitter, leicht scharf	thermisch kühl
Hedera helix	Efeu	bitter, leicht scharf	thermisch kühl
Capsella bursa pastoris	Hirtentäschel	bitter, scharf, leicht salzig, adstringierend	thermisch kühl
Leonurus cardiaca	Wolfstrapp	bitter, leicht scharf, adstringierend	thermisch kühl
Tilia cordata	Linde	scharf, süß, bitter	thermisch kühl
Citrus aurantium	Bitterorange (Blüten)	bitter, leicht scharf	thermisch leicht kühl
Corydalis cava	Lerchensporn	bitter	thermisch kalt
Humulus lupulus	Hopfen (Dolden)	bitter, scharf, leicht adstringierend	thermisch kühl

3.2 Organdisharmonien

▶ Tab. 3.12 Phytoarzneien (süß, sauer, salzig, kühl), die das Yin nähren.

Name (lat.)	Name (dt.)	Geschmack	Temperatur
Scutellaria laterifolia	Virginisches Helmkraut	bitter, süßlich, adstringierend	thermisch kühl
Punica granatum	Granatapfel (Öl der Samen)	süßlich	thermisch leicht warm
Polygonatum officinale	Salomonssiegel	süß	thermisch kühl bis neutral
Borago officinalis	Borretsch	süßlich, salzig	thermisch kühl
Equisetum arvense	Ackerschachtelhalm	fad, etwas salzig und bitter, adstringierend	thermisch kühl
Stellaria media	Vogelmiere	leicht süß, etwas salzig	thermisch kühl
Trifolium pratense	Rotklee	süß	thermisch kühl
Chimaphila umbellata	Doldenblütiges Wintergrün	bitter, adstringierend, süßlich	thermisch kühl
Citrus limon	Zitrone	sauer	thermisch kühl
Hippophae rhamnoides	Sanddorn	sauer	thermisch kalt
Rosa canina	Heckenrose (Früchte)	süß, sauer, etwas bitter	thermisch kühl
Aloe vera	Aloe (Gel und der anthrachinonfreie Pflanzensaft)	fad, leicht salzig	thermisch kalt
Althaea officinalis	Eibisch	schleimig, leicht bitter und süß	thermisch neutral, leicht kühl
Cetraria islandica	Isländisches Moos	fad, schleimig-bitter, leicht süßlich	thermisch leicht kühl
Viola odorata	Wohlriechendes Veilchen	süß, etwas bitter	thermisch kühl
Dioscorea villosa	Yamswurzel	bitter, süß	neutral bis warm
Triticum aestivum	Weizengras	süß, leicht bitter, adstringierend	thermisch neutral

Rezepte

Tinkturmischung mit grünem Hafer bei ADS

Tinct. Verbenae
Tinct. Avenae sat.
Tinct. Eleutherococci aa ad 60 ml
Für Kinder ab 10 Jahren: Morgens und mittags 30 Tr. in etwas Flüssigkeit einnehmen.

Variante

Tinct. Verbenae aa ad 60 ml
Tinct. Avenae sat.
Tinct. Piscidiae
Für Kinder ab 10 Jahren: 1 Std. vor dem Schlafengehen 30 Tr. in etwas Flüssigkeit einnehmen.

3 Element Feuer

Heilpflanzen-Saftmischung bei loderndem Herz-Feuer

Hafer (Avena sativa)
Melisse (Melissa officinalis)
Mistel (Viscum album)
Weißdorn (Crataegus oxyacantha) aa ad 400 ml
3× tgl. 1 EL in Kefir (oder Buttermilch) einnehmen.

Tee, wenn Leber-Feuer auf das Herz übergreift

Hb. Passiflorae	20 g
Flor. Tiliae	10 g
Flor. Rosae	10 g
Hb. Verbenae	30 g
Hb. Melissae	20 g
Hb. Taraxaci	20 g
Flor. Crataegi	30 g

1 TL auf 1 Tasse Wasser, 10 Min. ziehen lassen, 3× tgl. 1 Tasse trinken.

Tinkturmischung zur Beruhigung von Shen bei loderndem Herz-Feuer

Tinct. Hyperici
Tinct. Passiflorae
Tinct. Crataegi
Tinct. Leonuri   aa ad 100 ml
3× tgl. 1 TL einnehmen.

Tee mit Hirtentäschel bei Hypertonie mit Nasenbluten als Folge eines Herz- und Leber-Feuers

Hb. Bursae past.	20 g
Hb. Plantaginis	20 g
Hb. Passiflorae	20 g
Hb. Visci alb.	40 g
Flor. Pruni spinosae	20 g
Rad. Rauwolfiae serp.	40 g
Cort. Quercus	40 g

1 EL in ¼ l Wasser über Nacht einweichen, 5 Min. kochen lassen, ¾ l im Laufe des Tages trinken.

Tinkturmischung mit Mistel bei Hypertonie als Folge eines Herz- und Leber-Feuers

Tinct. Visci albi
Tinct. Rauwolfiae serp.
Tinct. Hyperici
Tinct. Crataegi
Tinct. Verbenae   aa ad 100 ml
3× tgl. 30 Tr. in etwas Wasser einnehmen.

Tee bei Aphthen, Angina, Rachenentzündung

Hb. Agrimoniae	30 g
Fol. Salviae	30 g
Rad. Tormentillae	40 g

2 EL/½ l Wasser, Aufguss, 15 Min. ziehen lassen, mehrmals tgl. gurgeln.

Tee mit Passionsblume, der den Geist Shen beruhigt und das Einschlafen fördert

Hb. Passiflorae	30 g
Flor. Rosae	10 g
Flor. Lavandulae	10 g
Fol. Verbenae odor.	20 g

1 EL auf ¼ l Wasser, 15 Min. ziehen lassen, ¼ l vor dem Schlafengehen trinken.

Akupunktur

Technik: Alle Punkte sedierend nadeln, nur Ni 6 und MP 6 tonisieren, keine Moxibustion.

He 7 Yuan-Quellpunkt, beruhigt den Geist bei ängstlicher Unruhe und Stress.

He 8 und He 9 beseitigen Herz-Feuer.

KS 7 Wichtiger Punkt zur Beruhigung des Geistes.

MP 6 und Ni 6 nähren das Yin, kühlen das Feuer.

KG 15 Yuan-Quellpunkt der fünf Yin-Organe; sehr wichtiger Punkt zur Beruhigung des Geistes bei Yin-Mangel (mit Sorgen, Angstzuständen, emotionalen Schockerlebnissen); beseitigt Hitze.

Gb 15 beseitigt Hitze und wirkt ausgleichend bei emotionalen Stimmungsschwankungen.

Diätetik

Zu vermeiden
- Nahrungsmittel, die erhitzend, erwärmend und austrocknend wirken und das Yin schwächen:
  - gebratene, gegrillte, gebackene, geröstete Speisen
  - fette Speisen, Fleisch von Lamm, Schaf, Ziege, Wild und Huhn
  - gepökelter und geräucherter Fisch, fette Fischsorten
  - Wurst, Schinken, Salami
  - Hafer, Haferflocken
  - Milchprodukte von Schaf und Ziege
  - getrocknete Aprikosen, Sultaninen, Rosinen
  - Kirschen, Pflaumen
  - Zwiebel, Knoblauch, Lauch, Meerrettich, Schnittlauch, Fenchel, Kürbis
  - Chili, Curry, Kurkuma, Ingwer, Pfeffer, Paprika, Lorbeer, Wacholderbeeren, Thymian, Rosmarin, Galgant, Oregano, Basilikum, Kräuter der Provence, Senfsaat, Nelke, Muskat, Anis, Zimt, Koriander, Bockshornkleesamen, Kardamom
  - Kaffee, Getreidekaffee, Gewürztee, Schwarztee
  - Alkohol
- denaturierte Nahrungsmittel, Fertigprodukte

Zu empfehlen
- kühlende, erfrischende und befeuchtende Nahrungsmittel, die das Feuer kühlen und das Yin nähren:
  - Weizen, Gerste, Reis, Amarant
  - Sprossen und Keimlinge
  - kleine Mengen Sauermilchprodukte
  - kleine Mengen Rohkost
  - Birnen und Äpfel (besonders als Kompott), Zitronen (Saft und Schale), Südfrüchte (Kiwi, Banane, Mango usw.)
  - Tomate, Gurke, Artischocke, Aubergine, Stangensellerie, Spinat, Mangold, Zucchini, Brokkoli, Radieschen, Kresse, Chinakohl
  - frische Kräuter
  - bittere Blattsalate wie Löwenzahn, Chicorée, Radicchio, Endivien, Rucola (in kleinen Mengen)
  - Leinöl, Sesamöl, Weizenkeimöl, Olivenöl
  - kleine Mengen Pute und Ente (gedünstet)
  - Austern, Tintenfisch, Krabben
  - Algen
  - Mineral- oder Quellwasser

Weitere Empfehlungen
- Entspannungsübungen (z. B. Qigong, Tai-Chi, Autogenes Training)
- leichte sportliche Betätigung wie Wandern, Radfahren, Schwimmen
- in allen Bereichen des Lebens deutlich Grenzen setzen, Gelassenheit üben
- auf genügend Entspannungsphasen und Schlaf achten

Schleim-Feuer quält das Herz
Tan Huo Rao Xin

Inneres Fülle-Hitze-Syndrom

Symptomatik
- Allgemeinsymptome: Erregungszustände, Aggression (Schreien, Schimpfen, Schlagen), Verwirrtheit, unkontrolliertes Lachen oder Weinen, Schreckhaftigkeit, Depression, unzusammenhängendes Sprechen, Selbstgespräche, Abgestumpftheit, Palpitationen, bitterer Mundgeschmack, Schlaflosigkeit, Albträume, in schweren Fällen Aphasie und Koma
- Zunge: insgesamt rot, gerötete und geschwollene Zungenspitze mit roten Punkten, gelber, klebriger Belag, medianer Riss, kleine gelbe dornenähnliche Erhebungen
- Puls: schlüpfrig oder schnell, voll, evtl. überflutend

Westliche Krankheitsbilder
Apoplexie, Epilepsie, Psychosen, Enzephalitis, Bluthochdruck: Krisen

Ätiologie
Langfristige emotionale Probleme mit psychischen Depressionen, die zu Qi-Stagnation und Herz-Feuer führen, können ein das Herz quälendes Schleim-Feuer zur Folge haben. Weitere Ursachen liegen in einem übermäßigen Verzehr

3 Element Feuer

von scharf gewürzten und fetten Speisen sowie Alkoholabusus. Wenn äußere Hitze das Perikard befällt, zeigen sich ausschließlich Verwirrtheit und Bewusstlosigkeit.

Therapeutischer Ansatz
Herz-Feuer beseitigen, den Geist Shen beruhigen und Schleim auflösen.

Rezepte

Tinkturmischung mit Königskerze, wenn Schleim-Feuer das Herz quält

Tinct. Verbasci
Tinct. Visci alb.
Tinct. Passiflorae
Tinct. Verbenae off. aa ad 120 ml
Hyoscyamos D2 10 ml
1 EL in 1 Glas Wasser im Laufe des Tages schluckweise trinken.

▶ **Tab. 3.13** Phytoarzneien (bitter, kalt), die Herz-Feuer beseitigen und den Geist Shen beruhigen.

Name (lat.)	Name (dt.)	Geschmack	Temperatur
Passiflora incarnata	Passionsblume	neutral, etwas bitter	thermisch kühl
Crataegus oxycantha	Weißdorn (Blüten)	leicht süß, etwas bitter	thermisch kühl
Hedera helix	Efeu	bitter, leicht scharf	thermisch kühl
Salix alba	Weide	leicht bitter, herb, adstringierend	thermisch kalt
Viscum album	Mistel	leicht bitter, etwas süßlich	thermisch kühl

▶ S. 70 Loderndes Herz-Feuer

▶ **Tab. 3.14** Phytoarzneien (kühl), die Schleim beseitigen und die Herzkanäle öffnen.

Name (lat.)	Name (dt.)	Geschmack	Temperatur
Verbascum thapsiforme	Königskerze	leicht bitter, leicht süßlich	thermisch neutral bis kühl
Verbena officinalis	Eisenkraut	bitter, leicht scharf, leicht adstringierend	thermisch neutral bis leicht kühl
Rosa canina	Hundsrose (Blüten)	süß, leicht adstringierend	thermisch kühl
Viscum album	Mistel	bitter, leicht süß	thermisch kühl
Primula veris	Schlüsselblume (Blüten)	etwas süß	thermisch neutral
Hepatica nobilis	Leberblümchen	scharf	thermisch kühl
Aesculus hippocastanum	Rosskastanie (Samen, Rinde)	leicht bitter, adstringierend	thermisch neutral bis kühl

3.2 Organdisharmonien

Das Herz-Qi kräftigende Teemischung, die den Kopf freimacht und den Schlaf fördert

Cort. Piscidiae erythrinae	50 g
Hb. Passiflorae	30 g
Flor. Lavandulae	30 g
Flor. Primulae	20 g
Flor. Crataegi	20 g

1 EL auf ¼ l Wasser, 15 Min. ziehen lassen, 1½ Std. vor dem Schlafengehen ¼ l trinken.

Tinkturmischung bei Erregungszuständen mit psychotischen Symptomen

Hyoscyamus Urtinktur	20 ml
Tinct. Verbasci	20 ml
Tinct. Verbenae	30 ml
Tinct. Rosae	20 ml
Avena sativa Urtinktur	30 ml

3 × tgl. 30 Tr. in etwas Wasser einnehmen.

Akupunktur

Technik: Alle Punkte sedierend nadeln mit Ausnahme von KG 12 und Bl 20; keine Moxibustion anwenden.

KS 5 befreit die Herzöffnungen von Schleim, beseitigt Herz-Feuer.

KS 7 Yuan-Quellpunkt, beruhigt den Geist v. a. bei Männern.

He 7 Yuan-Quellpunkt, „Tor des Geistes", beseitigt Hitze und beruhigt den Geist v. a. bei Frauen.

He 8 beruhigt den Geist, beseitigt Herz-Feuer bei Schleim-Feuer und Leere-Hitze des Herzens.

He 9 Jing-Brunnenpunkt, befreit die Herzöffnungen, unterdrückt auch inneren Wind.

Le 2 Ying-Quellpunkt, Hauptpunkt gegen Leber-Feuer, unterdrückt auch inneren Wind.

Le 3 Yuan-Quellpunkt, unterdrückt Feuer, beruhigt den Geist, vertreibt inneren Wind.

Gb 13 „Wurzel des Geistes", wichtiger Punkt bei den unterschiedlichsten geistigen und emotionalen Störungen wie z. B. Eifersucht, Angst, Misstrauen. Seine Wirkung wird durch LG 24 verstärkt.

Gb 15 wirkt harmonisierend auf das emotionale Leben, wirkt stimmungsausgleichend bei manisch-depressiven Zuständen.

KG 12 Mu-Alarmpunkt des Magens, stärkt Milz-Pankreas, beseitigt Nässe und Schleim.

KG 15 Luo-Passagepunkt, mächtiger Punkt zur Beruhigung des Geistes Shen, v. a. aufgrund von Yin-Mangel.

Ma 40 Luo-Passagepunkt, äußerst wichtiger Punkt zur Beseitigung von Nässe und Schleim.

MP 6 stärkt Milz-Pankreas, beseitigt Nässe und Schleim, beruhigt Shen.

Bl 15 Zustimmungspunkt des Herzens, beseitigt Herz-Feuer.

Bl 20 Zustimmungspunkt von Milz-Pankreas, stärkt die Milz, beseitigt Nässe und Schleim.

LG 20 Jiaohui-Kreuzungspunkt aller Yang-Leitbahnen, klärt den Geist, wirkt wiederbelebend bei Koma (in Kombination mit KS 6 und LG 26).

LG 24 „Hof des Geistes", wichtiger Punkt zur Beruhigung von Shen.

Diätetik

Zu vermeiden
- stark befeuchtende und verschleimende Nahrungsmittel:
  - sämtliche Milchprodukte von Kuh, Schaf und Ziege
  - zuckerhaltige Nahrungsmittel und Getränke
  - künstliche Süßstoffe
  - Brotmahlzeiten
  - Schweinefleisch
  - Nüsse

- Nahrungsmittel, die erhitzend wirken und das Feuer nähren:
  - gebratene, gegrillte, gebackene, geröstete Speisen
  - fette Speisen, Fleisch von Lamm, Schaf, Ziege, Wild und Huhn
  - gepökelter und geräucherter Fisch, fette Fischsorten
  - rohe Zwiebel, Knoblauch, Lauch, Meerrettich (in größeren Mengen)
  - heiße Gewürze wie Chili, Curry, Kurkuma, Ingwer, Cayennepfeffer, Paprika (scharf), Tabasco, Senfsaat
  - Kaffee (regt das Herz-Yang zu sehr an), Gewürztee
  - hochprozentiger Alkohol

Zu empfehlen
- kühlende und neutrale Nahrungsmittel, die Feuchtigkeit ausleiten und den Schleim beseitigen:
  - Amarant, Gerstengraupen, Buchweizen, Hirse, Mais, Reis, Roggen
  - Radieschen, Rettich, Sellerie, Stangensellerie, Spargel
  - Karpfen, Makrele
  - Kürbiskerne, Mandeln
  - Adzukibohnen
  - Sprossen, Keimlinge, Sojasprossen, Kresse
  - Maishaartee, Pfefferminztee, grüner Tee, Süßholztee
- neutrale, leichte süße Nahrungsmittel, die die Mitte stärken, da die Mitte die Flüssigkeiten transportiert und umwandelt:
  - Karotte, Kartoffel, Blumenkohl, weiße Bohnen, grüne Bohnen, Erbsen, Rote Bete, Sellerie, Pastinake, Kohlrabi, Weißkohl (in kleinen Mengen), Wirsing
  - Barsch, Forelle
  - Dinkel, Reis, Hirse, Mais
  - Gewürze wie Vanille, Safran
  - Süßungsmittel (in sehr kleinen Mengen) in Form von Agaven- und Birnendicksaft

Schleim-Kälte benebelt den Geist
Han Tan Mi Xin Qiao

Fülle-Kälte des Herzens

Symptomatik
- Allgemeinsymptome: Verwirrtheit (Schleim blockiert das Herz), Somnolenz bis zur Bewusstlosigkeit, Lethargie, Depression, Stupor, Aphasie (Schleim verhindert die normale Zungenbewegung), Rasseln in der Kehle, Erbrechen (Schleim verlegt den Thorax), Introvertiertheit
- Zunge: geschwollener Zungenkörper, medianer Riss bis zur Spitze mit kleinen Dornen, dicker und klebriger Belag
- Puls: schlüpfrig, langsam

Westliche Krankheitsbilder
Apoplex-Folgezustände, Entwicklungsverzögerung bei Kindern (konstitutionell bedingt), senile Erscheinungen, Morbus Alzheimer, Psychosen

Ätiologie
Schleimbildung entsteht durch übermäßiges Essen von öligen, kalten und rohen Nahrungsmitteln. Bei Kindern können erblich bedingte Entwicklungsstörungen dieses Muster hervorrufen. Wenn schwere, chronisch-emotionale Probleme hinzukommen, blockiert der Schleim auch das Herz.

Therapeutischer Ansatz
Schleim-Kälte auflösen, Herzöffnungen und Leitbahnen durchgängig machen, ggf. das Bewusstsein wieder herstellen.

Rezepte

Tinkturmischung für Kinder mit verlangsamter geistiger Entwicklung
Tinct. Angelicae
Tinct. Rosmarini
Tinct. Hyperici
Tinct. Verbenae
Tinct. Pericarpii aurantii   aa ad 100 ml
3 × tgl. 15 Tr. (Kinder älter als 10 Jahre 25 Tr.) in 1 Glas Süßkirschsaft oder rotem Traubensaft trinken.

▶ Tab. 3.15 Phytoarzneien (scharf, aromatisch, warm), die Schleim-Kälte auflösen.

Name (lat.)	Name (dt.)	Geschmack	Temperatur
Origanum majorana	Majoran	aromatisch scharf, leicht bitter	thermisch warm
Scilla maritima	Meerzwiebel	bitter, scharf	thermisch warm
Galanthus nivalis	Schneeglöckchen (ganze Pflanze)	scharf, bitter	thermisch warm
Convallaria majalis	Maiglöckchen	bitter, scharf	thermisch warm
Oreganum vulgare	Oregano	scharf	thermisch warm
Levisticum officinale	Liebstöckel	süß, scharf-würzig, leicht bitter	thermisch warm
Imperatoria ostruthium	Meisterwurz	scharf, würzig, aromatisch, etwas bitter	thermisch warm
Eucalyptus globulus	Eukalyptus (Blätter)	scharf	thermisch warm
Pimpinella anisum	Anis	süß, scharf	thermisch warm
Thymus vulgaris	Echter Thymian	scharf würzig	thermisch warm
Acorus calamus	Kalmus	bitter, scharf, aromatisch	thermisch leicht warm
Alpinia officinarum	Galgant	scharf	thermisch heiß
Elettaria cardamomum	Kardamom (Früchte)	scharf, aromatisch	thermisch warm
Salvia officinalis	Salbei (Blätter, Blüten)	bitter, leicht aromatisch, etwas scharf	thermisch leicht warm

▶ Tab. 3.16 Phytoarzneien, die Herzöffnungen und Leitbahnen öffnen.

Name (lat.)	Name (dt.)	Geschmack	Temperatur
Asperula odorata	Waldmeister (Kraut)	scharf, aromatisch, leicht süß	thermisch warm
Origanum majorana	Majoran	aromatisch-scharf, leicht bitter	thermisch warm
Cinnamomum cassia	Zimt (Rinde)	süß, leicht scharf und bitter	thermisch heiß
Jasminum officinale	Jasmin	scharf, leicht süß	thermisch warm
Helleborus niger	Schwarze Christrose	bitter	thermisch warm
Hypericum perforatum	Johanniskraut	bitter	thermisch neutral
Artemisia vulgaris	Beifuß	bitter, scharf	thermisch warm
Rosmarinus officinalis	Rosmarin	bitter	thermisch warm

3 Element Feuer

Tee mit Waldmeister, wenn kalter Schleim den Geist benebelt

Hb. Asperulae	30 g
Flor. Primulae	30 g
Rad. Imperatorii	30 g
Fol. Origani	20 g
Hb. Hyperici	30 g
Fol. Rosmarini	10 g

3 EL auf ¾ l Wasser, 15 Min. ziehen lassen, im Laufe des Tages trinken.

Tinkturmischung für ältere Patienten mit Benommenheit, verwirrtem Geist und Antriebsschwäche

Tinct. Convallariae	20 ml
Tinct. Imperatoriae	30 ml
Tinct. Rosmarini	30 ml
Tinct. Panacis ginseng	50 ml
Tinct. Arnicae	20 ml

3 × tgl. 1 TL in 1 Tasse Weißdorn-Tee trinken.

> **Cave**
> Nicht bei Hypertonie anwenden.

Tinkturmischung für den phlegmatischen, zu Depressionen und Lethargie neigenden Menschen

Tribulus terrestris Urtinktur	30 ml
Helleborus Urtinktur	10 ml
Tinct. Calami	20 ml
Tinct. Thymi	20 ml
Tinct. Myrrhae	20 ml
Tinct. Hyperici	20 ml

3 × tgl. 30 Tr. in etwas Wasser einnehmen.

Akupunktur

Technik: Bl 20 und KG 12 tonisierend nadeln, alle anderen Punkte sedieren.

KS 5 Wichtiger Punkt zur Auflösung von Schleim, der die Herzöffnungen verlegt und so den Geist benebelt; reguliert das Herz-Qi.

He 9 befreit die Herzöffnungen.

Ma 40 Einer der wichtigsten Punkte zur Auflösung von Schleim und Nässe, beruhigt den Geist, bei durch Schleim hervorgerufener Ängstlichkeit und Phobien.

Bl 15 Zustimmungspunkt des Herzens, stimuliert das Gehirn; bei retardierten Kindern und depressiven Erwachsenen einsetzbar.

Bl 20 Zustimmungspunkt von Milz-Pankreas, Hauptpunkt zur Stärkung von Milz-Pankreas, bei allen chronischen Beschwerden mit Nässe und Schleim, bei starker Energieleere.

LG 26 „Mitte des Menschen", fördert die Wiederherstellung des Bewusstseins.

Diätetik

Zu vermeiden
- Nahrungsmittel, die die Mitte schwächen, stark befeuchten und verschleimen:
  - übermäßiger Verzehr von kalten bzw. eisgekühlten Speisen und Getränken
  - Rohkost
  - Südfrüchte
  - fettige, ölige Nahrungsmittel und Speisen
  - sämtliche Milchprodukte von Kuh, Schaf und Ziege
  - zuckerhaltige Nahrungsmittel und Getränke
  - Brotmahlzeiten
  - Schweinefleisch
  - Nüsse
- üppige, späte Abendmahlzeiten
- Fertigprodukte, Nahrungsmittel mit künstlichen Farb-, Aroma-, Süß- und Konservierungsstoffen

Zu empfehlen
- wärmende, den Schleim transformierende und ausleitende Nahrungsmittel:
  - Hirse, Quinoa, Reis, Hafer, Gerstengraupen
  - Karotte, Kartoffel, Süßkartoffel, Kürbis, Rote Bete, Champignon, Shiitake, Artischocke, Spargel, Rosenkohl, Erbsen, Bohnen, Zwiebel (gebraten), Petersilienwurzel
  - Mohnsamen
  - Gewürze wie Salbei, Kurkuma, Bohnenkraut, Basilikum, Kardamom, Ingwer,

Knoblauch, Pfeffer, Nelken, Muskat, Rosmarin, Wacholderbeeren, Thymian, Anis
- dünner Ingwer-, Anis-, Fenchel-, Kümmel-, Thymian-, Süßholztee

Stagnation des Herz-Blutes
Xin Xue Yu Zu
Leere-Fülle-Syndrom

Symptomatik
- Allgemeinsymptome: Palpitationen, evtl. Tachykardie, Schmerzen in der Herzgegend oder retrosternal, evtl. zur linken Schulter und/oder in den Arm ausstrahlend, Engegefühl im Thoraxbereich, Lippen- und Nagelzyanose, blau-violettes Gesicht, Dyspnoe, Erschöpfungszustände, kalte Hände durch ungenügende Qi-Zirkulation, kalter Spontanschweiß
- Zunge: purpurfarben, evtl. mit purpurnen Flecken an der Zungenspitze oder um das Zungenzentrum herum
- Puls: hängend, dünn, unregelmäßig durch behinderte Blutzirkulation

Westliche Krankheitsbilder
Stenokardie, Angina pectoris, chronische Herzinsuffizienz, evtl. Hypertonie, Arteriosklerose, venöse Stauungen

Ätiologie
Dieses Leere-Fülle-Syndrom entwickelt sich meistens aus einer Herz-Yang-Schwäche. Aber auch ein Herz-Blut-Mangel oder Herz-Feuer sind ursächlich zu nennen, so dass oft die jeweiligen Symptome dieser Muster zu der Symptomatik der Herz-Blut-Stagnation hinzukommen. In erster Linie sind lange bestehende emotionale Probleme wie Trauer, Erregungs- und Angstzustände oder unterdrückter Zorn zu nennen, die den Geist Shen „einengen" und dadurch zu Herz-(Qi)-Yang-Stagnation und zu nachfolgender Blut-Stagnation führen. Aber auch Stress, übermäßige körperliche Belastung und mangelnde Bewegung lassen Qi und Blut im Thorax-Bereich stagnieren. Häufig kommen noch Schleimretentionen dazu, die von zu kalter und fettreicher Ernährung sowie von Alkoholabusus herrühren.

Therapeutischer Ansatz
Die Stagnation beseitigen, die Qi- und Blutzirkulation aktivieren, das Herz-Yang tonisieren.

▶ **Tab. 3.17** Phytoarzneien (scharf), die die Qi- und Blutzirkulation anregen.

Name (lat.)	Name (dt.)	Geschmack	Temperatur
Selenicereus grandiflorus	Königin der Nacht	scharf	thermisch warm
Thymus vulgaris	Echter Thymian	scharf, würzig	thermisch warm
Rosmarinus officinalis	Rosmarin	scharf	thermisch warm
Ruta graveolens	Raute	scharf, würzig, bitter	thermisch warm
Aesculus hippocastanum	Rosskastanie (Rinde)	scharf, leicht bitter, adstringierend	thermisch kühl
Arnica montana	Arnika (Blüten)	bitter, scharf	thermisch warm
Pimpinella alba	Bibernelle	scharf	thermisch warm
Ginkgo biloba	Ginkgo	bitter, leicht süß	thermisch neutral
Melilotus officinalis	Steinklee	süßlich	thermisch neutral bis leicht warm
Ammi visnaga	Bischofskraut	bitter, etwas aromatisch	thermisch warm

3 Element Feuer

▶ **Tab. 3.17** (Fortsetzung).

Name (lat.)	Name (dt.)	Geschmack	Temperatur
Levisticum officinale	Liebstöckel	süß, scharf, würzig, leicht bitter	thermisch warm
Nasturtium officinale	Brunnenkresse	scharf, leicht bitter, leicht salzig, leicht süß	thermisch warm
Angelica archangelica	Engelwurz	scharf, aromatisch, etwas bitter, leicht süß	thermisch warm

▶ **Tab. 3.18** Phytoarzneien, die das Herz-Yang tonisieren.

Name (lat.)	Name (dt.)	Geschmack	Temperatur
Ammi visnaga	Bischofskraut	bitter, etwas aromatisch	thermisch warm
Tribulus terrestris	Erdstachelnuss	bitter	thermisch warm
Convallaria majalis	Maiglöckchen	scharf, bitter	thermisch warm
Valeriana officinalis	Baldrian	süß, bitter, scharf	thermisch warm
Rosmarinus officinalis	Rosmarin	scharf	thermisch warm

▶ S. 60 Herz-Yang-Mangel

Rezepte

Tinkturmischung, die das Herz-Blut bewegt

Cactus Urtinktur	20 ml
Tinct. Leonuri	20 ml
Ammi visnaga Urtinktur	20 ml
Tinct. Galangae	10 ml
Tinct. Crataegi	30 ml

3 × tgl. 30 Tr. in etwas Wasser einnehmen.

Herzsalbe bei Blut-Stagnation

Ol. Rosmarini	
Ol. Arnicae	
Ol. Lavandulae	
Ol. Camphoratum	
Ol. Melissae	aa ad 25 ml
Ol. Amygdali dulc.	50 ml
Ol. Cacao	ad 100 ml

3 × tgl. Herzzonen und -punkte einmassieren: Herzgegend, linke Schulter, Herz-Reflexzonen am Rücken, im täglichen Wechsel die Zustimmungs- und Alarmpunkte von Herz und Durchblutung.

Tee, der sanft Qi- und Blut bewegt

Fol. Rosmarini	30 g
Hb. Nasturtii	20 g
Rad. Pimpinellae	30 g
Flor. Arnicae	10 g
Flor. Crataegi	30 g

1 TL auf 1 Tasse Wasser, 5–7 Min. ziehen lassen, 2 × tgl. 1 Tasse vor dem Essen trinken.

Tinkturmischung zur Förderung der zerebralen Durchblutung bei älteren Menschen

Tinct. Convallariae	
Tinct. Imperatorii	
Tinct. Fol. Olivari	
Tinct. Rutae	
Extr. Crataegi	aa ad 200 ml

3 × tgl. 1 TL einnehmen.

Tee bei venösen Kongestionen

Fol. Hamamelidis
Fol. Populi
Flor. Spiraeae   aa ad 30 g
Cort. Hippocastani   50 g
1 geh. TL Cort. Hippocastani in ¼ l Wasser aufkochen, 10 Min. ziehen lassen, 2 geh. TL von den restlichen Kräutern dazu geben, weitere 10 Min. ziehen lassen, ¼ l im Laufe des Tages trinken.

Tee, der das Blut bewegt und das Haupthaar nährt

Hb. Hydrocotylis
Fol. Buxus semp.
Hb. Urticae
Rad. Paeoniae rubr.
Fol. Rosmarini
Fol. Juglandis   aa ad 180 g
1 EL/¼ l Wasser aufkochen, 15 Min. zugedeckt bei schwacher Hitze kochen lassen. ¾ l im Laufe des Tages trinken.

Extraktmischung zur Förderung der Durchblutung bei Hirnleistungsstörungen

Ginkgo biloba Urtinktur	1,3 g
Viscum album Urtinktur	2,7 g
Crataegus Urtinktur	7,5 g
Äthanol	98 ml

Im Handel als Cefavora von Cefak erhältlich.

Akupunktur

Technik: Alle Punkte sedierend oder neutral nadeln; die Punkte auf dem Konzeptionsgefäß abwechseln mit den Punkten auf dem Lenkergefäß.

He 7 „Tor des Geistes", Yuan-Quellpunkt, beruhigt den Geist.

KS 4 Xi-Grenzpunkt, zur Schmerzstillung beim akuten Syndrom, beseitigt Blut-Stasen im thorakalen Bereich.

KS 6 Luo-Passagepunkt; bei thorakalen Beschwerden aufgrund von Qi- und Blutstagnation, wirkt stark beruhigend auf den Geist, bei allen Unruhe-Zuständen infolge Herz-Syndromen; öffnet in Kombination mit Ma 40 den Thorax.

Bl 14 Zustimmungspunkt des Perikards, bei koronaren Herzkrankheiten, Tachykardien.

Bl 17 Zustimmungspunkt des Zwerchfells, beseitigt Blut-Stasen in allen Organen bei einer neutralen oder sedierenden Nadeltechnik, ohne Moxibustion; bewegt das Qi in Zwerchfell und Thorax.

MP 10 „Meer des Blutes", beseitigt Blut-Stasen.

Ni 25 bewegt Qi und Blut im Thorax, bei Herz- und Nieren-Yang-Mangel.

KG 17 Alarmpunkt des Perikards und des Oberen Erwärmers, stärkt und reguliert das Qi, löst Stagnationen des Qi im thorakalen Bereich, bei Beklemmungsgefühlen und Dyspnoe.

LG 10 bewegt Qi und Blut im Thorax.

LG 11 bei Fülle-Zuständen des Herzens; beruhigt den Geist.

LG 12 lindert Spasmen, beseitigt inneren Wind.

Diätetik

Zu vermeiden
- kühlende, saure, zusammenziehende Nahrungsmittel, die die Stagnation fördern:
  - Weizen, Amarant
  - Holunderbeeren, Sauerkirschen, Preiselbeeren, Brombeeren, Johannisbeeren
  - Südfrüchte wie Kiwi, Zitrone, Orange, Banane, Mango, Mandarine, Grapefruit
  - Quitte, Apfel, Rhabarber
  - kalte bzw. eisgekühlte Speisen und Getränke
  - Rohkost
  - Sauermilchprodukte wie Kefir, Joghurt, Buttermilch, Dickmilch
- salzige, kalte Nahrungsmittel, die Stagnation bewirken:
  - Algen
  - Mineral-, Quellwasser

- Meeresfrüchte wie Krebs, Krabben
- Miso
- Salz, Himalayasalz
- kühlende und befeuchtende Nahrungsmittel, die die Mitte schädigen:
  - fabrikzuckerhaltige Nahrungsmittel und Getränke
  - Milchprodukte
  - eisgekühlte Speisen und Getränke
  - frisches Brot
- Lebensmittel, die in der Mikrowelle erwärmt bzw. zubereitet werden

Zu empfehlen
- scharfe und warme Nahrungsmittel, die die Blutstagnation beseitigen:
  - Gewürze wie Bohnenkraut, Basilikum (getr.), Kardamom, Ingwer, Knoblauch, Pfeffer, Nelken, Muskat, Rosmarin (getr.), Thymian (getr.), Anis, Zimt
  - Meerrettich, Lauch, Zwiebel, Frühlingszwiebel
  - Anis-, Kümmel-, Fenchel-, Ingwertee
- warme Nahrungsmittel, die das Yang generell und speziell das Herz-Yang kräftigen:
  - lange gekochte Suppen aus Rinder- oder Hühnerbrühe
  - Milchprodukte von Schaf und Ziege
  - bitter-warme Gewürze wie Kurkuma, Bockshornkleesamen, Wacholderbeeren, frischer Thymian, Basilikum und Rosmarin (tonisieren speziell das Herz-Yang)
  - Rind und Huhn
  - warmer Kirschsaft, roter Traubensaft

3.2.2 Dünndarm-Muster

Fülle-Hitze des Dünndarms Xiaochang Shire
Inneres Fülle-Hitze-Syndrom

Symptomatik
- Allgemeinsymptome: psychische Unruhe, Reizbarkeit, Stomatitis, Zungengeschwüre, Halsschmerzen (durch Feuer im Herzen), Hitzeempfindung im Thorax, Durst, Schwerhörigkeit (durch Obstruktion der Dünndarm-Leitbahn), Schmerz bei der Miktion, spärlicher, dunkler Urin (da die Dünndarm-Funktion der Trennung der Flüssigkeiten beeinträchtigt ist), Hämaturie (bei ausgeprägter Hitze)
- Zunge: insgesamt rot, gerötete Spitze, gelber Belag
- Puls: schnell, überflutend (auf Grund der Hitze), v. a. an der vorderen Pulsstelle

Westliche Krankheitsbilder
Zystitis, Dysurie, Palpitationen, Schlafstörungen, Schwerhörigkeit oder Taubheit, Reizbarkeit, nervöse Ängstlichkeit, innere Unruhe, Hyperaktivität, Blähungen, Bauchschmerzen, Enteritis

Ätiologie
Ein loderndes Herz-Feuer greift auf den Dünndarm über, der mit dem Herzen in einer Innen-Außen-Beziehung steht. Das Herz-Feuer ist die Folge eines Herz-Yin-Mangels (▶ S. 66) oder eines Leber-Feuers (▶ S. 16). Diese Menschen stehen oft unter großem inneren Druck und stürzen sich gleichzeitig auf die verschiedensten Projekte, wobei sie sich grenzenlos verausgaben.

Therapeutischer Ansatz
Hitze und Feuer in Herz-Dünndarm und Unteren Erwärmer beseitigen, das Yin nähren.

3.2 Organdisharmonien

▶ **Tab. 3.19** Phytoarzneien (bitter, kühl), die Hitze und Feuer in Dünndarm und Unterem Erwärmer beseitigen.

Name (lat.)	Name (dt.)	Geschmack	Temperatur
Taraxacum officinale	Löwenzahn	bitter, süß	thermisch kalt
Stachys officinalis	Heilziest	leicht bitter, süß	thermisch kühl
Melissa officinalis	Melisse	leicht bitter, leicht sauer, aromatisch	thermisch kühl
Viscum album	Mistel	leicht bitter, etwas süßlich	thermisch kühl
Achillea millefolium	Schafgarbe	bitter, aromatisch, leicht süß und salzig	thermisch neutral
Agrimonia eupatoria	Odermennig	bitter	thermisch neutral
Capsella bursa pastoris	Hirtentäschel	bitter, würzig, leicht salzig	thermisch kühl
Solidago virgaurea	Goldrute	bitter, herb, leicht adstringierend	thermisch kühl
Arctostaphylos uva ursi	Bärentraube	leicht bitter, adstringierend	thermisch kühl
Herniaria glabra	Bruchkraut	leicht salzig, etwas bitter	thermisch neutral

▶ **Tab. 3.20** Phytoarzneien (süß, sauer, kühl), die das Yin nähren.

Name (lat.)	Name (dt.)	Geschmack	Temperatur
Stellaria media	Vogelmiere	leicht süß, etwas salzig	thermisch kühl
Trifolium pratense	Rotklee	süß	thermisch kühl
Chimaphila umbellata	Doldenblütiges Wintergrün	bitter, adstringierend, süßlich	thermisch kühl
Citrus limon	Zitrone	sauer	thermisch kühl
Hippophae rhamnoides	Sanddorn	sauer	thermisch kalt
Rosa canina	Heckenrose (Früchte)	süß, sauer, etwas bitter	thermisch kühl

▶ S. 70 Loderndes Herz-Feuer

Rezepte

Tee gegen Nässe-Hitze in Dünndarm und Unterem Erwärmer (z. B. bei akuter Zystitis)

Fol. Melissae
Hb. Millefolii
Hb. Bursae pastoris
Fol. Solidaginis
Fol. Uvae ursi   aa ad 150 g
1 EL auf ¼ l Wasser, 10 Min. ziehen lassen, ¾ l trinken im Laufe des Tages, jedoch nicht nach 18 Uhr.

Tinkturmischung, die das Herz-Feuer dämpft, den Dünndarm kühlt und das Yin nährt

Tinct. Passiflorae
Tinct. Leonuri card.
Tinct. Agrimoniae
Tinct. Taraxaci   aa ad 100 ml
3 × tgl. 20 Tr. in etwas Granatapfelsaft (Punica granatum) einnehmen.

Akupunktur

Technik: Sedierend nadeln, keine Moxibustion.

Dü 2 Ying-Quellpunkt, beseitigt innere Hitze aus dem Dünndarm; bei Dysurie und brennendem Schmerz aufgrund Hitze der Blase.

Dü 5 Starke psychische Wirkung, „klärt den Geist"; hilft, Klarheit zu finden und die richtige Entscheidung zu treffen; beseitigt Hitze des Dünndarms.

He 5 Luo-Passagepunkt; bei bitterem Mundgeschmack, Zungengeschwüren, Brennen bei der Miktion, Hämaturie, Schlaflosigkeit infolge Hitze der Blase; beseitigt Herz-Feuer.

He 8 beseitigt Fülle und Hitze des Herzens: Fülle-Hitze, Leere-Hitze oder Schleim-Hitze.

Ma 39 Unterer-He-Meer-Punkt der Dünndarm-Leitbahn; effizient bei Schmerzen im Unterbauch, bei Borborygmen und Flatulenz; beseitigt Nässe-Hitze des Dünndarms (dunkler, trüber Urin).

Bl 27 Zustimmungspunkt des Dünndarms, beseitigt Nässe-Hitze aus dem Unteren Erwärmer mit Brennen beim Harnlassen und trübem Urin.

Diätetik

Zu vermeiden
- erhitzende Nahrungs- und Genussmittel, die die vorhandene Hitze nähren und das Yin schädigen:
  - Gegrilltes, Gebratenes, Gebackenes, Geröstetes und Frittiertes
  - heiße Gewürze wie Chili, Curry, Ingwer, Knoblauch, Paprika (scharf), Cayennepfeffer, Senfsaat, Rosmarin, Muskat, Nelke, Zimt
  - hochprozentiger Alkohol
  - Kaffee, Gewürztee, Getreidekaffee
  - Fleisch von Lamm, Schaf, Ziege, Wild
  - große Mengen Wurst, Schinken, Salami
  - Lauch, Zwiebel, Frühlingszwiebel, Meerrettich
  - geräucherter und gepökelter Fisch
- üppige Mahlzeiten
- denaturierte Nahrungsmittel

Zu empfehlen
- bittere und kühle Nahrungsmittel, die die Hitze ausleiten:
  - alle bitteren Blattsalate, Löwenzahn
  - Amarant
  - grüner Tee in kleinen Mengen, Löwenzahntee
- kühle, süße und saure Nahrungsmittel, die das Yin nähren:
  - Reis, Weizen, Buchweizen, Gerste
  - Spinat, Brokkoli, Aubergine, Tomate, Gurke, Sellerie, Champignon, Stangensellerie
  - Keimlinge, Sprossen (Mungbohnensprossen)
  - Olivenöl, Leinöl, Sesamöl
  - Ente, Kaninchen
  - Birnen (als Kompott), Äpfel, Beerenfrüchte
  - Tofu, Sojamilch
  - kleine Mengen Sahne, Joghurt, Sauermilchprodukte
  - Südfrüchte
  - Sesamöl
  - Süßholztee, Melissentee

Schwäche und Kälte des Dünndarms Xiaochang Xuhan

Inneres Leere-Kälte-Syndrom

Symptomatik
- Allgemeinsymptome: dumpfer Abdominalschmerz (Kälte-Obstruktion des Darmes), Verlangen nach heißen Getränken (infolge der inneren Kälte), Besserung durch Druck und Wärme auf den Bauch, Borborygmen, Diarrhöe, blassgelber, reichlicher Urin
- Zunge: blass, weißer Belag
- Puls: schwächlich, tief und langsam (aufgrund eines Yang-Mangels von Milz-Pankreas)

Westliche Krankheitsbilder
Diarrhöe, Meteorismus, Malabsorption und -digestion, Colitis ulcerosa

Ätiologie
Dieses Muster entspricht einem Yang-Mangel von Milz-Pankreas mit innerer Leere-Kälte und entsteht durch übermäßigen Verzehr von kalten und rohen Nahrungsmitteln; die Borborygmen weisen auf eine Dünndarm-Beteiligung hin.

3.2 Organdisharmonien

▶ Tab. 3.21 Phytoarzneien (scharf, süß, warm, heiß), die Kälte vertreiben und das Yang von Milz-Pankreas stärken.

Name (lat.)	Name (dt.)	Geschmack	Temperatur
Cinnamomum zeylanicum	Zimt (Rinde)	scharf, süß	thermisch heiß
Elettaria cardamomum	Kardamom	scharf-aromatisch	thermisch warm
Commiphora abussinica	Myrrhe	aromatisch-scharf, bitter	thermisch neutral bis warm
Armoracia rusticana	Meerrettich	sehr scharf	thermisch heiß
Zingiber officinale	Ingwer	scharf	thermisch sehr warm (frische Wurzel heiß)
Alpinia officinarum	Galgant	scharf	thermisch heiß
Pimpinella anisum	Anis	süß, etwas scharf	thermisch warm
Angelica archangelica	Engelwurz	scharf, aromatisch, etwas bitter, leicht süß	thermisch warm
Tropaeolum majus	Kapuzinerkresse	scharf-würzig, etwas bitter	thermisch sehr warm
Juniperus communis	Wacholder	aromatisch-scharf, süß, etwas bitter	thermisch warm
Hyssopus officinalis	Ysop	scharf	thermisch warm
Illicum verum	Sternanis	scharf	thermisch warm
Syzygium aromaticum	Nelken	scharf	thermisch warm
Imperatoria ostruthium	Meisterwurz	scharf, würzig-aromatisch, etwas bitter	thermisch warm

Therapeutischer Ansatz

Kälte vertreiben im Dünndarm und Yang von Milz-Pankreas stärken und wärmen, evtl. Symbioselenkung durchführen.

Rezepte

Tee bei Schwäche und Kälte des Dünndarms

Rad. Angelicae	30 g
Fruct. Foeniculi	30 g
Hb. Saturejae	30 g
Flor. Jasmini	30 g
Hb. Gei rivalis	30 g

1 EL auf ¼ l Wasser, 10 Min. ziehen lassen, ¾ l im Laufe des Tages trinken.

Pulvermischung bei Diarrhöe auf Grund von Schwäche-Kälte des Dünndarms

Pulv. Myrrhae
Pulv. Curcumae
Pulv. Rad. Bistortae
Pulv. Anisi
Pulv. Rad. Carlinae aa ad 100 g

3 × tgl. ½ gestr. TL zu Beginn der Mahlzeiten einnehmen.

3 Element Feuer

Tinkturmischung bei Malabsorption und -digestion
Tinct. Zingiberis
Tinct. Harunganae
Tinct. Angelicae
Tinct. Juniperi
Tinct. Foeniculi aa ad 100 ml
3 × tgl. nach den Mahlzeiten 25 Tr. in wenig warmem Wasser einnehmen.

Akupunktur

Technik: Alle Punkte tonisierend nadeln, Moxibustion sollte angewendet werden.

Ma 36 stärkt das Yang von Milz-Pankreas.

Ma 37 Unterer-He-Meer-Punkt der Dünndarm-Leitbahn; bei Schmerzen im unteren Abdomen, Borborygmen und Flatulenz.

Ma 39 Spezieller Punkt bei Bauchschmerzen.

MP 6 tonisiert Magen und Milz-Pankreas, lindert Schmerzen im Unterbauch; kombiniert mit Ma 36 tonisiert er das Qi des Mittleren Erwärmers; effizient bei chronischer Müdigkeit.

Bl 20 Zustimmungspunkt von Milz-Pankreas, wichtiger Punkt zur Stärkung von Milz-Pankreas und Magen, stimuliert die Aufwärtsbewegung des Qi von Milz-Pankreas.

Bl 21 Zustimmungspunkt des Magens, stärkt Magen und das Qi, fördert die Abwärtsbewegung des Magen-Qi (sedierend genadelt).

Bl 25 Zustimmungspunkt des Dickdarms, kombiniert mit Bl 20 bei Diarrhöe.

Bl 27 Zustimmungspunkt des Dünndarms, stimuliert die Dünndarm-Funktion, lindert Dünndarm-Symptome wie Borborygmen, Bauchschmerzen, Schleimbeimengung im Stuhl.

KG 6 „Meer des Qi"; bei direkter Moxibustion außerordentlicher Punkt zur Stärkung des Yang; stärkt Milz-Pankreas; bei weichen Stühlen, Kältegefühl, physischer und psychischer Schwäche.

KG 12 Alarmpunkt des Magens, reguliert Magen und Darm, effizient bei Leere-Kälte von Magen und Milz-Pankreas v. a. mit Moxibustion.

Diätetik

Zu vermeiden
- kalte bzw. kühlende und befeuchtende Nahrungsmittel, da sie die bereits vorhandene Kälte unterstützen:
  - eisgekühlte Speisen und Getränke
  - Rohkost (v. a. Gurke und Tomate)
  - Südfrüchte
  - Mineralwasser, Pfefferminztee, grüner Tee
  - Weizen, Gerste
  - Sprossen und Keimlinge
  - Algen
  - Milch- und Sojaprodukte
  - fabrikzuckerhaltige Lebensmittel
- Nahrungsmittel mit künstlichen Süß-, Farb-, Aroma- und Konservierungsstoffen

Zu empfehlen
- süße, erwärmende Nahrungsmittel, die die Mitte kräftigen:
  - Dinkel, Polenta, Süßreis, Hirse, Haferflocken
  - Fleisch und Leber von Rind und Huhn (aus biologischer Aufzucht)
  - Süßwasserfisch
  - Rote Bete, Karotten, Kartoffel, Süßkartoffel, Sellerie, Pastinake, Rotkohl, Weißkohl, Kürbis
  - Mandeln, Sesam, Sonnenblumenkerne, Kürbiskerne
  - Sojaöl, Rapsöl
  - kleine Mengen an Süßungsmitteln wie Agavendicksaft, Honig, Vollrohrzucker
  - Kümmel, Anis, Fenchelsamen, Zimt, Vanille
  - Aprikose, Kirsche, Pfirsich, Weintraube
  - Süßholz-, Fenchel-, Kümmeltee
- scharf-warme Nahrungsmittel, um die Kälte zu vertreiben:
  - Lauch, Frühlingszwiebeln, Meerrettich, Zwiebel
  - scharfe Gewürze wie Ingwer, Pfeffer, Chili, Paprika, Nelke, Muskat, Kardamom, Koriander, Basilikum und Thymian (getr.)
  - alle frischen Kräuter wie Schnittlauch, Dill, Petersilie

Weitere Empfehlungen
- warme, gekochte Mahlzeiten (3 × tgl.), mit erwärmenden Gewürzen zubereitet
- häufig lange gekochte Suppen

Dünndarm-Qi-Schmerz
Shou Taiyang Xiaochang Qitong
Inneres Hitze-Syndrom (akut);
Inneres Fülle-Leere-Syndrom (chronisch)

Symptomatik
- Allgemeinsymptome: zerrende, bis zum Rücken ausstrahlende Unterbauchschmerzen, abdominaler Druck wird nicht vertragen, abdominale Distension, Flatulenz, Borborygmen, Abgang von Blähungen bringt Erleichterung, Hodenschmerz (bedingt durch Qi-Stagnation in Dünndarm und Leber)
- Zunge: weißer Belag
- Puls: saitenförmig und tief (Qi-Obstruktion), v. a. an den hinteren Taststellen

Westliche Krankheitsbilder
Verdauungsschwäche, Flatulenz, Borborygmen, unregelmäßiger Stuhl, Müdigkeit, Adynamie, bis in den Hoden ausstrahlender Unterbauchschmerz, Ileitis

Ätiologie
Der Fülle-Aspekt dieses Syndroms entsteht aus dem stagnierenden Leber-Qi, das Milz-Pankreas angreift. Übermäßiger Genuss von kalten und rohen Speisen beeinträchtigt die Funktion des Dünndarms. Es kommt zu einer Schwäche des Qi von Milz-Pankreas und damit zum Aspekt der Leere. Im akuten Fall bildet sich eine absolute Hitze-Situation.

Therapeutischer Ansatz
Leber-Qi-Stagnation beseitigen, das Qi von Milz-Pankreas stärken, Qi im Unteren Erwärmer bewegen.

▶ Tab. 3.22 Phytoarzneien, die Leber-Qi-Stagnation beseitigen.

Name (lat.)	Name (dt.)	Geschmack	Temperatur
Chelidonium majus	Schöllkraut	scharf, bitter	thermisch warm
Chrysanthemum parthenium	Mutterkraut	bitter, ein wenig scharf	thermisch kühl
Citrus aurantium	Bitterorange (unreife Früchte)	bitter, leicht scharf	thermisch leicht kühl
Pneumus boldo	Boldo	aromatisch, leicht bitter	thermisch kühl
Nasturtium officinale	Brunnenkresse	scharf, leicht bitter, leicht salzig, süßlich	thermisch warm

▶ S. 8 Leber-Qi-Stagnation

▶ Tab. 3.23 Phytoarzneien (süß, warm), die das Qi von Milz-Pankreas stärken.

Name (lat.)	Name (dt.)	Geschmack	Temperatur
Pimpinella anisum	Anis	süß, etwas scharf	thermisch warm
Ocimum basilicum	Basilikum	süßlich, leicht scharf und leicht bitter	thermisch warm
Panax ginseng	Ginseng	süß leicht bitter	thermisch neutral bis leicht warm
Glycyrrhiza glabra	Süßholz	süß	thermisch neutral
Carum carvi	Kümmel	scharf, leicht süß	thermisch warm

▶ S. 8 Leber-Qi-Stagnation

3 Element Feuer

▶ **Tab. 3.24** Phytoarzneien, die das Qi im Unteren Erwärmer bewegen.

Name (lat.)	Name (dt.)	Geschmack	Temperatur
Matricaria chamomilla	Kamille	süß, bitter, leicht scharf	thermisch neutral bis leicht warm
Fraxinus americana	Weißesche (Rinde)	bitter, aromatisch, leicht süß, adstringierend, salzig	thermisch warm
Origanum majorana	Majoran	aromatisch-scharf, leicht bitter	thermisch warm
Levisticum officinale	Liebstöckel	süß, scharf, würzig, leicht bitter	thermisch warm
Foeniculum vulgare	Fenchel	süß, scharf	thermisch warm
Ammi visnaga	Bischofskraut	bitter, leicht aromatisch	thermisch warm
Angelica archangelica	Engelwurz	scharf-aromatisch, etwas bitter, leicht süß	thermisch warm
Origanum vulgare	Oregano (Kraut)	scharf	thermisch warm
Scutellaria laterifolia	Virginisches Helmkraut	bitter, leicht süß, adstringierend	thermisch kühl
Gentiana lutea	Gelber Enzian	sehr bitter, leicht süß	thermisch kalt
Berberis vulgaris	Berberitze (Wurzelrinde)	bitter	thermisch kühl bis kalt

Rezepte

Tinkturmischung im akuten Fall
Tinct. Berberidis
Tinct. Melissae
Tinct. Uzara
Tinct. Liquiritiae   aa ad 80 ml
3 × tgl. vor den Mahlzeiten 20 Tr. in etwas lauwarmem Wasser einnehmen.

Tee bei chronischer Ileitis
Rad. Pimpinellae   40 g
Hb. Millefolii   30 g
Flor. Chamomillae   20 g
Fol. Majoranae   20 g
Fruct. Foeniculi   40 g
Rad. Liquiritiae   30 g
3 EL auf 3 Tassen Wasser, 10 Min. ziehen lassen, jeweils nach dem Essen 1 Tasse trinken.

Dazu Okoubaka Urtinktur, 3 × tgl. 20 Tr.

Akupunktur
Technik: Sedierend nadeln, Moxibustion bei vorhandenen Kälte-Symptomen.

Le 3 beseitigt Leber-Qi-Stagnation.

Le 13 Alarmpunkt von Milz-Pankreas, fördert den harmonischen Fluss des Leber-Qi, tonisiert Milz-Pankreas; bei stagnierendem Leber-Qi, das Magen und Milz attackiert.

Gb 34 He-Meer-Punkt der Gallenblasen-Leitbahn; fördert den harmonischen Leber-Fluss, kombiniert mit KG 6 stimuliert er den Qi-Fluss im Unteren Erwärmer.

MP 6 tonisiert das Qi von Milz-Pankreas, fördert den harmonischen Fluss des Leber-Qi, stillt Bauchschmerzen.

Ma 27 bewegt stagnierendes Qi im Unterbauch, lindert Bauchschmerzen, stimuliert die Dünndarm-Funktion.

Ma 29 bewegt stagnierendes Qi im Unterbauch.

Ma 39 „Untere große Leere"; Unterer-He-Meer-Punkt der Dünndarm-Leitbahn, bei abdominalen Schmerzen, Borborygmen, Flatulenz.

Diätetik
Zu vermeiden
- kalte Nahrungsmittel, die die Mitte schwächen und die Funktion des Dünndarms beeinträchtigen:
  - eisgekühlte Getränke und Speisen
  - Rohkost
  - Südfrüchte
  - rohes und kaltes Getreidemüsli
  - Sprossen, Keimlinge
  - Algen
  - Milchprodukte
- zuckerhaltige Nahrungsmittel und Getränke
- denaturierte Nahrungsmittel und Getränke mit Farb-, Süß-, Aroma- und Konservierungsstoffen
- stark erhitzende Nahrungsmittel, die das Leber-Qi anfeuern:
  - stark gewürzte, gegrillte, geräucherte, gepökelte, frittierte Speisen
  - Wurst, Schinken, Salami, geräucherter Fisch
  - scharfe Gewürze wie Curry, Chili, Ingwer, Knoblauch, Pfeffer, Paprika
  - Zwiebel, Frühlingszwiebel, Meerrettich, Lauch
  - Kaffee, Gewürztee
  - Alkohol

Zu empfehlen
- erwärmende Nahrungsmittel, um die Mitte zu stärken und das Leber-Qi zu bewegen:
  - Polenta, Dinkel, Hirse, Couscous, Bulgur, Süßreis
  - Rote Bete, Karotte, Kartoffel, Süßkartoffel, Kürbis, Shiitake, Kohl (in kleinen Mengen)
  - Pfirsich, Kirsche, Erdbeere, Pflaume, Aprikose, Weintraube
  - Kalbfleisch, Kaninchen, Huhn
  - magerer Süßwasserfisch
  - Fleisch und Leber von Rind und Huhn (aus biologischer Aufzucht)
  - Mandeln, Sesam, Sonnenblumenkerne, Kürbiskerne
  - Sojaöl, Rapsöl
  - kleine Mengen an Süßungsmitteln wie Agavendicksaft, Honig, Vollrohrzucker
  - Kümmel, Anis, Fenchelsamen, Zimt, Vanille
  - Rettich, Radieschen, Chicorée, Radicchio, Löwenzahn, Endivien, Artischocke, Stangensellerie (zwar kühl wirkende, aber das Leber-Qi bewegende Nahrungsmittel),
  - Süßholz-, Fenchel-, Kümmeltee

3.2.3 Muster des Perikards

Eindringen von äußerer Hitze
Wai Re Fan Xin Bao

Symptomatik
- Allgemeinsymptome: sehr starke Reizbarkeit, Nervosität, hohes Fieber, Delirium, Benebelung des Geistes, Verstopfung, Zuckungen, in schweren Fällen Koma, aber auch innere Unruhe, Lethargie, manisch-depressive Zustände, übersteigerte Verliebtheit
- Zunge: zitternd, trocken, scharlachroter Zungenkörper, gelber Belag
- Puls: fein, schnell, evtl. drahtig

Westliche Krankheitsbilder

Perikarditis, Endokarditis, Myokarditis, psychosomatische, funktionelle Herzbeschwerden (Herzstiche, -stolpern, -klopfen, Druck auf der Brust)

Ätiologie

Bei schlechter körperlicher Abwehrreaktion kann es zu einer raschen Invasion äußerer pathogener Hitze bis auf Nähr-Qi-Ebene kommen. Äußere Wind-Hitze, die Lunge und Abwehr-Qi befallen hat, kann sehr rasch zum Perikard durchdringen und Fieber sowie Koma verursachen. Des Weiteren gibt es eine Reihe von psychischen Ursachen für eine Erhitzung des Perikards: Liebesschmerz, durch Enttäuschung ausgelöster Kummer, Folgen von Schreck und Traumatisierung.

Therapeutischer Ansatz

Hitze kühlen, den Geist Shen beruhigen, das Wei Qi stärken.

3 Element Feuer

▶ **Tab. 3.25** Phytoarzneien (bitter, kühl), die Hitze kühlen und Fieber senken.

Name (lat.)	Name (dt.)	Geschmack	Temperatur
Menyanthes trifoliata	Fieberklee	bitter	thermisch kalt
Salix alba	Weide	bitter, herb, adstringierend	thermisch kalt
Crataegus oxyacantha	Weißdorn (Blüten)	leicht süß, etwas bitter	thermisch kühl
Cichorium intybus	Wegwarte	mäßig bitter	thermisch kühl
Betula alba	Birke (Knospen)	leicht bitter, adstringierend	
Tilia cordata	Linde	leicht süß, etwas bitter, schleimig	thermisch kühl
Equisetum arvense	Ackerschachtelhalm	fad, etwas salzig, etwas bitter	thermisch kühl
Viola odorata	Wohlriechendes Veilchen	süß, leicht bitter	thermisch kühl
Primula veris	Schlüsselblume (Blüten)	leicht süß	thermisch neutral
Hippophae rhamnoides	Sanddorn	sauer	thermisch kalt
Agrimonia eupatoria	Odermennig	bitter, adstringierend	thermisch neutral
Spiraea ulmaria	Mädesüß	leicht bitter und süß, adstringierend	thermisch kühl

▶ **Tab. 3.26** Phytoarzneien, die den Geist Shen beruhigen.

Name (lat.)	Name (dt.)	Geschmack	Temperatur
Piscidia erythrina	Fischrinde (Wurzelrinde)	bitter, kalt	
Rosa centifolia	Edelrose (Blüten)	leicht süß, leicht adstringierend	thermisch kühl
Melissa officinalis	Melisse	leicht sauer und bitter, aromatisch	thermisch leicht kühl
Scutellaria laterifolia	Virginisches Helmkraut	bitter, leicht süß, adstringierend	thermisch kühl
Lavandula angustifolia	Lavendel	leicht scharf, etwas bitter	thermisch neutral
Salvia officinalis	Salbei (Blätter, Blüten)	bitter, leicht aromatisch-scharf	thermisch warm/kühl
Hypericum perforatum	Johanniskraut	bitter	thermisch neutral
Avena sativa	Grüner Hafer(Kraut)	leicht süß	thermisch neutral
Valeriana officinalis	Baldrian	süß, bitter, scharf	thermisch warm
Crataegus oxyacantha	Weißdorn	leicht süß und bitter	thermisch kühl
Viola odorata	Wohlriechendes Veilchen	süß, leicht bitter	thermisch kühl
Passiflora incarnata	Passionsblume	leicht bitter	thermisch kühl

3.2 Organdisharmonien

▶ **Tab. 3.27** Phytoarzneien, die das Wei Qi stärken.

Name (lat.)	Name (dt.)	Geschmack	Temperatur
Uncaria tomentosa	Katzenkralle	scharf-aromatisch, leicht bitter	warm
Echinacea purpurea	Roter Sonnenhut (Kraut)	scharf, etwas salzig	thermisch warm
Echinacea angustifolia	Schmalblättriger Sonnenhut (Wurzel)	scharf, bitter, adstringierend	thermisch warm
Eleutherococcus senticosus	Taigawurzel	scharf, bitter, süß	thermisch warm
Plantago lanceolata	Spitzwegerich (Kraut, Wurzel)	leicht bitter, salzig, schleimig	thermisch kühl
Boswellia serrata	Weihrauch	bitter, scharf	thermisch warm
Juniperus communis	Wacholder	aromatisch scharf, etwas bitter und süß	thermisch warm
Viscum album	Mistel	leicht bitter, etwas süßlich	thermisch kühl
Rosa canina	Heckenrose (Früchte)	süß-sauer, etwas herb-bitter	thermisch kühl
Punica granatum	Granatapfel (Öl)	süßlich	thermisch leicht warm
Punica granatum	Granatapfel (Saft)	süß-säuerlich, leicht herb-bitter	thermisch neutral bis leicht kühl
Sambucus nigra	Schwarzer Holunder (Blüten)	leicht scharf, süß, bitter	thermisch kühl
Tropaeolum majus	Kapuzinerkresse	scharf, würzig, etwas bitter	thermisch sehr warm
Aloe vera	Aloe (Blattgel)	fad, leicht salzig	thermisch kalt
Bupleurum falcatum	Hasenohr	bitter, leicht scharf	thermisch leicht kalt

Rezepte

Tinkturmischung bei Invasion äußerer pathogener Hitze (bei schwerem grippalem Infekt) mit Herzbeteiligung

Menyanthes Urtinktur	20 ml
Tinct. Crataegi	30 ml
Tinct. Melissae	20 ml
Passiflora Urtinktur	20 ml
Extr. Echinaceae	30 ml
Tinct. Eleutherococci	30 ml

5× tgl. 1 TL in etwas Flüssigkeit einnehmen.

Bei Folgen von Liebeskummer mit hysterischen Symptomen und funktionellen Herzbeschwerden

Tinkturmischung für den Tag:
Tinct. Melissae
Tinct. Crataegi
Tinct. Lycopi
Tinct. Hyperici
Tinct. Passiflorae   aa ad 100 ml

4× tgl. 30 Tr. in etwas Flüssigkeit einnehmen oder 1 EL in 1 Glas Wasser geben und im Laufe des Tages trinken.

kombiniert mit einem

Tee für die Nacht
Flor. Rosae
Flor. Lavandulae
Flor. Crataegi
Flor. Primulae
Flor. Tiliae
Pericarp. Aurantii aa ad 120 g
1 EL auf ¼ l Wasser, 10 Min. ziehen lassen, 1 Std. vor dem Schlafengehen trinken.

Tinkturmischung nach Aufregung und Enttäuschung des Herzens
Tinct. Scutellariae
Tinct. Piperis meth.
Tinct. Valerianae
Tinct. Melissae
Tinct. Hyperici
Tinct. Rosae
Tinct. Crataegi aa ad 180 ml
Vinum medicinale ad 1 000 ml
3 × tgl. 1 Likörglas nach dem Essen trinken.

Für die Nacht eine Tasse Fischrinden-Tee (Cort. rad. Piscidiae erythr. – Cortex)
1 gestrich. TL/¼ l Wasser, Aufguss, 15 Min. ziehen lassen.

Akupunktur
Technik: Sedierend nadeln.

KS 4 reguliert den Herzbeutel, wirkt schmerzstillend bei akuten Zuständen, beruhigt das Herz, bei Rhythmusstörungen.

KS 5 beseitigt Hitze, löst Schleim, wenn er das Herz benebelt (geistige Unruhe, Delirium, Aphasie, Koma).

KS 7 beruhigt den Geist Shen, beseitigt Herz-Feuer; wichtiger Punkt bei Hitze des Perikards (auf der Nähr-Qi-Ebene).

KS 8 kühlt Herz-Feuer, beruhigt den Geist bei Hitze im Perikard mit hohem Fieber.

KS 9 kühlt Hitze, stellt das Bewusstsein wieder her.

Lu 11 Innere Hitze-Zustände jeder Genese.

LG 14 beseitigt innere Hitze, reguliert das Abwehr-Qi.

LG 20 wirkt wiederbelebend bei Koma (in Kombination mit KS 5 und LG 26).

Diätetik
Zu vermeiden
- tierisches Eiweiß
- erhitzende und erwärmende Nahrungs- und Genussmittel wie scharfe Gewürze, frittierte, gegrillte, geröstete Speisen, Alkohol, Tabak usw.
- stark gesalzene Speisen und Nahrungsmittel, da sie die Nieren belasten
- sehr süße Lebensmittel und Getränke, da sie sich negativ auf die Mitte auswirken

Zu empfehlen
- leichte, kühlende Speisen und Getränke mit befeuchtender Wirkung:
    - Weizen- oder Gerstenbrei, leicht gesüßt mit Agavendicksaft
    - gedünstetes Gemüse wie Spinat, Mangold, Karotte
    - Kompott aus Äpfeln, Birnen
    - Saft von Holunderbeeren, Sanddorn, Wassermelone, lauwarm und leicht gesüßt mit Agavendicksaft

3.2.4 Muster des 3-Erwärmers

Wegen seiner funktionellen Relation zu allen anderen Organen werden dem 3-Erwärmer keine eigenen Syndrome zugeschrieben. Er reguliert das Wasser im Körper und ist als ein System zu verstehen, das die Funktionen aller Organe untereinander koordiniert. Disharmonien in Lunge und Herz sind Muster des Oberen Erwärmers; Störungen in Galle, Magen und Milz-Pankreas hängen mit dem Mittleren Erwärmer zusammen; Muster des Unteren Erwärmers sind Syndrome von Leber, Blase, Niere, Dünn- und Dickdarm (▶ S. 55 Die Funktionen von Perikard und 3-Erwärmer).

4 Element Erde / Spätsommer

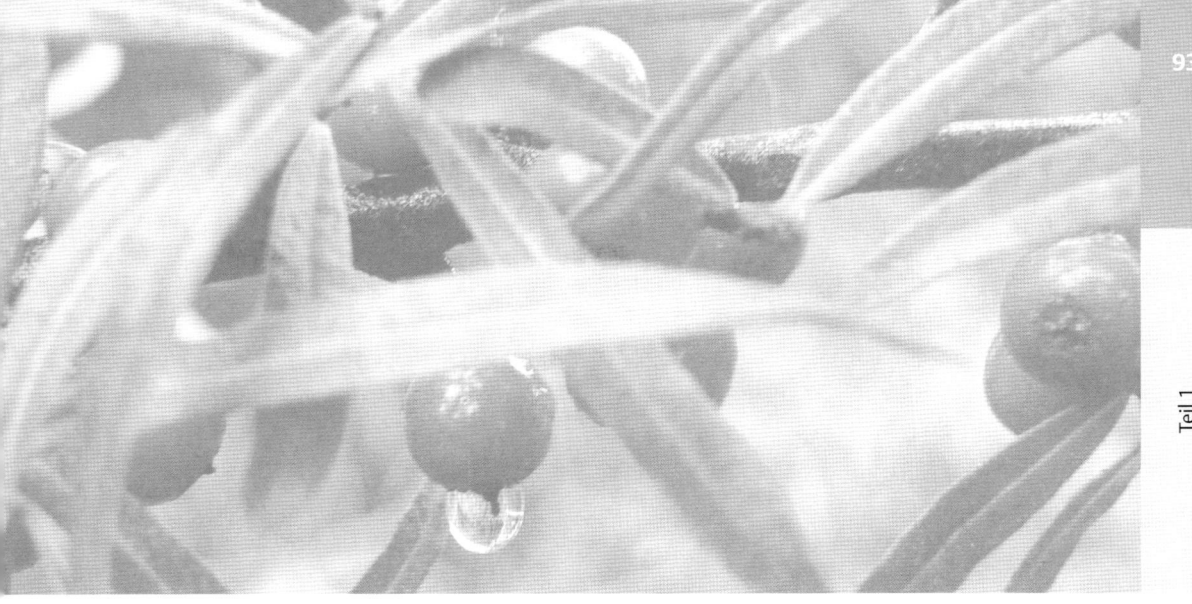

4.1	Die Funktionskreise	93
4.2	Disharmonien von Milz-Pankreas und Magen	96

4.1
Die Funktionskreise

4.1.1 Die Funktionen von Milz-Pankreas und Magen

Milz-Pankreas
Pi (Zang-Organ)

Mitte August beginnt die Zeit des Elements Erde. Das im Frühling begonnene Leben ist gewachsen, im Sommer herangereift und nun bereit zur Ernte.

Die Leben spendende Erde mit ihren Funktionskreisen Milz-Pankreas und Magen nimmt innerhalb der fünf Wandlungsphasen die zentrale Position ein. Alle anderen Elemente – Holz, Feuer, Metall und Wasser – brauchen die Erde, um überhaupt wirksam werden zu können. In der Traditionellen Chinesischen Medizin (TCM) findet das Pankreas keine explizite Erwähnung, sondern ist im Funktionskreis Milz enthalten. Gemäß dem *Klassiker der Schwierigkeiten* (Nan Jing 1979, Kap. 42), ist die Milz von einem halben Pfund an fettigem Gewebe umgeben, womit das Pankreas gemeint ist. (Da mit der Milz oft auch das Pankreas gemeint ist, sprechen wir von Milz-Pankreas.)

Milz-Pankreas ist das zentrale Organ des Verdauungsprozesses. Es sorgt für die Umwandlung der aufgenommenen Nährstoffe in Nahrungs-Qi und seinen Transport zu den verschiedenen Organsystemen und Körperbereichen. In *Reine Fragen* (Huangdi Neijing 1979, Kap. 21) heißt es: „Nahrung betritt den Magen, der verfeinerte Teil geht zur Leber, der Überschuss zu den Sehnen. Nahrung betritt den Magen, der gröbere Anteil geht zum Herzen, der Überschuss zu den Blutgefäßen… Flüssigkeit betritt den Magen…, der obere Teil geht zur Milz, die Milz transportiert die verfeinerte Essenz hinauf zur Lunge."

Milz-Pankreas transportiert das Nahrungs-Qi (Gu Qi) zu Thorax und Lunge, um dort in Verbindung mit dem Lungen-Qi aus der Atemluft das Sammel-Qi (Zong Qi) zu bilden. Das Sammel-Qi wird mit Hilfe des Ursprungs-Qi in Wahres Qi (Zhen Qi) transformiert. Dieses Wahre Qi nährt die Organe und fließt in den Leitbahnen. Über die Lunge erreicht das Nahrungs-Qi auch das Herz, wo es mit Unterstützung durch das Nieren- und das Ursprungs-Qi zu Blut umgewandelt wird.

Milz-Pankreas ist nicht nur für Umwandlung und Transport der Nahrungssubstanzen zuständig, sondern trennt auch die aufgenommenen Flüssigkeiten. Den „reinen" Anteil bewegt es aufwärts zur Lunge, die ihn über die Haut verteilt, den „unreinen" Anteil schickt es zum Darm, wo er ausgeschieden wird.

Bei einer Störung oder Schwäche von Milz-Pankreas ist die Verdauung in Mitleidenschaft gezogen: Appetitlosigkeit, Blähungen, Distension des Abdomens, Spannungsgefühle, weiche Stühle oder Durchfälle sind die Folge. Zugleich werden die Flüssigkeiten nicht richtig umgewandelt und transportiert und sammeln sich in Form von Nässe und Schleim. Nach Ansicht früherer chinesischer Ärzte lag die Ursache einer Retention ausscheidungspflichtiger Substanzen im Körper mit Ödemen oder Verschleimungen stets in einer Leere von Milz-Pankreas. Heute ist man der Ansicht, dass ein Mangel an Nieren-Essenz mitverantwortlich sein kann für die Ansammlung von Nässe und Schleim.

Milz-Pankreas liebt warme und trockene Nahrung. Das häufige und üppige Konsumieren kalter und roher Nahrungsmittel und die in der westlichen Welt üblichen eisgekühlten Getränke schwächen den Funktionskreis Milz-Pankreas. Ein zügelloses Verschlingen unterschiedlichster Nahrungsmittel kann zu Störungen bei der Trennung der „reinen" von den „unreinen" Substanzen führen. Als Folge lagert sich das „Unreine" ab, der Körper verschlackt und verfettet. Die meisten Stoffwechselkrankheiten haben hier ihre Wurzel.

Milz-Pankreas kontrolliert außerdem das Blut. Es ist nicht nur mitbeteiligt an der Blutbildung; das eigene Qi von Milz-Pankreas sorgt auch dafür, dass das Blut in den Blutgefäßen gehalten wird und richtig zirkuliert. Bei allen Formen der Blutarmut ist daher eine Disharmonie von Milz-Pankreas zu beobachten: Das Blut kann aus den Gefäßen aussickern, und es kommt z.B. zu Blut in Stuhl oder Urin, zu Bluterbrechen, Petechien, Hypermenorrhöe oder Uterusblutungen, die über eine Stärkung der Mitte behandelt werden können.

Eine weitere Funktion von Milz-Pankreas ist es, das „Hebe-Qi" zu stützen: Es hält die Organe an ihrem Platz und verhindert Senkungen. Bei Yang-Leere von Milz-Pankreas kann es zu Senkungen des Magens, der Gebärmutter, der Nieren, der Blase oder zum Analprolaps kommen.

Milz-Pankreas regiert auch die Muskeln und die Extremitäten. Nach der Nahrungsumwandlung wird das verfeinerte Qi über den ganzen Körper verteilt und speziell zu den Muskeln der Extremitäten gebracht, um sie zu ernähren, zu kräftigen und zu festigen. Ein leeres Qi von Milz-Pankreas zieht einen schwachen Muskeltonus mit kraftlosen Armen und Beinen und Müdigkeit und sogar Muskelatrophien nach sich.

Die Lippen und der Mund haben einen starken funktionellen Bezug zu den Funktionskreisen des Elements Erde. Hier gelangt die Nahrung in den Körper und wird für Magen und Milz-Pankreas vorbereitet: Milz-Pankreas öffnet sich in den Mund und manifestiert sich in den Lippen. Mit einem gut funktionierenden Qi von Milz-Pankreas kann der Mund die fünf Geschmacksrichtungen unterscheiden, die Lippen sind rosig und leicht feucht. Schwächezeichen sind trockene und blasse Lippen, ein fehlender Appetit und ein klebriger Geschmack im Mund.

Die Wandlungsphase Erde wandelt nicht nur materielle Substanzen um. Auch alle immateriellen Einflüsse, mit denen der Mensch täglich konfrontiert wird, müssen von Milz-Pankreas verdaut, bewältigt und befördert werden. Die heutige Überhäufung mit Nachrichten und Informationen wirkt deshalb sehr belastend und überfordernd auf die Mitte eines Menschen.

Milz-Pankreas prägt die kognitiven Fähigkeiten. Das Denken (Yi), Lernen und Erinnern sowie die geistige Konzentration werden durch diese „Residenz des Denkens" geleitet. Bei einer Schwäche von Milz-Pankreas leidet das klare Denken. Konzentrationsstörungen und Schwierigkeiten bei der Merkfähigkeit sind Äußerungen einer Disharmonie im Element Erde.

Die Emotion von Milz-Pankreas ist das Grübeln. Wenn ein Mensch zu viel nachdenkt und sich ständig Sorgen macht, wird dieser Funktionskreis geschwächt. Erschöpfung, Müdigkeit, Verzweiflung, Angst, Herzklopfen sind die Folgen, wenn Milz-Pankreas nicht mehr in der Lage ist, die negativen Energien zu verarbeiten und zu befördern.

Das Element Erde steht in der Mitte aller anderen Elemente und besitzt dadurch stark besänftigende und harmonisierende Anteile – auch in Bezug auf die Emotionen der übrigen Funktionskreise. Über den Kontroll-Zyklus (Ke-Zyklus) kann die Erde direkt mildernd auf die Angst, die Emotion des Wassers, Einfluss nehmen, und sie wirkt indirekt besänftigend auf die Wut, die Emotion des Holzes. „Normalerweise verleiht die Energie der Wandlungsphase Erde dem allgemeinen menschlichen Affekt einen Hauch von Stille, Frieden, Ruhe, Mitgefühl und geerdet sein. Diese Energien gleichen mit ihrer Heiterkeit und Fähigkeit zur Reflexion die beunruhigenderen, aggressiveren, impulsiveren und eingeschränkteren Energien eines stets bedrohten Werdens aus, also jene, die in Zusammenhang mit Holz (Wut), Feuer (Erregung und Sorge), sowie Wasser (Angst und Gram) stehen." (Hammer 2002, S. 293).

Wo Stille, Frieden und Ruhe herrschen, kann auch Vertrauen gedeihen. Das Vertrauen des Kindes in der primären Bindung zu seiner Mutter bildet die Voraussetzung dafür, im weiteren Verlauf seines Lebens Bindungen eingehen zu können. Aus diesem gesunden Erd-Vertrauen entwickelt sich gleichzeitig auch das Vermögen, Grenzen zu ziehen und Bindungen wieder loszulassen. Das Element Erde prägt auf diese Weise stark das psychosoziale Umfeld eines Menschen: Im gesunden Falle ist der Mensch in der Lage, harmonisierend und positiv in sein unmittelbares Umfeld hineinzuwirken.

Auf eine Disharmonie im Element Erde weist nicht zuletzt auch das heftige Verlangen nach Süßem hin, da die zentrale Harmonisierung von Milz-Pankreas durch den süßen Geschmack unterstützt wird.

Magen
Wei (Fu-Organ)

Der Magen ist das wichtigste aller Fu-Organe und liefert sein Qi an die sechs Zang-Organe, sodass er in der TCM als die „Wurzel der Yin-Organe" bezeichnet wird. Komplementär verbunden im Element Erde bilden Magen und Milz-Pankreas zusammen die Wurzel des Nach-Himmels-Qi.

Nachdem sie im Mund verkleinert und eingespeichelt wurde, nimmt der Magen die Nahrung auf, fermentiert sie, wandelt sie um, lässt sie reifen und führt sie weiter an den Dünndarm, wo sie aufgetrennt, absorbiert und weitergeleitet wird. Die weitere Auftrennung, Umwandlung und Verteilung der verfeinerten Nahrungsessenzen ist Aufgabe von Milz-Pankreas.

Ein gesunder und starker Magen mit genügend Qi sorgt beim Menschen für ein Gefühl der Vitalität und guten Konstitution. Wenn der Magen hingegen geschwächt ist, fehlt ihm die Energie, um die Nahrung richtig zu fermentieren, reifen zu lassen und weiter zu leiten. Dünndarm und Milz-Pankreas sind dann überfordert und in ihren Leistungen beeinträchtigt. Es kommt zu Störungen im Ausgleich und in der Verteilung der Nahrungsessenzen im Körper, und das Element Erde kann nicht genügend Nach-Himmels-Qi zur Verfügung stellen.

Ein gesundes Magen-Qi sinkt abwärts, das Qi von Milz-Pankreas steigt empor. Rebelliert das Magen-Qi – beispielsweise auch durch ein stagnierendes Leber-Qi –, kommt es zu Völlegefühl, einem aufgeblähten Abdomen, Aufstoßen, saurem Reflux, Schluckauf, Übelkeit und Erbrechen. Die Nahrung stagniert.

Im Gegensatz zu dem die Trockenheit liebenden Funktionskreis Milz-Pankreas benötigt der Magen genügend Flüssigkeit für die Umwandlung und Reifung der Nahrung. Nach der TCM bildet der Magen den Ursprung der Flüssigkeiten im Körper. In dieser Funktion steht er in enger Beziehung zur Niere, die die Flüssigkeiten im Unteren Erwärmer umwandelt. Ist diese Funktion der Niere geschwächt, greift die Nässe auf den Magen über und schwächt seine Verdauungsfunktion. Andererseits ist ein zu trockener Magen oder Magen-Yin-Mangel häufig mit einem Nieren-Yin-Mangel verbunden. In diesem Sinne wird die Niere „Tor des Magens" genannt.

Der Magen leidet sehr unter Fülle. In einem überfüllten Magen können die Umwandlung, Reifung und Weiterleitung der Nahrung, aber auch der geistigen Informationen und immateriellen Reize nicht mehr richtig funktionieren. Den betroffenen Menschen fehlt es an Leichtigkeit auf mehreren Ebenen. So blockiert die Schwere ihren Umgang mit Emotionen, sie sind überfordert, können Gefühle nicht weiterreichen und hinter sich lassen. Loslösungsprobleme sind vorprogrammiert.

Auch eine Leere des Magens kann Loslösungsprobleme nach sich ziehen. In diesem Fall ist der Magen nicht stark genug für die harmonische und reibungslose Bewältigung seiner Aufgaben der Umwandlung, Reifung und schließlich Trennung. Die Ursachen liegen meist in einer unbewältigten Vergangenheit mit fehlender Fürsorge und Liebe, einem Mangel an Vertrauen und auch an Erfahrungen. Die Angst vor dem Unbekannten hindert die Menschen, sich zu öffnen, loszulassen und weiterzugehen. Versagensangst und übertriebene Vorsicht beherrschen ihr Verhalten.

▶ Tab. 4.1 Die wichtigsten Zuordnungen zum Funktionskreis Milz-Pankreas.

Bezugsfaktor	Entsprechung
Jahreszeit	Spätsommer
Himmelsrichtung	Zentrum
Element	Erde
komplementäres Organ	Magen
Tageszeit	7–11 Uhr
klimatischer Faktor	Feuchtigkeit, Nässe
Farbe	gelb
Geschmack	süß
Emotion	Nachdenken
spezifisches Sinnesorgan	Lippen, Zunge
spezifische Körperöffnung	Mund
körperliche Ausdrucksform	Fleisch, Gewebe
ausgeschiedene Flüssigkeit	Speichel
stimmliche Manifestation	Singen
sichtbare Entfaltung	Gesicht
korrespondierender Planet	Saturn

4.2 Disharmonien von Milz-Pankreas und Magen

4.2.1 Muster von Milz-Pankreas

Qi-Mangel von Milz-Pankreas
Pi Qixu
Inneres Mangel-Syndrom

Symptomatik
- Allgemeinsymptome: Appetitlosigkeit, weiche Stühle, unverdaute Nahrungsreste im Stuhl, Diarrhöe, postprandiale Distension, Müdigkeit, Mattigkeit, Gefühl geistiger Erschöpfung, Meteorismus, blassgelbe bis fahle Gesichtsfarbe, Schwäche oder Schwere der Extremitäten, Muskelschwäche
- Zunge: normalfarben oder blass, geschwollen, evtl. Zahneindrücke, in chronischen Fällen geschwollene Ränder im mittleren Zungenbereich mit Querrissen
- Puls: leer

Westliche Krankheitsbilder
chronische Pankreatitis, Pankreasinsuffizienz, Colon irritabile, Müdigkeit, Energielosigkeit, Maldigestion, diffuse Durchfälle, weicher Stuhl

Ätiologie
Zu einem Qi-Mangel von Milz-Pankreas kann es durch Mangelernährung kommen, wenn insgesamt zu wenig oder zu proteinarme Nahrung zugeführt wird. Auch unregelmäßiges Essen, die übermäßige Einnahme kalter und roher Nahrungsmittel, das übermäßige Essen, Genussmittelmissbrauch, die übermäßige Aufnahme von Süßigkeiten, übersteigerte mentale Arbeit oder eine chronische psychische Belastung können dieses Muster verursachen.

Therapeutischer Ansatz
Das Qi von Milz-Pankreas stärken und bewegen.

4.2 Disharmonien von Milz-Pankreas und Magen

▶ Tab. 4.2 Phytoarzneien (süß, warm), die das Qi von Milz-Pankreas stärken.

Name (lat.)	Name (dt.)	Geschmack	Temperatur
Petroselinum crispum	Petersilie (Wurzel)	süß	thermisch warm
Pimpinella anisum	Anis	süß, etwas scharf	thermisch warm
Glycyrrhiza glabra	Süßholz	süß	thermisch neutral
Panax ginseng	Ginseng	süß, leicht bitter	thermisch neutral bis leicht warm
Melilotus officinalis	Steinklee	leicht süß	thermisch neutral bis leicht warm
Calendula officinalis	Ringelblume	süß, salzig, leicht bitter	thermisch neutral
Foeniculum vulgare	Fenchel	süß, scharf	thermisch warm
Carum carvi	Kümmel	scharf, leicht süß	thermisch warm
Valeriana officinalis	Baldrian	süß, bitter, scharf	thermisch warm
Ocimum basilicum	Basilikum	leicht süß, etwas bitter und scharf	thermisch warm
Carlina acaulis	Eberwurz	leicht süß, scharf	thermisch warm
Avena sativa	Grüner Hafer	leicht süß	thermisch neutral
Nasturtium officinale	Brunnenkresse	scharf, leicht süß, leicht bitter	thermisch warm
Hordeum vulgare	Gerste	süß	thermisch neutral
Solanum tuberosum	Kartoffel (Knolle)	leicht süß	thermisch neutral

▶ Tab. 4.3 Phytoarzneien (scharf, warm), die das Qi bewegen.

Name (lat.)	Name (dt.)	Geschmack	Temperatur
Foeniculum vulgare	Fenchel	süß, scharf	thermisch warm
Inula helenium	Alant	aromatisch-scharf, süß, etwas bitter	thermisch warm
Carum carvi	Kümmel	leicht süß, scharf	thermisch warm
Pimpinella anisum	Anis	süß, etwas scharf	thermisch warm
Nasturtium officinale	Brunnenkresse	scharf, leicht süß, leicht bitter	thermisch warm
Carlina acaulis	Eberwurz	leicht süß, scharf	thermisch warm
Acorus calamus	Kalmus	bitter, scharf, aromatisch	thermisch leicht warm
Levisticum officinale	Liebstöckel	süß, scharf-würzig, leicht bitter	thermisch warm
Imperatoria ostruthium	Meisterwurz	scharf, würzig-aromatisch, etwas bitter	thermisch warm
Eleutherococcus senticosus	Taigawurzel	scharf, bitter, süß	thermisch warm

▶ **Tab. 4.3** (Fortsetzung).

Name (lat.)	Name (dt.)	Geschmack	Temperatur
Juniperus communis	Wacholder	aromatisch-scharf, süß, etwas bitter	thermisch warm
Thymus vulgaris	Thymian	scharf-würzig	thermisch warm
Origanum majorana	Majoran	aromatisch-scharf, leicht bitter	thermisch warm
Angelica archangelica	Engelwurz	scharf-aromatisch, etwas bitter	warm

Rezepte

Pulvermischung zur Stärkung des geistigen Durchhaltevermögens

(für Studenten in der Prüfungszeit)

Pulv. Nucis Colae	50 g
Pulv. Rad. Eleutherococci	100 g
Pulv. Rad. Ginseng	100 g

Tgl. max. 3 EL in einem warmen, flüssigen, nur leicht mit Ahornsirup gesüßten Vanillepudding.

Tee, der die Umwandlungs- und Transportfunktion von Milz-Pankreas unterstützt

Cort. Harongae	30 g
Rad. Levistici	30 g
Fol. Basilici	20 g
Fruct. Foeniculi	30 g
Rad. Liquiritiae	30 g

1 gestr. EL/¼ l Wasser mind. 1 Std. einweichen lassen, dann kurz aufwallen lassen. Jeweils ¼ l nach den Mahlzeiten trinken.

Tinkturmischung bei weichen Stühlen durch Qi-Mangel von Milz-Pankreas

Tinct. Saturejae	
Tinct. Tormentillae	
Tinct. Chamomillae	aa ad 100 ml

3 × tgl. 30 Tr. in etwas lauwarmem Wasser jeweils nach den Mahlzeiten einnehmen.

Pulvermischung zur Unterstützung der Nahrungsumwandlung

Pulv. Pimpinellae
Pulv. Juniperi
Pulv. Foeniculi
Pulv. Anisi
Pulv. Carvi
Pulv. Artemisiae absinth.
Pulv. Millefolii

Im Handel als Heidelberger Pulver erhältlich. 3 × tgl. ½ TL zu Beginn der Mahlzeiten mit warmem Wasser einnehmen.

Tee bei Milzleiden wie Milzschwellungen und Störungen der Blutmauserung

Fruct. Cardui Mariae cont.	40 g
Hb. Agrimoniae	20 g
Hb. Scolopendrii veri	20 g
Rhiz. Polypodii	20 g
Rad. Cichorii	40 g

2 EL/½ l Wasser, 10–15 Min. aufkochen lassen. In kleinen Mengen im Laufe des Tages trinken.

Wärmender Tee mit Anis, der die Harmonie erhält

Fruct. Anisi	50 g
Rad. Angelicae	30 g
Rad. Valarianae	20 g
Flor. Calendulae	20 g
Flor. Aurantii	20 g
Hb. Thymi	10 g

1 EL/¼ l Wasser aufgießen, 10 Min. ziehen lassen. ¾ l im Laufe des Tages trinken.

Öl zur Einreibung bei Schmerzen von Muskeln und Gelenken durch Überanstrengung, Verletzungen, Schwellung und bei erhöhter Beanspruchung

Ol. Olibani aeth.	5 ml
Ol. Juniperi aeth.	5 ml
Ol. Lavandulae aeth.	5 ml
Ol. Rosmarini aeth.	5 ml
Ol. Arnicae	5 ml
Ol. Hyperici	ad 100 ml

Bei Bedarf mehrmals tgl. einreiben.

Salbe bei Neigung zu Knotenbildung in der weiblichen Brust

frische Blüten von Bellis perennis	20 g
frische Blätter von Ocimum basilicum	20 g
frische Blütenblätter von Calendula officinalis	20 g
Olivenöl	250 ml
Bienenwachs	10 g
Lanolin	35 g

Lanolin und Olivenöl im Wasserbad schmelzen lassen, Blüten und Blätter zugeben, bei schwacher Hitze 1 Std. ziehen lassen. Dann erneut erwärmen, Bienenwachs zufügen, abseihen und abfiltrieren. 1 × tgl. (abends) die Brust einmassieren.

Tee mit Gänseblümchen bei Gliederschmerzen nach Überanstrengung

Flor. Bellis perennis	20 g
Flor. Arnicae	10 g
Flor. Calendulae	20 g
Flor. Lavandulae	20 g
Flor. Hyperici	20 g
Flor. Millefolii	20 g
Fruct. Anisi	30 g
Rad. Liquiritiae	30 g

1 EL/¼ l Wasser aufgießen, 10 Min. ziehen lassen. Innerhalb von ca. 2 Std. ½ l trinken.

Pulvermischung, die Blut und Qi nährt

Pulv. Eleutherococci	
Pulv. Cichorii	
Pulv. Fruct. Foeniculi	
Pulv. Urticae	
Pulv. Rad. Petrosilini	
Pulv. Liquiritiae	aa ad 120 g

3 × tgl. 1 gestr. EL in warmes Wasser eingerührt einnehmen.

Akupunktur

Technik: Tonisierend nadeln.

MP 3 Yuan-Quellpunkt; tonisiert das Qi sowie den psychischen Aspekt von Milz-Pankreas; regt das Gehirn an, erhöht die Merkfähigkeit, schafft geistige Klarheit.

MP 6 und Ma 36 kräftigen das Qi des Mittleren Erwärmers, beseitigen chronische Müdigkeit.

Bl 20 Zustimmungspunkt von Milz-Pankreas, wichtiger Punkt zur Stärkung von Milz-Pankreas und Magen.

Bl 21 Zustimmungspunkt des Magens; stärkt Milz-Pankreas und Magen.

KG 12 Mu-Alarmpunkt des Magens, wichtiger Punkt bei allen Magenproblemen, speziell bei Leere-Zuständen; stärkt das Qi von Milz-Pankreas und Magen.

Diätetik

Zu vermeiden
- alle kühlenden bzw. kalten Nahrungsmittel, da sie das Qi von Milz-Pankreas schwächen:
  - eisgekühlte bzw. kalte Speisen und Getränke
  - Rohkost (Tomate, Gurke, Salat), rohe Obstmahlzeiten
  - Südfrüchte wie Kiwi, Bananen, Orangen, Mandarinen, Zitronen, Mango
  - rohes Getreide (Frischkornmüsli)
  - Algen
- alle stark befeuchtenden Nahrungsmittel, Speisen und Getränke, da sie die Mitte schwächen:

- Milchprodukte und Sauermilchprodukte mit Ausnahme von Butter
- Sojamilchprodukte
- industriezuckerhaltige Nahrungsmittel, Speisen und Getränke
- frisches Brot, Weißmehlprodukte
- Fruchtsäfte
- Schweinefleisch
- unregelmäßiges und zu spätes abendliches Essen, einseitige Diäten, Fasten
- Nahrungsmittel mit künstlichen Farb-, Aroma-, Süß- und Konservierungsstoffen
- Speisen, die in der Mikrowelle zubereitet bzw. erwärmt wurden

Zu empfehlen
- leicht verdauliche, wärmende, neutrale Nahrungsmittel, um Milz-Pankreas zu stärken und das Qi zu bewegen:
  - gekochtes Getreide wie Mais- und Dinkelgrieß, Hirse, Haferflocken, Reis, Süßreis, Quinoa, Couscous, Bulgur
  - Karotte, Kartoffel, Süßkartoffel, Kürbis, Fenchel, Sellerie, Pastinake, Lauch, Zwiebel, Frühlingszwiebel, Kohlsorten (mit verdauungsfördernden Gewürzen zubereitet)
  - Fleisch von Rind, Huhn, Pute, Wild, Lamm, Schaf, Ziege
  - Barsch, Forelle, Thunfisch, Sardine, Makrele
  - Pflaumen, Aprikosen, Pfirsiche, Süßkirschen, Äpfel und Birnen als Kompott mit wärmenden Gewürzen
  - Hülsenfrüchte
  - Shiitake, Austernpilze
  - frische Kräuter
  - kleine Mengen frischer Ingwer, Zimt, Vanille, Nelke, Anis, Muskat, Kümmel, Cumin, Kardamom, Oregano, Rosmarin, Thymian, Majoran, Pfeffer, Paprika
  - Trockenfrüchte
  - Haselnüsse, Mandeln, Walnüsse, Sonnenblumenkerne, Kürbiskerne
  - kaltgepresste hochwertige Öle (Kürbiskern-, Lein-, Sesam-, Rapsöl)
  - Butter
- Grundsätzlich sollten alle Nahrungsmittel frisch und möglichst unbelastet sein.

Weitere Empfehlungen
- Mahlzeiten in Ruhe einnehmen; Zeitdruck, Stress, Ärger und Sorgen vermeiden.
- Grübeln, Nachdenken, zu viel geistige Arbeit sowie nächtliche Computerarbeit schwächen das Qi von Milz-Pankreas.
- Während des Essens nicht trinken, da sonst die Verdauungsorgane weniger Säfte zur Verfügung stellen.
- Mahlzeiten am späten Abend vermeiden, da dies zu einem Säfte- und Yin-Mangel führt.
- Vorteilhaft ist ein warmes Frühstück aus gekochtem Getreide.
- Gutes Kauen und Einspeicheln ist eine Voraussetzung für eine gute Verdauung.

Yang-Mangel von Milz-Pankreas
Pi Yangxu

Inneres Leere-Kälte-Syndrom

Symptomatik
- Allgemeinsymptome: Appetitlosigkeit, Müdigkeit, Kraftlosigkeit, Maldigestion, postprandiale Distension des Abdomens, fahlgelbe oder weiße Gesichtsfarbe, Schwäche der Extremitäten, Muskelschwäche, Ödeme durch Beeinträchtigung der Umwandlung und des Transports der Flüssigkeiten, weiche Stühle, allgemeines Kältegefühl, Frösteln, kalte Extremitäten
- Zunge: blass, geschwollen (evtl. mit Zahneindrücken am Rand), nass
- Puls: tief, langsam und schwach

Westliche Krankheitsbilder
Pankreasinsuffizienz, chronische Pankreatitis, Maldigestion, Colon irritabile, Energielosigkeit, geistige und physische Schwäche, entzündliche Darmerkrankungen, Diarrhöe, Ödeme, innere Kälte

Ätiologie
Der Yang-Mangel von Milz-Pankreas stellt eine Steigerung des Qi-Mangels von Milz-Pankreas dar. Die chronische Exposition an Feuchtigkeit und Kälte löst dieses Krankheitsmuster aus.

Therapeutischer Ansatz
Das Yang von Milz-Pankreas stärken und erwärmen.

4.2 Disharmonien von Milz-Pankreas und Magen

▶ **Tab. 4.4** Phytoarzneien (scharf, süß, warm), die das Yang von Milz-Pankreas stärken und erwärmen.

Name (lat.)	Name (dt.)	Geschmack	Temperatur
Cinnamomum zeylanicum/cassia	Zimt	scharf, leicht süß und bitter, adstringierend	thermisch heiß
Tropaeolum majus	Kapuzinerkresse	scharf-würzig, etwas bitter	thermisch sehr warm
Armoracia rusticana	Meerrettich	sehr scharf	thermisch heiß
Angelica archangelica	Engelwurz	scharf-aromatisch, etwas bitter, leicht süß	thermisch warm
Alpinia officinarum	Galgant	scharf	thermisch heiß
Juniperus communis	Wacholder	aromatisch-scharf, süß, etwas bitter	thermisch warm
Hyssopus officinalis	Ysop	salzig, bitter	thermisch warm
Satureja hortensis	Bohnenkraut (Kraut)	scharf, leicht bitter	thermisch warm
Illicum verum	Sternanis (Früchte)	scharf	thermisch warm
Zingiber officinale	Ingwer (Wurzel)	scharf	thermisch warm
Elettaria cardamomum	Kardamom (Früchte)	scharf-aromatisch	thermisch warm
Syzygium aromaticum	Nelken (Blüten)	scharf	thermisch warm
Imperatoria ostruthium	Meisterwurz	scharf, würzig-aromatisch, etwas bitter	thermisch warm
Rosmarinus officinalis	Rosmarin	leicht bitter, scharf	thermisch warm
Trigonella foenum graecum	Bockshornklee (Samen)	bitter, leicht süß und scharf	thermisch warm
Turnera diffusa	Damiana (Blätter)	bitter, scharf	thermisch warm

Rezepte

Tinkturmischung bei Maldigestion und Diarrhöe infolge eines Yang-Mangels von Milz-Pankreas

Tinct. Tropaeoli
Tinct. Harongae
Tinct. Curcumae
Syzygium Urtinktur
Tinct. Myrrhae   aa ad 100 ml
3–5 × tgl. 1 TL in einem Glas warmem Wasser schluckweise trinken.

Wärmender Tee bei Yang-Mangel von Milz-Pankreas

Cort. Cinnamomi	40 g
Rhiz. Galangae	30 g
Rad. Zingiberi	20 g
Fruct. Juniperi	30 g
Rad. Liquiritiae	20 g
Pericarp. Aurantii	20 g

1 EL/¼ l Wasser über Nacht einweichen, dann kurz aufwallen lassen. ¾ l im Laufe des Tages trinken.

Alternativ 60 g der Mischung in 0,7 l Portwein ansetzen, 1 Woche lang an einem kühlen Ort stehen lassen, dann abseihen. 3 × tgl. 1 Likörglas jeweils nach dem Essen trinken.

4 Element Erde

Meerrettich-Wein gegen Leere-Kälte, wirkt erwärmend in kalten Jahreszeiten

2 EL Rad. Armoraciae rust. (geraspelt)
4 g Flor. Caryophylli
½ Capsa Vanillae planifoliae (ausgekratzte Schote)
2 Prisen Pulv. Rad. Curcuma
½ EL Pericarp. Aurantii
½ EL Fruct. Cynosbati sine semine
in 0,75 l Süßwein ansetzen, 4–5 Wochen ziehen lassen, täglich 2–3 Likörgläschen trinken.

Pulvermischung mit Wacholderbeeren zur Stärkung des Qi und Yang von Milz-Pankreas

Pulv. Fruct. Juniperi	30 g
Pulv. Rhiz. Galangae	20 g
Pulv. Cort. Cinnamomi	20 g
Pulv. Rad. Angelicae	30 g
Pulv. Fruct. Foeniculi	20 g

3 × tgl. 1 TL zu den Mahlzeiten einnehmen.

Akupunktur

Technik: Sedierend nadeln, wenn Nässe vorliegt, sonst tonisierend und Moxibustion anwenden.

Ma 28 fördert die Ausscheidung von Flüssigkeiten bei Ödemen, Harnretention, schwieriger Miktion.

MP 9 beseitigt Nässe aus dem Unteren Erwärmer sowohl bei Nässe-Hitze als bei Nässe-Kälte; bei schwieriger Miktion, trübem Harn, Harnverhalten, Dysurie, Fluor vaginalis, Diarrhöe, Ödemen.

Bl 22 Zustimmungspunkt des 3-Erwärmers; gewährleistet das Offenbleiben der Wasserwege und damit die Ausscheidung der Flüssigkeiten.

KG 9 Hauptpunkt zur Förderung des Transports, der Umwandlung und der Ausscheidung von Flüssigkeiten bei Ödemen und Aszites.

Diätetik

Zu vermeiden

- kühlende bzw. kalte Nahrungsmittel, die die Mitte schwächen:
  - eisgekühlte bzw. kalte Speisen und Getränke
  - Rohkost, Obstmahlzeiten
  - Südfrüchte
  - Frischkornbrei, Müsli
  - Algen
  - Sojasoße
  - Mineralwasser, Pfefferminztee, Grüntee
- befeuchtende Nahrungsmittel, Speisen und Getränke, da sie Milz-Pankreas schwächen:
  - Milchprodukte und Sauermilchprodukte mit Ausnahme von Butter
  - Sojamilchprodukte
  - zuckerhaltige Speisen und Getränke
  - Schweinefleisch
  - Weißmehlprodukte
  - üppige, fettreiche Mahlzeiten
- Fertigprodukte, denaturierte Nahrungsmittel
- Mikrowellengerichte
- Nahrungsmittel mit künstlichen Farb-, Aroma-, Süß- und Konservierungsstoffen

Zu empfehlen

- leicht verdauliche, wärmende und Qi-tonisierende Nahrungsmittel:
  - Fleisch von Rind, Huhn, Lamm, Ziege, Schaf, Wild
  - Mais, Hirse, Reis, Süßreis, Hafer, Quinoa
  - Karotten, Fenchel, Kartoffel, Süßkartoffel, Kürbis, Esskastanie, Pastinake, Lauch, Zwiebel, Frühlingszwiebel, Knoblauch, Meerrettich
  - Hülsenfrüchte (mit verdauungsfördernden Gewürzen zubereitet)
  - frische Kräuter
  - Ingwer, Curry, Pfeffer, Chili, Paprika, Rosmarin, Kurkuma, Thymian, Bockshornkleesamen, Oregano, Koriander, Basilikum, Estragon, Senfsaat, Anis, Zimt, Nelke, Vanille, Muskat, Wacholderbeeren, Lorbeer
  - Pfirsich, Aprikose, Pflaume, Süßkirsche, Apfel und Birne als Kompott mit wärmenden Gewürzen wie Zimt, Nelke, Vanille
  - Forelle, Barsch, Sardelle, geräucherter Fisch
  - Walnüsse, Mandeln, Haselnüsse, Sonnenblumenkerne, Pinienkerne
- evtl. mit kleinen Mengen Alkohol kochen
- lange gekochte Suppen und Eintopfgerichte

4.2 Disharmonien von Milz-Pankreas und Magen

- Tee aus Fenchel, Kümmel, Anis, Schafgarbe, Süßholz (im Wechsel)

Weitere Empfehlungen
- regelmäßig leichte körperliche Bewegung
- Entspannungspausen und Erholungsphasen einlegen.

Absinken des Qi von Milz-Pankreas
Pi Xu Xia Xian
Inneres Leere-Kälte-Syndrom

Symptomatik
- Allgemeinsymptome: wie beim Qi-Mangel von Milz-Pankreas; außerdem Senkungsbeschwerden (Senkung von Magen, Blase, Uterus, Anus, Vagina), Bearing-Down-Syndrom, drängende Miktion, Harninkontinenz, Hämorrhoiden
- Zunge: blass, dünner, weißer Belag
- Puls: leer, schwach

Westliche Krankheitsbilder
Organsenkungen, Bearing-Down-Syndrom, Hämorrhoiden, Varizen, Ptosis des Augenlids, chronische Diarrhöe, Harninkontinenz

Ätiologie
Dieses Muster ist ursächlich eng verwandt mit dem Qi-Mangel von Milz-Pankreas; hier ist in erster Linie die Hebe-Qi-Funktion geschwächt.

Therapeutischer Ansatz
Das Qi von Milz-Pankreas stärken, das Hebe-Qi unterstützen.

▶ Tab. 4.5 Phytoarzneien, die das Qi von Milz-Pankreas stärken.

Name (lat.)	Name (dt.)	Geschmack	Temperatur
Glycyrrhiza glabra	Süßholz	süß	thermisch neutral
Panax ginseng	Ginseng	süß, leicht bitter	thermisch neutral bis leicht warm
Melilotus officinalis	Steinklee	leicht süß	thermisch neutral bis leicht warm
Calendula officinalis	Ringelblume	süß, salzig, leicht bitter	thermisch neutral
Foeniculum vulgare	Fenchel	süß, scharf	thermisch warm

▶ S. 96 Qi-Mangel von Milz-Pankreas

▶ Tab. 4.6 Phytoarzneien (adstringierend), die das Hebe-Qi unterstützen.

Name (lat.)	Name (dt.)	Geschmack	Temperatur
Aesculus hippocastanum	Rosskastanie (Rinde, Früchte)	leicht bitter, adstringierend	thermisch neutral
Bupleurum falcatum	Hasenohr	bitter, scharf	thermisch neutral
Carduus marianus	Mariendistel	leicht bitter, adstringierend	thermisch warm
Potentilla tormentilla	Blutwurz	leicht bitter, etwas süß	thermisch kühl bis neutral
Hamamelis virginica	Virginische Zaubernuss	leicht bitter, adstringierend	thermisch kühl

4 Element Erde

▶ **Tab. 4.6** (Fortsetzung).

Name (lat.)	Name (dt.)	Geschmack	Temperatur
Aletris farinosa	Sternwurzel (Wurzel)	bitter, adstringierend	thermisch warm
Capsella bursa pastoris	Hirtentäschel	bitter, würzig, leicht salzig	thermisch kühl
Quercus robur	Eiche	bitter, adstringierend	thermisch kühl
Agrimonia eupatoria	Odermennig	bitter, adstringierend	thermisch neutral
Alchemilla vulgaris	Frauenmantel	leicht bitter	thermisch kühl bis neutral
Pimpinella alba	Bibernelle	scharf, adstringierend	thermisch warm
Berberis vulgaris	Berberitze (Wurzelrinde, Früchte)	bitter	thermisch kühl bis kalt
Hypericum perforatum	Johanniskraut	bitter, adstringierend	thermisch neutral
Fraxinus americana	Weiße Esche (Rinde)	bitter, aromatisch, leicht süß, leicht salzig, adstringierend	thermisch warm
Inula helenium	Alant	bitter, scharf	thermisch warm

Rezepte

Tee bei Magensenkung

Rad. Pimpinellae	40 g
Rhiz. Calami	30 g
Hb. Agrimoniae	20 g
Hb. Bursae past.	20 g
Rad. Bupleuri	40 g

1 EL/¼ l Wasser aufgießen, 15 Min. ziehen lassen. Jeweils ¼ l ca. ½ Std. vor den Mahlzeiten trinken.

Zäpfchen bei Neigung zu Analprolaps

Pulv. Rad. Bupleuri	0,2 g
Pulv. Cort. Rad. Berberidis	0,2 g
Pulv. Rad. Paeoniae	0,2 g
Oleum Cacao	20 g
Cera flava	4 g

M. f. supp., d. t. d. Nr. 10
2× tgl. 1 Zäpfchen rektal anwenden.

Sitzbad bei Unterleibssenkungen

Hb. Equiseti
Hb. Alchemillae
Hb. Bursae pastoris
Cort. Rad. Berberidis
Cort. Quercus   aa ad 250 g
50 g/1 l Wasser 15 Min. aufkochen, ins Badewasser geben (Badetemperatur ca. 38 °C).

Die Anwendung öfter wiederholen.

Akupunktur

- Technik: Tonisierend nadeln, evtl. auch Moxibustion anwenden.
- wie bei Qi-Mangel von Milz-Pankreas (▶ S. 96); zusätzlich:

Ma 21 tonisiert das Magen-Qi bei Magensenkungen.

KG 6 tonisiert das Qi von Milz-Pankreas, stärkt das Hebe-Qi bei allen Senkungs- und Prolapsbeschwerden.

LG 1 Luo-Passagepunkt; lokaler Punkt bei Analprolaps und Hämorrhoiden.

LG 20 stärkt das Hebe-Qi vor allem bei Uterusprolaps (Moxakegelchen anwenden).

Diätetik

Zu vermeiden
- alle kühlenden bzw. kalten Nahrungsmittel, da sie das Qi von Milz-Pankreas schwächen:
  - eisgekühlte bzw. kalte Speisen und Getränke
  - Rohkost (Tomate, Gurke, Salat), rohe Obstmahlzeiten
  - Südfrüchte wie Kiwi, Bananen, Orangen, Mandarinen, Zitronen, Mango
  - rohes Getreide (Frischkornmüsli)
  - Algen
- alle stark befeuchtenden Nahrungsmittel, Speisen und Getränke, die die Mitte schwächen:
  - Milchprodukte und Sauermilchprodukte mit Ausnahme von Butter
  - Sojamilchprodukte
  - industriezuckerhaltige Nahrungsmittel, Speisen und Getränke
  - frisches Brot, Weißmehlprodukte
  - Fruchtsäfte
  - Schweinefleisch
- unregelmäßiges und zu spätes abendliches Essen, einseitige Diäten, Fasten
- Nahrungsmittel mit künstlichen Farb-, Aroma-, Süß- und Konservierungsstoffen
- Speisen, die in der Mikrowelle zubereitet bzw. erwärmt wurden

Zu empfehlen
- leicht verdauliche, wärmende und neutrale Nahrungsmittel, um Milz-Pankreas zu stärken und das Qi zu bewegen:
  - gekochtes Getreide wie Mais- und Dinkelgrieß, Hirse, Haferflocken, Reis, Süßreis, Quinoa, Couscous, Bulgur
  - Karotte, Kartoffel, Süßkartoffel, Kürbis, Fenchel, Sellerie, Pastinake, Lauch, Zwiebel, Frühlingszwiebel, Kohlsorten (mit verdauungsfördernden Gewürzen zubereitet)
  - Fleisch von Rind, Huhn, Pute, Wild, Lamm, Schaf, Ziege
  - Barsch, Forelle, Thunfisch, Sardine, Makrele
  - Pflaumen, Aprikosen, Pfirsiche, Süßkirschen, Äpfel und Birnen als Kompott mit wärmenden Gewürzen
  - Hülsenfrüchte
  - Shiitake, Austernpilze
  - frische Kräuter
  - kleine Mengen frischer Ingwer, Zimt, Vanille, Nelke, Anis, Muskat, Kümmel, Kreuzkümmel, Kardamom, Oregano, Rosmarin, Thymian, Majoran, Pfeffer, Paprika
  - Trockenfrüchte
  - Haselnüsse, Mandeln, Walnüsse, Sonnenblumenkerne, Kürbiskerne
  - kaltgepresste hochwertige Öle, Butter
- Grundsätzlich sollten alle Nahrungsmittel frisch und möglichst unbelastet sein.

Milz-Pankreas kontrolliert das Blut nicht
Pi Bu Tong Xue
Inneres Leere-Syndrom

Symptomatik
- Allgemeinsymptome: wie bei Qi-Mangel von Milz-Pankreas; zusätzlich Blutungen vom Leere-Typ wie Petechien, Purpura, Hämaturie, Melaena, Menorrhagie, Metrorrhagie, Dyspnoe, fahlgelber Teint
- Zunge: blass
- Puls: dünn

Westliche Krankheitsbilder
Sickerblutungen, kleine Blutungen unter der Haut, in Darm, Uterus, Harnwegen

Ätiologie
wie bei Qi-Mangel von Milz-Pankreas (▶ S. 96)

Therapeutischer Ansatz
Das Qi von Milz-Pankreas tonisieren und bewegen, Blutungen stillen.

4 Element Erde

▶ **Tab. 4.7** Phytoarzneien, die das Qi von Milz-Pankreas stärken.

Name (lat.)	Name (dt.)	Geschmack	Temperatur
Ocimum basilicum	Basilikum	leicht süß, etwas bitter und scharf	thermisch warm
Carlina acaulis	Eberwurz	leicht süß, scharf	thermisch warm
Avena sativa	Grüner Hafer	leicht süß	thermisch neutral
Nasturtium officinale	Brunnenkresse	scharf, leicht süß, leicht bitter	thermisch warm
Hordeum vulgare	Gerste	süß	thermisch neutral

▶ S. 96 Qi-Mangel von Milz-Pankreas

▶ **Tab. 4.8** Phytoarzneien (adstringierend, warm), die Blutungen (hier als Folge von Leere und Kälte) stillen und regulieren.

Name (lat.)	Name (dt.)	Geschmack	Temperatur
Carduus marianus	Mariendistel	leicht bitter	thermisch warm
Potentilla tormentilla	Blutwurz	leicht bitter, etwas süß	thermisch kühl bis neutral
Agrimonia eupatoria	Odermennig	bitter, leicht adstringierend	thermisch neutral
Curcuma longa	Gelbwurz	bitter, scharf	thermisch warm bis heiß
Cinnamomum zeylanicum	Zimt	scharf, leicht süß und bitter, adstringierend	thermisch heiß
Achillea millefolium	Schafgarbe	bitter aromatisch, leicht süß und salzig	thermisch neutral
Aesculus hippocastanum	Rosskastanie (Rinde)	leicht bitter, adstringierend	thermisch neutral
Artemisia vulgaris	Beifuß	bitter, scharf	thermisch warm
Trillium erectum	Dreiblatt (Rinde)	scharf, bitter	thermisch warm
Alchemilla vulgaris	Frauenmantel	leicht bitter, adstringierend	thermisch neutral
Myrica cerifera	Gagelstrauch (Rinde)	scharf, bitter, adstringierend	thermisch warm

Rezepte

Tee bei venöser Stase und blutenden Hämorrhoiden

Fruct. Cardui Mariae cont.	40 g
Flor. Millefolii	30 g
Cort. Hippocastani	40 g
Cort. Rad. Berberidis	40 g
Fol. Hamamelidis	30 g
Rad. Paeoniae alb.	30 g
Cort. Cinnamomi zeyl.	40 g

1 EL/¼ l Wasser 15 Min. aufkochen. ¾ l tgl. trinken.

Pulvermischung bei erhöhter Blutungsneigung von Haut und Schleimhäuten auf Grund von innerer Leere

Pulv. Rad. Angelicae
Pulv. Flor. Millefolii
Pulv. Herb. Agrimoniae
Pulv. Cort. Cinnamomi zeyl.
Pulv. Cort. Curcumae
Pulv. Rad. Liquiritiae   aa ad 120 g

3 × tgl. 1–2 Msp. in einer Tasse Ringelblumentee (Calendula officinalis) einnehmen.

Akupunktur

- Technik: Tonisierend nadeln, evtl. Moxibustion anwenden.
- wie bei Qi-Mangel von Milz-Pankreas (▶ S. 96); zusätzlich:

MP 1 tonisiert Milz-Pankreas bei Blutungen aus Nase, Magen, Harnblase, den Eingeweiden, Uterus; bei Anwendung direkter Moxibustion stoppt der Punkt jegliche Blutungen vom Leere-Typ.

> **Cave**
> Nur bei Leere-Charakter der Blutung nadeln!

MP 10 tonisiert Milz-Pankreas, veranlasst das Blut zur Rückkehr in die Gefäße.

Bl 17 Zustimmungspunkt des Zwerchfells; beendet Blutungen (keine Moxibustion).

Diätetik

Zu vermeiden

- kühlende bzw. kalte Nahrungsmittel, da sie das Qi von Milz-Pankreas schwächen:
  - eisgekühlte bzw. kalte Speisen und Getränke
  - Rohkost (Tomate, Gurke, Salat), rohe Obstmahlzeiten
  - Südfrüchte wie Kiwi, Bananen, Orangen, Mandarinen, Zitronen, Mango
  - rohes Getreide (Frischkornmüsli)
  - Algen
- stark befeuchtende Nahrungsmittel, Speisen und Getränke, die die Mitte schwächen:
  - Milchprodukte und Sauermilchprodukte mit Ausnahme von Butter
  - Sojamilchprodukte
  - industriezuckerhaltige Nahrungsmittel, Speisen und Getränke
  - frisches Brot, Weißmehlprodukte
  - Fruchtsäfte
  - Schweinefleisch
- unregelmäßiges und zu spätes abendliches Essen, einseitige Diäten, Fasten
- Nahrungsmittel mit künstlichen Farb-, Aroma-, Süß- und Konservierungsstoffen
- Speisen, die in der Mikrowelle zubereitet bzw. erwärmt wurden

Zu empfehlen

- leicht verdauliche, wärmende, neutrale Nahrungsmittel, um Milz-Pankreas zu stärken und das Qi zu bewegen:
  - gekochtes Getreide wie Mais- und Dinkelgrieß, Hirse, Haferflocken, Reis, Süßreis, Quinoa, Couscous, Bulgur
  - Karotte, Kartoffel, Süßkartoffel, Kürbis, Fenchel, Sellerie, Pastinake, Lauch, Zwiebel, Frühlingszwiebel, Kohlsorten (mit verdauungsfördernden Gewürzen zubereitet)
  - Fleisch von Rind, Huhn, Pute, Wild, Lamm, Schaf, Ziege
  - Barsch, Forelle, Thunfisch, Makrele
  - Pflaumen, Aprikosen, Pfirsiche, Süßkirschen, Äpfel und Birnen als Kompott mit wärmenden Gewürzen
  - Hülsenfrüchte
  - Shiitake, Austernpilze

- frische Kräuter
- kleine Mengen frischer Ingwer, Zimt, Vanille, Nelke, Anis, Muskat, Kümmel, Kreuzkümmel, Kardamom, Oregano, Rosmarin, Thymian, Majoran, Pfeffer, Paprika
- Trockenfrüchte
- Haselnüsse, Mandeln, Walnüsse, Sonnenblumenkerne, Kürbiskerne
- kaltgepresste hochwertige Öle, Butter
- Grundsätzlich sollten alle Nahrungsmittel frisch und möglichst unbelastet sein.

Nässe-Kälte befällt Milz-Pankreas
Pi Xuhan Shi Kun

Inneres Fülle-Kälte-Syndrom

Symptomatik
- Allgemeinsymptome: Appetitlosigkeit, Kältegefühl im Epigastrium, das sich nach Wärmeanwendungen bessert, Schweregefühl im Kopf (Nässe verhindert das Aufsteigen vom klaren Yang zum Kopf), Engegefühl in Thoraxbereich und Epigastrium, süßer Mundgeschmack oder Verlust des Geschmackssinnes, Durstlosigkeit, weiche und dünne Stühle, weißer Fluor vaginalis, Schweregefühl, Müdigkeit, Mattigkeit
- Zunge: klebriger, dicker, weißer Belag
- Puls: langsam, schlüpfrig

Westliche Krankheitsbilder
phlegmatische Verdauungsschwäche, Fluor vaginalis albus, Kopfschmerzen, Diarrhöe

Ätiologie
Chronischer Qi-Mangel von Milz-Pankreas, der zur Bildung von Nässe führt, sowie feuchte Wohn- und Wetterverhältnisse verursachen dieses Muster.

Therapeutischer Ansatz
Nässe und Kälte beseitigen, Milz-Pankreas tonisieren, das innere Li erwärmen.

▶ **Tab. 4.9** Phytoarzneien (scharf, warm), die Nässe und Kälte beseitigen.

Name (lat.)	Name (dt.)	Geschmack	Temperatur
Imperatoria ostruthium	Meisterwurz	scharf, würzig-aromatisch, etwas bitter	thermisch warm
Elettaria cardamomum	Kardamom (Früchte)	scharf-aromatisch	thermisch warm
Curcuma longa	Gelbwurz	bitter, scharf	thermisch warm bis heiß
Pimpinella alba	Bibernelle	scharf	thermisch warm
Commiphora abussinica	Myrrhe	bitter, aromatisch-scharf, kratzend	thermisch neutral bis warm
Artemisia vulgaris	Beifuß	bitter, scharf	thermisch warm
Armoracia rusticana	Meerrettich	sehr scharf	thermisch heiß
Ocimum basilicum	Basilikum	leicht scharf und süß, bitter	thermisch warm
Boswellia serrata	Weihrauch	bitter, scharf	thermisch warm
Tropaeolum majus	Kapuzinerkresse	scharf-würzig, etwas bitter	heiß
Juglans regia	Walnuss (Fruchtschalen, Blätter)	leicht bitter, scharf	thermisch leicht warm
Cinnamomum cassia	Zimt (Rinde)	bitter, süß, adstringierend	thermisch heiß
Allium sativum	Knoblauch	leicht süß, scharf	thermisch warm
Potentilla anserina	Gänsefingerkraut (Kraut)	leicht süß, bitter, adstringierend	thermisch kühl

▶ **Tab. 4.10** Phytoarzneien, die das Qi von Milz-Pankreas tonisieren.

Name (lat.)	Name (dt.)	Geschmack	Temperatur
Foeniculum vulgare	Fenchel	süß, scharf	thermisch warm
Carum carvi	Kümmel	scharf, leicht süß	thermisch warm
Valeriana officinalis	Baldrian	süß, bitter, scharf	thermisch warm
Ocimum basilicum	Basilikum	leicht süß, etwas bitter und scharf	thermisch warm
Carlina acaulis	Eberwurz	leicht süß, scharf	thermisch warm

▶ S. 96 Qi-Mangel von Milz-Pankreas

▶ **Tab. 4.11** Phytoarzneien (scharf, (warm), heiß), die das innere Li erwärmen.

Name (lat.)	Name (dt.)	Geschmack	Temperatur
Cinnamomum cassia	Zimt	süß, bitter, scharf	thermisch heiß
Armoracia rusticana	Meerrettich	sehr scharf	thermisch heiß
Artemisia vulgaris	Beifuß	bitter, scharf	thermisch warm
Satureja hortensis	Bohnenkraut (Kraut)	scharf, leicht bitter	thermisch warm
Alpinia officinarum	Galgant	scharf	thermisch heiß
Origanum majorana	Majoran	aromatisch-scharf, leicht bitter	thermisch warm
Illicum verum	Sternanis (Früchte)	scharf	thermisch warm
Angelica archangelica	Engelwurz	scharf-aromatisch, etwas bitter, leicht süß	thermisch warm
Zingiber officinale	Ingwer (Wurzel)	scharf	thermisch warm
Thymus vulgaris	Thymian	scharf, würzig, bitter, adstringierend	thermisch warm
Hyssopus officinalis	Ysop (Kraut)	bitter, salzig	thermisch warm

Rezepte

Tee, der den Mittleren Erwärmer wärmt und trocknet

Rad. Carlinae	40 g
Rad. Pimpinellae	30 g
Fruct. Anisi	50 g
Fruct. Foeniculi	30 g
Hb. Saturejae	30 g
Flor. Chamomillae	20 g
Hb. Thymi	20 g

1 EL/¼ l Wasser aufgießen, 15 Min. ziehen lassen. ¾ l im Laufe des Tages trinken.

Tinkturmischung, die die Mitte wärmt, tonisiert und Feuchtigkeit beseitigt

Tinct. Imperatoriae	40 ml
Tinct. Angelicae	20 ml
Tinct. Panacis ginseng	40 ml
Tinct. Millefolii	20 ml
Tinct. Cinnamomi	20 ml

3 × tgl. 1 TL in etwas Wasser vor den Mahlzeiten einnehmen.

4 Element Erde

Tinkturmischung mit Kalmus bei psychosomatisch bedingten Verdauungsbeschwerden durch Nässe-Kälte von Milz-Pankreas

Tinct. Calami
Tinct. Pimpinellae anisi
Tinct. Chamomillae
Tinct. Myrrhae aa ad 100 ml
3× tgl. 30 Tr. in wenig Flüssigkeit vor den Mahlzeiten einnehmen.

Tinkturmischung mit Meisterwurz zur Aufhellung der Gedankenwelt

Tinct. Imperatoriae
Tinct. Hyperici
Tinct. Verbenae
Tinct. Calami aa ad 100 ml
3× tgl. 20 Tr. in etwas Wasser zwischen den Mahlzeiten einnehmen. Als Kur über längere Zeit anwenden.

Akupunktur

Technik: Sedierend oder neutral nadeln.

MP 3 Yuan-Quellpunkt; stärkt physische und psychische Leere-Muster von Milz-Pankreas; wichtiger Punkt zur Beseitigung von Nässe.

MP 6 Bei allen Leere-Mustern von Milz-Pankreas; Hauptpunkt zur Beseitigung von Nässe, v. a. bei Lokalisation im Unteren Erwärmer.

MP 9 beseitigt Nässe aus dem Unteren Erwärmer bei Fluor vaginalis und Ödemen im Bauch- und Beinbereich.

Ma 8 Wenn Nässe das klare Yang daran hindert, zum Kopf aufzusteigen; bei Schwindelgefühl infolge Verschleimungen.

KG 12 stärkt die Funktion von Milz-Pankreas, beseitigt Nässe unabhängig von ihrer Lokalisation.

Diätetik

Zu vermeiden
- kühlende, Milz-Pankreas schwächende Nahrungsmittel:
    - eisgekühlte bzw. kalte Speisen und Getränke
    - Rohkost (Salat, Gurke, Tomate)
    - Südfrüchte
    - kaltes Obst als Zwischenmahlzeit
    - Algen
    - Meeresfrüchte
    - Sojasoße
    - Mineralwasser, Pfefferminztee, grüner Tee
- befeuchtende Nahrungsmittel, die Milz-Pankreas schwächen:
    - zuckerhaltige Nahrungsmittel und Getränke
    - Milch- und Sauermilchprodukte
    - Sojamilchprodukte
    - Weißmehlprodukte
    - Schweinefleisch
    - Nüsse
- fettreiche Nahrungsmittel, Frittiertes, in Fett Gebackenes
- üppige unregelmäßige Mahlzeiten, besonders am Abend

Zu empfehlen
- Lebensmittel, die Milz-Pankreas tonisieren und Feuchtigkeit ausleiten:
    - Hirse, Hafer, Reis, Gerstengraupen, Buchweizen (Getreide fettfrei leicht anrösten)
    - Karotte, Fenchel, Kartoffel, Kürbis, Esskastanie, Kohlrabi, Lauch, Frühlingszwiebel, Knoblauch, Meerrettich
    - Adzukibohnen, Linsen
    - Karpfen, Barsch
    - Pute, Kalb, Huhn
    - frische Kräuter
    - Kardamom, frischer Ingwer, Paprika, Chili, Pfeffer, Koriander, Curry, Curcuma, Rosmarin, Thymian, Nelke, Muskat, Kümmel, Zimt, Senfsaat
    - getrocknete, mitgekochte Orangenschalen
    - Tee aus Anis, Fenchel, Kümmel, Schafgarbe, Gewürzen

Nässe-Hitze befällt Milz-Pankreas
Pi Shire

Inneres Fülle-Hitze-Syndrom

Symptomatik

- Allgemeinsymptome: Schweregefühl, Engegefühl in Epigastrium und unterem Abdomen, Durst ohne oder mit geringem Trinkverlangen,

Übelkeit, Erbrechen, Schmerzen im Abdomen, weiche, stinkende Stühle, Brennen des Anus, dunkelgelber, spärlicher Urin (infolge der Hitze), Kopfschmerzen, leichtes, konstantes Fieber
- Zunge: klebriger, gelber Belag
- Puls: schnell und schlüpfrig

Westliche Krankheitsbilder
Gärungs- und Fäulnisdyspepsie, Maldigestion, Nahrungsunverträglichkeit (z. B. Alkohol), akute Pankreatitis, Diarrhöe, entzündliche Darmerkrankungen, Pilzbefall des Darms

Ätiologie
Chronischer Qi-Mangel von Milz-Pankreas, der zur Nässe führt, sowie feuchte, heiße Wetterbedingungen verursachen dieses Muster.

Therapeutischer Ansatz
An erster Stelle Nässe und Hitze beseitigen, danach Milz-Pankreas tonisieren.

▶ **Tab. 4.12** Phytoarzneien (kühl), die Nässe und Hitze beseitigen.

Name (lat.)	Name (dt.)	Geschmack	Temperatur
Cynara scolymus	Artischocke	bitter, süßlich, etwas salzig	thermisch kühl
Polypodium vulgare	Engelsüßfarn	süß, leicht bitter	thermisch kühl
Geranium robertianum	Ruprechtskraut	leicht aromatisch, bitter	thermisch neutral bis kühl
Cichorium intybus	Wegwarte	mäßig bitter	thermisch kühl
Alchemilla vulgaris	Frauenmantel	leicht bitter, adstringierend	thermisch kühl bis neutral
Achillea millefolium	Schafgarbe	bitter, aromatisch, leicht süß und salzig	thermisch neutral
Vaccinium myrtillus	Heidelbeere (Blätter)	sauer	thermisch kühl
Potentilla anserina	Gänsefingerkraut (Kraut)	leicht süß, bitter, adstringierend	thermisch kühl
Taraxacum officinale	Löwenzahn	bitter, süß	thermisch kalt
Betula alba	Birke (Blätter, Knospen)	leicht bitter und adstringierend	thermisch kühl
Capsella bursa pastoris	Hirtentäschel	bitter, scharf, leicht salzig	thermisch kühl
Quercus robur	Eiche (Rinde)	bitter, adstringierend	thermisch kühl
Potentilla tormentilla	Blutwurz	leicht bitter und süß	thermisch neutral

▶ **Tab. 4.13** Phytoarzneien, die das Qi von Milz-Pankreas tonisieren.

Name (lat.)	Name (dt.)	Geschmack	Temperatur
Foeniculum vulgare	Fenchel	süß, scharf	thermisch warm
Carum carvi	Kümmel	scharf, leicht süß	thermisch warm
Valeriana officinalis	Baldrian	süß, bitter, scharf	thermisch warm
Ocimum basilicum	Basilikum	leicht süß, etwas bitter und scharf	thermisch warm
Carlina acaulis	Eberwurz	leicht süß, scharf	thermisch warm

▶ S. 96 Qi-Mangel von Milz-Pankreas

4 Element Erde

Rezepte

Kinderrezeptur mit Blutwurz bei Durchfall auf Grund von Nässe und Hitze

Pulv. Rad. Tormentillae	50 g

Bei einem 5-jährigen Kind 1 gestr. EL/Becher Naturjoghurt, gut verrühren, den Becher in 2 Portionen im Lauf des Tages geben.

Tee für Kinder, bei endogenem Ekzem auf Grund von Nässe und Hitze

Hb. Violae tric.	30 g
Hb. c. Flor. Bellidis per.	30 g
Hb. Fumariae	25 g
Hb. Plantaginis	25 g
Flor. Calendulae	10 g
Pericarp. mali	ad 200 g

1 EL/¼ l Wasser aufgießen, 10 Min. ziehen lassen. ½ l tgl. trinken.

Tee bei akuter Pankreatitis

Flor. Calendulae	
Fol. Melissae	
Fol. Hamamelidis	
Flor. Verbenae odor.	
Fol. Menthae crisp.	aa ad 100 g
Rad. Althaeae	50 g

3 EL der Teemischung ¾ l Wasser aufgießen, 10 Min. ziehen lassen, abseihen, auf ca. 70 °C abkühlen lassen. 1 EL der Eibischwurzel dem Tee zugeben und nochmal 10 Min. ziehen lassen, abseihen. Über den Tag verteilt lauwarm trinken.

> ❗ Eine Woche lang nur Kartoffelbrei mit Karotten oder Pastinaken essen, kein Fett, keine Gewürze, nur etwas Salz ist erlaubt.

Tee bei weichen, stinkenden Stühlen mit Brennen des Anus

Cort. Quercus	40 g
Rad. Paeoniae alb.	40 g
Rad. Cichorii	40 g
Hb. Geranii rob.	20 g
Hb. Bursae past.	20 g
Fol. Myrtilli	20 g
Hb. Millefolii	20 g

3 EL/¾ l Wasser, 10 Min. kochen lassen, im Laufe des Tages trinken.

Dragees mit Myrrhe bei entzündlichen Erkrankungen des Dickdarms, unterstützend bei Morbus Crohn und Colitis ulcerosa

Myrrhe	100 mg
Trockenextrakt aus Kamille	100 mg
Kaffeekohle	50 mg pro Dragee

Im Handel als Myrrhinil-Intest von Repha erhältlich.

Tee bei Nachtschweiß auf Grund von Nässe-Hitze in Milz-Pankreas

Cort. Quercus	50 g
Rad. Cichorii	
Hb. Bursae past.	
Hb. Millefolii	
Hb. Geranii rob.	
Fol. Boldo	aa ad 150 g

1 gestr. EL auf ¼ l Wasser, über 2 Std. einweichen, 5 Min. sanft kochen lassen, ½ l nur lauwarm im Lauf des Tages trinken.

Pulvermischung bei Nässe-Hitze von Milz-Pankreas, bei Candida-Infektionen

Pulv. Olibani	
Pulv. Pericarp. Alii cepae	
Pulv. Rhiz. Polypodii	
Pulv. Cort. Quercus	aa ad 100 g

3 × tgl. 1 TL mit wenig Flüssigkeit einnehmen.

Akupunktur

Technik: Sedierend nadeln, keine Moxibustion.

MP 6 tonisiert das Qi von Milz-Pankreas, beseitigt Nässe, die mit Kälte oder Hitze einhergeht.

MP 9 Hauptpunkt zur Beseitigung von Nässe aus dem Unteren Erwärmer.

Gb 34 beseitigt Nässe-Hitze aus Leber und Gallenblase.

Di 11 löst Nässe-Hitze unabhängig von der Lokalisation.

LG 9 beseitigt Hitze aus Leber und Gallenblase.

Bl 20 beseitigt Nässe.

Diätetik

Zu vermeiden
- Feuchtigkeit produzierende Nahrungsmittel, da sie die vorhandene Schwäche von Milz-Pankreas verstärken:
  - Milchprodukte von Kuh, Schaf und Ziege
  - Sojamilchprodukte, Tofu
  - industriezuckerhaltige Lebensmittel
  - Nüsse
  - Schweinefleisch
  - frisches Brot oder Backwaren
  - üppige, fettreiche Mahlzeiten, besonders abends
- kalte und kühle Getränke, da sie die Mitte schwächen
- scharfe und stark erwärmende Nahrungsmittel und Getränke:
  - Chili, Ingwer, Curry, Pfeffer, Paprika (scharf), Knoblauch, Meerrettich, Thymian, Rosmarin, Wacholderbeeren, Fenchelsamen, Senfsaat, Zimt, Nelke, Muskat, Anis
  - Gegrilltes, Gebratenes, Geröstetes, Geräuchertes, Frittiertes
  - Fleisch von Lamm, Schaf, Ziege, Wild
  - Lauch, Frühlingszwiebel, rohe Zwiebel, Fenchel
  - Alkohol
  - Kaffee, Getreidekaffee, Gewürztee
- denaturierte Nahrungsmittel

Zu empfehlen
- Nahrungsmittel, die die Feuchtigkeit ausleiten, Hitze kühlen und das Qi von Milz-Pankreas stärken:
  - bittere Blattsalate wie Chicorée, Radicchio, Löwenzahn, Endivien, Rucola
  - Artischocke, Karotte, Kartoffel, Kürbis, Esskastanie, Spargel, Radieschen, Rettich
  - frische Kräuter
  - Gerste, Gerstengraupen, Reis, Hirse, Amarant, Quinoa
  - Hülsenfrüchte, speziell Erbsen, dicke Bohnen
  - Champignons, Shiitake
  - Forelle, Barsch, Karpfen
  - in kleinen Mengen Sprossen, Algen, Mungbohnen
  - grüner Tee, Maisgriffel-, Wegwarten-, Löwenzahntee
  - mitgekochte Orangen-, Zitronen- oder Mandarinenschalen

4.2.2 Kombinierte Muster

Milz-Pankreas- und Lungen-Qi-Mangel
Pi Fei Qixu
Inneres Leere-Syndrom

Symptomatik
- Allgemeinsymptome: Müdigkeit, Appetitlosigkeit, weiche Stühle, schwache Stimme, leichte Atemnot, leuchtend weißes Gesicht, profuser Spontanschweiß
- Zunge: blass
- Puls: leer, v. a. die Taststellen am rechten Arm

Westliche Krankheitsbilder
Schwäche, Müdigkeit, Chronic Fatigue Syndrome, Immunschwäche

Ätiologie
Ein kombinierter Milz-Pankreas- und Lungen-Qi-Mangel kann wie ein Qi-Mangel von Milz-Pankreas entstehen. Zusätzlich verursachen auch ein Mangel an körperlicher Betätigung, zu viel geistige sowie sitzende Arbeit und chronische Sorgen dieses Syndrom.

Therapeutischer Ansatz
Qi von Milz-Pankreas und Lunge tonisieren.

Rezepte

> **Tinkturmischung zur Stärkung des Qi von Lunge und Milz-Pankreas**
> Tinct. Panacis ginseng
> Tinct. Helenii
> Tinct. Thymi
> Tinct. Pini sylv.
> Tinct. Liquiritiae   aa ad 100 ml
> 3 × tgl. 40 Tr. in ½ Glas warmem Wasser, ca. ½ Std. vor den Mahlzeiten schluckweise einnehmen.

4 Element Erde

▶ **Tab. 4.14** Phytoarzneien (süß, warm), die das Qi von Milz-Pankreas tonisieren.

Name (lat.)	Name (dt.)	Geschmack	Temperatur
Foeniculum vulgare	Fenchel	süß, scharf	thermisch warm
Carum carvi	Kümmel	scharf, leicht süß	thermisch warm
Valeriana officinalis	Baldrian	süß, bitter, scharf	thermisch warm
Ocimum basilicum	Basilikum	leicht süß, etwas bitter und scharf	thermisch warm
Carlina acaulis	Eberwurz	leicht süß, scharf	thermisch warm

▶ S. 96 Qi-Mangel von Milz-Pankreas

▶ **Tab. 4.15** Phytoarzneien (scharf, warm), die das Lungen Qi tonisieren.

Name (lat.)	Name (dt.)	Geschmack	Temperatur
Pinus sylvestris	Waldkiefer	scharf und bitter	thermisch leicht warm/kühlend
Thymus vulgaris	Thymian	scharf, würzig, etwas brennend	thermisch warm
Inula helenium	Alant	aromatisch scharf, süß, etwas bitter	thermisch warm
Angelica archangelica	Engelwurz	scharf-aromatisch, etwas bitter und süß	thermisch warm
Foeniculum vulgare	Fenchel	süß, scharf	thermisch warm
Carum carvi	Kümmel	leicht süß und scharf	thermisch warm
Lavandula angustifolia	Lavendel	leicht scharf und bitter	thermisch neutral
Imperatoria ostruthium	Meisterwurz	scharf, würzig-aromatisch, etwas bitter	thermisch warm
Salvia officinalis	Salbei	bitter, leicht aromatisch, scharf	thermisch leicht warm/kühl
Origanum majorana	Majoran	aromatisch, scharf, leicht bitter	thermisch warm
Acorus calamus	Kalmus	bitter, scharf-aromatisch	thermisch warm
Panax ginseng	Ginseng	süß, leicht bitter	thermisch leicht warm

Tinkturmischung bei chronischen Sorgen, die das Qi von Lunge und Milz-Pankreas schwächen

Tinct. Angelicae 30 ml
Tinct. Hyperici
Tinct. Avenae sat.
Tinct. Calami
Tinct. Menthae pip. aa ad 40 ml
Vinum medicinale ad 500 ml
3 × tgl. 1 Likörglas trinken.

Akupunktur

Technik: Tonisierend nadeln.

MP 3 Yuan-Quellpunkt; tonisiert das Qi von Milz-Pankreas.

Ma 36 stärkt Qi und Blut bei Leere-Zuständen, stärkt das Qi von Magen und Milz-Pankreas.

Bl 13 Zustimmungspunkt der Lunge; reguliert das Lungen-Qi.

4.2 Disharmonien von Milz-Pankreas und Magen

Bl 20 Zustimmungspunkt von Milz-Pankreas; tonisiert Milz-Pankreas und Magen.

Bl 21 Zustimmungspunkt des Magens; tonisiert das Qi von Magen und Milz-Pankreas.

Lu 9 Yuan-Quellpunkt; Hauptpunkt zur Tonisierung des Qi bei kalten Händen und schwacher Stimme.

LG 12 tonisiert das Lungen-Qi v. a. bei chronischen Zuständen.

Diätetik

Zu vermeiden
- kalte bzw. kühlende Nahrungsmittel, die das Qi von Milz-Pankreas und Lunge schädigen:
  - Rohkost, kaltes Obst als Zwischenmahlzeit
  - Südfrüchte
  - Mungbohnen, Sprossen
  - Algen
  - rohe Getreidemüsli
  - Meeresfrüchte
  - Sojasoße, Tofu
  - Mineralwasser, Pfefferminztee, grüner Tee
- Feuchtigkeit und Schleim produzierende Nahrungsmittel:
  - fabrikzuckerhaltige Speisen und Getränke
  - Milch- und Sauermilchprodukte, z. B. Käse, Joghurt, Quark, Kefir, Buttermilch
  - Sojamilchprodukte
  - frisches Brot und Backwaren, Brotmahlzeiten
  - Schweinefleisch
  - Nüsse, Mandelmus
- schwer verdauliche, fettreiche Mahlzeiten, besonders abends
- Nahrungsmittel mit künstlichen Farb-, Aroma-, Süß- und Konservierungsstoffen
- Gerichte, die in der Mikrowelle zubereitet bzw. erwärmt wurden

Zu empfehlen
- regelmäßig eingenommene, leicht verdauliche, wärmende Speisen und Getränke, die Milz-Pankreas und Lunge tonisieren:
  - Karotte, Kürbis, Kartoffel, Süßkartoffel, Pastinake, Fenchel, Kohl, Lauch, Zwiebel, Meerrettich, Frühlingszwiebel, Knoblauch
  - Rind, Huhn, Ente
  - frische Kräuter
  - Reis, Hafer- und Dinkelflocken, Mais
  - Hülsenfrüchte wie Bohnen, Linsen, Erbsen
  - Weintrauben, Kirschen, Aprikosen, Pfirsiche, Feigen, Datteln
  - Austernpilze, Shiitake
  - Sonnenblumenkerne, Sesam
  - Karpfen, Barsch, Forelle, Thunfisch
  - frischer Ingwer, Senfsaat, Basilikum, Thymian, Salbei, Rosmarin, Pfeffer, Oregano, Kümmel, Kardamom, Anis, Nelke, Muskat, Zimt, Vanille
  - Rettich, Radieschen (wirken kühlend, bewegen aber das Lungen-Qi)
  - Tee aus Süßholz, Fenchel, Anis, Ingwer, Thymian, Rosmarin (im Wechsel), warmes Wasser
- kleine Mengen Alkohol zum Kochen verwenden

Weitere Empfehlungen
- striktes Rauchverbot
- Kummer und Sorgen vermeiden: Sie beeinträchtigen die Verdauungsfunktion.
- regelmäßige Bewegung in der Natur
- Erlernen von Atemtechniken

Milz-Pankreas-Qi- und Leber-Blut-Mangel
Pi Gan Xuexu

Inneres Leere-Syndrom

Symptomatik
- Allgemeinsymptome: Müdigkeit, Schwindelgefühle, Appetitlosigkeit, blassgelbes, fahles Gesicht, weiche Stühle, unscharfes Sehen, Taubheitsgefühle oder Sensationen der Extremitäten
- Zunge: blass mit noch blasseren Rändern, in schweren Fällen orangefarben
- Puls: rau

Westliche Krankheitsbilder
Anämie, Müdigkeit, Rekonvaleszenz, Altersschwäche, Schwindel durch Mangeldurchblutung, mentale und emotionale Störungen, Kopfschmerz, PMS, Obstipation, schlechtes Gedächtnis und Konzentrationsmangel, unscharfes Sehen

4 Element Erde

Ätiologie
Milz-Pankreas produziert Nahrungs-Qi und ist die Quelle des Blutes. Wenn Milz-Pankreas geschwächt ist, kann nicht genügend Blut gebildet werden. Es kommt dabei auch zu einem Blut-Mangel des Blut-Speicherorgans Leber. Dieses Syndrom entsteht infolge diätetischer Fehler: Zu viel kalte oder rohe oder zu wenige nährstoff- oder eiweißreiche Speisen schwächen Milz-Pankreas.

Therapeutischer Ansatz
Das Qi von Magen und Milz-Pankreas stärken, das Leber-Blut nähren.

▶ **Tab. 4.16** Phytoarzneien (süß, warm), die das Qi von Milz-Pankreas stärken.

Name (lat.)	Name (dt.)	Geschmack	Temperatur
Carlina acaulis	Eberwurz	leicht süß, scharf	thermisch warm
Avena sativa	Grüner Hafer	leicht süß	thermisch neutral
Nasturtium officinale	Brunnenkresse	scharf, leicht süß, leicht bitter, salzig	thermisch warm
Hordeum vulgare	Gerste	süß	thermisch neutral
Solanum tuberosum	Kartoffel (Knolle)	leicht süß	thermisch neutral

▶ S. 96 Qi-Mangel von Milz-Pankreas

▶ **Tab. 4.17** Phytoarzneien (süß, sauer), die das Leber-Blut nähren.

Name (lat.)	Name (dt.)	Geschmack	Temperatur
Punica granatum	Granatapfel (Saft)	süß, sauer, leicht bitter	thermisch kühl
Sambucus nigra	Holunder (Saft)	leicht süß, sauer	thermisch kühl
Hippophae rhamnoides	Sanddorn (Früchte)	sauer	thermisch kühl
Cetraria islandica	Isländisches Moos	leicht süß, fade, schleimig, bitter	thermisch leicht kühl
Glycyrrhiza glabra	Süßholz	süß	thermisch neutral
Stellaria media	Vogelmiere	leicht süß und salzig	thermisch kühl
Trifolium pratense	Rotklee	süß	thermisch kühl
Avena sativa	Grüner Hafer (Kraut, Früchte)	neutral, leicht süß	thermisch neutral (Herba), warm (Fructus)
Nasturtium officinale	Brunnenkresse	scharf, leicht bitter, salzig, süßlich	thermisch warm
Petroselinum crispum	Petersilie (Wurzel)	süß	thermisch warm
Urtica urens	Brennnessel (Kraut)	leicht bitter, süßlich, adstringierend	thermisch kühl
Rumex acetosa	Sauerampfer (Kraut, Wurzel)	bitter, sauer, adstringierend	thermisch kühl

▶ S. 24 Leber-Blut-Mangel

Rezepte

Tinkturmischung bei Mangel von Milz-Pankreas-Qi und Leber-Blut
Tinct. Liquiritiae
Tinct. Hyperici
Tinct. Urticae
Tinct. Lamii albi
Tinct. Avenae sat.   aa ad 100 ml
3 × tgl. 1 TL in 1 Glas Holundermuttersaft einnehmen.

Wein zur Unterstützung der Blutbildung
Lich. islandicus
Hb. Hyperici
Rad. Petroselini
Sem. Urticae
Fruct. Hippophae rhamn.   aa ad 100 g
In 1 l Marsala-Wein (oder Malaga, Port, Sherry) einlegen, 8 Tage ziehen lassen, dann filtrieren. Tgl. 2 Schnapsgläser vor dem Essen trinken.

Akupunktur

Technik: Tonisierend nadeln, evtl. Moxibustion anwenden.

MP 3 Yuan-Quellpunkt; wichtiger Punkt zur Stärkung des Qi von Milz-Pankreas.

MP 6 Bei allen Syndromen des Elementes Erde, die mit Appetitlosigkeit, Müdigkeit und weichen Stühlen einhergehen.

Ma 36 kräftigt Qi und Blut bei Leere-Zuständen, tonisiert das Qi von Milz-Pankreas und Magen.

Le 8 nährt das Leber-Blut.

Bl 17 und Bl 18 nähren das Leber-Blut.

Bl 17 und Bl 20 fördern die Blutbildung durch Milz-Pankreas.

Bl 21 und Bl 20 stärken Qi und Blut.

KG 4 stärkt Yin und Blut bei Leere-Zuständen.

Diätetik

Zu vermeiden

- kalte bzw. kühlende Nahrungsmittel, da sie das Qi von Milz-Pankreas schädigen:
  - Rohkost, kaltes Obst als Zwischenmahlzeit
  - Südfrüchte
  - Mungbohnen, Sprossen
  - Algen
  - rohes Getreidemüsli
  - Speiseeis
  - Meeresfrüchte
  - Sojasoße, Tofu
  - kalte oder eisgekühlte Getränke
  - Mineralwasser, Pfefferminztee, grüner Tee, schwarzer Tee
- scharfe, erhitzende Nahrungsmittel, die das Blut austrocknen:
  - Gewürze wie Curry, Chili, Ingwer, Pfeffer (scharf), Paprika, Knoblauch, Rosmarin, Thymian, Kräuter der Provence
  - Gebratenes, Gegrilltes, Geräuchertes, Geröstetes, Frittiertes
  - Lauch, Meerrettich, Frühlingszwiebel
  - Fleisch von Lamm, Schaf, Ziege und Wild
  - Alkohol
  - Kaffee, Getreidekaffee, Gewürztee
- stark salzhaltige Nahrungsmittel und Speisen
- Fertigprodukte, Mikrowellengerichte, denaturierte Nahrungsmittel
- häufiges, langes Fasten

Zu empfehlen

- Blut aufbauende und die Mitte stärkende Nahrungsmittel:
  - Süßreis, Mais, Dinkel, Hirse
  - Leber von Huhn und Rind, Rindfleisch (aus kontrollierter biologischer Aufzucht)
  - Rote Bete, Karotte, Kartoffel, Süßkartoffel, Sellerie, Pastinake, Brokkoli, Spinat, Mangold
  - frische Kräuter, v. a. Petersilie
  - Süßkirschen, Pflaumen, rote Trauben, Brombeeren, Erdbeeren, Heidelbeeren, Johannisbeeren, Holunderbeeren als Kompott, evtl. mit etwas Bocksdornfrüchten verfeinert
  - Hülsenfrüchte, speziell junge Erbsen
  - Barsch, Forelle

4 Element Erde

- kaltgepresste Öle wie Olivenöl, Sesamöl, Leinöl, Kürbiskernöl
- Sonnenblumenkerne, Sesam, Haselnüsse, Mandeln
- Butter
- rote Säfte, Sanddornsaft mit warmem Süßholztee
- „Kräuterblutsaft"

Nässe-Obstruktion von Milz-Pankreas und Leber-Qi-Stagnation
Pi Shi Gan Yu
Inneres Fülle-Syndrom

Symptomatik
- Allgemeinsymptome: Übelkeit, Appetitlosigkeit, Enge- und Völlegefühl des Epigastriums, weiche Stühle, Schweregefühl, Durst mit dem Verlangen, kleine Mengen zu trinken, fahlgelbes Gesicht, Schmerzen unter dem Rippenbogen, Ikterus, bitterer Mundgeschmack
- Zunge: dicker, klebriger, gelber Belag
- Puls: schlüpfrig oder saitenförmig

Westliche Krankheitsbilder
Dysenterie, Neigung zu Gallensteinbildung, Ödeme, Müdigkeit, Lethargie, Schweregefühl des Körpers oder des Kopfes

Ätiologie
Übermäßiger Konsum fettreicher Nahrung verhindert die Transformations- und Transportfunktion der Flüssigkeiten von Milz-Pankreas. Es sammelt sich Nässe an, die zur Entstehung von Hitze und zu Leber-Qi-Stagnation führt. Der harmonische Fluss der Gallenflüssigkeit ist behindert.

Therapeutischer Ansatz
Hitze und Nässe in Milz-Pankreas beseitigen, das Leber-Qi bewegen.

▶ **Tab. 4.18** Phytoarzneien, die Milz-Pankreas trocknet und kühlen.

Name (lat.)	Name (dt.)	Geschmack	Temperatur
Cynara scolymus	Artischocke	bitter, süßlich, etwas salzig	thermisch kühl
Polypodium vulgare	Engelsüßfarn	süß, leicht bitter	thermisch kühl
Geranium robertianum	Ruprechtskraut	leicht aromatisch, bitter	thermisch neutral bis kühl
Cichorium intybus	Wegwarte	mäßig bitter	thermisch kühl
Alchemilla vulgaris	Frauenmantel	leicht bitter, adstringierend	thermisch kühl bis neutral

▶ S. 110 Nässe-Hitze befällt Milz-Pankreas

▶ **Tab. 4.19** Phytoarzneien, die das Leber-Qi bewegen.

Name (lat.)	Name (dt.)	Geschmack	Temperatur
Curcuma longa	Gelbwurz	bitter, scharf	thermisch warm, heiß
Artemisia vulgaris	Beifuß	scharf, bitter	thermisch warm
Lavandula angustifolia	Lavendel	leicht scharf, etwas bitter	thermisch neutral
Carduus benedictus	Kardobenediktenkraut	leicht scharf, bitter, adstringierend	thermisch warm

▶ S. 8 Leber-Qi-Stagnation

Rezepte

Tee, der Nässe beseitigt und das Leber-Qi bewegt

Rad. Cichorii	40 g
Hb. Chelidonii	30 g
Fol. Trifolii fibrini	20 g
Hb. Fumariae	20 g
Hb. Hepaticae	20 g
Rad. Agropyri rep.	20 g

1 EL/¼ l Wasser über Nacht einweichen, dann kurz aufwallen lassen. 3 × tgl. ¼ l trinken.

Tinkturmischung, die die Nässe-Obstruktion von Milz-Pankreas beseitigt und gleichzeitig das Leber-Qi befreit

Tinct. Cichorii	
Tinct. Taraxaci	
Tinct. Boldo	
Tinct. Solidaginis	aa ad 120 ml

3 × tgl. 1 TL in wenig Wasser vor den Mahlzeiten einnehmen.

Akupunktur

Technik: Alle Leber- und Gallenblasenpunkte sowie MP 3 und MP 6 sedierend nadeln; alle weiteren Punkte tonisierend nadeln.

MP 3 Yuan-Quellpunkt; sedierend genadelt beseitigt er Nässe.

MP 6 Einer der Hauptpunkte zur Beseitigung von Nässe.

Le 13 Alarmpunkt von Milz-Pankreas; fördert den harmonischen Fluss des Leber-Qi und stärkt zugleich Milz-Pankreas.

Le 14 Alarmpunkt der Leber; fördert den harmonischen Fluss des Leber-Qi.

Gb 24 Wichtiger Punkt zur Beseitigung von Nässe-Hitze der Gallenblase und der Leber.

Gb 34 fördert den harmonischen Leber-Fluss, beseitigt Nässe-Hitze in Leber und Gallenblase.

Bl 20 Zustimmungspunkt von Milz-Pankreas, wichtiger Punkt zur Stärkung des Qi von Milz-Pankreas; beseitigt Nässe.

KG 12 Mu-Alarmpunkt des Magens; tonisiert das Qi von Milz-Pankreas und beseitigt Nässe, unabhängig von der Lokalisation.

Diätetik

Zu vermeiden

- Feuchtigkeit und Schleim produzierende Nahrungsmittel, da sie Milz-Pankreas schwächen:
  - üppige, fettreiche Nahrungsmittel und Speisen
  - industriezuckerhaltige Speisen und Getränke
  - Milch- und Sauermilchprodukte wie Käse, Joghurt, Quark, Kefir, Buttermilch
  - Sojamilchprodukte, Tofu
  - frisches Brot und Backwaren, Brotmahlzeiten
  - Schweinefleisch
  - Nüsse, Mandelmus
- erhitzend und austrocknend wirkende Nahrungs- und Genussmittel sowie Getränke, da sie die Leberenergie zu sehr anfeuern:
  - Speisen mit scharfen (stark erwärmenden) Gewürzen wie z. B. Knoblauch, Curry, Chili, Cayennepfeffer, Paprika (scharf), Thymian, Senfsaat, Muskat, Nelke
  - Lauch, Meerrettich, rohe Zwiebel, Frühlingszwiebel
  - Fleisch von Lamm, Schaf, Ziege, und Wild
  - große Fleisch- und Wurstportionen (besonders abends)
  - fettreiche Speisen, scharf Angebratenes, Frittiertes, Gegrilltes
  - Gepökeltes, Geräuchertes
  - Alkohol
  - Kaffee, Getreidekaffee, Gewürztee
- saure, kalte Nahrungsmittel wie Rhabarber, da sie die Leber-Qi-Stagnation unterstützen

Zu empfehlen

- Lebensmittel, die das Qi von Milz-Pankreas tonisieren, Feuchtigkeit ausleiten und das Leber-Qi bewegen:

4 Element Erde

- bittere Blattsalate wie Chicorée, Radicchio, Löwenzahn, Endivien, Rucola (wirken zwar kühlend, bewegen aber das Leber-Qi)
- Artischocke, Karotte, Kartoffel, Kürbis, Esskastanie, Kohlgemüse (mit verdauungsfördernden Gewürzen zubereitet)
- Radieschen, Rettich, Kresse in kleinen Mengen
- frische Kräuter
- Gerstengraupen, Reis, Hirse, Quinoa, Couscous, Mais
- Hülsenfrüchte
- Kardamom, Vanille, Zimt, Kurkuma, Safran
- Forelle, Barsch, Karpfen
- Maisgriffel-, Wegwarten-, Löwenzahntee, warmes Wasser
- mitgekochte Orangen-, Zitronen- oder Mandarinenschalen

4.2.3 Magen-Muster

Magen-Qi-Mangel
Wei Qixu

Inneres Mangel-Syndrom

Symptomatik

- Allgemeinsymptome: morgendliche Müdigkeit, Appetitlosigkeit, Geschmacksverlust, unangenehmes Gefühl im Epigastrium, weiche Stühle, Schwäche der Extremitäten.
- Puls: leer und schwach, v. a. an der rechten mittleren Stelle
- Zunge: blass

Westliche Krankheitsbilder

Appetitlosigkeit, Geschmacksverlust, Schwäche, Erschöpfungszustände, gestörter Säure-Basen-Haushalt

Ätiologie

Eine eiweiß- oder nährstoffarme Nahrung sowie Unterernährung (wie bei Fastenkuren, Diäten)

▶ **Tab. 4.20** Phytoarzneien (bitter), die das Magen-Qi stärken.

Name (lat.)	Name (dt.)	Geschmack	Temperatur
Centaurium erythraea	Tausendgüldenkraut	bitter	thermisch neutral bis warm
Carduus benedictus	Kardobenediktenkraut	bitter	thermisch warm
Gentiana lutea	Gelber Enzian	bitter, leicht süß	thermisch kalt
Artemisia vulgaris	Beifuß	bitter, scharf	thermisch warm
Acorus calamus	Kalmus	bitter, scharf-aromatisch	thermisch leicht warm
Citrus aurantium	Bitterorange (Fruchtschale)	bitter, süß, leicht scharf	thermisch neutral
Curcuma longa	Gelbwurz	bitter, scharf	thermisch warm bis heiß
Fumaria officinalis	Erdrauch	bitter	thermisch neutral bis leicht warm
Veronica officinalis	Ehrenpreis	leicht bitter	thermisch warm
Juglans regia	Walnuss (Blätter)	scharf, leicht bitter, adstringierend	thermisch leicht warm
Coriandrum sativum	Koriander (Kraut, Samen)	scharf	thermisch neutral
Mentha piperita	Pfefferminze	scharf, bitter	thermisch warm/kühl

können einen Magen-Qi-Mangel verursachen. Auch chronische, allgemein schwächende Krankheiten führen zu einer Magen-Qi-Schwäche.

Therapeutischer Ansatz
Das Magen-Qi stärken.

Rezepte

Tee zur Stärkung des Magen-Qi
Rhiz. Calami
Fruct. Foeniculi
Rad. Liquiritiae
Pericarp. Aurantii   aa ad 100 g
1 geh. TL/1 Tasse Wasser aufgießen, 10 Min. ziehen lassen. 3 × tgl. 1 Tasse 15 Min. vor dem Essen trinken.

Pulvermischung zur Stärkung des Magen-Qi
Pulv. Angelicae
Pulv. Cinnamomi zeyl.   aa ad 50 g
3 × tgl. 1 Msp. vor den Mahlzeiten einnehmen.

Alantwein bei Magenschwäche und als Allgemein-Tonikum z. B. nach Operationen oder längerer Krankheit
40 g frische Alantwurzel reinigen, fein schneiden, mit 50 g hochprozentigem Weingeist übergießen. Die Mischung 24 Std. zugedeckt stehen lassen. Am nächsten Tag das Gemisch mit 1 l Weißwein ansetzen und 3–4 Tage lang an der Sonne oder in einem warmen Raum ziehen lassen. Anschließend durch ein Tuch filtern. Esslöffelweise vor den Mahlzeiten einnehmen.

Tee, der das Qi von Magen und Milz-Pankreas stärkt und die Säfte stimuliert
Hb. Cardui benedicti   30 g
Fol. Salviae   30 g
Fruct. Aurantii immaturi   30 g
Fruct. Foeniculi   40 g
2 geh. TL/¼ l Wasser kalt übergießen, langsam zum Sieden bringen. 2 × tgl. 1 Tasse vor den Mahlzeiten trinken.

Pulvermischung, die die Magensäfte lockt
Pulv. Rad. Gentianae
Pulv. Pericarp. Aurantii   aa ad 50 g
3 × tgl. ¼–½ TL in ein Glas lauwarmes Wasser einrühren und ca. ½ Std. vor den Mahlzeiten als Aperitif schluckweise trinken.

Tinkturmischung, die den Magen stärkt und harmonisiert
Tinct. Centaurii
Tinct. Cardui mar.   aa ad 60 ml
Tinct. Menthae pip.   20 ml
3 × tgl. 15 Tr. in etwas Wasser ca. ½ Std. vor den Mahlzeiten einnehmen.

Akupunktur
Technik: Alle Punkte tonisierend nadeln, evtl. Moxibustion anwenden.

Ma 36 stärkt das Magen-Qi, v. a. bei Moxibustion des Punktes.

KG 6 stärkt das Qi von Magen und Milz-Pankreas.

KG 12 Mu-Alarmpunkt des Magens; stärkt in Kombination mit Ma 36 das Qi von Magen und Milz-Pankreas.

Bl 21 Zustimmungspunkt des Magens; stärkt Qi von Magen und Milz-Pankreas, unterdrückt aufsteigendes Magen-Qi.

Diätetik
Zu vermeiden
- scharfe, heiße Speisen und Getränke, da sie den Magen zu sehr austrocknen:
  - Chili, Ingwer, Curry, Pfeffer, Paprika (scharf), Knoblauch, Meerrettich, Thymian, Rosmarin, Wacholderbeeren, Fenchelsamen, Senfsaat, Zimt, Nelke, Muskat, Anis
  - Gegrilltes, Gebratenes, Geröstetes, Geräuchertes, Frittiertes
  - Fleisch von Lamm, Schaf, Ziege, Wild
  - Lauch, Frühlingszwiebel, rohe Zwiebel, Fenchel

4 Element Erde

- Alkohol
- Kaffee, Getreidekaffee, Gewürztee
- eisgekühlte bzw. kalte Getränke und Speisen:
  - Rohkost, Obst
  - Südfrüchte
  - Speiseeis
  - kaltes Bier, kalte Limonaden, Säfte und Wasser
- übermäßig süße und saure Nahrungsmittel
- schwer verdauliche, üppige, fettreiche Mahlzeiten, besonders abends
- Diäten, Eiweißmangelernährung
- Nahrungsmittel und Getränke mit künstlichen Farb-, Aroma-, Süß- und Konservierungsstoffen
- Speisen, die in der Mikrowelle zubereitet bzw. erwärmt wurden

Zu empfehlen
- erwärmende, nährende Speisen, die das Qi von Magen und Milz-Pankreas tonisieren:
  - Mais, Buchweizen, Dinkel, Hirse, Reis, Süßreis, Haferflocken
  - Karotte, Kartoffel, Süßkartoffel, Kürbis, Pastinake, Fenchel, Esskastanie, Sellerie, Lauch, Rosenkohl, Weißkohl, Rotkohl
  - frische Kräuter
  - Vanille, Zimt, Anis, Nelke, Kümmel, Kreuzkümmel, Koriander, frischer Ingwer in kleinen Mengen
  - Hülsenfrüchte
  - Schafs- und Ziegenkäse
  - Fleisch von Rind, Huhn, Pute
  - Trockenfrüchte wie Sultaninen, Aprikosen, Feigen, Datteln
  - Kirsche, Pfirsich, Aprikose, süßer Apfel als Kompott
  - Forelle, Barsch
  - Mandeln, Sesam, Sonnenblumenkerne
  - kleine Mengen Rohrzucker, Kandiszucker, Agaven- oder Birnendicksaft
  - Süßholztee, leichter Fencheltee

Weitere Empfehlungen
Emotionalen Stress und unregelmäßige, unter Zeitdruck eingenommene Mahlzeiten vermeiden, da sie sich belastend und blockierend auf das Magen-Qi auswirken.

Magen-Leere und -Kälte
Wei Qi Xuhan

Inneres Leere-Kälte-Syndrom

Symptomatik
- Allgemeinsymptome: dumpfes, unangenehmes Gefühl im Epigastrium (Besserung nach Nahrungsaufnahme, bei Massage oder Druck auf den Oberbauch; Verschlechterung bei Kälte und nach dem Stuhlgang), Verlangen nach warmer Nahrung und Getränken, Erbrechen klarer Flüssigkeit, weiche Stühle, Müdigkeit, fehlender Durst, kalte Extremitäten
- Zunge: blass, geschwollen
- Puls: tief, langsam und schwach, v. a. der Magen-Puls

Westliche Krankheitsbilder
Magen-Kälte, Übelkeit, Erbrechen, Appetitlosigkeit, Müdigkeit und Schwäche, chronische Gastritis, Hyperazidität

Ätiologie
Dieses Syndrom ist eine Weiterentwicklung des Magen-Qi-Mangels mit zusätzlicher Leere und Kälte. Es tritt meistens zusammen mit einem Yang-Mangel von Milz-Pankreas auf und führt deshalb zu weichen Stühlen, kalten Extremitäten, Erbrechen klarer Flüssigkeit, fehlendem Durst, Verlangen nach warmer Nahrung und Getränken und einem tiefen Puls.

Die Ursachen eines Magen-Qi-Mangels sind auf ▶ S. 120 beschrieben. Yang-Mangel von Milz-Pankreas entsteht bei unregelmäßiger Nahrungsaufnahme, Mangelernährung, Diätfehlern, Überarbeitung, langfristiger psychischer Belastung und durch langfristige Kälte und Feuchtigkeit. Betroffene haben eine Disposition zu psychosomatischen Magenleiden.

Therapeutischer Ansatz
Qi von Magen und Milz-Pankreas stärken und erwärmen.

4.2 Disharmonien von Milz-Pankreas und Magen

▶ **Tab. 4.21** Phytoarzneien (bitter, scharf, warm), die den Magen wärmen und stärken.

Name (lat.)	Name (dt.)	Geschmack	Temperatur
Acorus calamus	Kalmus	bitter, scharf, aromatisch	thermisch leicht warm
Artemisia absinthium	Wermut	bitter	thermisch warm
Cinnamomum zeylanicum	Zimt (Rinde)	bitter, süß, scharf	thermisch sehr warm
Imperatoria ostruthium	Meisterwurz	scharf, würzig-aromatisch, etwas bitter	thermisch warm
Carduus benedictus	Kardobenediktenkraut	bitter	thermisch warm
Matricaria chamomilla	Kamille	bitter, leicht süß und scharf	thermisch leicht warm
Agrimonia eupatoria	Odermennig	bitter	thermisch neutral
Rosmarinus officinalis	Rosmarin	bitter	thermisch warm
Alpinia officinarum	Galgant	scharf	thermisch sehr warm
Foeniculum vulgare	Fenchel	süß, scharf	thermisch warm
Zingiber officinale	Ingwer (Wurzel)	scharf	thermisch warm
Elettaria cardamomum	Kardamom (Früchte)	scharf, aromatisch	thermisch warm

▶ **Tab. 4.22** Phytoarzneien (warm, süß), die das Qi von Milz-Pankreas stärken.

Name (lat.)	Name (dt.)	Geschmack	Temperatur
Carlina acaulis	Eberwurz	süß, scharf	thermisch warm
Coriandrum sativum	Koriander	süß, scharf	thermisch warm
Calendula officinalis	Ringelblume	süß, salzig, leicht bitter	thermisch neutral
Petroselinum crispum	Petersilie	süß	thermisch warm
Satureja hortensis	Bohnenkraut	süß, scharf	thermisch warm

▶ S. 96 Qi-Mangel von Milz-Pankreas

Rezepte

Tee, der den Magen wärmt und kräftigt
Rhiz. Zingiberis
Rhiz. Calami
Fruct. Anisi
Pericarp. Aurantii aa ad 120 g
1 geh. TL/1 Tasse Wasser, mind. 2 Std. einweichen lassen, kurz aufkochen, jeweils 1 Tasse ½ Std. vor den Mahlzeiten trinken.

Tinkturmischung als Vorbeugung gegen Reisekrankheit
Tinct. Zingiberis
Tinct. Absinthii
Tinct. Valeriani
Tinct. Liquiritiae aa ad 40 ml
2–3 × vor Antritt der Reise und bei Bedarf 10–15 Tr. mit wenig warmer Flüssigkeit einnehmen.

Tee mit Kamille bei Magen-Leere und -Kälte

Flor. Chamomillae
Hb. Centaurii
Flor. Aurantii
Rad. Liquiritiae   aa ad 120 g

1 geh. TL/1 Tasse Wasser aufgießen, 1 Msp. Ingwerwurzelpulver (Pulv. Rad. Zingiberi) hinzufügen, 10 Min. bedeckt ziehen lassen. Tgl. ½–¾ l trinken.

Pulver, das den kalten Magen erwärmt und kräftigt

Pulv. Rad. Calami
Pulv. Cort. Cinnamomi   aa ad 4 g

Mit etwas Wermutwein (Artemisia absinthium) einnehmen.

Wermutwein, der den Magen wärmt

20 ml Tinct. Absinthii oder 1 frisches Wermutkraut (Artemisia absinthium) in 0,7 l herben Weißwein geben und 2 Wochen an einer sonnigen Stelle stehen lassen, dann abseihen. Jeweils 1 Likörglas nach den Mahlzeiten trinken.

Akupunktur

Technik: Alle Punkte tonisierend nadeln, evtl. Moxibustion anwenden.

Ma 36 kräftigt das Magen-Qi bei allen Leere-Zuständen des Magens begleitet von epigastrischem Schmerz.

KG 6 stärkt das Milz-Qi und -Yang.

KG 12 Mu-Alarmpunkt des Magens; bei Leere-Zuständen in Magen- und Milz-Bereich begleitet von Appetitmangel und epigastrischem Schmerz, der durch Nahrungsaufnahme besser wird.

Bl 20 Zustimmungspunkt von Milz-Pankreas; kräftigt in Kombination mit Bl 21 auf außerordentliche Weise die Wurzel des Nach-Himmels-Qi.

KS 6 Luo-Passagepunkt; einer der Hauptpunkte zur Behandlung von Übelkeit und Erbrechen; unterdrückt rebellierendes Magen-Qi.

Diätetik

Zu vermeiden

- kühlende Nahrungsmittel, da sie vorhandene Kälte verstärken:
    - kalte und eisgekühlte Getränke und Speisen
    - Rohkost, Obst
    - Südfrüchte
    - Milchprodukte
    - Sojamilchprodukte
    - Algen
    - Frischkornbrei/Müsli
    - Mineralwasser, Pfefferminztee, grüner Tee
- Diäten und Fastenkuren
- schwer verdauliche, üppige Speisen
- Nahrungsmittel und Getränke mit künstlichen Aroma-, Farb-, Süß- und Konservierungsstoffen
- Fertigprodukte, Fast Food

Zu empfehlen

- leicht verdauliche, wärmende und Qi-tonisierende Nahrungsmittel:
    - Fleisch von Rind, Huhn, Lamm, Ziege, Wild
    - Mais, Hirse, Reis, Süßreis, Hafer, Quinoa
    - Karotte, Fenchel, Kartoffel, Süßkartoffel, Kürbis, Esskastanie, Pastinake
    - Lauch, Zwiebel, Frühlingszwiebel, Knoblauch, Meerrettich (in kleinen Mengen)
    - Hülsenfrüchte (mit verdauungsfördernden Gewürzen zubereitet)
    - frische Kräuter
    - mäßiges Würzen mit Ingwer, Curry, Pfeffer, Chili, Paprika, Rosmarin, Kurkuma, Thymian, Bockshornkleesamen, Oregano, Koriander, Basilikum, Estragon, Senfsaat, Anis, Zimt, Nelke, Vanille, Muskat, Wacholderbeeren, Lorbeer
    - Pfirsich, Aprikose, Pflaume, Süßkirsche, Apfel und Birne als Kompott mit wärmenden Gewürzen wie Zimt, Nelke, Vanille
    - Forelle, Barsch, geräucherter Fisch
    - Walnüsse, Mandeln, Haselnüsse (in Maßen), Sonnenblumenkerne, Pinienkerne
    - Kandis- und Rohrzucker, Honig in kleinen Mengen
- lange gekochte Suppen und Eintopfgerichte
- Tee aus Fenchel, Kümmel, Anis, Schafgarbe, Ingwer, Süßholz (im Wechsel)

Weitere Empfehlungen
- 3 × tgl. warme Mahlzeiten zu sich nehmen.
- Lange gekochte Suppen bevorzugen, da sie viel Energie enthalten und den Magen wärmen.

Magen-Yin-Mangel
Wei Yinxu
Inneres Leere-Hitze-Syndrom

Symptomatik
- Allgemeinsymptome: Appetitlosigkeit, Schmerz im Epigastrium, trockener Mund und Rachen, Durst ohne Trinkverlangen oder mit dem Bedürfnis, in kleinen Schlucken zu trinken, Völlegefühl nach dem Essen, leichte Übelkeit, Fieber oder Hitzegefühl nachmittags, Brennen der Lippen, Verstopfung mit trockenem Stuhl
- Zunge: rot, belaglos oder abgeschält im Zentrum, oder trockener Belag ohne Wurzel
- Puls: oberflächlich, leer, dünn und schnell, v. a. der Magen-Puls

Westliche Krankheitsbilder
chronische Gastritis, Übelkeit, Erbrechen, Trockenheit, trockene Stühle, Nahrungsstagnation

Ätiologie
Unregelmäßige und schlechte Essgewohnheiten wie z. B. das schnelle Hinunterschlucken ohne Kauen und Einspeicheln, Reden und Diskutieren während der Mahlzeiten, hektisches Essen sowie spätes abendliches Essen schwächen das Magen-Yin. Auch der übermäßige Verzehr von stark gewürzten Speisen und von sauren Nahrungsmitteln, wie in Essig eingelegtes Gemüse, Orangen u. ä. schwächen das Magen-Yin. Auch chronische Hitze-Erkrankungen des Magens können hierfür verantwortlich sein. Eine Magen-Yin-Schwäche führt immer zu einem Mangel an Flüssigkeiten. Magen-Yin-Leere greift oft auf den Dickdarm über und führt zu Verstopfung mit kleinen trockenen Stuhlmengen.

Therapeutischer Ansatz
Das Magen-Yin nähren und befeuchten.

▶ Tab. 4.23 Phytoarzneien (bitter, kühl), die das Magen-Yin nähren.

Name (lat.)	Name (dt.)	Geschmack	Temperatur
Paeonia officinalis	Pfingstrose	scharf, bitter	thermisch kalt
Melissa officinalis	Melisse	leicht sauer und bitter, aromatisch	thermisch leicht kühl
Menyanthes trifoliata	Bitterklee	bitter	thermisch kalt
Spiraea ulmaria	Mädesüß	bitter, adstringierend, süßlich	thermisch kühl
Cichorium intybus	Wegwarte	mäßig bitter	thermisch kühl
Achillea millefolium	Schafgarbe	bitter, aromatisch, leicht süß und salzig	thermisch neutral
Panax ginseng	Ginseng (Blätter)	bitter, leicht süß	thermisch kühl
Gentiana lutea	Gelber Enzian	bitter, leicht süß	thermisch kalt
Rosa canina	Heckenrose (Früchte)	süß-sauer, etwas herb-bitter	thermisch kühl
Pneumus boldo	Boldo	aromatisch, leicht bitter	thermisch kühl
Capsella bursa pastoris	Hirtentäschel	bitter, scharf, leicht salzig	thermisch kühl
Hypericum perforatum	Johanniskraut	bitter, adstringierend	thermisch neutral

4 Element Erde

▶ Tab. 4.24 Phytoarzneien (süß, kühl), die befeuchten.

Name (lat.)	Name (dt.)	Geschmack	Temperatur
Trifolium pratense	Rotklee	süß	thermisch kühl
Althaea officinalis	Eibisch	süß, bitter	thermisch kühl
Malva sylvestris	Wilde Malve (Käsepappel)	süß	thermisch kühl
Galeopsis segetum	Ockergelber Hohlzahn	süß, bitter	thermisch kühl
Auricularia auricula-judae	Mu-Err-Pilz	süß	thermisch kühl
Stellaria media	Vogelmiere	leicht süß, etwas salzig	thermisch kalt
Cetraria islandica	Isländisches Moos	fad, schleimig-bitter, süßlich	thermisch leicht kühl
Borago officinalis	Borretsch	süß, leicht salzig	thermisch kühl
Rosa centifolia	Rose (Blüten)	leicht süß, leicht adstringierend	thermisch kühl
Glycyrrhiza glabra	Süßholz	süß	thermisch neutral
Lamium album	Weiße Taubnessel (Blüten)	süß, scharf, adstringierend	thermisch neutral
Viola odorata	Wohlriechendes Veilchen	süß, etwas bitter	thermisch kühl
Aloe vera	Aloe (Saft)	fad, leicht salzig	thermisch kalt

Rezepte

Tee zur Stärkung des Magen-Yin

Fol. Malvae sylv.
Hb. Stellariae med.
Flor. Rosae cent.
Hb. Melissae
Hb. Verbenae odor.
Flor. Trifolii prat.   aa ad 120 g
1 EL/¼ l Wasser aufgießen, 10 Min. ziehen lassen. 3 × tgl. ¼ l trinken.

Tee bei chronischer Gastritis, der das Magen-Yin nährt

Lich. islandicus   20 g
Flor. Violae odor.   20 g
Flor. Spiraeae   20 g
Flor. Calendulae   20 g
Hb. Stellariae med.   10 g
Fol. Menthae pip.   10 g
Rad. Liquiritiae   30 g
1–2 TL/1 große Tasse Wasser aufgießen, 10 Min. ziehen lassen. Tgl. 3 Tassen trinken, ½ Std. vor den Mahlzeiten.

Pulvermischung zur Stärkung des Magen-Yin

Pulv. Lichen island.
Pulv. Auriculariae aur.   aa ad 100 g
2 × tgl. 1 TL in einer Tasse Hühnerbrühe vor den Mahlzeiten.

Akupunktur

Technik: Alle Punkte tonisierend nadeln.

Ma 36 Bei allen Leere-Zuständen des Magens begleitet von epigastrischem Schmerz und Übelkeit.

KG 12 Mu-Alarmpunkt des Magens; bei Leere-Zuständen des Magens; stärkt das Magen-Qi, v. a. kombiniert mit Ma 36, unterdrückt rebellierendes Magen-Qi.

MP 6 „Treffen der drei Yin"; nährt Blut und Yin.

Diätetik

Zu vermeiden
- alle erhitzenden, erwärmenden und austrocknenden Nahrungs- und Genussmittel, die das Yin schwächen:
  - Gegrilltes, Geräuchertes, Gebratenes, Gepökeltes, Frittiertes
  - erwärmende Gewürze wie Pfeffer, Chili, Curry, Ingwer, Knoblauch, Muskat, Nelke, Zimt, Koriander, Tabasco
  - Lauch, Frühlingszwiebel, rohe Zwiebel, Schnittlauch
  - Fleisch von Lamm, Schaf, Ziege, Wild
  - Wurst, Schinken, Salami
  - Essig
  - Alkohol, Tabak
  - Kaffee, Getreidekaffee, Gewürztee, schwarzer Tee
- stark fruchtsäurehaltige Obstsorten
- übermäßig fettreiche und schwere Speisen
- eisgekühlte Getränke und Speisen
- denaturierte Nahrungsmittel mit künstlichen Farb-, Konservierungs-, Aroma- und Süßstoffen

Zu empfehlen
- leicht verdauliche, den Magen kühlende und befeuchtende Nahrungsmittel:
  - Maisgrieß, Hirse, Weizen, Buchweizen, Amarant, Quinoa, Gerste, Dinkel
  - Spinat, Karotte, Kartoffel, Süßkartoffel, Zucchini, Aubergine, Sellerie, Tomate (gedünstet oder blanchiert), Gurke, Brokkoli
  - Champignons, Austernpilze, Shiitake
  - Sprossen
  - Milch- und Sauermilchprodukte in kleinen Mengen (z. B. Joghurt, Dickmilch, Sahne)
  - Sojamilch, Tofu
  - Birne und Apfel (gedünstet), Melone, Banane, Pflaume
  - magerer Fisch
  - kleine Portionen Rindfleisch, Kaninchen, Pute
  - Algen
  - kleine Mengen Rohrzucker, Kandiszucker
  - Pfefferminz-, Malventee, Sanddornsaft in Süßholztee, Karottensaft (mit etwas Olivenöl), Mineral- und Quellwasser (lauwarm getrunken)

Weitere Empfehlungen
- Ruhezeiten nach dem Essen einplanen.
- Hastiges, schnelles und unregelmäßiges Essen vermeiden.
- Emotionalen Stress vermeiden.

Magen-Feuer
Wei Huo Shang Sheng
Innere-Fülle-Hitze des Magens

Symptomatik
- Allgemeinsymptome: brennender Schmerz im Epigastrium, saurer Reflux (durch hochsteigendes Magen-Qi), Mundtrockenheit, Durst mit Verlangen nach kalten Getränken, ständiges Hungergefühl, Schwellung, Schmerz und Blutungen des Zahnfleisches, Obstipation, spärlicher und dunkler Urin; zusätzlich bei Schleim-Feuer: wenig Durst, Engegefühl im Epigastrium, Schleimauflagerungen auf dem Stuhl, mentales Ungleichgewicht, Schlafstörungen
- Zunge: rot, dicker, gelber und trockener Belag; bei Schleim-Feuer klebriger und dornenartiger gelber Belag innerhalb eines medianen Risses
- Puls: tief, voll und schnell; bei Schleim-Feuer schlüpfrig, voll und schnell

Westliche Krankheitsbilder
akute Gastritis, Stomatitis, Singultus, Ulcus ventriculi et duodeni, Zahnfleischbluten, Zahn- und Kieferschmerz, Halsentzündung; bei Schleim-Feuer Schlafstörungen, mentale Störungen, Reizbarkeit, Unruhe, manisch-depressives Syndrom

Ätiologie
Übermäßiger Verzehr heißer Nahrungsmittel (zu scharf, zu fettreich), Nikotin- und Alkoholabusus können Magen-Feuer verursachen. Auch Leber-Feuer kann auf den Magen übergreifen und hier Hitze auslösen.

Therapeutischer Ansatz
Magen-Feuer klären, das rebellierende Magen-Qi wieder zum Sinken bringen, den Magen befeuchten.

4 Element Erde

▶ **Tab. 4.25** Phytoarzneien (bitter, kühl), die Magen-Feuer klären.

Name (lat.)	Name (dt.)	Geschmack	Temperatur
Gentiana lutea	Gelber Enzian	bitter, leicht süß	thermisch kühl
Melissa officinalis	Melisse	leicht bitter, etwas sauer, scharf-aromatisch	thermisch kühl
Spiraea ulmaria	Mädesüß	bitter, adstringierend, süßlich	thermisch kühl
Paeonia officinalis	Weiße Pfingstrose (Wurzel)	bitter, sauer	thermisch kühl
Rosa centifolia	Edelrose	süßlich, leicht adstringierend	thermisch kühl
Menyanthes trifoliata	Bitterklee	bitter	thermisch kalt
Cetraria islandica	Isländisches Moos	fad, schleimig-bitter, süßlich	thermisch leicht kühl
Hypericum perforatum	Johanniskraut	bitter	thermisch neutral
Althaea officinalis	Eibisch	schleimig, süß, leicht bitter	thermisch neutral bis kühl
Aloe vera	Aloe (Fruchtgel)	fad, leicht bitter und salzig	thermisch kalt
Quercus robur	Eiche	bitter, adstringierend	thermisch kühl
Cichorium intybus	Wegwarte	bitter, leicht süß und salzig	thermisch kühl
Citrus limon	Zitrone (Schale)	sauer, leicht bitter	thermisch kühl
Viola odorata	Wohlriechendes Veilchen	süß, etwas bitter	thermisch kühl
Euphrasia officinalis	Augentrost	bitter, leicht sauer	thermisch kühl
Geranium robertianum	Ruprechtskraut	leicht aromatisch, bitter	thermisch neutral bis kühl
Solanum tuberosum	Kartoffel	neutral, leicht süß	

▶ **Tab. 4.26** Phytoarzneien (scharf, bitter, kalt), die das Absinken des Magen-Qi fördern.

Name (lat.)	Name (dt.)	Geschmack	Temperatur
Achillea millefolium	Schafgarbe	bitter, aromatisch, süßlich, leicht salzig	thermisch neutral
Mentha piperita	Pfefferminze	scharf	thermisch kühl /warm
Melissa officinalis	Melisse	leicht bitter, etwas sauer, scharf-aromatisch	thermisch kühl
Arctium lappa	Große Klette (Samen)	scharf, bitter	thermisch kühl
Lavandula angustifolia	Lavendel	leicht scharf und bitter	thermisch neutral

▶ **Tab. 4.26** (Fortsetzung).

Name (lat.)	Name (dt.)	Geschmack	Temperatur
Tilia cordata	Linde	scharf, süß, etwas bitter	thermisch kühl
Salvia officinalis	Salbei	bitter, leicht aromatisch-scharf, adstringierend	thermisch kühl/leicht warm
Pneumus boldo	Boldo	aromatisch, leicht bitter	thermisch kühl
Humulus lupulus	Hopfen (Dolden)	bitter, scharf, leicht adstringierend	thermisch kühl

▶ **Tab. 4.27** Phytoarzneien (süß, kühl), die den Magen befeuchten.

Name (lat.)	Name (dt.)	Geschmack	Temperatur
Stellaria media	Vogelmiere	leicht süß, etwas salzig	thermisch kalt
Cetraria islandica	Isländisches Moos	fad, schleimig-bitter, süßlich	thermisch leicht kühl
Borago officinalis	Borretsch	süß, leicht salzig	thermisch kühl
Rosa centifolia	Rose (Blüten)	leicht süß, leicht adstringierend	thermisch kühl
Glycyrrhiza glabra	Süßholz	süß	thermisch neutral
Panax ginseng	Ginseng	bitter, leicht süß	thermisch kühl

▶ S. 125 Magen-Yin-Mangel

Rezepte

Kartoffelsaft gegen Säure
Kartoffeln frisch pressen oder fertigen Saft kaufen. 3× tgl. 1 kleines Glas nach den Mahlzeiten trinken.

Tee, der Magen-Hitze kühlt und Magen-Yin schützt
Rad. Paeoniae alb.	40 g
Hb. Bursae past.	20 g
Fol. Trifolii fibrini	20 g
Hb. Menthae pip.	20 g
Flor. Malvae	20 g
Flor. Spiraeae	20 g
Rad. Liquiritiae	20 g

1 gestr. EL/¼ l Wasser aufgießen, 10 Min. ziehen lassen. ¾ l in kleinen Mengen im Laufe des Tages trinken.

Mundspülung mit Blutwurz bei Zahnfleischbluten, schwammigem Zahnfleisch, Parodontose, nach Kieferoperationen
Tinct. Tormentillae	
Tinct. Salviae	
Tinct. Arnicae	
Tinct. Echinaceae	aa ad 40 ml

Mehrmals tgl. 20 Tr. in ½ Glas lauwarmem Wasser einnehmen, evtl. auch direkt einmassieren.

Sanddornöl bei Magen- und Zwölffingerdarmgeschwür
3× tgl. 1 TL vor dem Essen einnehmen.

Süßholzwurzel bei Sodbrennen und hitzigem Magen
Süßholzwurzel kauen und den Saft langsam schlucken.

Akupunktur

Technik: KG 12 und KG 13 neutral nadeln; alle weiteren Punkte sedierend nadeln.

Ma 21 Lokaler Punkt bei Beschwerden des Magens, speziell bei Fülle-Mustern, die mit rebellierendem Magen-Qi einhergehen.

Ma 44 beseitigt Hitze aus der Magen-Leitbahn; bei Zahnfleischbluten.

Ma 45 „Kranker Mund"; beruhigt den Geist bei Unruhe durch Magen-Feuer, wenn Magen-Hitze das Herz befällt und Herz-Feuer auslöst.

MP 6 nährt das Yin, beruhigt den Geist, dämpft Reizbarkeit.

KS 6 unterdrückt rebellierendes Magen-Qi, beruhigt den Geist.

KG 13 Bei Fülle-Zuständen des Magens; unterdrückt rebellierendes Magen-Qi.

Bl 21 Zustimmungspunkt des Magens; unterdrückt bei sedierender Nadelung rebellierendes Magen-Qi, beseitigt Nahrungs-Stagnation im Magen, die mit Aufstoßen, saurem Reflux und Völlegefühl einhergeht.

Diätetik

Zu vermeiden

- erwärmende, erhitzende und austrocknende Nahrungs- und Genussmittel, die das Magen-Feuer unterstützen:
  - scharf Angebratenes, Gegrilltes, Frittiertes, Geröstetes
  - Gepökeltes, Geräuchertes, Wurst, Schinken und Salami
  - alle heißen, scharf-warmen und bitter-warmen Nahrungs- und Genussmittel sowie Getränke
  - Fleisch von Wild, Lamm, Schaf und Ziege
  - Curry, Chili, Knoblauch, getrockneter Ingwer, Pfeffer, Peperoni, Muskat, Nelke, Fenchelsamen, Thymian, Rosmarin, Senfsaat, Paprika, Zimt, Anis, Tabasco
  - Lauch, Zwiebel, Frühlingszwiebel, Meerrettich, Fenchel, Schnittlauch
  - Kaffee, Getreidekaffee, Gewürztee
  - Alkohol
- große Portionen, v. a. spät am Abend eingenommen

Zu empfehlen

- kühlende, neutrale und befeuchtende Nahrungsmittel, um das Feuer zu dämpfen und das Yin zu nähren:
  - Maisgrieß, Weizen, Gerste, Reis, Quinoa, Amarant
  - bittere Salate wie Chicorée, Löwenzahn, Rucola, Radicchio
  - Sprossen und Keimlinge, Tomate, Gurke, Artischocke
  - Karotte, Sellerie, Brokkoli, Stangensellerie, Pastinake, Petersilienwurzel, Spinat, Mangold, Weißkohl, Kartoffel, Kohlrabi
  - frische Kräuter
  - Algen, Meeresfrüchte, Krabben, Austern, Tintenfisch
  - Ente (gedünstet)
  - Sauermilchprodukte in Maßen
  - Südfrüchte in kleinen Mengen (Wassermelone, Banane, Kiwi), Birne, süßer Apfel
  - Pfefferminz-, Melissentee, grüner Tee, Mineralwasser in Maßen
- scharf-kalte Nahrungsmittel, die den Magen-Qi-Fluss regulieren:
  - Rettich, Radieschen, Kresse

Weitere Empfehlungen

- Essen unter Zeitdruck sowie Streit, Sorgen und Ärger während der Mahlzeiten vermeiden.
- Für emotionale Ausgeglichenheit sorgen.

Kälte befällt den Magen
Wei Han

Inneres Fülle-Kälte-Syndrom

Symptomatik

- Allgemeinsymptome: akuter Schmerz im Epigastrium, Erbrechen klarer Flüssigkeiten, Kältegefühl, Verschlechterung durch die Einnahme von kalten Getränken oder kalten Nahrungsmitteln, Vorliebe für Wärme, warme Getränke und Nahrung
- Zunge: feucht mit dickem, weißem Belag
- Puls: tief, langsam, voll und gespannt

Westliche Krankheitsbilder
plötzliche Übelkeit, Erbrechen, Singultus

Ätiologie
Übermäßiger Verzehr kalter Nahrungsmittel und Getränke sowie die Invasion äußerer Kälte in den Magen verursachen dieses Muster.

Therapeutischer Ansatz
Den Magen wärmen, das Absenken des Magen-Qi fördern, das innere Li erwärmen.

▶ Tab. 4.28 Phytoarzneien (bitter, warm), die den Magen tonisieren und wärmen.

Name (lat.)	Name (dt.)	Geschmack	Temperatur
Acorus calamus	Kalmus	bitter, scharf, aromatisch	thermisch leicht warm
Artemisia absinthium	Wermut	bitter	thermisch warm
Cinnamomum zeylanicum	Zimt (Rinde)	bitter, süß, scharf	thermisch sehr warm
Imperatoria ostruthium	Meisterwurz	scharf, würzig-aromatisch, etwas bitter	thermisch warm
Carduus benedictus	Kardobenediktenkraut	bitter	thermisch warm

▶ S. 122 Magen-Leere und -Kälte

▶ Tab. 4.29 Phytoarzneien (scharf, bitter, warm), die das Absinken des Magen-Qi fördern.

Name (lat.)	Name (dt.)	Geschmack	Temperatur
Carlina acaulis	Stängellose Eberwurz	leicht süß, scharf	thermisch warm
Artemisia vulgaris	Beifuß	bitter, scharf	thermisch warm
Achillea millefolium	Schafgarbe	bitter, aromatisch, süßlich, leicht salzig	thermisch neutral
Matricaria chamomilla	Kamille	bitter, leicht süß und scharf	thermisch leicht warm
Acorus calamus	Kalmus	bitter, aromatisch scharf	thermisch leicht warm
Pimpinella alba	Bibernelle	scharf	thermisch warm
Angelica archangelica	Engelwurz	scharf, aromatisch, etwas bitter, süßlich	thermisch warm
Alpinia officinarum	Galgant	scharf	sehr warm
Curcuma longa	Gelbwurz	bitter, scharf	thermisch warm bis heiß
Lavandula angustifolia	Lavendel	leicht scharf und bitter	thermisch neutral
Artemisia abrotanum	Eberraute	leicht bitter, aromatisch	thermisch warm
Glechoma hederacea	Gundelrebe	bitter, etwas scharf	thermisch neutral bis leicht warm

4 Element Erde

▶ Tab. 4.30 Phytoarzneien, die das innere Li erwärmen.

Name (lat.)	Name (dt.)	Geschmack	Temperatur
Cinnamomum cassia	Zimt	süß, bitter, scharf	thermisch heiß
Armoracia rusticana	Meerrettich	sehr scharf	thermisch heiß
Artemisia vulgaris	Beifuß	bitter, scharf	thermisch warm
Satureja hortensis	Bohnenkraut (Kraut)	scharf, leicht bitter	thermisch warm
Alpinia officinarum	Galgant	scharf	thermisch heiß

▶ S. 108 Nässe-Kälte befällt Milz-Pankreas

Rezepte

Tee, der den Magen und gleichzeitig das innere Li wärmt

Cort. Condurango 20 g
Rhiz. Galangae 20 g
Testae Cacao 30 g
Fruct. Anisi 30 g
1 geh. TL/1 Tasse Wasser für 2 Std. kalt ansetzen, kurz aufwallen lassen, bedeckt 10 Min. ziehen lassen. 3 × tgl. 1 Tasse trinken.

Pulvermischung bei Singultus

Pulv. Foeniculi
Pulv. Galangae aa ad 40 g
Bei Bedarf 1 gestr. TL mit wenig Flüssigkeit einnehmen.

Tee mit Anis bei kaltem Magen

Fruct. Anisi 40 g
Rad. Angelicae 30 g
Pericarp. Aurantii 30 g
Fol. Majoranae 20 g
Rhiz. Zingiberis off. 30 g
Fruct. Foeniculi 30 g
1 gestr. EL/¼ l Wasser aufgießen, 15 Min. ziehen lassen. ½–¾ l tgl. jeweils nach den Mahlzeiten trinken.

Akupunktur

Technik: Sedierend nadeln, evtl. indirekt Moxibustion anwenden.

Ma 21 Wichtiger lokaler Punkt bei Fülle-Mustern des Magens; unterdrückt rebellierendes Magen-Qi bei Übelkeit, Erbrechen, Aufstoßen.

Ma 34 Bei akuten, schmerzhaften Fülle-Zuständen des Magens; unterdrückt rebellierendes Magen-Qi.

MP 4 Luo-Passagepunkt; tonisiert Magen und Milz-Pankreas, beruhigt bei Fülle-Mustern von Magen und Milz-Pankreas, stimuliert das Absenken des Magen-Qi.

KG 10 Wichtiger Punkt zum Absenken des Magen-Qi, v. a. bei saurem Reflux, Völlegefühl; fördert den Transport des Nahrungsbreis über den Pylorus in den Dünndarm.

KG 13 Einer der Hauptpunkte zur Unterdrückung des rebellierenden Magen-Qi bei Schluckauf, Übelkeit, Aufstoßen, Erbrechen, Völlegefühl.

KS 6 Luo-Passagepunkt; harmonisiert den Magen; wichtiger Punkt bei Übelkeit und Erbrechen.

Diätetik

Zu vermeiden

- kühlende Nahrungsmittel, die die vorhandene Kälte verstärken:
    - kalte und eisgekühlte Getränke und Speisen
    - Rohkost, Obst
    - Südfrüchte
    - Milchprodukte
    - Sojamilchprodukte
    - Algen

4.2 Disharmonien von Milz-Pankreas und Magen

- Frischkornbrei/Müsli
- Mineralwasser, Pfefferminztee, grüner Tee
- Diäten und Fastenkuren
- Nahrungsmittel und Getränke mit künstlichen Aroma-, Farb-, Süß- und Konservierungsstoffen
- Fertigprodukte

Zu empfehlen
- leicht verdauliche, wärmende und Qi-tonisierende Nahrungsmittel:
  - Fleisch von Rind, Lamm, Ziege, Wild (in kleinen Mengen)
  - Mais, Hirse, Reis, Süßreis, Hafer, Quinoa
  - Karotte, Fenchel, Kartoffel, Süßkartoffel, Kürbis, Esskastanie, Pastinake
  - Lauch, Zwiebel, Frühlingszwiebel, Knoblauch, Meerrettich (in kleinen Mengen)
  - Hülsenfrüchte (mit verdauungsfördernden Gewürzen zubereitet)
  - frische Kräuter
  - Ingwer, Curry, Pfeffer, Chili, Paprika, Rosmarin, Thymian, Oregano, Koriander, Basilikum, Estragon, Senfsaat, Anis, Zimt, Nelke, Vanille, Muskat, Lorbeer
  - Pfirsich, Aprikose, Pflaume, Süßkirsche, Apfel und Birne als Kompott mit wärmenden Gewürzen wie Zimt, Nelke, Vanille
  - Forelle, Barsch, geräucherter Fisch
  - Walnüsse, Mandeln, Haselnüsse (in Maßen), Sonnenblumenkerne, Pinienkerne
  - geringe Mengen Kandis- und Rohrzucker, Honig
- bittere, warme Nahrungsmittel, die den Magen wärmen und tonisieren:
  - Rosenkohl
  - Schafs- und Ziegenkäse
  - Bockshornkleesamen, Kurkuma, Wacholderbeeren
- lange gekochte Suppen und Eintopfgerichte
- Tee aus Fenchel, Kümmel, Anis, Schafgarbe, Ingwer, Süßholz (im Wechsel)

Weitere Empfehlungen
Häufiges bzw. langes Fasten vermeiden.

Nahrungsretention im Magen
Shi Zhi Wei Wan
Inneres Fülle-Syndrom

Symptomatik
- Allgemeinsymptome: Appetitlosigkeit, Völlegefühl, Distension des Epigastriums (Erleichterung durch Erbrechen), Aufstoßen, saurer Reflux, schlechter Mundgeruch, Übelkeit, Erbrechen, Schlafstörungen
- Zunge: weiß (bei Kälte) oder gelb (bei Hitze), dicker, evtl. schmieriger Belag
- Puls: voll, schlüpfrig als Hinweis auf unverdaute Nahrung

Westliche Krankheitsbilder
Völlegefühl, saurer Reflux, Sodbrennen, Übelkeit und Erbrechen, Colon irritabile

Ätiologie
Übermäßiges, zu hastiges und zu schweres Essen, das oft zusätzlich am späten Abend eingenommen wird, führt zu Nahrungsretention im Magen. Dieses Muster kann auch psychosomatisch bedingt sein.

▶ **Tab. 4.31** Phytoarzneien (scharf, bitter, warm), die (bei Kälte-Symptomatik) das Absinken des Magen-Qi fördern.

Name (lat.)	Name (dt.)	Geschmack	Temperatur
Acorus calamus	Kalmus	bitter, scharf, aromatisch	thermisch leicht warm
Pimpinella alba	Bibernelle	scharf	thermisch warm
Angelica archangelica	Engelwurz	scharf, aromatisch, etwas bitter, süßlich	thermisch warm
Alpinia officinarum	Galgant	scharf	sehr warm
Curcuma longa	Gelbwurz	bitter, scharf	thermisch warm bis heiß

▶ S. 130 Kälte befällt den Magen

4 Element Erde

Therapeutischer Ansatz
Das Absenken des Magen-Qi fördern, bei Hitzesymptomen den Magen kühlen, bei Kälte den Magen wärmen.

▶ Tab. 4.32 Phytoarzneien (scharf, bitter, kühl), die (bei Hitze-Symptomatik) das Absinken des Magen-Qi fördern.

Name (lat.)	Name (dt.)	Geschmack	Temperatur
Melissa officinalis	Melisse	leicht bitter, etwas sauer, scharf-aromatisch	thermisch kühl
Arctium lappa	Große Klette (Samen)	scharf, bitter	thermisch kühl
Lavandula angustifolia	Lavendel	leicht scharf und bitter	thermisch neutral
Achillea millefolium	Schafgarbe	bitter, aromatisch, süßlich, leicht salzig	thermisch neutral
Mentha piperita	Pfefferminze	scharf	thermisch kühl/warm

▶ S. 127 Magen-Feuer

▶ Tab. 4.33 Phytoarzneien (bitter, warm), die (bei Kälte-Symptomatik) den Magen wärmen.

Name (lat.)	Name (dt.)	Geschmack	Temperatur
Rosmarinus officinalis	Rosmarin	bitter	thermisch warm
Foeniculum vulgare	Fenchel	süß, scharf	thermisch warm
Artemisia vulgaris	Beifuß	bitter, scharf	thermisch warm
Zingiber officinale	Ingwer (Wurzel)	scharf	thermisch warm
Elettaria cardamomum	Kardamom (Früchte)	scharf, aromatisch	thermisch warm

▶ S. 122 Magen-Leere und -Kälte

▶ Tab. 4.34 Phytoarzneien (bitter, kühl), die (bei Hitze-Symptomatik) den Magen kühlen.

Name (lat.)	Name (dt.)	Geschmack	Temperatur
Gentiana lutea	Gelber Enzian	bitter, leicht süß	thermisch kühl
Melissa officinalis	Melisse	leicht bitter, etwas sauer, scharf-aromatisch	thermisch kühl
Spiraea ulmaria	Mädesüß	bitter, adstringierend, süßlich	thermisch kühl
Paeonia officinalis	Weiße Pfingstrose (Wurzel)	bitter, sauer	thermisch kühl
Rosa centifolia	Edelrose	süßlich, leicht adstringierend	thermisch kühl
Menyanthes trifoliata	Bitterklee	bitter	thermisch kalt

▶ S. 127 Magen-Feuer

Rezepte

Pulvermischung bei kaltem, hypoazidem Magen

Pulv. Rad. Calami
Pulv. Rad. Cinnamomi
Pulv. Pericarp. Aurantii aa ad 60 g
3× tgl. 1–2 Msp. zu Beginn der Mahlzeiten einnehmen.

Tee bei Retention durch Magen-Kälte

Fruct. Foeniculi
Hb. Cardui benedicti
Hb. Artemisiae abrot.
Hb. Thymi aa ad 100 g
1 geh. TL/1 Tasse Wasser aufgießen, 7 Min. ziehen lassen. 3× tgl. 1 Tasse ca. 10 Min. vor den Mahlzeiten trinken.

Tee bei kaltem Magen durch Kummer, der auf den Magen schlägt

Hb. Centaurii	30 g
Hb. Hyperici	30 g
Flor. Lavandulae	10 g
Hb. Chelidonii	20 g
Fruct. Anisi	30 g

1 EL/¼ l Wasser aufgießen, 10 Min. ziehen lassen. Jeweils ¼ l nach den Mahlzeiten trinken.

Tinkturmischung bei kaltem Reizmagen

Extr. Potentillae ans.	35 ml
Extr. Chamomillae	20 ml
Extr. Liquiritiae	15 ml
Extr. Angelicae	5 ml
Extr. Cardobenedicti	5 ml
Extr. Absinthii	5 ml
Extr. Hyperici	15 ml

Im Handel als Gastritol von Dr. Gustav Klein erhältlich.

Tinkturmischung bei hyperazider Magensituation

1–2 Likörgläser Kartoffelsaft nach den Mahlzeiten einnehmen.

kombiniert mit

Tee zur Dämpfung des hitzigen Magens

Flor. Robiniae	20 g
Fol. Melissae	20 g
Flor. Malvae sylv.	30 g
Flor. Chamomillae	20 g
Rad. Liquiritiae	30 g

1 EL/¼ l Wasser aufgießen, bei ca. 80 °C 30 Min. ziehen lassen. Tgl. ½ l in kleinen Mengen trinken.

Tee bei heißer Retention durch psychische Spannung und Aufgeregtheit

Hb. Hyperici	30 g
Fol. Melissae	20 g
Hb. Millefolii	20 g
Flor. Aurantii	20 g
Rhiz. Anserinae	30 g
Rad. Valerianae	30 g
Rad. Liquiritiae	30 g

1 EL/¼ l Wasser aufgießen, 10 Min. zugedeckt ziehen lassen. 3× tgl. ¼ l ca. ¼ Std. vor den Mahlzeiten trinken.

Akupunktur

Technik: Sedierend nadeln.

Ma 21 Wichtiger lokaler Punkt bei Magenbeschwerden, v. a. bei Fülle-Mustern.

Ma 44 Wichtiger Punkt bei Fülle-Mustern des Magens; beseitigt Nahrungsstagnation.

Ma 45 beseitigt Nahrungsstagnation.

MP 4 Luo-Passagepunkt; bei Fülle-Mustern von Magen und Milz-Pankreas; beseitigt Nahrungsstagnation.

KG 10 fördert das Absinken des Magen-Qi, beseitigt Nahrungsstagnation.

KG 13 Hauptpunkt zur Unterdrückung von rebellierendem Magen-Qi; bei Fülle-Zuständen des Magens.

KS 6 fördert das Absinken des Magen-Qi.

4 Element Erde

Diätetik

Zu vermeiden

- erwärmende, erhitzende Nahrungsmittel und Getränke bei Wärme-Symptomatik:
    - Gegrilltes, Gebratenes, Frittiertes
    - fettreiche, üppige Mahlzeiten, große Fleischportionen
    - Alkohol
- kühlende, kalte Nahrungsmittel und Getränke bei Kälte-Symptomatik:
    - eisgekühlte Getränke, Joghurt, Eis, kaltes Obst, Salate
- industriezuckerhaltige Nahrungsmittel und Getränke
- spät eingenommene Abendmahlzeiten
- Fast Food, denaturierte Nahrungsmittel

Zu empfehlen

- süße, neutrale Speisen und Getränke, die den Nahrungsstau beseitigen:
    - gekochtes Getreide wie Mais- und Dinkelgrieß, Hirse, Reis, Süßreis, Quinoa, Couscous, Bulgur
    - Karotte, Kartoffel, Kürbis, Pastinake, Fenchel, Kohlsorten (mit verdauungsfördernden Gewürzen zubereitet)
    - Fleisch von Huhn, Pute in kleinen Mengen gedünstet
    - Barsch, Forelle, Thunfisch
    - Pflaumen, süßer Apfel und Birne als Kompott mit Gewürzen
    - Hülsenfrüchte mit verdauungsfördernden Gewürzen
    - Shiitake, Austernpilze
    - frische Kräuter
    - kleine Mengen Vanille, Safran
    - Sonnenblumenkerne, Kürbiskerne
    - Kaltgepresste, hochwertige Öle (Kürbiskern-, Lein-, Sesam-, Rapsöl)
- bittere und wärmende Speisen und Getränke, um das Magen-Qi zu kräftigen sowie scharfe und warme Nahrung, um das Magen-Qi zu bewegen:
    - Rosenkohl
    - Schafs- und Ziegenkäse
    - Bockshornkleesamen, Kurkuma, Wacholderbeeren
    - Lauch, Frühlingszwiebel, Meerrettich
    - Ingwer, Nelke, Anis, Thymian, Rosmarin, Muskat, Lorbeer, Kümmel, Koriander
- den Magen kühlende Nahrungsmittel bei Hitze-Symptomatik:
    - Weizen, Gerste, Reis, Quinoa, Amarant
    - bittere Salate wie Chicorée, Löwenzahn, Rucola, Radicchio
    - Sprossen und Keimlinge, Tomate, Gurke, Artischocke
    - Karotte, Sellerie, Brokkoli, Stangensellerie, Pastinake, Petersilienwurzel, Spinat, Mangold, Weißkohl, Kartoffel, Kohlrabi
    - frische Kräuter
    - Algen, Austern, Tintenfisch
    - Ente (gedünstet)
    - Sauermilchprodukte in Maßen
    - Südfrüchte in kleinen Mengen (z. B. Wassermelone, Banane, Kiwi), Birne, süßer Apfel
    - Pfefferminz-, Melissentee, grüner Tee, Mineralwasser in Maßen
- den Magen wärmende Nahrungsmittel bei Kälte-Symptomatik:
    - Mais, Buchweizen, Dinkel, Hirse, Reis, Süßreis, Haferflocken
    - Karotte, Kartoffel, Süßkartoffel, Kürbis, Pastinake, Fenchel, Esskastanie, Sellerie, Lauch, Rosenkohl, Weißkohl, Rotkohl
    - frische Kräuter
    - Vanille, Zimt, Anis, Nelke, Kümmel, Kreuzkümmel, Koriander, frischer Ingwer in kleinen Mengen
    - Hülsenfrüchte mit verdauungsfördernden Gewürzen zubereitet
    - Schafs- und Ziegenkäse
    - Fleisch von Rind, Huhn, Pute
    - Trockenfrüchte wie Sultaninen, Aprikosen, Feigen, Datteln
    - Kirsche, Pfirsich, Aprikose, süßer Apfel als Kompott
    - Forelle, Barsch
    - Mandeln, Sesam, Sonnenblumenkerne
    - kleinste Mengen Rohrzucker, Kandiszucker, Agaven- und Birnendicksaft
    - Süßholz-, leichter Fencheltee
- kleine, leichte Mahlzeiten, vor 18 Uhr eingenommen

Blutstagnation im Magen
Wei Xueyu

Inneres Fülle-Syndrom

Symptomatik
- Allgemeinsymptome: stechende Schmerzen im Epigastrium, Verschlimmerung durch Druck, Wärme und Nahrungsaufnahme, Erbrechen von dunklem Blut, Teerstuhl
- Zunge: insgesamt oder teilweise im Zentrum purpurfarben, evtl. mit violetten Punkten
- Puls: saitenförmig und/oder rau

Westliche Krankheitsbilder
Ulcus ventriculi et duodeni, Magenkrebs

Ätiologie
Blutstagnation im Magen entsteht als chronischer Folge- oder Begleitzustand von Magen-Feuer. Auch Nahrungsretention im Magen oder Leber-Feuer attackiert den Magen. Außerdem tritt dieses Muster oft als Folge eines langfristig gestauten Leber-Qi auf.

Therapeutischer Ansatz
Die Blutstagnation beseitigen, das Blut bewegen, das Absenken des Magen-Qi fördern.

Adjuvante Phytotherapie und Rezepte
Siehe die Auflistungen bei den Organdisharmonien Magen-Feuer (▶ S.127), Nahrungsretention im Magen (▶ S.133), Leber-Qi-Stagnation attackiert den Magen (▶ S.42), Leber-Qi-Stagnation (▶ S.8).

> **Cave**
> Bei Magenblutungen und Teerstuhl ist der Patient grundsätzlich in die Klinik einzuweisen.

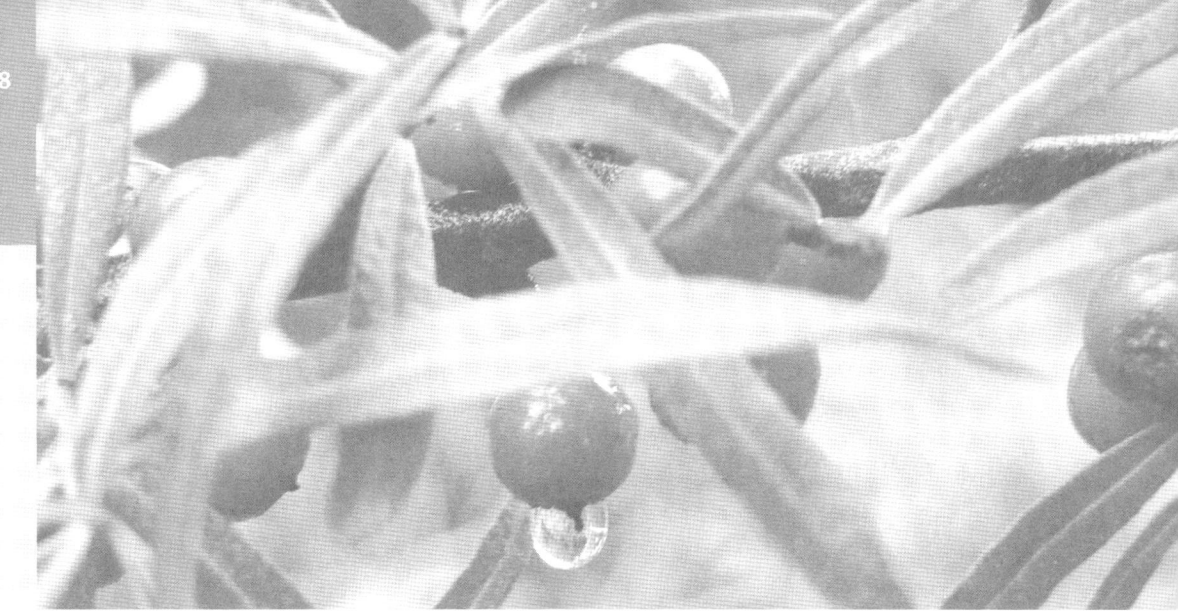

5 Element Metall / Herbst

5.1   Die Funktionskreise 138
5.2   Organdisharmonien 141

5.1
Die Funktionskreise

5.1.1 Die Funktionen von Lunge und Dickdarm

Lunge
Fei (Zang-Organ)

Das Element Metall ist ein Kind des Elementes Erde. Metalle wie zum Beispiel Erze werden aus der Erde gewonnen und stehen für Struktur, Festigkeit, für ein Form gebendes Gerüst. Außerdem stellen sie Verbindungen her und bringen Klang hervor und sind somit auch ein Sinnbild für die Kommunikation. Die Lunge (Fei), das Zang-Organ der Wandlungsphase Metall, stellt die intensivste Verbindung zwischen Körper und Außenwelt dar. Sie regiert die Atmung und das Qi.

Die Atmung beinhaltet eine Ein- und eine Ausatmungsphase. Das Einatmen wird in der Traditionellen Chinesischen Medizin (TCM) als eine aktive Leistung der Niere betrachtet, das Ausatmen obliegt der Lunge. Im rhythmischen Wechsel zwischen Kontraktion und Ausdehnung der Lunge wird reines Qi ein- und unreines Qi ausgeatmet. Von der ersten Geburtsminute an und bis zum letzten Atemzug nimmt die Lunge so jenes feine, leichte Qi aus der Luft auf, das sich in der Lunge mit dem gröberen, stofflichen Nahrungs-Qi verbindet. Zusammen bilden sie das Sammel-Qi (Zong Qi), das die Funktion von Herz und Lunge unterstützt.

Ein kräftiges Sammel-Qi gewährleistet eine optimale Blutzirkulation und bringt eine starke Stimme hervor. Klarheit, Kraft und Tonfall der Stimme werden von der Lunge bestimmt. Müdigkeit, eine flache, leise Stimme, kalte Extremitäten und Atemnot sind ein Hinweis auf ein schwaches Lungen-Qi.

Die Atmung ist ein zentraler Ausdruck des Wesens eines Menschen. Der Rhythmus der Atmung prägt die Persönlichkeit, die wiederum ihrerseits den Atemrhythmus beeinflusst. Der Atemrhythmus ist wie der Tag- und Nachtrhythmus, der Menstruationszyklus der Frau und viele andere mehr ein Teil der Rhythmen der Körpergeistseele.

In erster Instanz ist es das Herz, das über die Blutgefäße und die Zirkulation des Blutes regiert. Die Lunge ist jedoch sein großer Helfer. Sie beherrscht das Qi und kontrolliert seinen Fluss in den Leitbahnen und den Blutgefäßen. Ist das Lungen-Qi kräftig, fließen Qi und Blut harmonisch durch den ganzen Körper, die Hände sind warm, der Mensch fühlt sich dynamisch und wohl.

Das Qi wird von der Lunge zum einen über den Körper verteilt und in Zirkulation gebracht, zum anderen in Richtung des Unteren Erwärmers abgesenkt und zu Niere und Blase transportiert. Die Verteilungsfunktion der Lunge gewährleistet einen harmonischen Fluss des Abwehr-Qi im ganzen Körper bis hin zu den äußeren Haut- und Muskelschichten. Hier schützt es den Körper gegen das Eindringen äußerer pathogener Faktoren. Von der Lunge verteilt werden außerdem die Flüssigkeiten, die sie von Milz-Pankreas erhält. Sie erreichen und befeuchten in fein vernebelter Form die Haut und das Haar. Über Öffnen und Schließen der Poren reguliert die Lunge die Schweißsekretion. Auch die Schleimhäute, die in intaktem Zustand vor Infekten, Entzündungen und Austrocknung schützen, werden von der Lunge versorgt.

Über ihre absenkende Funktion kommuniziert die Lunge mit dem Unteren Erwärmer. Sie lenkt Qi und Flüssigkeiten abwärts zu den Organsystemen Niere und Blase, mit denen sie wechselseitig interagiert und kontrolliert so die Wasserbewegung im Körper. Die Niere scheidet einen Teil der von der Lunge empfangenen Flüssigkeiten über die Blase aus und lenkt den restlichen Teil wieder zur Lunge, um sie zu befeuchten. Bei Störungen in diesem System speichert der Körper Flüssigkeiten und es kann zur Ödembildung kommen.

Die rhythmische Atmung mit dem ständigen Austausch von reinem und unreinem Qi sowie die verteilende und absenkende Funktion der Lunge gewährleisten, dass den Körperorganen Qi, Blut und Flüssigkeiten für ihre physiologischen Aufgaben zur Verfügung stehen.

Im gesunden Zustand ist die Atmung ein selbstverständlicher und wenig beachteter Vorgang. Erst bei Störungen gelangt ins Bewusstsein, wie wichtig es für das Wohlergehen ist, frei durchatmen zu können und genügend Luft zu bekommen. Eine fehlerhafte oder behinderte Atmung kann zu mannigfaltigen gesundheitlichen Störungen führen: Wenn das Qi nicht mehr richtig verteilt und abgesenkt wird, können Atembeschwerden, Husten, Asthma oder ein Engegefühl im Thorax entstehen. Im ganzen Körper kommt es zum Mangel oder zur Stagnation einer ganz wichtigen vitalen Substanz: des Qi.

Die Lunge kontrolliert die Körperoberfläche. Bei intakter Verteilungsfunktion der Lunge sind Haut und Haare gesund und die Schweißsekretion unauffällig. Bei einer Schwäche dieses Funktionskreises werden Haut und Haare trocken, es kann zu Juckreiz, Ekzemen, Rötungen und Geschwüren kommen, über die der Körper versucht, Hitze und Toxine aus dem Körper zu leiten. Unter der Haut können sich dabei Flüssigkeiten ansammeln – es kommt, vornehmlich im Gesicht, zu Ödemen.

Wichtig für die Diagnostik ist auch der Zustand der Körperhaare – ihr üppiges Auftreten, Fehlen oder Ausfallen ist ebenfalls vom Funktionskreis Lunge geprägt.

Die Lunge ist dasjenige Yin-Organ, das am ehesten durch äußere pathogene Einflüsse angegriffen werden kann. Sie regiert das Abwehr-Qi, das vom Lungen-Qi genährt wird, sich unterhalb der Haut bewegt und eine erste Abwehrfront gegen äußere Einflüsse bildet. Umwelteinflüsse aller Art wie z.B. klimatische, elektrische, kosmische, magnetische oder chemische Faktoren, aber auch soziale, zwischenmenschliche Ereignisse und Angriffe treffen in erster Instanz auf die Haut und können so den Funktionskreis Lunge schwächen.

Ein Mensch mit einer Schwäche im Bereich des Funktionskreises Lunge ist ungenügend geschützt gegen das Eindringen äußerer pathogener Faktoren: Er wird anfällig für Infekte und belastende psychische Erlebnisse. Die Atmung ist blockiert, Haut und Haare sind glanzlos und trocken, es können Ödeme auftreten. Charakteristisch sind auch ein beeinträchtigter Geruchssinn, eine müde, kraftlose Stimme und ein blasses Gesicht.

Auf psychischer Ebene reagiert er mit Traurigkeit und Kummer, den Emotionen des Elementes Metall. Umgekehrt können psychische Probleme auch ein gesundes Lungen- und Abwehr-Qi schwächen: Der Atemfluss stockt, der Thorax ist eingeschnürt und lähmt die Atmung. Eine schnelle, oberflächliche Atmung zeugt von Angst und Aufregung.

Die Lunge ist der Wohnsitz der Körperseele Po. Im Vergleich zu der in der Leber verwurzelten Wanderseele Hun ist Po eher physischer Natur und gilt als der dem Yin zugeordnete Gegenpol von Hun. Po wird als der materiellste Aspekt der menschlichen Seele betrachtet und ist eine direkte Äußerung der Atmung. Äußerst sensibel und subtil reagiert die Körperseele Po auf emotionale Probleme. Angst, Aufregung, Leid, Kummer und Trauer verändern sofort die Bewegungen, den Rhythmus und die Tiefe der Atmung.

Bei Symptomen aus dem Bereich des Funktionskreises Lunge spielen körperliche und emotionale Aspekte eine starke gemeinsame Rolle. So ist Husten ein Ausdruck dafür, dass etwas Unerwünschtes oder Ungewolltes – auf physischer wie auf psychischer Ebene – wieder ausgestoßen werden will. Die Hyperventilation, das begierige und übermäßige Schlucken von Luft, ist der somatische Ausdruck für seelische Not und Erstickungsgefahr. Chronischen Halsproblemen liegen oft Sorgen, die das Herz und seinen Geist Shen belasten und bedrücken, zugrunde. Wenn sie nicht geäußert werden, bleiben sie in der Kehle hängen und verursachen Heiserkeit, ein Enge- oder Globusgefühl und Schwellungen. Auch Probleme mit der Nase als Öffner der Lunge sind oft psychosomatischer Natur.

Wichtige Akupunkturpunkte bei Problemen, die auf Trauer, Kummer und Leid beruhen, sind Lu 7 („Unterbrochene Reihenfolge") und Bl 7 („Tor der Körperseele"). Lu 7 beruhigt sowohl den Geist Shen als auch die Körperseele Po. Nicht selten kommt es vor, dass Menschen während der Nadelung dieses Punktes zu weinen beginnen. Bl 7 kräftigt das Qi, wenn es durch langfristige emotionale Probleme geschwächt worden ist.

Dickdarm
Da Chang (Fu-Organ)

Das komplementäre Organ zur Lunge innerhalb des Elementes Metall ist der Dickdarm (Da Chang). Auch seine Aufgaben bestehen im Wesentlichen darin, Stoffe aufzunehmen, zu befeuchten, zu bewegen und loszulassen. Diese Stoffe sind der unreine Teil, den der Dickdarm vom Dünndarm empfängt.

Viele Disharmonien des Dickdarms hängen mit dem Funktionskreis Milz-Pankreas zusammen, der für die Umwandlung und den Transport der Nahrung allgemein zuständig ist. Krankheitsmuster wie Diarrhöe, weiche Stühle, ein aufgeblähtes Abdomen oder Koliken werden dementsprechend in den Ausführungen zum Element Erde behandelt.

Trotzdem ist die Beziehung zwischen Lunge und Dickdarm sehr wichtig. Ein verstopfter Dickdarm kann die senkende Funktion der Lunge beeinträchtigen, sodass das Qi nicht richtig abwärts bewegt werden kann. Husten und Atemnot sind die Folge. Umgekehrt kann ein schwaches Lungen-Qi die Ursache für Verstopfung sein, wenn der Dickdarm nicht genügend Qi bekommt und nicht mehr in der Lage ist, seinen Inhalt zu bewegen und auszuscheiden.

Auch die Psyche übt einen großen Einfluss auf die Verdauung aus. Seelische Probleme sind genauso schwierig zu verarbeiten wie schwere, fette Speisen. Als Folge wird die Nahrung zu schnell, oft unverarbeitet weitergeleitet oder verweilt lang und schwer im Magen-Darm-Trakt. Schon leichteste Spannungen können Störungen verursachen.

Westliche Gastroenterologen fanden heraus, dass für diesen hochsensiblen Zusammenhang zwischen Psyche und Verdauung die Keimesentwicklung, die entwicklungsgeschichtliche Beziehung zwischen Verdauungs- und Nervensystem, verantwortlich ist. Das zentrale Nervensystem (ZNS) entwickelt sich aus dem äußeren Keimblatt, dem Ektoderm. Das Enterologische oder Eingeweide-Nervensystem (ENS) besteht aus verschleppten Zellen ektodermalen Ursprungs, die sich in den Eingeweiden vermehrt und neural differenziert haben. Ausgerüstet mit 100 Millionen Nervenzellen arbeitet das ENS sehr komplex und autonom – beinahe so, als hätte der Bauch ein eigenes Gehirn. Das ENS beeinflusst über von ihm produzierte eiweißartige Substanzen mit hormoneller Wirkung fast alle motorischen und sekretorischen Vorgänge in Magen und Darm und nimmt zudem direkt Einfluss auf das Immunsystem. Diese Botenstoffe, die hier als gastrointestionale Hormone bezeichnet werden, sind auch im Gehirn nachweisbar und heißen dort Neurotransmitter.

Zusammen mit dem Autonomen oder Vegetativen Nervensystem (ANS) wirken drei Nervensysteme auf den Verdauungstrakt ein, während die Magen-Darm-Funktion (nach der TCM sind Magen und Dickdarm über die Yang-Ming-Schicht miteinander verbunden) zugleich auch hormonell gesteuert wird. Entspannung und psychische Ausgeglichenheit sind deshalb für eine geregelte, gesunde Darmfunktion von großer Bedeutung; entsprechend bestehen enge Assoziationen zwischen der psychischen Verfassung und funktionellen Erkrankungen von Magen und Dickdarm.

Vor diesem Hintergrund ist die außerordentliche Bedeutung von Atem- und Entspannungsübungen wie Tai-Chi und Qigong in der TCM zu sehen. Der Übende lernt, seinen Geist zu beruhigen, seinen Körper zu beherrschen, seine Atmung bewusst zu kontrollieren, sich zu sammeln. Über die Atmung und geistige Konzentration lenkt er Qi in das Dantian, das große energetische Zentrum unterhalb des Nabels und Sammelbecken des Qi. Auf diese Weise nährt er die Grundenergie, das Wahre Qi (Zhen Qi), und fördert seine harmonische Zirkulation im Körper. Das Wahre Qi setzt sich aus dem ererbten Vorhimmels-Qi und dem durch die Atemluft und die Nahrung erworbenen Nachhimmels-Qi zusammen und ist die elementare Energie im Körper, die in den Leitbahnen fließt und physiologische Prozesse und Lebensvorgänge unterstützt und reguliert. Gerade bei Erkrankungen des Unteren Erwärmers (Urogenitaltrakt und Dickdarm) und bei Leere-Syndromen sind beide Übungsmethoden von großem therapeutischem Nutzen.

Wie wichtig eine starke Grundenergie im Dantian (Energiezentrum unterhalb des Nabels) auch für zwischenmenschliche Beziehungen ist, beschreibt L. Hammer: „Wenn die Grundenergie im Dantian nicht ausreicht, um die Fäden anderer Menschen zu halten, kommt der Kontakt in Form von einseitigen, fürsorglichen, abhängigen Beziehungen zu Stande, in denen der Partner der Gebende, aber nie der Empfangende ist. Da es den Fäden eines solchen Menschen im Vergleich mit denen anderer Personen an Festigkeit und Substanz fehlt, ist er in all seinen Interaktionen schwankend, unentschlossen, unfähig, Entscheidungen zu fällen, und schwach. Gegenseitigkeit ist unter solchen Umständen nicht möglich." (Hammer 2002, S. 339)

▶ Tab. 5.1 Die wichtigsten Zuordnungen zum Funktionskreis Lunge.

Bezugsfaktor	Entsprechung
Jahreszeit	Herbst
Himmelsrichtung	Westen
Element	Metall
komplementäres Organ	Dickdarm
Tageszeit	3–7 Uhr
klimatischer Faktor	Trockenheit
Farbe	weiß
Geschmack	scharf, pikant
Emotion	Trauer, Kummer
spezifisches Sinnesorgan	Nase
spezifische Körperöffnung	Nase
Schichten	Haut, Körperhaare
ausgeschiedene Flüssigkeit	Schleim, Nasensekret
stimmliche Manifestation	Weinen
sichtbare Entfaltung	Körperhaare
korrespondierender Planet	Venus

5.2 Organdisharmonien

5.2.1 Lungen-Muster

Lungen-Qi-Mangel
Fei Qixu

Inneres Leere-Syndrom

Symptomatik
- Allgemeinsymptome: Husten, Hüsteln, Dyspnoe, wässriges Sputum, tagsüber Schwitzen bei leichter Anstrengung, Erkältungsneigung, Abneigung:gegen Sprechen, blasses Gesicht, Müdigkeit, schwache Stimme, Abneigung gegen Kälte

- Zunge: blass oder normalfarben, dünner, weißer Belag
- Puls: leer und schwach, v. a. an der rechten vorderen Taststelle

Westliche Krankheitsbilder
Dyspnoe, Keuchen, Asthma, Infektanfälligkeit, allergische Rhinitis, Schwäche, Müdigkeit, chronischer Husten, chronische Bronchitis, Pseudokrupp bei Kindern, Enuresis, Inkontinenz, Mangel an Durchsetzungsvermögen

Ätiologie
Zum Lungen-Qi-Mangel kann es durch ererbte Lungenschwäche (tuberkuline Belastung bei den Eltern), rezidivierende und nicht austherapierte Erkältungen, Bewegungsmangel sowie ständig gebeugtes Sitzen am Schreibtisch, das den freien Fluss des Atmungs-Qi verhindert, kommen. Dieses Muster geht oft einher mit einem Qi- und Yang-Mangel von Milz-Pankreas und Niere und wird begünstigt durch dauerndes Einatmen von Zigarettenrauch, Staub und Abgasen sowie bei Allergien. Auch lang andauernde Trauer kann das Lungen-Qi schwächen. Die Einnahme von Antibiotika bei Erkältungen schwächt die verteilende und absenkende Funktion der Lunge.

Therapeutischer Ansatz
Das Lungen-Qi tonisieren, Yang und Qi stärken, andere ebenfalls geschwächte Organe stärken.

▶ **Tab. 5.2** Phytoarzneien (scharf), die das Lungen-Qi tonisieren.

Name (lat.)	Name (dt.)	Geschmack	Temperatur
Angelica archangelica	Engelwurz	scharf-aromatisch, etwas bitter, süßlich	thermisch warm
Inula helenium	Alant	aromatisch scharf, süß, etwas bitter	thermisch warm
Pimpinella alba	Bibernelle	scharf	thermisch warm
Origanum majorana	Majoran	aromatisch scharf, leicht bitter	thermisch warm
Primula veris	Schlüsselblume (Wurzel)	scharf, bitter	thermisch warm
Salvia officinalis	Salbei	bitter, leicht aromatisch scharf, adstringierend	thermisch leicht warm
Hedera helix	Efeu	bitter, leicht scharf	thermisch kühl/warm
Foeniculum vulgare	Fenchel	süß, scharf	thermisch warm
Tropaeolum majus	Kapuzinerkresse	scharf, würzig, etwas bitter	thermisch sehr warm
Cinnamomum zeylanicum	Zimt	scharf, süß, adstringierend	thermisch sehr heiß
Alpinia officinarum	Galgant	scharf	thermisch sehr warm
Panax ginseng	Ginseng	süß, leicht bitter	thermisch neutral bis leicht warm
Acorus calamus	Kalmus	bitter, scharf-aromatisch	thermisch warm
Thymus vulgaris	Thymian	scharf, leicht bitter	thermisch warm

▶ **Tab. 5.3** Phytoarzneien (süß, scharf, warm), die Yang und Qi stärken.

Name (lat.)	Name (dt.)	Geschmack	Temperatur
Cinnamomum zeylanicum	Zimt	scharf, süß, adstringierend	thermisch sehr heiß
Armoracia rusticana	Meerrettich	sehr scharf	thermisch heiß
Eleutherococcus senticosus	Taigawurzel	scharf, bitter, süß	thermisch warm
Imperatoria ostruthium	Meisterwurz	scharf, würzig, aromatisch, etwas bitter	thermisch warm
Angelica archangelica	Engelwurz	scharf, aromatisch, etwas bitter, leicht süß	thermisch warm
Panax ginseng	Ginseng	süß, leicht bitter	thermisch leicht warm
Salvia officinalis	Salbei	bitter, leicht aromatisch scharf, adstringierend	thermisch leicht warm
Glycyrrhiza glabra	Süßholz	süß	thermisch neutral
Nasturtium officinale	Brunnenkresse	scharf, leicht bitter und salzig, süßlich	thermisch warm
Carlina acaulis	Eberwurz	süßlich, scharf	thermisch warm
Tropaeolum majus	Kapuzinerkresse	scharf, würzig, etwas bitter	thermisch sehr warm
Daucus carota	Wilde Möhre (Samen, Wurzel)	süß, scharf	thermisch warm
Foeniculum vulgare	Fenchel	süß, scharf	thermisch warm

Rezepte

Kindertee, der das Lungen-Qi tonisiert, bei Pseudokrupp

Rad. Angelicae	40 g
Rad. Pimpinellae	30 g
Fruct. Foeniculi	30 g
Hb. Plantaginis	30 g
Flor. Verbasci	20 g
Hb. Violae odor.	20 g
Rad. Liquiritiae	30 g

1 gestrich. EL/¼ l Wasser, 10 Min. ziehen lassen, abseihen, tgl. ½–¾ l trinken.

Tinkturmischung zur Kräftigung der Lungenfunktion

Tinct. Panacis ginseng
Tinct. Inulae
Tinct. Pimpinellae sax.
Tinct. Imperatoriae
Extr. Thymi   aa ad 100 ml
3 × tgl. 1 TL in warmem Wasser einnehmen.

Tee bei berufsbedingter Staublunge

Rad. Angelicae
Rad. Primulae
Rad. Liquiritiae
Fruct. Foeniculi
Fol. Eucalypti
Fol. Tussilaginis
Hb. Equiseti
Hb. Plantaginis   aa ad 240 g
1 EL/¼ l Wasser aufgießen, 15 Min. ziehen lassen. ¾ l im Laufe des Tages trinken, langfristig.

Tinkturmischung mit Meisterwurz bei chronischem Müdigkeitssyndrom (CFS), wirkt belebend und stärkt das Wei Qi

Tinct. Imperatoriae
Tinct. Eleutherococci
Tinct. Catuaba
Tinct. Uncaria tom.
Tinct. Rosmarini   aa ad 100 ml
3 × tgl. 1 EL in etwas warmer Flüssigkeit einnehmen. Nicht nach 18 Uhr und bei Hypertonie anwenden.

Tinkturmischung mit Eisenkraut bei Unruhe und Trauer aufgrund von Stagnation des Lebensprozesses

Tinct. Eleutherococci
Tinct. Angelicae
Tinct. Piperis methystici
Tinct. Hyperici
Tinct. Verbenae   aa ad 100 ml
3 × tgl. 1 TL in etwas warmer Flüssigkeit einnehmen.

Pulvermischung mit Taigawurzel mit adaptogener Wirkung

Pulv. Rad. Eleutherococci
Pulv. Rad. Maca
Pulv. Cort. Catuaba
Pulv. Ganodermae lucid.
Pulv. Rad. Liquiritiae   aa ad 100 g
3 × tgl. 1 gestr. TL mit etwas Flüssigkeit einnehmen, keine Langzeitanwendung.

Akupunktur

Technik: Tonisierend nadeln, evtl. Moxibustion anwenden.

Lu 7 Luo-Passagepunkt; fördert das Absteigen und die Verteilung des Lungen-Qi.

Lu 9 Yuan-Quellpunkt; tonisiert das Qi der Lunge, insbesondere bei chronischen Zuständen; kräftigt in Kombination mit KG 17 das Sammel-Qi.

Ma 36 tonisiert das Qi von Magen und Milz-Pankreas; kräftigt die Erde, nährt das Metall.

Bl 13 Zustimmungspunkt der Lunge; tonisiert das Lungen-Qi speziell bei chronischen Fällen.

KG 6 „Meer des Qi"; tonisiert das Qi bei physischer und psychischer Erschöpfung.

LG 12 tonisiert das Lungen-Qi, v. a. bei chronischen Fällen.

Diätetik

Zu vermeiden
- kühlende, kalte und befeuchtende Nahrungsmittel, die das Qi von Lunge und Milz-Pankreas schwächen:
  - Rohkost, (Salat, Tomate, Gurke)
  - Südfrüchte wie Kiwi, Banane, Orange
  - Sprossen und Keimlinge
  - Algen
  - eisgekühlte bzw. kalte Speisen und Getränke
  - industriezuckerhaltige Nahrungsmittel und Getränke
  - Weißmehlprodukte
  - Milchprodukte mit Ausnahme von Butter
  - Sojamilchprodukte
  - Schweinefleisch
  - Pfefferminztee, Mineralwasser, grüner Tee
- Nahrungsmittel mit künstlichen Farb-, Aroma-, Süß- und Konservierungsstoffen
- Speisen und Getränke, die in der Mikrowelle zubereitet bzw. erwärmt wurden
- unregelmäßige Mahlzeiten, einseitige Diäten, längeres Fasten

Zu empfehlen
- regelmäßige Mahlzeiten, die die Mitte tonisieren und das Lungen-Qi stärken:
  - Reis, Dinkel, Polenta, Hafer
  - Fleisch von Rind, Huhn, Pute
  - Barsch, Forelle, Karpfen
  - Ingwer, Zwiebel, Lauch, Frühlingszwiebel, Knoblauch, Meerrettich, Karotte, Kürbis, Fenchel, Kartoffel, Süßkartoffel, Pastinake, alle Kohlsorten
  - Hülsenfrüchte
  - frische Kräuter
  - Austernpilze, Shiitake
  - Thymian, Wacholder, Rosmarin, Kurkuma, Kümmel, Koriander, Oregano, Zimt, Vanille, Nelke, Muskat, Safran

- Walnüsse, Sesam, Erdnüsse, Mandeln, Sonnenblumenkerne
- Weintrauben, Süßkirsche, süßer Apfel
- kleine Mengen Alkohol zum Kochen
- Süßholz-, Engelwurz-, Anis-, Kümmeltee im Wechsel

Weitere Empfehlungen
- regelmäßig Qigong oder Tai-Chi üben, um den Fluss des Lungen-Qi anzuregen
- Spaziergänge in der Natur
- striktes Rauchverbot

Trockenheit der Lunge
Zao Re Shang Fei
Äußeres Leere-Hitze-Syndrom

Symptomatik
- Allgemeinsymptome: trockener Husten, trockene Haut, trockene Kehle, trockener Mund, Durst, Heiserkeit, Hitzeaversion
- Zunge: trocken, nicht rot
- Puls: leer, v. a. an der rechten vorderen Taststelle

Westliche Krankheitsbilder
trockener Husten, Hüsteln, Trockenheit im Mund und Rachenraum

Ätiologie
Dieses Krankheitsmuster kann innere und äußere Ursachen haben und geht oft einem Lungen-Yin-Mangel voran. Äußere, lang andauernde Trockenheit (trockene Hitzephasen im Sommer, Aufenthalt in trockenen, heißen Räumen) ist der Hauptverursacher. Trockenheit der Lunge kann aber auch als Folge eines Magen-Yin-Mangels auftreten (▶ S. 125).

Therapeutischer Ansatz
Die Lunge befeuchten, das Yin nähren.

▶ Tab. 5.4 Phytoarzneien (süß), die die Lunge befeuchten.

Name (lat.)	Name (dt.)	Geschmack	Temperatur
Cetraria islandica	Isländisches Moos	fad, schleimig-bitter, süßlich	leicht kühl
Stellaria media	Vogelmiere	leicht süß, etwas salzig	thermisch leicht kalt
Viola odorata	Wohlriechendes Veilchen	süß, etwas bitter	thermisch kühl
Saponaria officinalis	Seifenkraut (Wurzel)	leicht scharf, bitter	thermisch neutral
Trifolium pratense	Rotklee	süß	thermisch kühl
Usnea barbata	Bartflechte	süß	thermisch kalt
Althaea officinalis	Eibisch	schleimig, süß. leicht bitter	thermisch neutral bis kühl
Borago officinalis	Borretsch	süß, leicht salzig	thermisch kühl
Malva sylvestris	Wilde Malve	süß	thermisch kühl
Galeopsis segetum	Ockergelber Hohlzahn (Kraut)	süß, bitter	thermisch kühl
Glycyrrhiza glabra	Süßholz	süß	thermisch neutral
Agropyron repens	Gemeine Quecke	süßlich, leicht fad	thermisch kühl

5 Element Metall

▶ **Tab. 5.5** Phytoarzneien (süß, sauer, adstringierend), die das Yin (Körperflüssigkeiten) nähren.

Name (lat.)	Name (dt.)	Geschmack	Temperatur
Glycyrrhiza glabra	Süßholz	süß	thermisch neutral
Hippophae rhamnoides	Sanddorn	sauer	thermisch kalt
Althaea officinalis	Eibisch	schleimig, süß, leicht bitter	thermisch neutral bis kühl
Cetraria islandica	Isländisches Moos	fad, schleimig-bitter, süßlich	thermisch leicht kühl
Chimaphila umbellata	Doldenblütiges Wintergrün	adstringierend, bitter, leicht süß	thermisch kühl
Borago officinalis	Borretsch	süß, leicht salzig	thermisch kühl
Stellaria media	Vogelmiere	leicht süß, salzig	thermisch kühl
Polygonatum officinale	Salomonssiegel	süß	thermisch kühl bis neutral
Aloe vera	Aloe (Gel)	fad, leicht salzig	thermisch kalt
Oenothera biennis	Nachtkerze (Öl aus den Samen)	süß	thermisch neutral
Rosa canina	Heckenrose (Früchte)	süß, sauer, leicht bitter	thermisch kühl

Rezepte

Tee, der die Lunge befeuchtet

Lich. Cetrariae island. 30 g
Flor. Malvae sylv. 20 g
Hb. Equiseti 20 g
Hb. Violae odor. 30 g
Hb. Stellariae med. 30 g
Flor. Primulae 20 g
Rad. Liquiritiae 30 g
1 EL/¼ l Wasser aufgießen, 10 Min. ziehen lassen. ¾ l im Laufe des Tages trinken.

Pulvermischung zur Befeuchtung der Lunge

Pulv. Rad. Althaeae
Pulv. Lich. Usnaeae barb.
Pulv. Lich. Cetrariae island.
Pulv. Fruct. Cynosbati
Pulv. Rad. Liquiritiae   aa ad 100 g
3 × tgl. 1 gestr. TL einnehmen, reichlich lauwarmes Wasser nachtrinken.

Akupunktur

Technik: Tonisierend nadeln.

MP 6 Jiaohui-Kreuzungspunkt der drei Yin-Leitbahnen des Beins; nährt Blut und Yin, tonisiert Milz-Pankreas.

Lu 9 Yuan-Quellpunkt; tonisiert Qi und Yin der Lunge speziell bei chronischen Zuständen.

Ni 6 Schlüsselpunkt des Yin-Fersengefäßes Yinqao Mai; nährt das Yin bei Yin-Mangel-Symptomen wie trockenem Mund, trockener Kehle, Nachtschweiß.

KG 4 Mu-Alarmpunkt des Dünndarms; nährt Yin und Blut bei Leere-Syndromen.

KG 12 Mu-Alarmpunkt des Magens; nährt die Säfte.

Diätetik

▶ S. 147 Lungen-Yin-Mangel

Lungen-Yin-Mangel
Fei Yinxu

Inneres Leere-Hitze-Syndrom

Symptomatik
- Allgemeinsymptome: trockener Husten oder Husten mit spärlichem, zähem Sputum, evtl. auch bluttangiert, Hitzegefühl nachmittags und abends, evtl. subfebrile Temperaturen, Hitze der fünf Flächen, Rötung der Wangenknochen, Nachtschweiß, Mund- und Rachentrockenheit, Heiserkeit, Kitzeln in der Kehle, Schlafstörungen
- Zunge: rot und belaglos, Risse im Lungenbereich, trocken; im Anfangsstadium und bei jungen Menschen ist die Zunge nicht immer belaglos
- Puls: oberflächlich, schnell, dünn

Westliche Krankheitsbilder
chronischer, trockener Husten (mit keinem oder spärlichem, zähem Sputum, das schwer abzuhusten ist), Dyspnoe, Asthma, chronisch latente Halsentzündung, chronische Rhinitis, Müdigkeit

Ätiologie
Ein Mangel an Körperflüssigkeiten führt zu Trockenheit in Mund und Rachen und zu trockenem Husten. Lungen-Yin-Mangel kann Folge eines lang bestehenden Lungen-Qi-Mangels sein, sodass sich die Ursachen gleichen. Dieses Muster ist meistens von einem Magen- und Nieren-Yin-Mangel begleitet (▶ S. 125, 187). Außerdem kann ein Lungen-Yin-Mangel auch durch eine Lungen-Trockenheit auftreten, die innere und äußere Ursachen haben kann (▶ S. 145).

Therapeutischer Ansatz
Das Lungen-Yin stärken und befeuchten, Hitze klären, die Yin-Flüssigkeiten nähren, Schleim lösen.

▶ **Tab. 5.6** Phytoarzneien (süß, kalt), die das Lungen-Yin nähren und Hitze klären.

Name (lat.)	Name (dt.)	Geschmack	Temperatur
Agropyron repens	Gemeine Quecke	süßlich, leicht fad	thermisch kühl
Pulmonaria officinalis	Lungenkraut	süß	thermisch kühl
Galeopsis segetum	Ockergelber Hohlzahn	süß, bitter	thermisch kühl
Equisetum arvense	Ackerschachtelhalm	fad, leicht bitter und salzig, adstringierend	thermisch kühl
Borago officinalis	Borretsch	süß, leicht salzig	thermisch kühl
Cetraria islandica	Isländisches Moos	fad, schleimig-bitter, süßlich	thermisch leicht kühl
Stellaria media	Vogelmiere	leicht süß, salzig	thermisch kühl
Viola odorata	Wohlriechendes Veilchen	süß, etwas bitter	thermisch leicht kühl
Verbascum thapsiforme	Königskerze (Blüten)	bitter, süß	thermisch kühl
Althaea officinalis	Eibisch	schleimig, süß, leicht bitter	thermisch kühl

5 Element Metall

▶ **Tab. 5.7** Phytoarzneien (süß, sauer, adstringierend), die das Yin (Körpersäfte) nähren.

Name (lat.)	Name (dt.)	Geschmack	Temperatur
Stellaria media	Vogelmiere	leicht süß, salzig	thermisch kühl
Polygonatum officinale	Salomonssiegel	süß	thermisch kühl bis neutral
Aloe vera	Aloe (Gel)	fad, leicht salzig	thermisch kalt
Oenothera biennis	Nachtkerze (Öl der Samen)	süß	thermisch neutral
Rosa canina	Heckenrose (Früchte)	süß, sauer, leicht bitter	thermisch kühl

▶ **S. 145** Trockenheit der Lunge

▶ **Tab. 5.8** Phytoarzneien (salzig), die Schleim auflösen.

Name (lat.)	Name (dt.)	Geschmack	Temperatur
Plantago lanceolata	Spitzwegerich	leicht bitter, salzig, schleimig	thermisch kühl
Equisetum arvense	Ackerschachtelhalm	fad, leicht bitter und salzig, adstringierend	thermisch kühl
Drosera rotundifolia	Sonnentau	salzig, bitter	thermisch warm
Achillea millefolium	Schafgarbe	bitter, aromatisch, leicht süß und salzig	thermisch neutral
Borago officinalis	Borretsch	süß, leicht salzig	thermisch kühl
Nasturtium officinale	Brunnenkresse	scharf, leicht bitter, leicht salzig, süßlich	thermisch warm
Cynara scolymus	Artischocke	süß, bitter, leicht salzig	thermisch kühl

Rezepte

Tee zur Stärkung des Lungen-Yin

Lich. Cetrariae island.	30 g
Rad. Althaeae	30 g
Flor. Verbasci	20 g
Hb. Violae odor.	30 g
Flor. Tiliae	20 g
Hb. Plantaginis lanc.	30 g

1 EL/¼ l Wasser aufgießen, 15 Min. ziehen lassen. ¾ l im Laufe des Tages trinken.

Tee mit Hohlzahn bei tuberkuliner Belastung

Hb. Galeopsidis seg.
Hb. Equiseti
Hb. Plantaginis lanc.
Hb. Stellariae
Hb. Teucrii scord.
Lich. Cetrariae island.   aa ad 240 g

2 EL/½ l Wasser 15 Min. aufkochen. Im Laufe des Tages trinken.

Akupunktur

Technik: Alle Punkte tonisierend nadeln; Ausnahme: Lu 10 sedierend nadeln; keine Moxibustion anwenden.

Lu 9 Yuan-Quellpunkt; tonisiert Qi und Yin der Lunge, speziell bei chronischen Zuständen.

Lu 10 beseitigt sedierend genadelt Lungen-Hitze, insbesondere im akuten Fall.

Ni 6 Schlüsselpunkt des Yin-Fersengefäßes Yinqiao-Mai; nährt das Yin.

Bl 13 Zustimmungspunkt der Lunge, nährt in Kombination mit Bl 43 das Lungen-Yin.

KG 4 „Tor des Ursprungs-Qi", Mu-Alarmpunkt des Dünndarms; nährt Yin und Blut bei Leere-Syndromen, leitet Leere-Hitze abwärts.

KG 12 Mu-Alarmpunkt des Magens; tonisiert Magen und Milz-Pankreas; nährt die Säfte.

Kg 17 Mu-Alarmpunkt des Perikards; tonisiert das Qi von Herz und Lunge, unterstützt die Qi absenkende und verteilende Funktion der Lunge.

LG 12 tonisiert das Lungen-Qi, kräftigt den Körper.

Diätetik

Zu vermeiden
- erhitzende, erwärmende und austrocknende Nahrungsmittel und Getränke, die das Yin schädigen:
  - Chili, Curry, Ingwer, Pfeffer, Knoblauch, Paprika, Kräuter der Provence, Rosmarin, Thymian, Wacholderbeeren, Koriander, Zimt, Nelke, Anis, Muskat, Fenchelsamen, Senfsaat
  - Lauch, Frühlingszwiebel, Zwiebel (roh), Meerrettich, Fenchel, Süßkartoffel
  - Fleisch von Lamm, Schaf, Ziege und Wild
  - Milchprodukte von Schaf und Ziege
  - Süßreis, Hafer
  - Kaffee, Getreidekaffee, Gewürztee, Ingwer Tee, Kakao
  - koffeinhaltige Erfrischungsgetränke
  - Alkohol
  - sehr salzhaltige Nahrungsmittel wie Schinken, Salami, Wurst, gepökeltes Fleisch und Fisch, Geräuchertes
- Nahrungsmittel mit künstlichen Farb-, Aroma-, Süß- und Konservierungsstoffen

Zu empfehlen
- kühlende und befeuchtende Nahrungsmittel, die das Yin fördern:
  - Birne und Apfel als Kompott, Melone, Mandarine, Erdbeeren
  - Reis, Weizen, Gerste
  - Ente (gedünstet)
  - Krabben, Austern, Tintenfisch
  - Tomate (gedünstet), Rettich, Radieschen, Chinakohl, Kresse, Sellerie, Spinat, Aubergine, Champignons
  - Sprossen, Keimlinge
  - Milch- und Sauermilchprodukte in geringen Mengen
  - Sojamilchprodukte in geringen Mengen
  - Früchte-, Pfefferminztee, grüner Tee, Mineralwasser
  - kleine Mengen Rohrzucker, Agavendicksaft, Ahornsirup, Honig
- neutrale und leicht wärmende Nahrungsmittel, die die Mitte stärken:
  - Mais, Hirse, Buchweizen, Dinkel
  - Karotte, Kartoffel, Kürbis, Petersilienwurzel, Blumenkohl, Kohlrabi, Rote Bete
  - Hühnerei
  - Hülsenfrüchte
  - Feige, Mirabelle, Pflaume
  - Barsch, Forelle
  - Mandeln, Erdnüsse, Sonnenblumenkerne, Sesam
  - Pute (gedünstet)
  - Süßholz-, Fenchel-, Löwenzahntee kombiniert

Weitere Empfehlungen
- regelmäßig eingenommene Mahlzeiten in entspannter Atmosphäre
- Rauchverbot

Befall der Lunge durch Wind-Kälte Feng Han Shu Fei
Äußeres Fülle-Kälte-Syndrom

Symptomatik
- Allgemeinsymptome: Husten, Niesen, Halsschmerzen, Hinterkopf- und Körperschmerzen, Fieber, verstopfte oder laufende Nase mit klarem, wässrigem Sekret, Kälte-Aversion
- Zunge: dünner, weißer Belag
- Puls: oberflächlich, v. a. an den vorderen Taststellen

5 Element Metall

Westliche Krankheitsbilder
Anfangsstadium einer Erkältungskrankheit, Erkältung, Influenza, allergische Rhinitis, Kopfschmerz, Atemnot, Asthma, Husten

Ätiologie
Menschen, die bei einer schwachen Abwehrfunktion Wind und Kälte ausgesetzt sind, sind von diesem Muster betroffen. Auch Klimaanlagen oder Zugluft können einen Befall der Lunge durch Wind-Kälte verursachen.

Therapeutischer Ansatz
Die Oberfläche öffnen und Kälte vertreiben, die absenkende und verteilende Funktion der Lunge unterstützen, das Wei Qi stärken.

▶ **Tab. 5.9** Phytoarzneien (scharf, warm), die die Oberfläche öffnet und Kälte vertreiben.

Name (lat.)	Name (dt.)	Geschmack	Temperatur
Zingiber officinale	Ingwer	scharf	thermisch warm
Tropaeolum majus	Kapuzinerkresse	scharf-würzig, etwas bitter	thermisch sehr warm
Armoracia rusticana	Meerrettich	sehr scharf	thermisch heiß
Cinnamomum cassia	Zimt	scharf, süß	thermisch sehr heiß
Pimpinella alba	Bibernelle	scharf	thermisch warm
Cinnamomum camphora	Kampfer (Öl)	scharf, bitter	thermisch warm
Thymus vulgaris	Echter Thymian	scharf, würzig	thermisch warm
Petasites officinalis	Pestwurz (Wurzel)	leicht bitter, scharf	thermisch warm
Magnolia	Magnolia sp. (Blüten)	scharf	thermisch warm
Allium sativum	Knoblauch (Zwiebel)	scharf, leicht süß	thermisch warm

▶ **Tab. 5.10** Phytoarzneien (scharf, bitter), die die absenkende und verteilende Funktion der Lunge unterstützen.

Name (lat.)	Name (dt.)	Geschmack	Temperatur
Pinus sylvestris	Kiefer	scharf, bitter	thermisch warm
Primula veris	Schlüsselblume (Wurzel)	scharf, bitter	thermisch warm
Salvia officinalis	Salbei	bitter, leicht aromatisch-scharf	thermisch leicht warm
Ruta graveolens	Raute	scharf-würzig, bitter	thermisch warm
Imperatoria ostruthium	Meisterwurz	scharf, würzig-aromatisch, etwas bitter	thermisch warm
Cinnamomum camphora	Kampfer	scharf, bitter	thermisch warm
Angelica archangelica	Engelwurz	scharf-aromatisch, etwas bitter, leicht süß	thermisch warm
Lavandula angustifolia	Lavendel	leicht scharf, etwas bitter	thermisch neutral
Inula helenium	Alant	aromatisch-scharf, süß, etwas bitter	thermisch warm
Origanum vulgare	Dost (Kraut)	bitter	thermisch warm

▶ **Tab. 5.11** Phytoarzneien, die das Wei Qi stärken.

Name (lat.)	Name (dt.)	Geschmack	Temperatur
Uncaria tomentosa	Katzenkralle	scharf, bitter, leicht süß	thermisch warm
Echinacea purpurea	Roter Sonnenhut	scharf, etwas salzig	thermisch warm
Juniperus communis	Wacholder	aromatisch-scharf, etwas bitter, süß	thermisch warm
Hedera helix	Efeu	bitter, leicht scharf	thermisch kühl (warm)
Eleutherococcus senticosus	Taigawurzel	scharf, bitter, süß	thermisch warm
Inula helenium	Alant	aromatisch-scharf, süß, etwas bitter	thermisch warm
Angelica archangelica	Engelwurz	scharf-aromatisch, etwas bitter, süßlich	thermisch warm
Tropaeolum majus	Kapuzinerkresse	scharf-würzig, etwas bitter	thermisch sehr warm

Rezepte

Tee, wenn Wind-Kälte den kindlichen Körper befällt

Testae Theobromae cacao	30 g
Fruct. Anisi	30 g
Cort. Cinnamomi	20 g
Rhiz. Galangae	20 g
Cort. Uncariae	20 g

1 geh. TL/¼ l Wasser, Aufguss, 10 Min. ziehen lassen, abhängig vom Alter des Kindes 2–4 Tassen tgl., evtl. mit etwas Honig süßen.

Tee, der Wind-Kälte vertreibt und die Lunge in ihrer absenkenden und verteilenden Funktion unterstützt

Cort. Cinnamomi	30 g
Rhiz. Galangae	30 g
Flor. Caryophylli	10 g
Rad. Angelicae	40 g
Testae Theobromae cacao	30 g

1 gestr. EL/¼ l Wasser aufkochen, 10 Min. bedeckt bei schwacher Hitze kochen. Bei Bedarf mehrmals tgl. 1 Tasse trinken.

Latschenkieferbad, das auswurffördernd wirkt und die Atemwege befreit

Ca. 1 EL reines Latschenkiefer- oder Eukalyptusöl ins Vollbad geben, nach dem Bad ruhen oder sofort zu Bett gehen. Zu empfehlen bei beginnender Erkältung.

Akupunktur

Technik: Sedierend nadeln, evtl. kann anschließend Moxibustion anwenden.

Lu 7 Luo-Passagepunkt; tonisiert das Lungen-Qi, unterstützt die verteilende und absenkende Funktion der Lunge, eliminiert Wind-Kälte, öffnet die Nase.

LG 16 „Windpalast"; eliminiert äußeren, aber auch inneren Wind; bei Invasion von Wind-Hitze und -Kälte.

Bl 12 „Wind-Tor"; eliminiert äußeren Wind, öffnet die Körperoberfläche, unterstützt die Verteilungsfunktion der Lunge, lindert Kopfschmerzen.

Gb 20 „Windteich"; eliminiert Wind-Kälte.

5 Element Metall

Diätetik

Zu vermeiden
- kühlende Nahrungsmittel, die das Lungen-Qi schwächen:
  - Rohkost (Gurke, Tomate, Salat)
  - Südfrüchte
  - Sprossen und Keimlinge
  - Algen
  - Pfefferminztee, grüner Tee, schwarzer Tee
  - eisgekühlte bzw. kalte Speisen und Getränke
- befeuchtende Nahrungsmittel:
  - Milch- und Sojamilchprodukte
  - zuckerhaltige Nahrungsmittel und Getränke
  - Honig, Ahornsirup, Agavendicksaft
  - Weißmehlprodukte
  - Schweinefleisch
- saure Obstsorten wie Johannis-, Stachelbeeren, Rhabarber, Sauerkirschen, Zitrusfrüchte
- Nahrungsmittel mit künstlichen Süß-, Aroma-Farb- und Konservierungsstoffen

Zu empfehlen
- erwärmende Nahrungsmittel, um die Oberfläche zu öffnen und den Schweiß zu treiben:
  - Zwiebel, Frühlingszwiebel, Lauch, Knoblauch, Meerrettich, Fenchel, Süßkartoffel, Karotte, Kürbis
  - Haferflocken
  - Chili, Curry, Ingwer (frisch), Pfeffer, Thymian, Rosmarin, Paprika, Wacholderbeeren, Kräuter der Provence, Zimt, Anis, Nelke, Muskat
  - gekochtes Hühnerfleisch, Hühnerbrühe
  - heißer Ingwertee (aus frischem Ingwer), Gewürztee
  - warme, lange gekochte Suppen

Weitere Empfehlungen
- Nahrungszufuhr bzw. Eiweißzufuhr einschränken.
- Nach einem heißem Bad mit Wärmflasche und dicken Decken zum Schwitzen ins Bett gehen.
- Zugluft vermeiden.

Befall der Lunge durch Wind-Hitze Feng Re Fan Fei
Fülle-Hitze-Muster

Symptomatik
- Allgemeinsymptome: Husten, Fieber, Halsschmerzen, geschwollene Tonsillen, Kälte- und Windaversion, verstopfte oder laufende Nase mit gelbem Sekret, Kopf- und Körperschmerzen, leichtes Schwitzen, wenig Frösteln, Durst, Obstipation
- Zunge: rötlich an den Zungenrändern und an der Spitze, dünner, gelber, trockener Belag
- Puls: schnell, oberflächlich

Westliche Krankheitsbilder
akute fieberhafte Erkältungskrankheit, Influenza, akute Rhinitis, allergische Rhinitis, Sinusitis, Husten, Halsentzündung, Bronchitis, Kopfschmerzen, Asthma bronchiale

Ätiologie
Menschen, die bei einer schwachen Abwehrfunktion Wind und Hitze ausgesetzt sind, sind von diesem Muster betroffen. Auch künstlich geschaffene Wind-Hitze-Zustände z. B. am Arbeitsplatz können einen Befall der Lunge durch Wind-Hitze verursachen.

Therapeutischer Ansatz
Die Oberfläche öffnen und Hitze vertreiben, die absenkende und verteilende Funktion der Lunge unterstützen, das Wei Qi stärken.

▶ **Tab. 5.12** Phytoarzneien, die die Oberfläche öffnen und Hitze vertreiben.

Name (lat.)	Name (dt.)	Geschmack	Temperatur
Tilia cordata	Linde	leicht scharf, süß, etwas bitter	thermisch leicht kühl
Melissa officinalis	Melisse	leicht sauer, scharf-aromatisch, leicht bitter	thermisch leicht kühl

▶ **Tab. 5.12** (Fortsetzung).

Name (lat.)	Name (dt.)	Geschmack	Temperatur
Sambucus nigra	Schwarzer Holunder (Blüten)	leicht scharf, süß, bitter	thermisch kühl
Sambucus nigra	Schwarzer Holunder (Früchte)	sauer, adstringierend	thermisch kühl
Lavandula angustifolia	Lavendel	leicht scharf, etwas bitter	thermisch neutral
Spiraea ulmaria	Mädesüß	bitter, adstringierend, etwas süßlich	thermisch kühl
Verbascum thapsiforme	Königskerze	leicht bitter, etwas süßlich	thermisch neutral bis kühl
Glechoma hederacea	Gundelrebe	bitter, etwas scharf	thermisch neutral bis leicht warm
Verbena officinalis	Eisenkraut	bitter, leicht scharf	thermisch neutral bis kühl
Achillea millefolium	Schafgarbe	aromatisch-scharf, bitter, leicht süß und salzig	thermisch neutral
Mentha piperita	Pfefferminze	scharf	thermisch kühl/warm
Chrysanthemum parthenium	Mutterkraut	bitter, leicht scharf	thermisch kühl

▶ **Tab. 5.13** Phytoarzneien (scharf, bitter), die die absenkende und verteilende Wirkung der Lunge unterstützen.

Name (lat.)	Name (dt.)	Geschmack	Temperatur
Hedera helix	Efeu	bitter, leicht scharf	thermisch leicht kühl (warm)
Eucalyptus globulus	Eukalyptus	scharf, leicht bitter	thermisch kühl
Viola tricolor	Feldstiefmütterchen	bitter, etwas scharf, leicht süß und salzig	thermisch neutral bis kühl
Achillea millefolium	Schafgarbe	bitter, aromatisch, leicht süß, leicht salzig	thermisch neutral
Glechoma hederacea	Gundelrebe	bitter, etwas scharf	thermisch neutral bis leicht warm
Lavandula angustifolia	Lavendel	leicht scharf, etwas bitter	thermisch neutral
Tilia cordata	Linde	leicht scharf, süß, etwas bitter	thermisch leicht kühl
Melissa officinalis	Melisse	scharf-aromatisch, leicht bitter, leicht sauer	thermisch leicht kühl

5 Element Metall

▶ **Tab. 5.14** Phytoarzneien, die das Wei Qi stärken.

Name (lat.)	Name (dt.)	Geschmack	Temperatur
Uncaria tomentosa	Katzenkralle	scharf, bitter, leicht süß	thermisch warm
Plantago lanceolata	Spitzwegerich	leicht bitter, salzig	thermisch kühl
Juniperus communis	Wacholder	aromatisch-scharf, etwas bitter, süß	thermisch warm
Hedera helix	Efeu	bitter, leicht scharf	thermisch kühl (warm)
Eleurherococcus senticosus	Taigawurzel	scharf, bitter, süß	thermisch warm

▶ S. 149 Befall der Lunge durch Wind-Kälte

Rezepte

Tee bei fiebriger Erkältung der Kinder

Flor. Sambuci 20 g
Flor. Tiliae 20 g
Flor. Spiraeae 20 g
1 geh. EL/¼ l Wasser, Aufguss, 5–7 Min. ziehen lassen, abseihen, je nach Alter 1 TL bis 1 EL Echinacea-Presssaft hinzugeben, über den Tag verteilt trinken.

Fiebersenkende Tinkturmischung bei Befall durch Wind-Hitze

Eupatorium Urtinktur
Tinct. Plantaginis
Menyanthes Urtinktur aa ad 30 ml
4 × tgl. 20 Tr. in etwas Wasser einnehmen.

kombiniert mit

Tee, der die Oberfläche öffnet und schweißtreibend wirkt

Flor. Tiliae
Flor. Sambuci
Flor. Violae tric.
Fol. Verbenae off. aa ad 100 g
1 geh. TL/1 Tasse Wasser aufgießen, 10 Min. ziehen lassen. Bei Bedarf mehrmals tgl. 1 Tasse trinken.

Inhalationsmischung bei Stockschnupfen, akuter Rhinitis und Rhinitis vasomotorica

Hb. Menthae pip. 30 g
Fol. Eucalypti 40 g
Fruct. Anisi 50 g
Flor. Lavandulae 40 g
Hb. Absinthii 40 g
4 EL in einen Topf mit 2–3 l kochendem Wasser geben, mit einem Tuch über den Kopf 2 × tgl. 20 Min. inhalieren.

Fieber senkender, kühlender Tee in der Phase von starker Hitze und exzessivem Schweiß

Hb. Eupatorii
Hb. c. Rad. Taraxaci
Fol. Violae odor.
Fol. Menyanthes aa ad 160 g
1 geh. EL auf ¼ l aufkochen, 10 Min. ziehen lassen, im Laufe des Tages 1 l nur lauwarm trinken.

Pulver mit Tausendgüldenkraut und Pestwurz bei Heuschnupfen

Pulv. Rad. Petasitidis 50 g
Pulv. Fol. Adhatoda vasaca (Malabarnuss) 50 g
Morgens nüchtern und abends vor dem Zubettgehen 1 TL mit einem Glas leichten Zitronenschalen-Tee (Pericarpium Citri) (1 EL/ Tasse Wasser, Aufguss, 5 Min. ziehen lassen) einnehmen.

Wei Qi kräftigende Tinktur bei einer hitzigen Krankheit, die zur Chronifizierung neigt
Tinct. Echinaceae
Tinct. Uncariae aa ad 100 ml
3 × tgl. 1 TL kombiniert mit 1 EL Spitzwegerich-Frischpflanzensaft einnehmen.

Eukalyptusöl in Kapseln Im Handel als Exeu von Biocur erhältlich.

Akupunktur
Technik: Sedierend nadeln, keine Moxibustion anwenden.

Lu 7 Luo-Passagepunkt; wichtiger Punkt zur Beseitigung von Wind-Kälte oder Wind-Hitze.

Lu 11 Jing-Brunnenpunkt; beseitigt äußeren und inneren Wind und Hitze, unterstützt die Verteilung und das Absteigen des Lungen-Qi bei Halsschmerzen und Tonsillitis.

Di 4 Yuan-Quellpunkt; Hauptpunkt zur Beseitigung von Wind-Hitze; hat Bezug zum Gesicht (brennende Augen, verstopfte Nase), befreit die Körperoberfläche.

Di 11 eliminiert Wind-Hitze bei Fieber, Schwitzen, Nackensteifigkeit, laufender Nase.

Gb 20 „Windteich"; eliminiert Wind-Hitze bei Kopfschmerz und steifem Nacken.

Bl 12 „Wind-Tor"; eliminiert Wind, lindert Kopfschmerzen, unterstützt die verteilende und absenkende Funktion der Lunge.

LG 14 eliminiert Wind-Hitze, öffnet sedierend genadelt die Körperoberfläche.

LG 16 „Wind-Palast"; beseitigt Wind bei Invasion von Wind-Hitze und -Kälte.

Diätetik
Zu vermeiden
- im Anfangsstadium kühlende Nahrungsmittel mit saurem Geschmack:
    - Zitrusfrüchte und saure Beeren
    - Rhabarber
- im Hitzestadium erwärmende und erhitzende Nahrungsmittel und Getränke:
    - scharf Angebratenes, Gegrilltes, Frittiertes, Gepökeltes, Geröstetes und Geräuchertes
    - Fleisch von Lamm, Schaf, Ziege und Wild
    - Chili, Curry, Ingwer, Knoblauch, Pfeffer, Kräuter der Provence, Rosmarin, Thymian, Wacholderbeeren, Kurkuma, Bockshornkleesamen, Basilikum, Oregano, Kardamom
    - Frühlingszwiebel, Zwiebel, Lauch, Meerrettich, Fenchel
    - stark fetthaltige Lebensmittel wie Wurst, Schinken, Salami
    - Kaffee, Getreidekaffee, Gewürztee, Kakao
    - Alkohol
- stark Schleim bildende Nahrungsmittel:
    - Milchprodukte
    - Sojamilchprodukte
    - zuckerhaltige Nahrungsmittel und Getränke
- zu üppige Nahrungs- bzw. Eiweißzufuhr

Zu empfehlen
- im Anfangsstadium wärmende Nahrungsmittel, um die Poren zu öffnen und den Schweiß zu treiben:
    - Zwiebel, Frühlingszwiebel, Lauch, Knoblauch, Meerrettich, Fenchel, Süßkartoffel, Karotte, Kürbis
    - Haferflocken
    - Chili, Curry, Ingwer (frisch), Pfeffer, Thymian, Rosmarin, Paprika, Wacholderbeeren, Kräuter der Provence, Zimt, Anis, Nelke, Muskat
    - gekochtes Hühnerfleisch, Hühnerbrühe
    - heißer Ingwertee (aus frischem Ingwer), Gewürztee
    - warme, lange gekochte Suppen
- im Hitzestadium leichte kühlende Nahrungsmittel:
    - Rettich, Radieschen, Chinakohl, Gurke und Tomate (gedünstet), Zucchini, Spinat, Karotte, Brokkoli
    - frische Kräuter wie Kresse, Brunnenkresse, Pfefferminze, Petersilie
    - Reis, Gerste, Buchweizen, Hirse
    - Sprossen, Keimlinge
    - Algen

- Birne und Melone (leicht gedünstet)
- Pfefferminztee, Mineral- und Quellwasser, grüner Tee
- Sanddornsaft mit Süßholztee gemischt
- nach überstandener Erkrankung das Qi von Milz-Pankreas und Lunge stärken

Nässe-Schleim verlegt die Lunge
Tan Shi Zu Fei

Inneres Fülle-Kälte-Muster

Symptomatik
- Allgemeinsymptome: chronischer Husten mit reichlich weißem, leicht abzuhustendem Sputum, blasser und teigiger Teint, Enge- und Beklemmungsgefühl im Thorax, Dyspnoe, Abneigung gegen liegende Haltung
- Zunge: dicker, weißer, klebriger Belag
- Puls: langsam, dünn, schlüpfrig

Westliche Krankheitsbilder
chronischer Husten, schweres und geräuschvolles Atmen, chronische Bronchitis, Dyspnoe, chronische Pleuritis, chronische Lungenentzündung

Ätiologie
Eine Schwäche von Milz-Pankreas oder -Yang liegt diesem Muster zugrunde, das durch die übermäßige Aufnahme fetter und kalter, roher Nahrungsmittel noch begünstigt wird. Auch rezidivierende Erkältungen schwächen Milz-Pankreas und Lunge und können zu einer chronisch mit Nässe und Schleim verlegten Lunge führen. Bei Kindern ist dieses Muster als Folgezustand von Keuchhusten möglich.

Therapeutischer Ansatz
Schleim auflösen bzw. transformieren, die absenkende und verteilende Funktion der Lunge unterstützen, evtl. die Milz-Pankreas-Funktion tonisieren.

▶ **Tab. 5.15** Phytoarzneien (salzig), die schleimlösend wirken.

Name (lat.)	Name (dt.)	Geschmack	Temperatur
Plantago lanceolata	Spitzwegerich	leicht bitter, salzig, schleimig	thermisch kühl
Equisetum arvense	Ackerschachtelhalm	fad, leicht bitter und salzig, adstringierend	thermisch kühl
Drosera rotundifolia	Sonnentau	salzig, bitter	thermisch warm

▶ S. 147 Lungen-Yin-Mangel

▶ **Tab. 5.16** Phytoarzneien (scharf, warm), die Schleim transformieren.

Name (lat.)	Name (dt.)	Geschmack	Temperatur
Angelica archangelica	Engelwurz	scharf-aromatisch, leicht bitter und süß	thermisch warm
Curcuma longa	Gelbwurz	bitter, scharf	thermisch sehr warm
Imperatoria ostruthium	Meisterwurz	scharf, würzig-aromatisch, leicht bitter	thermisch warm
Asarum europaeum	Haselwurz (Wurzel)	scharf, bitter	thermisch warm
Zingiber officinale	Ingwer (Wurzel)	scharf	thermisch warm/heiß
Acorus calamus	Kalmus	bitter, scharf-aromatisch	thermisch leicht warm
Pimpinella anisum	Anis	süß, leicht scharf	thermisch warm

▶ **Tab. 5.16** (Fortsetzung).

Name (lat.)	Name (dt.)	Geschmack	Temperatur
Levisticum officinale	Liebstöckel	süß, scharf-würzig, leicht bitter	thermisch warm
Commiphora abussinica	Myrrhe	bitter, aromatisch-scharf	thermisch neutral bis warm
Origanum vulgare	Oregano	scharf	thermisch warm
Origanum majorana	Majoran	aromatisch-scharf, leicht bitter	thermisch warm
Petasites officinalis	Pestwurz (Wurzel)	leicht bitter, scharf	thermisch warm
Armoracia rusticana	Meerrettich	sehr scharf	thermisch heiß
Inula helenium	Alant	aromatisch-scharf, süß, leicht bitter	thermisch warm

▶ **Tab. 5.17** Phytoarzneien (scharf, bitter), die die absenkende und verteilende Funktion der Lunge unterstützen.

Name (lat.)	Name (dt.)	Geschmack	Temperatur
Pinus sylvestris	Kiefer	scharf, bitter	thermisch warm
Primula veris	Schlüsselblume (Wurzel)	scharf, bitter	thermisch warm
Salvia officinalis	Salbei	bitter, leicht aromatisch-scharf	thermisch leicht warm
Ruta graveolens	Raute	scharf-würzig, bitter	thermisch warm
Imperatoria ostruthium	Meisterwurz	scharf, würzig-aromatisch, etwas bitter	thermisch warm

▶ S. 149 Befall der Lunge durch Wind-Kälte

Rezepte

Tee, der die Lunge wärmt, trocknet und entschleimt

Rad. Angelicae	30 g
Rad. Inulae	30 g
Hb. Veronicae	20 g
Fruct. Foeniculi	30 g
Rad. Carlinae	40 g
Rad. Liquiritiae	30 g

1 EL/¼ l Wasser aufkochen und bedeckt 10 Min. sanft kochen lassen. ½ l im Laufe des Tages trinken.

Tinkturmischung

Asarum Urtinktur
Drosera Urtinktur aa 10 ml
Tinct. Thymi 30 ml
3 × tgl. 15 Tr. in heißem Wasser einnehmen.

Extraktmischung mit Sonnentau

Extr. Rad. Primulae spiss. 3 g
Extr. Hb. Thymi spiss. 5 g
Extr. Hb. Droserae fluid. 92 g
Sonstige Bestandteile: Propylenglycol, Macrogolglycerol-hydroxystearat, Sorbinsäure.

Im Handel als Drosithym N (auch als Hustensaft) von Johannes Bürger Ysatfabrik erhältlich.

5 Element Metall

Akupunktur

Technik: Bl 20 und KG 12 tonisierend, alle anderen Punkte sedierend nadeln.

Lu 1 Mu-Alarmpunkt der Lunge; schleimlösend bei Husten infolge Verschleimung der Lunge.

Lu 5 entfernt Schleim aus der Lunge bei Husten mit kalten, weißen, zähen Sputum; sedierend genadelt bei Fülle-Kälte-Mustern.

Lu 7 Luo-Passagepunkt; unterstützt die absenkende und verteilende Funktion der Lunge.

Ma 40 Luo-Passagepunkt; wichtiger Punkt zur Beseitigung von Nässe und Schleim.

KS 6 Luo-Passagepunkt; öffnet den Brustkorb, bewegt Qi und Blut im Thorax.

Bl 13 Zustimmungspunkt der Lunge; unterstützt die verteilende und absenkende Funktion der Lunge, stillt Husten.

Bl 20 Zustimmungspunkt der Milz; kräftigt Milz-Pankreas, beseitigt Nässe.

KG 9 „Wassertrennung"; unterstützt die Umwandlung und Ausscheidung der Flüssigkeiten.

KG 12 Mu-Alarmpunkt des Magens; kräftigt Magen und Milz-Pankreas, beseitigt Nässe.

KG 17 „Mitte des Brustkorbs"; Mu-Alarmpunkt des Perikards; tonisiert das Lungen-Qi, bewegt das Qi im Brustkorb.

KG 22 unterstützt die absenkende Funktion des Lungen-Qi, löst chronischen Schleim in der Kehle, lindert Husten.

Diätetik

Zu vermeiden
- kühlende, Feuchtigkeit und Schleim produzierende Nahrungsmittel, da sie das Qi von Milz-Pankreas schwächen:
  - kalte und eisgekühlte Nahrungsmittel und Getränke
  - Rohkost als Hauptmahlzeit
- Südfrüchte, Zitrusfrüchte
- roher Getreidebrei
- Milchprodukte und Sojamilchprodukte
- zuckerhaltige Nahrungsmittel und Getränke
- künstliche Süßstoffe
- Weißmehlprodukte
- Nüsse
- Schweinefleisch
- üppige fettreiche Mahlzeiten, Fast Food

Zu empfehlen
- Nahrungsmittel, die den Schleim transformieren, Feuchtigkeit ausleiten und das Qi von Milz-Pankreas stärken:
  - Frühlingszwiebel, Zwiebel, Lauch, Knoblauch, Meerrettich, Fenchel, Karotte, Kürbis, Süßkartoffel, Kartoffel
  - Ingwer, Kardamom, Koriander, Thymian, Paprika, Chili, Pfeffer, Curry, Kurkuma, Muskat, Nelke, Zimt
  - mitgekochte Orangen- und Mandarinenschale
  - Gerstengraupen, Hirse, Gerste, Reis (Getreide fettfrei leicht anrösten)
  - Tee aus Eberwurz, Majoran, Thymian, Liebstöckel, Löwenzahn, Alant (im Wechsel)
- Süßungsmittel wie Honig, Rohrzucker, Agavendicksaft nur in kleinsten Mengen (stärken die Mitte, wirken in größeren Mengen aber leicht befeuchtend und wiederum schwächend auf die Mitte)

Schleim-Hitze verlegt die Lunge
Tan Re Zu Fei

Inneres Fülle-Hitze-Muster

Symptomatik
- Allgemeinsymptome: starker, bellender Husten, reichlich gelber, grüner oder dunkler, faulig riechender Auswurf, evtl auch blutangiert, Dyspnoe, thorakales Engegefühl, Asthma
- Zunge: rot mit dickem, klebrigem, gelbem Belag
- Puls: schlüpfrig und schnell

Westliche Krankheitsbilder

Dyspnoe, chronische Entzündung der Atemwege mit Hitze-Symptomatik, Husten, Erkältung, Influenza

Ätiologie

Chronische Qi-Schwäche von Milz-Pankreas mit Schleimbildung, die v. a. durch den übermäßigen Verzehr kalter, roher und fettreicher Nahrungsmittel bedingt ist, führen zu dieser Hitze-Symptomatik. Auch die Invasion äußerer Wind-Hitze kann dieses Krankheitsmuster verursachen oder verschlimmern. Rauchen, das nach der TCM der Lunge heiße Energie zuführt, kann ebenfalls Schleim-Hitze in der Lunge bewirken.

Therapeutischer Ansatz

Hitze klären, Schleim transformieren, die absenkende und verteilende Funktion der Lunge unterstützen.

▶ Tab. 5.18 Phytoarzneien (bitter, kühl), die Hitze klären.

Name (lat.)	Name (dt.)	Geschmack	Temperatur
Tilia cordata	Linde	leicht scharf, süß, etwas bitter	thermisch kühl
Eucalyptus globulus	Eukalyptus (Blätter)	scharf, leicht bitter	thermisch kühl
Plantago lanceolata	Spitzwegerich	leicht bitter, salzig	thermisch kühl
Verbascum thapsiforme	Königskerze	leicht bitter mit süßlichem Geschmack	thermisch neutral bis kühl
Polypodium vulgare	Engelsüßfarn	süß, leicht bitter	thermisch kühl
Hedera helix	Efeu	bitter, leicht scharf	thermisch kühl
Marrubium vulgare	Andorn (Kraut)	bitter	thermisch kühl
Sambucus nigra	Holunder (Blüten)	bitter, leicht scharf, süß	thermisch kühl
Equisetum arvense	Ackerschachtelhalm	fad, leicht bitter und salzig, adstringierend	thermisch kühl
Hydrastis canadensis	Kanadische Gelbwurzel (Wurzel)	bitter	thermisch kühl
Tussilago farfara	Huflattich (Kraut)	bitter, süß	thermisch neutral
Verbascum thapsiforme	Großblumige Königskerze (Blüten)	bitter	thermisch neutral bis kühl
Viola odorata	Wohlriechendes Veilchen	süß, leicht bitter	thermisch kühl

▶ Tab. 5.19 Phytoarzneien (bitter, scharf), die den Schleim transformieren.

Name (lat.)	Name (dt.)	Geschmack	Temperatur
Raphanus sativus	Schwarzrettich	scharf	thermisch kühl
Viola tricolor	Feldstiefmütterchen	bitter, etwas scharf, süßlich, leicht salzig	thermisch neutral bis kühl
Hedera helix	Efeu	bitter, leicht scharf	thermisch kühl
Tilia cordata	Linde	leicht scharf, süß, etwas bitter	thermisch leicht kühl
Hepatica nobilis	Leberblümchen	scharf	thermisch kühl

▶ S. 152 Befall der Lunge durch Wind-Hitze

5 Element Metall

▶ **Tab. 5.20** Phytoarzneien (scharf, bitter), die die absenkende und verteilende Funktion der Lunge unterstützen.

Name (lat.)	Name (dt.)	Geschmack	Temperatur
Hedera helix	Efeu	bitter, leicht scharf	thermisch leicht kühl (warm)
Eucalyptus globulus	Eukalyptus (Blätter)	scharf, leicht bitter	thermisch kühl
Viola tricolor	Feldstiefmütterchen	bitter, etwas scharf, leicht süß und salzig	thermisch neutral bis kühl
Achillea millefolium	Schafgarbe	bitter, aromatisch, leicht süß, leicht salzig	thermisch neutral
Glechoma hederacea	Gundelrebe	bitter, etwas scharf	thermisch neutral bis leicht warm

▶ S. 152 Befall der Lunge durch Wind-Hitze

Rezepte

Tee bei chronischem Husten mit Hitze-Symptomatik
Flor. Tiliae 20 g
Flor. Sambuci 30 g
Flor. Verbasci 20 g
Fol. Eucalypti 30 g
Fol. Plantagini lanc. 30 g
Hb. Violae odor. 20 g
Rad. Echinaceae 50 g
3 EL/¾ l Wasser, Aufguss, zugedeckt 10 Min. ziehen lassen. Im Laufe des Tages trinken, evtl. mit etwas Honig süßen.

Schleimlösender, entkrampfender und entzündungswidriger Tee bei Hitze in den Lungen
Hb. Plantaginis
Flor. Sambuci
Gemmae Pini
Hb. Thymi
Pericarp. Aurantii amarae aa ad 150 g
1 EL/¼ l Wasser aufgießen, 15 Min. bedeckt ziehen lassen. Tgl. ¾ l trinken.

Tinkturmischung, wenn Hitze der Lunge die Augen angreift (Konjunktivitis)
Menyanthes Urtinktur
Tinct. Verbasci
Tinct. Flor. Primulae
Tinct. Taraxaci
Tinct. Euphrasiae
Tinct. Plantaginis aa ad 50 ml
4 × tgl. 20 Tr. in etwas Wasser einnehmen.

Kühlende Frischsaftmischung, wenn Schleim-Hitze die Lunge verlegt
Frischsaft von Spitzwegerich (Plantago lanceolata), Löwenzahn (Taraxacum officinale) und rotem Sonnenhut (Echinacea purpurea). 3 × tgl. je 1 EL in 1 Glas warmem Wasser einnehmen.

Hustenlösende Tropfen mit Efeu Im Handel als Bronchostad (auch als Sirup) von Stada erhältlich.

Akupunktur

Technik: KG 12 neutral nadeln, alle anderen Punkte sedierend nadeln.

Lu 1 Mu-Alarmpunkt der Lunge; beseitigt Schleim, lindert Husten.

Lu 5 und Ma 40 beseitigen Schleim-Hitze aus der Lunge.

Lu 7 Luo-Passagepunkt; unterstützt die absenkende und verteilende Wirkung der Lunge, lindert Husten.

Lu 10 Ying-Quellpunkt; wichtiger Punkt zur Behandlung von Fülle-Hitze der Lunge; kühlt Lungen-Hitze bei Halsschmerzen durch Hitze.

Di 11 beseitigt Hitze jeder Genese.

Ma 40 Luo-Passagepunkt; beseitigt Schleim.

Bl 13 Zustimmungspunkt der Lunge; unterstützt die verteilende und absenkende Wirkung der Lunge, beseitigt Hitze aus der Lunge.

KG 12 Mu-Alarmpunkt des Mittleren Erwärmers; eliminiert Schleim.

Diätetik

Zu vermeiden

- kühlende, Feuchtigkeit und Schleim bildende Nahrungsmittel, da sie die Mitte und die Umwandlungs- und Transportfunktion der Flüssigkeiten schwächen:
  - Rohkost als Hauptmahlzeit
  - Süd-, Zitrusfrüchte
  - roher Getreidebrei
  - Milchprodukte und Sojamilchprodukte
  - zuckerhaltige Nahrungsmittel und Getränke
  - künstliche Süßstoffe
  - Weißmehlprodukte
  - Nüsse
  - Schweinefleisch
  - üppige fettreiche Mahltttel, Fast Food
- erhitzende Nahrungsmitttel, die bestehende Hitze fördern:
  - heiße Gewürze wie Curry, Chili, Cayennepfeffer, Tabasco, Paprika (scharf), Piment
  - Ingwer, Frühlingszwiebel, Knoblauch, Lauch, Meerrettich
  - Fleisch von Wild, Lamm, Schaf und Ziege
  - hochprozentige Alkoholika

Zu empfehlen

- scharf-kalte Nahrungsmittel, die gezielt die Lunge kühlen:
  - Rettich (weiß und schwarz), Radieschen, Kresse, Brunnenkresse
  - Pfefferminztee, Rettich-Presssaft
  - Rettich-Sprossen
- Diät, die das Qi von Milz-Pankreas stärkt

Weitere Empfehlungen

Brustwickel mit Quark anwenden.

Schleim-Flüssigkeiten verlegen die Lunge
Tan Shui Zu Fei

Inneres Fülle-Kälte-Syndrom

Symptomatik

- Allgemeinsymptome: Husten, Dyspnoe, Rasselgeräusche im Thorax, Erbrechen weißen, wässrigen und schäumigen Sputums, Frösteln
- Zunge: blass mit dickem, weißem und klebrigem Belag
- Puls: dünn, schlüpfrig oder schwach, oberflächlich

Westliche Krankheitsbilder

chronische Bronchitis, Dyspnoe, Müdigkeit, Antriebslosigkeit, Kälteempfindlichkeit

Ätiologie

Chronische Yang-Schwäche von Milz-Pankreas aufgrund langfristiger Überarbeitung und durch Ernährungsfehler (kalte, rohe, fettreiche, zu üppige Nahrung, die unregelmäßig oder zu spät abends eingenommen wird) führt zu Nässe und intensiver Schleimbildung. Dieses Syndrom liegt meistens bei Personen mittleren und hohen Alters vor.

Therapeutischer Ansatz

Schleim beseitigen, das Qi von Milz-Pankreas und Lunge stärken.

▶ **Tab. 5.21** Phytoarzneien (scharf, bitter, warm), die Schleim transformieren.

Name (lat.)	Name (dt.)	Geschmack	Temperatur
Angelica archangelica	Engelwurz	scharf-aromatisch, bitter, leicht süß	thermisch warm
Commiphora abussinica	Myrrhe	bitter, scharf-aromatisch	thermisch neutral bis warm
Acorus calamus	Kalmus	bitter, scharf-aromatisch	thermisch leicht warm

5 Element Metall

▶ **Tab. 5.21** (Fortsetzung).

Name (lat.)	Name (dt.)	Geschmack	Temperatur
Imperatoria ostruthium	Meisterwurz	scharf, würzig-aromatisch, etwas bitter	thermisch warm
Armoracia rusticana	Meerrettich	sehr scharf	thermisch heiß
Alpinia officinarum	Galgant	scharf	thermisch heiß
Tropaeolum majus	Kapuzinerkresse	scharf, würzig, etwas bitter	thermisch sehr warm
Juniperis communis	Wacholder	aromatisch-scharf, etwas bitter, süßlich	thermisch warm
Cinnamomum cassia	Zimt (Rinde)	scharf, leicht süß und bitter, adstringierend	thermisch heiß

▶ S. 156 Nässe-Schleim verlegt die Lunge

▶ **Tab. 5.22** Phytoarzneien, die das Qi von Milz-Pankreas stärken.

Name (lat.)	Name (dt.)	Geschmack	Temperatur
Carum carvi	Kümmel	scharf, leicht süß	thermisch warm
Valeriana officinalis	Baldrian	süß, bitter, scharf	thermisch warm
Ocimum basilicum	Basilikum	leicht süß, etwas bitter und scharf	thermisch warm
Carlina acaulis	Eberwurz	leicht süß, scharf	thermisch warm
Avena sativa	Grüner Hafer	leicht süß	thermisch neutral

▶ S. 96 Qi-Mangel von Milz-Pankreas

▶ **Tab. 5.23** Phytoarzneien, die das Lungen-Qi stärken.

Name (lat.)	Name (dt.)	Geschmack	Temperatur
Inula helenium	Alant	aromatisch scharf, süß, etwas bitter	thermisch warm
Pimpinella alba	Bibernelle	scharf	thermisch warm
Origanum majorana	Majoran	aromatisch scharf, leicht bitter	thermisch warm
Primula veris	Schlüsselblume (Wurzel)	scharf, bitter	thermisch warm
Salvia officinalis	Salbei	bitter, leicht aromatisch scharf, adstringierend	thermisch leicht warm

▶ S. 141 Lungen-Qi-Mangel

Rezepte

Tee bei wässrig-klarem Schleim, der die Lunge verlegt

Rad. Angelicae	30 g
Rad. Inulae	30 g
Rhiz. Galangae	30 g
Fol. Thymi	30 g
Hb. Hyssopi	30 g
Hb. Artemisiae abrot.	30 g
Fruct. Foeniculi	50 g

1 EL/¼ l Wasser aufkochen, 10 Min. sanft kochen lassen. Tgl. ¾ l über einen längeren Zeitraum trinken.

Pulvermischung

Pulv. Rhiz. Zingiberis	
Pulv. Rad. Pimpinellae	
Pulv. Cort. Cinnamomi	
Pulv. Rad. Panacis ginseng	
Pulv. Fruct. Anisi	aa ad 100 g

3 × tgl. 1 TL mit 1 Tasse Engelwurztee (Angelica archangelica) einnehmen.

Akupunktur

Technik: Lu 5, Ma 40 und KG 9 sedierend nadeln, alle andere Punkte tonisierend nadeln, evtl. Moxibustion anwenden.

Lu 5 Wichtiger Punkt bei Fülle-Kälte mit Ansammlung von kaltem Schleim in der Lunge.

Lu 9 Yuan-Quellpunkt; tonisiert das Lungen-Qi, indiziert bei chronischen Zuständen.

Ma 36 tonisiert das Qi von Magen- und Milz-Pankreas.

Ma 40 Luo-Passagepunkt; beseitigt Schleim.

Bl 13 Zustimmungspunkt der Lunge; kräftigt das Lungen-Qi, unterstützt die verteilende und absenkende Funktion der Lunge.

Bl 43 tonisiert das Lungen-Qi, indiziert bei chronischen Erkrankungen.

KG 9 „Wassertrennung"; wichtiger Punkt für die Umwandlung und den Transport von Flüssigkeiten.

KG 12 Mu-Alarmpunkt des Magens; tonisiert Magen und Milz-Pankreas.

KG 17 „Mitte des Brustkorbs"; Mu-Alarmpunkt des Oberen Erwärmers; beseitigt Schleim, öffnet die Lunge.

Diätetik

Zu vermeiden

- kühlende, Feuchtigkeit und Schleim bildende Nahrungsmittel, da sie die Mitte und die Umwandlungs- und Transportfunktion der Flüssigkeiten schwächen:
  - Rohkost als Hauptmahlzeit
  - Süd-, Zitrusfrüchte
  - roher Getreidebrei
  - Milch- und Sojamilchprodukte
  - zuckerhaltige Nahrungsmittel und Getränke
  - Weißmehlprodukte
  - Nüsse
  - Schweinefleisch
  - üppige fettreiche Mahlzeiten, Fast Food
- Nahrungsmittel mit künstlichen Farb-, Aroma-, Süß- und Konservierungsstoffen
- Speisen, die in der Mikrowelle zubereitet bzw. erwärmt wurden

Zu empfehlen

- wärmende und neutrale, süße und scharfe Nahrungsmittel, die das Milz- und Lungen-Qi stärken und trocknen:
  - Karotte, Kartoffel, Süßkartoffel, Kürbis, Fenchel, Esskastanie, Pastinake, Sellerie, Lauch, Zwiebel, Frühlingszwiebel, Meerrettich, alle Kohlsorten, Spargel (ist zwar kühl, aber leitet vermehrt Flüssigkeit aus)
  - frische Kräuter
  - Mais, Hirse, Hafer, Dinkel, Quinoa, Couscous, Reis
  - Knoblauch, Kümmel, Vanille, Safran
  - Mandeln, Walnüsse, Sonnenblumenkerne, Kürbiskerne
  - Adzukibohnen
  - Forelle, Barsch, Karpfen
  - Fleisch von Rind und Huhn

5 Element Metall

- Tee aus Schafgarbe, Anis, Fenchel, Kümmel, Basilikum, Bohnenkraut, Thymian, Liebstöckel, Eberwurz (im Wechsel)
- mitgekochte Orangen- und Mandarinenschalen
- drei warme Mahlzeiten täglich, regelmäßig eingenommen

Qi-Mangel von Lunge und Milz-Pankreas
Fei Pi Qixu

Inneres Leere-Syndrom

Symptomatik
- Allgemeinsymptome: chronischer Husten mit wässrigem, klarem Sputum, Dyspnoe, Müdigkeit, Spontanschweiß, weiche Stühle, Appetitlosigkeit, Völlegefühl nach dem Essen, schwache Stimme, blasses Gesicht
- Zunge: blass, evtl. geschwollen mit Zahneindrücken, dünner, weißer Belag
- Puls: schwach, leer

Westliche Krankheitsbilder
Asthma bronchiale, Keuchen, Atemnot, chronische Bronchitis, Rhinitis, Sinusitis, Infektanfälligkeit, Antriebslosigkeit, Adynamie

Ätiologie
Milz-Pankreas und Lunge stehen in einer Mutter-Kind-Beziehung zueinander. Dementsprechend schwächt ein Qi-Mangel von Milz-Pankreas das Lungen-Qi und umgekehrt.

Therapeutischer Ansatz
Qi von Lunge und Milz-Pankreas tonisieren.

▶ **Tab. 5.24** Phytoarzneien, die das Lungen-Qi tonisieren.

Name (lat.)	Name (dt.)	Geschmack	Temperatur
Tropaeolum majus	Kapuzinerkresse	scharf, würzig, etwas bitter	thermisch sehr warm
Cinnamomum zeylanicum	Zimt	scharf, süß, adstringierend	thermisch sehr heiß
Angelica archangelica	Engelwurz	scharf-aromatisch, etwas bitter, süßlich	thermisch warm
Alpinia officinarum	Galgant	scharf	thermisch sehr warm
Panax ginseng	Ginseng	süß, leicht bitter	thermisch neutral bis leicht warm

▶ S. 141 Lungen-Qi-Mangel

▶ **Tab. 5.25** Phytoarzneien, die das Qi von Milz-Pankreas tonisieren.

Name (lat.)	Name (dt.)	Geschmack	Temperatur
Calendula officinalis	Ringelblume	süß, salzig, leicht bitter	thermisch neutral
Foeniculum vulgare	Fenchel	süß, scharf	thermisch warm
Carum carvi	Kümmel	scharf, leicht süß	thermisch warm
Valeriana officinalis	Baldrian	süß, bitter, scharf	thermisch warm
Ocimum basilicum	Basilikum	leicht süß, etwas bitter und scharf	thermisch warm

▶ S. 96 Qi-Mangel von Milz-Pankreas

Rezepte

Tinkturmischung zur Tonisierung von Lunge und Milz-Pankreas

Tinct. Imperatoriae	20 ml
Tinct. Pimpinella sax.	20 ml
Tinct. Panacis ginseng	20 ml
Tinct. Anisi	20 ml
Sirupus Liquiritiae	100 ml
Sirupus Aurantii amarae	100 ml

3× tgl. 1 EL in heißem Wasser einnehmen.

Tee, der Milz-Pankreas und Lunge stärkt

Rad. Imperatoriae	40 g
Fruct. Foeniculi	40 g
Fruct. Carvi	40 g
Hb. Thymi	20 g
Hb. Majoranae	20 g
Rhiz. Liquiritiae	40 g

1 EL / ¼ l Wasser, Aufguss, 7 Min. zugedeckt ziehen lassen, 3× tgl. jeweils ½ Std. vor den Mahlzeiten eine Tasse trinken.

Akupunktur

Technik: Tonisierend nadeln.

Lu 9 Yuan-Quellpunkt; tonisiert das Lungen-Qi, indiziert bei chronischen Zuständen.

Ma 36 Wichtiger Punkt zur Tonisierung von Magen- und Milz-Qi.

MP 3 Yuan-Quellpunkt; wichtiger Punkt zur Tonisierung von Milz-Pankreas.

Bl 13 Zustimmungspunkt der Lunge; tonisiert das Abwehr- und das Nähr-Qi, kräftigt das Lungen-Qi.

Bl 20 Zustimmungspunkt der Milz; sehr wichtiger Punkt zur Tonisierung von Milz-Pankreas.

Bl 21 Zustimmungspunkt des Magens, sehr wichtiger Punkt zur Tonisierung des Qi von Magen- und Milz-Pankreas.

LG 12 kräftigt tonisierend genadelt das Lungen-Qi; indiziert bei erschöpfenden, chronischen Erkrankungen.

Diätetik

Zu vermeiden

- Nahrungsmittel, die das Qi von Lunge und Milz-Pankreas schwächen:
  - eisgekühlte bzw. kalte Speisen und Getränke
  - Rohkost
  - Südfrüchte
  - Sprossen
  - Algen
  - zuckerhaltige Nahrungsmittel und Getränke
  - Milch- und Sojamilchprodukte mit Ausnahme von Butter
  - Weißmehlprokukte
  - stark fetthaltige Mahlzeiten
  - Schweinefleisch
- Nahrungsmittel mit künstlichen Farb-, Aroma-, Süß- und Konservierungsstoffen
- unregelmäßige Mahlzeiten, einseitige Diäten, längeres Fasten
- Speisen, die in der Mikrowelle zubereitet bzw. erwärmt wurden

Zu empfehlen

- neutrale und wärmende, leicht süße und scharfe Nahrungsmittel, die Milz- und Lungen-Qi stärken:
  - Karotte, Kartoffel, Süßkartoffel, Kürbis, Fenchel, Esskastanie, Pastinake, Sellerie, Lauch, Zwiebel, Frühlingszwiebel, Meerrettich, alle Kohlsorten
  - frische Kräuter
  - Mais, Hirse, Hafer, Dinkel, Quinoa, Couscous, Reis
  - Ingwer, Knoblauch, Kümmel, Vanille, Safran, Anis, Nelke, Zimt, Muskatnuss
  - Mandeln, Walnüsse, Sesam, Sonnenblumenkerne, Kürbiskerne
  - Hühnerei (in geringen Mengen)
  - Austernpilze, Shiitake
  - Forelle, Barsch, Karpfen
  - Hülsenfrüchte
  - Fleisch von Rind und Huhn, in kleinen Mengen Wild, Lamm, Schaf und Ziege
  - Weintrauben, Pflaumen, Aprikosen, Süßkirsche, Äpfel und Birnen als Kompott, leicht gesüßt und mit wärmenden Gewürzen
- drei warme, regelmäßig eingenommene Mahlzeiten täglich

5 Element Metall

5.2.2 Dickdarm-Muster
Nässe-Hitze des Dickdarms
Dachang Shire
Inneres Fülle-Hitze-Syndrom

Symptomatik
- Allgemeinsymptome: Diarrhöe, Bauchschmerz, übel riechende Stühle mit Schleim- und Blutauflagerungen, Brennen im Anus, heftiger Stuhldrang, auch nach der Entleerung, spärlicher, dunkler Harn, Fieber, Schweiß, Durst ohne Trinkverlangen, Schweregefühl des Körpers und der Extremitäten, Engegefühl in Thorax und Epigastrium
- Zunge: rot, evtl. mit roten Papillen am Hintergrund, dicker, gelber, klebriger Belag
- Puls: schnell und schlüpfrig

Westliche Krankheitsbilder
Diarrhöe, Bauchschmerzen, Colitis ulcerosa, Enteritis, autoaggressive Erkrankungen, Darmmykosen

Ätiologie
Der übermäßige Verzehr von heißen, fettreichen Speisen, eine Lebensmittelvergiftung, aber auch emotionale Probleme wie chronische Sorgen und Angstgefühle können dieses Muster auslösen.

Therapeutischer Ansatz
Hitze klären und Nässe beseitigen, Dünn- und Dickdarm harmonisieren, den Qi-Fluss fördern.

▶ **Tab. 5.26** Phytoarzneien (bitter, kalt), die Hitze klären und Nässe beseitigen.

Name (lat.)	Name (dt.)	Geschmack	Temperatur
Quercus robur	Eiche (Rinde)	bitter, adstringierend	thermisch kühl
Geranium robertianum	Ruprechtskraut	leicht aromatisch, bitter	thermisch neutral bis kühl
Rosa canina	Hundsrose (Früchte)	leicht süß-sauer	thermisch kühl
Berberis vulgaris	Berberitze (Wurzelrinde)	bitter	thermisch kühl bis kalt
Capsella bursa pastoris	Hirtentäschel	leicht scharf, bitter, würzig, leicht salzig	thermisch kühl
Potentilla tormentilla	Blutwurz	leicht bitter, etwas süß	thermisch kühl bis neutral
Calendula officinalis	Ringelblume	süß, salzig, leicht bitter	thermisch neutral
Polypodium vulgare	Engelsüßfarn	süß, leicht bitter	thermisch kühl
Aesculus hippocastanum	Rosskastanie (Rinde)	leicht bitter, adstringierend	thermisch neutral bis kühl
Paeonia alba	Weiße Pfingstrose (Wurzel)	bitter, sauer	thermisch kühl

▶ **Tab. 5.27** Phytoarzneien, die Dünn- und Dickdarm harmonisieren.

Name (lat.)	Name (dt.)	Geschmack	Temperatur
Hamamelis virginica	Virginische Zaubernuss (Rinde)	leicht bitter, adstringierend	thermisch kühl
Achillea millefolium	Schafgarbe	bitter, aromatisch, leicht süß, leicht salzig	thermisch neutral

▶ **Tab. 5.27** (Fortsetzung).

Name (lat.)	Name (dt.)	Geschmack	Temperatur
Geranium robertianum	Ruprechtskraut	leicht aromatisch, bitter	thermisch neutral bis kühl
Aesculus hippocastanum	Rosskastanie (Rinde)	leicht bitter, adstringierend	thermisch neutral
Salix alba	Weide (Rinde)	bitter, herb, adstringierend	thermisch kalt
Boswellia serrata	Weihrauch	bitter, scharf, adstringierend	thermisch warm
Cichorium intybus	Wegwarte (Wurzel)	mäßig bitter	thermisch kühl
Agrimonia eupatoria	Odermennig	bitter, adstringierend	thermisch neutral

▶ **Tab. 5.28** Phytoarzneien, die den Qi-Fluss im Bauchbereich fördern.

Name (lat.)	Name (dt.)	Geschmack	Temperatur
Gentiana lutea	Gelber Enzian	sehr bitter, leicht süß	thermisch kalt
Acorus calamus	Kalmus	bitter, scharf, aromatisch	thermisch leicht warm
Cynara scolymus	Artischocke	süß, bitter, leicht salzig	thermisch kühl
Teucrium scorodonium	Salbeigamander	bitter	thermisch kühl
Paeonia officinalis	Weiße Pfingstrose (Wurzel)	sauer, bitter	thermisch kühl
Citrus aurantium	Pomeranze (Fruchtschale)	bitter, süß, leicht scharf	thermisch neutral
Scutellaria laterifolia	Virginisches Helmkraut	bitter, leicht süß, adstringierend	thermisch kühl
Salvia officinalis	Salbei	bitter, leicht aromatisch-scharf, adstringierend	thermisch leicht warm (kühl)
Cuminum cyminum	Kreuzkümmel	scharf	thermisch kühl

Rezepte

Pulver bei akutem Durchfall der Kinder

Pulv. Rad. Tormentillae 50 g

Je nach Alter 1 TL bis 1 gestrich. EL des Pulvers in Joghurt eingerührt 1–3 × tgl. langsam auslöffeln.

Tee, der den Dickdarm kühlt und trocknet

Hb. Bursae past.	20 g
Hb. Geranii rob.	20 g
Flor. Millefolii	20 g
Flor. Calendulae	20 g
Rad. Paeoniae alb.	40 g
Fol. Hamamelidis virg.	20 g

1 EL/¼ l Wasser als Kaltauszug, anschließend erwärmen bis auf ca. 60 °C. ¾ l im Laufe des Tages trinken.

Pulvermischung mit Eichenrinde bei Nässe-Hitze des Dickdarms

Cort. Quercus
Rad. Curcumae long.
Rad. Tormentillae aa ad 60 g
3 × tgl. 1 gestr. TL mit wenig warmer Flüssigkeit einnehmen.

Tinkturmischung mit Blutwurz bei Morbus Crohn

Tinct. Tormentillae
Tinct. Bursae past.
Tinct. Olibani
Tinct. Agrimoniae aa ad 100 ml
3 × tgl. 30 Tr. in wenig lauwarmer Flüssigkeit vor den Mahlzeiten einnehmen.

Mischung mit Myrrhe gegen Darmmykosen

Myrrhe-Granulat
Olibanum-Granulat
Pulv. Rad. Carlinae
Sem. Nigellae aa ad 80 g
3 × tgl. 1 gestr. TL unzerkaut mit etwas Flüssigkeit nach den Mahlzeiten einnehmen.

Pulvermischung mit Weihrauch bei blutigen Diarrhöen

Pulv. Olibani
Pulv. Tormentillae
Pulv. Bursae pastoris
Pulv. Curcumae aa ad 100 g
3–5 × tgl. 1 gestr. TL in wenig Flüssigkeit einnehmen.

Akupunktur

Technik: Alle Punkte sedierend nadeln, keine Moxibustion anwenden.

Di 11 Wichtiger Punkt bei Nässe-Hitze-Zuständen unabhängig von der Lokalisation.

Ma 25 Mu-Alarmpunkt des Dickdarms; beseitigt Hitze.

Ma 37 He-Unterer-Meer-Punkt der Dickdarm-Leitbahn, indiziert bei Nässe-Hitze-Zuständen des Dickdarms.

MP 6 und MP 9 eliminieren Nässe im Unteren Erwärmer.

Bl 17 Zustimmungspunkt des Zwerchfells; eliminiert Hitze.

Bl 22 Zustimmungspunkt des 3-Erwärmers; unterstützt die Umwandlung und den Transport der Flüssigkeiten im Unteren Erwärmer.

Bl 25 Zustimmungspunkt des Dickdarms; indiziert bei allen chronischen Dickdarmerkrankungen.

KG 3 Mu-Alarmpunkt der Blase; eliminiert Nässe-Hitze aus der Blase.

KG 12 Mu-Alarmpunkt des Magens; eliminiert Nässe.

Diätetik

Zu vermeiden

- erhitzende Nahrungsmittel, die die bereits vorhandene Hitze verstärken:
  - Gegrilltes, scharf Angebratenes, Überbackenes, Frittiertes
  - scharfe und warme Gewürze wie Chili, Ingwer, Pfeffer, Curry, Paprika, Senfsaat, Fenchelsamen, Zimt, Nelke, Anis, Muskat, Rosmarin, Thymian, Tabasco
  - Fleisch von Wild, Lamm, Schaf und Ziege
  - Ingwer, Frühlingszwiebel, Knoblauch, Zwiebel, Lauch, Meerrettich, Fenchel
  - Alkohol
  - Haferflocken
- Nahrungsmittel mit künstlichen Farb-, Aroma-, Süß- und Konservierungsstoffen
- Nahrungsmittel, die befeuchten und verschleimen:
  - Milch- und Sojamilchprodukte
  - industriezuckerhaltige Nahrungsmittel und Getränke
  - Mandeln, Nüsse, Mandelmus
  - Schweinefleisch
  - Honig (nur in kleinsten Mengen erlaubt)

- Kompott
- Rohkost (Salat, Gurke, Tomate)
- befeuchtendes Obst wie Birne, Melone, Banane, Erdbeeren
- fettreiche, üppige Mahlzeiten, Fast Food

Zu empfehlen
- Nahrungsmittel und Getränke, die Feuchtigkeit ausleiten und Hitze kühlen:
    - Artischocke, Karotte (fein geraspelt), Kartoffel, Kürbis, Esskastanie (in geringen Mengen), Spargel, Sellerie, Radieschen, Rettich
    - frische Kräuter wie Bohnenkraut, Thymian (in geringen Mengen)
    - Gerste, Gerstengraupen, Reis, Hirse, Amarant, Quinoa, Buchweizen
    - Hülsenfrüchte, speziell Erbsen, dicke Bohnen, aber auch Linsen, Mungbohnen, Adzukibohnen
    - Forelle, Barsch, Karpfen (gedünstet)
    - Sprossen (in geringen Mengen), Algen
    - Rohkost (in kleinen Mengen)
    - Champignons
    - starker schwarzer Tee, grüner Tee, Maisgriffel-, Wegwarten-, Löwenzahntee

Weitere Empfehlungen
Bei Diarrhöe auf Mineralzufuhr achten.

Hitze des Dickdarms
Dachang Rejie
Inneres Fülle-Hitze-Syndrom

Symptomatik
- Allgemeinsymptome: Obstipation, trockene Stühle (Hitze versengt die Körpersäfte), Trockenheit im Mundbereich (evtl. mit Brennen), brennendes Gefühl am Anus, spärlicher, dunkelgelber Urin
- Zunge: dicker, gelber, trockener Belag (evtl. auch braun oder schwarz)
- Puls: schnell, voll

Westliche Krankheitsbilder
Obstipation, allgemeine Trockenheit der Schleimhäute

Ätiologie
Die üppige Einnahme von heißen und trockenen Nahrungsmitteln ist die Hauptursache dieses Syndroms, das chronischen Charakter hat. Da Dickdarm und Magen über die Yang-Ming-Schicht in enger Beziehung zueinander stehen, kommt es auch zu Hitze im Magen.

Therapeutischer Ansatz
Hitze des Dickdarms und des Magens kühlen und befeuchten, die Körpersäfte auffüllen.

▶ Tab. 5.29 Phytoarzneien, die Dickdarm und Magen kühlen und befeuchten.

Name (lat.)	Name (dt.)	Geschmack	Temperatur
Prunus spinosa	Schlehdorn (Blüten)	süß, adstringierend	thermisch kühl
Tamarindus indica	Tamarinde (Mus)	sauer, süß	thermisch kühl
Rhamnus frangula	Faulbaum (Rinde)	bitter, leicht adstringierend	thermisch kalt
Foenum graecum	Bockshornklee	bitter, leicht adstringierend	thermisch kalt
Althaea officinalis	Eibisch	süß, leicht bitter	thermisch neutral bis leicht kühl
Linum usitatissimum	Lein (Samen)	süß, bitter	thermisch kühl
Stellaria media	Vogelmiere	leicht süß, etwas salzig	thermisch kalt
Prunus domesticus	Pflaume (Früchte, Saft)	süß	thermisch kühl

▶ **Tab. 5.30** Phytoarzneien, die die Körpersäfte nähren.

Name (lat.)	Name (dt.)	Geschmack	Temperatur
Panax ginseng	Ginseng	süß, leicht bitter	thermisch neutral bis leicht warm
Polygonatum officinale	Salomonssiegel	süß	thermisch kühl bis neutral
Aloe vera	Aloe (Gel)	fad, leicht salzig	thermisch kalt
Cetraria islandica	Isländisches Moos	fad, schleimig-bitter, leicht süß	
Rubus fruticosus	Brombeere (unreife Früchte)	sauer, adstringierend	thermisch kühl
Stellaria media	Vogelmiere	leicht süß, leicht salzig	thermisch kühl
Laminaria spp.	Kelp (grüner Zweig)	salzig	thermisch kühl
Triticum aestivum	Weizengras (Blätter)	süß, leicht salzig, adstringierend	thermisch neutral
Spirulina spp.	Spirulina (ganze Pflanze)	salzig, leicht süß	thermisch neutral
Granum floris pollinis	Pollen	scharf, leicht süß, salzig, sauer, bitter	thermisch neutral

Rezepte

Zäpfchen bei entzündlichen Reizungen im Enddarm (Jucken, Brennen, Blutungen, Folgen von Bestrahlungen)

Sem. Lini cont.	0,2 g
Sem. Foeni graeci cont.	0,2 g
Rad. Paeoniae alb.	0,2 g
Ol. Amygdali	0,5 g
Oleum Cacao	40 g
Cera alba	12 g

M. f. supp., d. t. d. Nr. 20
2 × tgl. 1 Zäpfchen rektal anwenden.

Pulpa, die den Dickdarm kühlt und befeuchtet

Pulv. Flor. Pruni spinosae	20 g
Pulv. Rad. Liquiritiae	20 g
Pulv. Fruct. Plantaginis psyll.	50 g
Pulv. Lichen island.	20 g
Pulpa Tamarindorum	ad 500 g

3 × tgl. 1 TL in wenig Flüssigkeit einnehmen.

Akupunktur

Technik: MP 6, Ni 4, Ni 6, KG 4, KG 12 tonisierend nadeln; Di 2, Di 11, Ma 25, Ma 37, Ma 44 sedierend nadeln; keine Moxibustion anwenden.

Di 2 beseitigt Hitze im Dickdarm.

Di 11 He-Meer-Punkt; beseitigt Hitze jeder Genese.

Ma 25 Alarmpunkt des Dickdarms; beseitigt Hitze im Dickdarm, fördert den Stuhlgang.

Ma 37 beseitigt Nässe und Hitze im Dickdarm.

Ma 44 beseitigt ebenfalls Hitze.

MP 6 „Treffen der drei Yin"; nährt Blut und Yin.

Ni 3 stärkt das Nieren-Yin und -Yang.

Ni 6 Wichtiger Punkt zur Stärkung des Nieren-Yin.

KG 4 Alarmpunkt des Dünndarms; nährt Blut und Yin bei Leere-Zuständen.

5.2 Organdisharmonien

KG 12 Alarmpunkt des Magens; tonisiert den Magen als den Ursprung der Körperflüssigkeiten.

Diätetik

Zu vermeiden

- erwärmende und austrocknende Nahrungsmittel:
  - scharfe Gewürze wie Chili, Curry, Ingwer, Pfeffer, Paprika, Kardamom, Kümmel, Kurkuma, Muskat, Nelke, Fenchelsamen, Anis, Thymian, Kräuter der Provence, Zimt, Tabasco
  - Fleisch von Wild, Schaf und Ziege
  - Lauch, Frühlingszwiebel, Zwiebel, Knoblauch, Fenchel, Meerrettich
  - Alkohol
  - Gegrilltes, scharf Angebratenes, Frittiertes, Geröstetes
  - fettreiche, salzhaltige Nahrungsmittel wie Schinken, Salami, Wurst, Gepökeltes, Geräuchertes
  - lang gekochte, heiße Suppen
  - Kaffee, Getreidekaffee, Gewürz-, Ingwertee

Zu empfehlen

- kühlende und neutrale, befeuchtende Nahrungsmittel, die das Yin des Dickdarms nähren:
  - Birne und Apfel als Kompott, Melone, Mandarine, Erdbeeren
  - Reis, Weizen, Gerste
  - Tomate (gedünstet), Rettich, Radieschen, Chinakohl, Kresse, Spinat, Aubergine, Brokkoli, Zucchini, Blumenkohl
  - Sprossen, Keimlinge
  - Feige, Mirabelle, Pflaume, reife Banane
  - Leinsamen, Flohsamen
  - Mandeln, Erdnüsse, Sonnenblumenkerne, Sesam
- Milch- und Sauermilchprodukte in geringen Mengen
- Sojamilchprodukte in geringen Mengen
- Pfefferminztee, grüner Tee, Mineral- und Quellwasser, Pflaumen- und Birnensaft
- Rohrzucker, Agavendicksaft, Ahornsirup, Honig (sparsam verwenden, weil er warm ist)
- Putenfleisch (gedünstet)
- sanfte Kochmethoden anwenden (saftig kochen, dünsten, blanchieren)

Hitze blockiert den Dickdarm
Dachang Rejie

Inneres Fülle-Hitze-Syndrom

Symptomatik

- Allgemeinsymptome: Obstipation, brennendes Gefühl am Anus, Distension und Schmerz des Abdomens (Verschlimmerung bei Druck), hohes Fieber, Schwitzen (v. a. an den Extremitäten), Erbrechen, Durstgefühle, Delirium
- Zunge: rot mit dickem, trockenem, gelbem Belag (evtl. auch braun oder schwarz)
- Puls: voll und schnell, tief und groß

Westliche Krankheitsbilder

akute fieberhafte Erkrankungen mit Verstopfung

Ätiologie

Im Vergleich zum vorigen Muster hat dieses Syndrom akuten Charakter. Es tritt auf bei fieberhaften Erkrankungen, die durch Wind-Hitze oder Wind-Kälte verursacht wurden.

Therapeutischer Ansatz

Hitze des Dickdarms und des Magens kühlen, den Stuhlgang fördern, Fieber senken.

▶ Tab. 5.31 Phytoarzneien, die Dickdarm und Magen kühlen und den Stuhlgang fördern.

Name (lat.)	Name (dt.)	Geschmack	Temperatur
Tamarindus indica	Tamarinde (Mus)	sauer, süß	thermisch kühl
Plantago psyllium	Flohsamen (Samen)	süß, adstringierend	thermisch kühl
Linum usitatissimum	Leinsamen (Samen)	süß, adstringierend	thermisch warm
Rheum officinale	Rhabarber (Wurzel)	bitter, adstringierend	thermisch kalt

5 Element Metall

▶ **Tab. 5.31** (Fortsetzung).

Name (lat.)	Name (dt.)	Geschmack	Temperatur
Rhamnus catharticus	Kreuzdorn (Rinde der Zweige)	bitter, leicht adstringierend	thermisch kühl
Senna acutifolia	Sennes (Blätter)	bitter	thermisch warm mit kühlendem Effekt
Aloe vera	Aloe (Harz)	bitter	thermisch heiß mit kühlendem Effekt
Prunus domesticus	Pflaume (Früchte)	süß	thermisch kühl
Ficus carica	Feigenbaum (Früchte)	süß	thermisch neutral bis kühl

▶ **Tab. 5.32** Phytoarzneien (bitter, kühl), die Fieber senken.

Name (lat.)	Name (dt.)	Geschmack	Temperatur
Menyanthes trifoliata	Bitterklee	bitter	thermisch kühl
Eupatorium cannabium	Wasserdost (Kraut)	bitter	thermisch kühl
Melissa officinalis	Melisse	leicht sauer, scharf-aromatisch, etwas bitter	thermisch leicht kühl
Geranium robertianum	Ruprechtskraut	leicht aromatisch, bitter	thermisch neutral bis kühl
Tilia cordata	Linde	süß, leicht scharf, etwas bitter	thermisch kühl
Taraxacum officinale	Löwenzahn	bitter, süßlich	thermisch kalt
Spiraea ulmaria	Mädesüß	bitter, adstringierend, etwas süßlich	thermisch kühl
Sambucus nigra	Schwarzer Holunder (Blüten)	leicht scharf, süß, bitter	thermisch kühl
Salix alba	Weide (Rinde)	bitter, herb, adstringierend	thermisch kalt

Rezepte

Sirup bei akuter Verstopfung der Kinder

Succus Pruni 100 ml
Succus Sambuci Fruct. 100 ml
Pulpa Fici 100 g
Gut durchmischen, je nach Alter 1 EL bis 1 Tasse pro Dosis, mehrmals täglich.

Getränk, das kühlt und den Dickdarm entleert

Sirupus Rhamni cath. 250 g
Succus Pruni 100 ml
Succus Sambuci Fruct. 100 ml
1 EL Sirup in die Saftmischung einrühren und langsam auslöffeln, bei Bedarf wiederholen.

Indische Flohsamenschalen Im Handel als Mucofalk von Dr. Falk Pharma erhältlich.

Akupunktur

Technik: Alle Punkte sedierend nadeln, keine Moxibustion anwenden.

Di 2 beseitigt Hitze im Dickdarm.

Di 4 Yuan-Quellpunkt; beseitigt Hitze im Dickdarm, fördert den Stuhlgang.

Di 11 He-Meer-Punkt; beseitigt Hitze jeder Genese.

Ma 25 Alarmpunkt des Dickdarms; beseitigt Hitze, fördert den Stuhlgang.

Ma 44 beseitigt Hitze im Magen, fördert die Verdauung.

MP 6 „Treffen der drei Yin"; nährt Blut und Yin, lindert Bauchschmerz.

MP 15 stimuliert die Darmperistaltik, fördert den Stuhlgang.

3E 6 beseitigt Hitze, Verstopfung und Bauchschmerzen.

Diätetik

▶ S. 169 Hitze des Dickdarms

Kälte befällt den Dickdarm mit Qi-Stagnation
Dachang Hanjie

Inneres Fülle-Kälte-Syndrom

Symptomatik
- Allgemeinsymptome: akuter abdominaler Schmerz, schmerzhafte Diarrhöe, abdominales und körperliches Kältegefühl
- Zunge: dicker, weißer Belag
- Puls: tief, langsam und saitenförmig

Westliche Krankheitsbilder
Diarrhöe, Bauchschmerz als Folge von Kälte und Feuchtigkeit

Ätiologie
Eine Invasion äußerer Kälte in den Dickdarm, z. B. durch zu dünne Bekleidung bei kaltem Wetter oder das Sitzen auf kalten Untergründen ruft dieses Muster hervor. Es hemmt den Qi-Fluss innerhalb des Dickdarms.

Therapeutischer Ansatz
Kälte aus dem Dickdarm beseitigen und den Qi-Fluss fördern, den Unteren Erwärmer wärmen.

▶ Tab. 5.33 Phytoarzneien, die wärmen und den Qi-Fluss im Dickdarm fördern.

Name (lat.)	Name (dt.)	Geschmack	Temperatur
Boswellia serrata	Weihrauch	bitter, scharf, adstringierend	thermisch warm
Angelica archangelica	Engelwurz	scharf, aromatisch, etwas bitter, süßlich	thermisch warm
Satureja hortensis	Bohnenkraut	scharf, leicht bitter	thermisch warm
Pimpinella alba	Bibernelle	scharf	thermisch warm
Carum carvi	Kümmel	leicht süß, scharf	thermisch warm
Foeniculum vulgare	Fenchel	süß, scharf	thermisch warm
Curcuma longa	Gelbwurz	bitter, scharf	thermisch warm bis heiß
Origanum majorana	Majoran	scharf	thermisch warm

5 Element Metall

▶ **Tab. 5.34** Phytoarzneien, die den Unteren Erwärmer wärmen.

Name (lat.)	Name (dt.)	Geschmack	Temperatur
Levisticum officinale	Liebstöckel	süß, scharf, würzig, leicht bitter	thermisch warm
Matricaria chamomilla	Kamille	bitter, leicht scharf, süßlich	thermisch leicht warm
Armoracia rusticana	Meerrettich	sehr scharf	thermisch heiß
Artemisia vulgaris	Beifuß	bitter, scharf	thermisch warm
Jasminum officinale	Jasmin	scharf, süßlich	thermisch warm
Cinnamomum zeylanicum	Zimt (Rinde)	scharf, leicht süß und bitter, adstringierend	thermisch heiß
Alpinia officinarum	Galgant	scharf	thermisch heiß
Tropaeolum majus	Kapuzinerkresse	scharf-würzig, etwas bitter	thermisch sehr warm

Rezepte

Tee, der den Dickdarm wärmt

Fruct. Anisi	50 g
Rhiz. Zingiberis	30 g
Flor. Matricariae	20 g
Hb. Saturejae	20 g
Rad. Gei urbani	30 g

1 EL/¼ l Wasser aufgießen, 15 Min. ziehen lassen. Tgl. ¾ l trinken.

Tee bei Diarrhöe durch Kälte im Dickdarm

Cort. Cinnamomi
Rad. Artemisiae
Fruct. Foeniculi
Rad. Pimpinellae aa ad 100 g

1 EL/¼ l Wasser als Kaltauszug für 1 Std., anschließend erwärmen. ¾ l im Laufe des Tages trinken.

Akupunktur

Technik: Alle Punkte sedierend nadeln, evtl. nach dem Nadeln Moxibustion anwenden.

Ma 25 Alarmpunkt des Dickdarms; beseitigt Durchfall und Bauchschmerzen.

Ma 27 beseitigt Kälte aus dem Dickdarm.

Ma 36 neutral genadelt beseitigt „Zusanli" Kälte aus dem Dickdarm

Ma 37 beseitigt Durchfall und Bauchschmerzen.

MP 6 „Treffen der drei Yin"; lindert Bauchschmerzen.

Le 3 beruhigt Krämpfe im Dickdarm.

Diätetik

Zu vermeiden

- kühlende und Schleim bildende Nahrungsmittel und Getränke, die die Kälte im Darm unterstützen:
  - Rohkost, Salat
  - Südfrüchte wie Kiwi, Bananen, Orangen, Mango
  - Frischkornbrei
  - Algen
  - Sprossen und Keimlinge
  - Mineralwasser, Pfefferminztee
  - eisgekühlte Speisen und Getränke
  - Milch- und Sojamilchprodukte
  - industriezuckerhaltige Nahrungsmittel und Getränke
- Nahrungsmittel mit künstlichen Farb-, Aroma-, Süß- und Konservierungsstoffen
- Nahrungsmittel, die in der Mikrowelle zubereitet bzw. erwärmt wurden

5.2 Organdisharmonien

Zu empfehlen
- scharfe, erwärmende Nahrungsmittel und Getränke, die die Kälte vertreiben, sowie warme, leicht süße Speisen, die das Qi von Milz-Pankreas stärken:
  - warmer Getreidebrei mit erwärmenden Gewürzen
  - Haferflocken, Hirse, Mais, Süßreis, Quinoa
  - Bohnenkraut, Ingwer, Koriander, Kardamom, Knoblauch, Pfeffer, Fenchelsamen, Kurkuma, Paprika, Kümmel, Nelken, Muskat, Zimt, Anis, Vanille, Wacholder
  - Karotte, Kürbis, Kartoffel, Süßkartoffel, Fenchel, Lauch, Zwiebel, Frühlingszwiebel, Knoblauch
  - frische Kräuter wie Bohnenkraut, Basilikum, Thymian
  - wärmende Getränke wie Tee aus Bohnenkraut, Ingwer, Fenchel, Kümmel, Kamille, Schafgarbe, Anis (im Wechsel)
- leicht verdauliche, wärmende Mahlzeiten in kleinen Portionen

Trockenheit des Dickdarms
Dachang Yekui
Inneres Leere-Hitze-Syndrom

Symptomatik
- Allgemeinsymptome: Obstipation, trockene, mühsame Stühle, Trockenheit im Mund- und Halsbereich, dünner Körper
- Zunge: rot oder blass, belaglos, trocken
- Puls: dünn

Westliche Krankheitsbilder
Obstipation (z. B. nach Laxantienabusus, bei älteren Patienten), Trockenheit in Mund und Kehle

Ätiologie
Blut- oder Yin-Mangel, aber auch äußere Faktoren wie trockenes, heißes Wetter stehen in ursächlichem Zusammenhang zu diesem Muster.

Therapeutischer Ansatz
Den Dickdarm befeuchten, das Yin nähren.

▶ Tab. 5.35 Phytoarzneien (süß), die den Dickdarm befeuchten.

Name (lat.)	Name (dt.)	Geschmack	Temperatur
Prunus spinosa	Schlehdorn (Blüten)	süß, adstringierend	thermisch kühl
Hibiscus sabdariffa	Hibiskus (Blüten)	süß, adstringierend	thermisch kühl
Prunus domesticus	Pflaume (Früchte)	süß	thermisch kühl
Linum usitatissimum	Leinsamen (Samen)	süß	thermisch kühl
Glycyrrhiza glabra	Süßholz	süß	thermisch neutral
Trifolium pratense	Rotklee	süß	thermisch kühl
Cetraria islandica	Isländisches Moos	fad, süßlich, schleimig-bitter	thermisch kühl
Tamarindus indica	Tamarinde (Mus)	sauer, süß	thermisch kühl
Plantago psyllium	Flohsamen (Samen)	süß, adstringierend	thermisch kühl

▶ Tab. 5.36 Phytoarzneien (sauer, süß, adstringierend, kühl), die das Yin nähren.

Name (lat.)	Name (dt.)	Geschmack	Temperatur
Hippophae rhamnoides	Sanddorn	sauer	thermisch kalt
Viola odorata	Wohlriechendes Veilchen	süß, etwas bitter	thermisch kühl

5 Element Metall

▶ **Tab. 5.36** (Fortsetzung).

Name (lat.)	Name (dt.)	Geschmack	Temperatur
Polygonatum officinale	Salomonssiegel	süß	thermisch kühl bis neutral
Borago officinalis	Borretsch	süß, leicht salzig	thermisch kühl
Oenothera biennis	Nachtkerze (Samen)	süß	thermisch neutral
Paeonia alba	Weiße Pfingstrose	bitter, sauer	thermisch kühl
Rumex acetosa	Sauerampfer (Wurzel)	bitter, sauer, adstringierend	thermisch kühl
Aloe vera	Aloe (Gel)	fad, leicht salzig	thermisch kalt
Tamarindus indica	Tamarinde (Mus)	sauer, süß	thermisch kühl

Rezepte

Schleimige Zubereitung, die den Verdauungstrakt befeuchtet und den Dickdarm anregt

Pericarp. Plantaginis psyll.	20 g
Sem. Lini usitat.	50 g
Pulv. Rad. Althaeae	30 g
Pulv. Fol. Violae odor.	30 g
Pulv. Lich. Cetrariae island.	20 g

2 × tgl. 1 EL in 1 Tasse warmem Wasser 1 Std. quellen lassen, auslöffeln.

Abführender Tee für den alten Menschen

Lich. Cetrariae island.	20 g
Rad. Taraxaci	40 g
Flor. Trifolii prat.	20 g
Flor. Violae odor.	20 g
Hb. Stellariae med.	20 g
Cort. Frangulae	40 g
Rad. Liquiritiae	40 g

1 EL/¼ l Wasser, Aufguss, 7 Min. ziehen lassen, 3 × tgl. ¼ l jeweils ca. ½ Std. vor den Mahlzeiten.

Akupunktur

Technik: Tonisierend nadeln.

Ma 36 tonisiert das Magen-Qi als den Ursprung der Körperflüssigkeiten.

MP 6 „Treffen der drei Yin"; nährt das Yin, fördert die Flüssigkeiten.

Ni 6 Wichtiger Punkt zur Stärkung des Nieren-Yin.

3E 6 Bei Verstopfung durch Invasion äußerer Hitze.

KG 4 Alarmpunkt des Dünndarms; nährt das Yin und die Körperflüssigkeiten.

Diätetik

Zu vermeiden
- erhitzende, erwärmende und austrocknende Nahrungsmittel, Speisen und Getränke, die das Yin schädigen:
  - Chili, Curry, Ingwer, Pfeffer, Knoblauch, Paprika, Kräuter der Provence, Rosmarin, Thymian, Wacholderbeeren, Koriander, Zimt, Nelke, Anis, Muskat, Fenchelsamen, Senfsaat
  - Lauch, Frühlingszwiebel, Zwiebel (roh), Meerrettich, Fenchel, Süßkartoffel
  - Fleisch von Lamm, Schaf, Ziege und Wild
  - Gegrilltes, Geröstetes, scharf Angebratenes
  - Milchprodukte von Schaf und Ziege
  - Hafer
  - Kaffee, Getreidekaffee, Gewürztee, Ingwertee, Kakao
  - koffeinhaltige Erfrischungsgetränke
  - Alkohol
  - sehr salzhaltige Nahrungsmittel wie Schinken, Salami, Wurst, gepökeltes Fleisch, Fisch, Geräuchertes
- Nahrungsmittel mit künstlichen Farb-, Aroma-, Süß- und Konservierungsstoffen

Zu empfehlen
- befeuchtende Nahrungsmittel, die das Yin fördern:
  - Birne und Apfel als Kompott, Banane, Pflaume, Melone, Mandarine, Erdbeeren
  - Reis, Weizen, Gerste
  - Tomate (gedünstet), Chinakohl, Spinat, Aubergine, Champignons
  - Sprossen, Keimlinge
  - Milch- und Sauermilchprodukte (in geringen Mengen)
  - Sojamilchprodukte (in geringen Mengen)
  - frische Kräuter wie Vogelmiere, Petersilie
  - Leinsamen, Flohsamen, Sesam
  - Mandeln, Erdnüsse, Walnüsse, Pinien- und Kürbiskerne
  - Pfefferminztee, grüner Tee, Mineral- und Quellwasser
  - Rohrzucker, Agavendicksaft, Ahornsirup, Honig
- neutrale und leicht wärmende Nahrungsmittel, die die Mitte stärken:
  - Mais, Hirse, Buchweizen, Dinkel
  - Karotte, Kartoffel, Kürbis, Petersilienwurzel, Blumenkohl, Kohlrabi, Rote Bete
  - Hühnerei
  - Hülsenfrüchte
  - kaltgepresste, hochwertige Öle
  - Feige, Mirabelle, Pflaume
  - Barsch, Forelle (gedünstet)
  - Mandeln, Erdnüsse, Sonnenblumenkerne, Sesam
  - Putenfleisch (gedünstet)
- Süßholz- und Fenchel-Löwenzahn-Tee kombiniert

Weitere Empfehlungen
- Auf regelmäßige Flüssigkeitszufuhr achten.
- Salz vermeiden.

Kollaps des Dickdarms
Dachang Xuhan
Inneres Leere-Kälte-Syndrom

Symptomatik
- Allgemeinsymptome: chronische Diarrhöe, Analprolaps, Hämorrhoiden, Appetitlosigkeit, Müdigkeit nach der Darmentleerung, kalte Extremitäten, Verlangen nach warmen Getränken, psychische Kraftlosigkeit
- Zunge: blass
- Puls: dünn und tief, kraftlos

Westliche Krankheitsbilder
Senkungsbeschwerden, Chronic Fatigue Syndrome, chronische Diarrhöe, Morbus Crohn, Colitis ulcerosa

Ätiologie
Ein Mangel an Magen-, Milz-Pankreas und Dickdarm-Qi und ihre jeweiligen Ursachen führen zu diesem chronischen Dickdarm-Syndrom.

Therapeutischer Ansatz
Qi von Magen- und Milz-Pankreas tonisieren, das Hebe-Qi kräftigen.

▶ Tab. 5.37 Phytoarzneien (süß, scharf, warm), die das Qi von Magen und Milz-Pankreas tonisieren.

Name (lat.)	Name (dt.)	Geschmack	Temperatur
Pimpinella anisum	Anis	süß, etwas scharf	thermisch warm
Foeniculum vulgare	Fenchel	süß, scharf	thermisch warm
Avena sativa	Grüner Hafer (Kraut, Früchte)	leicht süß	thermisch neutral
Carum carvi	Kümmel	leicht süß, scharf	thermisch warm
Imperatoria ostruthium	Meisterwurz	scharf, würzig-aromatisch, etwas bitter	thermisch warm
Glycyrrhiza glabra	Süßholz	süß	thermisch neutral

5 Element Metall

▶ **Tab. 5.37** (Fortsetzung).

Name (lat.)	Name (dt.)	Geschmack	Temperatur
Petasites officinalis	Pestwurz (Blätter)	süßlich	thermisch warm
Calendula officinalis	Ringelblume	süß, salzig, leicht bitter	thermisch neutral
Achillea millefolium	Schafgarbe	bitter, süßlich, aromatisch, leicht salzig	thermisch neutral

▶ **Tab. 5.38** Phytoarzneien, die das Hebe-Qi kräftigen.

Name (lat.)	Name (dt.)	Geschmack	Temperatur
Aesculus hippocastanum	Rosskastanie (Rinde)	leicht bitter, adstringierend	thermisch neutral
Alchemilla vulgaris	Frauenmantel	leicht bitter	thermisch kühl bis neutral
Hamamelis virginica	Virginische Zaubernuss (Rinde)	leicht bitter, adstringierend	thermisch kühl
Quercus robur	Eiche (Rinde)	bitter, adstringierend	thermisch kühl
Geranium robertianum	Ruprechtskraut	leicht aromatisch, bitter, adstringierend	thermisch kühl
Capsella bursa pastoris	Hirtentäschel	bitter, würzig, leicht salzig, adstringierend	thermisch kühl
Bupleurum falcatum	Hasenohr	bitter, scharf	thermisch kühl bis neutral
Potentilla tormentilla	Blutwurz	leicht bitter, etwas süß, adstringierend	thermisch kühl bis neutral
Acorus calamus	Kalmus	bitter, scharf, aromatisch	thermisch warm

Rezepte

Tee, der allgemein das Hebe-Qi kräftigt

Rad. Panacis ginseng	40 g
Rad. Bupleuri	40 g
Rad. Potentillae torment.	30 g
Rad. Paeoniae alb.	30 g
Cort. Quercus	20 g
Fruct. Anisi	40 g

1 gestr. EL/¼ l Wasser aufkochen, bedeckt 15 Min. sanft kochen lassen. ½–¾ l im Laufe des Tages trinken.

Hämorrhoidalzäpfchen

Pulv. Cort. Quercus	0,3 g
Pulv. Cort. Hippocastani	0,3 g
Pulv. Hb. Millefolii	0,3 g
Pulv. Rad. Paeoniae alb.	0,3 g
Ol. Olivarum	0,1 g
Oleum Cacao	40 g
Cera alba	12 g

M. f. supp., d. t. d. Nr. 20
Abends rektal einführen.

5.2 Organdisharmonien

Tee, der das Qi von Magen und Milz-Pankreas stärkt

Rad. Panacis ginseng	40 g
Rad. Bupleuri	30 g
Rad. Potentillae torment.	30 g
Rad. Paeoniae alb.	40 g
Rad. Carlinae	30 g
Fruct. Foeniculi	30 g

1 gestr. EL/¼ l Wasser aufkochen, bedeckt 15 Min. sanft kochen lassen. ½–¾ l im Laufe des Tages trinken.

Akupunktur

Technik: Tonisierend nadeln, evtl. Moxibustion anwenden.

Ma 25 kombiniert mit **KG 6** und **Ma 37** Bei chronischer Diarrhöe durch Milz-Pankreas Yang-Schwäche.

Ma 36 tonisiert das Qi von Milz-Pankreas, kombiniert mit KG 6 und LG 20 bei Prolapserscheinungen.

MP 3 Yuan-Quellpunkt; wichtiger Punkt zur Stärkung von Milz-Pankreas.

Bl 20 Zustimmungspunkt von Milz-Pankreas; kräftigt Milz-Pankreas und Magen bei Prolapserscheinungen.

Bl 21 Zustimmungspunkt des Magens; kräftigt Magen und Milz-Pankreas.

KG 6 tonisiert Qi und Yang.

LG 20 Jiaohui-Kreuzungspunkt aller Yang-Leitbahnen; hebt das Yang bei Analprolaps (direkte Moxibustion anwenden).

Diätetik

Zu vermeiden

- kühlende und Schleim bildende Nahrungsmittel und Getränke, da sie die Kälte im Darm unterstützen:
    - Rohkost, Salat
    - Südfrüchte wie Kiwi, Banane, Orange, Mango
    - Frischkornbrei
    - Schweinefleisch
    - Algen
    - Sprossen und Keimlinge
    - Mineralwasser, Pfefferminztee
    - eisgekühlte Speisen und Getränke
    - Milch- und Sojamilchprodukte
    - industriezuckerhaltige Nahrungsmittel und Getränke
- Nahrungsmittel mit künstlichen Farb-, Aroma-, Süß- und Konservierungsstoffen
- Nahrungsmittel, die in der Mikrowelle zubereitet bzw. erwärmt wurden

Zu empfehlen

- scharfe, erwärmende Nahrungsmittel und Getränke, die die Kälte vertreiben, sowie warme, leicht süße Speisen, die das Qi von Milz-Pankreas stärken:
    - warmer Getreidebrei mit erwärmenden Gewürzen
    - Haferflocken, Hirse, Mais, Süßreis, Quinoa
    - Bohnenkraut, Ingwer, Koriander, Kardamom, Knoblauch, Pfeffer, Fenchelsamen, Kurkuma, Paprika, Kümmel, Nelken, Muskat, Zimt, Anis, Vanille, Wacholder
    - Karotte, Kürbis, Kartoffel, Süßkartoffel, Fenchel, Lauch, Zwiebel, Frühlingszwiebel, Knoblauch
    - frische Kräuter wie Bohnenkraut, Basilikum, Thymian
    - wärmende Getränke wie Tee aus Bohnenkraut, Ingwer, Fenchel, Kümmel, Kamille, Schafgarbe, Anis (im Wechsel)
- leicht verdauliche, wärmende Mahlzeiten in kleinen Portionen

Kälte und Schwäche des Dickdarms Dachang Xuhan

Inneres Leere-Kälte-Syndrom

Symptomatik

- Allgemeinsymptome: weiche Stühle, dumpfer abdominaler Schmerz, Borborygmen, kalte Extremitäten, blasser Urin
- Zunge: blass, weißer Belag
- Puls: langsam, dünn und tief

5 Element Metall

Westliche Krankheitsbilder
chronische Diarrhöe, Meteorismus, Maldigestion, innere Kälte, Energiemangel

Ätiologie
Dieses Muster gleicht dem Yang-Mangel von Milz-Pankreas. Üppiger Verzehr von rohen und kalten Nahrungsmitteln sowie langfristige Exposition äußerer Kälte rufen dieses Muster hervor.

Therapeutischer Ansatz
Yang von Milz-Pankreas tonisieren, Dickdarm wärmen.

Phytoarzneien, die das Yang von Milz-Pankreas tonisieren: ▶ S. 100 Yang-Mangel von Milz-Pankreas.

Rezepte

Tinkturmischung, die das Yang von Milz-Pankreas stärkt und chronische Diarrhöe beseitigt

Tinct. Olibani
Tinct. Angelicae
Tinct. Saturejae
Tinct. Abrotani
Tinct. Juniperi aa ad 100 ml

3 × tgl. jeweils ¼ Std. vor den Mahlzeiten 20–30 Tr. in wenig warmer Flüssigkeit einnehmen.

Tee, der die Umwandlung der Nahrung unterstützt, wärmt und kräftigt

Rhiz. Zingiberis	30 g
Fruct. Anisi	50 g
Rhiz. Calami	30 g
Flor. Millefolii	20 g
Pericarp. Aurantii	30 g

1 EL / ¼ l Wasser aufgießen, 10 Min. ziehen lassen. 3 × tgl. jeweils nach dem Essen ¼ l trinken.

Tee bei postoperativem Darmkrebs, im 1. Stadium nach der OP, zur Wundheilung, Schleimhautpflege, Regulierung des Stuhlgangs

Flor. Calendulae	20 g
Hb. Teucrii scorod.	30 g
Rhiz. Galangae	30 g
Rad. Pimpinellae	30 g
Flor. Millefolii	30 g
Hb. Mari veri	30 g
Fruct. Anisi	50 g
Rad. Paeoniae alb.	30 g

1 geh. EL / ¼ l Wasser jeweils frisch aufgießen, 15 Min. ziehen lassen. Insgesamt ¾ l im Laufe des Tages trinken.

kombiniert mit

▶ **Tab. 5.39** Phytoarzneien (scharf, warm), die den Dickdarm wärmen.

Name (lat.)	Name (dt.)	Geschmack	Temperatur
Alpinia officinarum	Galgant	scharf	thermisch heiß
Boswellia serrata	Weihrauch	bitter scharf, adstringierend	thermisch warm
Cinnamomum cassia	Zimt (Rinde)	scharf, leicht süß und bitter, adstringierend	thermisch heiß
Jasminum officinale	Jasmin (Blüten)	scharf, süßlich	thermisch warm
Elettaria cardamomum	Kardamom (Früchte)	scharf, aromatisch	thermisch warm
Origanum majorana	Majoran	aromatisch-scharf, leicht bitter	thermisch warm
Imperatoria ostruthium	Meisterwurz	scharf, würzig-aromatisch, etwas bitter	thermisch warm
Artemisia abrotanum	Eberraute	leicht bitter, aromatisch	thermisch warm
Pimpinella anisum	Anis	süß, etwas scharf	thermisch warm

Curcuma longa 3× tgl. 1 Kapsel Curcuma-Pulver (z. B. Curcu-Truw)
   kombiniert mit
- bei Verstopfung:

> Pulpa Fici
> Pulpa Pruni domestici
> Pulpa Tamarindorum
> 3× tgl. 1–2 TL

- bei Neigung zu Durchfall:

> Pulv. Rad. Tormentillae
> Pulv. Myrrhae
> Pulv. Olibani   aa ad 120 g
> 2(3)× tgl. 1 gestr. TL in etwas Joghurt.

Akupunktur

Technik: Tonisierend nadeln, Moxibustion anwenden.

Ma 25 Alarmpunkt des Dickdarms; unterstützt die Funktion des Dickdarms.

Ma 36 He-Meer-Punkt; kräftigt Magen und Milz-Pankreas.

Ma 37 Bei chronischer Diarrhöe.

Bl 20 Zustimmungspunkt von Milz-Pankreas; kräftigt Magen und Milz-Pankreas.

Bl 25 Zustimmungspunkt des Dickdarms; kräftigt den Dickdarm bei allen chronischen Leiden.

KG 6 kräftigt Qi und Yang, tonisiert Milz-Pankreas.

Diätetik

Zu vermeiden

- kühlende Nahrungsmittel und Getränke, da sie die Mitte schwächen, befeuchtend und verschleimend wirken:
  - eisgekühlte bzw. kalte Speisen und Getränke
- Rohkostmahlzeiten
- Südfrüchte wie Banane, Orange, Kiwi, Mango
- Sprossen und Keimlinge
- Frischkornbrei
- zuckerhaltige Nahrungsmittel und Getränke
- Milch- und Sauermilchprodukte
- Schweinefleisch
- Algen
- grüner Tee, Mineralwasser
- Nahrungsmittel mit künstlichen Farb-, Aroma-, Süß- und Konservierungsstoffen

Zu empfehlen

- wärmende Nahrungsmittel und Getränke, die die Mitte stärken:
  - gekochtes Getreide wie Mais- und Dinkelgrieß, Hirse, Haferflocken, Reis, Süßreis, Quinoa, Couscous, Bulgur
  - Karotte, Kartoffel, Süßkartoffel, Kürbis, Fenchel, Sellerie, Pastinake, Lauch, Zwiebel, Frühlingszwiebel, Kohlsorten (in kleinen Mengen und mit verdauungsfördernden Gewürzen zubereitet)
  - Fleisch von Rind, Huhn, Pute (in kleinen Mengen, bei Darmkrebs ganz vermeiden)
  - Barsch, Forelle, Thunfisch, Sardinen, Makrele (in kleinen Mengen, bei Darmkrebs ganz vermeiden)
  - Pflaumen, Aprikosen, Pfirsiche, Süßkirschen, Äpfel und Birnen als Kompott mit wärmenden Gewürzen
  - Hülsenfrüchte
  - Shiitake, Austernpilze
  - frische Kräuter
  - kleine Mengen frischer Ingwer, Zimt, Vanille, Nelke, Anis, Muskat, Kümmel, Kreuzkümmel, Kardamom, Oregano, Rosmarin, Thymian, Majoran, Pfeffer, Paprika
  - kaltgepresste, hochwertige Öle wie Kürbiskern-, Lein-, Sesam-, Rapsöl (in kleinen Mengen)
  - Butter
  - Tee aus Ingwer, Schafgarbe, Süßholz, Fenchel, Kümmel (im Wechsel)

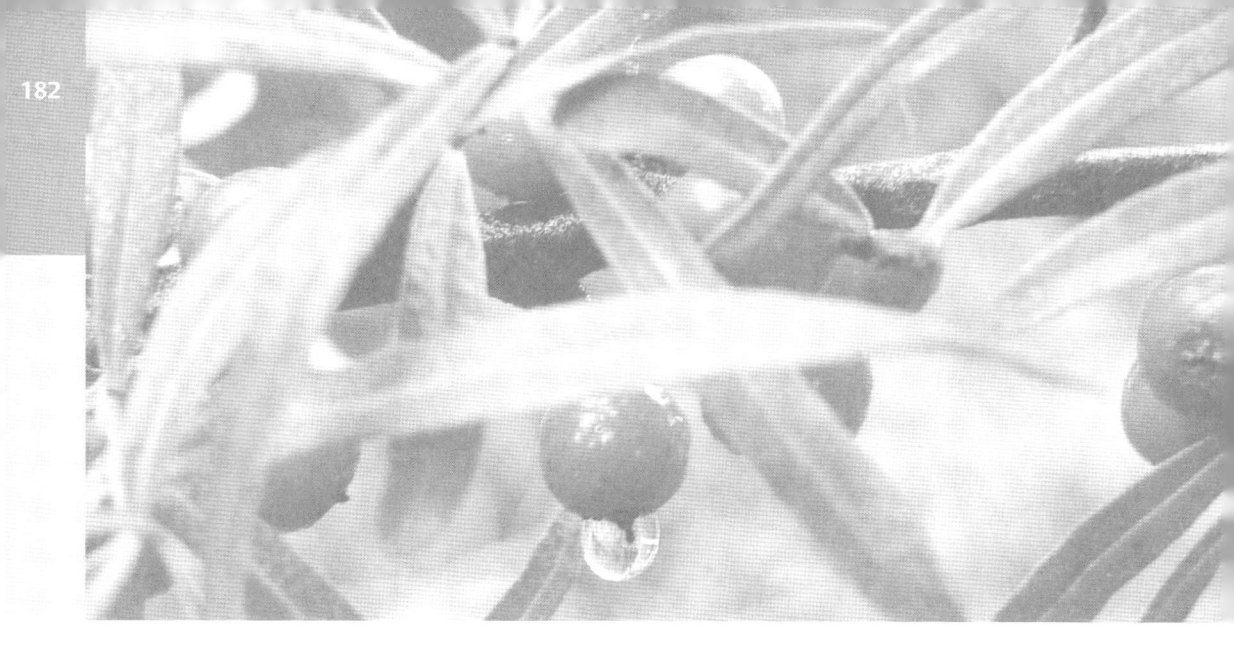

6 Element Wasser / Winter

6.1 Die Funktionskreise 182
6.2 Organdisharmonien 187

6.1
Die Funktionskreise

6.1.1 Die Funktionen von Niere und Blase

Niere
Shen (Zang-Organ)

Das Element Wasser wird der Winterzeit zugeordnet. Das Yang hat sich allmählich zurückgezogen, das Yin überhand genommen. Die Natur und die Menschen sind zur Ruhe gekommen, damit sie sich im nächsten Frühjahr kraftvoll neu entfalten können.

Das klare, belebende Element Wasser steht am Ende der fünf Elemente. Zugleich ist es bei der frühesten Erwähnung der Elemente an erster Stelle zu finden, ist die Basis allen Lebens und auch mit der symbolischen Zahl 1 verknüpft.

Das Wasser befeuchtet die Erde und bringt das Holz hervor. Aerosolförmig steigt es auf und rieselt in Tropfenform wieder auf die Erde herab. Dieser Kreislauf versinnbildlicht die enge Beziehung des Wassers zum Element Erde, dem Zentrum aller Elemente. Für die mittelalterlichen Alchemisten war das Wasser die „Quintessenz", das erzeugende und lebenserhaltende Elixier überhaupt.

Das Wasser als die Quelle allen Lebens macht etwa 75 Prozent des menschlichen Körpers aus. Dieses große Medium des Körpers wird vom Funktionskreis Niere regiert. Es funktioniert als Wärmeleiter, dient als Vehikel für die verschiedensten Substanzen, die nähren, transportiert oder ausgeleitet werden sollen, und ist ein Füllmittel für Organe, Gewebe und Gefäße.

In der Niere, der Wurzel aller Organe, ist die Essenz (Jing), die Vor-Himmels-Energie, gespeichert. Diese Erbsubstanz bestimmt die Konstitution, die Vitalität und die Abwehrkraft eines Menschen gegenüber äußeren pathogenen Faktoren. Die Essenz regiert Entwicklung, Wachstum, Sexualität, Empfängnis, Schwangerschaft und Fortpflanzung. Sie ist in den Nieren situiert, zirkuliert aber als flüssige Substanz (als der Yin-Aspekt der

Niere) im gesamten Körper – vorwiegend in den Außerordentlichen Leitbahnen. Körperlich manifestiert sie sich bei der Frau im Blut, beim Mann im Samen.

Die Essenz als die angeborene Konstitution, die die natürliche Lebensspanne eines Menschen bestimmt, ist niemals in Fülle, sondern schwächt sich im Laufe des Lebens allmählich ab. Gestärkt wird sie durch die Nach-Himmels-Energie aus der Nahrung; durch pathogene Einflüsse und unausgewogene, exzessive Lebensführung wird sie sehr rasch geleert und lässt sich nur schwer wieder auffüllen. Die Essenz folgt im Leben der Frau einem Sieben-Jahres-Zyklus, im Leben des Mannes einem Acht-Jahres-Zyklus. Diese Zyklen werden von dem Konzeptionsgefäß (Renmai) und dem Durchdringungsgefäß (Chongmai) gesteuert, wobei für die Entwicklung eines Menschen neben der Essenz auch das Nieren-Qi bedeutsam ist.

So ist die Nierenenergie eines siebenjährigen Mädchens in Fülle: Die Milchzähne machen Platz für die zweiten Zähne, das Haar wächst. Mit 14 Jahren erscheinen die weiblichen Merkmale: Die Monatsblutung, der „Tau des Himmels", setzt ein, die Brüste bilden sich, die Körperbehaarung erscheint, sie wird fruchtbar. Mit 21 erlebt das Wachstum seinen Höhepunkt, die Weisheitszähne brechen durch, und mit 28 ist die Frau in voller Kraft und Blüte. Mit 35 Jahren beginnt die allmähliche „Entleerung" der Essenz: Das Gesicht zeigt erste Falten, die Haare werden bereits etwas dünner, die den Funktionskreisen Magen und Dickdarm zugeordneten Yang-Ming-Leitbahnen werden schwächer. Mit 42 sind alle Yang-Leitbahnen schwach, das Haar beginnt zu ergrauen, der Körper welkt. Mit 49 Jahren ist die Essenz einer Frau geleert: Der „Tau des Himmels" zieht sich zurück, die Menopause tritt ein – ein physiologischer Vorgang, der auf einer Schwäche der Funktion von Milz-Pankreas und der Nieren-Essenz beruht, sodass der Körper nicht mehr genügend Blut für die Monatsblutung bilden kann. Die Folge sind Dysbalancen wie Leere-Hitze, Feuer-Symptomatik, emporloderndes Yang und Symptome von Trockenheit. Konzeptionsgefäß (Renmai) und Durchdringungsgefäß (Chongmai) sind leer, der Abbau der Knochensubstanz setzt ein. Das Leben schlägt eine neue Richtung ein: Für die Frau sind Fortpflanzungsphase und Kindererziehung abgeschlossen, und sie kann ihre Dienste nun der Gemeinschaft zu Verfügung stellen. Bob Flaws schreibt: „Ein interessanter Aspekt bei der Menopause ist der, dass in Kulturen, in denen die Frauen mit dem Alter an Macht und Status gewinnen, kaum Menopausenbeschwerden auftreten. Die Frauen durchlaufen diese Änderung in ihrem Leben mit einer positiven Geisteshaltung und gewinnen an Format innerhalb ihrer Gemeinschaft. Statt dass es sich um einen Gipfel handelt (climax), bei den man sich von allen anderen entfernt, ist es eher so etwas wie die Verwandlung von einem Bagger in einen Schmetterling. Die Frau findet sich in einem erweiterten Bereich wieder und spielt eine größere Rolle innerhalb ihrer Gemeinschaft, und dies wird als Erfüllung und Höhepunkt in ihrem Leben angesehen. Ich wünschte, wir könnten dieses Konzept in die moderne westliche Kultur wieder einführen." (Flaws 1994, S. 394)

Beim Jungen erreicht die Nierenenergie im Alter von acht Jahren ihren Füllezustand. Mit 16 ist die Entwicklung noch in vollem Gange: Die Spermabildung, der „Tau des Himmels", setzt ein, die Körperbehaarung erscheint, die Zeugungsfähigkeit beginnt, der Jugendliche wächst und baut Muskulatur auf. Mit 24 Jahren erreicht die Essenz einen Höhepunkt, die Weisheitszähne erscheinen, Sehnen und Knochen sind stark. In der Blüte seines Lebens steht der Mann mit 32 Jahren. Er steckt voller Kraft und Dynamik, die Muskeln sind jetzt voll ausgebildet. Mit 40 beginnt die allmähliche „Entleerung" der Essenz: Die Zähne werden locker, Haarausfall und Ergrauen setzen ein. Mit 48 Jahren ist das Yang Qi leer, das Gesicht wird dunkler, die Haare ergrauen mehr und mehr, die Körperenergie schwindet. Ab 56 welkt der Körper des Mannes, die Leberenergie ist geschwächt, der „Tau des Himmels" trocknet aus, die Kopfbehaarung wird dünn, Zähne fallen aus.

Bei dem modernen Menschen unseres Kulturkreises stimmen diese chronologischen Schemata selten exakt überein mit ihrem biologischen Alter. Zwischen Menschen gleichen Alters können große Unterschiede bestehen.

Die Essenz ist flüssige Energie und kann als ein Aspekt des Nieren-Yin betrachtet werden. Sie bietet der Nieren-Funktion, dem Nieren-Yang, eine materielle Grundlage für die Ausbildung des Nieren-Qi aus wärmender Energie. Das Nieren-Qi bildet die Basis für das Qi aller anderen Funktionskreise. Bei Maciocia heißt es dazu: „Anders ausgedrückt kann die Niere mit einem großen gefüllten Wasserkessel verglichen werden. Das Feuer unter dem Kessel wird vom Nieren-Yang und dem Tor der Vitalität-mingmen geliefert, das Wasser im Kessel entspricht der Nieren-Essenz, und der entstehende Dampf (also Qi) korrespondiert mit dem Nieren-Qi." (Maciocia 1994, S. 44)

Die Niere ist die Quelle von Wasser und Feuer und gilt als der Ursprung von primärem Yin und primärem Yang. Das Nieren-Yin ist somit die Basis aller Yin-Energien im Körper, das Nieren-Yang die Basis aller Yang-Energien – speziell der von Milz-Pankreas, Lunge und Herz.

In keinem anderen Element stehen die Yin- und Yang-Aspekte in einer solch engen Beziehung zueinander. Sie sind kaum voneinander zu trennen und bedingen einander unaufhaltsam. Das Nieren-Yin ist die materielle Substanz für das Nieren-Yang, die Funktion der Nieren. Leere des einen bedeutet Mangel des anderen. Sind Nieren-Yin und -Yang geschwächt, wird dies immer zu einer Schwächung des Nieren-Qi führen. Bei der Therapie sollte folglich nie das Nieren-Yin genährt werden, ohne zugleich auch das Nieren-Yang zu stärken. Gleichermaßen würde eine Vitalisierung des Nieren-Yang ohne Berücksichtigung des Nieren-Yin eine weitere Schädigung des Yin bedeuten.

Die Essenz produziert außerdem das Mark – eine Substanz, die die Matrix von Knochenmark, Rückenmark und Gehirn bildet und nährt und nicht mit dem Begriff des Knochenmarks aus der westlichen Medizin verwechselt werden darf. Die Niere regiert die Knochen. Eine gesunde und starke Essenz garantiert ein stabiles Skelettsystem und versorgt das Gehirn mit ausreichend Mark, sodass zwischen Niere und Gehirn ein direkter physiologischer Bezug besteht.

Mark und Gehirn bilden die materielle Grundsubstanz für das periphere und zentrale Nervensystem. Zusammen mit Gallenblase, Gebärmutter, Knochen und Blutgefäßen werden Mark und Gehirn (oft als Nervensystem zusammengefasst) den fünf bzw. sechs Außergewöhnlichen Organen zugeordnet. Das Gehirn als das Meer des Marks wird auch durch das Yang der Leber und durch das emporsteigende Qi von Milz-Pankreas genährt. Konzentration, Gedächtnis, Sehvermögen, Kommunikation und andere bewusste und unbewusste geistige Funktionen sind mentale Fähigkeiten, die der Nahrungsumwandlung entsprießen und bedingt sind durch einen vitalen Geist Shen. Das Meer des Marks wird zweifellos auch noch durch subtilere Energien (z.B. kosmische Energie, Sonnenlicht, Dunkelheit) beeinflusst und beinhaltet gewiss mehr als die verschiedenen Nervensysteme mit ihren Funktionen.

Allgemein äußert sich eine Leere der Essenz durch Libidoverlust, Impotenz, Infertilität und Schwäche in den Gliedmaßen. Die oft damit einhergehende unzureichende Produktion von Mark hat Vergesslichkeit, Konzentrationsstörungen, dumpfes Denken, Schwindel, Leeregefühl im Kopf, Sehstörungen, Tinnitus, schlechte Knochenbildung sowie eine Lockerung der Zähne zur Folge.

Zwischen den beiden Nieren ist Mingmen, das Tor der Vitalität, gespeichert.

„Das Tor der Vitalität ist das Organ des Wassers und des Feuers, es ist die Residenz von Yin und Yang, das Meer der Essenz, und es bestimmt Leben und Tod." (Zhang Jie-Bin [1563–1640])

Mingmen ist die treibende Kraft und wärmende Energie hinter der Nieren-Essenz und allen Körperfunktionen und wird auch als das „ministerielle Feuer" bezeichnet. Stellt Mingmen nur noch unzureichend Feuer zur Verfügung, kommt es unausweichlich zu allgemeiner Schwäche der Körperfunktionen mit Energielosigkeit, Qi- und Blut-Mangel sowie Depressionen. Im Bereich des Unteren Erwärmers kommt es zu Ansammlungen von Nässe, zu Ödemen. Im Mittleren Erwärmer werden Transport, Trennung und Umwandlung der Nahrung beeinträchtigt. Dies führt zu Durchfällen, Müdigkeit, Kältegefühl, kalten Extremitäten, negativen Gedanken und Grübeln. Auch das sexuelle Feuer ist von Mingmen geprägt: Bei einem Mangel kommt es zu Frigidität, Impotenz und Infertilität. Ist das Feuer zu schwach, um zum Oberen Erwärmer emporzusteigen, werden das Herz und der Geist Shen nicht mehr richtig gewärmt. Der Mensch verliert die innere Freude, neigt zu Depressionen, wird antriebslos. Durch die Schwächung des Nieren-Yang wird auch der zielgerichtete Wille (Zhi) aus der Niere geschwächt.

Gemäß der Hervorbringungs-Sequenz aus der Theorie der fünf Wandlungsphasen ist die Niere das Kind der Lunge, das Nieren-Qi wird durch das Lungen-Qi genährt. Ein schwaches Lungen-Qi zieht unmittelbar eine Schwächung des Nieren-Yang bzw. -Qi nach sich. Ist die Niere nicht in der Lage, das Qi-Angebot der Lunge zu greifen und festzuhalten, steigt das Qi wieder hinauf. Dies führt zu Stauungen im Thoraxbereich mit Symptomen wie Beklemmungsgefühlen, Dyspnoe, Asthma und kalten Händen.

Die Niere öffnet sich in den Ohren und manifestiert sich in den Haaren. Zwar stehen auch noch andere Funktionskreise in Beziehung zu Ohren und Kopfhaaren, doch ist hier eine besondere Verknüpfung vorhanden.

Die Niere regiert das Wasser. Wichtig für die Flüssigkeitsorganisation im Körper sind zudem die Funktionskreise Milz-Pankreas und Lunge. Milz-Pankreas regiert die Umwandlung und den Transport der Flüssigkeiten (▶ S. 93). Das nötige Feuer für diese Funktionen bekommt es von den Nieren bzw. von Mingmen, dem Tor der Vitalität. Aus dem Funktionskreis Lunge empfängt die Niere nicht nur Qi, sondern auch Flüssigkeiten. Ein Teil wird über die Blase ausgeschieden, ein Teil kehrt als Dampf zurück zur Lunge, um sie zu befeuchten. Ein schwaches Lungen-Qi kann die Flüssigkeiten nur ungenügend kontrollieren, sodass sie die Blase nicht erreichen. Als Folgen können ein urämisches Syndrom oder ein Lungenödem auftreten.

Enge Organbeziehungen bestehen weiterhin zwischen Niere und Magen. Die Niere gilt als das Tor des Magens, der Magen ist die Quelle aller Flüssigkeiten. Die Niere wandelt diese Flüssigkeiten um und scheidet sie über die Blase aus. Ist die Ausscheidung beeinträchtigt, kommt es zu Stauungen der Flüssigkeiten, die auch auf den Magen zurückwirken. Umgekehrt kann ein Magen-Yin-Mangel auch zu einem Nieren-Yin-Mangel führen.

Trockenes Wetter sowie eine innere Trockenheit beeinträchtigen das Nieren-Yin. Die innere Trockenheit kann aus einer Magen-Yin-Leere entstehen oder durch übermäßigen Flüssigkeitsverlust, durch Diarrhöe, Erbrechen, Hyperhidrosis, Hypermenorrhöe und auch durch das Rauchen hervorgerufen sein.

Der salzige Geschmack ist der Niere zugeordnet. Salz wirkt kühlend und hat eine senkende Wirkrichtung. Das exzessive Verlangen nach salzigen Nahrungsmitteln oder die Abneigung dagegen ist immer ein Hinweis auf eine Disharmonie im Bereich des Elementes Wasser. In ganz geringen Mengen verwendet tonisiert Salz das Yin, wirkt befeuchtend, kühlt Hitze, kühlt das Blut und neutralisiert Gifte. Salz ist kontraindiziert bei Ödemen, und auch Menschen mit einer Schwäche im Element Erde und Blutarmut sollten äußerst sparsam mit Salz umgehen: Es wirkt hier zu kühlend und zieht die Erd-Energie, die physiologischer Weise emporsteigt, nach unten, sodass es zu Wasseransammlungen und Problemen bei der Blutbildung kommt.

Neben den Auswirkungen auf der physischen Ebene zeigen sich Störungen im Bereich des Elementes Wasser auch im psychischen Bereich. Die Emotion der Niere ist die Angst. Sie ist eine positive Energie, solange sie den Menschen aktiv, wachsam und vorsichtig sein lässt, um ihn vor lauernder Gefahr zu schützen. Das Wahrnehmen, Akzeptieren und schließlich auch Meistern der Angstgefühle lässt den Menschen in seiner Entwicklung vorankommen. Angst macht dagegen krank, wenn sie den Menschen überwältigt, ihn zu lange im Griff hält und lähmt, wenn sie verdrängt, nicht verarbeitet und wieder losgelassen werden kann.

Die Angst vor der Trennung, vor dem Tod ist die Ur-Angst des Elementes Wasser. Sie findet ihren Ausdruck in der Existenzangst, in Angst vor dem Ende einer Beziehung oder dem Verlust eines geliebten Menschen, in Angst, dass Schlimmes geschehen könnte – aber auch in der Angst davor, das Gesicht zu verlieren.

Die gesunde Niere liefert Energie und Durchhaltevermögen, um langfristig hart und gezielt arbeiten zu können. Bei einer Schwäche des Nieren-Qi geht dem Menschen schon bald die Kraft aus. Besteht die Disharmonie im Element Wasser in einem Nieren-Yin-Mangel, kann das Yang zügellos emporlodern, den Menschen zu Unruhe und Überaktivität führen und zum Workaholic machen.

Das Nieren-Yin gibt das komplette genetische Material von Generation zu Generation weiter. Auf der geistigen Ebene ist hier die Fähigkeit und das Interesse verankert, auf die persönlichen Wurzeln und in die Vergangenheit der Welt zurückzublicken. Menschen, die sich zu sehr mit Vergangenem beschäftigen, schädigen ihre Yin-Energien.

Die Energie des Nieren-Yin nährt außerdem das Bewusstsein über die Existenz eines Jenseits, die Erkenntnis darüber, dass der Mensch nicht durch den Tod begrenzt ist. Aus ihm entwickelt sich der Anstoß zu philosophisch-theologischen Überlegungen und Erkenntnissen über den natürlichen und übernatürlichen Ursprung der Menschheit. Das Nieren-Yin prägt das spirituelle Wesen eines Menschen und weckt in ihm die Fähigkeit zur Liebe bis hin zur göttlichen Liebe.

Das Nieren-Yang gibt die genetische Kraft, das Feuer von Mingmen, an die nächste Generation weiter. „Diese angeborene, aufwärts strebende Kraft treibt den Menschen bis jenseits seiner materiellen Essenz und seines Sinnesbewusstseins hin zu göttlichem Bewusstsein, zu intuitiver, das Manifeste transzendierender Weisheit, zu einem über unser Sinnesvermögen hinausreichenden Wissen und zu göttlicher Macht." (Hammer 2002, S. 162)

Dank des Nieren-Yang ist der Mensch in der Lage, Ereignisse, Informationen und Gefühle zu analysieren und kombinieren, um schließlich imaginativ ein auf die Zukunft projiziertes Konzept zu entwickeln. Bei Visionären und Hellsehern ist diese Fähigkeit besonders stark entwickelt.

„Auf spiritueller Ebene besteht der vom Nieren-Yang stimulierte und von den Energien des Nieren-Qi vermittelte letzte Schritt in der „Evolution des Seins" – die höchste Freiheit – in der inneren Suche nach Gottes Willen und in der Hingabe unseres ererbten Willens an den Willen Gottes. Die Nieren-Energien erfüllen eine paradoxe Funktion: Sie überwachen die Weitergabe des Ich von einer Generation an die nächste, sind aber gleichzeitig immer bestrebt, es zu seiner endgültigen Zerstörung zu führen: zum Tod des Ich." (Hammer 2002, S. 162)

Blase
Pang Guan (Fu-Organ)

Die Blase (Pang Guan) repräsentiert den Anteil des Yang im Element Wasser und wird von der Niere mit dem nötigen Qi zur Speicherung, Umwandlung und schließlich zur Ausscheidung des Harns versorgt. Diese „unreine" Flüssigkeit erhält die Blase vom Dünndarm, nachdem dieser in mehreren Umwandlungsprozessen den Nahrungsbrei in „reine" und „unreine" Substanzen getrennt hat.

Eine Schwäche des Nieren-Qi zeigt sich in Störungen der Blase wie Harnverhaltung und Ansammlung von Nässe. Auch eine übermäßige sexuelle Aktivität wirkt sich durch ihre Schwächung des Nieren-Yang bzw. -Qi unmittelbar auf die Blase aus. Mögliche Symptome sind Harninkontinenz, Pollakisurie, Polyurie und Nykturie.

Menge und Farbe des Urins sind unauffällig, wenn sich Nieren-Yin und -Yang im Gleichgewicht befinden. Bei Nieren-Yang-Mangel ist der Harnfluss reichlich und blass, bei Nieren-Yin-Mangel spärlich und dunkelgelb.

„Wenn es nicht ausgeglichen ist, kann irgendein Aspekt des Fließens in unserer Körpergeistseele in Unordnung geraten. Sprödigkeit der Gelenke; Trockenheit und Durst; häufiges oder seltenes Urinieren; übermäßiges oder unzureichendes Schwitzen; Verlust des Gedankenflusses und der Anpassungsfähigkeit der Gemütsbewegungen; Gefühle des Überschwemmtseins und Ängste davor, von den Dingen überwältigt zu werden – das sind einige der Symptome, die die Körpergeistseele hervorbringen kann, um uns auf ein Ungleichgewicht im Wasser-Element hinzuweisen." (Conelly 1989, S. 85)

Angst und Furcht, die Grundemotionen der Niere, sind außerordentlich starke negative Energien, die bis in den physischen Organismus hineinwirken. Sie schwächen das Nieren-Qi, das sich unmittelbar auf das harmonische Leben der Blase auswirkt. Diese reagiert mit funktionellen Störungen (z. B. Bettnässen bei Kindern, Inkontinenz) oder chronischen Hitzezuständen.

Gerade Frauen und auch Mädchen zeigen in dieser Hinsicht eine große Anfälligkeit. Akute emotionale Schockerlebnisse oder chronische Belastungen wie Gefühle von Misstrauen, Unsicherheit und Eifersucht beunruhigen ihre Gefühlswelt, das Ich wird nicht mehr beherrscht. Sie werden von den negativen Gefühlen so überwältigt, dass sie sie nicht verarbeiten und loslassen können.

Zur Somatisierung wählt der Körper sehr spezifisch das Organ Blase aus: Die Blase ist nicht nur für die Umwandlung und Ausscheidung der „unreinen" Flüssigkeiten und auch der Emotionen zuständig, sondern steht außerdem in direkter Beziehung zur Außenwelt – bei Frauen ist anatomisch bedingt der Weg zwischen Blase und Außenwelt sehr kurz. Es kommt zu psychogenen Blasenstörungen oder -krankheiten, die oft

▶ **Tab. 6.1** Die wichtigsten Zuordnungen zum Funktionskreis Niere.

Bezugsfaktor	Entsprechung
Jahreszeit	Winter
Himmelsrichtung	Norden
Element	Wasser
komplementäres Organ	Blase
Tageszeit	15–19 Uhr
klimatischer Faktor	tiefe Kälte
Farbe	schwarz
Geschmack	salzig
Emotion	Angst, Furcht
spezifisches Sinnesorgan	Ohren
spezifische Körperöffnung	Harnröhre, Enddarm
Schichten	Knochen, Mark
ausgeschiedene Flüssigkeit	Speichel
stimmliche Manifestation	Stöhnen
sichtbare Entfaltung	Kopfhaar
korrespondierender Planet	Merkur

schwer zu therapieren sind und leicht chronisch werden, solange die dahinter stehenden und oft unbewussten psychischen Umstände nicht richtig behoben sind. Auch Zeitdruck, Dauerstress und Überforderung zerstören das harmonische Leben der Blase und können hier chronische, schwierig zu behandelnde Störungen nach sich ziehen.

6.2 Organdisharmonien

6.2.1 Nieren-Muster

Nieren-Yin-Mangel
Shen Yinxu

Inneres Leere-Hitze-Syndrom

Symptomatik
- Allgemeinsymptome: leichter Schwindel, Tinnitus, Vergesslichkeit, Schwerhörigkeit, Nachtschweiß, abendliche Mundtrockenheit (durch Mangel an Körperflüssigkeiten), Schlafstörungen mit vielen Träumen, Schwächegefühl und Schmerzen im LWS-Bereich, Knochenschmerzen, Hitze der fünf Flächen, nächtlicher Samenverlust (Essenz-Schwäche), Obstipation, dunkler, spärlicher Urin, Wangenröte
- Zunge: rot, kein oder wenig Belag, Risse
- Puls: dünn, oberflächlich, schnell

Westliche Krankheitsbilder
Schwindel, Tinnitus, Hypertonie, Hyperthyreose, Kopfschmerzen, Schwerhörigkeit, Amenorrhöe, Metrorrhagie, prämenstruelles Syndrom (PMS), klimakterische Beschwerden, Blutungen, Insomnia, Trockenheit der Schleimhäute, Schleimhautatrophie, Asthma, Nachtschweiß, Schlafstörungen, LWS-Beschwerden, Lumbalgie, Obstipation, Morbus Parkinson, Pruritus, nervöse Unruhe, psychische Rastlosigkeit, Sterilität, Osteoporose, Enuresis, Inkontinenz

Ätiologie
Eine schwere, langwierige, fieberhafte Krankheit, langfristige Überarbeitung, die Einnahme von Drogen, Alkohol oder heißer Arznei, ein Blutverlust sowie exzessive sexuelle Aktivität (v. a. während der Jugend) können einen Nieren-Yin-Mangel hervorrufen.

Therapeutischer Ansatz
Das Nieren-Yin nähren, Leere-Hitze klären, den Geist Shen beruhigen.

▶ **Tab. 6.2** Phytoarzneien (sauer, süß, salzig, kühl), die das Nieren-Yin nähren.

Name (lat.)	Name (dt.)	Geschmack	Temperatur
Scutellaria laterifolia	Virginisches Helmkraut	bitter, süßlich, adstringierend	thermisch kühl
Borago officinalis	Borretsch	süßlich, salzig	thermisch kühl
Dioscorea villosa	Yamswurzel	bitter, süß	neutral bis warm
Viscum album	Mistel	leicht bitter, süßlich	thermisch kühl
Salix alba	Weide	bitter, herb, adstringierend	thermisch kühl
Equisetum arvense	Ackerschachtelhalm	fad, etwas salzig und bitter, adstringierend	thermisch kühl
Galeopsis segetum	Ockergelber Hohlzahn (Kraut)	süß, bitter	thermisch kühl
Chimaphila umbellata	Doldenblütiges Wintergrün (Kraut)	bitter, adstringierend, süßlich	thermisch kühl
Crataegus oxyacantha	Weißdorn	süßlich, etwas bitter	thermisch kühl
Stellaria media	Vogelmiere	leicht süß, etwas salzig	thermisch kühl
Trifolium pratense	Rotklee	süß	thermisch kühl
Cimicifuga racemosa	Traubensilberkerze	bitter, scharf, leicht süß	thermisch kühl
Valeriana officinalis	Baldrian	süß, bitter, scharf	thermisch warm
Spiraea ulmaria	Mädesüß	leicht bitter, adstringierend, süßlich	thermisch kühl
Rosa canina	Heckenrose (Früchte)	süß, sauer, etwas bitter	thermisch kühl
Berberis vulgaris	Berberitze (Wurzelrinde, Früchte)	bitter, leicht adstringierend	thermisch kühl

▶ S. 200 Nieren-Essenz-Mangel

▶ **Tab. 6.3** Phytoarzneien (bitter, kühl), die Leere-Hitze klären und den Geist Shen beruhigen.

Name (lat.)	Name (dt.)	Geschmack	Temperatur
Passiflora incarnata	Passionsblume	etwas bitter, neutral	thermisch kühl
Viscum album	Mistel	leicht bitter, süßlich	thermisch kühl
Citrus aurantium	Bitterorange (Blüten)	bitter, leicht scharf	thermisch leicht kühl
Crataegus oxyacantha	Weißdorn (Blüten)	etwas bitter, süßlich	thermisch kühl
Humulus lupulus	Hopfen (Dolden)	bitter, scharf, adstringierend	thermisch kühl
Salix alba	Weide	bitter, herb, adstringierend	thermisch kühl
Veronica officinalis	Ehrenpreis	leicht bitter	thermisch kalt
Avena sativa	Grüner Hafer (Kraut)	leicht süß	thermisch neutral

6.2 Organdisharmonien

▶ Tab. 6.3 (Fortsetzung).

Name (lat.)	Name (dt.)	Geschmack	Temperatur
Cimicifuga racemosa	Traubensilberkerze	bitter, scharf, leicht süß	thermisch kühl
Stachys officinalis	Heilziest	süß, leicht bitter	thermisch kühl
Scutellaria laterifolia	Helmkraut	bitter, süßlich, adstringierend	thermisch kühl

Rezepte

Yin nährender Tee mit Rotklee für die Frau im Klimakterium

Flor. Trifolii prat.	30 g
Hb. Alchemillae	20 g
Hb. Verbenae	30 g
Flor. Aurantii	20 g
Fol. Hyperici	20 g
Flor. Crataegi	20 g
Rad. Liquiritiae	30 g
Pericarp. Mali	ad 200 g

1 EL/¼ l Wasser aufgießen, 10 Min. ziehen lassen. Tgl. ¾ l trinken.

Befeuchtende Ölmischung

Sanddorn-Fruchtfleisch-Öl	
Nachtkerzen-Öl	
Borretsch-Öl	aa ad 60 ml

2 Wochen lang 3 × tgl., danach 2 × tgl. 15 Tr. auf einem Stück Brot einnehmen.

Tinkturmischung mit Mistel bei Hypertonie im Klimakterium

Tinct. Cimicifugae	
Tinct. Agni casti	
Tinct. Crataegi	
Tinct. Visci albi	
Tinct. Rauwolfiae serp.	
Tinct. Verbenae	aa ad 120 ml

3 × tgl. 15–20 Tr. in etwas Flüssigkeit einnehmen.

Zäpfchen gegen Scheidentrockenheit im Klimakterium

Ol. Punicae granatum	30 Tr.
Ol. Santali albi	10 Tr.
Pulv. Rhiz. Pueraria	3 g
Pulv. Rhiz. Dioscorea	2 g
Ol. Cacao	30 g
Cera flava	6 g

M. f. Supp., d.t.d. Nr. 10
Zu Beginn tgl. Abends 1 Zäpfchen einführen, anschließend 2–3 × pro Woche.

Frischsaftkur bei Yin- und Blut-Mangel

Frischsäfte von Ackerschachtelhalm (Equisetum arvense), Brennnessel (Urtica urens), Brunnenkresse (Nasturtium officinale), Johanniskraut (Hypericum perforatum), Löwenzahn (Taraxacum officinale).
3 × tgl. 2 EL von der Frischsaftmischung in 1 Glas Holundermuttersaft, Kefir oder Buttermilch über 4 Wochen einnehmen.

Yin nährender Sirup

Hb. Trifolii prat.	30 g
Sem. Boraginis	50 g
Fruct. Cynosbati sine sem.	100 g
Pulv. Rad. Angelicae sin.	20 g
Pulv. Liquiritiae	20 g
Pericarp. Aurantii	50 g
Fruct. Lycii	30 g

In einen Topf geben, mit Wasser aufgießen, bis die Drogen bedeckt sind. 4 EL Zuckermelasse zugeben, ½ Std. köcheln lassen. Mit der gleichen Volumenmenge Agaven- oder Birnendicksaft verrühren und kühl aufbewahren. 2 × tgl. ½ Tasse auslöffeln.

6 Element Wasser

Tinkturmischung bei Yin-Mangel mit Nachtschweiß-Symptomatik im Klimakterium

Tinct. Cimicifugae	30 ml
Tinct. Dioscoreae	30 ml
Tinct. Lupuli	30 ml
Tinct. Boraginis	30 ml
Tinct. Scutellariae	20 ml
Tinct. Salviae	30 ml

3× tgl. 2 TL in etwas lauwarmem Wasser einnehmen.

Tinkturmischung, bei Anhidrosis (Fehlen von Schweiß) auf Grund von Blut-Leere

Tinct. Tropaeoli
Tinct. Urticae
Tinct. Avenae sativae
Tinct. Verbenae
Tinct. Flor. Sambuci   aa ad 100 ml

3× tgl. 1 TL in 1 Glas rotem Traubensaft einnehmen.

Tinkturmischung bei Tinnitus durch Nieren-Yin-Mangel mit Yang-Überschuss

Tinct. Agni casti	10 ml
Tinct. Cimicifugae	20 ml
Tinct. Crataegi	20 ml
Tinct. Rutae	20 ml
Tinct. Fol. Olivarum	20 ml
Tinct. Visci albi	30 ml

3× tgl. 1 TL in 1 Glas warmem Wasser einnehmen.

Akupunktur

Technik: Tonisierend nadeln, keine Moxibustion anwenden.

Ni 3 Yuan-Quellpunkt; tonisiert Yin und Yang der Niere.

Ni 6 Schlüsselpunkt des Yin-Fersengefäßes Yinqiao Mai; wichtiger Punkt zur Stärkung des Nieren-Yin; befeuchtet Hals und Augen, beruhigt den Geist bei Ängstlichkeit und Ruhelosigkeit durch Yin-Mangel.

Ni 9 stärkt das Nieren-Yin, wirkt besänftigend auf den Geist bei Rastlosigkeit und Panik durch Nieren-Yin-Mangel, wirkt entspannend im Thorax-Bereich, beruhigt Palpitationen.

Ni 10 „Yin-Tal", He-Meer-Punkt, stärkt das Nieren-Yin.

MP 6 „Treffen der drei Yin"; Jiaohui-Kreuzungspunkt der drei Yin-Leitbahnen des Beins; stärkt das Nieren-Yin bei Schwindel, Tinnitus, Hitzeempfindungen, Nachtschweiß, Schlafstörungen, stärkt Milz-Pankreas.

KG 1 „Treffpunkt des Yin"; Luo-Passagepunkt; nährt das Yin.

KG 4 Sehr wichtiger Punkt zur Stärkung von Blut und Yin bei Amenorrhöe, Hypomenorrhöe; beruhigt den Geist.

Diätetik

Zu vermeiden

- erhitzende, erwärmende und austrocknende Nahrungsmittel und Getränke, die das Yin schädigen:
    - Chili, Curry, Ingwer, Cayennepfeffer, Pfeffer, Knoblauch, Paprika, Kräuter der Provence, Rosmarin, Thymian, Wacholderbeeren, Kurkuma, Kardamom, Piment, Koriander, Zimt, Nelke, Anis, Muskat, Fenchelsamen, Senfsaat
    - Lauch, Frühlingszwiebel, Zwiebel (roh), Meerrettich, Fenchel, Peperoni
    - Fleisch von Lamm, Schaf, Ziege und Wild
    - Milchprodukte von Schaf und Ziege
    - Hafer
    - Kaffee, Getreidekaffee, Gewürztee, Ingwertee, Kakao
    - koffeinhaltige Getränke
    - Alkohol
    - sehr salzhaltige Nahrungsmittel wie Schinken, Salami, Wurst, gepökeltes Fleisch, Fisch, Geräuchertes
- Nahrungsmittel mit künstlichen Farb-, Aroma-, Süß- und Konservierungsstoffen

Zu empfehlen

- kühlende und befeuchtende Nahrungsmittel, die das Yin fördern:
  - Gerste, Weizen, Wildreis, Hirse, Quinoa, Amarant
  - Ente (gedünstet)
  - Karpfen, Thunfisch, Tintenfisch
  - Hülsenfrüchte, besonders Sojabohnen
  - Tomate, Gurke, Chinakohl, Sellerie, Wirsing, Spinat, Aubergine, Zucchini, Karotte, Kartoffel (mit sanften Kochmethoden zubereitet)
  - Rettich, Radieschen
  - frische Kräuter wie z. B. Portulak, Vogelmiere
  - Sprossen, Keimlinge
  - Algen
  - Milch- und Sauermilchprodukte in geringen Mengen
  - Sojamilchprodukte in geringen Mengen
  - Kürbiskerne, Sesam (weiß und schwarz), Sonnenblumenkerne
  - Birne und Apfel als Kompott
  - Melone, Pflaume, Erdbeere, Kiwi, Mandarine (in kleinen Mengen)
  - Mineralwasser, grüner Tee, Obstsäfte
- sanfte Kochmethoden (Dünsten, Blanchieren) anwenden, mit reichlich Flüssigkeit kochen
- leicht warme, neutrale Nahrungsmittel und Getränke, um Milz-Pankreas zu kräftigen

Weitere Empfehlungen

- regelmäßig eingenommene Mahlzeiten in entspannter Atmosphäre
- Auf genügend Ruhe und Entspannung achten.

Nieren-Yang-Mangel
Shen Yangxu

Inneres Leere-Kälte-Syndrom

Symptomatik

- Allgemeinsymptome: Kälte-Aversion, kalte Extremitäten, kalte Knie, Kälte- und Schwächegefühl im LWS-Bereich, Beinschwäche, Lockerung der Zähne, leuchtend weißes Gesicht, Impotenz, vorzeitiger Samenerguss, weibliche Infertilität, evtl. Libidomangel, Amenorrhöe, reichlicher, klarer Urin, Apathie, Antriebsmangel, schnelle Erschöpfung, mangelnde Willenskraft, Trägheit, Beinödeme, weiche Stühle, Tinnitus (Rauschgeräusch), Schwerhörigkeit
- Zunge: blass, geschwollen, nass, evtl. dünner, weißer Belag
- Puls: schwach, tief, langsam

Westliche Krankheitsbilder

Harnverhalten, Inkontinenz, Harnträufeln, Dysurie, Enuresis, Spermatorrhöe, Kopfschmerzen, Atemnot, Asthma, Obstipation, Sterilität beim Mann, Menstruationsstörungen, Metrorrhagie, Amenorrhöe, PMS, klimakterische Beschwerden, Hyperhidrosis, Ödeme, schnelle Erschöpfung, Müdigkeit, Kälte, Schwäche und Schmerzen im Lendenbereich, Lumbalgie, kalte Knie, rheumatische Beschwerden, mentale und emotionale Beschwerden

Ätiologie

Chronische Erkrankungen, schwere körperliche Arbeit, viele Geburten, Kälteexposition, exzessiver Sexualverkehr, psychische Erschöpfungs- sowie Angstzustände verbrauchen das Nieren-Yang und führen zu einem Mangel, bei dem das Feuer des Tores der Vitalität versiegt. Aufgrund einer mangelhaften Zirkulation der Flüssigkeiten führen auch chronische Nässe-Zustände, die durch eine Schwäche des Milz-Pankreas-Qi oder -Yang entstehen, zu einem Yang-Mangel der Niere. Außerdem kann der Nieren-Yang-Mangel konstitutionell bedingt sein.

Therapeutischer Ansatz

Das Feuer des Tores der Vitalität stärken, das Nieren-Yang tonisieren.

Rezepte

Pulvermischung bei Antriebsmangel und rascher Erschöpfbarkeit durch Nieren-Yang-Mangel

Pulv. Rad. Panacis ginseng	30 g
Pulv. Guarana	20 g
Pulv. Rad. Eleutherococci	20 g
Pulv. Tribuli terr.	20 g
Pulv. Sem. Urticae	30 g

2× tgl. 1 gestr. EL in 1 Glas warmes Wasser einrühren und trinken (nicht nach 18 Uhr).

6 Element Wasser

▶ Tab. 6.4 Phytoarzneien (adstringierend), die Mingmen stärken.

Name (lat.)	Name (dt.)	Geschmack	Temperatur
Rubus fruticosus	Brombeere (unreife Früchte)	adstringierend	thermisch kühl
Rosa canina	Heckenrose (Früchte)	süß-sauer, herb-bitter, adstringierend	thermisch kühl
Salix alba	Weide (Rinde)	bitter, herb, adstringierend	thermisch kühl
Arctostaphylos uva ursi	Bärentraube	leicht bitter, adstringierend	thermisch kühl
Herniaria glabra	Bruchkraut	leicht salzig, adstringierend	thermisch neutral
Urtica urens	Brennnessel (Samen)	herb, adstringierend	thermisch neutral
Equisetum arvense	Ackerschachtelhalm	fad, etwas salzig, adstringierend	etwas bitter, thermisch kühl
Chimaphila umbellata	Doldenblütiges Wintergrün (Kraut)	adstringierend, bitter, leicht süß	thermisch kühl

▶ Tab. 6.5 Phytoarzneien (scharf, süß, warm, heiß), die das Nieren-Yang tonisieren.

Name (lat.)	Name (dt.)	Geschmack	Temperatur
Eleutherococcus senticosus	Taigawurzel	scharf, bitter, süß	thermisch warm
Juniperus communis	Wacholder	aromatisch-scharf, etwas bitter, süßlich	thermisch warm
Cinnamomum cassia	Zimt	scharf, süß, adstringierend	thermisch heiß
Tropaeolum majus	Kapuzinerkresse	scharf-würzig, etwas bitter	thermisch sehr warm
Armoracia rusticana	Meerrettich	sehr scharf	thermisch heiß
Trigonella foenum-graecum	Bockshornkleesamen (Samen)	leicht scharf, süß	thermisch warm
Pinus sylvestris	Kiefer	scharf, bitter	thermisch warm
Anethum graveolens	Dill (Samen)	scharf	thermisch warm
Jasminum officinale	Jasmin	scharf, süßlich	thermisch warm
Foeniculum officinale	Fenchel (Samen)	süß, scharf	thermisch warm
Muira puama	Potenzholz (Wurzel)	scharf	thermisch warm
Serenoa repens	Sägepalme (Früchte)	scharf, süß	thermisch warm
Syzygium aromaticum	Gewürznelke	scharf	thermisch warm
Satureja hortensis	Bohnenkraut (Kraut)	scharf, leicht bitter	thermisch warm

Tinkturmischung mit Liebstöckel zur Stärkung des Mittleren und Unteren Erwärmers für stark intellektuell betonte Menschen mit Neigung zu Erschöpfung und psychosomatischen Störungen

Tinct. Levistici	30 ml
Tinct. Angelicae	30 ml
Extract. Cardui bened.	20 ml
Tinct. Panacis ginseng	40 ml

3 × tgl. 30 Tr. in etwas warmer Flüssigkeit einnehmen.

Tinkturmischung mit Zimt, die das Nieren-Yang kräftigt und zugleich das Nieren-Yin berücksichtigt

Tinct. Cinnamomi	20 ml
Tinct. Imperatoriae	20 ml
Tinct. Valerianae	10 ml
Tinct. Equiseti	30 ml
Extr. Salicis	20 ml

3 × tgl. 1 TL in wenig Flüssigkeit einnehmen.

Öl zur äußerlichen Anwendung bei Schwäche und Kälte im LWS-Bereich

Ol. Menthae pip. aeth.	5 ml
Ol. Caryophyllae	5 ml
Ol. Camphoratum	5 ml
Cera alba	ad 100 g

Den betroffenen Bereich mehrmals tgl. sanft einmassieren.

Akupunktur

Technik: Tonisierend nadeln, Moxibustion anwenden.

Ni 3 Yuan-Quellpunkt; wichtiger Punkt zur Stärkung der Essenz, des Nieren-Yin und -Yang.

Ni 7 Spezifischer Punkt zur Tonisierung des Nieren-Yang.

Bl 23 Zustimmungspunkt der Nieren; hervorragender Punkt zur Tonisierung des Nieren-Yang, dazu Moxibustion anwenden; verstärkte Wirkung bei kombinierter Anwendung mit Bl 52.

KG 4 „Tor des Ursprungs-Qi"; Alarmpunkt des Dünndarms; tonisiert das Nieren-Yang bei direkter Moxibustion.

KG 6 „Meer des Qi"; tonisiert das Nieren-Yang bei direkter Moxibustion.

LG 4 „Tor der Vitalität"; wichtigster Punkt zur Tonisierung des Nieren-Yang und des Yang allgemein.

Extra-Punkt Jinggong (Lokalisation auf dem Rücken, 0,5 Cun lateral von Bl 52). „Palast der Essenz"; tonisiert die Nieren-Essenz.

Diätetik

Zu vermeiden

- kühlende bzw. kalte Nahrungsmittel und Getränke, die das Nieren-Yang schwächen:
    - eisgekühlte bzw. kalte Speisen und Getränke
    - Rohkost (Gurke, Tomate, Salat)
    - Südfrüchte
    - Milch- und Sauermilchprodukte
    - Sojamilchprodukte
    - Frischkornbrei, -müsli
    - Sprossen und Keimlinge
    - Algen
    - stark salzhaltige Nahrungsmittel wie Wurst, Schinken, Salami, manche Käsesorten, salziges Knabbergebäck etc.
    - energetisch kühlende bzw. kalte Getränke wie Pfefferminztee, Mineralwasser, grüner Tee
- industriezuckerhaltige Nahrungsmittel und Getränke
- scharf-heiße Gewürze wie Cayennepfeffer, Chili, Piment, getrockneter Ingwer, Tabasco
- unregelmäßige Mahlzeiten, einseitige Diäten, längeres Fasten
- Nahrungsmittel mit künstlichen Farb-, Aroma-, Süß- und Konservierungsstoffen
- Speisen, die in der Mikrowelle zubereitet bzw. erwärmt wurden

Zu empfehlen

- wärmende Nahrungsmittel, die das Nieren-Yang stärken:
    - Gebratenes, Geröstetes, Gegrilltes, Flambiertes

- Fleisch von Rind, Huhn, Lamm, Schaf, Ziege und Wild
- Hafer, Hirse, Süßreis, Dinkel, Mais (fettfrei angeröstet)
- Lauch, Zwiebel, Frühlingszwiebel, Fenchel, Esskastanie, Kartoffel, Süßkartoffel, Karotte, Kohlgemüse, Kürbis
- Hülsenfrüchte
- Wacholderbeeren, Dill, Kümmel, Oregano, Fenchelsamen, Koriander, Zimt, Anis, Vanille
- scharfe Gewürze wie Pfeffer, Ingwer, Senfsaat, Muskat, Nelke, Rosmarin (getr.), Thymian (getr.), Knoblauch (jeweils in kleinen Mengen)
- frische Kräuter wie Petersilie, Schnittlauch, Thymian, Salbei
- Barsch, Forelle, Garnelen, Hummer, Muscheln, Shrimps
- kleine Mengen Schafs- und Ziegenkäse
- Trockenfrüchte wie Rosinen, Aprikosen, Sultaninen
- Walnüsse, Sesam (schwarz), Sonnenblumenkerne, Kürbiskerne
- Anis-, Ingwer-, Süßholztee, kleine Mengen Rotwein
- lange gekochte Suppen und Eintopfgerichte

Weitere Empfehlungen
- drei warme Mahlzeiten am Tag
- Geistige und körperliche Überanstrengung vermeiden.

Mangelnde Festigkeit des Nieren-Qi Shen Qi Bu Gu

Inneres Mangel-Syndrom

Symptomatik
- Allgemeinsymptome: „Undichtigkeitssymptomatik" wie Hyperhidrosis, Harninkontinenz, Nachträufeln, Enuresis, Nykturie, häufige Miktion von reichlichem, klarem Urin, dünner Harnstrahl, chronischer klarer Fluor vaginalis bei Frauen, Spermatorrhöe, Ejaculatio praecox, nächtliche Samenergüsse ohne erotische Träume bei Männern; außerdem Uterusprolaps, Schwäche und Schmerzen im Lendenbereich, Lockerung der Zähne, schnelle Erschöpfung, Antriebsmangel, Willensschwäche, Ängstlichkeit
- Zunge: blass
- Puls: tief und schwach, v. a. an den hinteren Taststellen

Westliche Krankheitsbilder
Harninkontinenz, altersbedingte Inkontinenz, Prostatabeschwerden, Fluor vaginalis, Ejakulationsbeschwerden, Enuresis

Ätiologie
Hauptverursacher dieses Musters sind ein exzessives Sexualleben sowie häufige Geburten, die das Ursprungs- und Nieren-Qi schwächen. Die Blase bekommt daraufhin nicht genügend Qi und kann den Urin nicht zurückhalten, die Niere kann das Sperma nicht richtig kontrollieren. Das Syndrom ähnelt einer Nieren-Yang-Schwäche, es ist jedoch weniger Kältegefühl vorhanden.

Therapeutischer Ansatz
Das Nieren-Qi tonisieren und festigen.

▶ Tab. 6.6 Phytoarzneien (salzig, scharf, süß), die das Nieren-Qi tonisieren.

Name (lat.)	Name (dt.)	Geschmack	Temperatur
Equisetum arvense	Ackerschachtelhalm	fad, etwas salzig und bitter, adstringierend	thermisch kühl
Asparagus officinalis	Spargel (Wurzel)	salzig, süß	thermisch kühl
Pinus sylvestris	Waldkiefer	scharf, bitter	thermisch leicht warm

▶ **Tab. 6.6** (Fortsetzung).

Name (lat.)	Name (dt.)	Geschmack	Temperatur
Inula helenium	Alant	aromatisch-scharf, süß, etwas bitter	thermisch warm
Urtica urens	Brennnessel (Blätter)	leicht bitter, süß und salzig, adstringierend	thermisch kühl
Carlina acaulis	Eberwurz	süßlich, scharf	thermisch warm
Solidago virgaurea	Goldrute	bitter, herb, leicht adstringierend	thermisch kühl
Dioscorea villosa	Yamswurzel	bitter, süß, adstringierend	thermisch neutral bis warm
Hydrangea macrophylla	Hortensie (Wurzel)	scharf, süß	thermisch neutral
Thymus vulgaris	Thymian	scharf-würzig, bitter, adstringierend	

▶ **Tab. 6.7** Phytoarzneien (adstringierend), die das Nieren-Qi festigen.

Name (lat.)	Name (dt.)	Geschmack	Temperatur
Arctostaphylos uva ursi	Bärentraube	adstringierend, leicht bitter	thermisch kühl
Fraxinus excelsior	Esche (Rinde)	bitter, leicht süß, aromatisch, adstringierend	thermisch warm
Paeonia alba	Pfingstrose	bitter, sauer, adstringierend	thermisch kühl
Urtica urens	Große Brennnessel (Blätter, Wurzel)	leicht bitter, adstringierend	thermisch kühl
Capsella bursa pastoris	Hirtentäschel	bitter, scharf, leicht salzig, adstringierend	thermisch kühl
Quercus robur	Eiche (Rinde)	bitter, adstringierend	thermisch kühl
Dioscorea villosa	Yamswurzel	bitter, süß, adstringierend	thermisch neutral bis warm
Salix alba	Weide	bitter, herb, adstringierend	thermisch kalt
Agrimonia eupatorium	Odermennig	bitter	thermisch neutral
Juniperus communis	Wacholder	aromatisch-scharf, etwas bitter, süßlich	thermisch warm
Achillea millefolium	Schafgarbe	bitter, aromatisch, leicht süß und salzig	thermisch neutral
Herniaria glabra	Bruchkraut	leicht salzig und bitter, adstringierend	thermisch neutral
Chimaphila umbellata	Doldenblütiges Wintergrün (Kraut)	adstringierend, bitter, leicht süß	thermisch kühl

Rezepte

Tee bei unwillkürlichem Harnlassen
(nach der russischen Volksmedizin)
Hb. Hyperici	
Hb. Centaurii	aa ad 120 g

1 TL/Tasse Wasser 7–10 Min. ziehen lassen.
3–4 × tgl. 1 Tasse schlückchenweise trinken.

Tinkturmischung bei Ejaculatio praecox und Spermatorrhöe
Tinct. Uvae ursi	30 ml
Extract. Fluid. Bursae pastoris	20 ml
Dioscorea Urtinktur	30 ml
Tribulus terrestris Urtinktur	30 ml
Basilikum Urtinktur	20 ml

3 × tgl. 20 Tr. in etwas Flüssigkeit einnehmen.

Tee bei Inkontinenz des Mannes
Fol. Quercus	20 g
Flor. Millefolii	20 g
Hb. Hyperici	20 g
Hb. Agrimoniae	20 g
Fruct. Tribuli terr.	30 g
Fruct. Sabalis serr. cont.	30 g

1 EL/¼ l Wasser aufkochen, 10 Min. kochen lassen. Tgl. ½ l in kleinen Mengen trinken.

Müsli zur Vorbeugung von Inkontinenz bei Frau und Mann
Sem. Cucurbitae, Sem. Helianthii annii, Fruct. Lycii, Granum flor. pollinis, Fructus Avenae cont. Anteile nach Belieben.

Tee bei zu häufiger Miktion durch mangelnde Festigkeit des Nieren-Qi
Cort. Cinnamomi	10 ml
Fol. Quercus	20 ml
Hb. Millefolii	30 ml
Hb. Agrimoniae	20 ml
Hb. Alchemillae	20 ml
Hb. Rosmarini	20 ml

1 EL/¼ l Wasser aufgießen, 15 Min. ziehen lassen. Tgl. ½ l in kleinen Mengen trinken.

Akupunktur
Technik: Tonisierend nadeln, evtl. Moxibustion anwenden.

Ni 3 Yuan-Quellpunkt; wichtiger Punkt zur Stärkung der Essenz, des Nieren-Yin und -Yang.

Bl 23 Zustimmungspunkt der Nieren; hervorragender Punkt zur Tonisierung des Nieren-Yang bei Moxibustion; verstärkte Wirkung in Kombination mit Bl 52, der die Willenskraft unterstützt.

LG 4 „Tor der Vitalität"; kräftigt den Yang-Aspekt der Nieren-Essenz bei sexuellen Störungen aufgrund von Essenz-Schwäche, z. B. bei Ejaculatio praecox, nächtlichem Samenverlust, Impotenz; auch bei Inkontinenz, Enuresis und häufiger Miktion von reichlichem klarem Urin durch Yang-Schwäche.

KG 4 „Tor des Ursprungs-Qi"; Alarmpunkt des Dünndarms; tonisiert das Nieren-Yang bei direkter Moxibustion.

Extra-Punkt Jinggong (Lokalisation auf dem Rücken, 0,5 Cun lateral von Bl 52). „Palast der Essenz"; tonisiert die Nieren-Essenz, kontrolliert das Sperma-Tor.

Diätetik

Zu vermeiden

- kühlende und kalte Nahrungsmittel, die das Nieren-Qi schwächen:
  - eisgekühlte bzw. kalte Nahrungsmittel und Getränke
  - Rohkost
  - Südfrüchte
  - Algen
  - Sprossen und Keimlinge
  - Gerste und Weizen
  - energetisch kühlende Getränke wie Pfefferminztee, grüner Tee, schwarzer Tee, Mineralwasser
  - stark salzhaltige Lebensmittel
- industriezuckerhaltige Nahrungsmittel und Getränke

Zu empfehlen

- wärmende, süße und scharfe Nahrungsmittel, die das Nieren-Qi stärken, sowie zusammenziehende Nahrungsmittel, die das Qi festigen:
  - Hafer, Quinoa, Hirse
  - Fleisch von Rind, Wild, Lamm, Schaf, Ziege und Huhn
  - Esskastanie, Fenchel, Kürbis, Karotte, Kartoffel, Süßkartoffel, Lauch, Zwiebel, Frühlingszwiebel
  - nur in kleinsten Mengen heiße Gewürze wie Chili, Cayennepfeffer, Curry, Ingwer (getr.), Knoblauch
  - Anis, Zimt, Vanille, Kümmel, Nelke, Wacholderbeeren, Muskat, Basilikum, Majoran, Rosmarin (getr.), Thymian (getr.)
  - frische Kräuter wie Schnittlauch, Petersilie, Thymian
  - Karpfen, Aal, Forelle, Garnele, Hummer, Scholle, Thunfisch
  - Trockenfrüchte wie Rosinen, Sultaninen, Aprikosen
  - Pflaume, Pfirsich, Himbeere
  - Walnüsse, Sesam (weiß und schwarz), Sonnenblumenkerne
  - Walnussöl, Rapsöl, Sojaöl, Kürbiskernöl
  - Tee aus Anis, Süßholz, Fenchel, Schafgarbe und Kümmel, generell warme Getränke
- lange gekochte Fleischsuppen mit wärmenden Gemüsen und Gewürzen

Weitere Empfehlungen

Äußere Kälteeinwirkungen sowie körperliche Überanstrengungen vermeiden, da sie das Nieren-Qi schwächen.

Unfähigkeit der Niere, das Qi zu empfangen
Shen Bu Na Qi

Inneres Leere-Kälte-Syndrom

Symptomatik

- Allgemeinsymptome: Belastungsdyspnoe (durch Fülle des Qi im Brustkorb und Leere im Abdomen), schnelle, flache Atmung, Behinderung der Inspiration, Schwitzen, Asthma, Hustenattacken, Fröstelgefühle, kalte Extremitäten, ödemartige Schwellung des Gesichts, Abgang von klarem Urin bei Husten- bzw. Asthmaanfällen, Schwächegefühl und Schmerzen im LWS-Bereich, Lust- und Antriebslosigkeit, schnelle Erschöpfung, dünner Körper
- Zunge: blass, feuchter, dünner, weißer Belag
- Puls: tief, schwach, langsam

Westliche Krankheitsbilder

Asthma bronchiale, Dyspnoe

Ätiologie

Eine angeborene Schwäche von Lungen und Nieren, langfristige chronische Lungenerkrankungen, exzessive sportliche Betätigung oder schwere körperliche Arbeit und auch übermäßiges Heben sowie häufiges und langes Stehen schwächen die Nieren so stark, dass sie nicht mehr in der Lage sind, mit den Lungen zu kommunizieren. Die Symptome liegen schwerpunktmäßig im Bereich des Respirationstraktes, da die Nieren die Einatmung und die Lungen die Ausatmung beherrschen.

Therapeutischer Ansatz

Die Nieren tonisieren und wärmen, die Empfangsbereitschaft der Niere für das Qi stärken, die verteilende und absenkende Funktion des Lungen-Qi unterstützen.

6 Element Wasser

▶ **Tab. 6.8** Phytoarzneien (scharf, süß, adstringierend, warm), die die Niere stärken und wärmen.

Name (lat.)	Name (dt.)	Geschmack	Temperatur
Thymian vulgaris	Thymian	scharf-würzig, bitter, adstringierend	thermisch warm
Eleutherococcus senticosus	Taigawurzel	scharf, süß, bitter	thermisch warm
Cinnamomum cassia	Zimt (Rinde)	scharf, süß, adstringierend	heiß
Serenoa repens	Sägepalme (Früchte)	scharf, süß	thermisch warm
Tropaeolum majus	Kapuzinerkresse	scharf, würzig	thermisch sehr warm
Imperatoria ostruthium	Meisterwurz	scharf, würzig-aromatisch, etwas bitter	thermisch warm
Levisticum officinale	Liebstöckel	süß, scharf-würzig, leicht bitter	thermisch warm
Origanum majorana	Majoran	aromatisch-scharf, leicht bitter	thermisch warm
Inula helenium	Alant	aromatisch-scharf, süß, etwas bitter	thermisch warm
Rosmarinus officinalis	Rosmarin	scharf, leicht bitter	thermisch warm

▶ **Tab. 6.9** Phytoarzneien (süß, warm), die die Empfangsbereitschaft der Niere unterstützen.

Name (lat.)	Name (dt.)	Geschmack	Temperatur
Angelica archangelica	Engelwurz	scharf-aromatisch, etwas bitter, leicht süß	thermisch warm
Cupressus sempervirens	Zypresse (Früchte)	bitter, süßlich, sauer	thermisch warm
Juniperus communis	Wacholder	süß, aromatisch-scharf, etwas bitter	thermisch warm
Petroselinum crispum	Petersilie (Wurzel)	süß	thermisch warm
Jasminum officinale	Jasmin (Blüten)	scharf, süßlich	thermisch warm
Trigonella foenum-graecum	Bockshornklee (Samen)	süß, leicht scharf	thermisch warm
Ocimum basilicum	Basilikum	bitter, süßlich, leicht scharf	thermisch warm
Foeniculum vulgare	Fenchel	süß, scharf	thermisch warm
Rosmarinus officinalis	Rosmarin	scharf	thermisch warm
Inula helenium	Alant	aromatisch-scharf, süß, etwas bitter	thermisch warm

6.2 Organdisharmonien

▶ **Tab. 6.10** Phytoarzneien (scharf, bitter), die die absenkende und verteilende Funktion der Lunge unterstützen.

Name (lat.)	Name (dt.)	Geschmack	Temperatur
Hedera helix	Efeu	bitter, leicht scharf	thermisch leicht kühl
Eucalyptus globulus	Eukalyptus	scharf, leicht bitter	thermisch kühl
Viola tricolor	Feldstiefmütterchen	bitter, etwas scharf, leicht süß und salzig	thermisch neutral bis kühl
Achillea millefolium	Schafgarbe	bitter, aromatisch, leicht süß, leicht salzig	thermisch neutral
Glechoma hederacea	Gundelrebe	bitter, etwas scharf	thermisch neutral bis leicht warm
Lavandula angustifolia	Lavendel	leicht scharf, etwas bitter	thermisch neutral
Tilia cordata	Linde	leicht scharf, süß, etwas bitter	thermisch leicht kühl
Melissa officinalis	Melisse	scharf-aromatisch, leicht bitter, leicht sauer	thermisch leicht kühl
Eucalyptus globulus	Eukalyptus	scharf, leicht bitter	thermisch kühl

Rezepte

Tee zur Unterstützung der Kommunikation zwischen Lunge und Niere

Rad. Angelicae	40 g
Hb. Thymi	20 g
Fruct. Foeniculi	30 g
Sem. Foenugraeci	30 g
Fol. Eukalypti	30 g
Flor. Lavandulae	20 g
Rad. Cinnamomi	30 g

1 gestr. EL/¼ l Wasser aufkochen, 5 Min. bedeckt kochen, danach noch 10 Min. ziehen lassen. Tgl. ¾ l trinken.

Wein zur Tonisierung von Niere und Lunge und zur Unterstützung der verteilenden und absenkenden Funktion des Lungen-Qi

Je 3 frische Blätter und Blüten der Kapuzinerkresse (Tropaeolum majus), 1 daumenkuppengroßes Stück frische, klein geschnittene Meerrettichwurzel (Armoracia rusticana), 1 EL Angelikawurzel (Angelica archangelica) und 20 gequetschte Wacholderbeeren (Juniperus communis) in 0,7 l herben Weißwein geben. An einem warmen, dunklen Ort 3 Wochen ziehen lassen, anschließend abseihen, verschließen und kühl lagern. 3 × tgl. 1 Likörglas nach den Mahlzeiten trinken.

Akupunktur

Technik: Tonisierend nadeln, evtl. Moxibustion anwenden (nicht bei Yin-Schwäche mit Leere-Hitze-Symptomatik).

Lu 7 und Ni 6 öffnen das Konzeptionsgefäß, fördern das Absteigen des Lungen-Qi, unterstützen die Funktion der Niere, das Qi zu empfangen; indiziert bei chronischem Asthma und Gesichtsödemen durch Leere von Lungen- und Nieren-Qi.

Ni 3 Yuan-Quellpunkt; wichtiger Punkt zur Stärkung der Essenz, des Nieren-Yin und -Yang.

Ni 7 tonisiert das Nieren-Yang, reguliert die Schweißsekretion.

Ni 25 Wichtiger lokaler Punkt im Brustbereich, der die Niere dabei unterstützt, das Qi zu empfangen; kräftigt das Yang von Milz-Pankreas, verbessert die Atmung bei Asthma und Kurzatmigkeit.

Bl 23 Zustimmungspunkt der Nieren; hervorragender Punkt zur Tonisierung des Nieren-Yang mit Moxibustion; verstärkte Wirkung in Kombination mit Bl 52.

Ma 36 hebt das Yang, kräftigt das Qi von Magen und Milz-Pankreas.

LG 4 „Tor der Vitalität"; kräftigt den Yang-Aspekt der Nieren-Essenz; nur nadeln bei Nieren-Yang-Mangel mit innerer Kälte.

LG 12 tonisiert das Lungen-Qi und allgemein den Körper.

KG 6 „Meer des Qi"; tonisiert das Ursprungs-Qi und Nieren-Yang bei direkter Moxibustion.

KG 17 Alarmpunkt des Oberen Erwärmers; unterstützt die absenkende Funktion des Lungen-Qi.

Diätetik

Zu vermeiden
- kühlende und kalte Nahrungsmittel, die Niere und Lunge schwächen:
  - eisgekühlte bzw. kalte Speisen und Getränke
  - Rohkost (Gurke, Tomate, Salat)
  - Südfrüchte
  - Milch- und Sauermilchprodukte
  - Frischkornbrei, -müsli
  - Sprossen und Keimlinge
  - Algen
- energetisch kühlende und kalte Getränke wie Pfefferminztee, Mineralwasser, grüner Tee
- industriezuckerhaltige Nahrungsmittel und Getränke
- unregelmäßige Mahlzeiten, einseitige Diäten, längeres Fasten
- Nahrungsmittel mit künstlichen Farb-, Aroma-, Süß- und Konservierungsstoffen
- Speisen, die in der Mikrowelle zubereitet bzw. erwärmt wurden

Zu empfehlen
- warme, süße und scharfe Nahrungsmittel, die das Nieren- und Lungen-Qi stärken und die Verteilungsfunktion des Lungen-Qi fördern:
  - Hirse, Hafer, Polenta, Reis, Dinkel
  - Fleisch von Rind und Huhn
  - Hülsenfrüchte, mit wärmenden Gewürzen zubereitet
  - Ingwer, Zwiebel, Lauch, Frühlingszwiebel, Knoblauch, Meerrettich
  - Fenchel, Kürbis, Karotte, Kartoffel, Süßkartoffel, Esskastanie, Kohlgemüse
  - Dill, Kümmel, Pfeffer, Muskat, Nelke, Fenchelsamen, Koriander, Kreuzkümmel, Thymian, Wacholderbeeren, Majoran, Rosmarin, Zimt, Vanille, Anis
  - frische Kräuter wie Schnittlauch, Petersilie, Thymian
  - Barsch, Forelle, Karpfen
  - Walnüsse, Sesam, Mandeln, Sonnenblumenkerne in kleinen Mengen
  - Weintrauben, Süßkirschen, Himbeeren
- lange gekochte Suppen

Weitere Empfehlungen
- Regelmäßig Qigong oder Tai-Chi üben, um den Fluss des Lungen-Qi anzuregen.
- Bewegung an der frischen Luft

Nieren-Essenz-Mangel
Shen Jing Xu

Inneres Leere-Syndrom

Symptomatik
- Allgemeinsymptome: Schwäche in Knien und Beinen, schlechte Knochenbildung, Knochenerweichung, lockere Zähne, Haarausfall oder

frühzeitiges Ergrauen, Vergesslichkeit, Kreuzschmerzen, Schwäche der Sexualleistung, Impotenz. Bei Kindern spätes Schließen der Fontanellen, schlechte Knochenentwicklung, evtl. auch geistige Retardierung. Außerdem oft Symptome eines dahinter stehenden Nieren-Yin-Mangels oder Nieren-Yang-Mangels.
- Zunge: rot, belaglos (bei Nieren-Yin-Mangel), blass (bei Nieren-Yang-Mangel)
- Puls: leer, oberflächlich, evtl. Trommel-Puls (bei Nieren-Yin-Mangel), tief, schwach (bei Nieren-Yang-Mangel)

Westliche Krankheitsbilder

Knochenmalazie, Osteoporose, allgemeine Schwäche, Erschöpfung, Alopezie, Schwindelgefühle, Tinnitus, Gedächtnisverlust, Impotenz, Infertilität, Frigidität, klimakterische Beschwerden, schlechtes Sehen, Lockerung der Zähne, mentale und emotionale Störungen

Ätiologie

Eine schwache Nieren-Essenz kann ererbt sein, wenn z. B. die Eltern zum Zeitpunkt der Zeugung in einem schlechten gesundheitlichen Allgemeinzustand waren. Im Laufe des Lebens wird die Nieren-Essenz vermehrt geschwächt durch exzessive sexuelle Aktivität, schwere körperliche Arbeit, Einnahmen von Drogen oder aufgrund eines exzessiven Lebensstils mit Stress, Überarbeitung, ungenügendem Schlaf, unregelmäßiger Nahrungsaufnahme und gestörtem Yin-Yang-Rhythmus.

Eine Nieren-Essenz-Schwäche tritt oft im hohen Lebensalter auf und verursacht massive Erschöpfung und Depression.

Therapeutischer Ansatz

Die Essenz (das Jing) bewahren, das Nieren-Yin oder -Yang tonisieren, je nachdem welches Muster vorliegt.

▶ **Tab. 6.11** Phytoarzneien (adstringierend), die die Essenz bewahren bzw. nähren.

Name (lat.)	Name (dt.)	Geschmack	Temperatur
Quercus robur	Eiche (Rinde, Früchte)	bitter, adstringierend	thermisch kühl
Triticum aestivum	Weizengras (Blätter)	süß, leicht salzig, adstringierend	thermisch neutral
Urtica urens	Brennnessel (Samen)	herb, bitter, adstringierend	thermisch neutral
Rubus fruticosus	Brombeere (unreife Früchte)	adstringierend	thermisch kühl
Salix alba	Weide (Rinde)	bitter, herb, adstringierend	thermisch kühl
Anethum graveolens	Dill (Samen)	scharf	thermisch warm
Avena sativa	Grüner Hafer (Früchte)	leicht süß	thermisch warm

▶ **Tab. 6.12** Phytoarzneien, die das Nieren-Yin nähren.

Name (lat.)	Name (dt.)	Geschmack	Temperatur
Agnus castus	Mönchspfeffer	aromatisch-scharf, etwas bitter	thermisch warm
Alchemilla vulgaris	Frauenmantel	leicht bitter	thermisch kühl bis neutral
Cimicifuga racemosa	Traubensilberkerze	bitter, scharf, süßlich	thermisch kühl

6 Element Wasser

▶ **Tab. 6.12** (Fortsetzung).

Name (lat.)	Name (dt.)	Geschmack	Temperatur
Punica granatum	Granatapfel (Öl der Samen)	süßlich	thermisch leicht warm
Borago officinalis	Borretsch (Öl der Samen)	süßlich, etwas salzig	thermisch kühl
Dioscorea villosa	Yamswurzel	bitter, süß	thermisch neutral bis warm
Oenothera biennis	Nachtkerze (Öl der Samen)	süß	thermisch neutral
Trifolium pratense	Rotklee	süß	thermisch kühl
Caulophyllum thalictroides	Frauenwurzel (Wurzel)	bitter, leicht scharf, süßlich	thermisch warm
Trillium pendulum	Waldlilie (Wurzel)	sauer, leicht bitter, süßlich, adstringierend	thermisch kühl
Chimaphila umbellata	Doldenblütiges Wintergrün (Kraut)	adstringierend, bitter, leicht süß	thermisch kühl
Tribulus terrestris	Erdstachelnuss	bitter, scharf	thermisch warm

▶ S. 187 Nieren-Yin-Mangel

▶ **Tab. 6.13** Phytoarzneien (scharf, süß, warm, heiß), die das Nieren-Yang tonisieren.

Name (lat.)	Name (dt.)	Geschmack	Temperatur
Zingiber officinale	Ingwer (getr. Wurzel)	scharf	thermisch warm
Syzygium aromaticum	Nelken (Blüten)	scharf	thermisch warm
Apium graveolens	Sellerie (Samen)	scharf	thermisch warm
Pausinystalia yophimbe	Yohimbe (Rinde)	scharf	thermisch warm
Muira puama	Potenzholz (Wurzel)	scharf	thermisch warm
Turnera diffusa	Damiana (Blätter)	bitter, scharf	thermisch warm
Pimpinella alba	Bibernelle	scharf	thermisch warm
Illicum verum	Sternanis (Früchte)	scharf	thermisch warm
Piper cubeba	Schwanzpfeffer (Früchte)	scharf	thermisch heiß
Rosmarinus officinalis	Rosmarin	bitter, scharf	thermisch warm
Serenoa repens	Sägepalme (Früchte)	scharf, süß	thermisch warm
Tribulus terrestris	Erdstachelnuss	bitter, scharf	thermisch warm

▶ S. 191 Nieren-Yang-Mangel

Rezepte

Pulvermischung mit Rotklee zur Osteoporose-Prophylaxe bei Frauen

Pulv. Calcii carbonici	100 g
Pulv. Equiseti	50 g
Pulv. Trifolii	20 g
Pulv. Calami	10 g
Pulv. Sem. Boraginis	20 g
Pulv. Dioscoreae vill.	20 g

1 × tgl. 1 gestr. EL über 3 Monate einnehmen, als Kur 2 × im Jahr.

Pulvermischung zur Stärkung der Nieren-Essenz bzw. der Yin-Wurzel

Pulv. Rad. Cichorii
Pulv. Sem. Urticae
Pulv. Hb. Stellariae med.
Pulv. Rad. Dioscoreae vill.
Pulv. Cort. Salicis   aa ad 100 g

3 × tgl. ½ TL mit 1 Tasse Ackerschachtelhalm-Tee als Kur über 2 Monate einnehmen.

Tinkturmischung bei Infertilität der Frau durch Nieren-Essenz-Mangel

Caulophyllum thalictroides Urtinktur
Aletris farinosa Urtinktur   aa 20 ml
Extr. Ginseng fluid.
Extr. Agni casti fluid.   aa ad 200 ml

Morgens und abends 30 Tr. in Storchenschnabeltee (Hb. Geranii rob.) einnehmen.

Tinkturmischung bei unerfülltem Kinderwunsch aufgrund von Nieren-Essenz-Mangel, Milz-Pankreas-Qi-Schwäche und phlegmatischer Reaktionslage

Tinct. Panacis ginseng
Tinct. Levistici
Tinct. Geranii rob.
Tinct. Tribuli terr.
Tinct. Artemisiae
Paeonia off. Urtinktur   aa ad 120 ml

Morgens und abends 1 TL in 1 Tasse Frauenmanteltee einnehmen.

Weißweinzubereitung als Libido-Stimulans bei der Frau

1 Zweig frischen Rosmarin (Rosmarinus officinalis), 3 EL Hb. Damiana, 2 TL Dillsamen (Anethum graveolens), 2 Anissterne (Illicum verum) und 700 ml Weißwein langsam erhitzen, kurz aufwallen lassen und 10 Min. bedeckt ziehen lassen. Dann abfiltrieren und kühl aufbewahren. 3 × tgl. 1 Likörglas trinken.

Pulvermischung als Libido-Stimulans bei der Frau

Pulv. Maca andina
Pulv. Cort. Yohimbe
Pulv. Tribuli terr.
Pulv. Rad. Dioscoreae vill.   aa ad 100 g

2 × tgl. 1 TL mit 1 Tasse Damiana-Blätter-Tee (Fol. Turnerae diffusae) einnehmen.

Tinkturmischung bei Gefahr eines Aborts

Viburnum Urtinktur
Tinct. Alchemillae   aa ad 100 ml

3 × tgl. 15 Tr. in etwas Flüssigkeit einnehmen.

Tee, der die Schwangerschaft unterstützt

Hb. Mitchellae
Fol. Rubi fruticosi
Hb. Millefolii
Hb. Alchemillae alp.
Flor. Lamii albi   aa ad 150 g

3 TL/¾ l Wasser aufgießen, 10 Min. ziehen lassen. Im Laufe des Tages trinken. Bei zusätzlicher Neigung zu Verstopfung Schlehen-Blüten (Flor. Pruni spinosae) zufügen.

Tinkturmischung zur Geburtsvorbereitung

Mitchella Urtinktur
Caulophyllum Urtinktur

Ab 6 Wochen vor der zu erwartenden Niederkunft 10 Tr. abends vor dem Schlafengehen.

Potenzfördernde Tinkturmischung für Männer

Lign. Muira puama
Cort. Catuaba
Rad. Panacis ginseng
Fruct. Tribuli terr.
Fol. Damiana   aa ad 150 g

Die Drogen in einem verschließbaren Glas in 40 %-igen Branntwein ansetzen, nach zwei Wochen abseihen und erneut auffüllen. Nach zwei weiteren Wochen erneut abseihen und beide Auszüge zusammenfügen.
1 × tgl. abends 1 Likörgläschen.

Tinkturmischung bei Vergesslichkeit aufgrund von Nieren-Essenz-Mangel

Tinct. Eleuterococci	30 ml
Tinct. Imperatoriae	20 ml
Tinct. Dioscoreae vill.	30 ml
Tinct. Avenae sat.	20 ml
Tinct. Hyperici	20 ml
Tinct. Verbenae	20 ml
Tinct. Rosmarini	10 ml

1 TL mit wenig warmer Flüssigkeit vor den Mahlzeiten einnehmen.

evtl. kombiniert mit

Kompott zur besonderen Ernährung des Nieren-Yin

1 frische saftige Birne
1 TL getrocknete Berberitzen-Früchte
1 gestr. EL Bocksdorn-Früchte
1 EL Sanddorn-Ursaft
1 EL Hagebutten-Mark
1–2 EL Birnendicksaft und evtl. etwas Sahne dazu geben, lauwarm essen.

Tee für die Frau im Klimakterium, der sowohl den Yin- als auch den Yang-Aspekt der Nieren-Essenz nährt

Tubera Puerariae
Fruct. Agni casti
Fruct. Tribuli terr.
Hb. Visci albi
Sem. Urticae   aa ad 150 g

3 TL/¾ l Wasser aufkochen, 10 Min. sanft kochen lassen. Im Laufe des Tages trinken.

Pulvermischung zur Kräftigung des Yang-Aspektes der Nieren-Essenz

Pulv. Sem. Urticae
Pulv. Rad. Panacis ginseng
Pulv. Rad. Dioscoreae vill.
Pulv. Fruct. Juniperi
Pulv. Cort. Cinnamomi   aa ad 100 g

3 × tgl. vor den Mahlzeiten 1 gestr. TL mit einem Glas Quittensaft (Cydonia oblonga) einnehmen.

Akupunktur

Technik: Tonisierend nadeln, evtl. Moxibustion anwenden; nicht bei Yin-Mangel mit Leere-Hitze-Symptomatik.

Ni 3 Yuan-Quellpunkt; wichtiger Punkt zur Stärkung der Essenz, des Nieren-Yin und -Yang.

Ni 6 Schlüsselpunkt des Yin-Fersengefäßes Yinqiao Mai; wichtiger Punkt zur Stärkung des Nieren-Yin; befeuchtet Hals und Augen, beruhigt den Geist bei Ängstlichkeit und Ruhelosigkeit durch Yin-Mangel.

Bl 11 Hui-einflussreicher Punkt der Knochen; Punkt für das Meer des Blutes; nährt die Knochen.

Bl 15 Zustimmungspunkt des Herzens; tonisiert das Herz, beruhigt den Geist Shen, stimuliert das Gehirn.

Bl 23 Zustimmungspunkt der Nieren; hervorragender Punkt zur Tonisierung des Nieren-Yang mit Moxibustion; verstärkte Wirkung bei Kombination mit Bl 52.

Gb 39 Hui-einflussreicher Punkt des Marks; nährt die Nieren-Essenz und das Mark.

LG 14 tonisiert das Yang, v. a. das Herz-Yang, hebt das klare Yang zum Kopf, unterstützt das Gehirn, klärt den Geist.

LG 20 „Hundertfaches Zusammentreffen" aller Yang-Leitbahnen, die das Yang Richtung Kopf bewegen; hebt das klare Yang, klärt den Geist.

6.2 Organdisharmonien

> **Cave**
> Keine Moxibustion anwenden, wenn Hitze-Symptome vorliegen.

Diätetik

Zu vermeiden
- bei Nieren-Yin-Essenz-Mangel:
  - erhitzende, erwärmende und austrocknende Nahrungsmittel und Getränke, die das Yin schädigen:
    - Chili, Curry, Ingwer, Cayennepfeffer, Pfeffer, Knoblauch, Paprika, Kräuter der Provence, Rosmarin, Thymian, Wacholderbeeren, Kurkuma, Kardamom, Piment, Koriander, Zimt, Nelke, Anis, Muskat, Fenchelsamen, Senfsaat
    - Lauch, Frühlingszwiebel, Zwiebel (roh), Meerrettich, Fenchel, Süßkartoffel, Peperoni, Kürbis
    - Fleisch von Lamm, Schaf, Ziege und Wild
    - Milchprodukte von Schaf und Ziege
    - Hafer
    - Kaffee, Getreidekaffee, Gewürztee, Ingwertee, Kakao
    - koffeinhaltige Getränke
    - Alkohol
  - sehr salzhaltige Nahrungsmittel wie Schinken, Salami, Wurst, gepökeltes Fleisch, Fisch, Geräuchertes
  - Nahrungsmittel mit künstlichen Farb-, Aroma-, Süß- und Konservierungsstoffen
- bei Nieren-Yang-Essenz-Mangel:
  - kühlende und kalte Nahrungsmittel und Getränke:
    - eisgekühlte bzw. kalte Speisen und Getränke
    - Rohkost (Gurke, Tomate, Salat)
    - Südfrüchte
    - Milch- und Sauermilchprodukte
    - Sojamilchprodukte
    - Frischkornbrei, -müsli
    - Sprossen und Keimlinge
    - Algen
    - Pfefferminztee, Mineralwasser, grüner Tee
  - industriezuckerhaltige Nahrungsmittel und Getränke
- unregelmäßige Mahlzeiten, einseitige Diäten, längeres Fasten
- Nahrungsmittel mit künstlichen Farb-, Aroma-, Süß- und Konservierungsstoffen
- Speisen, die in der Mikrowelle zubereitet bzw. erwärmt wurden

Zu empfehlen
- bei Nieren-Yin-Essenz-Mangel:
  - kühlende und befeuchtende Nahrungsmittel, die das Yin nähren:
    - Gerste, Weizen, Wildreis, Hirse, Quinoa, Amarant
    - Ente (gedünstet)
    - Karpfen, Thunfisch, Tintenfisch
    - Hülsenfrüchte, besonders Sojabohnen
    - Tomate und Gurke gedünstet, Chinakohl, Sellerie, Wirsing, Spinat, Aubergine, Zucchini, Karotte, Kartoffel
    - frische Kräuter wie z. B. Vogelmiere, Portulak
    - Sprossen, Keimlinge
    - Algen
    - Milch- und Sauermilchprodukte in geringen Mengen
    - Sojamilchprodukte in geringen Mengen
    - Sesam (weiß und schwarz), Sonnenblumenkerne
    - Quitte, Birne, Apfel als Kompott, Melone, Pflaume, Erdbeeren, Kiwi, Mandarine
    - Quittensaft, Sanddornsaft, Mineralwasser, grüner Tee, Obstsäfte
  - sanfte Kochmethoden verwenden (Dünsten, Blanchieren), mit reichlich Flüssigkeit kochen
- bei Nieren-Yang-Essenz-Mangel:
  - wärmende, neutrale Nahrungsmittel und Getränke von süßem und scharfem Geschmack sowie Nahrungsmittel mit zusammenziehendem Geschmack, um die Essenz zu festigen:
    - Hülsenfrüchte mit wärmenden, die Verdauung fördernden Gewürzen
    - Haferflocken, Hirse, Dinkel, Mais, Reis (fettfrei angeröstet)
    - Fleisch von Rind, Huhn, Wild, Lamm, Schaf, Ziege
    - Milchprodukte von Schaf und Ziege

- Barsch, Forelle, Austern, Hummer, Shrimps, Kaviar
- in kleinsten Mengen heiße Gewürze wie Chili, Cayennpfeffer, Curry, Ingwer, Knoblauch (sie schwächen zu sehr das Nieren-Yin)
- Wacholderbeeren, Anis, Zimt, Vanille, Kümmel, Pfeffer, Nelke, Muskat, Basilikum, Oregano, Rosmarin (getr.), Thymian (getr.)
- frische Kräuter wie Schnittlauch, Thymian, Petersilie
- Eigelb
- Esskastanie, Brokkoli, Fenchel, Karotte, Kartoffel, Süßkartoffel, Kürbis, alle Kohlarten, Pastinake, Lauch, Zwiebel, Frühlingszwiebel, Knoblauch
- schwarzer Sesam, Walnüsse, Sonnenblumenkerne, Brennnesselsamen, Kürbiskerne
- Gelée royale
- Sesamöl, Walnussöl, Rapsöl, Kürbiskernöl
- lange gekochte Suppen
- 3 warme Mahlzeiten tgl. aus biologisch erzeugten Zutaten

Nieren-Yang-Mangel mit Überfließen des Wassers
Shen Xu Shui Fan

Inneres Leere-Fülle-Kälte-Syndrom mit Yang-Mangel, der auch Milz-Pankreas, Lunge und Herz beeinträchtigt

Symptomatik
- Allgemeinsymptome: spärlicher, klarer Urin, Ödeme, vor allem der Beine und Knöchel, Schwäche- und Kältegefühl in den Knien und im LWS-Bereich, Lustlosigkeit, Antriebsmangel, hellweißer Teint
- zusätzliche Symptome von Milz-Pankreas-Yang-Mangel: Völle und Distension des Abdomens, Meteorismus, weiche Stühle oder Diarrhöe, Müdigkeit, Kraftlosigkeit, Schwäche der Extremitäten, allgemeines Kältegefühl
- zusätzliche Symptome, wenn Wasser zur Lunge überfließt: Belastungsdyspnoe, Husten, Asthma bronchiale, wässriges, evtl. schaumiges Sputum
- zusätzliche Symptome, wenn Wasser zum Herzen überfließt: Palpitationen, Dyspnoe, Energielosigkeit, kalte Hände
- Zunge: blass, geschwollen, feucht, weißer Belag
- Puls: tief, schwach, langsam

Westliche Krankheitsbilder
Ödeme, Dyspnoe, Herzinsuffizienz, Palpitationen, wässrige Stühle, Diarrhöe, Asthma bronchiale, Asthma cardiale, Husten, Verdauungsschwäche, Energielosigkeit, Antriebsmangel, allgemeines Kältegefühl

Ätiologie
Bei diesem Muster liegt ein chronischer Yang-Mangel-Zustand von vier Zang-Organen vor. Über längere Zeit angesammelte Flüssigkeit überfordert die Niere in ihrer Aufgabe, die Flüssigkeiten umzuwandeln, sodass das Nieren-Yang geschwächt wird.

Zusätzlich wird das Yang von Milz-Pankreas durch den übermäßigen Verzehr von kalter, roher Nahrung, von Zucker und Milchprodukten sowie durch zu viel geistige Arbeit und Stress geschwächt.

Ein hinzu kommender Lungen-Qi-Mangel kann ererbt sein, aber auch durch Rauchen, Dauerexposition von Staub, Abgasen, chemischen Substanzen sowie z. B. durch eine ausgeheilte Invasion äußerer Kälte oder lang bestehende psychische Probleme und Traurigkeit entstehen.

Ein begleitender Herz-Yang-Mangel ist oft Folge einer schwachen Konstitution. Auslöser sind nicht selten den Geist Shen schwächende, chronische psychische Probleme.

Das Nieren-Yang ist die Quelle aller Yang-Energien des Körpers. Oft zieht ein Nieren-Qi-Mangel einen Herz-Qi-Mangel nach sich, in dessen Folge es zu einem mangelnden Herz-Yang mit einer Lungen-Qi-Schwäche kommt.

Therapeutischer Ansatz
Nässe ausleiten und das Nieren-Yang wärmen; das Yang von Milz-Pankreas tonisieren; das Herz-Yang bzw. Lungen-Qi stärken, wenn Wasser zur Lunge oder zum Herz überfließt.

▶ **Tab. 6.14** Phytoarzneien (scharf, warm, heiß), die Nässe auflösen und das Yang wärmen.

Name (lat.)	Name (dt.)	Geschmack	Temperatur
Levisticum officinale	Liebstöckel	süß, scharf, leicht bitter	thermisch warm
Barosma betulina	Buccostrauch (Blätter)	scharf	thermisch warm
Petroselinum crispum	Petersilie (Blätter, Wurzel)	süß, etwas scharf	thermisch warm
Glechoma hederacea	Gundelrebe	bitter, etwas scharf	thermisch neutral bis leicht warm
Daucus carota	Karotte (Wurzel, Samen)	süß, scharf	thermisch warm
Juniperus communis	Wacholder	süß, scharf, etwas bitter	thermisch warm
Fraxinus excelsior	Esche (Rinde)	bitter, etwas süß	thermisch warm
Crocus sativus	Safran (Griffel)	bitter, scharf, süß	thermisch neutral bis leicht warm
Cinnamomum zeylanicum	Zimt (Rinde)	scharf, süß	thermisch heiß
Rosmarinus officinalis	Rosmarin	bitter, scharf	thermisch warm
Eleutherococcus senticosus	Taigawurzel	scharf, süß, bitter	thermisch warm

▶ **Tab. 6.15** Weitere Phytoarzneien (scharf, warm), die unterstützend das Nieren-Yang tonisieren und wärmen.

Name (lat.)	Name (dt.)	Geschmack	Temperatur
Muira puama	Potenzholz (Wurzel)	scharf	thermisch warm
Serenoa repens	Sägepalme (Früchte)	scharf, süß	thermisch warm
Syzygium aromaticum	Gewürznelke (Blüten)	scharf	thermisch warm
Satureja hortensis	Bohnenkraut (Kraut)	scharf, leicht bitter	thermisch warm
Trigonella foenum-graecum	Bockshornkleesamen (Samen)	leicht scharf, süß	thermisch warm
Pinus sylvestris	Kiefer	scharf, bitter	thermisch warm

▶ S. 191 Nieren-Yang-Mangel sowie ▶ S. 200 Nieren-Essenz-Mangel

▶ **Tab. 6.16** Phytoarzneien (süß, warm), die das Qi von Milz-Pankreas tonisieren.

Name (lat.)	Name (dt.)	Geschmack	Temperatur
Pimpinella anisum	Anis	süß, etwas scharf	thermisch warm
Petroselinum crispum	Petersilie (Wurzel)	süß	thermisch warm
Glycyrrhiza glabra	Süßholz	süß	thermisch neutral
Hordeum vulgare	Gerste (gekeimte Körner)	süß	thermisch neutral
Solanum tuberosum	Kartoffel (Knolle)	leicht süß	thermisch neutral
Panax ginseng	Ginseng	süß, leicht bitter	thermisch neutral bis leicht warm

6 Element Wasser

▶ **Tab. 6.16** (Fortsetzung).

Name (lat.)	Name (dt.)	Geschmack	Temperatur
Melilotus officinalis	Steinklee	leicht süß	thermisch neutral bis leicht warm
Calendula officinalis	Ringelblume	süß, salzig, leicht bitter	thermisch neutral

▶ S. 96 Qi-Mangel von Milz-Pankreas

▶ **Tab. 6.17** Phytoarzneien, die Herz-Qi bzw. -Yang stärken.

Name (lat.)	Name (dt.)	Geschmack	Temperatur
Scilla maritima	Meerzwiebel	bitter, scharf	thermisch warm
Digitalis purpurea	Purpurroter Fingerhut	bitter	thermisch warm
Leonurus cardiaca	Herzgespann	sehr bitter	thermisch warm
Selenicereus grandiflorus	Königin der Nacht	bitter	warm
Adonis vernalis	Adonisröschen	bitter, scharf	thermisch neutral bis leicht warm
Convallaria majalis	Maiglöckchen	bitter, scharf	thermisch warm
Rosmarinus officinalis	Rosmarin	bitter	thermisch warm
Valeriana officinalis	Baldrian	bitter	thermisch warm
Viola tricolor	Feldstiefmütterchen	bitter, etwas scharf	thermisch leicht warm
Crataegus oxyacantha	Weißdorn	süßsauer, etwas bitter	thermisch kühl (Blüten), warm (Beeren)
Helleborus niger	Nieswurz	bitter	thermisch warm

▶ S. 57 Herz-Qi-Mangel sowie ▶ S. 60 Herz-Yang-Mangel

▶ **Tab. 6.18** Phytoarzneien (scharf), die das Lungen-Qi stärken.

Name (lat.)	Name (dt.)	Geschmack	Temperatur
Inula helenium	Alant	aromatisch scharf, süß, etwas bitter	thermisch warm
Pimpinella alba	Bibernelle	scharf	thermisch warm
Origanum majorana	Majoran	aromatisch scharf, leicht bitter	thermisch warm
Primula veris	Schlüsselblume (Wurzel)	scharf, bitter	thermisch warm
Salvia officinalis	Salbei	bitter, leicht aromatisch scharf, adstringierend	thermisch leicht warm
Hedera helix	Efeu	bitter, leicht scharf	thermisch kühl (warm)

▶ S. 141 Lungen-Qi-Mangel

Rezepte

Tinkturmischung, wenn der Herz-Yang-Mangel überwiegt
Tinct. Scillae
Tinct. Adonidis
Tinct. Crataegi
Tinct. Rosmarini
Tinct. Levistici   aa ad 100 ml
3 × 30 Tr. in etwas warmem Wasser einnehmen.

Tee bei vorherrschender Dyspnoe
Rad. Asparagi   50 g
Rad. Ebuli   50 g
Flor. Crataegi   100 g
1 EL/¼ l Wasser, Aufguss, 15 Min. ziehen lassen, ½–¾ l tgl. Schluckweise

kombiniert mit

Tinct. Convallariae   100 ml
3 × tgl. 20–30 Tr.

Akupunktur

Technik: Punkte tonisierend nadeln, die das Yang der Organe stärken (Ni 7, Bl 23, LG 4, Bl 20, Ma 28, Ma 36, KG 9, Bl 15, Bl 13, LG 12, LG 14, Lu 7), evtl. Moxibustion, bei Bl 15 und LG 14 direkte Moxibustion anwenden. Diejenigen Punkte, die die Umwandlung der Flüssigkeiten fördern, sedierend nadeln (nach dem Entfernen der Nadeln nicht schließen, damit evtl. etwas Gewebewasser austreten kann).

Ni 7 tonisiert das Nieren-Yang.

Bl 22 Zustimmungspunkt des 3-Erwärmers; unterstützt die Umwandlung und den Transport von Flüssigkeiten im Unteren Erwärmer.

Bl 23 Zustimmungspunkt der Niere; tonisiert das Nieren-Yang.

LG 4 „Tor der Vitalität – Mingmen"; Hauptpunkt zur Stärkung des Nieren-Yang; wärmt das Feuer des Tores der Vitalität, nährt die Essenz.

KG 9 „Wassertrennung"; wichtiger Punkt bei Nässe-Ansammlungen, Ödemen, Aszites; unterstützt Umwandlung, Transport und Ausscheidung der Körperflüssigkeiten.

MP 6 und MP 9 beseitigen Nässe aus dem Unteren Erwärmer.

Lu 7 Luo-Passagepunkt; unterstützt das Öffnen der Wasserwege und löst Ödeme auf.

Ma 28 unterstützt die Umwandlung der Flüssigkeiten im Unteren Erwärmer.

Extra-Punkt Jinggong „Palast der Essenz"; stärkt die Niere.
- zur Tonisierung des Yang von Milz-Pankreas: Bl 20, Ma 28, Ma 36, KG 9
- wenn Wasser zum Herzen überfließt: Bl 15, LG 14
- wenn Wasser zur Lunge überfließt: Lu 7, LG 12, Bl 13

Diätetik

Zu vermeiden
- kühlende, kalte Nahrungsmittel, die das Nieren-Yang schwächen:
    - eisgekühlte bzw. kalte Speisen und Getränke
    - Rohkost (Gurke, Tomate, Salat)
    - Südfrüchte (Banane, Mango, Kiwi)
    - Algen
    - Sprossen und Keimlinge
    - Frischkornbrei, -müsli
    - energetisch kühlende und kalte Getränke wie Pfefferminztee, Mineralwasser, grüner Tee
- befeuchtende Nahrungsmittel, die das Yin fördern:
    - sehr süße Nahrungsmittel und Getränke, die auch die Mitte schwächen
    - industriezuckerhaltige Nahrungsmittel und Getränke
    - Milch- und Sauermilchprodukte
    - Sojamilchprodukte
    - Weißmehlprodukte
    - Schweinefleisch
    - Fruchtsäfte
    - sehr fettreiche Nahrungsmittel, in Fett Gebackenes

- stark salzhaltige Nahrungsmittel wie Wurst, Schinken, Salami, manche Käsesorten; generell starkes Salzen vermeiden
- unregelmäßige Mahlzeiten, einseitige Diäten, längeres Fasten
- Nahrungsmittel mit künstlichen Farb-, Aroma-, Süß- und Konservierungsstoffen
- Speisen, die in der Mikrowelle zubereitet bzw. erwärmt wurden

Zu empfehlen
- leicht verdauliche, wärmende Nahrungsmittel, die das Yang von Niere und Milz-Pankreas tonisieren:
    - Fleisch von Rind, Huhn, Lamm, Schaf, Ziege, Wild
    - Mais, Hirse, Hafer, Dinkel, Quinoa
    - Lauch, Zwiebel, Frühlingszwiebel, Knoblauch, Meerrettich, Fenchel, Esskastanie, Süßkartoffel, Karotte, Kartoffel, Kürbis, Kohlgemüse
    - Wacholderbeeren, Pfeffer, Ingwer, Muskat, Kümmel, Fenchelsamen, Senfsaat, Koriander, Thymian, Oregano, Lorbeer, Zimt, Anis, Nelke, Vanille
    - frische Kräuter wie Schnittlauch, Thymian, Petersilie
    - Hülsenfrüchte (mit verdauungsfördernden Gewürzen)
    - Barsch, Forelle, Garnelen, Hummer, Muscheln, Shrimps
    - Walnüsse, Sesam (schwarz), Sonnenblumenkerne, Kürbiskerne, Mandeln, Haselnüsse
    - Aprikose, Pflaume, Süßkirsche
    - hochwertige Öle wie Walnussöl, Rapskernöl, Sojaöl
    - lange gekochte Suppen und Eintopfgerichte
    - geringe Mengen Alkohol
    - Ingwertee, Gewürztee

- Feuchtigkeit ausleitende und trocknende Nahrungsmittel und Getränke:
    - Gerstengraupen, Reis
    - Adzukibohnen
    - Kurkuma, Bockshornkleesamen, Wacholderbeeren, Kreuzkümmel
    - Spargel (wirkt kühl und entwässernd)
    - Rosenkohl (wirkt warm und trocknend)
    - mitgekochte, getrocknete Orangenschalen
    - Getreidekaffee, kleine Mengen Rotwein, Birkenblätter-, Brennnessel-, Schafgarbentee

Nieren-Yin-Mangel mit emporloderndem Leere-Feuer
Xin Shen Bu Jiao
Inneres Leere-Fülle-Hitze-Syndrom

Symptomatik
- Allgemeinsymptome: psychische Rastlosigkeit, Ängstlichkeit, Wangenröte, Hitzegefühl oder Fieber am Nachmittag, Nachtschweiß, trockene Kehle (v. a. abends), dunkelgelber, spärlicher Urin, Hämaturie, Hitzesensationen im Thoraxbereich, Obstipation, Schlafstörungen mit vielen Träumen, Schmerz- und Schwächegefühl im LWS-Bereich, nächtlicher Samenerguss, übersteigertes sexuelles Verlangen
- Zunge: rot, belaglos
- Puls: oberflächlich, schnell, leer

Westliche Krankheitsbilder
klimakterische Beschwerden, Hypertonie, Hyperthyreose, Menstruationsstörungen, Sterilität, Schwindel, chronische Halsentzündung, Kopfschmerzen, Tinnitus, Schwerhörigkeit, Palpitationen, Engegefühl in der Herzgegend, Herzinfarkt, HWS- und LWS-Beschwerden, Obstipation, Ängstlichkeit, innere Unruhe, Nervosität

Therapeutischer Ansatz
Das Nieren-Yin nähren, Leere-Hitze klären, den Geist Shen beruhigen, Körperflüssigkeiten nähren.

6.2 Organdisharmonien

▶ Tab. 6.19 Phytoarzneien, die das Nieren-Yin nähren.

Name (lat.)	Name (dt.)	Geschmack	Temperatur
Alchemilla vulgaris	Frauenmantel	leicht bitter	thermisch kühl bis neutral
Cimicifuga racemosa	Traubensilberkerze	bitter, scharf, süßlich	thermisch kühl
Punica granatum	Granatapfel (Öl)	süßlich	thermisch leicht warm
Borago officinalis	Borretsch (Öl)	süßlich, etwas salzig	thermisch kühl
Dioscorea villosa	Yamswurzel	bitter, süß	thermisch neutral bis warm

▶ S. 187 Nieren-Yin-Mangel sowie ▶ S.200 Nieren-Essenz-Mangel

▶ Tab. 6.20 Phytoarzneien (bitter, kalt), die Leere-Hitze klären und den Geist Shen beruhigen.

Name (lat.)	Name (dt.)	Geschmack	Temperatur
Passiflora incarnata	Passionsblume	etwas bitter, neutral	thermisch kühl
Viscum album	Mistel	leicht bitter und süß	thermisch kühl
Citrus aurantium	Bitterorange (Blüte)	bitter, leicht scharf	thermisch leicht kühl
Crataegus oxyacantha	Weißdorn (Blüte)	etwas bitter, leicht süß	thermisch kühl
Humulus lupulus	Hopfen (Dolden)	bitter, scharf, adstringierend	thermisch kühl

▶ S. 187 Nieren-Yin-Mangel

▶ Tab. 6.21 Phytoarzneien, die die Körperflüssigkeiten nähren bzw. bewahren.

Name (lat.)	Name (dt.)	Geschmack	Temperatur
Panax ginseng	Ginseng	süß, leicht bitter	thermisch leicht warm
Polygonatum officinale	Salomonssiegel	süß	thermisch kühl bis neutral
Aloe vera	Aloe (Gel, Pflanzensaft)	fad, leicht salzig	thermisch kalt
Cetraria islandica	Isländisches Moos	fad, schleimig-bitter	süßlich
Rubus fruticosus	Brombeere (unreife Frucht)	sauer, adstringierend	thermisch kühl
Stellaria media	Vogelmiere	süßlich, leicht salzig	thermisch kühl
Asparagus officinalis	Wilder Spargel (Wurzel)	süß, bitter	thermisch kalt
Triticum aestivum	Weizengras (Blätter)	süß, leicht salzig, adstringierend	thermisch neutral
Granum floris pollinis	Pollen	scharf, leicht süß, salzig, sauer, bitter	thermisch neutral
Quercus robur	Eiche (Rinde)	bitter, adstringierend	thermisch kühl

Rezepte

Tinkturmischung bei übersteigertem sexuellem Verlangen bei der Frau

Tinct. Lycopi
Tinct. Agni casti
Tinct. Majoranae
Tinct. Passiflorae
Tinct. Salicis   aa ad 100 ml
3 × tgl 25 Tr. in etwas Wasser

Tinkturmischung bei übersteigertem sexuellem Verlangen beim Mann

Tinct. Agni casti
Tinct. Majoranae
Tinct. Quercus
Tinct. Lupuli
Nuphar luteum Urtinktur   aa ad 100 ml
3 × tgl. 25 Tr. in etwas Wasser

Tinkturmischung bei Hyperthyreose der Frau

Tinct. Lycopi	20 ml
Tinct. Leonuri	20 ml
Tinct. Cimicifugae	30 ml
Tinct. Levistici	20 ml
Tinct. Verbenae	30 ml
Tinct. Crataegi	30 ml

3 × tgl. 1 TL in 1 Tasse Johanniskrauttee (Hb. Hyperici) einnehmen.

Tinkturmischung bei Hyperthyreose beim Mann

Tinct. Lycopi
Tinct. Leonuri
Avena sativa Urtinktur
Tinct. Crataegi
Tribulus Urtinktur   aa ad 150 ml
3 × tgl. 1 TL in 1 Tasse Johanniskrauttee (Hb. Hyperici) einnehmen.

Tee für das weibliche Klimakterium bei innerer Unruhe und Ängstlichkeit, die das Herz bedrängt

Rad. Dioscoreae	30 g
Flor. Trifolii prat.	20 g
Hb. Visci albi	30 g
Flor. Crataegi	30 g
Hb. Scutellariae	30 g
Sem. Urticae	30 g
Rad. Liquiritiae	30 g

3 EL/¾ l Wasser über Nacht einweichen, dann kurz aufwallen lassen. Im Laufe des Tages trinken.

Akupunktur

Technik: Punkte zur Tonisierung des Nieren-Yin tonisierend nadeln, alle übrige Punkte sedieren, keine Moxibustion anwenden.

Ni 2 Anfangspunkt des Yin-Fersengefäßes Yinqiao Mai; wichtigster Punkt zur Beseitigung von Leere-Hitze der Niere; bei Rötung der Wangen, Durst ohne Trinkverlangen, Mund- und Rachentrockenheit, Rastlosigkeit, abendliche Verschlimmerung der Beschwerden.

Ni 3 Yuan-Quellpunkt; wichtiger Punkt zur Stärkung der Essenz, des Nieren-Yin und -Yang.

Ni 6 Schlüsselpunkt des Yin-Fersengefäßes Yinqiao Mai; wichtiger Punkt zur Stärkung des Nieren-Yin; befeuchtet Hals und Augen, beruhigt den Geist bei Ängstlichkeit und Ruhelosigkeit durch Yin-Mangel, kräftigt in Kombination mit Lu 7 das Yin.

Ni 9 kräftigt das Nieren-Yin, beruhigt den Geist bei Druckgefühl im Thorax und Palpitationen.

Ni 10 „Yin-Tal"; kräftigt das Nieren-Yin.

He 5 Luo-Passagepunkt; wichtiger Punkt zur Kräftigung des Herz-Qi; leitet in Kombination mit Lu 7 Hitze vom Kopf abwärts und beruhigt den Geist Shen.

Lu 10 beseitigt Hitze der Lunge, leitet Hitze vom Kopf abwärts.

6.2 Organdisharmonien

MP 6 „Treffen der drei Yin"; Jiaohui-Kreuzungspunkt der drei Yin-Leitbahnen des Beins; stärkt das Nieren-Yin, beruhigt den Geist Shen.

KG 4 „Tor des Ursprungs-Qi"; Alarmpunkt des Dünndarms; tonisiert die Niere, nährt Blut und Yin.

Diätetik

Zu vermeiden
- bittere und scharfe Nahrungsmittel und Getränke mit warmem bzw. heißem Temperaturverhalten, die das Yin schädigen:
  - Chili, Curry, Ingwer, Cayennepfeffer, Pfeffer, Knoblauch, Paprika, Kräuter der Provence, Rosmarin, Thymian, Wacholderbeeren, Kurkuma, Kardamom, Piment, Koriander, Zimt, Nelke, Anis, Muskat, Fenchelsamen, Senfsaat, Tabasco
  - Lauch, Frühlingszwiebel, Zwiebel (roh), Meerrettich, Peperoni, Fenchel, Kürbis, Rosenkohl
  - Fleisch von Lamm, Schaf, Ziege, Wild und Huhn
  - Milchprodukte von Schaf und Ziege
  - Hafer
  - Kaffee, Getreidekaffee, Gewürztee, Ingwertee, Kakao
  - koffeinhaltige Getränke
  - Alkohol
- sehr salzhaltige Nahrungsmittel wie Schinken, Salami, Wurst, gepökeltes Fleisch, Fisch, Geräuchertes
- Nahrungsmittel mit künstlichen Farb-, Aroma-, Süß- und Konservierungsstoffen

Zu empfehlen
- kühlende, befeuchtende Nahrungsmittel, die das Nieren-Yin nähren:
  - Gerste, Weizen, Amarant, Hirse, Quinoa
  - Ente (gedünstet)
  - Tomate und Gurke gedünstet, Spinat, Wirsing, Sellerie, Chinakohl, Champignons, Zucchini, Aubergine, Karotte
  - Sprossen und Keimlinge
  - frische Kräuter wie z. B. Portulak, Vogelmiere
  - Algen
  - Milch- und Sauermilchprodukte in geringen Mengen
  - Sojamilchprodukte in geringen Mengen
  - Birne und Apfel als Kompott, Wassermelone, kleine Mengen Südfrüchte
  - Mineral- und Quellwasser, Obstsäfte, grüner Tee
- sanfte Kochmethoden verwenden (Dünsten, Blanchieren), mit reichlich Flüssigkeit kochen
- nach dem Kochen kühlende, befeuchtende Zutaten hinzufügen, z. B. fein geschnittene Früchte (Birne, Kiwi, Apfel, Banane), Sprossen, kleine Mengen Honig oder Agavendicksaft

6.2.2 Kombinierte Muster

Leber- und Nieren-Yin-Mangel
Gan Shen Yin Xu

Inneres Leere-Hitze-Syndrom

Symptomatik
- Allgemeinsymptome: blassgelber Teint, gerötete Wangen, trockene Kehle, trockene Augen, unscharfes Sehen, Nachtschweiß, durch Träume gestörter Schlaf, Schlafstörungen, dumpfer Scheitel- oder Hinterkopfschmerz, Schwindelgefühle, Taubheitsgefühle in den Extremitäten, Kreuzschmerzen, Tinnitus, Hitzegefühle an Handflächen und Fußsohlen, trockene Stühle, Verstopfung, Hypo- oder Amenorrhöe, verspätete Menstruation, Infertilität der Frau, nächtlicher Samenverlust, Reizbarkeit, Neigung zu Wutausbrüchen
- Zunge: rot, rissig, ohne Belag
- Puls: schnell, leer und oberflächlich (bei Leber-Yin-Mangel), rau (bei Blut-Mangel)

Westliche Krankheitsbilder
Menstruationsprobleme, Immunschwäche, klimakterische Beschwerden, Leberzirrhose (eher Leber-Yin-Mangel), Hypertonie, Hyperthyreose, Tachykardie, Hexenschuss, chronische Ohrenkrankheiten (Gehörverlust, Tinnitus), Diabetes, chronische urogenitale Infektionen, Schlafstörungen, Trockenheit der Augen

Ätiologie
Emotionale Probleme wie Depression, Zorn, Frustration schwächen die Yin-Wurzel von Niere und Leber.

6 Element Wasser

- Ursachen eines Nieren-Yin-Mangels:
  - Überarbeitung über Jahre hinweg
  - Erschöpfung der Körperflüssigkeiten
  - chronischer Blutverlust, der zu Leber-Blut-Mangel und dadurch zu einer Schwäche des Nieren-Yin führt
  - übermäßige sexuelle Aktivität, v. a. während der Jugend
  - chronische Erkrankungen von Herz, Leber oder Lunge
- Ursachen eines Leber-Yin-Mangels:
  - starke Blutungen (z. B. bei der Geburt)
- toxische Belastungen
- chronische Hitze-Erkrankungen der Leber
- protein- und nährstoffarme Nahrung, die Milz-Pankreas so schwächt, dass sie nicht ausreichend Blut produziert und die Leber nicht genügend Blut speichern kann
- Nieren-Essenz- oder Nieren-Qi-Mangel, der einen Blut-Mangel nach sich zieht

Therapeutischer Ansatz

Das Yin von Leber und Niere nähren, Leber-Blut-Mangel beseitigen, das Leber-Qi bewegen.

▶ Tab. 6.22 Phytoarzneien (sauer, bitter, süß, adstringierend), die das Leber-Yin nähren.

Name (lat.)	Name (dt.)	Geschmack	Temperatur
Cichorium intybus	Wegwarte	bitter, leicht süß und salzig	thermisch kühl
Cynara scolymus	Artischocke	bitter, leicht süß, etwas salzig	thermisch kühl
Pneumus boldo	Boldo	aromatisch, leicht bitter	thermisch kühl
Plantago lanceolata	Spitzwegerich	leicht bitter, salzig	thermisch kühl
Urtica urens	Große Brennnessel	leicht bitter und süß, leicht salzig, adstringierend	thermisch kühl
Stachys officinalis	Heilziest	süß, leicht bitter	thermisch kühl
Arctium lappa	Große Klette	leicht bitter und süß	thermisch kühl
Taraxacum officinale	Löwenzahn	bitter, süß	thermisch kalt
Passiflora incarnata	Passionsblume	etwas bitter, neutral	thermisch kühl
Carlina acaulis	Stängellose Eberwurz	leicht süß, scharf	thermisch warm
Carduus marianus	Mariendistel	leicht bitter	thermisch warm

▶ Tab. 6.23 Phytoarzneien, die das Nieren-Yin nähren.

Name (lat.)	Name (dt.)	Geschmack	Temperatur
Alchemilla vulgaris	Frauenmantel	leicht bitter	thermisch kühl bis neutral
Cimicifuga racemosa	Traubensilberkerze	bitter, scharf, süßlich	thermisch kühl
Punica granatum	Granatapfel (Öl)	leicht süß	thermisch leicht warm
Borago officinalis	Borretsch (Öl)	leicht süß, etwas salzig	thermisch kühl
Dioscorea villosa	Yamswurzel	bitter, süß	thermisch neutral bis warm

▶ S. 187 Nieren-Yin-Mangel sowie ▶ S. 200 Nieren-Essenz-Mangel

6.2 Organdisharmonien

▶ **Tab. 6.24** Phytoarzneien, die das Leber-Blut nähren.

Name (lat.)	Name (dt.)	Geschmack	Temperatur
Punica granatum	Granatapfel (Saft)	süß, sauer, leicht bitter	thermisch kühl
Sambucus nigra	Holunder (Früchte)	leicht süß, sauer	thermisch kühl
Hippophae rhamnoides	Sanddorn (Früchte)	sauer	thermisch kühl
Nasturtium officinale	Brunnenkresse	leicht bitter, süßlich, salzig	thermisch warm
Paeonia officinalis	Weiße Pfingstrose	bitter, sauer	thermisch kühl

▶ S. 24 Leber-Blut-Mangel

▶ **Tab. 6.25** Phytoarzneien (scharf), die das Leber-Qi bewegen.

Name (lat.)	Name (dt.)	Geschmack	Temperatur
Glechoma hederacea	Gundelrebe	bitter, etwas scharf	thermisch leicht warm
Bupleurum falcatum	Hasenohr	bitter, scharf	thermisch kühl bis neutral
Matricaria chamomilla	Kamille	bitter, leicht scharf und süß	thermisch leicht warm
Carum carvi	Kümmel	scharf, leicht süß	thermisch warm
Hepatica nobilis	Leberblümchen	scharf	thermisch kühl

▶ S. 8 Leber-Qi-Stagnation

Rezepte

Tinkturmischung bei klimakterischen Beschwerden (Hitzewallungen, Schwächegefühl, Schweißausbrüche, Nervosität, Stimmungsschwankungen, Reizbarkeit, Depression)

Tinct. Cimicifugae	30 ml
Tinct. Agni casti	20 ml
Tinct. Lycopi	20 ml
Tinct. Verbenae	30 ml
Tinct. Visci albi	20 ml

3× tgl. 20–30 Tr. in etwas lauwarmem Wasser einnehmen.

kombiniert mit

Tee

Rad. Paeoniae alb.	
Hb. Hyperici	
Hb. Passiflorae	
Flor. Rosae cent.	
Rad. Liquiritiae	aa ad 150 g

1 gestr. EL/¼ l Wasser über Nacht einweichen, dann kurz aufkochen lassen. Tgl. ½ l trinken.

Tee bei Leberzirrhose durch chronische Intoxikation

Fol. Boldo	20 g
Hb. Centaurii	20 g
Rad. Cichorii	30 g
Rad. Bardanae	30 g
Hb. Plantaginis lanc.	30 g

1 TL/1 Tasse Wasser über Nacht einweichen, dann bedeckt kurz aufwallen lassen. 3× tgl. ¼ l trinken.

6 Element Wasser

kombiniert mit

Pulvermischung
Fruct. Cardui Mariae	⅔ Pulvis subtilis
Curcuma	⅓

3 × tgl. 2 Msp. einnehmen.

Leberwickel mit Steinkleekissen
½ Pfund getrocknetes Kraut in ein feuchtes Tuch geben. Mit Wärmflasche und Wolldecke auf den Leberbereich legen.

Tinkturmischung zur Behandlung von Leber- und Nieren-Yin-Schwäche beim chronischen Glaukom
Tinct. Cardui mar. Rademacheri	50 ml
Tinct. Euphrasiae	30 ml
Hb. Centaurii	30 ml
Fluid. Bursae pastoris	30 ml
Tinct. Stellariae med.	20 ml

3 × tgl. 30 Tr. in etwas Wasser einnehmen.

Tinkturmischung bei Lichtempfindlichkeit der Augen infolge Leber- und Nieren-Yin-Mangel
Tinct. Cichorii	
Tinct. Valerianae	
Tinct. Stachys	
Tinct. Stellariae med.	
Tinct. Violae odor.	
Tinct. Euphrasiae	aa 20 ml
Tinct. Cardui mar. Rademacheri	ad 150 ml

3 × tgl. 1 TL in etwas lauwarmer Flüssigkeit einnehmen.

Öl zur Einreibung bei Kreuzschmerzen durch Nieren-Yin-Mangel
Ol. Rosmarini	
Ol. Eucalypti	
Ol. Olibani	
Ol. Caryophylli	
Ol. Camphoratum	aa ad 25 ml
Ol. Hyperici	ad 100 ml

Mehrmals tgl. sanft einmassieren.

Aufguss zur Förderung der Schlafbereitschaft
Hb. Scutellariae	
Flor. Rosae	
Flor. Aurantii	
Flor. Tiliae	
Flor. Spartii scoparii	
Fol. Boldo	aa ad 20 g
Rad. Liquiritiae	30 g

1 EL/¼ l Wasser aufgießen, 10 Min. ziehen lassen. 1–2 Tassen vor dem Schlafengehen trinken.

Akupunktur
Technik: Tonisierend nadeln, für einzelne Punkte Moxibustion möglich; LG 20 sedierend nadeln bei der Behandlung von innerem Wind; Le 3 neutral nadeln zur Beseitigung von Leber-Wind.

Ni 3 nährt das Nieren-Yin und -Yang, unterstützt die Essenz bei chronischen Kreuzschmerzen.

Ni 6 nährt das Nieren-Yin, nährt die Körperflüssigkeiten bei Trockenheit des Rachens und der Augenschleimhäute, bei chronischen Augenerkrankungen, bei Ruhelosigkeit und Angstzuständen als Folge eines Yin-Mangels, bei Schlafstörungen, kühlt das Blut bei Hauterkrankungen durch Blut-Hitze.

Ni 9 nährt das Nieren-Yin bei Panikzuständen und geistiger Rastlosigkeit durch Nieren-Yin-Schwäche.

Le 3 beseitigt Leber-Wind (neutral nadeln).

Le 8 tonisiert das Leber-Yin.

MP 6 „Treffen der drei Yin"; Jiaohui-Kreuzungspunkt der drei Yin-Leitbahnen des Beins; stärkt das Nieren-Yin.

KG 4 nährt Blut und Yin, beruhigt den Geist bei Ängstlichkeit und Erregbarkeit durch Yin-Mangel und bei Amenorrhöe und Hypomenorrhöe.

Bl 10 stärkt die durch einen Nieren-Yin-Mangel geschwächte Sehkraft.

Bl 17 nährt kombiniert mit Bl 19 oder Bl 18 und Bl 20 Qi und Blut bei direkter Moxibustion, beseitigt Blutstasen in allen Organen (sedierend oder neutral nadeln).

Bl 18 nährt das Leber-Yin.

Bl 23 Bei Blut-Mangel (kombiniert mit Bl 20); nährt das Nieren-Yin und -Yang, nährt Knochen und Mark bei allen Ohrenproblemen infolge Nierenschwäche, bei chronischen Kreuzschmerzen; Hauptpunkt beim trockenen Auge und mangelnder Sehkraft durch Nieren-Yin-Mangel.

LG 20 beseitigt inneren Wind bei Schwindelgefühlen durch Yin-Mangel (sedierend nadeln).

Diätetik

Zu vermeiden
- bittere und scharfe Nahrungsmittel mit heißem und warmem Temperaturverhalten, die die Yin-Wurzel schwächen:
  - scharf Angebratenes, Gegrilltes, Frittiertes, Geröstetes, Flambiertes, Geräuchertes
  - Wild, Fleisch von Lamm, Schaf und Ziege
  - Curry, Chili, Knoblauch, getrockneter Ingwer, Pfeffer, Peperoni, Muskat, Nelke, Thymian, Rosmarin, Basilikum, Oregano, Senfsaat, Paprika, Zimt, Kräuter der Provence, Wacholderbeeren, Fenchelsamen, Tabasco
  - Lauch, Zwiebel, Frühlingszwiebel, Meerrettich, Fenchel, Schnittlauch
  - Kaffee, Getreidekaffee, Gewürztee, Kakao
  - Alkohol
  - Hafer
- sehr salzige Speisen, die die Nieren schwächen

Zu empfehlen
- kühlende, neutrale und befeuchtende Nahrungsmittel, die das Leber-Yang dämpfen und das Leber- und Nieren-Yin fördern:
  - Weizen, Gerste, Reis, Buchweizen, Amarant
  - grüne Blattsalate, bittere Salate wie Chicorée, Löwenzahn, Rucola, Radicchio, Rettich, Radieschen, Kresse, Tomate, Gurke (gedünstet), Artischocke
  - Karotte, Sellerie, Brokkoli, Stangensellerie, Spinat, Mangold, Kartoffel, Kohlrabi
  - frische Kräuter wie z. B. Vogelmiere, Portulak
  - Sprossen und Keimlinge
  - Algen, Meeresfrüchte, Krabben, Austern, Tintenfisch
  - Ente, Kaninchen (gedünstet)
  - Sauermilchprodukte in Maßen
  - Südfrüchte in kleinen Mengen (z. B. Wassermelone, Banane, Kiwi)
  - Sauerkirschen, Erdbeeren, Johannisbeeren, Heidelbeeren, Preiselbeeren und Holunderbeeren, Birne, Apfel
  - Pfefferminztee, Melissentee, grüner Tee, Mineralwasser in Maßen, Sanddornsaft in Süßholztee, rote Säfte
- Nahrungsmittel, die die Blutbildung unterstützen:
  - Rote Bete, junge Erbsen, Brennnesselblätter
  - rote Beeren
  - Vogelmiere in Hühnerbrühe
  - grüne Gemüsesorten wie Mangold, Spinat, Brokkoli
  - rote Säfte, Brennnessel-, Johanniskrauttee
- Kochmethoden, die das Yin anregen:
  - dünsten, dämpfen, kurz kochen, saftig kochen
  - zum Ende des Kochvorganges den Speisen etwas Fruchtsaft zufügen (nicht mitkochen)
  - nach dem Kochvorgang kühlende, befeuchtende Zutaten zufügen, z. B. fein geschnittene Früchte (Ananas, Apfel, Banane, Birne, Kiwi), Sprossen, kleine Mengen Honig oder Agavendicksaft

Weitere Empfehlungen
- Stress abbauen, für ausreichend Schlaf sorgen.
- Abendliche Computerarbeit oder langes Fernsehen vermeiden.
- Rauchen strikt vermeiden, da es das Blut trocknet und das Yin schwächt.

Nieren- und Lungen-Yin-Mangel
Shen Fei Yin Xu

Inneres Leere-Hitze-Syndrom

Symptomatik
- Allgemeinsymptome: Nachtschweiß, chronischer trockener Husten, Trockenheit von Mund und Kehle, dünner Körper, Schwäche der

Extremitäten, Belastungsdyspnoe, Lumbalgie, Hitzegefühl oder Fieber nachmittags oder abends, Hitze der fünf Flächen, nächtlicher Samenerguss
- Puls: rot, belaglos, zwei Längsrisse im Lungenbereich
- Zunge: leer, oberflächlich

Westliche Krankheitsbilder

allgemeine Trockenheit der Schleimhäute, trockener Husten, Belastungsdyspnoe, allgemeine Immunschwäche, tuberkuline Belastung, chronisch atrophische Rhinitis, Sinusitis, Bronchitis, nervöse Unruhe

Ätiologie

- alle Ursachen eines Nieren-Yin-Mangels
- Ursachen eines Lungen-Yin-Mangels sind ein lang bestehender Lungen-Qi-Mangel oder die Folge einer Lungen-Trockenheit.

Therapeutischer Ansatz

Lungen- und Nieren-Yin nähren, Körperflüssigkeiten nähren.

▶ Tab. 6.26 Phytoarzneien (süß, kalt), die das Lungen-Yin nähren.

Name (lat.)	Name (dt.)	Geschmack	Temperatur
Agropyron repens	Gemeine Quecke	süßlich, leicht fad	thermisch kühl
Pulmonaria officinalis	Lungenkraut (Herba)	süß	thermisch kühl
Malva sylvestris	Wilde Malve (Käsepappel; Blüten)	süß	thermisch kühl
Galeopsis segetum	Ockergelber Hohlzahn (Kraut)	süß, bitter	thermisch kühl
Equisetum arvense	Ackerschachtelhalm	fad, leicht bitter und salzig, adstringierend	thermisch kühl
Borago officinalis	Borretsch	süß, leicht salzig	thermisch kühl
Cetraria islandica	Isländisches Moos	fad, schleimig-bitter, süßlich	thermisch leicht kühl
Stellaria media	Vogelmiere	leicht süß, salzig	thermisch kühl
Viola odorata	Wohlriechendes Veilchen	süß, etwas bitter	thermisch leicht kühl
Verbascum thapsiforme	Königskerze (Blüten)	bitter, süß	thermisch kühl
Althaea officinalis	Eibisch	schleimig, süß, leicht bitter	thermisch kühl

▶ Tab. 6.27 Phytoarzneien, die das Nieren-Yin nähren.

Name (lat.)	Name (dt.)	Geschmack	Temperatur
Salix alba	Weide	bitter, adstringierend	thermisch kühl
Equisetum arvense	Ackerschachtelhalm	fad, etwas salzig und bitter, adstringierend	thermisch kühl
Scutellaria laterifolia	Virginisches Helmkraut	bitter, süßlich, adstringierend	
Crataegus oxyacantha	Weißdorn	leicht süß, etwas bitter	thermisch kühl
Stellaria media	Vogelmiere	leicht süß, salzig	thermisch kühl

▶ S. 187 Nieren-Yin-Mangel und ▶ S. 200 Nieren-Essenz-Mangel

▶ Tab. 6.28 Phytoarzneien (süß, sauer, adstringierend), die die Körperflüssigkeiten nähren bzw. schützen.

Name (lat.)	Name (dt.)	Geschmack	Temperatur
Glycyrrhiza glabra	Süßholz	süß	thermisch neutral
Hippophae rhamnoides	Sanddorn	sauer	thermisch kalt
Althaea officinalis	Eibisch	schleimig, süß, leicht bitter	thermisch neutral bis kühl
Oenothera biennis	Nachtkerze (Öl der Samen)	süß	thermisch neutral
Stellaria media	Vogelmiere	leicht süß, salzig	thermisch kühl
Cetraria islandica	Isländisches Moos	fad, schleimig-bitter, süßlich	thermisch leicht kühl
Chimaphila umbellata	Doldenblütiges Wintergrün (Kraut)	adstringierend, bitter, leicht süß	thermisch kühl
Borago officinalis	Borretsch	süß, leicht salzig	thermisch kühl
Polygonatum officinale	Salomonssiegel	süß	thermisch kühl bis neutral
Aloe vera	Aloe (Gel)	fad, leicht salzig	thermisch kalt
Quercus robur	Eiche (Rinde)	bitter, adstringierend	thermisch kühl

Rezepte

Tee, der systemisch die Schleimhäute befeuchtet
Rad. Althaeae
Lich. islandicus
Rad. Liquiritiae aa ad 150 g
3 EL/¾ l Wasser, über Nacht kalt ansetzen, auf Trinktemperatur bringen.

Im Klimakterium kombiniert mit:
Pueraria-Kapseln oder Dioscorea villosa-Kapseln, 2 × tgl. 1 Kps.

Tee, bei Trockenheit von Mund und Kehle
Fol. Malvae sylv.
Rad. Pimpinellae aa ad 100 g
3 EL/¾ l Wasser, aufgießen, 10 Min. ziehen lassen, gurgeln und trinken.

Tee bei allgemeiner Immunschwäche mit Kraftlosigkeit und Gewichtsverlust
Rad. Helenii
Hb. Abrotani
Hb. Stachys
Hb. Plantaginis lanc.
Lich. Cetrariae isl.
Hb. Galeopsidis
Rad. Liquiritiae aa 30 g
Fruct. Lycii cont. ad 250 g
1 geh. EL/¼ l Wasser aufkochen, 10 Min. kochen lassen. Tgl. ¾ l über längere Zeit trinken.

Inhalationsmischung bei chronisch-atrophierender Sinusitis
Flor. Lavandulae 20 g
Fruct. Anisi 40 g
Fol. Pini sylv. 30 g
Fol. Rosmarini 30 g
4 EL/1 l Wasser aufgießen und inhalieren.

Akupunktur

Technik: Tonisierend nadeln, keine Moxibustion anwenden.

Ni 3 nährt das Nieren-Yin und -Yang, unterstützt die Essenz bei chronischen Kreuzschmerzen.

Bl 43 kräftigt das Lungen-Yin, nährt die Essenz bei nächtlichem Samenverlust, Libidomangel und Gedächtnisschwäche; indiziert bei chronischen Zuständen.

Lu 1 Alarmpunkt der Lunge; Jiaohui-Kreuzungspunkt der Tai-Yin-Leitbahnen; kräftigt das Lungen-Yin, fördert die absteigende Funktion des Lungen-Qi, lindert Husten.

Lu 7 kombiniert mit Ni 6, öffnet das Konzeptionsgefäß, fördert die absteigende Funktion des Lungen-Qi, stärkt das Yin, befeuchtet Rachen und Augen.

Lu 9 Yuan-Quellpunkt; kräftigt Qi und Yin der Lunge, v. a. bei chronischen Krankheiten.

MP 6 „Treffen der drei Yin"; Jiaohui-Kreuzungspunkt der drei Yin-Leitbahnen des Beins; stärkt das Nieren-Yin, fördert die Säfte.

KG 4 nährt Blut und Yin, beruhigt den Geist bei Ängstlichkeit und Erregbarkeit durch Yin-Mangel, kräftigt die Essenz.

Diätetik

Zu vermeiden
- bittere und scharfe Nahrungsmittel mit heißem und warmem Temperaturverhalten, die die Yin-Wurzel schwächen:
  - Chili, Curry, Ingwer, Pfeffer, Knoblauch, Paprika, Kräuter der Provence, Rosmarin, Thymian, Wacholderbeeren, Koriander, Zimt, Nelke, Anis, Muskat, Fenchelsamen, Senfsaat, Peperoni
  - Lauch, Frühlingszwiebel, Zwiebel (roh), Meerrettich, Fenchel
  - Fleisch von Lamm, Schaf, Ziege und Wild
  - Milchprodukte von Schaf und Ziege
  - Hafer
- Kaffee, Getreidekaffee, Gewürztee, Ingwertee, Kakao
- koffeinhaltige Getränke
- Alkohol
- sehr salzhaltige Nahrungsmittel wie Schinken, Salami, Wurst, gepökeltes Fleisch, Fisch, Geräuchertes
- Nahrungsmittel mit künstlichen Farb-, Aroma-, Süß- und Konservierungsstoffen

Zu empfehlen
- kühlende, neutrale und befeuchtende Nahrungsmittel, die das Yin fördern:
  - Weizen, Gerste, Reis, Amarant, Hirse, Quinoa
  - Ente (gedünstet)
  - Karpfen, Tintenfisch, Thunfisch, Austern
  - Tomate und Gurke gedünstet, Chinakohl, Sellerie, Spinat, Aubergine, Brokkoli, Zucchini, Karotte, Kartoffel
  - Rettich, Radieschen, Kresse
  - Sprossen und Keimlinge
  - frische Kräuter wie z. B. Portulak, Vogelmiere
  - Milch- und Sauermilchprodukte in geringen Mengen
  - Birne und Apfel als Kompott, Melone, Erdbeeren, Kiwi, Pflaume, Mandarine
  - Algen
  - Sesam, Sonnenblumenkerne, Kürbiskerne
  - Früchtetee, Pfefferminztee, grüner Tee, Mineralwasser in Maßen
- Kochmethoden, die das Yin anregen:
  - dünsten, dämpfen, kurz kochen, saftig kochen
  - zum Ende des Kochvorganges den Speisen etwas Fruchtsaft zufügen (nicht mitkochen)
  - nach dem Kochvorgang kühlende, befeuchtende Zutaten zufügen, z. B. fein geschnittene Früchte (Ananas, Apfel, Banane, Birne, Kiwi), Sprossen, kleine Mengen Honig oder Agavendicksaft

Yang-Mangel von Nieren und Milz-Pankreas
Shen Pi Yang Xu

Inneres Leere-Kälte-Syndrom

Symptomatik
- Allgemeinsymptome: Schwäche, Lustlosigkeit, Erschöpfung, Verlangen sich hinzulegen, Blässe, Dyspnoe, Schleim in der Kehle, Kälte-Aversion, kalte Extremitäten, kaltes Abdomen, Appetitlosigkeit, kalte und schwache Knie, weiche Stühle, evtl. morgendliche Diarrhöe, chronische Diarrhöe, wässrige Diarrhöe, reichlicher oder spärlicher klarer Harnfluss, Ödeme (Beine, Abdomen)
- Zunge: blass, geschwollen
- Puls: langsam, schwach

Westliche Krankheitsbilder
chronische urologische Infektionen im Urogenitaltrakt wie chronische Nephritis, chronische Zystitis, entzündliche Darmerkrankungen, chronische Diarrhöe, Malabsorption, Singultus, Hydrops, Ödeme, Anämie, Adynamie

Ätiologie
Die Ursachen dieses Musters gleichen denen eines Nieren-Yang-Mangels. Hinzu kommen der exzessive Verzehr von rohen, kalten Nahrungsmitteln, die das Qi bzw. Yang von Milz-Pankreas schwächen.

Therapeutischer Ansatz
Das Yang von Nieren und Milz-Pankreas tonisieren und erwärmen.

▶ **Tab. 6.29** Phytoarzneien (scharf, süß, warm), die das Yang von Milz-Pankreas und Nieren tonisieren und erwärmen.

Name (lat.)	Name (dt.)	Geschmack	Temperatur
Satureja hortensis	Bohnenkraut (Kraut)	scharf, leicht bitter	thermisch warm
Eleutherococcus senticosus	Taigawurzel	scharf, bitter, süß	thermisch warm
Juniperus communis	Wacholder	aromatisch-scharf, etwas bitter, süßlich	thermisch warm
Imperatoria ostruthium	Meisterwurz	scharf, würzig-aromatisch, etwas bitter	thermisch warm
Armoracia rusticana	Meerrettich	sehr scharf	thermisch heiß
Cinnamomum cassia	Zimt	scharf, süß, adstringierend	thermisch heiß
Tropaeolum majus	Kapuzinerkresse	scharf-würzig, etwas bitter	thermisch sehr warm
Jasminum officinale	Jasmin (Blüten)	scharf, süßlich	thermisch warm
Rosmarinus officinalis	Rosmarin	leicht bitter, scharf	thermisch warm
Syzygium aromaticum	Gewürznelke (Blüten)	scharf	thermisch warm
Zingiber officinale	Ingwer (getr. Wurzel)	scharf	thermisch warm
Pimpinella alba	Bibernelle	scharf	thermisch warm
Origanum majorana	Majoran	scharf, aromatisch, leicht bitter	thermisch warm
Levisticum officinale	Liebstöckel	süß, scharf-würzig, leicht bitter	thermisch warm

Rezepte

Tee, der Niere und Milz-Pankreas wärmt

Hb. Saturejae	30 g
Rad. Imperatoriae	40 g
Fol. Majoranae	30 g
Rad. Cinnamomi	40 g
Fruct. Foeniculi	30 g
Rad. Liquiritiae	20 g

1 gestr. EL/¼ l Wasser aufkochen, 10 Min. bedeckt kochen lassen. ¾ l über den Tag verteilt trinken.

Tinkturmischung bei allgemeiner Adynamie mit Ödemneigung

Tinct. Eleuherococci	
Tinct. Juniperi	
Tinct. Imperatoriae	
Extr. Fluid. Levistici	
Tinct. Cinnamomi	aa ad 150 ml

3× tgl. 1 TL in 1 Tasse Rosmarin-Tee (Fol. Rosmarini) einnehmen.

Tinkturmischung bei chronischer Nephritis durch Yang-Mangel von Nieren und Milz-Pankreas

Tinct. Imperatoriae	20 ml
Tinct. Levistici	20 ml
Tinct. Zingiberis	10 ml
Tinct. Tropaeoli maj.	20 ml
Helleborus Urtinktur	10 ml
Tinct. Eleuherococci	20 ml

3× tgl. 1 TL in 1 Tasse Thymian-Tee (Hb. Thymi) einnehmen.

Tee bei fortgeschrittener chronischer Nephritis durch Yang-Mangel von Nieren und Milz-Pankreas mit Essenz-Austritt (Proteinurie)

Fruct. Lycii	50 g
Cort. Cinnamomi	40 g
Lign. Santali rubri	30 g
Rad. Levistici	30 g
Rhiz. Dioscoreae	30 g
Cort. Quercus	30 g
Cort. Betulae	30 g
Sem. Urticae	30 g
Hb. Herniariae	30 g

Vor jede Entnahme die Drogen gut durchmischen. 3 geh. EL/1 l Wasser aufkochen, 15 Min. kochen lassen. Im Laufe des Tages in kleinen Mengen trinken.

Akupunktur

Technik: Tonisierend nadeln, Moxibustion anwenden.

Ni 3 Yuan-Quellpunkt; wichtiger Punkt zur Stärkung der Essenz, des Nieren-Yin und -Yang.

Ni 7 Spezifischer Punkt zur Tonisierung des Nieren-Yang.

Bl 20 Zustimmungspunkt von Milz-Pankreas; kräftigt in Kombination mit Bl 21 massiv das Nach-Himmels-Qi.

Bl 23 Zustimmungspunkt der Nieren; hervorragender Punkt zur Tonisierung des Nieren-Yang bei Moxibustion.

Bl 25 Zustimmungspunkt des Dickdarms; behandelt in Kombination mit Bl 20 Diarrhöe.

Ma 25 Alarmpunkt des Dickdarms; beendet Schmerzen und Diarrhöe.

Ma 36 hebt das Yang, kräftigt das Qi von Magen und Milz-Pankreas.

Ma 37 He-Unterer-Meer-Punkt des Dickdarms; spezifisch bei chronischer Diarrhöe.

KG 6 „Meer des Qi"; tonisiert das Nieren-Yang bei direkter Moxibustion.

LG 4 „Tor der Vitalität"; wichtigster Punkt zur Tonisierung des Nieren-Yang und des Yang allgemein.

Diätetik

Zu vermeiden

- kühlende, kalte Nahrungsmittel, da sie das Yang von Niere und Milz-Pankreas schwächen:
  - eisgekühlte bzw. kalte Speisen und Getränke
  - Rohkost (Gurke, Tomate, Salat)
  - Südfrüchte
  - Milch- und Sauermilchprodukte
  - Sojamilchprodukte
  - Frischkornbrei, -müsli
  - Sprossen und Keimlinge

- Algen
- energetisch kühlende und kalte Getränke wie Pfefferminztee, Mineralwasser, grüner Tee
- industriezuckerhaltige Nahrungsmittel und Getränke
- unregelmäßige Mahlzeiten, einseitige Diäten, längeres Fasten
- Nahrungsmittel mit künstlichen Farb-, Aroma-, Süß- und Konservierungsstoffen
- Speisen, die in der Mikrowelle zubereitet bzw. erwärmt wurden

Zu empfehlen
- süße und scharfe Nahrungsmittel mit wärmendem Temperaturverhalten, die das Yang von Niere und Milz-Pankreas tonisieren:
  - Fleisch von Rind, Huhn, Lamm, Schaf, Ziege, Wild
  - Mais, Hirse, Hafer, Süßreis, Dinkel, Quinoa
  - Lauch, Zwiebel, Frühlingszwiebel, Meerrettich, Fenchel, Esskastanie, Süßkartoffel, Karotte, Kartoffel, Kürbis, Kohlgemüse
  - Hülsenfrüchte
  - Barsch, Forelle
  - Wacholderbeeren, Muskat, Kümmel, Fenchelsamen, Senfsaat, Koriander, Thymian, Oregano, Lorbeer, Zimt, Anis, Nelke, Vanille, Kurkuma
  - frische Kräuter wie Schnittlauch, Petersilie, Thymian
  - Walnüsse, Sesam (schwarz), Sonnenblumenkerne, Kürbiskerne, Mandeln, Haselnüsse
  - Aprikose, Pflaume, Süßkirsche
  - hochwertige Öle wie Walnussöl, Rapsöl, Sojaöl
- scharf-heiße Nahrungsmittel in kleinen Mengen:
  - Gebratenes, Gegrilltes, Geröstetes, Flambiertes
- Pfeffer, Ingwer, Knoblauch, Curry, Piment, Chili
- lange gekochte Suppen und Eintopfgerichte
- mit kleinen Mengen Alkohol kochen

Niere und Herz harmonieren nicht Xin Shen Bu He

Leere-Hitze-Syndrom; Wasser fließt nicht aufwärts, um das Herz-Feuer zu kühlen

Symptomatik
- Allgemeinsymptome: Palpitationen, Schlaflosigkeit, innere Unruhe, Blässe, Erschöpfung, Schreckhaftigkeit, Vergesslichkeit, Schwindelgefühl, Tinnitus, Schwerhörigkeit, Lumbalgie, Schmerzen im LWS-Bereich, Fieber oder Hitze-Gefühl am Nachmittag, Nachtschweiß, wenig dunkler Urin, nächtlicher Samenverlust mit erotischen Träumen, Hitzewallungen
- Zunge: rot mit geröteter Zungenspitze, medianer Riss bis zur Spitze, kein oder wenig trockener Belag
- Puls: oberflächlich, dünn und schnell

Westliche Krankheitsbilder
klimakterische Beschwerden, psychovegetative Störungen, Tinnitus, Schwerhörigkeit, Schlafstörungen, Hypertonie, Ejakulationsstörungen, trockener Rachen, chronischer Schmerz im LWS-Bereich

Ätiologie
Zu diesem Muster führen ein chronischer Herz-Yin-Mangel (Ätiologie ▶ S. 66), chronische psychische Belastungen wie Depressionen, Angstzustände, Traurigkeit, Stress, Überanstrengung sowie lange andauernde konsumierende Erkrankungen.

Therapeutischer Ansatz
Herz- und Nieren-Yin nähren, Leere-Hitze des Herzens beseitigen.

▶ **Tab. 6.30** Phytoarzneien (bitter, süß, sauer, kühl), die das Herz-Yin nähren.

Name (lat.)	Name (dt.)	Geschmack	Temperatur
Stellaria media	Vogelmiere	leicht süß, etwas salzig	thermisch kühl
Melissa officinalis	Melisse	sauer, adstringierend, bitter, etwas scharf-aromatisch	thermisch leicht kühl

6 Element Wasser

▶ **Tab. 6.30** (Fortsetzung).

Name (lat.)	Name (dt.)	Geschmack	Temperatur
Viscum album	Mistel	leicht bitter, leicht süß	thermisch kühl
Passiflora incarnata	Passionsblume	leicht bitter	thermisch kühl
Scutellaria laterifolia	Virginisches Helmkraut	bitter, leicht süß, adstringierend	thermisch kühl

▶ S. 66 Herz-Yin-Mangel

▶ **Tab. 6.31** Phytoarzneien (süß, sauer, adstringierend, kühl), die das Nieren-Yin nähren und stärken.

Name (lat.)	Name (dt.)	Geschmack	Temperatur
Dioscorea villosa	Yamswurzel	bitter, süß	neutral bis warm
Viscum album	Mistel	leicht bitter, süßlich	thermisch kühl
Salix alba	Weide	bitter, herb, adstringierend	thermisch kühl
Cimicifuga racemosa	Traubensilberkerze	bitter, scharf, süßlich	thermisch kühl
Equisetum arvense	Ackerschachtelhalm	fad, etwas salzig und bitter, adstringierend	thermisch kühl

▶ S. 187 Nieren-Yin-Mangel sowie ▶ S. 200 Nieren-Essenz-Mangel

▶ **Tab. 6.32** Phytoarzneien (bitter, kühl), die Leere-Hitze des Herzens beseitigen.

Name (lat.)	Name (dt.)	Geschmack	Temperatur
Veronica officinalis	Ehrenpreis	leicht bitter	thermisch kalt
Avena sativa	Grüner Hafer (Kraut)	leicht süß	thermisch neutral
Cimicifuga racemosa	Traubensilberkerze	bitter, scharf, leicht süß	thermisch kühl
Stachys officinalis	Heilziest	süß, leicht bitter	thermisch kühl
Passiflora incarnata	Passionsblume	leicht bitter	thermisch kühl
Hypericum perforatum	Johanniskraut	bitter	thermisch neutral
Leonurus cardiaca	Wolfstrapp	bitter, leicht scharf, adstringierend	thermisch kühl
Lavandula angustifolia	Lavendel	leicht bitter, etwas scharf	thermisch neutral
Viscum album	Mistel	leicht bitter, süßlich	thermisch kühl
Salix alba	Weide	bitter, herb, adstringierend	thermisch kühl
Crataegus oxyacantha	Weißdorn (Blüten)	leicht süß, etwas bitter	thermisch kühl
Citrus aurantium	Bitterorange (Flores)	bitter, leicht scharf	thermisch leicht kühl

Rezepte

Tinkturmischung für Männer mit funktionellen Herzbeschwerden, Ejakulationsstörungen und Schlaflosigkeit

Tinct. Leonuri
Turnera diffusa Urtinktur
Tinct. Avenae sat.
Tribulus Urtinktur
Tinct. Crataegi aa ad 150 ml
3 × tgl. 1 TL in Flüssigkeit einnehmen.

Tee bei Leere-Hitze im Klimakterium der Frau

Hb. Alchemillae	30 g
Rad. Cimicifugae	40 g
Hb. Lycopi	25 g
Rad. Dioscoreae	30 g
Hb. Verbenae	30 g
Flor. Crataegi	25 g
Fol. Salviae	20 g

1 EL/¼ l Wasser aufgießen, 10–15 Min. ziehen lassen. Tgl. ½ l trinken.

Tinkturmischung für den Tag bei Yin-Leere im Sinne eines chronischen Überlastungssyndroms

Tinct. Avenae sat.
Tinct. Lycopi
Tinct. Verbenae
Tinct. Crataegi
Tinct. Hyperici aa ad 100 ml
3 × tgl. 30 Tr. in etwas lauwarmem Wasser einnehmen.

kombiniert mit

Mus bei Yin-Leere

Bocksdornfrüchte	40 g
Hagebuttenfrüchte	50 g
Rosenblüten	10 g

Zu einem Mus kochen und mit Ahornsirup oder Agavendicksaft süßen. Kühl aufbewahren.
3 × tgl. 1 EL einnehmen.

kombiniert mit

Yin-Tee für die Nacht

Hb. Lavandulae	15 g
Hb. Passiflorae	25 g
Fol. Melissae	20 g
Fol. Salviae	30 g
Fol. Boldo	20 g
Rad. Valarianae	40 g

1 geh. EL/¼ l Wasser aufgießen, 15 Min. ziehen lassen. ⅛ l ca. 1 Std. vor dem Schlafengehen trinken, ⅛ l unmittelbar vor dem Schlafengehen.

Tee mit Helmkraut bei Leere-Hitze

Hb. Scutellariae	30 g
Flor. Lavandulae	20 g
Flor. Crataegi	30 g
Flor. Aurantii	20 g
Hb. Boraginis	20 g
Rad. Liquiritiae	30 g

1 EL/¼ l Wasser aufgießen, 10 Min. ziehen lassen. Tgl. ½–¾ l trinken.

Akupunktur

Technik: He 6, He 7, Bl 15, KS 6 als Punkte zur Beseitigung von Leere-Hitze des Herzens sedierend nadeln; Ni 3, Ni 6, Ni 9, Ni 10, MP 6, KG 4 als Yin nährende Punkte tonisierend nadeln; die übrigen Punkte neutral nadeln.

He 6 „Yin-Ansammlung"; nährt das Herz-Yin, beseitigt Leere-Hitze des Herzens, beseitigt Nachtschweiß, beruhigt den Geist Shen.

He 7 „Tor des Geistes"; Yuan-Quellpunkt; nährt das Herz-Blut, beruhigt den Geist Shen.

KS 6 Luo-Passagepunkt; wichtiger Punkt zur Beruhigung des Geistes.

Ni 3 Yuan-Quellpunkt; tonisiert Nieren-Yin, -Yang und die Essenz bei chronischen Schmerzen im Lumbalbereich.

Ni 6 Wichtiger Punkt zur Stärkung des Nieren-Yin; befeuchtet den trockenen Rachen, beseitigt Schlaflosigkeit durch Yin-Mangel, öffnet in Kombination mit KS 6 den Thorax.

Ni 9 Wichtiger Punkt, wenn Herz und Niere nicht harmonieren; nährt das Nieren-Yin, beruhigt den Geist Shen, beseitigt Palpitationen bei Unruhe und Rastlosigkeit durch Nieren-Yin-Mangel.

Ni 10 „Yin-Tal"; nährt das Nieren-Yin.

MP 6 „Treffen der drei Yin"; nährt Blut und Yin bei Schwindel, Nachtschweiß, Tinnitus, trockenem Mund, Schlafstörungen, Hitzeempfindungen durch Yin-Mangel.

KG 4 nährt Blut und Yin bei Yin-Leere-Syndrom, beruhigt den Geist Shen, nährt Blut und Yin.

Yintang beruhigt den Geist, beseitigt Angstzustände.

Gb 13 „Wurzel des Geistes"; wichtiger Punkt bei emotionalen Störungen, verstärkte Wirkung in Kombination mit LG 24.

KG 15 Luo-Passagepunkt; der Quellpunkt aller Yin-Organe; beruhigt den Geist Shen bei Angstzuständen, Zwangsvorstellungen und emotionalen Schockerlebnissen.

LG 24 „Hof des Geistes"; wichtiger Punkt zur Beruhigung des Geistes.

Diätetik

Zu vermeiden
- erwärmende, erhitzende und austrocknende Nahrungs- und Genussmittel:
  - Geröstetes, Gegrilltes, scharf Angebratenes, Gepökeltes
  - Fleisch von Lamm, Schaf, Ziege, Wild
  - Hafer
  - Chili, Curry, Ingwer, Pfeffer, Paprika, Kurkuma, Bockshornkleesamen, Senfsaat, Rosmarin, Thymian, Oregano, Kräuter der Provence, Zimt, Nelke, Anis, Muskat
  - Lauch, Zwiebel, Frühlingszwiebel, Knoblauch, Meerrettich, Fenchel
  - Alkohol
  - Wurst, Schinken, Salami, geräucherter Fisch
  - Kaffee, Getreidekaffee, Gewürztee, Ingwertee
  - koffeinhaltige Getränke

- Nahrungsmittel mit künstlichen Farb-, Aroma-, Süß- und Konservierungsstoffen

Zu empfehlen
- kühlende und befeuchtende Nahrungsmittel, die Herz- und Nieren-Yin nähren:
  - Ente in kleinen Mengen gedünstet
  - Weizen, Gerste, Hirse, Amarant, Reis, Quinoa
  - bittere Blattsalate wie Radicchio, Chicorée, Endivien, Rucola, Löwenzahn
  - Feldsalat, Chinakohl
  - Tomate und Gurke gedünstet
  - Spinat, Mangold, Brokkoli, Aubergine, Artischocke, Radieschen, Rettich, Apfel, Birne, Pflaume, kleine Mengen Südfrüchte als Kompott oder leicht gedünstet
  - frische Kräuter wie z. B. Portulak, Vogelmiere
  - Fische, Meeresfrüchte, Algen in kleinen Mengen
  - kleine Mengen Sauermilchprodukte
  - Obstsäfte, Mineral- oder Quellwasser, grüner Tee
- süß-neutrale Nahrungsmittel, die das Qi von Milz-Pankreas stärken:
  - Karotte, Kartoffel, Petersilienwurzel, Rote Bete, Kohlgemüse
  - frische Kräuter
  - Hülsenfrüchte wie Linsen, Erbsen, Bohnen

Weitere Empfehlungen
- 3 × tgl. nahrhafte Speisen zu sich nehmen (frisch zubereitet, am besten gedünstet, blanchiert oder kurz gegart)
- regelmäßig Erholungspausen einlegen, auf ausreichende Nachtruhe achten

6.2.3 Blasen-Muster

**Nässe-Hitze der Blase
Pangguang Shi Re**

Inneres Fülle-Hitze-Syndrom

Symptomatik

- Allgemeinsymptome: häufiger Harndrang, Brennen beim Wasserlassen, trüber, dunkelgelber Urin, Hämaturie, Dysurie, Harnverhalten (die Nässe verhindert den harmonischen Fluss der Säfte), Sand im Urin, Schmerzen im LWS-Bereich, Druckgefühl im Unterbauch, Fieber, Durst
- Zunge: rot, dicker, gelber, klebriger Belag an der Zungenwurzel, evtl. mit roten Punkten
- Puls: schlüpfrig und schnell, saitenförmig an der linken hinteren Taststelle

Westliche Krankheitsbilder

akute Infekte der Blase und der ableitenden Harnwege, Zystitis, Hämaturie, Prostatitis, Harngrieß, Harnsteine, Dysurie, Candida-Infektionen, chronische Reizblase, Schmerzen beim Harnlassen

Ätiologie

Äußere Nässe-Hitze oder Nässe-Kälte ist meistens als Hauptursache dieses Syndroms anzusehen. Frauen sind weitaus häufiger betroffen als Männer. Auf psychischer Ebene können lange bestehende unterdrückte Gefühle von Eifersucht und Misstrauen die Entstehung dieses Musters begünstigen.

Therapeutischer Ansatz

Nässe-Hitze klären, die Diurese fördern.

▶ **Tab. 6.33** Phytoarzneien (bitter, kühl), die Nässe-Hitze im Unteren Erwärmer beseitigen.

Name (lat.)	Name (dt.)	Geschmack	Temperatur
Uva ursi	Bärentraube	adstringierend, leicht bitter	thermisch kühl
Rubus fructicosus	Brombeere (Blätter)	adstringierend	thermisch kühl
Vaccinum vitis idaea	Preiselbeere (Saft der Früchte)	sauer, adstringierend, herb-bitter	thermisch kühl
Lycopodium clavatum	Bärlapp	bitter	thermisch kühl
Achillea millefolium	Schafgarbe	bitter, aromatisch, leicht süß und salzig	thermisch neutral
Betula alba	Birke	leicht bitter, leicht adstringierend	thermisch kühl
Solidago virgaurea	Goldrute	bitter, herb, leicht adstringierend	thermisch kühl
Herniaria glabra	Bruchkraut	leicht salzig	thermisch neutral
Apium graveolens	Sellerie (Früchte, Wurzel)	bitter, süß	thermisch kühl
Hydrangea macrophylla	Hortensie (Wurzel)	scharf, süß	thermisch neutral
Equisetum arvense	Ackerschachtelhalm	fad, etwas salzig, bitter, adstringierend	thermisch kühl
Eukalyptus globulus	Eukalyptus (Blätter)	scharf, leicht bitter	thermisch kühl
Alchemilla vulgaris	Frauenmantel	leicht bitter	kühl bis neutral
Chimaphila umbellata	Doldenblütiges Wintergrün (Kraut)	bitter, adstringierend, leicht süß	thermisch kühl

6 Element Wasser

▶ **Tab. 6.34** Phytoarzneien (bitter), die Feuchtigkeit trocknen und die Diurese fördern.

Name (lat.)	Name (dt.)	Geschmack	Temperatur
Sambucus nigra	Schwarzer Holunder (Blüten, Rinde)	leicht scharf, bitter	thermisch kühl
Fraxinus excelsior	Esche (Blätter)	bitter, etwas süßlich	thermisch kühl
Fraxinus excelsior	Esche (Rinde)	bitter, aromatisch, leicht süß, adstringierend, leicht salzig	thermisch warm
Mitchella repens	Rebhuhnbeere (Kraut)	bitter, adstringierend	thermisch kühl
Betula alba	Birke (Blätter)	leicht bitter, leicht adstringierend	thermisch kühl
Solidago virgaurea	Goldrute	bitter, herb, leicht adstringierend	thermisch kühl
Viola tricolor	Feldstiefmütterchen	bitter, etwas scharf	thermisch neutral bis kühl
Agrimonia eupatoria	Odermennig	bitter, adstringierend	thermisch neutral
Arctium lappa	Große Klette (Wurzel)	leicht bitter, süßlich	thermisch kühl
Populus tremuloides	Zitterpappel (Blätter)	bitter	thermisch kalt
Spiraea ulmaria	Mädesüß	leicht bitter, süßlich, adstringierend	thermisch kühl
Taraxacum officinale	Löwenzahn	bitter, süß	thermisch kalt

Rezepte

Kindertee bei akuter Zystitis
Fol. Bucco
Flor. Lamii albi   aa ad 30 g
2 EL Flor. Lamii alb./¼ l Wasser + ½ TL Fol. Bucco, Aufguss, 5 Min. ziehen lassen. Zu Beginn sollten die Buccoblätter in geringem Umfang beigegeben werden, um zu prüfen, ob das Kind den Geschmack annimmt. Dann die Dosis steigern auf 1 TL/¼ l Wasser. Das Kind soll ½ l im Laufe des Tages trinken.

Ergänzendes Sitzbad für Kinder mit akuter Zystitis
Hb. Equiseti
Stramentum Avenae   aa ad 100 g
Jeweils 2 Handvoll /1 l Wasser, 10 Min. zugedeckt kochen lassen, abseihen, ins Sitzbad geben. Das Kind soll ¼ Std. baden, anschließend ins vorgewärmte Bett gehen.

Tee mit Bärentraube bei akuter Zystitis
Fol. Uvae ursi   30 g
Hb. Herniariae   30 g
Stigmata maydis   20 g
Fol. Populi trem.   30 g
Rad. Echinaceae ang.   40 g
1 EL/¼ l Wasser aufgießen, 15 Min. ziehen lassen. 1 Msp. Bikarbonat zufügen. Tgl. ¾ l trinken.

Tee mit Birke bei akuter Zystitis
Fol. Betulae
Hb. Equiseti
Fol. Uvae ursi
Fol. Bucco
Fol. Fraxini   aa ad 100 g
4 TL/¾ l Wasser aufkochen, 10 Min. kochen lassen. 1 EL Preiselbeersaft hinzufügen und im Laufe des Tages trinken.

Tee bei Neigung zu Nierensteinen und Nierengrieß

Rad. Ononidis
Rad. Taraxaci
Hb. Lycopodii
Fol. Betulae
Hb. Chimaphila
Hb. Solidaginis aa ad 180 g

1 EL/¼ l Wasser aufgießen, 10 Min. ziehen lassen. ½ l im Laufe des Tages trinken, davon morgens 1 Tasse auf nüchternen Magen. Als Kur über längeren Zeitraum anwenden.

Tinkturmischung zur Vorbeugung von Nierengrieß und Nierensteinen

Tinct. Agrimoniae
Tinct. Solidaginis
Tinct. Taraxaci
Tinct. Ononidis aa ad 100 ml

3 × tgl. 30 Tr. In 1 Tasse Brennnesseltee einnehmen.

Vaginalsuppositorien bei Abszessen, Adnexitis und Salpingitis

Gummi Olibani
Gummi Galbani
Gummi Myrrhae aa 0,5 g
Ol. Cacao ad 3,5 g
Cera alba ad 4 g

M. f. Vaginal-Suppositorien Nr. 10
D. S. abends vaginal einfügen.

Akupunktur

Technik: Sedierend nadeln, keine Moxibustion anwenden.

MP 6 und MP 9 Hauptpunkte zur Beseitigung von Nässe im Unteren Erwärmer, mit Hitze oder Kälte einhergehend.

Le 5 Luo-Passagepunkt; beseitigt Nässe-Hitze mit speziellem Bezug zum Genitalbereich.

Bl 22 Zustimmungspunkt des 3-Erwärmers; fördert die Umwandlung, den Transport und die Ausscheidung der Flüssigkeiten im Unteren Erwärmer.

Bl 28 Zustimmungspunkt der Blase; beseitigt Nässe aus dem Unteren Erwärmer bei Harnverhalten, Miktionsschwierigkeiten und trübem Urin.

Bl 63 Xi-Grenzpunkt; schmerzstillend bei akuten Beschwerden der Blase, beseitigt Hitze bei häufigem Harndrang und Brennen beim Harnlassen.

Bl 66 Ying-Quell-Punkt; spezifischer Punkt zur Beseitigung von Hitze aus der Blase bei akuter Zystitis.

KG 3 Alarmpunkt der Blase; einer der wichtigsten Punkte zur Behandlung akuter Blasenstörungen; spezifischer Punkt zur Beseitigung von Nässe-Hitze aus der Blase bei Dysurie, unterbrochenem Harnstrahl und brennendem Gefühl während der Miktion.

Diätetik

Zu vermeiden
- befeuchtende Nahrungsmittel, die die bereits vorhandene Nässe verstärken:
  - Milch- und Sauermilchprodukte von Kuh, Schaf und Ziege
  - Sojamilchprodukte
  - süße Nahrungsmittel
  - frisches Brot und Backwaren, Brotmahlzeiten
  - Schweinefleisch
  - Nüsse, Mandelmus
  - Fruchtsäfte
  - sehr fettreiche Nahrungsmittel
- erhitzende und erwärmende Nahrungs- und Genussmittel:
  - Gebratenes, Gegrilltes, Geröstetes
  - Fleisch von Wild, Schaf, Lamm, Ziege, Huhn
  - Hafer
  - Lauch, Frühlingszwiebel, Zwiebel, Meerrettich, Fenchel, Kürbis, Peperoni, Chili, Cayennepfeffer, Knoblauch, Curry, Piment, Thymian, Rosmarin, Wacholder, Paprika, Ingwer, Muskat, Nelke, Zimt, Anis
  - hochprozentiger Alkohol
  - Gewürztee, Kaffee

6 Element Wasser

Zu empfehlen
- kühlende, bevorzugt scharfe und bittere Nahrungsmittel, da sie Hitze und Feuchtigkeit beseitigen:
  - Gerste, Gerstengraupen, Weizen, Amarant, Hirse
  - Rettich, Radieschen, Kresse, Chicorée, Artischocke, Chinakohl, Endivie, Gurke, Spargel, Wirsing, Brokkoli
  - Ente gedünstet
  - Sprossen, Keimlinge
  - Algen
  - Kiwi, Wassermelone
  - Tee aus Pfefferminze, Maishaar, Birkenblättern, Löwenzahn, Schafgarbe (im Wechsel), grüner Tee

Nässe-Kälte der Blase
Pangguang Shi Han
Inneres Leere-Fülle-Syndrom

Symptomatik
- Allgemeinsymptome: häufiger Harndrang, Schwierigkeiten beim Wasserlassen (unterbrochener Harnfluss), trüber, blasser Urin, Schweregefühl im Blasenbereich
- Zunge: blass, weißer, klebriger Belag an der Zungenwurzel
- Puls: langsam, schlüpfrig, leicht saitenförmig an der linken hinteren Taststelle

Westliche Krankheitsbilder
chronische Zystitis, Miktionsstörungen, häufige, drängende Miktion, Dysurie, Oligurie, Prostata-Adenom, Prostatitis, Ödeme der Beine, Schmerz und Steifheitsgefühl im LWS-Bereich, Völlegefühl im Unterbauch, Fluor vaginalis albus, Hydrozele, chronische Rhinitis, Sinusitis

Ätiologie
Maßgebend für die Entstehung dieses Syndroms ist das Eindringen von äußerer Nässe und Kälte. Yang-Schwäche von Milz-Pankreas und Niere sowie der Verzehr von kalten Speisen wie Salaten, Obst und Milchprodukten wirken begünstigend. Gerade während der Menstruation sind Frauen sehr anfällig, vom Tamponngebrauch ist dann abzuraten.

Therapeutischer Ansatz
Nässe und Kälte beseitigen, evtl. das Yang von Nieren und Milz-Pankreas stärken.

▶ **Tab. 6.35** Phytoarzneien (scharf, warm), die Nässe-Kälte beseitigen.

Name (lat.)	Name (dt.)	Geschmack	Temperatur
Juniperus communis	Wacholder	aromatisch-scharf, etwas bitter und süß, adstringierend	thermisch warm
Tropaeolum majus	Kapuzinerkresse	scharf, würzig, etwas bitter	thermisch sehr warm
Armoracia rusticana	Meerrettich	sehr scharf	thermisch heiß
Cinnamomum zeylanicum	Zimt (Rinde)	scharf, süß, adstringierend	thermisch heiß
Pinus sylvestris	Waldkiefer	scharf, bitter	thermisch leicht warm
Lamium album	Weiße Taubnessel (Blüten)	süß, scharf	thermisch neutral
Salvia officinalis	Salbei	bitter, leicht aromatisch, scharf, adstringierend	thermisch leicht warm
Trillium erectum	Waldlilie (Wurzel)	sauer, süß, leicht scharf	thermisch neutral
Santalum album	Sandelholz (Holz)	scharf	thermisch warm

▶ **Tab. 6.35** (Fortsetzung).

Name (lat.)	Name (dt.)	Geschmack	Temperatur
Illicum verum	Sternanis (Früchte)	scharf	thermisch warm
Artemisia vulgaris	Beifuß	bitter, scharf	thermisch warm
Collinsonia Canadensis	Grießwurzel (Wurzel)	bitter, süß	warm
Calluna vulgaris	Heidekraut (Kraut)	nussig, leicht scharf	thermisch warm

▶ **Tab. 6.36** Phytoarzneien (süß, scharf, warm), die das Yang von Nieren und Milz-Pankreas stärken.

Name (lat.)	Name (dt.)	Geschmack	Temperatur
Satureja hortensis	Bohnenkraut (Kraut)	süß, scharf, leicht bitter	thermisch warm
Eleuterococcus senticosus	Taigawurzel	scharf, bitter, süß	thermisch warm
Juniperus communis	Wacholder	aromatisch-scharf, etwas bitter, leicht süß	thermisch warm
Imperatoria ostruthium	Meisterwurz	scharf, würzig-aromatisch, etwas bitter	thermisch warm
Armoracia rusticana	Meerrettich	sehr scharf	thermisch heiß

▶ S. 221 Yang-Mangel von Nieren und Milz-Pankreas

Rezepte

Kindertee bei chronischer Zystitis

Fruct. Lycii	50 g
Cort. Cinnamomi	20 g
Fruct. Anisi	50 g

1 geh. EL/½ l Wasser, 5 Min. kochen lassen, abseihen.

Flor. Helianthi annii	20 g
Flor. Lamii alb.	20 g

1 EL der Blütenmischung dem Dekokt zugeben, 5 Min. ziehen lassen, im Lauf des Tages trinken.

Wohltuendes Sitzbad für Kinder mit chronischer Zystitis

Flor. Chamomillae	100 g
Flor. Millefolii	100 g
Fol. Salviae	50 g

2 Handvoll Kamille, 2 Handvoll Schafgarben und 1 Handvoll Salbei/1 l Wasser, 10 Min. zugedeckt kochen lassen, abseihen, dem Sitzbad zugeben, das Kind soll ¼ Std. baden, anschließend sofort ins vorgewärmte Bett gehen. 2× pro Woche die Behandlung wiederholen.

Tee bei chronischer Zystitis

Hb. Callunae	
Hb. Herniariae	
Hb. Millefolii	
Gemmae Pini	
Rad. Levistici	
Cort. Cinnamomi	aa ad 120 g

Die Gesamtmenge in 1½ l Wasser ca. 20 Min. unbedeckt sanft kochen lassen, dann abseihen und auf 0,9 l eindampfen. Anschließend in eine Flasche füllen, mit 100 ml Äthanol (90 %) auf 1 l aufgießen. 3× tgl. 1 EL in 1 Glas warmem Wasser einnehmen.

Tee bei Prostata-Adenom bis II. Grad

Fruct. Cannabis sat.	50 g
Hb. Epilobii	30 g
Hb. Callunae	30 g
Fruct. Sabalis serr. cont.	50 g
Rad. Urticae	40 g

1 EL/¼ l Wasser aufkochen, 15 Min. kochen lassen. Tgl. ½ l trinken.

Tee bei chronischem Fluor vaginalis
Hb. Lamii albi
Hb. Millefolii
Hb. Alchemillae
Hb. Nasturtii
Flor. Chamomillae aa 20 g
Cort. Fraxini ad 140 g
1 EL/¼ l Wasser aufgießen, 10 Min. ziehen lassen. Tgl. ½ l trinken.

Zur Unterleibsbedampfung
Flor. Chamomillae
Hb. Millefolii
Fol. Rosmarini aa ad 300 g
3 Handvoll Kraut in 3 l kochendes Wasser geben, zugedeckt auf eine subjektiv erträgliche, jedoch noch gut warme Temperatur abkühlen lassen.

> **Cave**
> Verbrennungsgefahr!

Akupunktur
Technik: Sedierend nadeln, keine Moxibustion anwenden.

Ma 28 „Wasserweg"; öffnet die Wasserwege des Unteren Erwärmers, fördert die Ausscheidung bei schwieriger Miktion, Harnretention und Ödemen aufgrund eines Fülle-Musters.

MP 6 und MP 9 Hauptpunkte zur Beseitigung von Nässe im Unteren Erwärmer, die mit Hitze oder Kälte einhergeht.

Bl 22 Zustimmungspunkt des 3-Erwärmers; fördert die Umwandlung, den Transport und die Ausscheidung der Flüssigkeiten im Unteren Erwärmer.

Bl 28 Zustimmungspunkt der Blase; beseitigt Nässe aus dem Unteren Erwärmer bei Harnverhalten, Miktionsschwierigkeiten und trübem Urin.

KG 3 Alarmpunkt der Blase; einer der wichtigsten Punkte zur Behandlung von akuten Blasenstörungen; beseitigt Nässe.

KG 9 „Wassertrennung"; einer der wichtigsten Punkte zur Förderung des Transports, der Umwandlung und Ausscheidung von Flüssigkeiten im ganzen Körper bei Nässe-Ansammlungen, Schleim, Ödemen, Aszites.

Diätetik
Zu vermeiden
- befeuchtende Nahrungsmittel und Getränke, die die vorhandene Symptomatik verstärken:
  - Milch- und Sauermilchprodukte
  - Sojamilchprodukte
  - industriezuckerhaltige Lebensmittel
  - frisches Brot, Backwaren, Brotmahlzeiten
  - Schweinefleisch
  - Nüsse, Mandelmus
  - Fruchtsäfte
  - sehr fettreiche Nahrungsmittel
- kühlende Nahrungsmittel und Getränke:
  - eisgekühlte bzw. kalte Speisen und Getränke
  - Rohkost
  - Südfrüchte
  - Frischkornbrei, -müsli
  - Sprossen
  - Algen
  - Pfefferminztee, grüner Tee, Mineralwasser

Zu empfehlen
- warme, bevorzugt bittere und scharfe Nahrungsmittel und Getränke, die Feuchtigkeit und Kälte beseitigen:
  - Rosenkohl, Lauch, Frühlingszwiebel, Zwiebel, Knoblauch, Meerrettich
  - Hirse, Gerstengraupen, Hafer, Buchweizen (Getreide fettfrei leicht anrösten)
  - Wacholderbeeren, Zimt, Nelke, Muskat, Kardamom, Kurkuma, Koriander, Rosmarin, Thymian, Pfeffer, frischer Ingwer
  - mitgekochte getrocknete Orangenschalen
  - Adzukibohnen
  - Brennnessel-, Salbei-, Schafgarbentee, Getreidekaffee

Leere und Kälte der Blase
Pangguang Qi Xu Han

Inneres Leere-Kälte-Syndrom

Symptomatik
- Allgemeinsymptome: häufige, reichliche Miktion von klarem Urin, Enuresis, Inkontinenz, Lumbalgie
- Zunge: blass, nass
- Puls: tief, schwächlich, langsam

Westliche Krankheitsbilder
Inkontinenz, Reizblase, Enuresis, häufiger Harndrang, lumbalgische Beschwerden

Ätiologie
Dieses Muster ähnelt dem Nieren-Yang-Mangel und den Symptomen bei mangelnder Festigkeit des Nieren-Qi. Aufgrund ihrer Anatomie sind vorwiegend Frauen (vermehrt während der Menstruation) für dieses Krankheitsmuster empfänglich. Übermäßige sexuelle Aktivität, aber auch klimatische Kälte und Feuchtigkeit sind auslösende Faktoren.

Therapeutischer Ansatz
Nieren-Yang tonisieren, die Blase stärken und wärmen.

▶ **Tab. 6.37** Phytoarzneien, die das Nieren-Yang tonisieren.

Name (lat.)	Name (dt.)	Geschmack	Temperatur
Anethum graveolens	Dill (Samen)	scharf	thermisch warm
Jasminum officinale	Jasmin	scharf, süßlich	thermisch warm
Foeniculum officinale	Fenchel (Samen)	süß, scharf	thermisch warm
Muira puama	Potenzholz (Wurzel)	scharf	thermisch warm
Serenoa repens	Sägepalme (Früchte)	scharf, süß	thermisch warm

▶ S. 191 Nieren-Yang-Mangel sowie ▶ S. 200 Nieren-Essenz-Mangel

▶ **Tab. 6.38** Phytoarzneien, die die Blase stärken und wärmen.

Name (lat.)	Name (dt.)	Geschmack	Temperatur
Achillea millefolium	Schafgarbe	bitter, aromatisch, leicht süß und salzig	thermisch neutral
Agrimonia eupatoria	Odermennig	bitter, adstringierend, neutral	
Artemisia abrotanum	Eberraute	leicht bitter, aromatisch	thermisch warm
Lamium album	Weiße Taubnessel (Blüten)	süß, scharf	thermisch neutral
Cinnamomum zeylanicum	Zimt (Rinde)	scharf, süß, adstringierend	thermisch heiß
Cucurbita pepo	Kürbis (Samen)	süß	thermisch neutral
Rosmarinus officinalis	Rosmarin	bitter	thermisch warm
Cannabis sativa	Hanf (Samen)	süß	thermisch neutral
Urtica urens	Brennnessel (Wurzel)	leicht bitter und salzig	thermisch neutral bis warm

6 Element Wasser

▶ **Tab. 6.38** (Fortsetzung).

Name (lat.)	Name (dt.)	Geschmack	Temperatur
Helianthus annuus	Sonnenblume (Blüten)	leicht sauer und süß	thermisch neutral
Calluna vulgaris	Heidekraut (Kraut)	bitter	thermisch warm
Juniperus communis	Wacholder	aromatisch, scharf, leicht süß und bitter	thermisch warm
Daucus carota	Wilde Möhre (Samen)	süß, scharf	thermisch warm

Rezepte

Tinkturmischung bei Enuresis nocturna, die gleichzeitig die Blase wärmt und den Geist Shen harmonisiert
Tinct. Abrotani
Tinct. Millefolii
Tinct. Rosmarini
Tinct. Avenae sat.
Tinct. Hyperici
Tinct. Verbenae aa ad 120 ml
Kinder unter 10 Jahren nehmen 3 × tgl. 12 Tr. in etwas lauwarmer Flüssigkeit ein, Jugendliche 3 × tgl. 20–25 Tr.

Tee bei nervöser Reizblase
Flor. Lamii albi
Hb. Millefolii
Hb. Anserinae
Hb. Agrimoniae
Flor. Jasmini
Sem. Daucus carot. aa ad 120 ml
1 TL/1 Tasse Wasser aufgießen, 10 Min. ziehen lassen. 3 × tgl. 1 Tasse trinken.

Tee bei Inkontinenz aufgrund von Blasenschwäche
Cort. Fraxini
Cort. Cinnamomi
Fruct. Lycii
Fruct. Tribuli terr.
Hb. Epilobii aa ad 200 g
2 EL/¾ l Wasser, 10 Min. sanft kochen lassen, abseihen.

Warme Sitzbäder oder Bedampfungen
Flor. Chamomillae
Flor. Millefolii
Hb. Equiseti
Fol. Rosmarini aa ad 400 g
- Sitzbad: 50 g der Mischung in 1 l Wasser geben, 15 Min. bedeckt kochen lassen, dann dem Badewasser zugeben.
- Bedampfung: 4 Handvoll der Mischung in 4 l kochend heißes Wasser geben, zugedeckt auf eine subjektiv erträgliche, jedoch noch gut warme Temperatur abkühlen lassen.

> **Cave**
> Verbrennungsgefahr!

Abendliche Massage
Abends vor dem Schlafengehen die Innenseite der Oberschenkel sanft mit Johanniskrautöl (Ol. Hyperici) kreisend vom Knie aufwärts einmassieren.

Massage der Reflexzone
Die Blasenreflexzone auf dem Sakrum mehrmals tgl. mit Johanniskrautöl (Ol. Hyperici) und einigen Tr. Rosmarinöl (Ol. aeth. Rosmarini) einmassieren.

Akupunktur
Technik: Tonisierend nadeln, evtl. Moxibustion anwenden.

Bl 23 Zustimmungspunkt der Nieren; hervorragender Punkt zur Tonisierung des Nieren-Yang mit Moxibustion.

Bl 28 Zustimmungspunkt der Blase; kräftigt die Blase, kräftigt in Kombination mit Bl 23 den unteren Rücken.

LG 4 „Tor der Vitalität – Mingmen"; wirkt bei Moxibustion sehr kräftigend und wärmend auf das Nieren-Yang.

> **Cave**
>
> Nur bei Nieren-Yang-Mangel mit innerer Kälte anwenden, nicht bei innerer Hitze (z. B. im Dickdarm).

KG 4 „Tor des Ursprungs-Qi"; tonisiert Nieren-Yang und Ursprungs-Qi bei direkter Moxibustion; hebt allgemein das Energieniveau und ist speziell indiziert bei schwacher Konstitution, chronischen Erkrankungen und Kachexie.

Diätetik

Zu vermeiden

- kühlende und kalte Nahrungsmittel, die das Nieren-Yang und die Blase schwächen:
    - eisgekühlte bzw. kalte Speisen und Getränke
    - Rohkost (Gurke, Tomate, Salat)
    - Südfrüchte
    - Milch- und Sauermilchprodukte
    - Sojamilchprodukte
    - Frischkornbrei, -müsli
    - Sprossen und Keimlinge
    - Algen
    - Pfefferminztee, Mineralwasser, grüner Tee
- industriezuckerhaltige Nahrungsmittel und Getränke
- stark salzhaltige Nahrungsmittel
- unregelmäßige Mahlzeiten, einseitige Diäten, längeres Fasten
- Nahrungsmittel mit künstlichen Farb-, Aroma-, Süß- und Konservierungsstoffen
- Speisen, die in der Mikrowelle zubereitet bzw. erwärmt wurden

Zu empfehlen

- wärmende Nahrungsmittel, die das Nieren-Yang bzw. die Blase stärken:
    - Gebratenes, Geröstetes, Gegrilltes, Flambiertes
    - Fleisch von Rind, Huhn, Lamm, Schaf, Ziege und Wild
    - Hafer, Hirse, Süßreis, Dinkel, Mais (fettfrei angeröstet)
    - Lauch, Zwiebel, Frühlingszwiebel, Knoblauch, Fenchel, Esskastanie, Kartoffel, Süßkartoffel, Karotte, Kohlgemüse, Kürbis
    - Hülsenfrüchte
    - Wacholderbeeren, Dill, Kümmel, Pfeffer, Ingwer, Muskat, Nelke, Fenchelsamen, Senfsaat, Rosmarin, Koriander, Zimt, Anis, Vanille
    - Barsch, Forelle, Garnelen, Hummer, Muscheln, Shrimps
    - kleine Mengen Schafs- und Ziegenkäse
    - Trockenfrüchte wie Rosinen, Aprikosen, Sultaninen
    - Walnüsse, Sesam (schwarz), Sonnenblumenkerne, Kürbiskerne
    - Anis-, Ingwer-, Süßholztee, kleine Mengen Rotwein
- lange gekochte Suppen und Eintopfgerichte

Weitere Empfehlungen

- Auf warme Füße achten! Ein warmes Fußbad vor dem Schlafengehen anwenden.
- Bauchfreie Mode und das Sitzen auf kalten Flächen vermeiden, da dadurch das Nieren-Yang geschwächt wird.

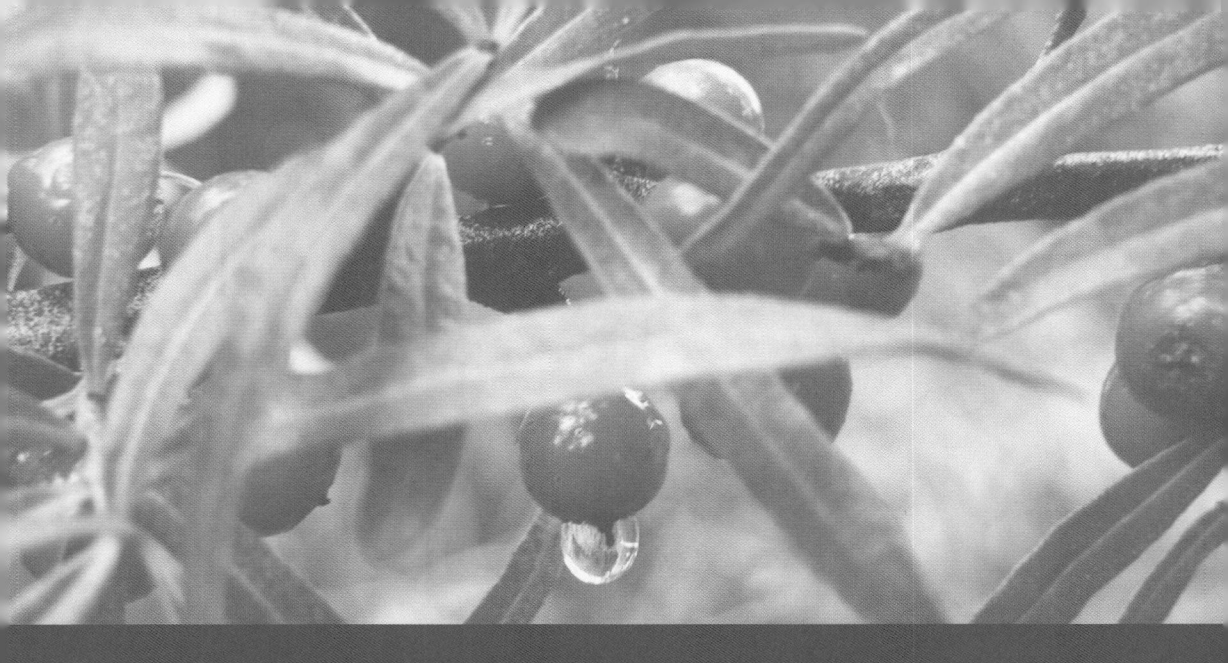

Farbtafel

„Wenn wir das Wunder einer einzigen Blume klar sehen könnten,
würde sich unser ganzes Leben ändern."

Buddha

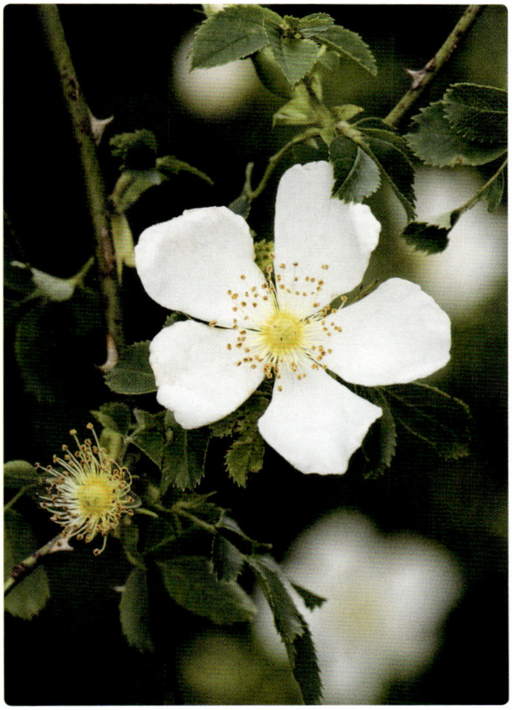

Farbtafel

▶ **Abb. 1** Hundsrose (Rosa canina).

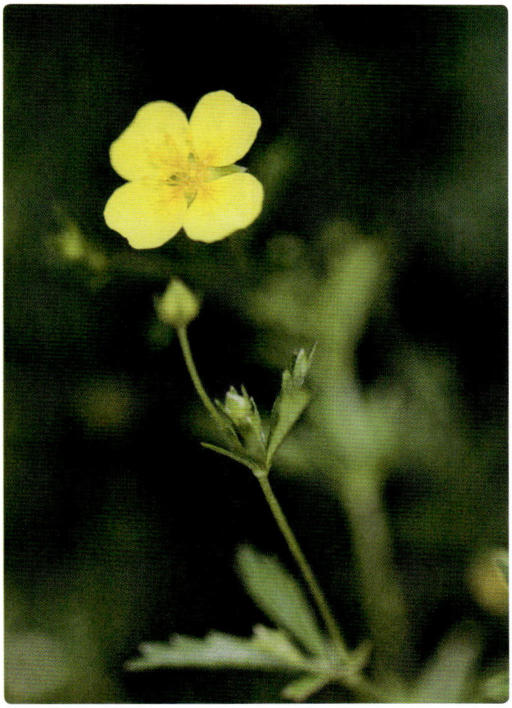

▶ **Abb. 2** Blutwurz (Potentilla tormentilla).

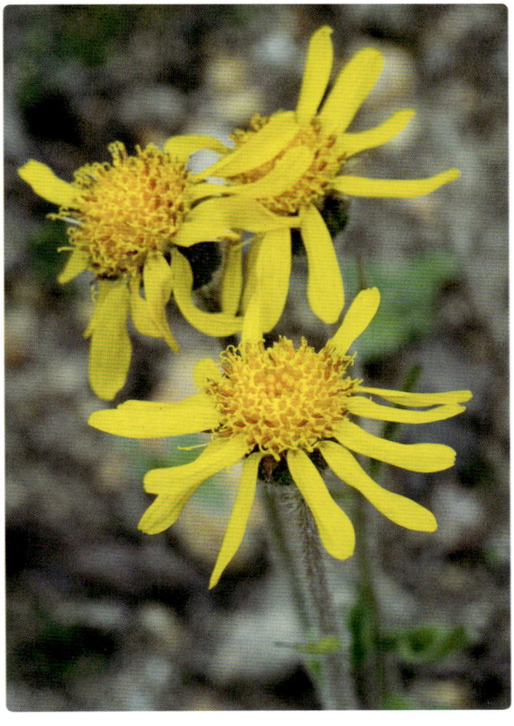

▶ **Abb. 3** Arnika (Arnica montana).

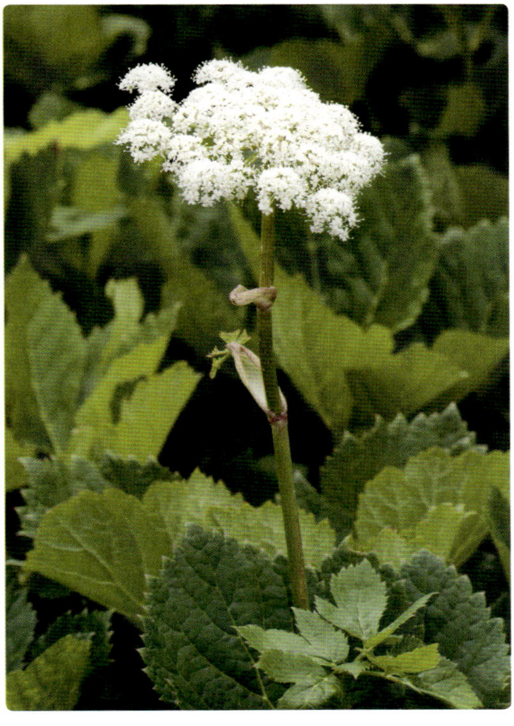

▶ **Abb. 4** Meisterwurz (Imperatoria ostruthium).

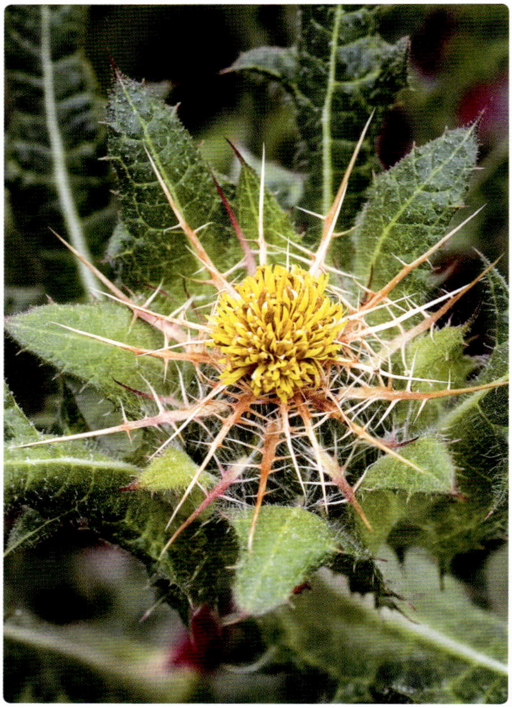

Farbtafel

▶ **Abb. 5** Kardobenediktenkraut (Carduus benedictus).

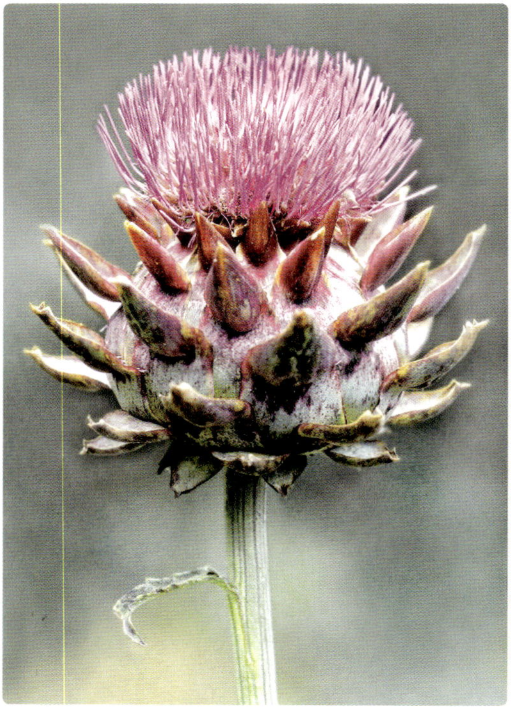

▶ **Abb. 6** Artischocke (Cynara scolymus).

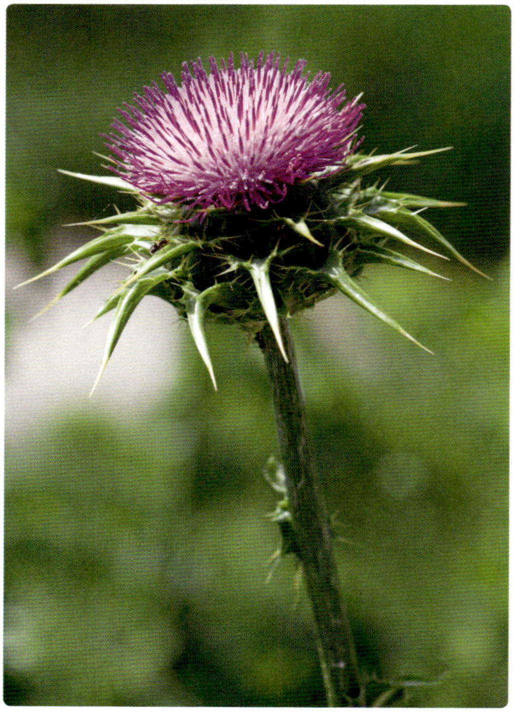

▶ **Abb. 7** Mariendistel (Carduus marianus).

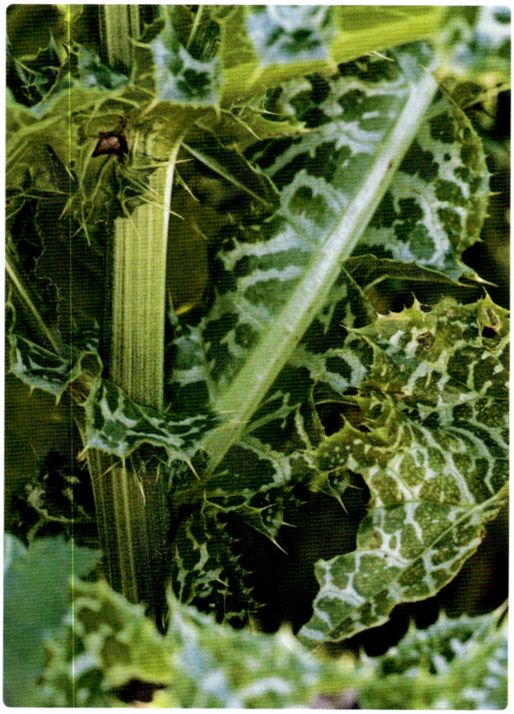

▶ **Abb. 8** Marmoriertes Blatt der Mariendistel.

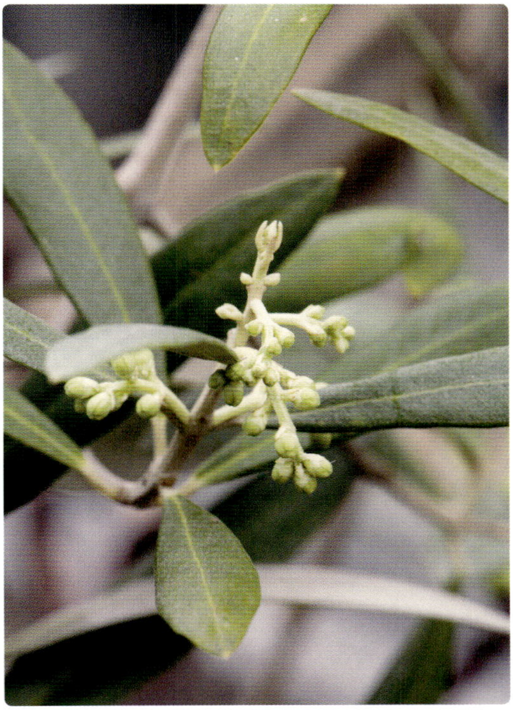

Farbtafel

▶ **Abb. 9** Olive (Olea europaea).

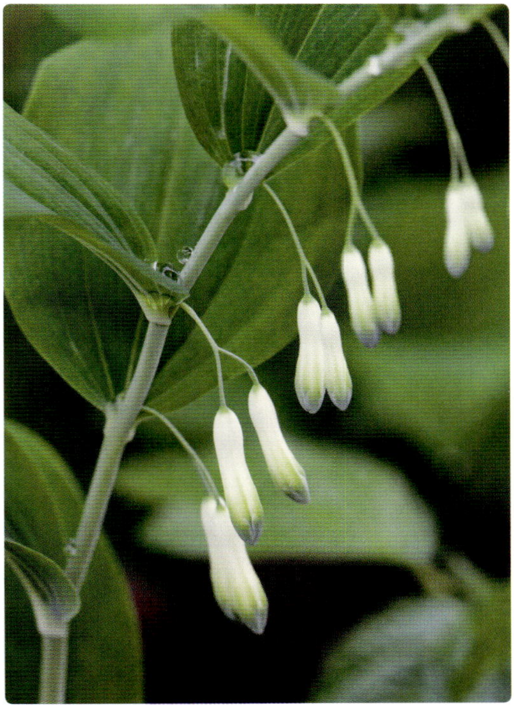

▶ **Abb. 10** Salomonssiegel (Polygonatum officinale).

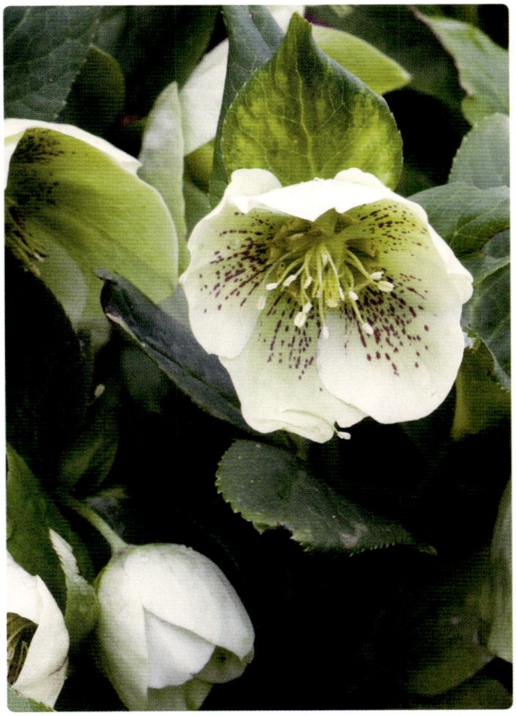

▶ **Abb. 11** Nieswurz (Helleborus niger).

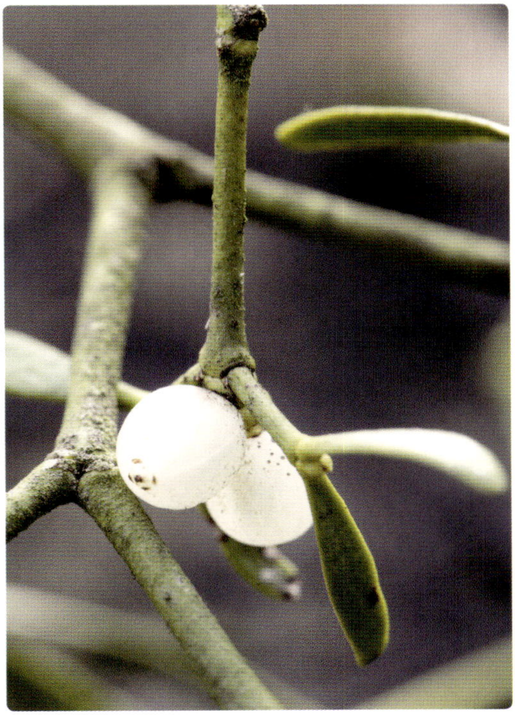

▶ **Abb. 12** Mistel (Viscum album).

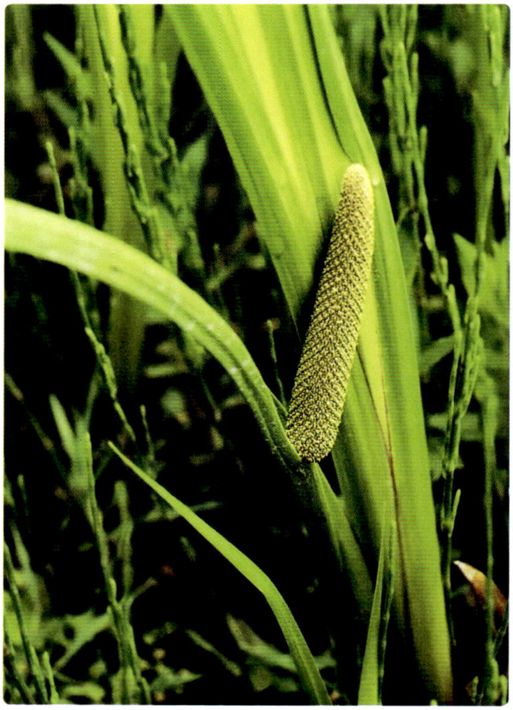

Farbtafel

▶ **Abb. 13** Kalmus (Acorus calamus).

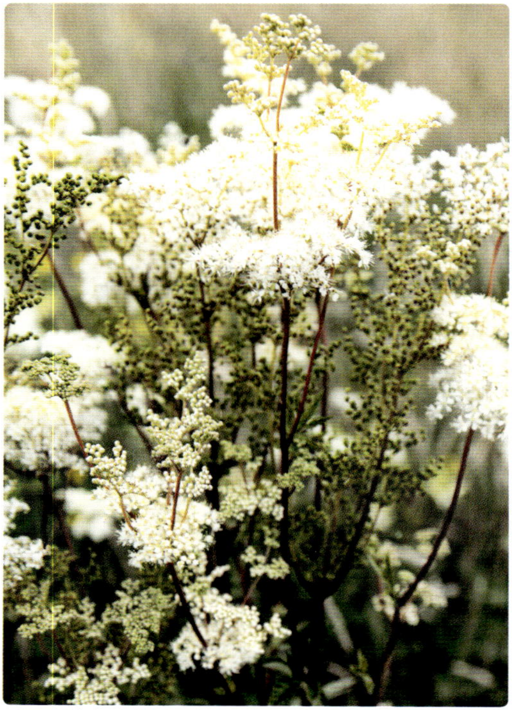

▶ **Abb. 14** Mädesüß (Spiraea ulmaria).

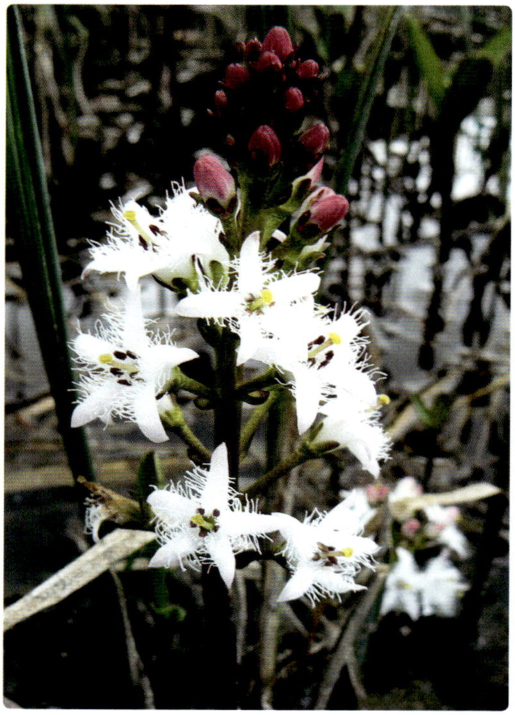

▶ **Abb. 15** Fieberklee (Menyanthes trifoliata).

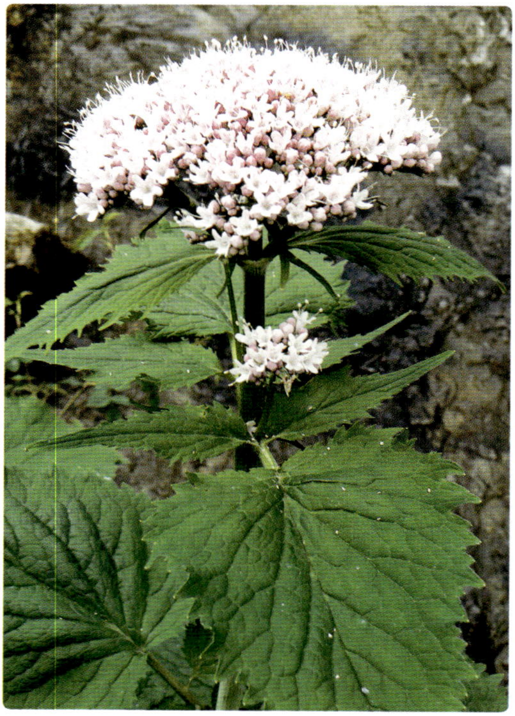

▶ **Abb. 16** Baldrian (Valeriana officinalis).

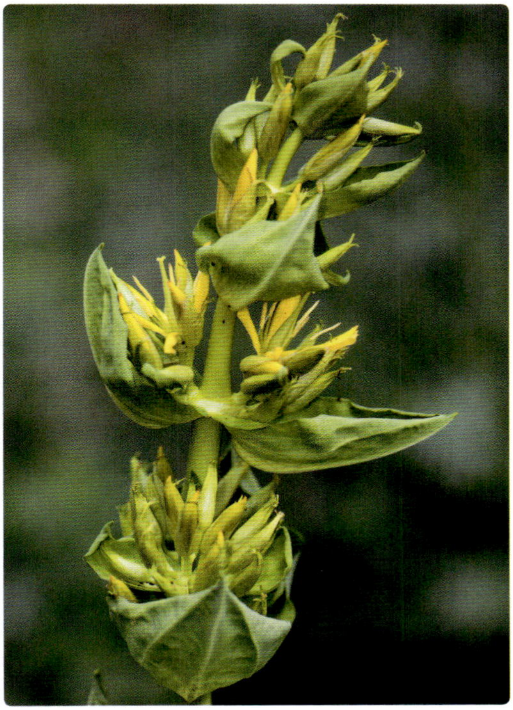

Farbtafel

▶ **Abb. 17** Gelber Enzian (Gentiana lutea).

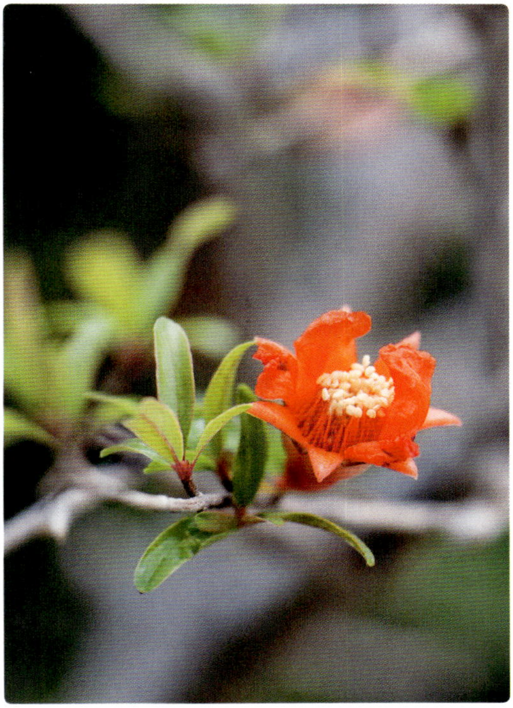

▶ **Abb. 18** Granatapfel (Punica granatum).

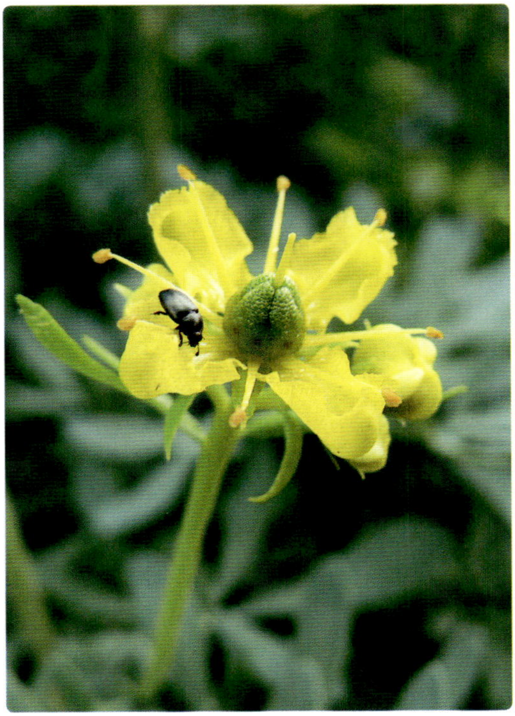

▶ **Abb. 19** Raute (Ruta graveolens).

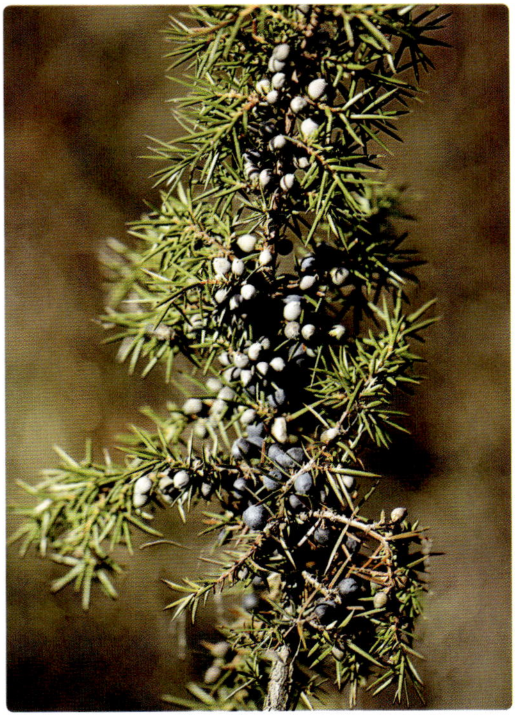

▶ **Abb. 20** Wacholder (Juniperus communis).

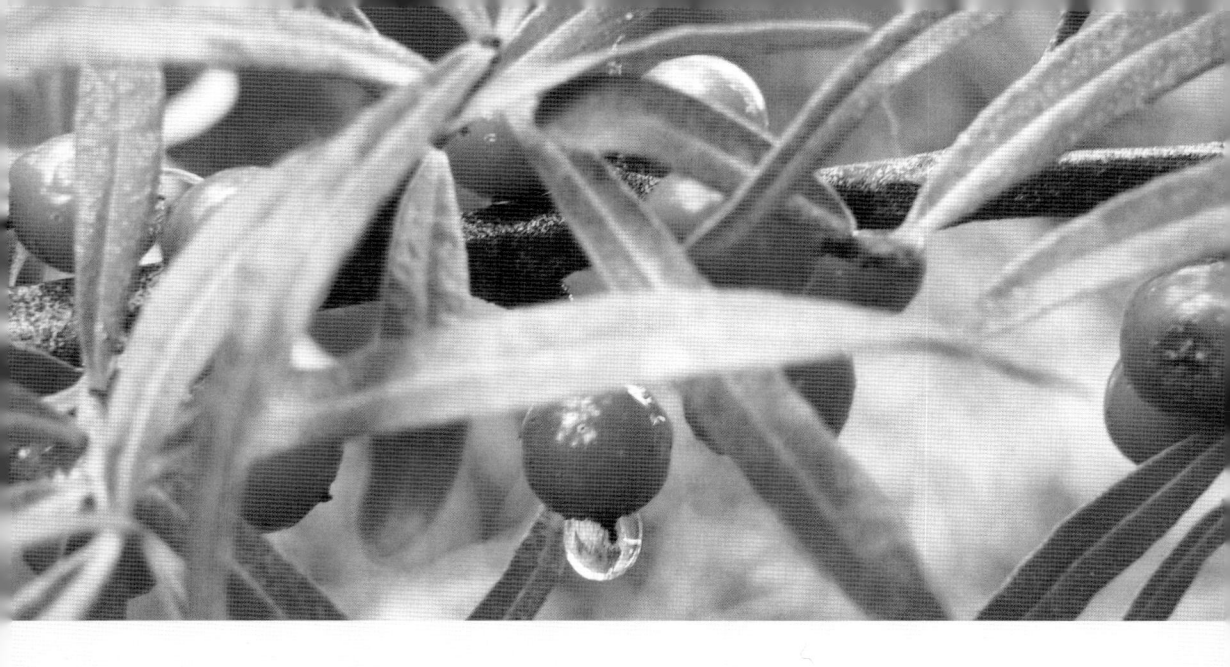

Teil 2
Pflanzenmonografien

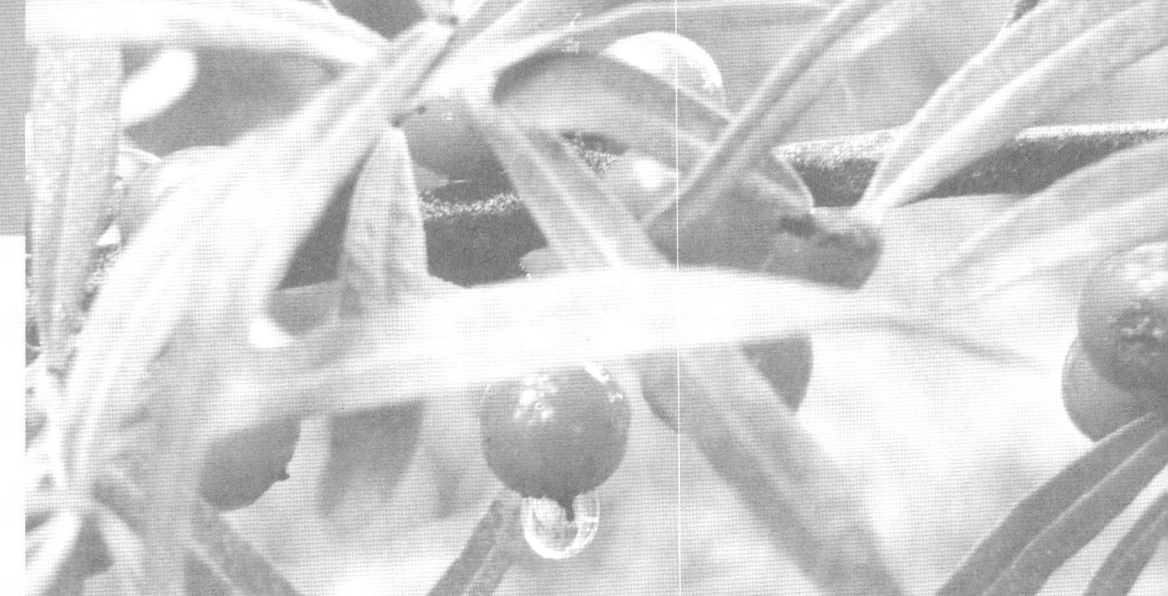

7 Pflanzenmonografien

Die Pflanzen sind hier nach ihren lateinischen Namen alphabetisch aufgeführt. Das Pflanzenverzeichnis des Anhanges listet sie nach den deutschen Namen alphabetisch auf.

Die Kennzeichnung mit ✪ zeigt an, dass die Pflanze bei diesen therapeutischen Wirkungen und Anwendungsbereichen besonders wirkungsvoll ist.

Achillea millefolium

Schafgarbe/milfoil, common yarrow/Compositae

Natürliches Vorkommen
in Europa weit verbreitet, wächst auf Rasen und Unkrautfluren

Medizinisch verwendete Pflanzenteile
- Kraut – Herba Millefolii
- Blüten – Flores Millefolii

Energie
- Temperatur: neutral
- Geschmack: bitter, aromatisch, scharf, leicht süß, leicht salzig
- Eigenschaften: wirkt sehr trocknend, adstringierend, hämostyptisch, entzündungshemmend

Inhaltsstoffe
Flavonoide, Sesquiterpenlactone, Poyine, Betaine, ätherisches Öl (enthält Chamazulen, Campher), Alpha-Methylen-y-Lactone usw.

Therapeutische Wirkungen und Anwendungsbereiche
- ✪ bewegt das Leber-Qi, senkt hochschlagendes Leber-Yang:
  - wirkt cholagog und choleretisch
  - bei Nässe-Hitze in Leber und Gallenblase
  - wirkt spasmolytisch
  - PMS
  - Dysmenorrhöe, Hypermenorrhöe
  - Hypertonie, Kopfschmerzen
  - bei hitziger Leber, die Milz-Pankreas attackiert
  - Launenhaftigkeit, Melancholie, depressive Verstimmung
  - unterstützt bei Leere der Gallenblase den psychischen Aspekt der Gallenblase

- ✱ wirkt adstringierend, hämostyptisch:
  - stillt innere und äußere Blutungen (Epistaxis, Blutungen der inneren Organe, Wunden, Hämatome, Hämorrhoiden, Uterusblutungen, Zwischenblutungen, Blutungen durch Myome, Zysten, Endometriose, nach der Geburt zur Blutstillung)
  - Schwellungen
  - Diarrhöe, Nässe-Hitze-Symptomatik des Dickdarms
  - Fluor vaginalis
  - variköser Symptomenkomplex, venöse Durchblutungsstörungen
  - festigt das Nieren-Qi
- ✱ tonisiert das Qi und Yang von Magen und Milz-Pankreas:
  - dyspeptische Beschwerden, Appetitlosigkeit, Völlegefühl, Blähungen
  - wirkt trocknend bei Nässe-Hitze, die Milz-Pankreas befällt
  - Bluttonikum
  - Kreuz- und Rückenschmerzen nach Anstrengung
  - variköser Symptomenkomplex
- ✱ tonisiert und festigt das Nieren-Qi, leitet Nässe-Hitze im Unteren Erwärmer aus:
  - wirkt leicht diuretisch
  - Zystitis, Endometriose, Zervizitis, Steinleiden
  - Blasenschwäche, Harninkontinenz, Harnverhaltung, Enuresis
  - nephrotisches Syndrom
  - Uteruskrämpfe
  - bei Fülle-Hitze des Dünndarms
- ✱ wirkt kühlend, blutreinigend, entzündungshemmend (innerlich und äußerlich):
  - Bi-Syndrom, Nässe-, Hitze-Bi, chronisches Bi
  - hohes Fieber
  - Bronchitis
  - akute Gastritis
  - entzündliche Prozesse des Unterleibes, Zervizitis, Endometritis
  - Hauterkrankungen, Abszesse, Akne, Ulcus cruris, Fisteln
  - Dekubitus
  - fördert die Wundheilung, fördert die Bildung von Granulationsgewebe (äußerlich)
- ✱ wirkt entkrampfend auf alle drei Erwärmer:
  - Asthma bronchiale
  - entkrampft die Blutgefäße bei Morbus Raynaud
  - Angina pectoris, Stenokardien, Gefäßsklerose, Claudicatio intermittens
  - Koliken des Magen-Darm-Traktes
  - nervöse Verdauungsbeschwerden, Motilitätsstörungen im Dickdarm
  - PMS, entkrampft den Uterus
- öffnet die Oberfläche, tonisiert Lungen-Qi und Wei Qi:
  - Wind-Kälte und Wind-Hitze-Invasion, grippaler Infekt
  - wirkt diaphoretisch (kombiniert mit Salbei)
  - wirkt schleimlösend, Bronchitis
- harmonisiert divergierende Wirkrichtungen in einer Rezeptur

Organbezug
Leber, Lunge, Niere-Blase, Magen-Milz-Pankreas

Kommentar
Schafgarbentee aus der Blüte oder dem blühenden Kraut ist noch heute eine der am häufigsten verwendeten naturheilkundigen Anwendungen. Das bittere, leicht süße Kraut, das die Funktionskreise Holz und Erde harmonisiert und auch stimuliert, ist ein ausgezeichnetes Tonikum für den Verdauungstrakt und könnte so manche raffiniert komponierte Teemischung, die gegen Verdauungsstörungen und -schwäche rezeptiert wird, ersetzen.

Ihre das Qi bewegende bzw. spasmolytische Wirkung zeigt die Schafgarbe nicht nur im Verdauungstrakt. Sie setzt in allen drei Erwärmern an und ist bei zahlreichen Beschwerden mit spastischem Charakter – physischer oder psychischer Natur – ein ausgezeichnetes Therapeutikum. Gerade der frische Saft wirkt äußerst krampflösend.

Das Heilkraut vereint außerdem Wundheilung, Entzündungshemmung, Blutbildung, Blutreinigung und -stillung und andere spezifische, noch weitgehend ungeklärte Heilwirkungen auf das Parenchym verschiedener innerer Organe. Ihre auch äußerliche Wirkkraft in Form von Teeumschlägen, Bädern und Bedampfungen wird nicht mehr in dem Umfang genutzt, wie es in vielen Fällen sinnvoll wäre. Dabei macht die interessante, ausgewogene Vielfalt von Eigenschaften die Schafgarbe nicht nur in der Frauenheilkunde unverzichtbar. Nicht umsonst nannte Rudolf Steiner die Schafgarbe „ein ganz besonderes Wunderwerk" (Simonis 1991, S. 731).

Hervorzuheben ist die Wirkung auf die Blase. Die häufigste Störung dürfte die Ansammlung von Nässe (Fülle-Hitze oder -Kälte) sein, aber auch eine Dystonie der Blase (Leere und Kälte) kann für Störungen verantwortlich sein. Die Ursachen für eine spastische, unter Umständen auch kolikartige, oder atonische Dysfunktion von Blase und Harnwegen sind meistens neurogener, emotionaler oder sekundär-entzündlicher Natur. Die Blase reagiert sehr empfindlich auf moderne Übel wie Zeitdruck und Stress. Die TCM sieht die Blase in direkter Verbindung mit dem Dünndarm, der ihr im Rahmen der Säftebewegung im Körper den unreinen Teil der Flüssigkeiten zukommen lässt. Das nötige Qi zur Ausleitung erhält sie von der Niere.

Für viele Menschen, die durch eine moderne Lebensweise psychisch wie körperlich dazu gezwungen sind, nicht nach ihren Bedürfnissen und Notwendigkeiten zu leben, ist der regelmäßige Gebrauch von Schafgarbe höchst empfehlenswert. Zeitdruck, sitzende Tätigkeit, dauernde ermüdende Wiederholungen des Alltags und Überforderung mindern die Organfunktionen und die Lebensmotivation, bauen Spannung und dadurch Verkrampfung auf. Wenn Kaffee nicht mehr vertragen wird, sollte der zwar weniger aromatische, aber viel positiver wirkende Schafgarbentee an seine Stelle treten – vorausgesetzt, es liegt kein Yin-Mangel in der Form einer Trockenheit vor. In diesem Fall sollte die Kombination mit befeuchtender Phytoarznei für Ausgleich sorgen.

Dosierungen

- ■ Tee aus dem Kraut
- ● 1–2 TL/1 Tasse Wasser aufgießen, 7–10 Min. ziehen lassen. Tgl. 3 Tassen trinken.
- ● alternativ: 1–2 TL/1 Tasse Wasser einige Stunden kalt ansetzen, kurz aufkochen, etwas ziehen lassen. Tgl. 3 Tassen trinken.

- ■ Tinctura Achilleae (nach Madaus)
3× tgl. 10–30 Tr. einnehmen.

- ■ Presssaft (nach Fischer)
3× tgl. 1 EL mit Wasser oder Molke im Verhältnis 1 : 1 verdünnen.

- ■ Sitzbäder bei Unterleibserkrankungen
100 g Droge/20 l Wasser

- ■ Bedampfungen bei Unterleibserkrankungen
Aufguss von 4 Handvoll Kraut/10 l Wasser

Nebenwirkungen
allergische Reaktionen auf die enthaltenen Alpha-Methylen-y-Lactone

Kontraindikationen
keine

Acorus calamus
Kalmus/sweet flag/Araceae

Natürliches Vorkommen
Heimat: Südchina und Vorderindien; heute auch Verbreitung in den gemäßigten Zonen Europas, Asiens und Amerikas; bevorzugt feuchte, sumpfige Stellen an Fluss- und Seeufern

Medizinisch verwendete Pflanzenteile
Wurzel – Rhizoma Calami

Energie
- ● Temperatur: leicht warm
- ● Geschmack: bitter, scharf, aromatisch
- ● Eigenschaften: wirkt trocknend, adstringierend, entschleimend, eröffnend, verdünnend, anregend; Qi-Tonikum

Inhaltsstoffe
Bitterstoffe, Gerbstoffe, Schleimstoffe, ätherisches Öl (enthält Sesquiterpenen, Phenylpropanen) usw.

Therapeutische Wirkungen und Anwendungsbereiche
- ● ✪ tonisiert das Magen-Qi:
  - ● wärmt den Magen bei Magen-Leere und Kälte, Appetitlosigkeit
  - ● regt die Magensäfte an, Hyperazidität
  - ● Kopfschmerz vom Leere-Typ
  - ● fördert die Speichelbildung

- reguliert den gestörten Säure-Basen-Haushalt
- kann die funktionelle Zwerchfellhernie reponieren
- ✱ tonisiert das Herz-Qi über die Verbindung des Magens mit dem Herz durch das große Luo-Gefäß des Magens:
  - Anorexia nervosa
  - nervöse Leiden mit psychosomatischer Beteiligung des Verdauungstrakts
  - Stärkungsmittel bei psychischen und körperlichen Schwächezuständen
  - zur Raucherentwöhnung und bei Suchtneigung allgemein
  - beruhigt den Geist Shen
- ✱ tonisiert das Qi von Milz-Pankreas:
  - regt die Produktion der Pankreassäfte an, Dyspepsie, Blähungen
  - wirkt erwärmend, trocknend bei Phlegmatismus
  - wandelt Schleim und Feuchtigkeit um
  - Hydrops
  - Seitenstechen
  - chronische Schwächezustände
  - gilt traditionell als Mittel zur Stärkung des Intellekts und der Konzentrationsfähigkeit, verbessert die Gedächtnisleistung
  - bei Sorgen, die das Qi von Milz-Pankreas schwächen
- ✱ tonisiert das Lungen-Qi und Wei Qi:
  - traditionell als Vorbeugungsmittel gegen Ansteckung (ein Wurzelstück in den Mund nehmen)
  - Sorgen, die das Lungen-Qi zusammenschnüren, Nacken- und Schulterverspannungen, Angstzustände, oberflächlicher Atem
  - entkrampft bei spastischem Husten
  - Schleim-Flüssigkeiten, die die Lunge verlegen
  - alle kalten schleimigen Erkrankungen des Atemtraktes
  - Räusperzwang, spastischer Husten
  - chronische Schwächezustände
- ✱ tonisiert die Nieren-Yang-Essenz:
  - fördert die Nierenfunktion
  - wirkt mild diuretisch, Hydrops
  - reinigt die verschleimte Niere, Grieß-, Steinbildung, hohe Harnkonzentration
- nährt das Mark
- stärkt die Knochen, fördert die Kallusbildung, Knochenfraß, Osteoporoseprophylaxe
- Knochenfistel
- Adjuvans bei Wachstumsschmerzen
- Rachitis (auch äußerlich als Badeanwendung)
- reinigt die verschleimte Niere
- Bi-Syndrom (Wind-, Kälte- und Nässe-Bi, chronisches), Gicht
- reguliert den gestörten Säure-Basen-Haushalt
- bewegt das Leber-Qi:
  - wirkt cholagog, Ikterus
  - wirkt spasmolytisch, bei Kolikschmerzen des Bauches
- wirkt äußerlich spasmolytisch, erwärmend, anregend, nährend:
  - öliger Auszug zur Einreibung des Bauches bei Koliken
  - Augenmittel zur Heilung von Hornhauttrübungen, bei Sehschwäche
  - zur Zahnpflege (Pulver)
  - Haarausfall
  - zur Wiederbelebung nach Schock und Koma (als Schnupfpulver)
  - Nervenleiden (als Badeanwendung)
  - Schlaflosigkeit (Badeanwendung)
  - Rückenmarkserkrankungen und Lähmung der unteren Extremitäten, z. B. Rückenmarksschwäche bei Alkoholikern (Badeanwendung, Auflagen)
  - brandige und krebsartige Geschwüre (als Auflage)

Organbezug
Magen, Milz-Pankreas, Niere, Lunge, Herz, Leber-Galle

Kommentar
Der Kalmus ist in seiner fernöstlichen Heimat weit mehr als ein den Geist anregendes und reinigendes Mittel gebraucht worden. In erster Linie übt der Kalmus auf das Qi von Magen und Milz-Pankreas, das als „die Wurzel des Nach-Himmels-Qi" gilt, eine tonisierende Wirkung aus. Sein überaus belebender Effekt auf letztlich alle Wandlungsphasen wird erst nach längerer Anwendungsdauer und regelmäßiger Einnahme spürbar. Badeanwen-

dungen und Einreibungen allerdings wirken sehr rasch lokal und auf die Gesamtbefindlichkeit.

Kalmus stärkt die positive Lebensmotivation. Er ist sehr gut geeignet für Menschen, die jeden Tag einen Berg schier unüberwindlicher Aufgaben vor sich sehen. Er hilft, die Tagesabläufe zu rhythmisieren und zu strukturieren und schafft die nötige Distanz zu Problemen, damit Lösungen gefunden werden können.

Sorgen sind eine häufige Emotion in unserer modernen Gesellschaft. Sie leeren das Qi von Milz-Pankreas und wirken dementsprechend auf die Elemente Erde und Metall ein. Wer durch Sorgen und Stress in eine Situation geraten ist, die die natürlichen Rhythmen stört, sodass es zu Appetitlosigkeit, zu vermehrter Tagesmüdigkeit, Verspannungen im Nacken- und Schulterbereich und schlechtem Schlaf gekommen ist, kann durch die regelmäßige Anwendung von Kalmus seinen Rhythmus wieder finden, sein gereiztes Nervensystem beruhigen und sich der Problemlösung widmen.

V. a. Menschen, die bei sorgenvoller Stimmung über den Verdauungstrakt reagieren und deren Qi und Yang dadurch ermüdet und geschwächt ist, werden in der Heilwurzel Hilfe finden und vor psychosomatischen Reaktionen dieser Art besser geschützt sein. Allerdings sollten sie auf eine regelmäßige und rhythmische Einnahme vor den Mahlzeiten achten, damit die Anregung des Säure-Basen-Gleichgewichts optimal gelingen kann.

Durch die Tonisierung der Nieren-Essenz verbessert der Kalmus nicht nur die Fähigkeit der Niere, das Nach-Himmels-Qi aufzunehmen, sondern nährt auch das Mark und zeigt damit seinen Bezug zum Vor-Himmels-Qi. Die früher besonders geschätzte Wirkung auf den Stoffwechsel der Knochen ist heute leider weitgehend in den Hintergrund getreten. Angesichts der Osteoporose-Probleme vieler alter Menschen sollte der Kalmus in einer vorbeugenden Rezeptur nicht fehlen.

Dosierungen

- ■ Tee
- 1 geh. TL/1 Tasse Wasser als Kaltauszug über Nacht stehen lassen.
- alternativ: Mit kochendem Wasser aufgießen, 10 Min. ziehen lassen. 2× tgl. 1 Tasse vor den Mahlzeiten trinken.

■ Tinctura Calami
3× tgl. 10–20 Tr. in etwas Flüssigkeit vor den Mahlzeiten einnehmen.

■ Oleum Calami aeth.
2–5 Tr. pro Dosis vor den Mahlzeiten einnehmen.

■ äußerliche Anwendung
Für ein Vollbad, Abwaschungen oder Auflagen 250 g/½ l Wasser aufkochen und ½ Std. kochen lassen.

Nebenwirkungen
Bei Hyperazidität des Magens und Einnahme zwischen den Mahlzeiten kann Sodbrennen auftreten.

Kontraindikationen
Yin-Mangel, Trockenheit, Magen-Feuer

Adonis vernalis
Adonisröschen/pheasant's eye/Ranunculaceae

Natürliches Vorkommen
Heimat: Südrussland, verbreitet über Nordasien, Sibirien bis auf das Bergland Mittel- und Südosteuropas; wächst vorwiegend auf hartgrasigen, sonnigen, mageren, kalkreichen Böden

Medizinisch verwendete Pflanzenteile
Kraut – Herba Adonidis

Energie
- Temperatur: neutral
- Geschmack: bitter, scharf
- Eigenschaften: wirkt trocknend, diaphoretisch, sedativ, spasmolytisch, bewegt das Blut

Inhaltsstoffe
herzwirksame Glykoside (Adonidin, Adonitoxin, Adonidosid), Alkaloide, Cymarin, Flavonoide usw.

Therapeutische Wirkungen und Anwendungsbereiche
- ✚ beseitigt äußere Hitze, die in das Perikard eindringt:
  - Perikarditis
  - Reizbarkeit, innere Unruhe

- ✱ klärt Herz-Feuer, nährt das Herz-Yin, beruhigt den Geist Shen:
  - funktionelle Störungen am Herzen aufgrund von Hyperthyreose
  - Palpitationen, Arrhythmien
  - Beruhigung des tachykarden Herzens
  - Myokarditis
  - als Sedativum bei psychischer Rastlosigkeit, Unruhezuständen
- ✱ tonisiert das Herz-Qi, bewegt das Blut:
  - Kräftigung des Herzens insbesondere bei Tachykardie
  - Dyspnoe, Hypotonie
  - Herzmuskeldegeneration, Fettherz
  - Erhöhung der Umlaufgeschwindigkeit des Blutes bei gleichzeitiger arterieller Vasokonstriktion
  - Kompensation von leichten angeborenen Herzfehlern
  - Hydrops, kardiale Ödeme
  - Nervenstärkung v. a. bei alten Menschen mit Herzproblemen
- ✱ tonisiert das Nieren-Qi:
  - erhöht die Harnmenge, Hydrops, Ödeme
  - verbessert die Ausscheidung harnpflichtiger Substanzen
  - beugt Urämie vor
  - Dyspnoe
  - chronische Nephritis
  - Pollutionen, Schwellung der Prostata, Prostataneurose
  - Climacterium virile (Prostatabeschwerden im Wechsel mit Herzstechen, -druck, -schmerz)
- bewegt das Leber-Qi, kühlt Leber-Feuer und leitet inneren Wind aus

Organbezug
Herz, Niere, Leber

Kommentar
Das Adonisröschen ist trotz recht guter Erforschung nicht ganz unproblematisch in der Anwendung. In der klassischen Phytotherapie wird immer wieder von Misserfolgen berichtet, da das Mittel zu unspezifisch eingesetzt werde. Aufgrund der Betonung des Glykosids Adonidin wird vernachlässigt, dass die Pflanze, typisch für einen Vertreter aus der Familie der Ranunculaceae, auch Alkaloide enthält. Diese Alkaloide sind giftige Substanzen, die eine Heilwirkung auf das Nervensystem ausüben können.

Das Adonisröschen, auch Frühlingssonnenröschen genannt, blüht in unseren Breiten im April und Mai und bevorzugt, im Gegensatz zu anderen Giftpflanzen, sonnige und warme Standorte. Die Betrachtung nach den Maßstäben der TCM macht deutlich, wie sehr die Pflanze spezifisch stärkend, harmonisierend und beruhigend zu wirken vermag, wenn bereits durch lange bestehende Störungen eine echte organische Schwächung des Herzens vorliegt. Hervorzuheben ist dabei der regulierende und harmonisierende Effekt auf die Flüssigkeitsorganisation des Körpers. Das Adonisröschen wirkt nicht kumulierend wie der Fingerhut; es tonisiert Herz- und Nieren-Qi, wirkt diuretisch und gleicht dabei am ehesten der Meerzwiebel. Man nimmt an, dass die Diurese auf einer Dilatation der Nierengefäße und einer Anregung des Nierenparenchyms beruht.

Besonders erfolgreich wirkt das Adonisröschen bei empfindlichen, leicht zu beunruhigenden Menschen mit einer Neigung zur Somatisierung am Herzen. Schon geringe Anforderungen erzeugen bereits im Vorfeld große Beunruhigung, die sich der Patient nicht anmerken lassen will, die aber zu Herzklopfen und Druck am Herzen führen. Die tiefe Beunruhigung hemmt die Motivationsspannung, es fehlt an Tatkraft. Die negativ gerichtete Gefühlswelt hält diesen Menschen im Griff. Im Laufe seines Lebens führen die häufig auftretenden, funktionellen Störungen dann zur organischen Schädigung des Herzens, die sich weniger in einer Hypertrophie des Herzens als in einer immer häufiger auftretenden Schwäche sowie in Kurzatmigkeit und einer hohen Irritabilität von Reizbildung und Reizleitung äußern.

Dosierungen
Die Glykoside werden bei der Trocknung der Pflanze zu einem großen Teil enzymatisch abgebaut. Deshalb ist die Teedroge in ihrer Wirkung relativ schwach und unsicher. Auch die Tinktur aus der frischen Pflanze soll selbst bei fachgerechter Lagerung innerhalb eines Jahres ca. die Hälfte ihrer Wirksubstanz verlieren.

Die Angaben der Maximaldosen schwanken zwischen 1,5 und 6 g der Droge pro Tag. Über die

Dosierungen in der Kinderheilkunde liegen keine Erfahrungen aus verlässlichen Quellen vor.

■ Tinctura Adonidis vernalis
3 × tgl. 20 Tr. einnehmen.

■ Adoniskrautpulver
3 × tgl. 1,5–3 g

Nebenwirkungen
Aufgrund des schwankenden Wirkstoffgehalts wird vom Gebrauch der Teedroge abgeraten. Standardisierte Fertigpräparate sind das Mittel der Wahl. Überdosierungen führen zu Erbrechen und Durchfall. Im Falle tödlicher Dosierung kommt es zunächst zu Unruhe, Speichelfluss, starker Erregung und Lähmung und schließlich zum Koma.

Kontraindikationen
- Hypertonie, Arteriosklerose
- Therapie mit Digitalglykosiden, Kaliummangelzustände

Aesculus hippocastanum
Rosskastanie/common horsechestnut/Hippocastanaceae

Natürliches Vorkommen
Heimat: Vorderasien; im ausgehenden Mittelalter in den mitteleuropäischen Raum eingeführt; heute bis ins nördliche Russland und Skandinavien, sowie im Westen bis zu den Britischen Inseln kultiviert; einer der beliebtesten Parkbäume

Medizinisch verwendete Pflanzenteile
- Rinde: Cortex Hippocastani
- Blüten: Flores Hippocastani
- Blatt: Folium Hippocastani
- Frucht: Fructus (Semen) Hippocastani
- Fruchtschalen: Pericarpium Hippocastani

Energie
- Temperatur: neutral bis kühl
- Geschmack: leicht bitter, adstringierend (Rinde, Blatt); süß, herb, bitter (Frucht)
- Eigenschaften: wirkt trocknend, hämostyptisch, entzündungshemmend, adstringierend, wundheilend, verflüssigend, bewegt das Blut, kräftigt das Hebe-Qi

Inhaltsstoffe
- Blatt: Cumaringlucoside (Aesculin), Flavonolglykoside (Quercitrin, Rutin), Gerbstoffe, Aminosäuren, Fettsäuren, Sterole (Sitosterol) usw.
- Rinde: Cumaringlucoside (Aesculin) Flavonolglykosid, Allantoin, Sterine, Gerbstoffe usw.

Therapeutische Wirkungen und Anwendungsbereiche
- ✚ tonisiert das Qi von Milz-Pankreas, kräftigt das Hebe-Qi:
  - fördert die Nahrungsumwandlung, bei träger Verdauung
  - Varikosis, auch prophylaktisch (Rinde)
  - Hämorrhoiden (Rinde, Früchte)
  - verbessert die Funktion der Venenklappen (Rinde)
  - Diarrhöe, Magen-Darm-Katarrh, Enteritis (Tee aus Rinde, geröstete und gemahlene Früchte als Kaffeezubereitung)
  - Cellulitis (äußerlich), Hernien
- ✚ bewegt das Blut (Samen), stoppt Blutungen (Rinde):
  - verbessert die Fließeigenschaft des Blutes
  - wirkt gefäßverengend und -abdichtend
  - nährt das Herz-Yin, kontrolliert die venöse Zirkulation
  - vermindert Blutungsneigung allgemein, insbesondere Uterusblutungen (Rinde, Frucht)
  - Zwischenblutungen, verfrühte Blutungen, Hypermenorrhöe
  - mindert die Blutungsneigung bei Tracheavarizen (Rinde)
  - wirkt Leber-Blut-Stagnation entgegen
  - Schwäche des rechten Herzens, entlastet die venöse Blutfülle
  - wenn Schleim die Herzkanäle verlegt
  - nervöse Stauungen, besonders im kleinen Becken
  - entstaut bei venösen Stauungen der Beine, (blutenden) Hämorrhoiden, Pfortaderstau, Abdominalplethora
  - Varikosis, Thrombose
  - Morbus Raynaud, Akrozyanose

- subkutane Blutungen bei alten Menschen
- nächtliche Wadenkrämpfe
- bewegt das Leber-Qi: (Rinde, Blatt, Frucht):
  - wirkt spasmolytisch
  - Kopfschmerzen, Migräne
  - Stauungen der Gallenflüssigkeit
  - Hyperazidität, Hyperurikämie
  - Bi-Syndrom, Hitze-Bi, chronisches Bi, Gicht (Rinde, Blatt, Blüten)
- beseitigt Schleim-Hitze, der die Lunge verlegt (Blüten, Blatt):
  - Expektorans bei chronischer Bronchitis
  - Invasion von äußerer Wind-Hitze, Katharrhe der Nase, des Rachens und der Bronchien (Pulver aus den Früchten)
  - wirkt kühlend bei intermittierendem Fieber (Rinde)
- wirkt diuretisch (Blüten):
  - Bi-Syndrom, Gicht
  - Prostatahypertrophie
  - Harnverhaltung
- ✣ wirkt äußerlich hyperämisierend, adstringierend, wundheilend, schützend:
  - venöse Erkrankungen der Beine und Claudicatio intermittens (alkoholischer Auszug aus den zerkleinerten Früchten zur Einreibung)
  - Gelenkrheuma, v. a. kleine Gelenke (Salbe oder alkoholischer Auszug aus den Blüten)
  - chronische Katarrhe, Nasenpolypen, zur Stärkung der Augen, zuckende Augenlider, Kopfschmerzen (gemahlene Früchte als Schnupfpulver)
  - Gangrän (Abkochung aus der Rinde)
  - Bi-Syndrom (Abkochung aus den zerkleinerten Früchten)
  - Hautausschläge (Abkochung aus den Blättern)
  - Krampfaderbeschwerden und Venenentzündung (Salbe aus der Rinde)
  - Hämorrhoiden, Analfissuren und Mastdarmvorfall (Suppositorien aus der Rinde)
  - absorbiert hautschädigende UV-Strahlen (Aesculin aus der Rinde in Sonnenschutzmitteln)

Organbezug

Milz-Pankreas, Herz, Kreislauf, Leber, Niere (Uterus), Lunge-Dickdarm

Kommentar

Die Rosskastanie beherrscht zugleich zwei wichtige Funktionen, die dem Funktionskreis Milz-Pankreas unterliegen: Sie hält das Blut und stützt das Hebe-Qi. Diese Kombination macht die hervorragende Wirkung dieser häufig angewendeten Heilpflanze bei Venenschwäche verständlich. Venöse Schwäche äußert sich nicht nur in einer Neigung zu Hämorrhoiden, sondern weitet sich v. a. bei Frauen auf Varizen in den Beinen aus. Dabei ist nicht selten der venöse Kreislauf bis hinauf zum rechten Herzen betroffen.

Die süßlich-herbe, bittere Kastanie lenkt die innere Aufmerksamkeit des Organismus auf die Gefäße. Neben ihren die Venen tonisierenden, die Gefäße abdichtenden und vasokonstriktorischen Wirkungen verfügt sie auch über das Blut bewegende Eigenschaften. Sie enthält Cumarine, die das Blut bewegen, und Saponine, die die Viskosität des Blutes herabsetzen. So kann sie sowohl bei venösen als auch arteriellen vasomotorischen Fehlregulationen eingesetzt werden. Ihre Fähigkeit, Blut nach oben zu befördern, endet am Herzen, sodass es nicht wie z. B. beim Steinklee zum Problem eines verstärkten Blutzustroms zum Kopf kommt.

Die Rosskastanie wirkt außerdem bewegend auf das Leber-Qi. Hier entfaltet sie eine kühlende, entlastende Wirkung und befähigt die Leber wieder zu einem geschmeidigen Qi-Fluss und folglich auch Blut-Fluss in alle Richtungen. Neben einem hohen Mineralgehalt, der das Element Erde repräsentiert, enthält die Pflanze das feurige Phosphor, das den Fluss von Blut und Qi sowie die gesamte Nahrungsumwandlung aktiviert (Mosheim-Heinrich, Der Heilpraktiker und Volksheilkunde 2001; 12: 60).

Darüber hinaus besitzt die Rosskastanie dank ihrer kühlen Gerbstoffe hämostyptische und adstringierende Wirkungen. Wenn Blutstasen zu einem unphysiologischen Blutaustritt führen, stillt die Rosskastanie Blutungen, löst die Stasen auf und bringt so wieder Bewegung in den gestauten Blutfluss.

Personen, die auf eine Therapie mit der Rosskastanie ansprechen, neigen zur Fülle und bewegen sich nicht gern. Die Erdenschwere bzw. der Yin-Überschuss scheint ihnen in vielfacher Hinsicht und im wahrsten Sinne des Wortes beschwerlich zu sein. Charakterlich sind sie mild und nachgiebig, bequem. Die dem Yang zugeordnete Unternehmungslust ist nicht ihre Stärke. Wenn sie in Bedrängnis geraten, setzen sie sich nicht recht zur Wehr. Sie beginnen leicht zu hadern und entwickeln im Laufe der Zeit rheumatische Beschwerden. Zeit ihres Lebens sind sie gefordert, den damit einhergehenden pathologischen Entwicklungen vorzubeugen und entgegenzuwirken. Die Früchte, in der Hosentasche getragen, sind nicht nur angenehme Handschmeichler, sondern gelten traditionell auch als ein vorbeugendes Mittel gegen Rheuma und Hämorrhoiden.

Dosierungen

- Tee aus der Rinde
- 1 TL/1 Tasse Wasser aufgießen, 15 Min. ziehen lassen. 3× tgl. 1 Tasse nach den Mahlzeiten trinken.
- alternativ (bei Diarrhöe): Über Nacht kalt ansetzen, kurz aufkochen. Tgl. 2–3 Tassen trinken.

- Tee aus den Blüten (wenn Hitze-Schleim die Lunge verlegt)
1 TL/1 Tasse Wasser aufgießen, 7 Min. ziehen lassen. Tgl. 2–3 Tassen trinken, evtl. mit etwas Honig süßen.

- Alkoholischer Auszug aus den frischen Blüten
3× tgl. 20 Tr. nach den Mahlzeiten einnehmen.

- Pulver aus den getrockneten Früchten
3× tgl. 1 Msp. nach den Mahlzeiten einnehmen.

- Extractum fluid. Hippocastani
3× tgl. 10–15 Tr. einnehmen.

- Tinctura Hippocastani
2× tgl. 10 Tr. einnehmen.

- Handelspräparate
Im Handel sind viele standardisierte Extrakte für die innerliche und äußerliche Anwendung (Tropfen, Kapseln, Salbe, Suppositorien) aus mehreren Pflanzenteilen (Rinde, Blätter, Blüten, Samen) erhältlich.

Nebenwirkungen
Reizungen der Schleimhäute im Verdauungstrakt

Kontraindikationen
keine

Agnus castus
Mönchspfeffer, Keuschlamm/chaste tree/Verbenaceae

Natürliches Vorkommen
Mittelmeerraum, Zentralasien häufig in Meeresnähe, in trockenen Bachbetten und an Flussufern

Medizinisch verwendete Pflanzenteile
Samen – Fructus Agni casti

Energie
- Temperatur: warm
- Geschmack: aromatisch-scharf, leicht bitter
- Eigenschaften: wirkt erwärmend, trocknend, regulierend, harmonisierend

Inhaltsstoffe
Iridoide (Agnusid, Aucubin), Flavonoide (Casticin), ätherisches Öl (Cineol, Campher), fettes Öl usw.

Therapeutische Wirkungen und Anwendungsbereiche
- ✚ nährt das Nieren-Yin, tonisiert das Nieren-Yang, reguliert und bewegt das Qi:
  - reguliert die Hypophysentätigkeit
  - stärkt die Gelbkörperfunktion
  - reguliert das Östrogen-Progesteron-Verhältnis
  - Pubertätsakne
  - Dysmenorrhöe, Hypomenorrhöe, Amenorrhöe
  - Infertilität der Frau
  - knabenhafter Habitus bei Frauen
  - Mastopathien im Präklimakterium
  - klimakterische Beschwerden wie Nachtschweiß, Hitzewallungen, Trockenheit der Vagina
  - Störungen der Libido, z. B. sexuelle Übererregbarkeit bei Frau und Mann, funktionelle Impotenz und sexuelle Neurasthenie beim Mann
  - Neigung zu sexueller Ausschweifung
  - Prostataneurose, Prostatitis

- ✳ harmonisiert den Oberen Erwärmer:
  - beruhigt das Herz und den Geist Shen
  - Hyperthyreose
  - Wachstums- und Reifungsverzögerung bei Kindern und Jugendlichen
- ✳ harmonisiert den Mittleren Erwärmer, beseitigt Schleim, stillt Blutungen:
  - Blähungen, Völlegefühl
  - Milzschwellung, Lymphknotenschwellungen
  - Lymphatismus mit hypertrophen Mandeln (v. a. bei jungen Frauen)
  - postoperative Lymphstauungen
  - stillt Blutungen auf Grund von Leere-Kälte, Menorrhagie
  - Mastopathie
- ✳ bewegt das Leber-Qi, reguliert das Durchdringungsgefäß (Chongmai):
  - Dysmenorrhöe, Amenorrhöe, Menorrhagie
  - reguliert die Milchbildung
  - abdominales Völlegefühl, Flatulenz, Borborygmen
  - PMS, psychische Stimmungslabilität, Brustspannung, Rückenschmerzen
  - wirkt entkrampfend
  - zyklusabhängige Migräne
  - Depressionen, Schlafstörungen
- wirkt äußerlich entzündungshemmend und analgetisch:
  - Insektenstiche
  - Mundulcera
  - Wunden

Organbezug
Niere, Leber, 3-Erwärmer

Kommentar
Der Mönchspfeffer ist eine sehr harmonisierende Pflanze. Schon im griechischen Altertum war er ein Sinnbild der Tugend und das stärkste Mittel, um die Institutionen Ehe und Familie zu fördern und zu erhalten. Die regelmäßige Einnahme erhöht bei Frauen und Männern die Bereitschaft, den traditionellen Regeln des Lebens zu folgen und die damit verbundenen Tugenden wie Treue und Verlässlichkeit wertzuschätzen.

In der modernen Phytotherapie ist der Mönchspfeffer ein reines Frauenmittel. Sein nachweislich förderlicher Effekt auf die Produktion des Gelbkörpers macht ihn sehr nützlich bei Menstruationsbeschwerden, Infertilität und auch bei klimakterischen Beschwerden. Mönchspfeffer harmonisiert den Menstruationszyklus und reguliert das Durchdringungsgefäß (Chongmai). Bedingt durch Stress, der das Leber-Qi staut und letztlich auch Leber- oder Herz-Feuer verursacht, schüttet die Hypophyse vermehrt Prolaktin aus. Als Folge kommt es zu erhöhten Östrogenwerten. Hier genau setzt der Mönchspfeffer an und bremst mit seiner dopaminergen Wirkung die erhöhte Sekretion von Prolaktin der Hypophyse. Außerdem stimuliert der Mönchspfeffer die Produktion von Endorphinen und gleicht damit Stimmungsschwankungen aus, die ebenfalls zum prämenstruellen Syndrom gehören.

Patienten, die auf Mönchspfeffer besonders gut ansprechen, zeigen im Bereich des Elementes Erde nur eine sehr zögerliche Bereitschaft, echte Bindungen einzugehen. Sie neigen zur sexuellen Abenteuerlust; ihre Vorstellungen von den vielfältigen Varianten der Lust wollen es nicht zulassen, bei nur einem Partner zu verweilen. Es fällt ihnen schwer, den Alltag zu strukturieren und zu regeln und sie neigen dazu, die Nacht zum Tage zu machen. Äußerlich wirken sie eher androgyn.

Die anaphrodisierende Wirkung bei Männern, der die Pflanze auch ihren Namen verdankt, spielt heute kaum noch eine Rolle. Dabei könnte die harmonisierende Wirkung auf die Libido in vielen Fällen zu erheblich glücklicheren Beziehungen führen. Allein ein Säckchen mit den würzig duftenden Früchten unter dem Kopfkissen kann angeblich Wunder wirken. Bei Männern wie bei Frauen kann die langfristige Einnahme die Rundungen des Körpers betonen.

Erfahrungsgemäß wird die Wirkung auf die Gesamtpersönlichkeit durch die Kombination mit Eisenkraut (Verbena officinalis) positiv verstärkt. Kombiniert mit Salbei (Salvia officinalis) bremst der Mönchspfeffer eine zu üppige oder zu lange Laktation.

Dosierungen
- Tee

1 gestr. TL der geschroteten Früchte/1 Tasse Wasser aufgießen, 15 Min. ziehen lassen. 2 Tassen tgl. trinken.

- ■ Tinctura Agni casti (zur Behandlung von Menstruationsstörungen, Infertilität, klimakterischen Beschwerden usw.)
  - 2× tgl. 10–15 Tr. einnehmen.
  - Männer mit sexueller Neurasthenie nehmen regelmäßig 5 Tr. vor dem Schlafengehen.

Nebenwirkungen
gelegentlich Exantheme

Kontraindikationen
Schwangerschaft, luteale Zysten

Agrimonia eupatoria
Odermennig/agrimony/Rosaceae

Natürliches Vorkommen
lehmig-sandige Böden fast auf der ganzen nördlichen Halbkugel

Medizinisch verwendete Pflanzenteile
blühendes Kraut (ohne Wurzel) – Herba Agrimoniae

Energie
- Temperatur: neutral
- Geschmack: bitter, adstringierend
- Eigenschaften: wirkt adstringierend, trocknend, reinigend, hämostyptisch, antiphlogistisch, analgetisch, stärkt das Hebe-Qi, sammelt das Xue

Inhaltsstoffe
Catechingerbstoffe, Gallotannine, Triterpene, Flavonoide, ätherisches Öl, Säuren, Phytosterole, Vit. B, K, Mineralien (Eisen, Silizium), Spurenelemente usw.

Therapeutische Wirkungen und Anwendungsbereiche
- ✲ nährt das Leber-Yin, bewegt und tonisiert das Leber-Qi:
  - wirkt cholagog, fördert die Leistungsfähigkeit von Leber und Galle
  - Leberzirrhose
  - allgemein bei Augenleiden, Katarakt (vorwiegend äußerlich, innerlich als Adjuvans)
  - wirkt blutreinigend
  - Hautunreinheiten, infizierte Wunden, Fisteln (innerlich und äußerlich)
  - nervöse Reizbarkeit, Wut, Ärger, wirkt stimmungsaufhellend
  - zur Festigung des Charakters
- ✲ beseitigt Nässe-Hitze in Leber und Gallenblase:
  - Cholelithiasis, Cholezystitis
  - Seitenstechen, Gallenkoliken
  - Gelbsucht
  - stärkt Milz-Pankreas
  - Hexenschuss
- ✲ klärt Leber-Feuer:
  - Blutungen im oberen Verdauungstrakt, Hämatemesis, Hämoptysis, Epistaxis
  - Migräne, Leberkopfschmerzen
  - Konjunktivitis
  - hoher Harnsäurewert, Bi-Syndrom (Hitze-Bi), Gicht
  - bei Leber-Feuer, das die Lunge attackiert
- ✲ beseitigt Nässe-Hitze im Unteren Erwärmer:
  - Nieren- und Blasensteine
  - Nierenkoliken
  - bei Nässe-Hitze des Dickdarms, Diarrhöe
  - Darm- und Vaginalmykosen
  - Entzündungen der Harnwege
- bei Unfähigkeit der Niere, das Qi zu empfangen, festigt und stärkt das Nieren-Qi:
  - regt die Nierentätigkeit an, wirkt leicht harntreibend, erhöht die Ausscheidung harnpflichtiger Substanzen
  - Husten, Asthma bronchiale
  - Harninkontinenz, Harnverhaltung
  - chronischer Fluor vaginalis
  - Bi-Syndrom, Gicht
- ✲ beseitigt Wind-Hitze, die die Lunge befällt:
  - Husten, Fieber, grippale Infekte, Kopf- und Körperschmerzen
  - Halsentzündung, Tonsillitis (Gurgeln), Bronchitis
- tonisiert das Qi von Milz-Pankreas, kräftigt das Hebe-Qi:
  - Hämorrhoiden, Varizen
  - weiche, dünne Stühle
  - Blähungen, Völlegefühl
  - Diabetes mellitus
  - Milzleiden, Milzvergrößerung

- ✦ Allgemeintonikum, in der Rekonvaleszenz, Geriatrikum
- weißer Fluor vaginalis
- Leere-Blutungen
- strafft das Gewebe, Venenleiden
- Gedächtnisschwäche, Grübeln, quälende innere Gedanken
- Mattigkeit, Schweregefühl im Kopf
- ✦ sammelt und erhält das Xue:
  - Wassersucht
  - Hämostatikum, bei Blutungen in allen Körperbereichen durch Kälte- oder Hitzezustände (Nierenbluten, vaginale Blutungen, Hämorrhoidalblutungen, Nasenbluten, Bluthusten, Zahnfleischbluten)
  - Hypermenorrhöe
  - Hämaturie
- ✦ tonisiert das Magen-Qi:
  - regt die Säfte an, wirkt appetitanregend
  - Nahrungsstagnation im Magen
  - Magenkopfschmerz
- ✦ wirkt adstringierend, antiphlogistisch:
  - Diarrhöe (Infektionen durch Staphylokokken, Escherichia coli, Pyozyaneusbakterien, Shigellen, Salmonellen)
  - Spezifikum bei Diarrhöe im Kindesalter
  - Magen-, Darmschleimhautkatarrh
  - Nässe-Hitze im Dickdarm (schleimige Kolitis, Morbus Crohn, Candida-Befall)
  - Appendizitis
  - Geschwüre in Magen und Dünndarm
  - Hämorrhoiden
  - Entzündungen der Mund- und Rachenschleimhaut, vorbeugend gegen Angina tonsillaris
  - Überanstrengung und chronische Entzündung der Stimmbänder
  - Mundfäule, Soor, Aphthen
  - Geschwürbildungen im Mund oder auf der Zunge
  - Ohrenschmerzen (äußerlich)
  - Augenentzündungen (äußerlich)
  - Fluor vaginalis (innerlich und äußerlich als Scheidenspülung)
  - Trichomoniasis der Vagina (äußerlich als Waschung oder als Tampon)
  - unreine Haut, Eiterungen, Geschwüre (innerlich und äußerlich)
  - leichte, oberflächliche Entzündung der Haut
  - sich ausbreitende Hautprozesse, z. B. Erythema intertrigo, krebsähnliche Prozesse, Warzen (vorwiegend äußerlich, innerlich als Adjuvans)
  - offene Varizen, Venenleiden (innerlich und äußerlich)
  - Verstauchungen und Prellungen
  - Bisse, Stiche
- wirkt analgetisch:
  - chronische Schmerzzustände
  - Bi-Syndrom, Gliederschmerzen unklarer Genese
  - müde Füße, Fußschmerzen
- Anthelminthikum:
  - bei Befall durch Taenia (soll in 95 % der Fälle wirksam sein)

Organbezug

Leber-Galle, Niere, Lunge-Dickdarm, Magen, Milz-Pankreas

Kommentar

Rosengewächse wirken auf unterschiedliche Weise beglückend und harmonisierend – einerseits durch ihr Äußeres, das spontan das Gefühl von Freude auslöst. Das gilt natürlich für die Edelrose, aber auch für die vielen, meist fünfgliedrigen Blütenstände von Mandel- und Apfelbaum und weiteren Büschen und Bäumen, die der Unterfamilie der Pflaumengewächse angehören. Außerdem liefern diese Pflanzen die vielleicht köstlichsten Früchte, die die Natur hervorbringt.

Die entstauende und kräftigende Wirkung des Odermennigs auf das Leber-Qi sowie der tonisierende Effekt auf das Qi von Milz-Pankreas machen sich in einer physiologischen Gallenflüssigkeit bemerkbar, die weit weniger zu Ausfällungen und Verdichtung neigt. Die Entstehung von Nässe-Hitze im Unteren Erwärmer wird gehemmt. Die Nierengängigkeit von Stoffwechselsubstanzen wird erhöht und empfiehlt die Anwendung der Pflanze auch bei Bi-Syndrom (Hitze-Bi). Die im Verdauungstrakt reizlindernde und beruhigende Wirkung macht die Pflanze für alle Anwendungen geeignet, die gegen Reizdarmsymptome mit gleichzeitiger Unausgeglichenheit im Element Holz gerichtet sind. Hier ist auch an das Postcholezystektomie-Syndrom zu denken.

In der TCM wird der Odermennig hauptsächlich verwendet, um mit einem Yang-Überschuss verknüpfte Fülle-Hitze-Krankheiten der Elemente Metall und Erde zu behandeln und wird bei unterschiedlichen bakteriellen Infektionskrankheiten eingesetzt. Weiter bestätigten moderne Forschungen eine hervorragende hämostatische Wirkung, die auf einem hohen Tanningehalt sowie einer kleinen Menge des Vitamins K1 beruhen. In der chinesischen Volksmedizin wird Odermennig spezifisch zur Vertreibung des Schweinebandwurms eingenommen.

Der Odermennig entfaltet bei internistischen Indikationen seine optimale Wirkung erst durch längerfristige und sehr regelmäßige Einnahme. Die Pathogenese, die auf eine Behandlung mit Odermennig hinweist, ist durch ein großes Durchhaltevermögen und beharrliches Erdulden einer nicht tolerierbaren Situation gekennzeichnet. Im Laufe dieser Entwicklung kommt es nicht nur zu Leber-Qi-Stagnation, sondern auch zu einem Nachlassen der Lebenskräfte im Allgemeinen und zu Abwehrschwäche. Der Seelenarzt Dr. Bach verschreibt die Bachblüte Agrimony Menschen, die jede Auseinandersetzung scheuen. Während sie Ängste und Probleme verdrängen, zeigen sie sich nach außen unbekümmert. Der Odermennig repräsentiert hier auf der psychischen Ebene das Zulassen einer unangenehmen Erkenntnis und damit die Öffnung für eine heilsame Konsequenz. Das Ziel der Behandlung muss die Auseinandersetzung mit einer bitteren Erkenntnis und die Akzeptanz einer nur schwer tolerierbaren Realität sein.

Dosierungen

■ Tee, auch zum Gurgeln und Spülen
2 gestr. TL/¼ l Wasser aufkochen, 10 Min. kochen lassen. Mehrmals tgl. 1 EL einnehmen.

■ Tinctura Agrimoniae
- 3× tgl. 20 Tr. einnehmen.
- äußerlich bei Warzen: Das gestoßene Kraut mit etwas Essig vermischen und wie ein Pflaster auflegen.

■ Salbe bei schlecht heilenden Wunden und Geschwüren
100 g Kakaobutter auf kleiner Stufe erhitzen, 7 Tr. ätherisches Lavendelöl und 50 g frische, zerhackte Odermennigblätter und -blüten hinzufügen. Ca. 40 Min. bei schwacher Hitze ziehen lassen, dabei mehrmals mit einem Holzlöffel umrühren. Abseihen und in ein Porzellan- oder Glasgefäß füllen. Im Kühlschrank aufbewahren.

Nebenwirkungen, Kontraindikationen
keine

Agropyron (Triticum) repens
Gemeine Quecke/cough grass/Poaceae

Natürliches Vorkommen
Die Quecke ist in Asien, Europa und Nordamerika sehr häufig. Sie kommt auf Äckern vor, an Wegrändern, Flussufern und in Gärten. In Südamerika wurde sie eingeschleppt.

Medizinisch verwendete Teile
getrockneter Wurzelstock – Rhizoma Graminis

Energie
- Temperatur: kühl
- Geschmack: fad, süßlich, leicht salzig und bitter
- Eigenschaften: wirkt trocknend und befeuchtend, nährend, stimulierend, blutreinigend, diuretisch, erweichend, auflösend, leicht purgierend

Inhaltsstoffe
Kohlenhydrate, Polysaccharide (Triticum), Zuckeralkohole (Inulin, Inosit), Schleimstoffe, geringe Mengen Saponine, Mineralsalze (bes. Kaliumsalze), Kieselsäure, Eisen, Vitamin A, B, C, Karotin, wenig ätherisches Öl, p-Hydroxyzimtsäurealkylester usw.

Therapeutische Wirkungen und Anwendungsbereiche
- ✪ beseitigt Nässe und Hitze im Unteren Erwärmer, wirkt kühlend, auflösend, bewegend, diuretisch:
  - akute Zystitis, Urethritis, Nephritis, Pyelitis, Prostatitis
  - Prostata-Adenom
  - Qi-Schwäche und -Stagnation der Niere
  - Nephrolithiasis, schwemmt Nieren- und Blasensteine aus

- Ödeme, v. a. der Beine, chronische Lymphadenitis, geschwollene Lymphknoten
- Bi-Syndrom (Nässe-Bi mit geschwollenen Gelenken), chronisches Bi (Arthritis, Arthrose)
- Qi-Stagnation der Blase, Harnverhaltung, schmerzhaftes Wasserlassen
- schleimige, weiche Stühle, akute Diarrhöe, Enteritis
- ✲ beseitigt Nässe-Hitze in Leber und Gallenblase:
  - wirkt cholagog, Fettunverträglichkeit
  - Ikterus, beugt der Entwicklung von Gallensteinen vor, Cholelithiasis
- ✲ klärt toxische Hitze:
  - reinigt und kühlt das Blut
  - metabolische Azidose, harnsaure Diathese, Gicht
  - Dermatosen und Hautunreinheiten, Furunkel, Karbunkel, Akne, Ekzeme
  - geschwollene Lymphknoten
  - Blutungen auf Grund von Hitze
- ✲ nährt das Lungen-Yin, wirkt befeuchtend:
  - Trockenheit der Lunge
  - chronisch trockener Husten mit zähem oder ohne Sputum, TBC
  - Dyspnoe, Asthma, chronische Rhinitis
  - chronische Katarrhe der oberen Luftwege
- ✲ beseitigt Fülle-Muster der Lunge:
  - verflüssigt eingedickte, schleimige Ansammlungen
- ✲ tonisiert das Qi von Milz-Pankreas:
  - fördert die Nahrungsumwandlung, Stoffwechselbeschwerden
  - reguliert den Blutzuckerspiegel, Diabetes mellitus
  - in Schlankheitstees
  - wirkt lymphreinigend und -bewegend
  - Allgemeintonikum, verbessert das Allgemeinbefinden von geschwächten Menschen, Abgeschlagenheit, Müdigkeit
  - nährt das Blut, Blässe, Chlorose, Rachitis
- diätetisches Nahrungsmittel für Diabetiker, Nahrungsmittel in Notzeiten

Organbezug
Niere-Blase, Leber-Galle, Lunge (Haut), Milz-Pankreas

Kommentar
Die Gemeine Quecke ist geradezu das Ackerunkraut schlechthin. Sie ist ein wildes Gras, ein Süßgras, dessen Ähre bis 50 cm hoch wird und im Juni/Juli zur Blüte kommt. Wie alle Süßgräser ist sie sehr lichtverbunden und nimmt damit ein beträchtliches Maß an kosmischem Qi auf, das sie als Zuckerstoffe und Kieselsäure in ihrem Wurzelwerk ansammelt. Zugleich durchlebt sie mit ihrem Rhizom intensiv den Gegenpol, die Erde, deren Mineralstoffe sie förmlich in sich anreichert. Ausdauer, aber auch Leichtigkeit typisieren die Pflanze. Ihr rasch wachsendes, wucherndes Wurzelsystem kann netzartig große Erdflächen durchziehen. Beim Vorgang des Eggens, wenn die Pflanzen sich noch in Winterruhe befinden, werden sie herausgerissen und dann von den Zinken der Egge entfernt. So kommt eine große Menge an Rhizomen zusammen, die früher gerade wegen ihres hohen Nährwertes gesammelt und weiter verarbeitet wurden. Man hat sie getrocknet und vermahlen dem Mehl beigemischt oder einen Sirup daraus gekocht. Durch ihre leicht spaltbaren und nicht belastenden Kohlenhydrate gilt Agropyron repens als ein diätetisches Nahrungsmittel für Diabetiker. Heute noch wird sie zu diesen Zwecken in den Staaten der früheren Sowjetunion in großem Umfang angebaut.

Als der Begriff der Blutreinigung in unserer abendländischen Medizin noch eine offizielle Indikation beinhaltete, war Rhizoma Graminis ein häufig verordnetes Mittel. Wer die Pflanzenheilkunde noch vor mehr als zwanzig Jahren erlernt hat, der denkt, wenn er nach einem Blutreinigungstee gefragt wird, neben anderen blutreinigenden Pflanzen in aller Selbstverständlichkeit auch an die Quecke. Sie darf als eine hochkomplex wirkende, reinigende, das interstitielle und das lymphatische System ordnende Pflanze gesehen werden, die den Vergleich mit der Klette (Arctium lappa) oder der Wegwarte (Cichorium intybus) nicht zu scheuen braucht. Sie wählt dabei eigene Wege und Methoden im Drainieren von verschlacktem Bindegewebe und Herauslösen von Metaboliten, sie ist in diesem Sinne auch vergleichbar mit dem Ackerschachtelhalm (Equisetum arvense) auf Grund ihres hohen Kieselsäuregehaltes und dessen starker Affinität zum Wässrigen. Sie macht Schlacken und Metaboliten nierengängig. Nach der Kontrollsequenz kontrolliert die Erde das Wasser, bzw. sie bereitet die transformierende und ausscheidende Funktion der Niere vor. Die Wurzel, eines unserer kräftigsten Diuretika, fördert jedoch nicht nur die Ausscheidung. Bei den unterschiedlichsten Disharmonien, die das Wasserlassen schwierig, zögernd, krampf- und schmerzhaft machen, wirkt sie überdies kühlend, lösend und bewegend bzw. ermöglicht und erleichtert die Ausscheidung. Wirksam ist hier der fade Geschmack mit seiner beruhigenden, entschleimenden und harntreibenden Kraft.

Weiterhin, bedingt durch ihren hohen Gehalt an Schleimstoffen und Kiesel, zeigt die Quecke Affinität zur Wandlungsphase Lunge. Gereizte Schleimhäute, durch Hitze entstandene Trockenheit und Yin-Mangel der Lunge nährt und umhüllt sie. Bei Fülle-Muster der Lunge geht sie andererseits bereinigend, auflösend, bewegend vor: Alle eingedickten, schleimigen Ansammlungen werden verflüssigt und bewegt, und so wird ihr erfolgreicher Einsatz bei Verschleimung der Bronchien und allen chronischen Entzündungen der Synovialschleimhäute verständlich. Ihre Wirksamkeit gegen endogenes Ekzem, dessen Auslöser im erwachsenen Alter meistens Bluttrockenheit ist, lässt die blutreinigende, jedoch auch nährende Kraft der Quecke erkennen. Nicht ausgeheilte Krankheiten haben die Körperflüssigkeiten verletzt: durch die vorhandene Blut-Leere und Trockenheit der Säfte kann die Haut nicht mehr richtig ernährt werden.

Mit ihrer süßen Kraft voll der Erd-Mutter zugeneigt, fördert die Quecke die Nahrungsumwandlung und reinigt die Gewebe und ihre Gewässer. Eine Wandlungsphase Erde, die nicht fähig ist, die vitalste Funktion wahrzunehmen, d. h. über die Nahrungsumwandlung Körper und Geist mit feinster Nahrungsenergie zu versorgen, würde den gesamten Organismus in einen geschwächten, verletzlichen Zustand versetzen. Die Quecke galt stets als Heil- und Kräftigungspflanze schwer kranker Menschen.

„Normalerweise verleiht die Energie der Wandlungsphase Erde dem allgemeinen menschlichen Affekt einen Hauch von Stille, Frieden, Ruhe, Mitgefühl und Geerdetsein" (Hammer 2002; S. 293). Auch die milde süße Kraft und viele ideale Eigenschaften der Queckenwurzel sind in der Lage hierzu beizutragen. Und weil sie ihrem Wesen nach einen ebenso großen Bezug zum Element Wasser hat, vermag sie auch hier das Terrain zu drainieren bzw. von Festhalten, Angst und Erregung zu bereinigen. Als Vertreterin der Süßgräser ist die Quecke in der Lage das Gefühl von Erleichterung zu ermitteln und dorthin zu verweisen, wo Licht und Leichtigkeit warten.

Dosierungen
- ■ Tee
- • 1 geh. EL/¼ l Wasser aufkochen, ½ Std. sieden lassen, 3–4× tgl. 1 Tasse frisch zubereiteten Tee trinken
- • oder: die Wurzel einige Stunden lang kalt ansetzen, aufkochen, 5–10 Min. sieden lassen

- ■ Tinctura Graminis
3× tgl. 1–2 TL

- ■ Agropyron Globuli
Im Handel von der Firma Wala erhältlich.

Komplexmittel
Rhiz. Graminis ist Bestandteil vom Kräuterblutsaft/Floradix, Blasen-Nieren-Tee/Bombastus und Buccotean-Tee.

Nebenwirkungen, Kontraindikationen
keine

Alchemilla vulgaris
Frauenmantel/common Lady's mantel/Rosaceae

Natürliches Vorkommen
häufig in Europa, Nordamerika und Asien, auf Wiesen und Weiden, unter Gebüschen

Medizinisch verwendete Pflanzenteile
Kraut – Herba Alchemillae

Energie
- • Temperatur: neutral bis leicht kühl
- • Geschmack: leicht bitter, adstringierend
- • Eigenschaften: wirkt trocknend, adstringierend, beruhigend, reinigend, verdickt das Blut, stärkt das Hebe-Qi, regt die Progesteronbildung an

Inhaltsstoffe
Gerbstoffe (Ellagitannine, Agrimonin), Flavonoide, Bitterstoffe, Phytosterine, Salicylsäure, Kieselsäure usw.

Therapeutische Wirkungen und Anwendungsbereiche

- ✪ klärt Leber-Feuer, senkt aufsteigendes Leber-Yang:
  - Klimakterium, Hitzewallungen, Schweißausbrüche, starke Blutungen
  - Hypermenorrhöe, Dysmenorrhöe, Zwischenblutungen
  - Konjunktivitis, Kopfschmerzen
  - erhöhte Harnsäurewerte im Blut, Bi-Syndrom (Hitze-Bi)
  - Schlafstörungen
  - Gereiztheit, nervöse Unruhe
- ✪ bewegt das Leber-Blut:
  - dunkles, klumpiges Menstruationsblut
  - Menstruationsstörungen, Myome, Zysten
- ✪ wirkt adstringierend und hämostyptisch:
  - chronische Diarrhöe
  - Metrorrhagie, Menorrhagie
  - stillt Blutungen, Zahnfleischbluten, blutende Wunden, Zwischenblutungen
  - nässende Ekzeme
  - prophylaktisch gegen Abort, stärkt den Uterus (z. B. nach der Geburt)
  - bei Verletzungen oder psychischen Traumata im Genitalbereich (Fehlgeburt, Abtreibung, Operationen)
- ✪ tonisiert das Milz-Pankreas-Qi, kräftigt das Hebe-Qi:
  - Organsenkung, Hernie, Prolaps
  - stärkt Bänder und Gewebe
  - Erschlaffungszustände des Unterleibs
- klärt Magen-Feuer
  - akute Gastritis
  - Schmerzen, Schwellungen und Blutungen des Zahnfleisches, Mundulcera
- ✪ beseitigt Nässe-Hitze aus dem Mittleren und Unteren Erwärmer:
  - leichte unspezifische Durchfallerkrankungen
  - Enteritis, Colitis
  - regt die Diurese an, Ödeme, Hydrops
  - beseitigt Ablagerungen, Arteriosklerose
  - Zystitis (evtl. mit blutigem Urin)
  - Salpingitis, Zervizitis, Urethritis
  - Endometritis
  - chronischer gelber Fluor vaginalis
- kühlt das Blut, leitet toxische Hitze aus:
  - Hautunreinheiten (besonders bei jungen Mädchen)
  - reinigt die Lymphe
  - Bi-Syndrom (Hitze-Bi)
  - Blut-Hitze, Furunkel, Karbunkel, Abszesse
  - äußere und innere Wunden
- wirkt äußerlich adstringierend, reinigend, entzündungshemmend (in Bädern, Waschungen, Auflagen):
  - ✪ Spezifikum bei Panaritium
  - entzündete Augen
  - eiternde Wunden, Geschwüre

Organbezug
Leber, Niere-Blase, Milz-Pankreas, Magen, Dickdarm

Kommentar
Der Frauenmantel und die alpine Form, der Silbermantel (Alchemilla alpina), gehören zu den in Mitteleuropa am häufigsten verwendeten Heilpflanzen. Die Anwendung bei Frauenleiden steht dabei im Vordergrund. Mit ihrer sanft kühlenden und trocknenden Energie und ihrem starken Bezug zur Leber und zum Unteren Erwärmer lässt sich die Pflanze bei vielen Störungen der Regelfunktion und bei Nässe-Hitze-Erkrankungen des Unterleibs anwenden.

In allen Phasen des Lebens kann die Frau auf diese Pflanze zurückgreifen: mit der beginnenden Pubertät, wenn sich körperliche und seelische Unstimmigkeiten einstellen, in der Schwangerschaft zur volksmundlichen „Festigung der Frucht" sowie in den Wechseljahren als Basispflanze für jegliche Beschwerden. Der Frauenmantel ist sehr vom Yin geprägt und wirkt umhüllend, besänftigend, regulierend und rhythmisierend. Leicht bitter und adstringierend trocknet er jedoch die Körpersäfte aus und sollte deshalb bei Yin-Mangel mit begleitender Trockenheit, wie sie typisch ist für die Wechseljahre, mit befeuchtender Arznei kombiniert werden.

Mit seiner basisch umstimmenden und Schärfe mildernden Wirkung kann der Frauenmantel für Frauen und Männer ein wertvolles Heilmittel sein. Er ist einer der wichtigsten Bestandteile von Lymphtees, die in der Lage sind, ein chronisch belastetes Abwehrsystem wieder zu bereinigen. Lymphpflanzen vermitteln dem Organismus die Klugheit, die er braucht, um bei chronischen Prozessen das spezifische Abwehrsystem optimal einzusetzen.

Äußerliche Anwendungen von Heilpflanzen sind heute nur noch selten üblich. Kaum eine andere Pflanze jedoch kann, mit der Unterseite ihrer leicht gequetschten Blätter aufgebunden, ein Panaritium so sicher und nachhaltig zur Abheilung bringen wie der Frauenmantel.

Auch auf psychischer Ebene trägt der Frauenmantel im Bereich der Elemente Holz, Erde und Wasser zur Besänftigung und zugleich zur Öffnung und Heilung bei. Die Pflanze gibt den nötigen Antrieb dazu, Bande zu knüpfen zu Menschen oder Bereichen, die vorher unerreichbar schienen, und öffnet so oft neue Lebensbereiche. Sie bringt Bewegung, wo vorher Angst sowie ein Mangel an Mut und Ausdauer zu Stagnation führten, wo die gerichtete Bewegung der Existenz gelähmt war. Der Frauenmantel hilft schwangeren Frauen, die sich gegen eine nahende Entbindung sperren, und schützt, wenn der schmerzhafte Verlust eines geliebten Menschen quält. Schließlich wirkt er umhüllend, wenn die Seele nach geschehener Ungerechtigkeit weint, kurzum wenn die Bitterkeit von Leben und Tod bis in die Knochen erfahren wird.

Dosierungen

■ Tee (innerliche und äußerliche Anwendung)
- 2 TL Kraut/¼ l Wasser aufgießen, 10 Min. ziehen lassen. 3 Tassen warm zwischen den Mahlzeiten trinken
- oder: 1 geh. EL Kraut/¼ l Wasser aufkochen und einige Minuten sanft kochen lassen. Anschließend noch 10 Min. ziehen lassen
- oder: Kraut mit kaltem Wasser ansetzen und mehrere Stunden bei Raumtemperatur stehen lassen

Der Tee ist auch im Filterbeutel im Handel erhältlich.

■ Tinctura Alchemillae
3 × tgl. 20–25 Tr. in etwas Wasser einnehmen.

Nebenwirkungen
keine

Kontraindikationen
Trockenheit, Obstipation

Aloe vera
Aloe/aloe/Liliaceae

Natürliches Vorkommen
Die Aloearten sind im südlichen Afrika, im sog. Kapland, beheimatet. In Afrika, Indien, weiten Teilen Südostasiens, China, Amerika und im Europäischen Mittelmeerraum sind sie verbreitet. Sie bevorzugen trockene, heiße Standorte.

Medizinisch verwendete Teile
- Blatt – Folium aloidis
- Gel und der trinkbare, anthrachinonfreie Pflanzensaft (aus dem inneren Mark der Blätter) – Liquamen Folii aloidis
- Harz (der getrocknete, bittere, anthrachinonhaltige Saft aus den ganzen Blättern und als Granulat in den Handel gebracht) – Resina aloidis

Energie
- Temperatur: kalt (Gel), heiß (Harz)
- Geschmack: fad, leicht salzig (Gel), bitter (das grüne Blatt, Harz)
- Eigenschaften:
  - Gel, trinkbarer Pflanzensaft: wirkt kühlend und befeuchtend, wundheilend, entzündungshemmend, erweichend, desinfizierend, analgetisch
  - Harz: wirkt erwärmend, trocknend mit kühlender Wirkung, laxativ, emmenagog, senkend

Inhaltsstoffe
- Gel, Pflanzensaft: Mucopolysacchariden, Enzyme, Aminosäuren, Tannine, Magnesiumlaktat, Salicylsäure, Zucker, Phytosterole, ätherische Öle, essenzielle Fettsäuren, antibiotische Substanzen, Vitamin A, E, B1, B2, B6, B12, Mineralien (Kalzium, Magnesium, Eisen, Zink, Kalium, Natrium, Selenium, Kobalt, Kupfer, Chrom etc.)

- Harz: Anthrachinon (Anthrachinonglykoside, v. a. Aloin sowie freies Anthrachinon), Harze (Aloeresine A und B), Bitterstoffe (Granulat)

Therapeutische Wirkungen und Anwendungsbereiche

- ✳ wirkt äußerlich befeuchtend, kühlend, heilend, nährend, durchblutungsfördernd, antiseptisch (Gel, Salbe, Kompressen, Darmspülungen mit dem Gel):
  - trockene, rohe, juckende, abschilfernde Hautirritationen, Ekzeme (evtl. kombiniert mit Propolis), Windeldermatitis, Akne, Acne rosacea
  - Herpes labialis, Herpes zoster, Psoriasis
  - Nagel-, Fußpilz, Mykosen
  - Alters-, Leber-, Pigmentflecken
  - Verbrennungen (I. und II. Grad), Strahlenschäden, Sonnenbrand
  - Hautverletzungen, Kratz-, Schnitt- und Schürfwunden, infizierte Wunden, Frostbeulen, Insektenstiche
  - Verletzungen wie Verstauchungen, Quetschungen, Hämatome, Narbengewebe
  - (blutende) Hämorrhoiden, Jucken rektal
  - vorzeitiger Haarausfall, trockene Kopfhaut
  - Entzündungen aller Art, Konjunktivitis, Stomatitis, Dermatitis, Parodontitis, Gingivitis, Entzündungen der äußeren Genitalien, Sehnenentzündung usw.
  - Schmerz, rheumatische, neuralgische Schmerzen, Arthritis, Rückenschmerzen, Gangrän
  - Zahnabszesse, Geschwüre, Fisteln, Varikose
  - bei Tränenfluss und Sehschwäche (zusammen mit Fenchelsaft)
- ✳ wirkt innerlich kühlend, befeuchtend, schützend, heilend, nährt das Yin (anthrachinonfreier Pflanzensaft), nährt die Körpersäfte:
  - Magen-Feuer, Gastritis, Ulcus ventriculi et duodeni, Sodbrennen
  - Enteritis, Colon irritabile
  - Morbus Crohn, Colitis ulcerosa (als Adjuvans)
  - wirkt sehr nahrhaft und regenerierend (wegen des hohen Gehalts an Vitaminen und Mineralien), Müdigkeit
  - anämische Zustände, Verbesserung der Haarstruktur
  - Neigung zu Erkrankungen des Bewegungsapparates
- ✳ tonisiert und moduliert das Wei Qi (anthrachinonfreier Pflanzensaft):
  - erhöht den Widerstand gegen Bakterien, Viren, Pilze
  - chronische Viruserkrankungen, erhöhte Infektanfälligkeit,
  - wirkt gegen Entzündungen, Bronchitis, Sinusitis, Asthma, Arthritis
  - Immunschwächesituationen, Candidiasis, myalgische Enzephalomyelitis (als Adjuvans)
  - soll das Wachstum von Krebszellen verlangsamen (nach japanischen, wissenschaftlichen Untersuchungen)
- ✳ öffnet die Leber, bei Leber-Feuer (anthrachinonfreier Pflanzensaft):
  - wirkt cholagog, Fettverdauungsstörungen
  - Stoffwechselüberlastungen, chronische Intoxikationen, Blut- und Gewebereinigung
  - Hautprobleme
  - Hepatitis, Beschwerden durch Leberentzündung, Kopfschmerzen
  - verbessert die Leistung überanstrengter Augen, Heilung entzündlicher und degenerativer Erkrankungen des Augenvordergrundes
- ✳ Hitze im Dickdarm (anthrachinonhaltiger Harz):
  - wirkt stark purgierend, verbessert die Darmperistaltik, atonische Obstipation
  - Darmmykose, Darmparasiten
- wirkt erwärmend und bewegend bei Qi-Stagnation im Unteren Erwärmer infolge Nässe-Kälte (anthrachinonhaltiger Harz):
  - wirkt emmenagog
  - erwärmt den Uterus
  - Motilitätsverlust des Darms infolge Kälte
  - Leere und Kälte der Blase
- öffnet die Leber, Stomachikum (anthrachinonhaltiges Harz):
  - wirkt cholagog und choleretisch
  - reduziert das Cholesterin
  - unterstützt die Leberentgiftung
  - erwärmt den kalten Magen, stimuliert die Magensäfte, Appetitlosigkeit

Organbezug
- Gel, Pflanzensaft: Haut, Schleimhäute, Gewebe, Magen, Leber
- Harz: Leber, Magen, Dickdarm, Uterus

Kommentar

Die Aloe gehört zu den Liliengewächsen, jener artenreiche Pflanzenfamilie die die ganze Erde erobert hat. Nur die kalten Zonen meiden sie, die hohen Gebirge suchen sie mit Zurückhaltung. Der Südafrikanische Kontinent ist die Heimat der Gattung der Aloe mit ca. 250 Arten. Sie ist die Kakteenform unter den Liliengewächsen, hat sich optimal an die trockene, heiße Luft von Savanne, Steppen, Halbwüsten, Gebirgsfelshängen angepasst. Während der äußerst kurzen Regenzeiten hortet sie das Wasser in ihren kräftigen, fleischiggrünen Blättern, die sie um ihren Verdunstungsgrad klein zu halten mit einer Wachsschicht überzogen hat. In dem eingeschlossenen Organismus des Blattes zirkuliert nun langsam der Saft und wird mit Nährsalzen zu einem gelartigen Mark angedickt. Langsamkeit sowie eine extreme Widerstands- und Überlebenskraft typisieren das Wesen der Kakteen. Überdies regenerieren sie den Boden indem sie ihn befeuchten und anreichern.

Die Pflanze wurde schon vor mindestens 2 Jahrtausenden überall in Afrika als Heilmittel gebraucht. Mehrere Aloe-Arten liefern die offizinelle Droge. Bei allen Autoren der traditionellen Heilkunde finden wir eine große Anzahl von innerlichen und äußerlichen Anwendungen beschrieben, die auch durch die moderne Forschung bestätigt werden. Sie fand im Saft der Pflanze 160 Wirkstoffe, die in unterschiedlichster Weise Heilwirkungen im menschlichen Organismus fördern können. Darunter sind jedoch auch sehr sensible molekulare Verbindungen, die nach der Freisetzung rasch oxidieren. Die volksheilkundliche Tradition hat dem Rechnung getragen und in vielen Gegenden war es üblich, einen Aloestock am Fenster zu ziehen. Bei Bedarf, also bei Brand- Schnitt- und Schürfwunden, sowie bei degenerativen Hautprozessen, Insektenstichen und Nervenschmerzen wurde ein Stück von der Pflanze abgeschnitten und aufgelegt, oder der Saft herausgepresst und aufgetragen. – Heute wird in der Heilkunde fast ausschließlich das im Innern des Blattes befindliche klare Mark als Gel verwendet. Es ist Yin-Natur par excellence. Sein äußerlich kühlendes, befeuchtendes sowie schützendes Wirken auf Haut und Gewebe macht es, wie die Erfahrungen beweisen, zu einem ausgezeichneten Haus- und Erste-Hilfe-Mittel. Keine andere Pflanze kann die Gewebestruktur der Haut so fehlerfrei regenerieren wie die Aloe. Diese Heilwirkung wurde auch bei Röntgendermatitiden nachgeprüft und fand sich bestätigt. Es gelang auch schwere Strahlenschäden durch Auflage frischer aufgeschnittener Blätter, bzw. aus frischer Pflanze hergestellter Salbe wieder vollständig zur Abheilung zu bringen. Der dabei üblicherweise auftretende Juckreiz blieb völlig aus, auch die Teleangiektasien in Folge von Bestrahlung konnten vermieden werden.

Innerlich wird der reine trinkbare (anthrachinonfreie) Pflanzensaft bevorzugt. Er entfaltet sein subtiles befeuchtendes und kühlendes Potenzial wirkungsvoll auf die Gewebe und das Abwehrsystem. Die leicht stimulierende und modulierende Wirkung auf das Abwehrsystem wird den langkettigen Polysacchariden zugeschrieben, die wir in ähnlicher Form in einer ganzen Reihe von immunstimulierenden Pflanzen vorfinden. Darunter befindet sich auch das Acemannan, das physiologisch vom Organismus in der Kindheit produziert wird und die Zellmembranen gegen das Eindringen von Viren schützt. Der Schutz gegen Infekte und Gifte unterschiedlicher Art wird erhöht, ihre Auswirkungen auf die Gewebe gemindert. Blockierungen des Immunsystems werden gelöst und chronische Prozesse ausgeheilt, bzw. wieder in akute zurückgeführt. Chemische Gifte in Geweben z. B. wie dem Knochenmark können nicht dieselben bekannten Schäden anrichten.

In den Handel kam die Pflanzendroge in Form eines Succus inspissatus, des eingedickten bitteren Saftes der grünen Blätter. Heute ist es als dunkles Granulat aus der getrockneten Masse zu bekommen. In diesem Granulat ist das in der äußeren Blattschicht enthaltene Anthrachinon dominant, das die Darmmotilität und Sekretion erhöht und damit einen stark abführenden sowie kühlenden Effekt hat. Wegen dieses kühlenden Wirkens im Dickdarm wird das Aloe Harz in der Chinesischen und Ayurvedischen Medizin als kühl beschrieben, während persische, arabische, jüdische und abendländische Kulturen es wegen seiner stark erwärmenden Natur als heiß definierten. Die innerliche Anwendung von Gesamtauszügen aus der Droge ist wegen dem kräftigen Anthrachinon jedoch nicht unbedenklich. Als purgierende und Qi-bewegende Arznei im unteren Erwärmer gehört sie also sorgfältig und individuell dosiert. Der Therapeut soll sich auch bewusst sein, dass sie, im Gegenteil zu den anthrachinonfreien, kühlenden sowie befeuchtenden Präparaten heißer, trockener Natur ist! Schon seit der Prähistorie ist das erwärmende Potenzial der Aloe sowie Senna bei Qi-Stauungen des Dickdarms sowie der Menses aufgrund von Kälte-Nässe benutzt worden. In diesen chronischen kalten Syndromen kann anthrachinonhaltiges Aloe unbedenklich als Helfer in der Rezeptur eingesetzt werden.

Dosierungen

- ■ anthrachinonfreie Zubereitungen
- frisches Blatt (das Anthrachinon in der grünen Blattschicht kommt hier nicht zur Wirkung):
  - Ein Blatt der Länge nach durchschneiden, den Saft auspressen und die betroffenen Hautstellen (Insektenstiche, Verbrennung, Wunde etc.) damit einreiben,
  - oder: ein Blatt nach dem Entfernen der äußeren grünen Blattschicht zu Mus reiben und auf juckende, trockene Hautpartien aufbringen.
- Gel: 3–4× tgl. direkt auf die betroffenen Hautpartien aufbringen.
- Liquamen Folii aloidis (trinkbarer Pflanzensaft) als Wei Qi stärkende Kur: 1 EL, evtl. verdünnt in etwas Wasser, morgens und abends vor den Mahlzeiten mindestens 4–6 Wochen lang einnehmen.
- Liquamen Folii aloidis (trinkbarer Pflanzensaft), der Leber-Feuer senkt, als Reinigungskur: 3 × tgl. 1 EL jeweils vor den Mahlzeiten, als Kur 3–4 Wochen lang.
- Abkochung aus Aloeblatt und Süßholzwurzel bei Schürfwunden (nach Reid): 3× tgl. über 3–7 Tage die wunden Hautstellen mit der Abkochung reinigen.
- Aloe-Haut-Cremes und -Salben sind im Handel zu bekommen.

- ■ anthrachinonhaltige Zubereitungen
- tgl. 50–200 mg, max. 10 Tage lang, oder eine einmalige Einnahme von 100 mg abends
- Als Purgans Standardpräparate aus dem Handel verwenden und vorgegebene Dosierungen beachten.
- Tinctura Aloidis: tgl. 3 × 20 Tr. in ½ Glas lauwarmem Wasser

■ Zur Injektion bei Neuritiden, zur Gewebetherapie, als lokales Schmerzmittel
Aloe D 2 Injektion der Fa. Schumacher ist im Handel erhältlich.

■ Pulver, als Stomachikum und Cholagogum tgl. 20–60 mg

Nebenwirkungen

■ anthrachinonfreie Zubereitungen
Die frischen abgeschnittenen Blätter einer mindestens 5 Jahr alten Aloe sollten so schnell wie möglich verwendet werden. Gel und Saft sollten kühl aufbewahrt werden, damit keine wichtigen Substanzen durch Oxidation verloren gehen.

> **Cave**
>
> **Der Pflanzensaft wirkt blutzuckersenkend! Nicht verwenden bei Allergie. Aufgrund fehlender Untersuchungen im Westen wird die Anwendung bei Hautkrebs nicht empfohlen.**

■ anthrachinonhaltige Zubereitungen
Anthrachinonhaltige Zubereitungen sollten nur kurzfristig und in niederen Dosierungen angewendet werden. Laxativa können Kaliumverlust verursachen. Bei höherer Dosierung kommt es zu wässriger Diarrhöe, starkem Blutzustrom zum Unterbauch (u. a. Hypermenorrhöe) mit heftigen krampfartigen Beschwerden. 8 g des reinen Aloesaftes gelten als tödlich!

Kontraindikationen

■ anthrachinonfreie Zubereitungen
Leere-Kälte-Symptomatik bei Kindern

■ anthrachinonhaltige Zubereitungen
Trockenheitssymptomatik, Hitze-Syndromen sowie lokalen Entzündlichkeiten (entzündete Hämorrhoiden, Enteritis, Colitis ulcerosa, Enterokolitis, Morbus Crohn etc.), Nierenerkrankungen,

während der Menstruation, bei vaginalen Blutungen, in der Schwangerschaft (wirkt möglicherweise abortiv!), Stillzeit, Kinder unter 10 Jahren

Alpinia officinarum

Galgant/galangal/Zingiberaceae

Natürliches Vorkommen
Ostasien, China, Indonesien, Malaysia; heute Anbau in vielen tropischen, subtropischen und auch gemäßigten Gebieten

Medizinisch verwendete Pflanzenteile
Wurzel – Rhizoma Galangae

Energie
- Temperatur: heiß
- Geschmack: scharf
- Eigenschaften: wirkt trocknend, entschleimend, Blut-bewegend, harmonisierend, spasmolytisch

Inhaltsstoffe
ätherisches Öl, Gingerole, Flavonoide, Sterole, Sterolglykoside usw.

Therapeutische Wirkungen und Anwendungsbereiche
- ✣ bewegt das Herz-Blut:
  - erhöhte Irritabilität und Sensibilität des Herzens und des Geistes Shen
  - funktionelle Herzbeschwerden, Angina pectoris
  - periphere Gefäßverengungen, Morbus Raynaud
  - Ängste, die am Herzen verspürt werden
  - gestörter Schlaf-Wach-Rhythmus
  - nervöse Schwächezustände
- ✣ tonisiert das Qi und Yang von Milz-Pankreas, beseitigt Kälte-Nässe, erwärmt das innere Li:
  - körperliche und psychische Schwächezustände mit Kälteempfindlichkeit
  - Kältegefühl im Epigastrium, Schweregefühl
  - Verdauungsstörungen, Müdigkeit, Mattigkeit
  - chronische Pankreatitis
  - wärmt den Dickdarm
  - Engegefühl im Thorax
- ✣ beseitigt Kälte, die den Magen befällt:
  - erwärmt und entkrampft den Magen, Appetitlosigkeit, Magenschwäche
  - regt die Produktion der Verdauungssäfte an
  - fördert das Absinken des Magen-Qi, Schluckauf
  - verbessert die Produktion von Vitamin B12 und die Aufnahmefähigkeit des Darms
- ✣ wirkt spasmolytisch und entschleimend:
  - wirkt spasmolytisch im Oberen, Mittleren und Unteren Erwärmer
  - bewirkt Entkrampfung und Erwärmung im Bereich der glatten Muskulatur
  - erwärmt und entkrampft den Magen
  - entkrampft die Gallenwege
  - bei trübem Schleim, der den Kopf benebelt, Schwindel
  - alle mit Schleim und Kälte einhergehenden Erkrankungen der Atemwege
  - Asthma bronchiale, spastische Bronchitis
- ✣ tonisiert Lungen-Qi und Wei Qi:
  - Schleimstörungen und Lungenschwäche
  - Asthma bronchiale, spastische Bronchitis
  - Erhöhung der Abwehrleistung gegenüber viralen Infekten (Herpes labialis (äußerlich), Herpes zoster (innerlich und äußerlich), virale Hepatitis
- ✣ bewegt das Leber-Qi, beseitigt Leere-Kälte der Gallenblase:
  - verminderter Gallenfluss, Cholesterinämie
  - Eindickung der Gallenflüssigkeit, entkrampft die Gallenwege
- ✣ wirkt äußerlich antiviral, trocknend, spasmolytisch (als Streupulver, Salbe):
  - Herpes labialis, Herpes zoster
  - segmental als Pflaster bei vegetativ bedingten Herzstörungen und Angina pectoris

Organbezug
Herz, Magen, Milz-Pankreas, Lunge, Leber-Galle, 3-Erwärmer

Kommentar
In den Ländern seiner Herkunft ist der Galgant ein beliebtes Mittel der Volksheilkunde und ein häufig verwendetes Würzmittel. Bereits im 12. Jahrhundert wurde er in die europäische Medizin eingeführt. Die außerordentlich wärmende

und vegetativ ausgleichende Wirkung bei Sympathikusdominanz mit der Neigung zu peripheren Gefäßverengungen und Verkrampfungen des Bauchraums haben die Pflanze in der westlichen Kräuterkunde als Bestandteil vieler Nerven- und Stärkungsmittel unentbehrlich gemacht.

Hildegard von Bingen preist den Galgant als großartiges Herzmittel. Tatsächlich erweist er sich als hilfreich bei der Behandlung von Angina pectoris und funktionellen Herzbeschwerden, die psychosomatischer Natur sind. Menschen, die auf Galgant besonders gut ansprechen, haben ein sensibles Herz, das seine Funktion als „sensorisches" Organ nicht mehr richtig erfüllen kann und will. Zu vieles ist diesen Menschen schon zu nahe gegangen, der Geist Shen hat einen Schutzwall um sich gezogen. Da das Herz und somit Shen aber immer an allem teilhaben, bleiben die Empfindungen nur verdrängt und aufgeschoben. Sie erscheinen schließlich in Gestalt einer Herzerkrankung, aus der sich eine echte Angina pectoris entwickeln kann. Auch beim akuten Anfall bringt die Anwendung eines kräftigen Tees aus der Wurzel oder die Einnahme einer rasch sich auflösenden Kräutertablette eine Erleichterung.

In Büchern über Rauschdrogen wird der Galgant immer wieder als eine Pflanze angeführt, die in hohen Dosierungen Halluzinationen erzeugen soll. Tatsächlich ergibt sich lediglich eine verschärfte Wahrnehmung für Farben, besonders für Rottöne (die Farbe des Herzens), sowie eine Stärkung der sensorischen Wahrnehmungen allgemein. Die Wirkungen auf das Herz, den Geist Shen und das Element Feuer allgemein zeigen sich auch bei Aufregung durch einen sehr kräftigen und auch schnelleren Herzschlag. Im Vergleich zu seinem nahen Verwandten, dem Ingwer, ist die Wirkung des Galgants tiefer und nachhaltiger.

Dosierungen

■ Tee
1 TL/1 Tasse Wasser aufgießen, 15 Min. ziehen lassen. 3× tgl., bei Bedarf auch zwischendurch, trinken.

■ Pulvis Galangae
Vermischt mit Fenchelpulver (Verhältnis 1 : 2) bei Schluckauf und Magenkrämpfen. Bei Bedarf bzw. mehrmals tgl. 1 gestr. TL einnehmen.

■ Kapseln bzw. Kräutertabletten
Bei akuten anginösen Beschwerden mehrmals tgl. 2 Tabletten oder Kapseln einnehmen.

Nebenwirkungen
Zu hohe Dosierungen können Magen-Darm-Reizungen mit Durchfall hervorrufen.

Kontraindikationen
Feuer- und Hitze-Symptomatik, Yin-Mangel

Althaea officinalis
Eibisch/marsh-mallow/Malvaceae

Natürliches Vorkommen
In Europa und Asien bereits im Altertum kultiviert und weit verbreitet; in Mitteleuropa heute vorwiegend als Gartenpflanze, selten auch verwildert.

Medizinisch verwendete Pflanzenteile
- Wurzel – Radix Althaeae
- Blätter und Blüten – Folia et Flores Althaeae

Energie
- Temperatur: neutral bis leicht kühl
- Geschmack: schleimig, etwas süß, leicht bitter
- Eigenschaften: wirkt befeuchtend, reizlindernd, expektorierend, einhüllend, heilend; Yin-Tonikum

Inhaltsstoffe
Schleimstoffe (Polysaccharide) (bis zu 35 %), Pektine (35 %), Stärke, Zucker, Gerbstoffe, Öle, Saponin (Asparagin), Phytosterole, Kalzium, Spurenelemente (Phosphor) usw.

Therapeutische Wirkungen und Anwendungsbereiche
- ✚ nährt das Magen-Yin:
  - Magen-Yin-Mangel, Appetitlosigkeit, trockener Mund und Rachen, Durst
  - chronisch-atrophische Gastritis mit Zungenbrennen
  - trockene Stühle
- ✚ nährt das Lungen-Yin, wirkt befeuchtend:
  - Trockenheit der Lunge, Trockenheit von Mund und Rachen, Heiserkeit

- chronischer trockener Husten mit zähem Sputum
- Tuberkulose, Blut im Auswurf (als Adjuvans)
- subfebrile Temperaturen nachmittags und abends durch Yin-Leere
- wirkt tonisierend und nährend bei Yin-Schwäche, in der Rekonvaleszenz, im Alter
- ✪ klärt Hitze, wirkt entzündungshemmend:
  - Konjunktivitis, eitrige Entzündungen der Augen (äußerlich Kompressen mit dem Tee der Blüten oder Breiauflage)
  - Entzündungen im Magen-Darm-Trakt
  - Magen-Feuer, Ösophagitis, Gastritis, Ulcus ventriculi et duodeni
  - Diarrhöe, Morbus Crohn, Colitis ulcerosa, Dysenterie, Reizdarm
  - Entzündungen im Mund- und Rachenraum, Stomatitis, Gingivitis, Mundulcera
  - entzündliche Erkrankungen des Atemtraktes, Reizhusten, Keuchhusten, Bronchitis, Asthma bronchiale, Pleuritis, Pneumonie
  - Wundheitsgefühl des Rachens, Tonsillitis, Laryngitis, Pharyngitis (äußerlich als Gurgelmittel)
  - Entzündungen und Reizerscheinungen des Urogenitaltraktes
  - Zystitis, Urethritis, Brennen beim Harnlassen
- ✪ klärt Blut-Hitze, leitet toxische Hitze aus:
  - senkt Fieber
  - Hautleiden durch Blut-Hitze oder infolge toxischer Hitze z. B. Akne, Karbunkel, Furunkel, Urtikaria
  - Blutungen aufgrund von Blut-Hitze, Nasenbluten, Bluterbrechen, Blut im Harn, im Stuhl
- wirkt diuretisch:
  - Nieren- und Blasensteine, fördert den Abgang von Grieß und Steinen
  - Zystitis, Urethritis
  - Harnverhaltung
- wirkt äußerlich erweichend, reifend, kühlend, entzündungshemmend (Auflagen der fein zerkleinerten Wurzel in warmem Wasser eingeweicht, Tee als Gurgellösung, Bäderanwendung):
  - zur Aufweichung von verhärteten Wundrändern und Geschwüren (Brei der zerstoßenen Wurzel)
- Brandwunden, Verätzungen, Abschürfungen (Schleim)
- zur Reifung von Abszessen, Eiterungen, Furunkeln, Karbunkeln
- Mastitis
- Entzündungen im Mund- und Rachenraum, Aphthen (Gurgellösung)
- bei eitrigen Entzündungen der Augen, Konjunktivitis (Breiauflage aus den frischen Blüten)
- entzündliche Hautleiden (Bäderanwendung)
- geschwollene Lymphknoten, Drüsenschwellungen (Wurzel)

Organbezug
Magen, Lunge-Dickdarm, Unterer Erwärmer

Kommentar
Die Malvengewächse, zu denen der Eibisch gehört, werden zu den Rosales, den Rosen-ähnlichen Pflanzen, gezählt. Die nahe Verwandtschaft ist in ihrer Wirkweise zu erkennen, es fehlt allerdings die adstringierende Komponente, die die Rosengewächse auszeichnet.

Zur Nutzung des befeuchtenden Charakters steht an erster Stelle der hohe Schleimstoffgehalt, der sich jedoch nur beim wässrigen Auszug lösen kann. Zusammen mit dem enthaltenen Pektin und anderen Wirkstoffen legt dieser Schleim einen heilsamen basischen Schutzmantel um die entzündete und gereizte Haut oder Schleimhaut, um darunter seine Heilwirkung zu entfalten. Dabei ersetzt er zum einen fehlenden Schleim, den die Schleimhaut nicht zu produzieren vermag, vermischt sich jedoch auch mit unphysiologisch zähem Schleim und macht ihn flüssiger und auswurffähig. Diese Wirkung ist gerade beim Element Metall bei Yin-Mangel-Erscheinungen mit zähem, schwer löslichem Sputum hilfreich, wobei sich eventuell Kombinationen mit Isländischem Moos, Spitzwegerich und Königskerze anbieten.

Der Eibisch vermag einen trockenen Mund und Rachen, z. B. nach einer Chemotherapie, zu befeuchten und zu besaften. Außerdem entfaltet er bei Yin-Mangel und Feuer-Symptomatik im Magen diese interessante Wirkung und bietet deshalb bei chronisch-atrophischer Gastritis mit Zungenbrennen oft rasche Hilfe.

Bei der kühlenden, heilenden Wirkung auf Entzündungen und hitzige Prozesse von Haut und Schleimhäuten ist auch die interessante äußerliche Anwendung der Pflanze im Hinterkopf zu behalten.

Eibisch darf nicht gekocht werden, da der Schleim sonst seine Konsistenz und Wirksamkeit verliert. Nur beim schonenden Einweichen in warmem Wasser lösen sich die Schleimstoffe. In Mischungen eingebracht kann sich damit die Herstellung eines Tees etwas komplizert erweisen. Allerdings ist es möglich, einen Aufguss mit einer Wassertemperatur um die 80 °C in 15 Min. herzustellen, bei dem die Qualität des Schleims erhalten bleibt.

Zur Nutzung des tonisierenden, nährenden Aspektes der Pflanze ist der Schleim nicht vonnöten, und die übrigen Inhaltsstoffe können per Aufguss und Abkochung gelöst werden. Dazu gehören 37 % Stärke, 10 % Zucker sowie 1,7 % fettes Öl und Lezithin, Eiweiß und etliche Mineralien (Mosheim-Heinrich, 1999; 7: 63).

Die hübsche Staude, die sich von Juni bis August ausgiebig mit weißen oder rosa Blüten schmückt, erweist sich mit ihren kühlenden und befeuchtenden sowie nährenden und tonisierenden Eigenschaften als ein Yin-Tonikum ersten Ranges.

Dosierungen

■ Tee zur Befeuchtung, Entschleimung, Entzündungshemmung
1 geh. TL/1 Tasse Wasser mischen und in lauwarmem Wasser mindestens 1 Std. stehen lassen. Dann abseihen und die Droge auspressen. 3× tgl. 1 Tasse trinken.

■ nährender, tonisierender Sirup (nach Madaus)
Alle 2 Std. 1 TL in Tee einnehmen.

■ nährender, tonisierender Tee
- 1 EL/¼ l Wasser aufgießen, 7–10 Min. ziehen lassen.
- alternativ als Abkochung: 5 Min. sanft kochen lassen. 3× tgl. ¼ l trinken.

■ Auflagen mit Eibisch bei Karbunkel
Die fein zerkleinerten Eibischwurzeln in warmes Wasser legen, den Brei über Nacht auf den Karbunkel binden. Bei Reifung mit warmem Bockshornkleesamen- oder Leinsamenbrei zum Öffnen bringen.

Nebenwirkungen, Kontraindikationen
keine

Ammi visnaga (Khella)
Bischofskraut, Zahnstocherammei/khella fruits/ Apiaceae

Natürliches Vorkommen
Heimat: Mittelmeerraum; die Hauptdrogenmenge stammt heute aus Nordafrika, neuerdings auch aus Russland

Medizinisch verwendete Pflanzenteile
- Frucht – Fructus Ammeos visnagae
- frischer Pflanzensaft (volksheilkundlich)

Energie
- Temperatur: warm
- Geschmack: bitter, leicht aromatisch
- Eigenschaften: wirkt erwärmend, trocknend, eröffnend, bewegend, spasmolytisch

Inhaltsstoffe
Furanochromone (Khellin, Visnagin), Pyranocumarine, Flavonoide (Querzetin), fettes Öl, Proteine usw.

Therapeutische Wirkungen und Anwendungsbereiche
- ✣ öffnet die Leber:
  - wirkt choleretisch
  - wirkt spasmolytisch, entspannt die Gallenwege, bei Koliken der Gallenwege
  - Nässe-Hitze der Gallenblase
  - Migräne
  - fördert die Menstruation, Dysmenorrhöe
  - Leber-Feuer, das die Lunge attackiert
  - entspannt, beruhigt, wirkt ausgleichend auf das Gemüt
- ✣ bewegt Qi und Blut im Oberen Erwärmer:
  - entspannt die Blutgefäße des Herzens

- Prophylaxe der Angina-pectoris-Anfälle, stenokardische Beschwerden
- Koronarspasmen, wirkt koronarerweiternd
- Stagnation des Herz-Blutes, steigert die Koronar- und Myokarddurchblutung
- Prophylaxe von Asthma bronchiale und bronchialen Anfällen (lang anhaltender spasmolytischer Effekt)
- allergisches Asthma bronchiale, spastische Bronchitis, Pertussis
- ✺ tonisiert Herz-Qi und -Yang:
  - kräftigt das Herz, senkt die hohe Schlagfrequenz am Herzen
  - mindert die Neigung zu Extrasystolie
  - Cor pulmonale
- ✺ bewegt das Qi im Mittleren Erwärmer:
  - krampfartige Erregungszustände des Magen-Darm-Kanals
- ✺ bewegt Qi und Blut im Unteren Erwärmer:
  - entkrampft die Muskulatur des Urogenitalbereichs, bei Harnleiterkrämpfen
  - zur Entfernung kleiner Blasen- und Nierensteine
  - Unterstützung der postoperativen Behandlung von Harnsteinerkrankungen
  - wirkt diuretisch
  - bei schmerzhafter Menstruation
- hemmt die Zellteilung bei äußerlicher Anwendung:
  - verlangsamt die hohe Zellteilrate, die zu den Hautveränderungen der Psoriasis führt

Organbezug
3-Erwärmer, Herz, Leber-Galle

Kommentar
Die Früchte vieler Doldengewächse werden volksheilkundlich und medizinisch zur Lösung von Verkrampfungen und zur Dämpfung der Erregbarkeit der glatten Muskulatur sowie als Stimulans der Verdauungsdrüsen gebraucht und zu diesem Zweck auch als Gewürz verwendet. Die überaus bitteren Früchte des Bischofskrauts sind dafür weniger geeignet und bleiben der arzneilichen Anwendung vorbehalten.

Energetisch bitter und warm wird das Bischofskraut in erster Linie als Herzpflanze geführt, die bevorzugt bei Stress und lang andauernden emotionalen Problemen eingesetzt wird, wenn der Geist Shen eingeengt wird, das Herz-Yang geschwächt ist und eine Herz-Blut-Stagnation vorliegt. Die allgemein entkrampfende Wirkung der Doldengewächse wirkt sich beim Bischofskraut vornehmlich auf die Blutgefäße des Herzens aus. Aus westlicher Sicht ist das Kraut daher bei Angina pectoris und Herzbeschwerden aufgrund einer stark irritierbaren vegetativen Versorgung des Herzens anzuwenden. Sein eigenes Glykosid, das Khellin, entspannt und erweitert die Herzkranzgefäße. Gleichzeitig greift das Bischofskraut entkrampfend in das rhythmische System des Funktionskreises Lunge ein und ist bei dortigen spastischen Erscheinungen wie Asthma bronchiale, Keuchhusten und spastischer Bronchitis sehr hilfreich.

Auch in den Bereichen des Mittleren und Unteren Erwärmers entfaltet das Bischofskraut seine spasmolytische Wirkung und wurde im Westen traditionell zur Vorbeugung gegen Nierensteinbildung, also bei Nässe-Hitze im Unteren Erwärmer, eingesetzt. Die trocknenden und diuretischen und auch seine das Qi und das Blut bewegenden Eigenschaften lassen das Bischofskraut stark im unteren Raum des Körpers wirken.

Auf der emotionalen Ebene kann das Bischofskraut psychosomatische Reizwirkungen puffern, die über den Sympathikus auf die inneren Organe fortgeleitet werden. Viele Menschen neigen von Geburt an, ausgelöst oft durch Überlastungsphasen, zur Somatisierung psychischer Beschwerden über die inneren Organe – mit großen Folgen hinsichtlich der Lebensqualität und letztlich auch der Lebenserwartung. Dem Bischofskraut gelingt es, in Zeiten hoher Stressbelastung oder auch als Bestandteil einer Konstitutionsrezeptur den Gefahren einer echten Organerkrankung entgegenzuwirken.

Dosierungen

■ Tee
0,5 g Fruct. Ammeos visnagae cont. mit kochendem Wasser übergießen, 10–15 Min. ziehen lassen. Tgl. 3 Tassen trinken.

■ Urtinktur
2–3 × tgl. 10–15 Tr. einnehmen.
Im Handel von Weleda erhältlich.

Kombinationen und Handelspräparate
- Fertigpräparate mit Auszügen der Gesamtwirkstoffe oder mit isoliertem Khellin oder Visnagin sind in der Gruppe der Kardiaka, Bronchospasmolytika, Spasmolytika, Urologika und Koronarmittel erhältlich.
- Bei Nässe-Hitze der Gallenblase kann Bischofskraut sehr gut kombiniert werden mit Schwarzrettich, Andorn, Erdrauch, Leberblümchen, Artischocke.
- Bei Koliken sind Kombinationen mit Schöllkraut, Erdrauch, Fenchel, Johanniskraut und Wolfstrapp empfehlenswert.
- zusätzliche psoralenhaltige Pflanzen: Engelwurz, Karotten, Sellerie, Zitrusfrüchte, Feigen, Fenchel, Pastinake

Nebenwirkungen
bei Überdosierung hepatotoxisch

Kontraindikationen
keine

Angelica archangelica

Engelwurz/holy ghost/Umbelliferae

Natürliches Vorkommen
an Flussufern und auf feuchten Wiesen, vorwiegend nördlich der Alpen bis weit in den Norden Skandinaviens und Russlands

Medizinisch verwendete Pflanzenteile
- Wurzel – Radix Angelicae
- Selten auch Blätter (Folium) und Früchte (Semen)

Energie
- Temperatur: warm
- Geschmack: scharf-aromatisch, leicht bitter, leicht süß
- Eigenschaften: wirkt trocknend, öffnend, bewegend, harmonisierend, Allgemeintonikum

Inhaltsstoffe
ätherisches Öl (aus Monoterpenkohlenwasserstoffen), Furanocumarine (Bergapten, Angelicin), Phytosterole (Sitosterol), Fettsäuren, Gerbstoffe usw.

Therapeutische Wirkungen und Anwendungsbereiche
- ✪ tonisiert Qi und Yang von Milz-Pankreas, bewegt das Qi im Mittleren Erwärmer, erwärmt das innere Li:
  - fördert die Produktion aller Verdauungssäfte, wärmt und kräftigt den Magen
  - entschleimt den Magen, Appetitlosigkeit
  - bei kaltem Magen, Sodbrennen, Dyspepsie, Blähungen
  - löst nervöse Bauchschmerzen und Koliken
  - chronische Pankreatitis
  - fehlende Kontrolle des Blutes durch Milz-Pankreas bzw. leere Blutungen
  - Gefühl von Schwere und Lähmungen (auch als Badeanwendung)
  - verflüssigt zähen, rohen Schleim
  - zerteilt innerliche Geschwülste
  - Müdigkeit, Kraftlosigkeit
  - vermindertes Urvertrauen, Neigung zu Ängstlichkeit, Kummer, Sorgen
- ✪ bei Invasion äußerer pathogener Wind-Hitze und Kälte, beseitigt Fülle-Kälte, tonisiert das Wei Qi:
  - öffnet die Oberfläche, wirkt diaphoretisch
  - alle kalten Erkrankungen der Lunge
  - Qi-Mangel von Lunge und Milz-Pankreas
  - unterstützt die senkende und absteigende Funktion der Lunge
  - bewegt zähe Schleime, wirkt sekretionsfördernd, auswurffördernd
  - alter, hartnäckiger Husten, Bronchitis, Katarrh
  - wirkt spasmolytisch, fiebersenkend
  - abwehrsteigernd (bei regelmäßiger Einnahme)
  - wirkt keimtötend, bei infektiösen Durchfällen, Dysenterie
  - früher traditionell gebraucht bei schweren epidemischen Krankheiten wie Cholera, Typhus, prophylaktisch gegen die Pest
- ✪ tonisiert das Herz-Qi, bewegt das Herz-Blut, harmonisiert den Geist Shen:
  - Herzschwäche durch Kälte
  - fördert die Durchblutung des Gehirns, Apoplexie-Prophylaxe
  - fördert die Durchblutung im Becken
  - vegetative Dystonie mit Neigung zu kalten Extremitäten und Zentralisation

- Cor nervosum
- Folgen von Drogenmissbrauch, Hysterie, Anorexia nervosa
- ✣ bewegt das Leber-Qi:
  - Leberanschoppung, Abflussstörungen der Galle
  - nervöse Gallenschmerzen, Cholesterinämie
  - Folgen von Drogenmissbrauch
  - fördert die Menstruationsblutung
- wärmt und tonisiert Nieren und Blase:
  - bei Yang-Mangel von Niere und Milz-Pankreas
  - fördert die Diurese
  - Miktionsstörungen, Harnträufeln
  - Bi-Syndrom (Kälte-Bi, chronisches)
- wirkt äußerlich erwärmend, bewegend, harmonisierend (verdünntes ätherisches Öl, Spiritus, Aufguss aus den Samen als Badezusatz):
  - Lähmungen, Müdigkeitsgefühl der Extremitäten
  - Muskelschmerzen

Organbezug
Magen, Milz-Pankreas, Herz, Leber-Galle, Lunge

Kommentar
Wie alle anderen Angelika-Arten ist auch die Engelwurz wärmend und aromatisch-scharf im Geschmack. Dennoch weisen alle Arten unterschiedliche chemische Zusammensetzungen und auch unterschiedliche Funktionen auf.

Die Hauptanwendung der Engelwurz bezieht sich heute auf den Verdauungstrakt. Lange Zeit jedoch war die Pflanze vornehmlich der Wandlungsphase Metall zugeordnet worden, mit der sie mit ihrer warmen und scharf-aromatischen Natur gewiss stark assoziiert ist. Man sah sie als eine Pflanze der Oberfläche: öffnend, befreiend, wärmend, diaphoretisch wirksam bei Invasion äußerer pathogener Faktoren. Wie nur wenige Pflanzen Mitteleuropas verfügt die Engelwurz jedoch über ein sehr breites Indikationsspektrum und greift in alle Wandlungsphasen ein.

Die Engelwurz bleibt nicht nur an der Oberfläche, um hier das Yang zu schützen; sie greift erstaunlich tief und nährt dort das Yin. Auf allen Ebenen nährt sie das Element Erde und ist in der Lage, den wichtigen Faktor Urvertrauen aufzubauen und zu stärken, wenn er bei einem Menschen nicht richtig angelegt wurde. Dies führt zu deutlich mehr Selbstvertrauen, Kontaktfreude und Lebensfreude. Die Grenzen von Konfliktfähigkeit und Frustrationstoleranz werden erweitert. Auch Menschen, die durch Stress, Kummer, Überforderung an die Grenze ihrer Belastbarkeit geraten sind, erfahren durch die Einnahme von Engelwurz Kräftigung.

Eine erhöhte Widerstandskraft wird durch die Einnahme von Engelwurz auch im Bereich der körpereigenen Abwehr (Element Metall) sowie bei lang andauernden Intoxikationen (Elemente Holz, Feuer, Wasser) erreicht. So ist eine raschere Erholungsphase bei Menschen zu beobachten, die durch Drogen und Genussmittelgifte geschwächt sind. Die Neigung zu psychosomatischen Störungen mit Bezug zu inneren Organen wie Leber-Galle und Herz-Dünndarm treten seltener auf und können unter Umständen völlig vermieden werden. Die Veränderung macht sich auch auf der körperlichen Ebene bemerkbar: Der Betreffende wirkt vitaler und kräftiger, ohne dabei seinen Charakter einzubüßen. Es scheint, als würde die Pflanze das Ureigene, das durch ungünstige äußere Einflüsse nicht voll entwickelt wurde, stärker betonen und somit zur Verdichtung der Identität beitragen. Engelwurz bringt den Menschen nicht nur wieder zur Mitte, sie festigt ihn auch dort. Sie erwärmt den kalten, verunsicherten Geist Shen, schenkt Vertrauen und Zuversicht und verdient zu Recht die Bezeichnung als ein Seelenbalsam.

Dosierungen

■ Tee
1 gestr. TL/1 Tasse Wasser aufgießen, 15 Min. bedeckt ziehen lassen. 3× tgl. 1 Tasse trinken.

■ Tinktur
Bis zu 3× tgl. 5–10 Tr. in etwas Flüssigkeit einnehmen.

■ Pulver aus der getrockneten Wurzel
3× tgl. 1 Msp. vor den Mahlzeiten einnehmen.

■ frischer Presssaft aus den oberirdischen Teilen
Zur Nervenstärkung, Verdauungsregulierung und Tonisierung des Wei Qi 3× tgl. 1 TL einnehmen.

■ Badeanwendung
30 g Wurzel als Aufguss 15 Min. ziehen lassen, auf ein Vollbad geben.

Nebenwirkungen
keine

Kontraindikationen
Schwangerschaft, Hitzezustände, Trockenheit, Diabetes

Arctium lappa (Bardana)
Große Klette/burdock/Asteraceae

Natürliches Vorkommen
Europa, Asien, Amerika

Medizinisch verwendete Pflanzenteile
- Wurzel – Radix Bardanae (frisch oder getrocknet)
- Blatt – Folium Bardanae
- Samen – Semen Bardanae

Energie
- Temperatur: kühl
- Geschmack: leicht bitter, scharf, süßlich (Wurzel); bitter (Blätter); scharf, bitter (Samen)
- Eigenschaften: bewegt die Säfte, wirkt trocknend und befeuchtend, adstringierend, diaphoretisch, diuretisch, reinigend, tonisiert das Wei Qi; Hauttherapeutikum

Inhaltsstoffe
bittere Glykoside (Arctiopicrin), Flavonoide, Polysaccharide, Alkaloide, antibiotische Substanzen, Inulin (bis zu 45%), Gerbstoffe, ätherisches Öl, Polyacetylene, Vit. A, C, Mineralien (Kalzium, Phosphor, Eisen, Chrom, Magnesium, Selenium, Zink etc.), Thiamine, Riboflavine usw.

Therapeutische Wirkungen und Anwendungsbereiche
- ✪ leitet toxische Hitze aus, wirkt kühlend, antientzündlich (Wurzel, Samen):
  - regt den Körper zur Toxinausleitung an bei Stoffwechselentgleisungen wie z.B. Diabetes, entarteter Darmflora, nach Infektionskrankheiten, während der Chemotherapie
  - chronische Vergiftung, auch Schwermetallvergiftung, Folgen von Medikamenteneinnahme (Antibiotika, Sulfonamide), nach Kneipp „Quecksilbersiechtum"
  - reinigt Blut und Lymphe, durch Toxine verursachte Hautleiden wie Furunkel, Grind, Ekzeme (nässend, borkig oder allergisch), Hautunreinheiten mit Tendenz zu Eiterung, Psoriasis, Geschwüre, Ulcus cruris, juckende Ausschläge, Seborrhöe, Krätze, Skrofulose

> **Cave**
> Symptome können sich bei Beginn der Einnahme verschlimmern.

  - unterdrückte Miasmen (Psora, Sykosis)
  - Verbrennungen
  - senkt Fieber
  - Magen-Feuer, Gastritis, Ulcus ventriculi (Samen), Mundulcera
  - kühlt Leber-Feuer, akute und chronische Hepatitis
  - Nässe-Hitze der Blase, Zystitis
  - Bi-Syndrom (Wind-, Nässe-, Hitze-Bi), Gicht
  - chronische Genitalentzündungen
  - unterstützt die Heilung von Wärmekrankheiten mit Ausschlag (Masern, Scharlach)
- ✪ nährt das Leber-Yin, tonisiert und bewegt Leber- und Magen-Qi:
  - wirkt choleretisch, reguliert den Cholesterinspiegel
  - wirkt entgiftend, reinigend auf das Leber-Parenchym
  - wirkt leicht abführend
  - Leberkopfschmerz
  - Indigestion, Blähungen, Distension des Bauches
  - Darmkoliken, Dysbiose des Darmes
  - beruhigt brodelnden Ärger, zügelt Zorn und Aggression
- ✪ bewegt die Säfte (Wurzel, Blatt):
  - regt die Hormonausschüttung an, fördert das Östrogen, aktiviert die Drüsen
  - gleicht den Blutzucker aus, Diabetes mellitus (in großen Dosen), vermindert das gesteigerte Verlangen nach Süßem
  - fördert die Gallensekretion

- wirkt diuretisch, regt die Ausscheidung von Harnsäure und Toxine an, Ödeme
- befeuchtet den Darm
- Lymphstauungen
- fördert die Menstruation
- ✣ beseitigt Wind-Hitze und innere Wind-Feuchtigkeit der Lunge (Samen):
  - wirkt schweißtreibend, diaphoretisch, Erkältungen, grippale Infekte
  - senkt Fieber
  - Lumbago
  - Windpocken und Masern bei Kindern
- beseitigt Schleim-Hitze, die die Lunge verlegt (Samen):
  - entzündliche Erkrankungen des Atemtraktes, Bronchitis, Pneumokokken-Infektionen
  - Expektorans bei Husten
  - Pneumonie
- ✣ tonisiert und moduliert das Wei Qi, wirkt bakteriostatisch auf grampositive Bakterien, antibiotisch (Wurzel):
  - Streptokokken-, Staphylokokken- und Pneumokokken-Infektionen
  - degenerative Gelenkerkrankungen, Arthrose
  - bakterielle und virale Infektionskrankheiten
  - reinigt die Lymphe, löst Lymphstauungen, aktiviert das Bindegewebe
  - Entzündungszeichen im Blutbild
  - Immunschwäche einschließlich HIV-Infektion, Krebs
  - Pilzinfektionen (frische Wurzel, Blätter)
  - Allergien, Autoimmunkrankheiten (Psoriasis, Ekzem)
  - präventiv bei Epidemien
- ✣ nährt die Nieren-Yin-Essenz (Samen), tonisiert und bewegt das Nieren- und Uterus-Qi, beseitigt Nässe:
  - Adynamie, wirkt verjüngend, zur Langlebigkeit (Wurzel, Samen)
  - regt die sexuelle Vitalität an (Samen)
  - fördert das Östrogen, verspätete, unregelmäßige, schmerzhafte Menses
  - Inkontinenz, Harnverhalten, zu häufiges Wasserlassen
  - Nässe-Hitze im Unteren Erwärmer (Wurzel, Blätter)
- rezidivierende urogenitale Entzündungen
- harnsaure Diathese, Nierengrieß und -steine
- wirkt diuretisch, regt die Ausscheidung von Harnsäure und Toxinen an (Wurzel)
- generell gegen chronische Leiden, chronisches Bi, degenerative Gelenkserkrankungen, Arthrose (Wurzel, Samen)
- Haarausfall (Wurzel)
- Dysmenorrhöe, verspätete, schmerzhafte Menses
- wirkt äußerlich kühlend, adstringierend, aktivierend:
  - Verletzungen, Hautausschläge (Auflagen mit den Blättern)
  - Nierensteine (als Badezusatz)
  - als Haartonikum (Öl)

Organbezug
Leber-Galle, Nieren-Blase, Leber, Lunge

Kommentar
Die Klette ist eine eindrucksvolle Heilpflanze. Speziell bei hitzigen Hautprozessen, z. B. bei hartnäckigen Furunkeln oder Fisteln, zeigt die Klettenwurzel hervorragende Wirkung. Tiefe eitrige Prozesse, die im Inneren abgekapselt sind, bringt sie hervor und heilt sie ab. Auch bei vielen anderen Hautleiden wie Ekzemen, Psoriasis, Krätze etc. kommt ihr wegen ihrer kühlenden, reinigenden Eigenschaft eine wichtige Rolle zu. Geduldig bewegt sie sich durch den überhitzten, verschlackten und langsam gewordenen Organismus.

Von außen nach innen geht ihr Weg: Sie aktiviert Haut, Unterhaut und Bindegewebe; in tieferen Ebenen aktiviert sie die Leber und öffnet die Niere. Überall drängt sie die Toxine in die Lymphe, in die Blutbahn, an die Oberfläche oder in die Haut. Um die Wirkung auf ein bestimmtes Organsystem zu lenken, wird die Klette mit weiteren passenden Kräutern kombiniert.

Die kühlenden, antibiotischen und zugleich das Wei Qi stärkenden Eigenschaften machen die Klette außerdem zu einer nicht zu übersehenden Hilfspflanze in der Therapie von Wind-Hitze-Erkrankungen (Grippe, Pfeiffer'sches Drüsenfieber, andere unspezifische Entzündungen der oberen Atemwege) sowie echten Wärmekrankheiten (Masern, Scharlach, Röteln). Ein aus den

Samen gewonnenes Tonikum stärkt den Magen, wirkt entzündungshemmend und erweist sich als heilsam bei chronischer Nässe-Hitze der Blase.

Die TCM verwendet hauptsächlich die Klettensamen – innerlich bei Erkältungskrankheiten, Husten mit Auswurf, Masern, Röteln, Mumps und geschwollenem Rachen, äußerlich bei Furunkeln und Geschwüren. Ein Tee aus Klettenblättern öffnet die Leber und besänftigt den Leberkopfschmerz. Die Blätter enthalten die meisten Bitterstoffe und helfen ebenfalls bei Nässe-Hitze-Zuständen.

Menschen, die gut auf Klette ansprechen, sind „zu gut", v. a. zu sich selbst, sie konsumieren Genuss und Leidenschaft im Übermaß. Es ist kein Zufall, dass bis ins 19. Jahrhundert die Klettenwurzel zur Behandlung von Geschlechtskrankheiten verwendet wurde. Statt aus der Vergangenheit zu lernen und sein Leben neu zu ordnen, trägt der Klette-Typ noch lange Schuldgefühle mit sich herum. Alternativ fixiert er sich auf alte, falsche Meinungen oder trauert noch Jahre um eine verlorene Liebe – das Loslassen ist das größte Problem.

Durch dieses zwanghafte Festhalten kommt es auch physisch rasch zu Blockaden: Ein Leber-Stau entsteht, der Körper verstopft, verkrampft, verschlackt, erhitzt sich. Hier ist die kühle Klette ein ideales Umstimmungsmittel. Sie ist eine Meisterin im Beleben von alten, versäuerten Prozessen und in der Kontrolle aufwallender, hitziger Emotionen. Irgendwann entwickelt der Patient eine Aversion gegenüber seiner Medizin – ein klares Zeichen dafür, dass die Klette ihre Arbeit beendet hat.

Dosierungen

■ Tee aus der Wurzel (auch äußerlich für Spülungen, Umschläge, Waschungen)
- 1 geh. TL/1 Tasse Wasser für 3–4 Std. kalt ansetzen, kurz aufkochen. 2× tgl. 1 Tasse trinken.
- alternativ: 1 EL mit ¼ l kaltem Wasser übergießen, nach 6–8 Std. kurz aufwallen, 10 Min. ziehen lassen, abseihen. 3× tgl. 1 Tasse trinken.

■ Tee aus dem Kraut
1 EL mit ¼ l Wasser aufgießen, 10 Min. ziehen lassen. Tgl. ½– ¾ l trinken.

■ Tinctura Bardanae
Wurzeln und Blätter zerkleinern und zerstoßen, den Saft auspressen und die doppelte Menge Weingeist dazugeben. Das Gefäß an einem warmem Ort 2–3 Wochen stehen lassen. tgl. schütteln. Anschließend fein filtrieren. 3× tgl. 5 Tr. mit 1 EL Sauermilch einnehmen.

■ Oleum Bardanae (öliger Auszug)
Zur Pflege des Haarbodens 1× tgl. einmassieren.

■ Waschung bei juckender Haut
1–2 Handvoll frische oder getrocknete Klettenwurzeln und -blätter (Radix et Folia Bardanae) in 1 l warmem Wasser ziehen lassen. Die betroffenen Hautpartien 2–3× tgl. in dem Auszug baden.

■ Vollbad bei ekzematösen Hautleiden
4 Handvoll frische oder getrocknete Klettenwurzeln (Radix Bardanae) (am besten kombiniert mit 4 Handvoll Feldstiefmütterchenkraut (Herba Violae tricoloris) in 1 l Wasser 15 Min. lang kochen lassen und dem Badewasser zugeben. Tgl. 1 Vollbad nehmen.

Nebenwirkungen
- Verschlechterung bei Acne juvenilis
- Ein gelockerter Zahn kann durch die Klette verabschiedet werden.

Kontraindikationen
während der letzten Phase der Schwangerschaft, auf Grund der Uterus-stimulierenden Wirkung

Arctostaphylos uva ursi

Bärentraube/common bearberry/Ericaceae

Natürliches Vorkommen
fast gesamte Nordhalbkugel, weiter südlich nur in Berglagen; bildet als typisches Heidekrautgewächs große teppichartige Kolonien in Wäldern

Verwendete Pflanzenteile
Blätter – Folia Uvae Ursi

Energie
- Temperatur: kühl
- Geschmack: adstringierend, leicht bitter

- Eigenschaften: wirkt kühlend, trocknend, desinfizierend, adstringierend

Inhaltsstoffe
Hydrochinonglykoside (Arbutin), Gerbstoffe, Flavonoide (Hyperosid), Triterpene, Iridoide, Piceosid usw.

Therapeutische Wirkungen und Anwendungsbereiche
- ✚ beseitigt Nässe-Hitze im Unteren Erwärmer:
  - alle Entzündungen im Bereich der Niere und ableitenden Harnwege, die mit Eiterbildung und Eintrübung des Harns einhergehen
  - akute bakterielle Zystitis, chronische eitrige Zystitis
  - akute und chronische Pyelonephritis, Nephritis
  - Prophylaxe von Nieren- und Blasensteinen und -grieß
  - Reizzustände im Urogenitaltrakt, Brennen beim Harnlassen, Strangurie
  - chronische Leukorrhö, Geschwüre der Harnorgane
  - Candida-Infektionen
  - hohe Infektanfälligkeit im Bereich des Urogenitaltrakts
  - Adjuvans bei Gonorrhöe
- ✚ wirkt adstringierend, bei mangelnder Festigkeit des Nieren-Qi:
  - Harninkontinenz, Blasenschwäche, Blasenlähmung
  - Enuresis nocturna, Nykturie
  - schmerzhafte Hämaturie
  - Leukorrhöe, Spermatorrhöe
- wirkt entzündungswidrig:
  - starke Schmerzen des Nackens mit Steifigkeit und Kopfschmerz im Zusammenhang mit Erkältungen
  - Infektanfälligkeit, Infekte im Unteren Erwärmer

Organbezug
Niere-Blase

Kommentar
In den Ländern ihres Vorkommens ist die Bärentraube, auch Wilder Buchs genannt, ein bekanntes Volksheilmittel, das etwas wahllos bei allen möglichen Beschwerden der Blase angewandt wird. Wie bei jeder Phytoarznei sollte jedoch auch bei der Bärentraube der gezielte und sorgsame Einsatz selbstverständlich sein.

Das Kraut, das sowohl mit seinem Habitus als auch mit seinen therapeutischen Eigenschaften viele Gemeinsamkeiten mit der Heidelbeere aufweist, lenkt seine ganze Heilwirkung auf den Unteren Erwärmer. Kühlend und trocknend wirkt die Bärentraube bei einem pathologisch nassen, hitzigen Zustand, der sich in dieser Region in mannigfaltigen Beschwerdebildern äußern kann.

Gerade bei akuter Zystitis wird ein Tee aus Bärentraubenblättern auch seitens der Schulmedizin gerne verabreicht. Die Pflanze enthält von allen in entsprechender Weise einsetzbaren Erikagewächsen den höchsten Anteil an Arbutin – jener Substanz, der die Hauptwirkung im Sinne einer kräftigen Desinfektion und Aktivierung der Schleimhäute in den ableitenden Harnwegen zukommt. Der antibakterielle Effekt beruht eigentlich auf dem im Harn freigesetzten Hydrochinon, einem Spaltprodukt des Arbutin. Die meisten typischen Erreger für Blasenentzündungen wie z. B. Escherichia coli und Gonokokken reagieren auf Arbutin bzw. Hydrochinon. Erforderlich für die Wirkung ist jedoch ein alkalisch reagierender Urin, sodass eine vegetarische Diät sowie die zusätzliche Einnahme von Natriumbicarbonat anzuraten ist. Die im Rahmen des Heilungsprozesses frei werdenden keimtötenden Stoffe bewirken zusammen mit Ammoniak eine Braunfärbung des Urins, die sich im Verlauf der wirksamen Behandlung wieder normalisiert. Auch bei einer chronischen Zystitis mit warmer bzw. eitriger Natur kann die Bärentraube erfolgreich eingesetzt werden.

Mit ihrer adstringierenden Kraft ist die Bärentraube bei mangelnder Festigkeit des Nieren-Qi hilfreich. Allerdings wirkt sie nicht diuretisch – zur Ausspülung von Bakterien sollte der Rezeptur deshalb unbedingt eine entsprechende harntreibende Arznei zugefügt werden.

Dosierungen
■ Tee
1 geh. EL/½ l Wasser mischen und 8 Std. stehen lassen. Im Laufe des Tages trinken.

- Tinctura Uvae ursi
  4× tgl. 30 Tr. nach den Mahlzeiten einnehmen.

- Dragees
  4× tgl. 2–3 Dragees einnehmen.
  Fertigpräparate im Handel erhältlich.

Nebenwirkungen
Das Kraut kann Magenreizungen verursachen und soll deswegen nicht länger als eine Woche und nach den Mahlzeiten eingenommen werden.

Kontraindikationen
keine

Armoracia rusticana
Meerrettich/horse radish/Cruciferae

Natürliches Vorkommen
Heimat: Osteuropa und Westasien, seit dem 16. Jahrhundert in Westeuropa verbreitet und inzwischen auch verwildert anzutreffen; in kühlen, gemäßigten Zonen, liebt jedoch sonnige, feuchte Böden

Medizinisch verwendete Teile
Wurzel – Radix Armoraciae (frisch und getrocknet)

Energie
- Temperatur: heiß,
- Geschmack: sehr scharf
- Eigenschaften: wirkt sehr erwärmend, trocknend, bewegend und hemmend, verteilend, heilend, antibiotisch, antimykotisch, anthelmintisch; Yang-Tonikum

Inhaltsstoffe
ätherisches Öl (enthält Senföl), Enzyme, Gentisinsäure, Flavonoide, Cumarine, schwefelhaltige Aminosäure, Vit. C, B1, B2, B3, Kieselsäure, Mineralien (Kalium, Phosphor, Sulfur, Kalzium, Magnesium, Mangan, Selenium etc.), Kohlenhydrate, Harze usw.

Therapeutische Wirkungen und Anwendungsbereiche
- ✪ öffnet die Oberfläche, wirkt diaphoretisch, beseitigt Wind-Nässe-Kälte, beseitigt Obstruktionen in den Leitbahnen, senkt Fieber:
  - Erkältungen, grippale fiebrige Infekte, Rhinitis, Laryngitis, Husten, Niesen, Kälte-Aversion
  - regt das Immunsystem an
  - entschleimt und erwärmt den Oberen Erwärmer, vertreibt Nässe-Kälte aus der Lunge
  - wirkt abschwellend auf die Schleimhäute, antitussiv, expektorierend, antibiotisch, antiseptisch
  - akutes Bi-Syndrom, rheumatischer und neuralgischer Schmerz, Arthritis, Gicht
- ✪ beseitigt Nässe-Schleim in der Lunge:
  - innere Fülle-Kälte-Muster der Lunge
  - Nässe-Schleim, der die Lunge verlegt
  - Schleim-Flüssigkeiten, die die Lunge verlegen
  - entzündliche chronische Erkrankungen der Lunge, Sinusitis, Bronchitis mit weißem Schleim, Angina
  - Husten mit reichlich weißem Sputum, Keuchen, Asthma (als Adjuvans)
- ✪ erwärmt das Innere Li, beseitigt Kälte-Nässe, tonisiert das Yang-Qi von Magen und Milz-Pankreas:
  - tonisiert Qi und Yang allgemein, bei inneren Fülle-Kälte-Mustern, Asthenie, Müdigkeit, Adynamie, in der Rekonvaleszenz
  - wärmt, trocknet und entschleimt den Mittleren Erwärmer
  - Hyperazidität des Magens, Nahrungsstagnation, Appetitlosigkeit, Anorexia
  - fördert die Enzymbildung, unterstützt die Nahrungsumwandlung des Pankreas
  - abdominelle Distension, Blähungen, übel riechende Stühle, weiche Stühle, morgendlicher Durchfall, Kältegefühl, Kälte der Extremitäten
  - Diabetes mellitus, chronische Hyper- und Hypoglykämie
  - nährt das Blut, Anämie, Blässe, Amenorrhöe
  - Nässe-Symptomatik, Diarrhöe, hemmt das Wachstum von pathogenen Bakterien

und Pilzen (Pulver aus der getrockneten Wurzel), Dysbiose des Darms
- ✶ erwärmt und tonisiert das Nieren-Yang, vertreibt Nässe-Kälte aus dem Unteren Erwärmer, wirkt auch hier antibiotisch, antiseptisch:
  - Yang-Mangel von Nieren und Milz-Pankreas, evtl. mit Essenz-Austritt (Proteinurie), Schwäche, Erschöpfung, Schleim in der Kehle, Kälte-Aversion, kalte Extremitäten
  - entschleimt die Niere, verhindert die Bildung von Nierensteinen, harnsaure Diathese, Gicht
  - regt den Stoffwechsel an, verbessert die Sauerstoffausnutzung im Organismus
  - regt den Körper zur Schlacken-, Säuren- und Toxinausleitung an, beugt Grieß- und Steinbildung vor
  - Nieren-Yang-Mangel mit Überfließen des Wassers
  - Schwierigkeiten beim Wasserlassen, Anurie, Dysurie, Harnstau
  - zentrale und periphere Ödeme, Hydrops
  - entzündliche chronische Erkrankungen von Niere-Blase, Zystitis, Nephritis
  - Leukorrhöe
- ✶ bewegt Qi, Blut, Säfte, Körperflüssigkeiten:
  - Stauungen des Blutes infolge Kälte und Stagnation des Qi, öffnet die Gefäßsysteme
  - fördert die Menstruation, Amenorrhöe, Dysmenorrhöe
  - fördert die Austreibung der Plazenta
  - Stauungen des Blutes infolge äußerer Wind-Kälte-Nässe
  - regt den Lymphstrom an
  - wirkt entwässernd, bei Ödemen, Hydrops
  - Nahrungsretention
  - regt die Darmperistaltik an, Obstipation
  - chronischer Schmerz, wirkt analgetisch
- wirkt hemmend (Pulver aus der getrockneten Wurzel):
  - hemmt die Schilddrüsenfunktion (durch die Glucosilinate), Hyperthyreose, Struma
  - wirkt blutdrucksenkend, blutverdünnend
  - fiebersenkend
- ✶ wirkt äußerlich erwärmend, durchblutungsfördernd, antiseptisch, entfernt Hautflecken (Kompressen, Umschläge, Öle, Salben, Gurgellösung):
  - Bi-Syndrom, rheumatische, myalgische, neuralgische Schmerzen
  - Durchblutungsstörungen, Folgen von Erfrierungen
  - akute Sinusitis
  - Entzündung der Mundschleimhäute, Stomatitis, Zahnfleischentzündung
  - traditionell bei Sommersprossen, Alters-, Leber- und Pigmentflecken

Organbezug
Magen, Milz-Pankreas, Niere-Blase, Lunge-Dickdarm, Kreislauf

Kommentar
Der Meerrettich ist eine Pflanze der Volksheilkunde. Wer alte Menschen aus Russland oder Rumänien kennt, der kann von ihnen eine ganze Reihe von Anwendungen erfahren, die ihnen heute noch in aller Selbstverständlichkeit geläufig sind. So berichten z. B. alte Donauschwaben von der sog. „stinkenden Zeit", die mit dem Spätherbst begann und gekennzeichnet war durch den vermehrten Genuss von Schnaps, Meerrettich und Knoblauch, um den erhöhten Anforderungen an die kalte Jahreszeit und das Immunsystem gerecht zu werden. Damit nutzten sie zwei Pflanzen, die, wenn auch aus unterschiedlichen Pflanzenfamilien kommend, in ihrer Wirkung einander nicht unähnlich sind, da sie in besonders reichem Maße Senfölglykoside enthalten. Dies sind recht instabile Zuckerverbindungen, die so in ihrer scharf schmeckenden und Schleimhaut reizenden Form erst durch die Verletzung der Pflanze und das Aufplatzen der Zellen enzymatisch aktiviert werden.

So verliert der Meerrettich, mit dem Zerfall der Glykoside, rasch wieder seine Schärfe – und es dominiert das kühlende, nährende Yin-Prinzip seiner vitalen Wurzel (s. Inhaltsstoffe): er senkt hohen Blutdruck und Fieber, hemmt die Überfunktion von Schilddrüse und Nebennierenmark. Stets hat man sich bemüht, die scharfen, heißen Substanzen und damit diesen Zustand der äußersten Aufgeregtheit und des kurzfristigen Aufbrausens der Pflanze zu bewahren, zu konservieren. Es bedarf, dem flüchtigen Wesen des Reizes entsprechend, eines regelmäßigen Anstoßens. Daraus wird ersichtlich, dass es bei der Häufigkeit und Intensität der Anwendung eines gewissen

Fingerspitzengefühls bedarf, um in einem Menschen mit Yin-Überschuss (Fülle-Kälte) – dem Phlegmatiker-Melancholiker – oder bei primärer Yang-Leere (Leere-Kälte) eine nachhaltige, stabile Yang-Qualität zu erzeugen. Es fehlt der Pflanze am nötigen Esprit, um eine stabile und dauerhafte Durchwärmung und damit Belebung, Bewegung, Atmung, Verdauung, Diurese zustande kommen zu lassen. Der von uns vorgeschlagene Ölauszug (s. Dosierungen) dürfte eher als der alkoholische Auszug diese Erwartungen erfüllen.

Vor allem in den Yin-betonten Jahreszeiten wie Herbst und Winter, wenn die Funktionen des Wärmens, Schützens und Öffnens nützlich sind, empfehlen wir Zubereitungen und Auszüge aus dem frischen Meerrettich. Er bringt das Immunsystem in hohe Reaktionsbereitschaft. Der scharfe Geschmack wirkt bekannterweise zentrifugal, treibt mit hoher Intensität und Dynamik eingedrungene pathogene Faktoren wieder an die Oberfläche. Sind die Erreger in tiefere Schichten eingedrungen, sind antibakterielles, antiseptisches und schleimlösendes Wirken der Senfölglykoside (weil sie über die Lungen ausgeschieden werden) bei Hitze in diesen Bereichen (Rhinitis, Sinusitis, Bronchitis, Laryngitis etc.) sehr effektiv. Hier steht primär die scharfe, „antibiotische" Natur des Meerrettichs im Vordergrund. Das Scharfe ist allerdings dann sehr flüchtig, wenn es nicht mehr an Wasser und Fett gebunden ist. Auch beim akuten Bi-Syndrom vermag der Meerrettich die eingedrungene Nässe, Kälte und Wind wieder an die Oberfläche zu treiben sowie die Leitbahnen zu öffnen und zu erwärmen.

Als Standort bevorzugt Armoracia rusticana kühle und gemäßigte Zonen. Mit seinen löffelförmigen, üppigen Blättern öffnet er sich Licht und Wärme und schließt sie schützend gegen Wind und Austrocknung in sein Wurzelwerk ein. Yang- und Yin-betonte Kräfte, Ätherisch-Feuriges (Senföle) und Erdig-Wässriges (mineralische Salze, Glukosen) stoßen also in den vitalen Wurzeln aufeinander. Eine Gegensätzlichkeit, die ein starkes Spannungsfeld kreiert und die durchaus vitale Natur dieser robusten Heilpflanze ausmacht.

Dosierungen

Meerrettich wird am besten frisch und ungeschwefelt (Reformhaus) verwendet.

■ Tee aus der frischen Wurzel bei chronischen, kalten Entzündungen von Lunge, Blase und Nieren
2–5 g frische Wurzel mit ¼ l Wasser heiß übergießen, 10 Min. zugedeckt ziehen lassen, tgl. 2–3 Tassen trinken

■ fein geriebene Meerrettichwurzel zur Förderung der Verdauung
2–4 g vor den Mahlzeiten, z. B. auf einem Stück Brot oder Knäckebrot

■ Tinctura Armoraciae oder Ölauszug, der yangisierend wirkt
3× tgl. 15–20 Tr. in etwas lauwarmen Wasser

■ Tinkturmischung mit Kapuzinerkresse bei chronischer Angina, Sinusitis und Zystitis
Tinct. Tropaeoli, Tinct. Armoraciae aa ad 30 ml
3–4× tgl. 20 Tr. in etwas lauwarmer Flüssigkeit
Im Handel als „Angocin" von der Firma Repha in Tablettenform erhältlich.

■ Meerrettichsirup bei chronischem Husten, chronischer Halsentzündung und Bronchitis
Feingeriebene Meerrettichwurzel mit der gleichen Menge Rohrzucker oder Honig vermischen, 2–3× tgl. 1 EL einnehmen.

■ Breiumschlag von frischem, geriebenem Meerrettich, der Schmerzen lindert
Den geriebenen Meerrettich auf ein Tuch streichen. Bei rheumatischen, neuralgischen oder ischialgischen Schmerzen auf die betroffenen Stellen aufbringen; auf den Nacken angebracht soll der Brei Kopfschmerzen, auf der Backe Zahnschmerzen, auf der Brust Asthma lindern.

> **Cave**
> **Frischer Meerrettich kann die Haut reizen, deshalb nur 5–10 Min. liegen lassen!**
> **Er kann evtl. mit Quark (1 Teil Wurzel, 2 Teile Quark) vermischt werden.**

■ warmes Meerrettich-Massage-Öl, das kalte, rheumatische Schmerzen lindert und die Durchblutung fördert
40–50 g Meerrettichwurzel, ½ l Olivenöl zugeben, in einem Warmwasserbad mazerieren lassen, ab-

seihen, tgl. die betroffenen Stellen 2–3× einmassieren.

■ Meerrettich-Salbe zur Aufwärmung der Nasennebenhöhlen bei Sinusitis
Cochlearia armoracia 10%, im Handel von Weleda erhältlich.

Nebenwirkungen

Überdosierung kann die Schleimhäute des Verdauungstraktes und die Nieren reizen. Meerrettich kann Nachtschweiß und Durchfall verursachen. Er wirkt hautreizend, Umschläge sollen deshalb nicht länger als 5–10 Min. angewandt werden.

Kontraindikationen

- Fülle-Hitze-Symptomatik, z.B. akute Nierenerkrankungen, Magen-Feuer (Gastritis, Ulcus ventriculi et duodeni, Refluxösophagitis) und Leere-Hitze: Vorsicht!
- Kleinkinder, Hypothyreose und Hypotonie
- starke Menstruation
- Wegen der blutverdünnenden Wirkung soll die Wurzel auch nicht während der letzten zwei Wochen vor einem chirurgischen oder zahnheilkundigen Eingriff eingenommen werden.

Arnica montana

Arnika/arnica/Asteraceae

Natürliches Vorkommen

Magerrasen, lichte Wälder, im Gebirge von weiten Teilen Europas bis in Höhen von 2500m; mit Höhenlage zunehmende Wirkintensität

Medizinisch verwendete Pflanzenteile

- getrocknete Blütenstände – Flores Arnicae
- getrocknete Wurzeln – Radix Arnicae

Energie

- Temperatur: warm
- Geschmack: bitter und scharf (Blüten); bitter und leicht süß (Wurzel)
- Eigenschaften: wirkt erwärmend, trocknend, adstringierend, verdünnend, bewegt das Blut

Inhaltsstoffe

- Blüten: Sesquiterpenlactone, Helenalinester, Flavonoide, ätherisches Öl, Cumarine usw.
- Wurzel: Bitterstoffe (Arnicin), Gerbstoffe, ätherisches Öl, Schleimstoffe, Stärke usw.

Therapeutische Wirkungen und Anwendungsbereiche

- tonisiert Herz-Qi und -Yang:
  - Herzinsuffizienz, degeneratives Altersherz
  - Kreislaufschwäche
  - Föhnempfindlichkeit
  - Bradykardie, Palpitationen
  - Erschöpfungszustände, Müdigkeit, nach Überanstrengung
  - Hypertonie (niedrig dosiert)
  - Hypotonie (höher dosiert)
  - Kräftigungsmittel bei und nach Infektionskrankheiten
  - Schwächeanfälle, Zerschlagenheitsgefühl am ganzen Körper
  - unterstützend bei Lungenemphysem, Bronchialasthma, Keuchhusten
- ✪ bewegt das Blut:
  - kardiovaskuläre Störungen
  - wirkt gefäßerweiternd und krampflösend bei Arteriosklerose
  - zerebrale Durchblutungsstörungen
  - Angina pectoris
  - Apoplexie-Prophylaxe, Hemiplegie nach Apoplexie
  - Hämatome
- ✪ wirkt äußerlich adstringierend, durchblutungsfördernd, entzündungshemmend (Umschläge, Kompressen, Spülungen, Gurgeln):
  - Zerrungen von Muskeln und Sehnen
  - Hämatome, Quetschungen, Faserrisse
  - Prellungen, Verrenkungen, Schwellungen, Knochenbrüche
  - Bursitis, Periostitis
  - schlecht heilende Wunden, Ulcus cruris, Venenentzündungen
  - Lumbalgie, Ischialgie
  - Bi-Syndrom, Gicht, Arthritis
  - Lähmungserscheinungen, Neuritiden
  - Furunkel, Karbunkel, Vereiterungen
  - Entzündungen im Mund und Rachen (Spülungen, Gurgeln mit verdünnter Tinktur)
  - Heiserkeit bei Rednern und Sängern

Organbezug
Herz, Kreislauf, Lunge

Kommentar
Der Arnika-Patient ist meistens athletisch gebaut, eher ein Fülle-Typ, der sich leicht überfordert und zur Hypertonie neigt, während er die Yin-Seite seines Lebens sehr vernachlässigt. Kopf und Gesicht sind rot und heiß, Rumpf und Gliedmaßen dagegen kühl oder kalt. Das Sportlerherz verlangt nach dieser Heilpflanze mit ihren stark belebenden und bewegenden Eigenschaften; doch auch beim schwächlichen, neurasthenischen Menschen, dem Leere-Typ, der über Zerschlagenheit und Müdigkeit klagt und gleiche Symptomatik zeigt, ist sie Erfolg versprechend anzuwenden.

Gemäß der Lehre der TCM werden koronare Herzerkrankungen durch Qi-Leere von Herz-, Magen- und Milz-Pankreas verursacht. Die Folge dieser umfassenden Qi-Leere ist eine Leere von Qi und Blut, die dann in Blut-Stagnation übergeht. Bedingt durch die Qi-Leere von Milz-Pankreas wird gerade im Alter die Stagnation noch durch Verschleimung verstärkt. Bei chronischer Herz-Qi-Schwäche und Stagnation des Herz-Blutes sollte Arnika aber nicht die Pflanze erster Wahl sein.

Für die längerfristige Herztonisierung ist der Weißdorn (▶ S. 333), abhängig von der Symptomatik kombiniert mit geeigneten Helfern wie z. B. Maiglöckchen, Chinarinde, Meerzwiebel, Besenginster oder Basilikum, zweifellos als die Königspflanze einzustufen. Zugleich sollten Qi-Leere von Magen und Milz-Pankreas mit Engelwurz und mit entschleimend wirkenden Pflanzen wie Kalmus oder Meisterwurz unterstützt werden. Die notwendige Entkrampfung des Oberen Erwärmers gelingt keiner Pflanze besser als dem Bischofskraut, für die Tonisierung und Kräftigung der Gefäße ist die Rosskastanie hervorragend geeignet. Blut bewegende Pflanzen wie Raute und Arnika, die sich gut kombinieren lassen, können erst jetzt zum Einsatz kommen.

Hinsichtlich der Energetik sind beide Pflanzen einander recht ähnlich: Ihre Temperatur ist warm, ihr Geschmack scharf und bitter. Beide bewegen das Blut; bei Raute besteht allerdings vermehrt eine Verbindung zum Unteren Erwärmer und zu den Augen, während Arnika eher den Mittleren Erwärmer, Kopf und Peripherie mit Blut versorgt. Außerdem hat Raute einen größeren Bezug zur Leber und wirkt entschleimend, Arnika ist mit dem Herzen verbunden und entkrampft. Dementsprechend bilden beide Pflanzen zusammen eine hervorragende Blut bewegende Kombination.

Dosierungen
■ Tee zum Gurgeln und Spülen sowie für Umschläge (nach Pahlow)
1–2 TL Arnikablüten mit ½ l Wasser aufgießen, 10 Min. ziehen lassen.

■ Tinctura Arnicae
● Getrocknete Arnikablüten im Verhältnis 1 : 10 mit Alkohol (70%) übergießen. 14 Tage ziehen lassen, dann abseihen, auspressen und filtrieren. Die Tinktur ist auch im Handel erhältlich.
● 1 EL/½ l Wasser für Umschläge (nach Fischer)
● ½ TL/1 Glas lauwarmes Wasser zum Gurgeln
● 3–5 Tr. mehrmals tgl. einnehmen.

Nebenwirkungen
Arnika muss vorsichtig dosiert werden. Innerlich können zu hohe Dosierungen zur Reizung der Schleimhäute von Magen und Darm führen und das Herz irritieren. Es reagiert mit Herzrhythmusstörungen, Tachykardie und Schwindel. Speziell bei Herzinfarkt und Angina pectoris ist Vorsicht geboten.

Bei äußerlichen Anwendungen kann es zu allergischen Reaktionen wie Bläschenbildung, Brennen und Juckreiz kommen. In diesem Fall sollte die Behandlung abgesetzt werden.

Kontraindikationen
Schwangerschaft

Artemisia abrotanum
Eberraute/southernwood/Compositae

Natürliches Vorkommen
im Mittelmeerraum und weltweit allen milden Klimazonen, in Nordamerika eingebürgert; als Gartenpflanze in Mitteleuropa seit Langem heimisch

Medizinisch verwendete Pflanzenteile
oberirdische Teile des blühenden Krautes – Herba Abrotani

Energie
- Temperatur: warm
- Geschmack: leicht bitter, aromatisch
- Eigenschaften: wirkt trocknend, eröffnend, reinigend, zerteilend, leicht adstringierend; Allgemeintonikum

Inhaltsstoffe
Bitterstoffe, ätherisches Öl (Cineol), Flavonoide, Cumarine usw.

Therapeutische Wirkungen und Anwendungsbereiche
- ✪ nährt Lungen- und Nieren-Yin:
  - Adjuvans bei allen Formen der Tuberkulose, v. a. bei Beteiligung der serösen Häute
  - traditionell bei tuberkulöser Peritonitis
  - Harnverhaltung
  - Hydrozele bei Knaben
- ✪ tonisiert Lungen-Qi und Wei Qi:
  - allgemeine Qi-Schwäche
  - schwerer Atem mit Herzschwäche
  - Skrofulose, Abwehrschwäche
  - feuchte Pleuritis
- ✪ tonisiert das Qi von Magen und Milz-Pankreas:
  - allgemeine Qi-Schwäche
  - Kälte-Mustern des Magens wie Magenschwäche, Appetitlosigkeit
  - leitet Nässe-Kälte aus
  - Unterfunktion des Pankreas, chronische Pankreatitis
  - weiche Stühle, Diarrhöe, Darmkatarrh
  - Aszites
  - Fluor vaginalis
- bewegt das Leber-Qi, reguliert das Durchdringungsgefäß (Chongmai):
  - chronisch degenerative Lebererkrankungen wie Leberverhärtung
  - wandernde Beschwerden und Schmerzen
  - erwärmt die kalte Gebärmutter, Menstruationskoliken
  - fördert die Menstruation, beendet die zu lang andauernde Menstruation
  - Bi-Syndrom (Wind-Bi)
  - als Schlaganfall-Prophylaxe
  - bei Leere und Kälte der Blase
- Anthelminthikum: Würmer und andere Darmschmarotzer
- wirkt äußerlich reinigend, eröffnend, leicht adstringierend:
  - Wunden, Geschwüre, Verbrennungen (als Salbe)
  - Altersgangrän
  - schwere Geburten (Badeanwendung)
  - bei Schwindel und Tinnitus (Waschen des Kopfes mit einer Abkochung)

Organbezug
Magen, Milz-Pankreas, Leber, Blase

Kommentar
Die warm-trockene Eberraute wirkt tonisierend in den Elementen Erde und Metall. Ihre Wirkung ist sehr tief greifend. Die alte Literatur beschreibt erstaunliche Heilungen bei schweren, lebensbedrohlichen Erkrankungen. Besonders gut ist sie einzusetzen bei im Körper wandernden Schmerzen und Beschwerden mit wechselnder Gestalt, wenn es z.B. zu einer Symptomatik eines Bi-Syndroms (Wind-Bi) kommt, dann zu einer Magen-Darm-Erkrankung oder einem Engegefühl in der Brust. Die Zustände neigen sehr zu Chronifizierung und ihre Ursachen sind oft schwer auszumachen. Der Patient wird immer schwächer und verliert an Gewicht. Er ist sehr beunruhigt und hat das Gefühl, etwas Unheimliches, schwer Fassbares stecke in ihm. Schleichend verlaufende tuberkulöse Erkrankungen mit dem Befall der lungennahen inneren Organe sind typisch – hier galt traditionell die Eberraute als eines der wichtigsten Mittel. Es scheint widersprüchlich, dass die energetisch warm-aromatische, trocknende Pflanze neben ihrer Lungen-Qi-tonisierenden Wirkung den Lungen-Yin-Mangel einer Tuberkulose auszugleichen vermag. Das Wirkprinzip ist nicht vollständig erklärt.

Dem Krankheitscharakter entsprechend handelt es sich um Patienten, die von Natur aus, aufgrund einer skrofulösen Konstitution (Metall-Yin-Mangel), eine Einschränkung des Lungen-Yang und -Qi mitbringen. Es lohnt sich, diesen Zustand auch auf der psychischen Ebene zu betrachten. Ein mangelhaft entwickeltes Metall-Yin verhindert, dass ein Mensch ein tiefes Gefühl für seine konstitutionelle Identität entwickelt. Diese wurde vom Element Wasser an das Metall weitergegeben, um hier weiter gestärkt zu werden und die Ich-Grenzen auszubauen.

Auch das Gefühl von Traurigkeit steht mit dem Lungen-Yin in Beziehung. Das Lungen-Yang dagegen unterstützt das Selbst dabei, die Ich-Grenzen auszubauen, die familiären Erdbindungen auf einen größeren Rahmen auszuweiten, sich auf neue Beziehungen einzulassen. Dieser persönliche, natürliche Entwicklungsprozess vollzieht sich in der modernen, komplexen Welt oftmals zu rasch und bewirkt bei jungen Menschen emotionale Unsicherheit und Verzweiflung.

Die Eberraute kräftigt neben Metall-Yin und -Yang (Qi) auch die Energie des Elementes Erde, die eine bessere Entwicklung von Grenzen, mit Hilfe derer sich Bindungen ausweiten und trennen, ermöglicht.

Dosierungen

■ Tee
1 EL mit ¼ l Wasser aufgießen, 10 Min. ziehen lassen. Als Tagesdosis trinken.

■ Tinctura Abrotani
3 × tgl. 10 Tr. trinken. Als wirksamer gilt der alkoholische Auszug aus der frischen Pflanze.

■ Gewürz
Die frische Pflanze in kleinen Mengen und fein geschnitten zu Soßen und Suppen sowie Kartoffelgerichten hinzugeben.

Nebenwirkungen, Kontraindikationen
keine

Artemisia vulgaris
Beifuß/mugwort/Asteraceae

Natürliches Vorkommen
weltweit in vielen Varianten

Medizinisch verwendete Pflanzenteile
- obere unverholzte Teile – Herba Artemisiae
- Wurzel – Radix Artemisiae

Energie
- Temperatur: warm
- Geschmack: leicht bitter, etwas scharf
- Eigenschaften: wirkt trocknend, erwärmend, zerteilend, spasmolytisch

Inhaltsstoffe
ätherische Öle, Sesquiterpenlactone (Vulgarin), Flavonoide (Querzetin), Cumarine, Sitesterol usw.

Therapeutische Wirkungen und Anwendungsbereiche

- ✱ tonisiert das Qi von Magen und Milz-Pankreas, erwärmt das innere Li:
  - stärkt die Funktionen des Magens durch Anregung der Pepsinbildung
  - Blähungen, Magen- und Darmkatarrh, Appetitlosigkeit, übler Mundgeruch
  - reguliert und fördert die Enzymproduktion von Milz-Pankreas (reguliert die Produktion von Säften inkretorischer und exkretorischer Art)
  - wirkt erwärmend und trocknend, bei Nässe-Kälte von Milz-Pankreas
  - lindert durch Kälte verursachten Bauchschmerz
  - Hämorrhoiden
  - übelriechende Diarrhöe
  - wirkt allgemein kräftigend
  - Schwächezustände, Schwächegefühl in den Extremitäten (innerlich und als Bäderanwendung)
  - verleiht „mentale Klarheit und Stärke" (nach Brooke)
  - stillt und reguliert Blutungen auf Grund von Leere-Kälte (das Kraut geröstet)
  - stärkt und reguliert den Energiefluss in den Leitbahnen (Moxibustion in der TCM)
- ✱ tonisiert das Nieren-Yang, wärmt, trocknet und entschleimt den unteren Erwärmer:
  - regt die Menstruation an, Amenorrhöe
  - wärmt den Mutterleib, beruhigt den Fetus, Frühgeburtsgefahr
  - zur Einleitung der Geburt, zum besseren Verlauf der Geburt, zur Austreibung der Nachgeburt
  - kräftigt den Vaginalbereich, Infertilität
  - stimuliert sanft die Diurese, Aszites
  - Nässe-Kälte der Blase, chronische Zystitis, Fluor vaginalis, chronische Mykosen
  - chronische Entzündungen der Gebärmutter
  - Geschlechtskrankheiten (als Adjuvans zu chemischen Mitteln)
- ✱ bewegt und kräftigt das Leber-Qi, reguliert das Durchdringungsgefäß (Chongmai):

- wirkt cholagog und choleretisch
- Kopfschmerzen
- wirkt blutreinigend, Gicht
- löst bei verspäteter Menstruation die Blutung aus (heiß getrunken), Amenorrhöe
- verbessert gestörte Adaptation der Augen (Waschungen kombiniert mit Augentrost)
- bei Nässe-Hitze von Leber und Gallenblase, Cholelithiasis, Ikterus
- wirkt spasmolytisch, Dysmenorrhöe, Krämpfe bei Kindern
- Epilepsie, Chorea minor
- hält traditionell das Böse fern (Räucherung)
- nervöse Schwäche, Neurasthenie
- ✷ öffnet die Körperoberfläche (in höheren Dosen), entschleimt:
  - öffnet und wärmt sämtliche Leitbahnen
  - bei Invasion äußerer Kälte, Infektionskrankheiten
  - beseitigt zähen Schleim der Lunge, lindert Husten
- ✷ stimuliert das Wei Qi:
  - wirkt antiviral, antibakteriell, fungizid
  - rezidivierende oder chronische Infekte
  - Nässe-Kälte-Krankheiten der Blase, Mykosen
  - Krebserkrankungen

Organbezug
Magen, Milz-Pankreas, Leber-Galle, Niere-Blase

Kommentar
In allen Ländern, in denen der Beifuß vorkommt, wird er seit Langem als eine beschützende Pflanze angesehen und in vielfältiger Weise in magisch-rituellen Handlungen und zu Schutzzwecken verwendet. Zum Schutz gegen das Böse wurden zu den Sonnenwendfesten große Bunde Beifuß verbrannt, das Aufhängen von Beifußsträußen galt als beschützend. Dem Gebrauch in Gestalt von Räucherungen wurde besonderer Vorzug gegeben, und der Beifuß soll einst nach dem Wacholder die bedeutendste Räucherdroge gewesen sein. Noch heute wird in der TCM die Spezies Artemisia capillaris als Kraut zur Moxibustion eingesetzt.

Seinen Namen verdankt der Beifuß seiner stärkenden Wirkung auf die Beinkraft, weshalb früher kleine Sträuße an die Fußknöchel gebunden wurden. Noch heute gelten Schwächegefühle der Extremitäten, die dem Element Erde unterliegen, als eine wichtige Indikation. Innerlich angewendet kräftigt Beifuß das Qi von Magen und Milz-Pankreas, aber auch die regelmäßige Badeanwendung ist hier von Nutzen.

Der einheimische, gewöhnliche Beifuß wird jedoch in erster Linie bei Frauenleiden eingesetzt. Er stärkt die Frauenrolle und die damit verbundenen, tief im Unbewussten verankerten Gefühle und Funktionen. „Beifuß ermöglicht uns Frauen, aus unseren eigenen Quellen der Stärke und der Kraft, aus unseren inneren Ressourcen zu schöpfen: Er bestätigt, stabilisiert und stärkt", behauptet Brooke (1996, S. 115). Keine andere Pflanze vermag mit so großer Sicherheit die Menstruation wieder hervorzubringen, wenn eine Frau durch Verunsicherung und Selbstzweifel, durch einen Mangel an Anerkennung und Wertschätzung in vorpubertäre Gefühlsmuster zurückgedrängt wurde, wenn ein geschwächtes Selbstwertgefühl zu einer tiefen inneren Verweigerung des Frau-Seins geführt hat. Diese negative Haltung zerstört das gerichtete Sein, das physiologischer Weise vom Element Holz gesteuert wird und sich in den natürlichen Rhythmen des Elementes Wasser somatisiert.

Beifuß stärkt und stabilisiert die Kraft der Wanderseele Hun und das Selbstverständnis des Elementes Holz und lässt es erhaben sein gegenüber äußeren Einflüssen. Mit seiner wärmenden und kräftigenden Wirkung im Bereich des Unteren Erwärmers harmonisiert und rhythmisiert der Beifuß die Hervorbringung. Dies scheint nicht primär durch den Einfluss auf das hormonelle und somit dem Yin zugeordnete Geschehen des Unteren Erwärmers zu entstehen, sondern ist vielmehr mit einer bereinigenden und ordnenden Wirkung auf zentrale Strukturen des Meer des Marks, des Gehirns, zu erklären.

Dosierungen
- ■ Tee aus Kraut oder Wurzel
- 1 geh. TL mit 1 Tasse kochendem Wasser übergießen, 1–2 Min. ziehen lassen. 3 × tgl. 1 Tasse trinken.
- alternativ: Kaltauszug anwenden.

- ■ Tinctura Artemisiae

Mehrmals tgl. 5–10 Tr. einnehmen.

■ Waschung der Augen bei Adaptationsstörungen (nach Pahlow)
wiederholtes Waschen der Augen mit einer Mischung aus Beifuß- und Augentrostabkochung (zu gleichen Teilen)

Nebenwirkungen
- bei vorgegebener Dosierung keine
- Allergien lassen sich nicht ausschließen.

Kontraindikationen
Stillzeit

Avena sativa
Grüner Hafer/green oats/Poaceae

Natürliches Vorkommen
weltweiter Anbau bis in Höhen von 1600 m; von allen Getreidearten am weitesten im Norden verbreitet; wahrscheinlich aus Vorderasien nach Mitteleuropa gekommen

Medizinisch verwendete Pflanzenteile
- frisches, noch grünes Kraut vor der Blüte – Herba Avenae
- Haferstroh – Stramentum Avenae
- Frucht (das reife Korn) – Fructus Avenae

Energie
- Temperatur: neutral (Kraut); kühl (Haferstroh); warm (Früchte)
- Geschmack: leicht süß
- Eigenschaften: wirkt nährend, tonisierend, heilend, entspannend, beruhigt den Geist Shen

Inhaltsstoffe
- Kraut: Alkaloide (Indolalkaloide Avenin, Gramin), Trigonellin, Lecithin
- reife Frucht: Stärke, Oligo- und Polysaccharide, Mineralien (Kalzium, Eisen, Magnesium, Mangan, Zink, Phosphor, Kalium, Jodium, Chlor, Bohr usw.), Vitamine B1, B2, B3, B6, K, E, Betacarotin, Biotin, Phytosterole (Beta-Sitosterol), Schleimstoffe, Polyphenole, Saponine, mehrfach ungesättigte Fettsäuren, Avenin, Kieselsäure usw.

Therapeutische Wirkungen und Anwendungsbereiche
- ✪ tonisiert das Herz-Qi, nährt Herz-Blut und -Yin (Kraut von der Blüte):
  - beruhigt den Geist Shen
  - kräftigt das Myokard (Früchte)
  - Leere-Hitze, Palpitationen, Hypertonie, reguliert die Funktion der Schilddrüse
  - Einschlafstörungen, Schlafstörungen durch geistige Überanstrengung
  - Schlaflosigkeit bei Alkoholikern
  - nervöse Erschöpfung, Neurasthenie
  - Anspannung, Erregung, innere Unruhe, Sorgen, Angstzustände
  - ADS bei Kindern (Früchte und Kraut)
  - bei Drogenentwöhnung (Alkohol, Nikotin, Rauschmittel, Schlafmittel)
  - unterstützt den Kreislauf (Früchte)
  - Leistungssteigerung im Sport
- ✪ kräftigt die Essenz, tonisiert das Nieren-Qi (Früchte und Kraut):
  - fördert die Knochenbildung
  - Schwäche der Knie
  - Erschöpfung nach sexueller Verausgabung
  - hormonelle Dysbalance
  - Libidomangel, Impotenz, nächtlicher Samenverlust, Infertilität
  - endokriner Mangel, des Pankreas, der Hirnanhangdrüse, gonadotrop, adrenal, thyreoid
  - Östrogenmangel, Hypomenorrhöe, Amenorrhöe, PMS
  - verlangsamte physische und mentale Entwicklung bei Kindern
  - chronische Müdigkeit, Schwäche, während der Schwangerschaft
  - Stress, stärkt die Nerven, nervöse Erregtheit (Früchte und Kraut)
  - chronische Depression, Angstzustände
  - verbessert qualitativ die Harnausscheidung, senkt den Harnsäurespiegel (Haferstroh)
  - Gicht, treibt Nierengrieß und -steine aus, Bi-Syndrom (Haferstroh)
- ✪ tonisiert das Qi von Milz-Pankreas (Kraut und Früchte):
  - nährt das Blut
  - Kachexie, Anorexia nervosa, Bulimie
  - Erschöpfung, Stress, in der Rekonvaleszenz, Geriatrikum
  - muskuläre Schwäche

- Hyperglykämie, Diabetes
- verbessert die Lernfähigkeit, Konzentrations-, Gedächtnisschwäche
- Leistungssteigerung im Sport
• bewegt das Qi, löst Stagnation, lindert Schmerz (Kraut):
  - bewegt das Uterus-Qi, verspätete, spärliche Menstruation, Dysmenorrhöe, PMS, Nausea
  - bewegt das Blasen-Qi, Blasenkrämpfe, Reizblase, schwieriges Wasserlassen
  - neuralgische Schmerzen, Neuritis
  - Kopfschmerzen
  - Bi-Syndrom, Gicht
• wirkt kühlend (grünes Haferstroh):
  - Hitze der Schleimhäute von Magen und Darm
  - Invasion von Wind-Hitze
  - Fieber
• wirkt äußerlich kühlend (Bäder, Auflagen, Waschungen):
  - Grind der Kinder, Neurodermitis, Pruritus, Frostbeulen
  - Bi-Syndrom
  - Frauenbeschwerden
  - Blasenschwäche (Sitzbäder mit Haferstroh), Enuresis nocturna

Organbezug
Herz, Niere, Milz, Lunge

Kommentar
Hafer spendet Kraft und wird deshalb gerne an Pferde verfüttert. Auch beim Menschen wirkt das Getreide sehr nährend, wärmend und kräftigend. Hafer enthält sehr viele Mineralien und Spurenelemente wie Zink, Eisen, Kobalt, Mangan, Phosphor, Kalium, Jod und Bor und zugleich die Vitamine K, E und das Provitamin A. Außerdem sorgen Flavonoide dafür, dass die Sauerstoffaufnahme des Blutes verbessert ist. Sie geben den Haferflocken eine große Bedeutung als Nahrungsmittel bei Schwächezuständen, Ernährungsstörungen, Kachexie und in der Rekonvaleszenz. Haferbrei, Haferschleim und Hafersuppen wirken außerdem sehr schonend bei einem verdorbenen, kalten Magen.

Das grüne Kraut, der kurz vor der Vollblüte geerntete oberirdische Teil der Haferpflanze, hat einen besonderen Wert. Es enthält in dieser Wachstumsphase zusätzlich zu den genannten Inhaltsstoffen die Substanz Avenin, ein Indol-Alkaloid mit nervenstärkender und sedativer Wirkung. Ein alkoholischer Auszug aus Avenin kann bei vielen Störungen des Geistes Shen auch bei Kindern zur Anwendung kommen. Kombiniert mit vorsichtig dosierter Fischrinde (Piscidia erythrina) ist der Grüne Hafer bei ADS einen Versuch wert. Untersuchungen haben gezeigt, dass Hafer in der täglichen Ernährung von Kindern die schulische Leistungsfähigkeit sowie die körperliche und psychische Ausdauer verbessert und die Stresstoleranz erhöht.

Eine Abkochung des Haferstrohs, leicht gesüßt mit etwas Honig, hilft bei Invasion von Wind-Hitze, Husten und Fieberzuständen. Es wirkt ebenfalls beruhigend und kühlend bei Hitze im Magen- und Darm-Trakt. Ein Haferstroh-Bad wirkt anregend auf eine schwache Hautfunktion. Es kühlt die Haut, stillt Juckreiz und entsäuert das Gewebe.

Überlastete und nervöse Menschen, die eine Tinktur aus Grünem Hafer bekommen, zeigen immer wieder ein starkes Erholungsbedürfnis ihres Organismus – unter Umständen schlafen sie einen ganzen Tag und eine Nacht. Ein ausgeruhter Mensch wird diese Wirkung nicht verspüren. Bei ihm stellt sich eine Ökonomisierung seiner geistig-psychischen Ordnung ein, er wird klarer in seiner Urteilsfähigkeit und ruhiger in Auseinandersetzungen. Der Grüne Hafer fördert eine innere Klugheit, die in einer tieferen, zentraleren Schicht des Bewusstseins liegt. Ihre Aktivierung hilft dabei, falsche und krank machende Strategien – auch Abhängigkeiten – abzulegen.

Vor allem für Menschen, denen es nicht gelingt, mit allen Sinnen bei der Sache zu sein, die nicht abschalten und dadurch nicht genießen können, ist die Pflanze eine wichtiges Hilfsmittel und kann dahingehend auch für Männer mit neurasthenischen Erektionsstörungen wirkungsvoll sein.

Dosierungen
■ Urtinktur
- 3× tgl. 10–20 Tr. einnehmen.
- bei Schlafstörungen 20 Tr. ca. 2 Std. vor dem Zubettgehen einnehmen, evtl. kombiniert mit Baldrian, Passionsblume, Fischrinde, Hopfen
- zur Drogenentwöhnung: Mehrmals tgl. 5–10 Tr. in etwas lauwarmem Wasser einnehmen.

■ Tee aus dem Haferstroh (innerlich)
1 EL/¼ l Wasser aufkochen, 10–15 Min. kochen lassen. 3× tgl. ¼ l trinken.

■ Tee aus dem Haferstroh (äußerlich; nach Pahlow)
Für ein Vollbad 100 g/3 l Wasser aufkochen, 20 Min. kochen lassen. Dem Badewasser zugeben.

■ Juckreizstillendes Bad
Dem Badewasser einige Handvoll Hafermehl (Avena sativa) zufügen.

Nebenwirkungen
Bei Überdosierung kann es zu Kopfschmerzen kommen.

Kontraindikationen
kein regelmäßiger Verzehr von Hafergetreide bei Hypertonie

Bellis perennis
Gänseblümchen/daisy/Compositae

Natürliches Vorkommen
gemäßigte und warme Klimazonen Europas und Asiens, eingebürgert in Nordamerika und Neuseeland; kulturfolgende, häufige Pflanze mit weiter Verbreitung

Medizinisch verwendete Pflanzenteile
- Blüten – Flores Bellidis perennis
- Kraut mit Blüten – Herba cum floribus Bellidis perennis

Energie
- Temperatur: neutral bis kühl
- Geschmack: bitter, mild
- Eigenschaften: wirkt trocknend, heilend, reinigend, entzündungswidrig, zerteilend; Hauttherapeutikum

Inhaltsstoffe
Saponine, Gerbstoffe, Bitterstoffe, Flavonoide, Schleimstoffe usw.

Therapeutische Wirkungen und Anwendungsbereiche
- ✸ wirkt kühlend, blutreinigend, heilend:
  - Fieber
  - virale Infekte
  - entzündliche Haut- und Schleimhauterkrankungen
  - Blut-Hitze, traditionelles Blutreinigungsmittel bei Hauterkrankungen
  - Hauterkrankungen mit seelischer Ursache
  - hitzige Ekzeme, Furunkel, Karbunkel, Akne, Eiterungen, Pyodermien
  - Ulcera (Ulcus cruris)
  - körperliche Verletzungen, Quetschungen, Schwellungen, Verstauchungen, Knochenbrüche (innerlich und äußerlich)
  - Gliederschmerzen, Steifigkeit, Muskelkater, Wundheitsgefühl nach körperlicher Überanstrengung
  - Brustknoten, Mastitis (innerlich und äußerlich)
- ✸ öffnet die Leber, klärt Leber-Feuer:
  - wirkt choleretisch, laxativ
  - wirkt entgiftend auf die Leber, regt den Stoffwechsel an, zur Frühjahrskur als Salat
  - erhöhte Harnsäurewerte im Blut
  - nächtliche Krämpfe, schmerzhafte Verspannungen
  - seelische Verletzungen; bei Menschen, die das Leben immer wieder niedertritt
- ✸ wirkt äußerlich kühlend, auflösend, zerteilend, reinigend, entzündungshemmend (als Salbe, Auflage der frischen Pflanze):
  - Folge von stumpfen Traumata, Torsionen etc.
  - Verletzungen, Prellungen, Verstauchungen, Hämatome, Knochenbrüche
  - Geschwüre
  - Hauterkrankungen
  - zur Auflösung von Gewebeverdichtungen
  - venöse Stauungen mit Entzündungsneigung
  - Schwellungen, Stauungserscheinungen im Gewebe, Knoten, v. a. Brustknoten bei Mastitis

Organbezug
Leber-Galle, Lunge (Haut)

Kommentar

Das Gänseblümchen gilt heute als ein Sinnbild der Harmlosigkeit. Dies war nicht immer so. Madaus (1976, Bd. 1, S. 693) weist darauf hin, dass die Pflanze 1793 aufgrund einer Verordnung für schädlich erklärt wurde und völlig ausgerottet werden sollte. Eine heute nicht mehr nachvollziehbare, missbräuchliche Anwendung als Abtreibungsmittel soll der Grund dafür gewesen sein.

Das Gänseblümchen gehört zu den Compositae und ist bereits durch seine äußere Erscheinung in die Nähe von Kamille, Ringelblume und Arnika zu stellen. Es kann, die Intensität seiner Heilkraft betreffend, nicht mit ihnen konkurrieren, verfügt aber dennoch über besondere Eigenschaften, die seine Anwendung rechtfertigen. So ist ein Tee bei Glieder- und Muskelschmerzen aufgrund von Überanstrengung oder Verletzung besonders empfehlenswert. Bei der hier ebenfalls wirksamen Arnika liegt oft die wirksame Dosierung nahe an der Verträglichkeitsgrenze.

Das kühle Gänseblümchen ist vornehmlich eine Haut- und Gewebepflanze und eignet sich besonders für Menschen, die mit der Haut und ihrem Untergewebe auf seelische Verletzungen reagieren. Mit seiner Kühle und entgiftenden Kraft dringt es in tiefere Schichten und sogar bis auf die Blut-Ebene vor und ist bevorzugt bei Blut-Hitze einzusetzen, die zahlreiche hitzige Hautkrankheiten und -effloreszenzen verursacht. Der Reinigungsprozess, den das Gänseblümchen im Organismus bewirkt, ist beachtlich. Auch die vermehrte Ausscheidung von Gewebeschlacken und milde Beeinflussung des Lymphflusses geben der Pflanze eine Sonderstellung unter den Compositae. Selbst die Ringelblume, die ein hervorragendes Lymphmittel darstellt, hat keine so breit wirkende Funktion.

Als Mittel zur Auflösung von Schwellungen, Stauungen und Gewebsverdichtungen wirkt das Gänseblümchen etwas langsamer als Arnika, v. a. bei Folgen von Verletzungen. Bei Brustknoten und Mastitis mit Stauungserscheinungen kann sie aber als ein Spezifikum gelten.

Dosierungen

- **Tee** aus den Blüten oder dem Kraut mit Blüten (auch für Waschungen bei unreiner Haut) 1 EL/¼ l Wasser aufgießen, 7 Min. ziehen lassen. Tgl. ¾ l trinken.

- **Salbe**
  - 70 g Lanolin und ½ l Olivenöl im Wasserbad erwärmen. 50 g der gequetschten Frischpflanze zugeben und ½ Std. ziehen lassen. Abkühlen, wieder erwärmen und 20 g Bienenwachs zugeben, dann abseihen.
  - Zur Pflege der Brust 1× tgl. einmassieren, zur Auflösung von Hämatomen mehrmals tgl. einreiben.

- **Urtinktur**
  3 × tgl. 10–15 Tr. einnehmen.

Nebenwirkungen, Kontraindikationen

keine

Berberis vulgaris

Berberitze, Sauerdorn/barberry/Berberidaceae

Natürliches Vorkommen

Heimat: Nordafrika; über Spanien nach Europa gelangt; bevorzugter Standort an Waldrändern und Hecken

Medizinisch verwendete Pflanzenteile

- Frucht – Fructus Berberidis
- Blatt – Folium Berberidis
- Wurzelrinde – Cortex Berberidis radicis

Energie

- Temperatur: kühl bis kalt
- Geschmack: bitter, leicht adstringierend (Cortex radicis), sauer (Fructus)
- Eigenschaften: wirkt trocknend, leicht adstringierend, ausscheidend, reinigend, stoffwechselumstimmend, kräftigt das Hebe-Qi

Inhaltsstoffe

- Cortex radicis: Alkaloide (Berberin, Berbamin, Jatorrhizin), Gerbstoffe, Harz usw.
- Fructus: Vit. C, Carotinoide, Anthocyane, verschiedene Fruchtsäuren usw.

Therapeutische Wirkungen und Anwendungsbereiche

- ✪ bewegt das Leber-Qi, senkt aufsteigendes Leber-Yang, kühlt Leber-Feuer (Wurzelrinde):

Berberis vulgaris

- wirkt cholagog, mild laxativ
- Hepatitis, schwerer Ikterus (+ Curcuma)
- Gicht, hoher Harnsäurewert (Wurzelrinde, Beeren)
- Bi-Syndrom (Hitze), Arthritis (Wurzelrinde, Beeren)
- Hypertonie, Kopfschmerzen
- stillt den Durst (Saft der Beeren)
- Neigung zu Zornausbrüchen, Reizbarkeit
- wirkt spasmolytisch
- ✜ bei Nässe-Hitze in Leber und Gallenblase (Wurzelrinde):
  - Fettunverträglichkeit, Hepatitis, Ikterus
  - Cholezystitis, Cholelithiasis

> **Cave**
> Nicht im akuten Fall und bei Gallenstau anwenden.

- gelber Fluor vaginalis
- ✜ tonisiert Qi und Yin im Unteren Erwärmer (Beeren, Blatt):
  - Nieren-Yin-Mangel, Hypertonie, dunkler, spärlicher Urin
  - tonisiert und festigt das Nieren-Qi, Harnverhaltung, Inkontinenz, Harnträufeln
  - Nässe-Hitze-Zustände, Nephrolithiasis
  - wirkt diuretisch (Beeren), wirkt allgemein ausscheidungsfördernd
  - Bi-Syndrom, Gicht, harnsaure Diathese
  - Ödeme, Hydrops
  - Fluor vaginalis
  - Harnleiterschmerzen
- ✜ bewegt Qi und Blut im Unteren Erwärmer (Wurzelrinde):
  - Leber-Blut-Stagnation
  - Myome, Zysten, Endometritis
- ✜ tonisiert das Qi von Milz-Pankreas, kräftigt das Hebe-Qi, beseitigt Nässe-Hitze (Wurzelrinde):
  - bitteres Tonikum, wirkt sehr trocknend und stoffwechselanregend
  - Appetitlosigkeit
  - fördert den Eiweiß- und Kohlehydratstoffwechsel, Diabetes
  - Verbrennung von Fettgewebe, Adipositas
  - Skorbut (Beeren)
  - Nässe-Hitze im Dickdarm, Diarrhöe, Colitis, Fluor vaginalis

- hebt das Qi, Müdigkeit (Beeren, Wurzelrinde)
- Hämorrhoiden, Varizen (Wurzelrinde, Beeren)
- kräftigt das Bindegewebe, fördert die Narbenbildung
- tonisiert das Herz-Qi (Berberin aus der Wurzel):
  - stabilisiert den Kreislauf
  - wirkt anregend auf die großen Blutgefäßzentren und das Atemzentrum
  - verlangsamt den Puls
  - verbessert die Durchblutung bei Arteriosklerose
- ✜ kühlt das Blut, klärt Hitze, stärkt und moduliert das Wei Qi (Beeren):
  - reinigt das Blut von Toxinen (Wurzelrinde, Beeren)
  - Fieber (Saft der Beeren)
  - Konjunktivitis, Blepharitis (innerlich und äußerlich, Wurzelrinde)
  - Bi-Syndrom (Hitze-Bi), Arthritis, Gicht (Wurzelrinde, Beeren)
  - wirkt keimtötend auf Bazillen und Amöben (Beeren)
  - antibiotisch, krebsprophylaktisch, Radikalenfänger (Beeren)
  - wirkt antiallergisch (Beeren)
- ✜ Stomachikum (Wurzelrinde):
  - tonisiert das Magen-Qi, Hyperazidität
  - Schwangerschaftserbrechen (ohne Zucker eingekochter Saft der Beeren, löffelweise eingenommen)
  - kühlt Magen-Feuer, Zahnfleischbluten, -entzündung (auch als Spülung)
  - Aphthen im Mund

Organbezug
Leber-Gallenblase, Milz-Pankreas, Magen, Niere-Blase, Herz

Kommentar
Medizinische Verwendung findet der zwei bis drei Meter hohe, dornige Strauch hauptsächlich mit seinen Früchten und der Innenseite seiner Rinde, die am meisten Berberin-Alkaloid enthält. Beides wirkt kühlend, unterscheidet sich jedoch im Geschmack. Die bittere Wurzelrinde wirkt, vergleichbar Bupleurum falcatum (Hasenohr),

stark auf Leber und Galle und ist hervorragend einzusetzen bei ernsthaften Lebererkrankungen wie Hepatitis und Ikterus sowie bei Cholezystitis. Bei Nässe-Hitze von Leber und Gallenblase kann sie mit Gelbwurz optimal kombiniert werden. Die Leber-Energie wird in Fluss gebracht und stimuliert, Ansammlung von Nässe wird getrocknet, Hitze wird gekühlt, Steinbildung verhindert.

> **Cave**
>
> Bei akuter Gallenkolik und bei Gallenstau ist die Berberitze kontraindiziert.

Die sauren Beeren eignen sich nicht nur aufgrund ihres Geschmacks für die Küche (Marmelade, Mus, Saft); ein Berberitzengetränk wirkt außerdem kühlend, durstlöschend, fiebersenkend, diuretisch und ist reich an Vitamin C und Mineralien.

Darüber hinaus greifen sowohl Wurzelrinde als auch Beeren besonders gezielt die Harnsäure im Körper an – die Berberitze wird damit zu einem wichtigen Mittel bei der Behandlung des Bi-Syndroms (Rheuma, Arthritis, Gicht). Hier ist sowohl die intensive Leberwirkung als auch die Nierenwirkung von großem Gewicht.

Auf psychischer Ebene bringt die Berberitze angesammelte und gestaute Emotionen, die der Körper in Form von Säuren gespeichert hat, in Bewegung. Sie kühlt hitziges, stacheliges Verhalten und hilft dem Menschen, sich zurückzuziehen und loszulassen. Sie besänftigt die Wanderseele Hun und beruhigt und stabilisiert gleichzeitig auch den Geist Shen.

Dosierungen

■ **Tee aus der Rinde oder den Blüten**
1 TL Droge in ¼ l Wasser kurz aufkochen, dann 5–10 Min. ziehen lassen. Tgl. 1–2 Tassen schluckweise trinken.

■ **Urtinktur**
Bei Nässe-Hitze in der Gallenblase, hochsteigendem Leber-Yang, Ikterus, Hämorrhoiden, Bi-Syndrom (Hitze-Bi) 1–2× tgl. 5–10 Tr. in etwas Wasser einnehmen.

■ **Berberitzenmark ohne Zucker** bei Fieber, Qi- und Yin-Mangel, Schwangerschaftserbrechen, Skorbut (nach Weidinger)
Gewaschene Beeren ohne Wasserzusatz in einem emaillierten Topf weich kochen und noch etwas dünsten lassen. Das Mark in Gläser füllen und sofort verschließen, anschließend die Gläser im Dunst kochen.

■ **Berberitzensaft** als Wei-Qi-Tonikum, bei Hitze-Erkrankungen, Fieber, als Desinfizienz bei Darmerkrankungen (nach Weidinger)
Die Früchte vorsichtig auspressen ohne die Samen zu quetschen (Saft wird sonst bitter). Pur oder mit etwas Rohrzucker einkochen.

■ **mildes Laxans** (nach Weidinger)
1 l Berberitzen-Saft mit 2 EL Zucker und 3 EL Apfelessig in eine Flasche füllen, mit Gazestreifen abdecken, den Inhalt vergären lassen.

■ bei chronischer Entzündung und Hypertrophie der Gaumen- und Rachenmandeln, Schleimhauthypertrophie, Sinusitis
Berberis e fructibus comp. von Wala (kombiniert mit Urtica dioica) als Globuli (3–5× tgl. 5–10 Globuli unter der Zunge zergehen lassen) oder Injektion (2× wöchentlich bis 1× tgl. 1 ml subkutan spritzen).

■ bei Menorrhagien, Metrorrhagien bei Uterus-Myomen, Miktionsbeschwerden bei Prostata-Adenomen Stadium 1 bis 2
Berberis/Urtica urens von Wala als Globuli (3× tgl. 5–10 Globuli unter der Zunge zergehen lassen) oder Injektion (2× wöchentlich bis 1× tgl. 1 ml subkutan spritzen).

■ zur Anregung von Stoffwechselprozessen, bei Neigung zu Ablagerung und Verhärtung
Berberis, ethanol. Decoctum (Cortex) von Weleda: 1–3× tgl. 5–10 Tr. einnehmen.

■ **Salbe**
Berberis, ethanol. Decoctum (Cortex) von Weleda: 1–2× tgl. einreiben.

■ bei Entzündungen von oberen Luftwegen und ableitenden Harnwegen, bei Adenoiden, Lymphatismus, Polypen, Myomen, Lochialstauungen, postpartaler Endometritis
Dilution Berberis, Fructus von Weleda 1–3× tgl. 5–10 Tr. einnehmen.

■ für Spülungen und Umschläge
Berberis, Fructus-Tinktur von Weleda: 1 EL mit ¼ l Wasser verdünnen, 2–3× tgl. verwenden.

Nebenwirkungen
Bei den Früchten keine, bei Blättern und Wurzelrinde aufgrund des Alkaloidgehaltes bei Überdosierung Magen-Darm-Probleme und Nierenreizungen möglich.

Kontraindikationen
Keine Anwendung der Wurzelrinde bei Gefahr von Gallenblasenverschluss.

Betula alba
Birke (Weißbirke)/birch/Betulaceae

Natürliches Vorkommen
gemäßigte bis kalte Zonen auf der gesamten Nordhalbkugel

Medizinisch verwendete Pflanzenteile
- Blatt – Folium Betulae
- Rinde – Cortex Betulae
- Knospen – Gemmae Betulae
- Birkenholzkohle – Carbo Betulae

Energie
- Temperatur: kühl
- Geschmack: bitter, leicht scharf, leicht adstringierend (Blätter); bitter, adstringierend (Rinde)
- Eigenschaften: wirkt kühlend, diuretisch, entsäuernd, reinigend, antiphlogistisch (Rinde, Blätter); erweichend, zerteilend, tumorhemmend (Rinde); adstringierend (Knospen)

Inhaltsstoffe
Folium: Flavonoide (Hyperosid, Querzetin), ätherisches Öl, Gerbstoffe, Ascorbinsäure, Phenolcarbonsäuren usw.

Therapeutische Wirkungen und Anwendungsbereiche
- ✱ beseitigt Nässe-Hitze im Unteren Erwärmer (Tee, Saft):
  - prophylaktisch gegen Nierensteine
  - zur Ausscheidung von Nierengrieß
  - infektiöse Erkrankungen der ableitenden Harnwege, Zystitis
  - Gastroenteritis
- ✱ tonisiert und bewegt das Nieren-Qi (Tee aus den Blättern, frischer Saft):
  - wirkt diuretisch, Ödeme, Hydrops
  - verbessert die Ausscheidung harnpflichtiger Substanzen
  - Arthritis urica, löst Verdichtungen auf und hilft, sie auszuschwemmen
  - Lymphstagnation
  - chronische Nephritis
  - Schrumpfniere
- ✱ wirkt auflösend, erweichend, tumorhemmend (Kambiumschicht der Rinde):
  - erweicht Verhärtungen, löst Verdichtungen auf
  - als Adjuvans in der Tumorbehandlung (insbesondere bei Neuromen)
  - Mammakarzinom
- ✱ öffnet die Leber, bewegt das Leber-Qi, klärt Leber-Feuer (Tee aus den Knospen, frischer Saft):
  - wirkt cholagog und choleretisch, Obstipation
  - Ikterus (Saft)
  - wirkt blutreinigend (der frische Saft, z. B. als Frühjahrskur)
  - chronische Hautleiden
  - erhöhte Harnsäurewerte im Blut
  - Bi-Syndrom (Hitze-, Nässe-Bi), Gicht (Tee aus den Blättern und Knospen)
  - gerötete Augen, Konjunktivitis
  - wirkt spasmolytisch
  - wirkt leicht antidepressiv, leicht sedativ
- ✱ klärt Hitze und toxische Hitze, wirkt entzündungshemmend (Tee bzw. Tinktur aus den frischen Knospen):
  - senkt Fieber
  - Invasion von Wind-Hitze oder Wind-Kälte, öffnet die Oberfläche
  - chronische Hauterkrankungen, Ekzeme, Mundfäule

- Konjunktivitis, gerötete Augen
- toxische Prozesse, Eiterungen
- schmerzhafte Entzündungen z. B. von Gelenken
- Nässe-Hitze im Unterem Erwärmer, entzündliche Magen-Darm-Leiden mit Diarrhöe (Tee aus den Knospen, Birkenholzkohle)
- Anthelminthikum:
  - traditionell bei Askaridenbefall des Darms (Pulver aus den Blättern)
- ✠ wirkt äußerlich kühlend, entzündungshemmend, ausleitend, nährend:
  - Bi-Syndrom, heiße Gelenke (Bäder mit Birkenruten, Einhüllen des Körpers in Birkenlaub, Brei von fein gemahlenen frischen Blättern, Birkenteer)
  - Wassereinlagerungen, zur Anregung der Schweißbildung (Einhüllen in Birkenlaub)
  - zur Wundbehandlung (Birkenholzkohle als Streupulver)
  - Hautleiden, Schrunden (Birkenteer)
  - zur Verbesserung des Haarwachstums und des Haarbodens, gegen Schuppenbildung (Birkenwasser)
  - gerötete Augen, Konjunktivitis (Auflagen)

Organbezug
Niere-Blase, Leber-Galle, Lunge-Dickdarm

Kommentar
In allen Ländern ihres Vorkommens genoss die Birke seit jeher hohes Ansehen und große Verehrung. Ihr leichtes Holz, die Rinde und Zweige dienten zur Herstellung wichtiger Gebrauchsgegenstände des Alltags, sibirische Heiler nutzten sie auch bei schamanischen Heilritualen. Aus allen oberirdischen Teilen wurden unterschiedlichste Heilmittel hergestellt.

Auch heute noch ist die Birke als Heilmittel äußerst interessant. Die klärende, Verdichtungen und Ablagerungen auflösende Funktion kennzeichnet das Wesen der Heilwirkung dieses robusten Baumes. Der anthroposophische Hersteller Adnoba bietet zur adjuvanten Krebsbehandlung ein Injektionspräparat an, das in Kombination mit der Mistel eingesetzt wird. An der Universität Ulm wurde eine in Fachkreisen viel beachtete Arbeit über den Einsatz von Birkenrindenextrakt bei bösartigen Erkrankungen des Nervensystems veröffentlicht. Es erwies sich, dass Substanzen aus der Kambiumschicht Krebszellen demaskieren können und damit der besseren Bekämpfung durch die körpereigenen Abwehrzellen zugänglich machen.

Ihre Hinwendung zum Licht, zum Hellen, zum Leichten und Lebendigen ist der Birke deutlich anzusehen. Ihre Zweige und Äste sind höchst biegsam und werden durch Wind und Wetter stark bewegt. Millionen von Samen sichern das Fortbestehen. „Wenn der jugendliche Schwung in den Gedanken und Gefühlen nachlässt, wenn kindliche Fröhlichkeit und Ausgelassenheit als Belästigung empfunden werden und die Freude an der körperlichen Bewegung verloren geht, so führt dies zu einer Erstarrung und zu Stauungen der Lebenskräfte. Dann ist die Birke ein reich fließender Quell neuer Kräfte." (Kalbermatten 1997, S. 10) Nach Hageneder (2000, S. 222) bringt die Birke geistige Geschmeidigkeit und Sanftheit zu denen, die zu Steifheit und Halsstarrigkeit neigen.

In diesem Kontext ist auch die kühlende und öffnende Wirkung der Birke im gestauten Organsystem Leber zu sehen. So verhilft sie dem Menschen, der sich aufgrund seelischer Verletzungen und Enttäuschungen auf negative Ansichten und Haltungen versteift, zu neuer Offenheit und Sensibilität, um den Gram loszulassen und erneut auf Menschen zuzugehen. Die Birke behebt Ungleichgewichte im Element Holz; Holz und Wasser können wieder zu einer normalen Funktion und zu einem harmonischen Energieaustausch gelangen.

Dosierungen

■ Tee aus den Blättern zur kräftigen Entwässerung
2 geh. EL/¼ l Wasser aufgießen, 10 Min. ziehen lassen. Tgl. ¾ l trinken.

■ Tee aus den Knospen
Bei Bi-Syndrom, Magen-Darm-Leiden mit Diarrhöe 2 geh. TL/1 Tasse Wasser aufkochen, 10 Min. kochen lassen. Tgl. 3 Tassen trinken.

■ Tee aus der Rinde
1 TL/1 Tasse Wasser aufkochen, 15 Min. kochen lassen. 3× tgl. 1 Tasse trinken.

- Tinctura Betulae
3 × tgl. 20–30 Tr. in etwas lauwarmem Wasser einnehmen.

- Brausetablette aus Birkenblättern
Im Handel als Uroflan von Biocur erhältlich.

- Injektionspräparat
Im Handel als Betula D 3 von Adnoba erhältlich.

- Birkensaft
Im Handel z. B. als Birken-Elexir von Weleda erhältlich.

- frische, junge Blätter
Als Frühlingssalat geeignet.

Nebenwirkungen
bei angegebener Dosierung keine

Kontraindikationen
Bei der Anwendung von Teer können Hautreizungen auftreten.

Borago officinalis

Borretsch/borage leaf/Boriginaceae

Natürliches Vorkommen
Heimisch ist der Borretsch im Mittelmeergebiet, wozu auch Nordafrika und der Mittlere Osten gehören. Heute ist er als Gartenpflanze überall in Mitteleuropa verbreitet. Er verwildert leicht auf Komposthaufen, Schuttplätzen, feuchten Stellen.

Medizinisch verwendete Teile
- Samen – Fructus Boraginis
- Blatt und Blüten – Herba Boraginis

Energie
- Temperatur: kühl (wird auch als leicht warm beschrieben)
- Geschmack: leicht sauer und süß, etwas salzig
- Eigenschaften: wirkt befeuchtend, adstringierend, beruhigend, aufhellend, herz- und nervenstärkend, heilend, erweichend, diaphoretisch, entzündungshemmend, blutreinigend

Inhaltsstoffe
- Blatt und Blüten: Schleimstoffe, Gerbstoffe, Saponine (Asparagin), Kieselsäure, Vit. C, organische Säuren, Kaliumsalze, Kalzium, Silizium, Harze, Zucker, ätherische Öle, Pyrrolizidinalkaloide (2–10 ppm) usw.
- Öl aus den Samen: Gamma-Linolensäure (18–25 %), Linolsäure (30–40 %), Alfa-Linolensäure (0–0,4 %), mono-ungesättigte Fettsäure (22 %), gesättigte Fettsäure (15 %) usw. (nach Verhelst)

Therapeutische Wirkungen und Anwendungsbereiche
- ✳ nährt das Lungen-Yin, wirkt kühlend und befeuchtend, lindert Juckreiz (Öl, Blatt und Blüten):
  - klärt Leere-Hitze, Yin-Mangel-Symptomatik wie Hitze oder Fieber am Nachmittag, trockener Husten mit zähem, spärlichem Sputum, Müdigkeit
  - klimakterische Beschwerden, Nachtschweiß, Trockenheitssymptomatik (Öl)
  - Trockenheit der Lunge, Rachentrockenheit, Kitzeln in der Kehle, Hüsteln, Heiserkeit (Öl)
  - TBC, Pneumonie (als Adjuvans)
  - Fieber, Entzündungen und Irritationen der Schleimhäute
  - Hitze und Trockenheit des Dickdarms, Obstipation
  - Trockenheit der Haut, trockene Hauteruptionen, Neurodermitis, Psoriasis, Dermatitiden, Elastizitätsverlust der Haut, gestörte Talgproduktion, frühzeitige Hautalterung (Öl)
  - lindert Rötung, Juckreiz und Trockenheit bei Niereninsuffizienz (Öl)
  - Trauer, Depression
- ✳ beseitigt Wind-Hitze aus der Lunge, wirkt kühlend, diaphoretisch, expektorierend (Blatt, Blüten):
  - Verschleimung der Atemwege, akute Bronchitis, Rhinitis, Husten
  - Halsschmerzen, Laryngitis, Pharyngitis, Angina, Sinusitis, Fieber
  - laufende Nase mit gelbem Sekret
  - wirkt schweißtreibend
- ✳ tonisiert das Wei Qi, wirkt immunstimulierend und -modulierend (Öl):

- stimuliert die Funktion der Thymusdrüse und der T-Lymphozyten
- Allergie, Heuschnupfen, Asthma (als Adjuvans)
- Autoimmunkrankheiten, Sklerodermie, Morbus Crohn
- Bi-Syndrom, Polyarthritis (als Adjuvans)
- wirkt entzündungshemmend, analgetisch, Bi-Syndrom
- Abwehrschwäche, Burnout-Syndrom
- Krebs (begleitend bei Chemo- und Bestrahlungstherapie)

- tonisiert das Herz-Yin, harmonisiert und sediert den Geist-Shen (Kraut, Blüten):
  - Palpitationen, Fieber oder Hitzegefühl am Nachmittag, Tachykardie
  - Durst, Hitzewellen; dunkler, brennender Harn
  - Erregbarkeit, Impulsivität, Ungeduld, psychische Rastlosigkeit, Unruhe, ADS der Kinder, Folgen von Alkoholabusus
  - Schlafstörungen
  - wirkt aufhellend, Depression, Ängstlichkeit

- ✳ optimiert den Kreislauf (Öl):
  - wirkt blutverdünnend, vermindert die Plättchenaggregation und -adhäsion
  - wirkt gefäßerweiternd, Morbus Raynaud, Gefäßspasmen, Migräne
  - wirkt antithrombotisch, arteriosklerotische Veränderungen, als Prophylaxe von Herzinfarkt und Schlaganfall
  - Cholesterinämie, erhöhten Triglyceriden im Blut
  - Bluthochdruck (vermindert u. a. die Antwort auf Renin und Angiotensin 2)

- ✳ nährt das Nieren-Yin, nährt das Östrogen und Gestagen (Öl):
  - klimakterische Beschwerden
  - wirkt emmenagog, Amenorrhöe, Dysmenorrhöe
  - PMS, schmerzhaft geschwollene Mammae, Wasseransammlungen, Übelkeit, Bauchkrämpfe, Rückenschmerzen, Irritiertheit, Stimmungswechsel, Akne, Mitesser
  - postnatale Depression
  - Mastopathie, gutartige Brusttumore
  - Sterilität, Infertilität
  - Endometriose

- wirkt sedativ, hemmt den Release-Faktor von Neurotransmittern

- ✳ nährt das Leber-Yin (Öl):
  - Leber-Yin-Mangel, enthält Bausteine der Zellmembran, die Leberzellen
  - Degeneration und Verfettung der Leber, Folgen von Alkoholabusus
  - Depression
  - Zorn, Erregbarkeit (infolge emporschlagendem Leber-Yang)
  - beim trockenen Auge, fördert die Tränenproduktion

- tonisiert das Qi von Milz-Pankreas (Öl):
  - Diabetes mellitus, mindert den Bedarf an Insulin, periphere Neuropathien
  - fördert die Speichelproduktion
  - Essstörungen, Übergewicht
  - Tonikum, Müdigkeit, Konzentrationsschwäche, Muskelschwäche
  - Laktagogum

- beseitigt Nässe-Hitze der Blase, wirkt leicht diuretisch (Kraut, Blüten):
  - Zystitis, chronische Nephritis, Urethritis
  - Harnverhalten
  - beugt Nieren- und Blasengrieß sowie Nieren- und Blasensteinen vor

- ✳ wirkt äußerlich (Einreibungen, Kompressen, Paste von feingeriebenen Blättern mit Heilerde vermischt, Gurgeln, Mundspülungen) befeuchtend, nährend, entzündungshemmend (Öl), erweichend, adstringierend (Kraut und Blüten):
  - Trockenheit und Irritationen der Haut, Psoriasis, Neurodermitis, Ekzem, Windelekzem (Öl)
  - Alterungserscheinungen der Haut (Öl)
  - Wunden (Öl)
  - Hautirritationen, Hautentzündungen und Schwellungen
  - Entzündung im Mundbereich, Gingivitis, Stomatitis, Pharyngitis, Angina

Organbezug

Lunge (Haut), Herz, Leber, Milz-Pankreas, Niere-Blase

Kommentar

Der Borretsch liebt helle, genügend feuchte und warme, sonnige Standorte. Licht, Sonne und

Feuchtigkeit seiner Umgebung verwandelt er reichlich in Schleimstoffe, Kiesel sowie in Öl, deren Kräfte v. a. das Heilwirken der Pflanze bedingen. Von der Wärme angeregt sprießt die Pflanze rasch und vital auf. An den hohlen, mit feinen Stacheln besetzten Stängeln bildet sie üppige, dunkelgrüne Blätter, die mit ihrer rauhaarigen Oberfläche die mineralisch geprägte Natur der Pflanze zum Ausdruck bringen. Borretsch blüht von Juni bis Oktober: es erscheinen nun schöne, zarte Blüten, als blaue strahlige Sterne, die beim Aufblühen jedoch der Erde zunicken und rasch abfallen. Obwohl so kurzlebig bilden sie eine Fülle an Nektar und werden von den Bienen rege besucht. Nach dem Verblühen bleiben kleine, schwarze Samen zurück, deren Öl, reich an Linol-, Linolen- und Fettsäuren, unterschiedlichste Heilwirkungen ausweist. Nach außen erscheint Borretsch wahrlich robust, zugleich aber sanft und bescheiden. Heben die meisten Pflanzen ihre Blüten dem Sonnenlicht empor, um sich in den Äther zu verströmen, neigt Borretsch dagegen seine Blüten der Schwerkraft der Erde zu. Es ist, als ob er seine Kraft schon früh schützen und in sich hineinlenken will.

Tatsächlich zeugt Borago officinalis von einer großen inneren Kraft. „Der Borretsch ist ein Symbol für Fröhlichkeit und Lauterkeit im Denken" (Fischer 2007). In alten Schriften (Plinius, Dioscorides, Matthiolus, u. a.) wird sie als eine Pflanze beschrieben, die, in Wein getrunken, das Herz erquickt, Freude macht und Mut, Trauer, Melancholie und Schwermut vertreibt (Verhelst 2006). Sie soll das Gedächtnis stärken, den Verstand anregen und Langeweile vertreiben. Auch Hildegard von Bingen empfiehlt sie zur Verbesserung der Laune in Salaten und Suppen (Fink-Henseler 1996). Kraut und Öl der Samen zeigen ausgeprägten Yin-Charakter. Sie äußern dieses Wirken in allen drei Erwärmern: sie nähren das Lungen- und Herz-Yin, klären in diesen Phasen Hitze, nähren überdies das Leber- und Nieren-Yin.

Auf psycho-emotionaler Ebene zeigt das Herz-Yin das Bedürfnis, sich selbst zu erkennen und zu verwirklichen, sich zu öffnen und mitzuteilen, schöpferisch inspiriert zu sein, sich zu begeistern, liebevoll nach Kommunikation und Vereinigung mit anderen Menschen zu streben. Das Herz öffnet sich in der Zunge, es kontrolliert auch den Gedankenfluss im einzelnen Menschen sowie den Gedankenaustausch zwischen Menschen. Das Metall-Yin wiederum verleiht, indem es die Auren von Menschen mit „energetischen Fäden" verbindet, diesen Kontakten und Bindungen Festigung und Halt. Trauer (um verlorengegangene Bindungen) ist die Emotion des Metall-Yin. Ist nun das Nieren-Yin, das Wasser selbst, ebenfalls im Defizit, werden diese zwischenmenschlichen Beziehungen von egoistischen Impulsen dominiert; menschliche Werte, jede Form von Mitgefühl, von Sensibilität gegenüber dem Lebendigen sind beim Menschen mit unausgewogenem Nieren-Yin nur schwach ausgebildet. Angst, die Emotion der Niere, liegt dem zugrunde. Ist nun, was häufig der Fall ist, das Leber-Yin mit tangiert, gilt es für den Betroffenen noch seine Emotionen mit allen Mitteln zu verteidigen. Für ihn gibt es keinen Rückzug. Das gleichzeitige Hochschlagen des Leber-Yang führt überdies noch zu Groll und Zornausbrüchen. Nicht selten führt Erschöpfung dieser Yin-Energien zu bestimmten Formen von Depression. Borretsch, (nach den Alten) einerseits beruhigend, ausgleichend, andererseits aufhellend, stimulierend, Freud und Mut machend, hat hier gerade balsamische Qualität. Es vermittelt Licht- und Wärmekraft, wirkt befeuchtend, bringt Verjüngung und aufbauende Kraft.

Borretsch ist die reichste Quelle an mehrfach ungesättigten Fettsäuren in der Natur (60 %). Vorwiegend wird das Öl aus den Samen verwendet. Sie sind reich an Gamma-Linolensäuren, essenziellen Omega-6-Fettsäuren, die ein wichtiger Bestandteil der Zellmembranen sind und dazu beitragen, den Prostaglandinmetabolismus des Körpers im Gleichgewicht zu halten bzw. zu unterstützen. Gerade wenn das Enzym Delta-6-desaturase z. B. infolge Leberstörungen, Alkoholismus, zu vielen gesättigten Fettsäuren in der Ernährung, Cortisontherapie usw. im Defizit ist, ist Borretschöl indiziert. Es nährt den Körper direkt mit (den positiven) Prostaglandin des Typs 1. Die gleichzeitige Kombination mit einem an Omega-3-Fettsäuren reichen Öl (Weizenkeimöl, Leinöl, Lachsöl) ist empfehlenswert.

Das Kraut enthält kleine Mengen Pyrrolizidinalkaloide. Beim Menschen wurden dennoch bis jetzt keine negativen Nebenwirkungen festgestellt. Solange man sich an die angegebenen niedrigen Dosierungen hält, sind auch keine zu befürchten (Verhelst 2006, S. 129, Holmes 1997, S. 469). Trotz der Pyrrolizidinalkaloide wurde Borretsch immer wegen seiner exzellenten medizinischen und kulinarischen Eigenschaften in vielen Gärten kultiviert. Bei vielen Hitze-Phänomenen wie Fieber, Trockenheit, Verstopfung (Sirup aus den Blättern), hitzigen Hautirritationen u. Ä. kam die Pflanze zum Einsatz. In Italien werden die Blätter wie Spinat und zu Raviolifüllungen verwendet. Sauer eingelegte Stängel sind in Spanien beliebt. Die zartblauen Blüten werden vielerorts als Verzierung auf Salate und Suppen gegeben, die Blätter dienen traditionell als Gewürz für Fisch und zum Einmachen von Gemüse.

Dosierungen
Tagesdosierung: 8–15 g Kraut, 2–4 ml der Tinktur
Die gleichzeitige Einnahme von Omega-3-Fettsäuren wie Leinöl, Weizenkeimöl, Fischöl ist zu empfehlen.

■ Oleum Boraginis (Borretsch-Öl)
- tgl. max. 4 bis 6 Kapseln (500 mg/Kapsel) während der Mahlzeiten einnehmen
- bei PMS: tgl. 1–2 Kapseln während der ersten Zyklushälfte, 2–4 Kapseln während der zweiten.
- bei trockenem Ekzem: Kinder tgl. 1–2 g, Erwachsene 2–3 g
- bei Hyperaktivität der Kinder: tgl. 1–2 g
- angewendet auf die Haut: 3 Teile Borretschöl, 1 Teil Sanddornöl, 6 Teile süßes Mandelöl

■ Borretsch-Cocktail zur Blutreinigung
(nach M. Fischer)
1 Handvoll junge Borretschsprossen, mit 250 ml gekühltem Kefir, 1 Prise Salz, 1 Prise Brunnenkressesamen und 1 Msp. Honig im Mixgerät einige Sekunden mixen. Mit Borretschblüten dekoriert servieren. Als Kur 3 Wochen lang tgl. 1 Glas trinken. Evtl. zur Verstärkung der Wirkung etwas Löwenzahn oder Brunnenkresse zugeben.

■ Tee aus dem Kraut (informativ)
- 2 g/¼ l Wasser aufgießen, 7 Min. ziehen lassen
- oder: kurz aufkochen, tgl. 2–3 Tassen trinken
- äußerliche Anwendung: die Menge Wasser halbieren

■ aus dem Kraut: Tinctura Boraginis (informativ)
3 × tgl. 25–30 Tr.

Nebenwirkungen
- Hautreizungen und Allergien sind beobachtet worden.
- In großen Mengen ist das Kraut, wegen der enthaltenen Pyrrolizidinalkaloide, lebertoxisch und möglicherweise krebserregend.
- Das Öl der Samen enthält keine Pyrrolizidinalkaloide.

Kontraindikationen
- Kraut: Schwangerschaft, Stillzeit
- Öl: Hypermenorrhöe, innerliche Blutungen (wirkt blutverdünnend)

Boswellia serrata (sacra/carteri/odorata)
Weihrauch/incense/Bursaraceae

Natürliches Vorkommen
Kleinasien und Ostafrika, insbesondere die Küstenregion des indischen Ozeans (südlicher Teil der arabischen Welt) und des südlichen Roten Meeres; die Provinz Dhofar in Oman, wo der Weihrauchbaum in Höhen zwischen 500 und 800 m wild vorkommt, war lange das Weihrauchzentrum; Somalia ist derzeit wichtigster Lieferant.
   Das Harz soll von 25 Weihraucharten gewonnen werden (Martinetz, Lohs, Janzen 1989, S. 79).

Medizinisch verwendete Pflanzenteile
Harz – Olibanum

Energie
- Temperatur: warm
- Geschmack: bitter, scharf
- Eigenschaften: wirkt trocknend, hämostyptisch, beruhigend, analgetisch, emmenagog, spasmolytisch

Inhaltsstoffe
Harze, Gummi (20 %), Bitterstoffe, Bassorin, Schleimstoffe, Triterpensäure (Boswellinsäure),

Sesquiterpene, ätherisches Öl, Olibanoresen, Cannabiole, Polysaccharide, usw.

Therapeutische Wirkungen und Anwendungsbereiche

- ✻ beseitigt Nässe und Hitze in Mittlerem und Unterem Erwärmer:
  - Magen-Feuer, Gastritis mit Erbrechen
  - Nässe-Hitze und Nässe-Kälte im Element Erde
  - schwere, auch blutige Diarrhöe, Colitis ulcerosa
  - Darmmykosen
  - traditionell bei Gonorrhöe
- ✻ klärt Herz-Feuer, beruhigt den Geist Shen:
  - wirkt besänftigend, psychisch öffnend, gedanklich anregend
  - Palpitationen
  - Hyperthyreose, Morbus Basedow (kombiniert mit Myrrhe und anderen Balsamen in einer Tinct. balsamica nach Ehmig, Madaus)
- ✻ beseitigt kalten Schleim, der die Lunge verlegt, kräftigt das Lungen-Qi:
  - chronische Lungenkrankheiten
  - veralteter Katarrh, kalter Husten, Heiserkeit, subakute Bronchitis
  - Pharyngitis, chronische Laryngitis
  - kräftigt die Stimme (Weihrauch mit Wein versetzt)
- ✻ tonisiert und moduliert das Wei Qi:
  - Autoaggressionskrankheiten insbesondere des rheumatischen Formenkreises
  - Langzeitbehandlung
  - Bi-Syndrom, Wind-, Kälte-, Feuchtigkeits-, Hitze-Bi, Gicht, chronisches Bi, Arthritis (innerlich und äußerlich), Muskelrheuma
  - Morbus Crohn
  - Öl aus Boswellia carteri wirkt antiphlogistisch, antimikrobiell bei Staphylococcus aureus, Mycobacterium phlei, Bacillus subtilis, Escherichia coli, Neisseria catarrhalis, Sarcina lutea (nach Martinetz, Lohs, Janzen)
  - wirkt antitumoral (auch bei Glioblastom, Astrozytom und begleitenden Ödemen), ergänzend zur Krebstherapie
  - hemmt die Bildung von Leukotrienen bei Asthma bronchiale, Allergien (v. a. im Element Metall), Hautkrankheiten (Psoriasis, Nesselsucht), Darmerkrankungen (Colitis ulcerosa, Morbus Crohn), Verbrennungen
- bewegt das Leber-Qi:
  - wirkt cholagog
  - Obstipation
  - wirkt gemütsaufhellend
- wirkt äußerlich wundheilend, hautreinigend, hämostyptisch, adstringierend, desinfizierend (Salbe, Creme, Öl, Kompressen, Packungen, Suppositorien, Inhalation, Mundspülungen):
  - Wunden, stumpfe Traumata (Salbe, Pflaster)
  - rheumatische Schmerzen
  - Blutungen der Haut
  - Geschwüre, Panaritien, Furunkel
  - Verhärtungen, Brustdrüsenschwellung
  - Mykosen
  - Unruhezustände, Herzpalpitationen (Räucherung)
  - Bronchitis (Räucherung)
  - Ohrenschmerzen (Räucherung)
  - Nasenbluten (Pulver einschnupfen)
  - Pilzinfektionen der Scheide (Suppositorien)
  - Salpingitis, Oophoritis (Suppositorien)
  - Abszesse im Beckenbindegewebe (Suppositorien, nach Madaus)
  - Reizzustände des Enddarms (Suppositorien)
  - chronische Rhinitis und Sinusitis (ätherisches Öl verdünnt als Nasenreflexöl)

Organbezug

Lunge-Dickdarm, Herz-Dünndarm, Mittlerer und Unterer Erwärmer

Kommentar

Das reinigende, Verinnerlichung und Transzendenz fördernde Harz verschiedenster Weihraucharten wurde hauptsächlich als klassische Räucherung zu religiösen Zwecken verwendet. Gerade der spirituell anregende Effekt des Weihrauches wurde bei magisch-kultischen Handlungen hoch geschätzt. Bis in die Gegenwart hinein verwenden ihn die alten christlichen Kirchen im Rahmen ihrer Gottesdienste. Bei der Erforschung seiner Inhaltsstoffe hat man Cannabiole entdeckt, die Wirksubstanzen des Hanfes, was die besänftigende und öffnende Wirkung auf den Geist Shen erklärt. Unabhängig von der Nutzung zur geistigen Beeinflussung fand der Weihrauch von jeher auch zu Heilzwecken breite Anwendung.

Während der vergangenen Jahrzehnte widmete auch die westliche Naturheilkunde der traditionellen innerlichen Anwendung gegen rheumatische Beschwerden wieder mehr Aufmerksamkeit. Von dokumentierten Heilungen und erheblichen Verbesserungen bei entzündlichen rheumatischen Erkrankungen wurde immer wieder in den Medien berichtet. Beiträge dazu liefert die antiphlogistische, v. a. aber die inhibierende Wirkung der Boswellinsäure auf das Komplementsystem als Teil des unspezifischen Immunsystems. Bei Autoaggressionskrankheiten kommt es zu „überschießenden" Reaktionen des Immunsystems gegen den eigenen Körper und als Folge zur Bildung entzündlicher Faktoren. Boswellinsäure beweist sich als ein wichtige Inhibitor: „In Konzentrationen von 0,005 bis 0,1 mM war eine Inhibierung des Komplementsystems von 25–90 % zu verzeichnen." (Martinetz, Lohs, Janzen 1989, S. 135)

So deutlich Verbesserungen der Beschwerden bei Bi-Syndromen zu erkennen sind: Der Weihrauch ist vielfach nicht imstande, die konstitutionelle Prägung und die seelische Hintergrundsituation, die den Kranken an seinen Autoaggressionsprozess binden, umzustimmen. Der emotional-psychische Zustand eines Menschen hängt von vielen äußeren Einflüssen und dem Zusammenspiel aller inneren Organsysteme ab. Allerdings haben der das Qi befreiende Effekt des bitteren Weihrauchs im Element Holz sowie die besänftigende Wirkung auf das Element Feuer einen stark harmonisierenden Einfluss auf das emotionale Leben. Zweifellos lindert Weihrauch die Autoaggression, die Wut gegen sich selbst, und unterstützt die Neigung, die eigene Lebenssituation besser zu akzeptieren. Ein gestärktes Wei Qi kräftigt auch die psychische Wehrhaftigkeit eines Menschen. Es bleiben jedoch viele Erfolge auch bei langfristiger Anwendung im bescheidenen Rahmen. Um eine Heilung von einem Autoaggressionsprozess zu bewirken, bedarf es einer bewussten Veränderung der Selbstwahrnehmung und der Strategien im Rahmen der Konfliktbewältigung, zu denen auch die Bereitschaft des Loslassens gehört.

Dosierungen
- Pulvis Olibani (verriebenes Harz)

Bis zu 5× tgl. 1 Msp. mit etwas Flüssigkeit einnehmen.

- Urtinktur

Im Handel als Olibanum RA-Tropfen von Fritz Zilly erhältlich.

- Tabletten

Im Handel als Olibanum RA-Weihrauch-Tabletten von Fritz Zilly erhältlich.

- Räucherung

1× tgl. 5 g auf glühender Holzkohle langsam verglühen lassen, den Rauch einatmen und bewusst zum betroffenen Organ leiten. Auch bei Unruhezuständen indiziert.

- Oleum Olibani

5–10 Tr. auf 10 ml Trägeröl verdünnt einnehmen. äußerlich 1–3× tgl. anwenden.

- Pflaster

5 g des Pulvers in 30 g erhitztem Wachs mit 20 g Olivenöl einrühren und auf ein Stück Baumwoll- oder Leinengewebe auftragen.

- Vaginalsuppositorien
▶ S. 229 Element Wasser, Nässe-Hitze der Blase

Nebenwirkungen
keine bei angegebener Dosierung

Kontraindikationen
keine

Bupleurum falcatum

Hasenohr/bupleurum root/Umbelliferae

Natürliches Vorkommen
Nordeuropa, Nordasien

Medizinisch verwendete Pflanzenteile
Wurzel – Radix Bupleuri

Bupleurum falcatum

Energie
- Temperatur: kühl bis neutral
- Geschmack: bitter, leicht scharf
- Eigenschaft: wrkt diaphoretisch, leitet Hitze aus, kräftigt das Hebe-Qi, Yang-Tonikum

Inhaltsstoffe
Furfurol, Sterol, Bupleurumol usw.

Therapeutische Wirkungen und Anwendungsbereiche
- ✺ bewegt das Leber-Qi, klärt Leber-Feuer:
  - wirkt cholagog und choleretisch
  - Hepatitis, Ikterus
  - erweicht die Leber bei Leberzirrhose
  - kalte Extremitäten aufgrund von Leber-Qi-Stagnation
  - Druckgefühl im Thoraxbereich
  - Schmerz im Hypochondrium, Rippenschmerz
  - Obstipation
  - Amenorrhöe, Dysmenorrhöe
  - Müdigkeit, Mattigkeit, Schwermut, Stimmungsschwankungen
  - ✺ Aufarbeitung alter Gefühle von Traurigkeit und Ärger, die der Körper in Organen und Geweben gespeichert hat
- ✺ tonisiert das Yang von Milz-Pankreas, kräftigt das Hebe-Qi:
  - steigert allgemein die Yang-Energie des Körpers
  - Organsenkungen, z. B. Uterusprolaps, Analprolaps, Magensenkungen
  - Kurzatmigkeit, Müdigkeit, Antriebslosigkeit
  - wirkt karminativ bei Verdauungsschwäche, Blähungen, Appetitlosigkeit
  - Darmkrämpfe
  - Diarrhöe
- ✺ tonisiert das Wei Qi, wirkt diaphoretisch:
  - stärkt die Immunreaktion
  - Invasion äußerer pathogener Hitze, Erkältungen mit Fieber und Schweiß
  - wirkt diaphoretisch, öffnet und entspannt die Oberfläche
  - Muskelschmerzen
  - wirkt antibakteriell, antiviral (ätherisches Öl)
  - Malaria
- soll krebsprotektive Eigenschaften enthalten
- Erkrankungen, die äußerlich und akut anfangen und dann zu Chronizität neigen
- Analgetikum

Organbezug
Leber-Galle, Milz-Pankreas, Perikard

Kommentar
„Heilen heißt, die Information aus der Krankheit zu befreien", schreibt Thorwald Dethlefsen (1979, S. 146). Wie schwierig es oft ist, in das Unterbewusste eines Menschen etwas Einblick zu bekommen, die richtige Ursache für eine Krankheit zu ergründen, weiß jeder Therapeut, der den Patienten in seiner Praxis holistisch betrachtet und zu behandeln versucht. Durch die Fähigkeit des Hasenohrs, alte Gefühle von Traurigkeit und Ärger, die der Körper in Organen und Geweben gespeichert hat, an die Oberfläche zu bringen, kann es in vielen Fällen bei psychosomatischen Krankheiten Hilfe leisten. Es macht das Unsichtbare sichtbar, bewusst und damit greifbar, verständlich, heilbar. So kann der Entstehung einer Krebserkrankung z. B. die Unfähigkeit zugrunde liegen, feindselige Gefühle auszudrücken (LeShan 2000). Außerdem sagt man dem Hasenohr krebsprotektive Eigenschaften nach (Reid 1998, S. 176). Selbstverständlich ist es hierbei wichtig, dass das Gesamtbild des Patienten zu dem der Pflanze passt.

Das Hasenohr hebt allgemein das Körper-Yang. Die Wurzel ist leicht rot gefärbt, scharf im Geschmack, etwas kühlend jedoch in ihrer Wirkung. Die Pflanze zeigt starken Bezug zur Leber und ist bei vielen ernsthaften Leberstörungen einsetzbar. Bei der Invasion äußerer pathogener Hitze wirkt sie kühlend und verhindert das Eindringen der Hitze in tiefere Schichten.

Dosierungen
■ normale Dosis
tgl. 6 g

■ Tee
1 EL/¼ l Wasser für 2 Std. kalt ansetzen, zum Kochen bringen, 20 Min. sanft köcheln lassen. 2× tgl. ¼ l trinken.

7 Pflanzenmonografien

Nebenwirkungen
keine bei angegebener Dosierung

Kontraindikationen
Aufgrund der das Yang hebenden Wirkung nicht bei Schwindel, Tinnitus, Taubheit und Kopfschmerzen durch hochschlagendes Leber-Yang oder bei Hitze-Symptomatik durch Yin-Leere verabreichen. Gegebenenfalls in der Rezeptur die emporhebende Wirkung von Hasenohr mit „absenkenden" Arzneipflanzen auszubalancieren.

Calendula officinalis
Ringelblume/common marygold/Compositae

Natürliches Vorkommen
seit dem Altertum überall in der alten Welt kultiviert, weltweite Verbreitung in gemäßigten Klimazonen

Medizinisch verwendete Pflanzenteile
- Blüten – Flores Calendulae
- Kraut – Herba Calendulae

Energie
- Temperatur: neutral, trocken (innerliche Anwendung); kühl, feucht (äußerlich)
- Geschmack: süß, salzig, leicht bitter
- Eigenschaften: wirkt trocknend, zerteilend, beruhigend, heilend, entzündungshemmend, harmonisierend, adstringierend

Inhaltsstoffe
Triterpensaponine, Triterpenalkohole, Flavonoide, Cumarine, Carotinoide, ätherische Öle, wasserlösliche Polysaccharide usw.

Therapeutische Wirkungen und Anwendungsbereiche
- ✚ bewegt das Leber-Qi:
  - wirkt cholagog, choleretisch
  - chronische Leberleiden mit Neigung zu Ikterus
  - zur Langzeitbehandlung der toxisch geschädigten Leber
  - wirkt blutreinigend bei Pubertätsakne, Furunkeln
  - löst Leber-Blut-Stagnationen
  - adjuvant bei Leberzirrhose
  - Leberschwellung
  - PMS, Reizbarkeit, Dysmenorrhöe
- ✚ tonisiert und harmonisiert den Mittleren Erwärmer:
  - Verdauungsschwäche, Appetitlosigkeit, Blähungen, Übelkeit, Erbrechen
  - wirkt trocknend, regt den Lymphfluss an
  - Nässe-Kälte und Nässe-Hitze von Milz-Pankreas
  - weiche Stühle, Diarrhöe
  - Hämorrhoiden
  - heilt das Gewebe
- tonisiert das Herz-Qi, bewegt das Blut (Kraut):
  - Herz-Qi-Stagnation
  - Herz-Blut-Stagnation, Stenokardie
  - Dysmenorrhöe
  - Palpitationen
  - Palpitationen durch Amenorrhöe, nach Hysterektomie
  - Müdigkeit, Antriebslosigkeit
  - Lymphstauungen
  - Varizen
- ✚ wirkt entzündungshemmend, heilt Schleimhaut, Haut und Gewebe:
  - chronische Magen-Darm-Erkrankungen, Gastritis, Duodenitis, Kolitis
  - Reizdarm, Diarrhöe
  - traditionell als Adjuvans bei Krebserkrankungen der Verdauungsorgane und bei Geschwüren im Magen-Darm-Trakt
  - Divertikulitis
  - akute und chronische Pankreatitis
  - Milzschwellung
  - alle innerlichen chronischen Entzündungen mit Veränderungen des weißen Blutbildes und Fieber
  - Lymphknotenentzündungen
  - Mandelentzündung, chronische Halsschmerzen
  - Venenentzündung
  - Lymphbelastung durch chronische Entzündungen
  - Pilzerkrankungen, chronische Candida-Erkrankungen
- ✚ beseitigt Nässe-Hitze im Unteren Erwärmer:
  - Nässe-Hitze im Dickdarm, Colitis ulcerosa
  - Pilzerkrankungen

- Endometritis, Ovariitis
- öffnet die Oberfläche, leitet Hitze aus:
  - Invasion von Wind-Hitze, grippale Infekte
  - Wärmekrankheiten wie Masern, Windpocken, Scharlach
  - wirkt antiviral gegen Retroviren
- wirkt adstringierend, stillt Blutungen:
  - Fluor vaginalis
  - Hämorrhoidalblutungen
  - Diarrhöe, Kolitis
  - Menorrhagie
  - Varizen
  - verbessert die Spannkraft der Blutgefäße
- ✱ wirkt äußerlich kühlend, befeuchtend, erweicht und zerteilt Verhärtungen:
  - Lymphknotenschwellungen
  - Brustdrüsenverhärtung und Entzündung der Milchgänge
  - zur Vermeidung von Narbenverhärtungen
  - Struma
  - Furunkulose
  - zur Stumpfpflege
  - traditionell bei äußerlich zugänglichen, bösartigen Geschwüren
- ✱ äußerlich kühlend, antiseptisch, heilend:
  - zur Wundheilung, bei schlecht heilenden, infizierten Wunden
  - Schnittwunden
  - Wunden im Genitalbereich (nach Fehlgeburt, Abtreibung, chirurgischen Eingriffen, traumatischer Geburt), Infektionen im Genitalbereich
  - Ulcus cruris
  - Riss-, Schlag- und Stichverletzungen
  - zur Abheilung von Amputationsstümpfen
  - Verbrennungen
  - Entzündung der Milchgänge
  - Konjunktivitis (Ringelblumenwasser)
  - Impetigo und ähnliche Ekzeme
  - Furunkulose
  - Bartflechte, Purpura haemorrhagica

Organbezug

Leber, Herz, Milz-Pankreas, Magen, Lunge-Dickdarm

Kommentar

Die Ringelblume wird in Indien von den Verehrern des Gottes Krischna als heilig angesehen. Sie schmücken sich selbst und die Tempel mit den Blüten. Mehr noch als ein Symbol der Reinheit ist die Ringelblume für sie in der Lage, die geschmückten Orte und Menschen auf der geistigen Ebene von allem Bösen fernzuhalten.

Zwischen der Vorstellung von der Heiligkeit und der Heilkraft der Ringelblume lässt sich unschwer eine Parallele ziehen. In allen Geweben, die mit der Ringelblume in Berührung kommen, wird etwas Tröstliches und Heilsames wirksam. Nicht umsonst hat man die Pflanze in der Vergangenheit bei Krebserkrankungen eingesetzt. Untersuchungen haben gezeigt, dass sie zwar keine direkte Wirkung auf den Tumor hat. Indem sie jedoch trocknend und auf Schleimansammlungen und -verdichtungen zerteilend und auflösend wirkt, regt die Ringelblume den Fluss von Qi, Blut und Lymphe an. Im Sinne eines Behandlungskonzepts einer Krebserkrankung nach der TCM ist dies zweifellos von großer Wichtigkeit.

Menschen, die besonders positiv auf die Ringelblume reagieren, sind leicht irritierbar, leicht aus ihrer Mitte zu bringen. Schon kleine Fehler, die sie machen, lösen Ängste vor dem Chaos aus. Sie haben ein intensives Bedürfnis nach Schutz und Sicherheit, empfinden dabei aber sich selbst als Unsicherheitsfaktor im Zentrum des Geschehens. Häufig handelt es sich um Menschen, die sich schon als Kinder nicht angenommen fühlten und die Schuld am Familiendilemma auf sich nehmen mussten. Verletzung, Schock und Trauma haben kein solides Selbstvertrauen gedeihen lassen. Die Rolle einer Person, die ohne eigenes Dazutun schuldig geworden ist, sind sie im weiteren Verlauf ihres Lebens nicht mehr losgeworden.

Die Herstellung von Ringelblumensalbe ist nach wie vor in der Volksmedizin sehr gebräuchlich. Die Verwendung frischer Blütenblätter, eingearbeitet in Schweineschmalz oder Ziegenbutter, verspricht eine Heilwirkung, die den auf dem Markt befindlichen, aus Extrakt hergestellten Salben überlegen ist. Die Ringelblume wirkt umso besser, je weniger sie bearbeitet und extrahiert wird. Alkoholische Auszüge sind weit weniger wirksam als der Tee aus der Droge. Sehr empfehlenswert ist die Milchzuckerverreibung aus den frischen Blütenblättern.

7 Pflanzenmonografien

Dosierungen

■ Tee
1 EL/1 Tasse Wasser aufgießen, 10 Min. ziehen lassen. Tgl. bis zu 1 l trinken.

■ Tinctura Calendulae
- 3× tgl. 5–10 Tr. einnehmen.
- äußerliche Anwendung: im Verhältnis 1 : 10 mit abgekochtem Wasser verdünnen

■ Unguentum Calendulae (Ringelblumensalbe)
Äußerlich zur Wundheilung anwenden.

■ Tinktur zur äußerlichen Anwendung bei Verstauchungen, Zerrungen, Verletzungen (nach Senger)
2 Handvoll Blüten in 1 l Weingeist ansetzen, 6 Wochen stehen lassen, dabei mehrmals das Gefäß schütteln. Dann abseihen und abfüllen.

■ Handelspräparate
Calendula-Gelat, -Öl, -Essenz sind im Handel erhältlich.

Nebenwirkungen, Kontraindikationen
keine

Capsella bursa pastoris

Hirtentäschel/shepherd's purse/Brassicaceae

Natürliches Vorkommen
aufgrund seiner Anspruchslosigkeit und hohen Widerstandskraft fast weltweit verbreitet

Medizinische verwendete Teile
- oberirdische Teile – Herba Bursae pastoris
- Samen – Semen Bursae pastoris (nach der TCM)

Energie
- Temperatur: kühl
- Geschmack: leicht scharf (frisch), bitter, scharf, leicht salzig, adstringierend (trocken)
- Eigenschaften: wirkt trocknend, entzündungshemmend, adstringierend, hämostyptisch

Inhaltsstoffe
Flavonoide (Rutin), Kalium, Kalzium, Glucosinolate, Phenolsäuren usw.

Therapeutische Wirkungen und Anwendungsbereiche
- ✚ beseitigt Nässe-Hitze im Unteren Erwärmer:
    - Pruritus
    - Pilzerkrankungen
    - Nephritis, Zystitis, Endometritis, Zervizitis, Metritis
    - Nieren- und Blasensteine
    - Fülle-Hitze des Dünndarms, Colitis, Enteritis
    - gelber Fluor vaginalis
- ✚ klärt loderndes Herz-Feuer, beruhigt den Geist Shen:
    - Hyperthyreose
    - Hypertonie
    - Palpitationen, Tachykardie
    - Erregbarkeit
    - zentriert, stabilisiert, harmonisiert auf psychischer Ebene
- ✚ klärt Hitze, wirkt hämostyptisch, entzündungshemmend, beruhigend:
    - Hyperthyreose, Hypertonie
    - nährt das Magen-Yin, bei Magen-Feuer, Gastritis
    - blutende Magenulcera
    - Tonsillitis
    - Bi-Syndrom (Hitze-Bi)
    - bei Diabetes mellitus
    - bei infizierten Wunden (äußerlich)
    - Konjunktivitis
    - prophylaktisch gegen Masern, bei Masern
    - Menorrhagie, Metrorrhagie
    - Zwischenblutungen, Uterusblutungen im Klimakterium
    - Myom-, Zystenblutungen
    - Blutungen im Wochenbett
    - Nasenbluten, Bluterbrechen, Zahnfleischblutungen
    - blutende Wunden, Verletzungen
    - Hämorrhoidalblutungen
    - Blutungen der inneren Organe (Magen, Darm, Lunge, Niere, Blase)
    - bei schmerzenden, blutunterlaufenen Augen (äußerlich)

- bewegt das Leber-Qi:
  - wirkt spasmolytisch, Dysmenorrhöe
  - verbessert die Sehkraft (nach der TCM das ganze Kraut)
  - gegen Augenleiden wie Hornhauttrübungen, Glaukom (das ganze Kraut)
  - verbessert den Augenstoffwechsel (das ganze Kraut)
  - wirkt blutreinigend
- ✳ wirkt adstringierend in den drei Erwärmern:
  - bei Nässe-Hitze, die Milz-Pankreas befällt, bei wässrigen Stühlen, Diarrhöe, Colitis
  - kräftigt das Hebe-Qi (im Unteren Erwärmer), bei Uterussenkungen
  - festigt das Nieren-Qi, lockere Zähne
  - Bettnässen
  - Spermatorrhöe
- wirkt leicht diuretisch:
  - Ödeme

Organbezug
Herz, Leber, 3-Erwärmer

Kommentar
Das Hirtentäschel ist sehr bescheiden in seinem äußerlichen Erscheinungsbild. Blätter und Blüten bleiben klein, unauffällig, in sich gekehrt, verschlossen. Die Pfahlwurzel jedoch dringt kräftig in den Boden. Die Pflanze widmet ihre ganze Energie der Fruchtungskraft: Sie blüht über die ganze Vegetationsperiode hinweg, bildet Samen, wirft Samen ab, keimt. Ein Hirtentäschel kann über 60 000 Samen tragen (Pelikan 1988, Bd. 1, S. 144). Es wächst sowohl auf mageren als auch auf fetten Böden, sowohl in der Ebene als auch im Gebirge und ist fast über die ganze Welt verbreitet. Die schlanke Heilpflanze zeugt von immensen „inneren" Kräften, die sie scheinbar nur in die Fortpflanzung investiert.

Das Hirtentäschel hat, seiner Blut stillenden Fähigkeiten zum Trotz, keine Affinität zum Element Erde, sondern wirkt diesbezüglich vornehmlich durch seine kühlenden, adstringierenden Eigenschaften. Das Heilkraut will bei Blutungen wohlüberlegt eingesetzt werden: Keine Wirkung zeigt es bei Blutungen aufgrund von Leere-Zuständen von Milz-Pankreas (Hämaturie, Petechien, Metrorrhagie etc.), wohl aber bei Blutungen infolge von Hitzezuständen, die sich als Magen-Feuer mit Zahnfleisch- oder Nasenblutungen u. Ä. zeigen. Bei Blutungen, die auf einer Qi-Leere im Element Erde beruhen, sollte das Kraut unbedingt mit energetisch erwärmender, süßlicher Arznei zur Kräftigung des Milz-Pankreas-Qi kombiniert werden.

Aufgrund seiner kühlenden, besänftigenden und adstringierenden Wirkung auf überschießende Drüsenfunktionen allgemein ist das Hirtentäschel bei Hyperthyreose optimal einzusetzen. Außerdem erweist es sich als hilfreich bei oft schwierig zu behandelnden Nässe-Hitze-Zuständen des Dickdarms und ähnlichen feucht-hitzigen Zuständen der Unterleibsorgane. Weitere unterstützende Begleitarzneien sind jedoch unerlässlich.

Der Patient, der auf die Behandlung mit Hirtentäschel gut anspricht, fällt durch einen stark vom Yang geprägten Lebensstil auf: Allzu verschwenderisch geht er mit seinen Energien um. Körperlich äußert sich der dadurch entstehende Yin-Mangel in verschiedenen Hitze-Symptomatiken, in extremen Fällen auch mit Blutverlust. Auf psychischer Ebene zeigt sich dieser Mensch extrovertiert, redselig, überschwänglich, unternehmerisch, rastlos – er lodert schnell auf. Dabei fehlt es ihm an innerer Entwicklung. Das dem Yin zuzuordnende Hirtentäschel wirkt kühlend und zusammenziehend und schützt gegen einen weiteren Verlust von Energie.

Dosierungen
Das frische Kraut ist am wirksamsten, die Droge sollte nicht älter als ein Jahr sein.

■ Tee (auch äußerlich)
- 2 TL / ¼ l Wasser aufgießen, 10–15 Min. ziehen lassen. ¾ l im Laufe des Tages trinken.
- alternativ als Kaltauszug: Über Nacht ziehen lassen.

■ Flüssigextrakt (nach Weiß)
2–3 × tgl. 1 TL einnehmen.
Im Handel als Styptysat N von Bürger Ysatfabrik erhältlich.

■ Anwendung nach der TCM (nach Leung)
Das ganze Kraut wird bei Frühlingsbeginn ausgegraben. Eine Tagesdosis von 9–16 g wird als

Abkochung, Pillen oder Pulver eingenommen. Von den Samen wird als Abkochung eine Tagesdosis von 9–16 g eingenommen.

Nebenwirkungen
wirkt stopfend

Kontraindikationen
Hypothyreose, Obstipation, Schwangerschaft. Daueranwendung kann bei älteren Menschen zu einer Minderung der geistigen Leistungsfähigkeit führen.

Carduus benedictus

Kardobendiktenkraut, Benediktenkraut/ holy thistle/Asteraceae

Natürliches Vorkommen
Mittelmeergebiet, Kleinasien, Persien, Afghanistan; Anbau in Deutschland

Medizinisch verwendete Pflanzenteile
Kraut – Herba Cardui benedicti

Energie
- Temperatur: warm
- Geschmack: bitter, leicht scharf, adstringierend (getrocknet); bitter und etwas salzig (frisches Kraut)
- Eigenschaften: wirkt trocknend, adstringierend; Allgemeintonikum

Inhaltsstoffe
Sesquiterpenlactone, Lignanlactone (Trachelogenin), ätherische Öle, Triterpene, Flavonoide usw.

Therapeutische Wirkungen und Anwendungsbereiche
- ✣ öffnet die Leber, senkt aufsteigendes Leber-Yang:
    - wirkt choleretisch und cholagog, entstaut den Gallenfluss
    - Nässe-Hitze in Leber und Gallenblase
    - Gelbsucht
    - Obstipation, Obstruktion der Eingeweide
    - Seitenstechen
    - nimmt die Fülle aus dem Kopf, bei Stirnkopfschmerz
    - Schwindel
    - gerötete und juckende Augen
- ✣ tonisiert das Qi von Magen und Milz-Pankreas:
    - regt die Magensäfte an, Nahrungsretention im Magen
    - Appetitlosigkeit, Blähungen, Völlegefühl, dyspeptische Zustände
    - entschleimt Magen und Darm
    - Ulkuskrankheiten
    - gesteigertes Verlangen nach Süßigkeiten
    - Laktagogum
- ✣ Allgemeintonikum, tonisiert und bewegt das Qi:
    - tonisiert das Qi von Magen und Milz-Pankreas
    - tonisiert das Nieren-Qi, wirkt diuretisch, Hydrops, Wassersucht
    - wirkt trocknend und entschleimend
    - kräftigt das Herz, regt die Herztätigkeit an
    - in der Rekonvaleszenz, im Alter
    - Neurasthenie
- öffnet die Oberfläche, vertreibt äußeren Wind:
    - wirkt schweißtreibend
- Antibiotikum:
    - bakteriostatische Wirkung bei Staphylococcus aureus und Staphylococcus faecalis (nicht bei Escherichia coli)
- wirkt äußerlich wundheilend (Pulver aus dem getrockneten Kraut):
    - alte, schlecht heilende Wunden, Geschwüre (Bäder, Umschläge, Aufgüsse)

Organbezug
Magen, Leber-Gallenblase, Lunge-Dickdarm, Herz-Kreislauf

Kommentar
Das warme, trockene Kardobenediktenkraut ist ein ausgezeichnetes Schleim- und Bittermittel. Es ist vielen anderen Bitterpflanzen an Schleim- und Gerbstoffen überlegen und daher ein ausgezeichnetes Stomachikum. Indem die Pflanze zugleich das Leber-Qi befreit und wärmend sowie trocknend auf das Qi von Milz-Pankreas einwirkt, ist sie prophylaktisch gegen Nässe-Hitze in Leber und Gallenblase einzusetzen. Bei Neurasthenie ist sie ein wichtiges Kräftigungsmittel.

Steiner (Raba u. Bernhardt, Magazin Comed, 2002, 12, S. 66) schätzte das Kardobenediktenkraut sehr und empfahl es zusammen mit Pfingstrosenwurzel bei bestimmten Formen von Wassersucht, die der Hervorbringungssequenz entsprechend aus einer gestörten Nieren-Leber-Funktion entstanden ist. Nach Joachim Broy ist das Kraut bei vermindertem venösem Rückstrom zum rechten Herzen das Mittel der Wahl.

Im Laufe des Mittelalters kam die Pflanze aus ihrer Heimat im Mittelmeerraum über die Alpen nach Mitteleuropa. Sie galt damals als ein Hauptmittel gegen Lungengeschwüre und die Pest. Heute kommt ihr angesichts des vom Yang geprägten Lebensstils des modernen Menschen, der nur noch wenig Luft lässt für die Yin-Wurzel in ihm, eine neue Bedeutung zu.

Wie viele andere Disteln setzt auch das Kardobenediktenkraut mit seiner Heilwirkung in dem Bereich zwischen dem Rhythmus von Yin und Yang sowie dem durch eine Disharmonie oft aus dem Lot geratenen Stoffwechsel an. Gerade junge Menschen mit einem hedonistischen Lebensstil, überwiegend sitzender Tätigkeit vor dem Bildschirm und einer unausgewogenen Fast-Food-Ernährung brauchen das Kardobenediktenkraut. Es bringt Rhythmik und Bewegung in den verschlackten, faulen Stoffwechsel.

Auch alte Menschen profitieren von der Pflanze, wenn im Alter der Qi-Fluss träge wird, die Mitte geschwächt ist, das Gedächtnis nachlässt, die Säfte stauen und verschleimen und ein Kältegefühl entsteht. Hier wirkt das Kardobenediktenkraut rhythmisierend, entstauend, entschleimend und entwässernd. Der Umwandlungsprozess der Nahrung und das Flüssigkeitsgeschehen in ihm geraten wieder in Bewegung. Um bei dieser Stärkung des Qi nicht zugleich das Yin zu schwächen, sollten einer entsprechenden Tonikumrezeptur unbedingt für den Patienten passende befeuchtende Arzneien wie Condurango, Eibisch, Borretsch, Mistel, Süßholz, Wohlriechendes Veilchen oder Vogelmiere zugefügt werden.

Dosierungen

■ Tee
5 g Kraut/1 Tasse Wasser als Kaltauszug. 3–4× tgl. 1 Tasse vor den Mahlzeiten trinken.

■ Extractum Cardui benedicti
Alle 2–3 Std. 5 Tr. in etwas lauwarmem Wasser einnehmen.

■ Benediktiner Kräuterlikör
Kardobenediktenkraut kombiniert mit Enzian, Meisterwurz, Tausendgüldenkraut

■ Pillen (0,3–1 g)
3× tgl. 2 Stück vor den Mahlzeiten einnehmen.

■ Tee bei chronischen dyspeptischen Zuständen und Ulkuskrankheiten
1 TL mit 1 Tasse kochendem Wasser übergießen, zugedeckt 20 Min. ziehen lassen. 2× tgl. 1 Tasse zwischen den Mahlzeiten trinken.

■ Kombination mit Pfingstrosenwurzel
Bei Ödemen durch Nieren- und Leberschwäche können Kardobenediktenkraut und Pfingstrosenwurzel gemeinsam angewendet werden.

■ Rezept bei schlecht heilenden Wunden oder Geschwüren
Kardobenediktenkrauttee und evtl. Kamillen- und Schafgarbenblüten mit etwas Eigenurin als Bäder, Umschläge oder Aufgüsse. Für offene Wunden Pulver aus dem getrockneten Kardobenediktenkraut verwenden.

Nebenwirkungen
Bei Überdosierung Brennen in Mund, Rachen und Speiseröhre. Später Erbrechen, Darmkoliken, Durchfall.

Kontraindikationen
Nicht anzuwenden bei Allergie gegen Korbblütler.

Carduus marianus
Mariendistel/milk thistle/Asteraceae

Natürliches Vorkommen
Mittelmeerraum

Medizinisch verwendete Pflanzenteile
Frucht – Fructus Cardui mariani

Energie
- Temperatur: warm
- Geschmack: bitter, etwas scharf
- Eigenschaften: wirkt trocknend, adstringierend, nährt das Leber-Yin, stärkt das Hebe-Qi

Inhaltsstoffe
Silymarin (Silybin, Silychristin), Bitterstoffe, Amine (Tyramin, Histamin), fettes Öl (Linolsäure), Gerbstoffe, Eiweiß, Schleimstoffe usw.

Therapeutische Wirkungen und Anwendungsbereiche
- ✱ beseitigt Nässe-Hitze in Leber und Gallenblase:
  - Übelkeit, Migräne, Koliken
  - Cholelithiasis, Cholezystitis, Cholangitis
- ✱ kräftigt und bewegt das Leber-Qi, reguliert das Durchdringungsgefäß (Chongmai):
  - Cholagogum, bringt die Galle zunächst langsam, dann zunehmend stärker in Fluss und wirkt gleichzeitig entkrampfend
  - Spannungsgefühl im rechten Oberbauch, Seitenstechen
  - Kopfschmerzen
  - Schlaflosigkeit
  - Völlegefühl, Obstipation
  - löst bei verspäteter Menstruation die Blutung aus, Amenorrhöe, Oligorrhöe
  - Dysmenorrhöe
- ✱ nährt das Leber-Yin:
  - wirkt auf die Leberzellen einhüllend, stärkend, nährend, heilend
  - Nekrosen im Leberparenchym
  - Fettleber, Leberzirrhose, akute und chronische Hepatitis
  - Hepatosplenomegalie, Leberschwellung mit oder ohne Schmerzen
  - wirkt toxischer Hitze entgegen
  - akute und chronische Leberintoxikation
  - akute Knollenblätterpilz-Vergiftung
  - Normalisierung der Transaminasen-Aktivität und des Bilirubinspiegels
  - Bi-Syndrom
- tonisiert Magen und Milz-Pankreas, kräftigt das Hebe-Qi, stillt Blutungen:
  - Neigung zu Milzschwellung, heilt Milztumor
  - Hämorrhoiden, auch blutig
  - heilt das Gewebe, Ulcus cruris, Geschwüre
  - venöse Stase, Varizenbildung
  - Leber-Qi-Stagnation, die Milz-Pankreas attackiert
  - Übelkeit, Appetitverlust, Meteorismus
  - Menorrhagie, zu frühe Menses
  - Laktagogum
  - Benommenheit
  - entzündliche Reizung des Magens
  - Neigung zu Durchfällen infolge Nässe-Kälte

Organbezug
Leber-Galle, Magen, Milz-Pankreas, Niere (Uterus)

Kommentar
Die Mariendistel ist eine der wichtigsten Leber-Yin-Pflanzen. Ihre Arbeit setzt direkt am Leberparenchym an, sie schützt die Leberzellen und bringt so die Heilung in Gang. Kurzfristig hemmt sie sogar den Gallenfluss, um ihn dann allmählich zu steigern. Gleichzeitig werden Spasmen der Gallenwege gelöst. Somit kommt es nicht zu gefürchteten Koliken durch eine plötzliche Gallenflut, wie dies etwa durch die verwandte Artischocke zu befürchten ist.

Die Hauptwirkstoffe Silibin und Silimarin sind in der Lage, die Toleranz der Leberzellen gegenüber Vergiftungen enorm zu erhöhen. Das Präparat Legalon Sil von Madaus, das in konzentrierter Form Silibinin enthält, schützt die Leber vor der sonst tödlichen Knollenblätterpilzvergiftung. Bei virusbedingten Hepatitiden konnte eine erhebliche Verbesserung im Krankheitsverlauf festgestellt werden.

Für Menschen, die beruflich mit Chemikalien zu tun haben, sollte eine regelmäßige Kur mit Mariendistelsamen oder entsprechenden Zubereitungen eine Selbstverständlichkeit sein. Durch die hohe Toxinbelastung, der jeder Mensch heute ausgesetzt ist, wäre eine jährliche Mariendistelkur grundsätzlich empfehlenswert. Mit Rezepten wie etwa dem Leberbrot ist es möglich, die Heilpflanze in die tägliche Nahrung zu integrieren.

Der alte Name „Stichkörner" für die Samen der Heildistel leitet sich nicht von den Stacheln der Distel ab, sondern ist ein Hinweis auf das Seitenstechen, das, so beweisen verschiedene Quellen der alten Literatur, mit Mariendistelsamen erfolgreich behandelt wurde.

In der alten Medizin galt die Pflanze auch als ein Milzmittel. Dabei wird immer wieder erwähnt, dass ein besonders bei Frauen vorkommender, sehr scharfer Schmerz quer über dem Oberbauch, also im Verlauf des quer verlaufenden Dickdarms, sehr gut mit der Mariendistel zu behandeln sei. Bei Leber-Qi-Stagnation, die Milz-Pankreas attackiert, und allgemein bei allen Stauungssituationen im Bauchraum, die einerseits durch eine Stauung im Element Holz, anderseits durch ein geschwächtes Element Erde entstanden sind, kann die Mariendistel den Zustand günstig beeinflussen. Außerdem ist sie ein Spezifikum bei Hämorrhoiden und Varizen.

Menschen, die gut auf eine Therapie mit der Mariendistel ansprechen, haben ein (zu) mildes Naturell. Sie sind zu nachgiebig, scheuen Auseinandersetzungen, sind unfähig sich zu wehren und Schwierigkeiten durchzustehen. Negatives verdrängen sie. Ein über lange Zeit bestehender Kummer, das allzu lange Dulden von Unrecht und zu großes Wohlverhalten bewirken eine energetische Blockade. Nach außen zeigen sich diese Menschen großzügig und tolerant, entwickeln aber eine ausgeprägte Verdrängungsfähigkeit, die sich bald auch somatisch äußert. Der Körper zeigt eine Festhaltesymptomatik mit Spannungsgefühlen, Kloßgefühl in der Kehle, Kopfschmerzen, Schlafstörungen, Pfortaderstauungen und Verstopfung. Behutsam bringt die Mariendistel das Leber-Qi wieder in Bewegung und befreit den Körper von festgehaltenen und angesammelten Schlacken und Toxinen.

Dosierungen

■ Tee (nach Weiß)
1 TL/1 Tasse Wasser übergießen, 10–15 Min. ziehen lassen. 4× tgl. schluckweise heiß trinken: Morgens früh nüchtern, ½ Std. vor dem Mittagessen, ½ Std. vor dem Abendessen, abends vor dem Schlafengehen.

Zur Entstauung des Leber-Qi und zur Verbesserung der cholagogischen Wirkung evtl. einige Pfefferminzblätter zufügen.

■ Tinctura Cardui Mariae (nach Rademacher)
3× tgl. 15–30 Tr. in etwas warmem Wasser zu Beginn der Mahlzeiten einnehmen.

■ Pulver aus den gemahlenen Früchten
1 geh. TL oder 1 EL in ¼ l Milch vorquellen, aufkochen. 2–3× tägl. auslöffeln.

■ Tabletten, Dragees (Trockenextrakt aus Mariendistelfrüchten) sind im Handel erhältlich.

■ Leberbrot
600 g Weizenvollkornmehl, 300 g Gerstenvollkornmehl, 50 g gemahlene Mariendistelsamen, 50 g Zichoriensamen, ¼ l lauwarmes Wasser, 40 g Hefe, eine Prise Salz mischen, gehen lassen und 20 Min. bei 250 °C bzw. 30 Min. bei 190 °C backen.

Nebenwirkungen, Kontraindikationen
keine

Carlina acaulis

Stängellose Eberwurz/stemless carlina root/Asteraceae

Natürliches Vorkommen
trockene Gebirgswiesen und Heiden, in den Alpen bis auf eine Höhe von 2600 m, bevorzugt steinige Böden; in Deutschland sehr zurückgegangene Bestände, deshalb gesetzlich geschützt

Medizinisch verwendete Pflanzenteile
Wurzel – Radix Carlinae

Energie
- Temperatur: warm
- Geschmack: süß, scharf
- Eigenschaften: wirkt erwärmend, trocknend, eröffnend, tonisierend

Inhaltsstoffe
Gerbstoffe, Harze, Inulin, ätherisches Öl (Carlinaoxid, Carilen) usw.

Therapeutische Wirkungen und Anwendungsbereiche
- ✪ öffnet die Leber, bewegt das Leber-Qi:
  - öffnet die Gallenwege (durch Regulierung des Vegetativums)
  - wirkt leicht cholagog, Ikterus
  - reduziert Blutfette und Harnsäure, gestörter Säure-Basen-Haushalt

- verbessert den Fettstoffwechsel (wirkt vorbeugend gegen Fettleber und Leberzirrhose)
- Obstipation
- nervöse Erschöpfung, mangelnde Motivation
- nährt das Leber-Yin:
  - verbessert qualitativ und leicht quantitativ die Gallenproduktion
  - regeneriert die Leberzellen, Alkoholismus
- ✣ beseitigt Nässe-Hitze von Leber und Gallenblase:
  - wirkt trocknend, entschleimt den Gallenbereich
  - stärkt die Mitte
- ✣ bewegt die Säfte:
  - kreislaufwirksam durch Entschleimung des Blutes
  - stimuliert die Sekretion von Magensäften, Galle und Pankreasenzymen
  - wirkt leicht diuretisch, Aszites, Hydrops, Gefühl von Gedunsenheit
  - wirkt diaphoretisch
  - entwässert, entschleimt, zur Umstimmung des Phlegmatikers
- ✣ tonisiert den Mittleren Erwärmer:
  - Magenschwäche, Hyperazidität
  - beruhigt den nervösen Magen, bei rebellierendem Magen-Qi
  - fördert die Enzymproduktion im Pankreas, Blähungen, Völlegefühl
  - wirkt trocknend, zur Umstimmung des Phlegmatikers
  - nervöse Erschöpfung
  - langsames Denken, Benommenheit
- stimuliert das Wei Qi:
  - Antibiotikum (bedingt durch das Carlinaoxyd)
  - Gurgelmittel bei Katarrh
  - chronische Infekte der Schleimhäute des Atemtrakts
- ✣ tonisiert das Nieren-Qi:
  - verbessert die Diurese, Hydrops
  - Harnverhaltung
  - harmonisiert den Säure-Basen-Haushalt
  - Erschöpfbarkeit, Ermüdbarkeit, wirkt belebend und aktivierend
  - stärkt das Nervensystem

- äußerliche Anwendung:
  - Hautausschläge, Schorf (Abkochung mit Essig)
  - Wunden
  - Flechten und eitrige Ausschläge

Organbezug
Leber-Gallenblase, Mittlerer Erwärmer, Niere

Kommentar
Aus den spezifischen Persönlichkeitsmerkmalen eines Menschen lässt sich in der Regel ablesen, welche Wandlungsphase hauptsächlich geschwächt oder gestört ist. Der mit Hilfe der Eberwurz zu behandelnde Typus ist der Phlegmatiker, der sich durch eine besondere Reaktionsträgheit (Yang-Mangel) auf allen Ebenen auszeichnet. So wie er nur schwer zu Aktivitäten im geistigen wie im körperlichen Bereich überredet werden kann, so sind auch die Vorgänge in seinem Körper durch Langsamkeit und Inaktivität gekennzeichnet. An erster Stelle steht eine Schwäche des Elementes Erde: Die gesamte Umwandlung der Nahrung läuft träge, unexakt und unvollständig. Im Organismus verbleibende Schlackenstoffe werden durch Einlagerung von Wasser (überschüssiges Yin) gepuffert. Nässe-Ansammlungen und Verschleimungen sind die Folge und zeigen sich in einem etwas gedunsenen, eher plumpen Aussehen.

Auch das Element Holz kommt seinen Funktionen nicht mehr hinreichend nach. Als Folge steigen die harnpflichtigen Substanzen sowie die Blutfettwerte an. Aus humoralpathologischer Sicht kommt es zu Blutverschleimung; die daraus resultierende Verminderung der Fließgeschwindigkeit des Blutes führt zu einer Mangelversorgung mit Sauerstoff und in der Folge zu chronisch-degenerativen (Leber)-Erkrankungen. Traditionell wurde die Eberwurz bei beginnender Bauchwassersucht eingesetzt, in vielen Fällen angeblich erfolgreich.

Neben dem angeborenen Anteil des Temperaments findet sich in der Vorgeschichte des phlegmatischen Menschen nicht selten eine Schwächung der Persönlichkeit durch vermindertes Selbstvertrauen. Die durch einen Mangel an Liebe früh angelegten Selbstwertdefizite haben dazu geführt, dass der Mensch scheitern musste, wenn es darum ging, für sich selbst etwas zu erkämpfen.

Im Laufe der Zeit stellt sich eine menschenscheue und pessimistische Lebensanschauung ein, der Wille zur Selbstverwirklichung wird nicht mehr wahrgenommen; das aus dem Holz stammende Durchsetzungsvermögen des Seins (Hammer 2002, S. 334) wird gelähmt. Missbrauch von Alkohol ist typisch.

Dosierungen

■ Tee (auch für Waschungen)
1 gestr. TL/1 Tasse Wasser über Nacht kalt ansetzen, langsam zum Sieden erhitzen, 5 Min. kochen lassen. 2–3× tgl. 1 Tasse vor den Mahlzeiten trinken.

■ Tinktur
50 g Wurzeln in ½ l Branntwein (60%) ansetzen, 3–4 Wochen stehen lassen. 10–20 Tr. in etwas Wasser einnehmen, vorzugsweise zu Beginn der Mahlzeiten, zur Gesunderhaltung auch nach den Mahlzeiten. Evtl. mit anderen Tinkturen mischen.

■ Pulver
3× tgl. 1 Msp. zu Beginn der Mahlzeiten einnehmen.

Nebenwirkungen
Überdosierung kann zu Übelkeit und Erbrechen führen.

Kontraindikationen
keine

Carum carvi

Kümmel/caraway/Umbelliferae

Natürliches Vorkommen
sehr großes Verbreitungsgebiet bis Nordskandinavien und Sibirien, im Osten bis zum Himalaya, kaum südlich der Alpen; ursprüngliche Heimat heute nicht mehr bekannt

Medizinisch verwendete Pflanzenteile
Frucht – Fructus Carvi

Energie
- Temperatur: warm
- Geschmack: scharf, leicht süß

- Eigenschaften: wirkt erwärmend, trocknend, öffnend, spasmolytisch, gärungs- und blähungswidrig, magenstärkend, antiseptisch, schleimlösend, laktagog; Qi-Tonikum

Inhaltsstoffe
ätherisches Öl (enthält Carvon, Limonen), fettes Öl, Tannine, Proteine, Kohlenhydrate, Flavonoide usw.

Therapeutische Wirkungen und Anwendungsbereiche
- ✚ tonisiert das Qi von Milz-Pankreas:
  - stimuliert die Enzymtätigkeit, fördert die Nahrungsumwandlung
  - wirkt erwärmend, trocknend
  - beseitigt Nässe-Hitze, Darmmykosen (das Öl hat fungizide Wirkung)
  - wirkt karminativ, Gärungsdyspepsie, Blähungen, Schluckauf
  - Blähungskoliken (auch bei Kindern und Säuglingen), Roemheld-Syndrom
  - Galaktagogum
  - wirkt geistig anregend (Öl)
- ✚ erwärmt Magen und Dickdarm:
  - erwärmt und stärkt den kalten, schwachen Magen
  - regt die Magensäfte an, Appetitlosigkeit, Nahrungsretention
  - Magenkrämpfe
  - Kälte und Schwäche des Dickdarms, Bauchschmerzen, Meteorismus
- ✚ bewegt das Leber-Qi:
  - wirkt cholagog
  - wirkt spasmolytisch
  - Emmenagogum, Dysmenorrhöe
  - Hypochondrie
- ✚ wirkt spasmolytisch:
  - entkrampft Magen und Darm, bei Blähungskoliken von Säuglingen und Kindern
  - zur Linderung der Kolikschmerzen bei Gallen- und Nierensteinen
  - spastischer Husten
  - Uteruskrämpfe, schmerzhafte Menses
- ✚ tonisiert das Lungen-Qi (auch als Öl innerlich und äußerlich):
  - Lungen-Qi-Mangel, Dyspnoe, Husten, Keuchen

- wirkt schleimlösend, transformiert Nässe, leitet Schleim aus
- Lungen-Qi-Mangel kombiniert mit Milz-Pankreas-Qi-Mangel, bei chronischer Bronchitis
- bewegt das Blut, stabilisiert den Geist Shen:
  - als Adjuvans bei Herzunruhe
  - kräftigt das Ich, wirkt ausgleichend
  - Hysterie
- wirkt diuretisch
- ✳ äußerlich antiseptisch, schmerzlindernd, fungizid:
  - Zahnschmerzen, Ohrenschmerzen, rheumatische Schmerzen (traditionell zur Auflage als heißes Kümmelsäckchen)
  - Entzündungen im Mundbereich (ätherisches Öl in Mundwasser zum Gurgeln)
  - Rachitis bei Kindern (Öl zur Einreibung)
  - Hautparasiten (Öl)
- verbessert als Gewürz die Verträglichkeit von schweren, blähungstreibenden Speisen, zur Likör- und Branntweinherstellung

Organbezug
Magen-Milz-Pankreas, Lunge-Dickdarm

Kommentar
Wie Anis und Fenchel gehört der Kümmel zu den Doldenblütengewächsen, jener großen Pflanzenfamilie, deren Heilwirkung hauptsächlich in der Stimulation der Verdauungsdrüsen besteht. Zudem wirken sie harn- und schweißfördernd und werden ihrer entkrampfenden Eigenschaften wegen sehr geschätzt. Der Kümmel liebt feuchte Böden, sucht Licht und Sommerwärme, vermeidet jedoch die große Hitze, weshalb er südlich der Alpen nicht anzutreffen ist. Eher zieht er bis ins nördliche Europa hinauf.

Von warm-süßer Qualität wirkt der Kümmel besonders stark anregend und erwärmend auf das Element Erde. Eine Abkochung von Kümmelsamen regt die Sekretion der Verdauungsdrüsen an, fördert die Umwandlung und den Transport von Nahrung und Flüssigkeiten, vertreibt Blähungen, wärmt den kalten Magen und entkrampft den Verdauungsbereich. So wie der Anis noch heute in den Mittelmeerländern als täglicher Digestif nach den Mahlzeiten geschätzt wird, wandte man den Kümmel früher v. a. in der norddeutschen Tiefebene an.

„Wer Kümmel isst, bekommt keinen Schlaganfall", behauptet ein alter Spruch. Ein gesundes Element Erde gewährleistet, dass das Qi von Milz-Pankreas frei emporsteigen kann, um das Herz und seinen Geist Shen sowie das Meer des Marks mit seinen geistig-kognitiven Funktionen zu nähren. Neben dem die Mitte tonisierenden Effekt ist hier durchaus auch die trocknende und entschleimende Wirkung der Kümmelsamen von Bedeutung. Sie beseitigen Ansammlungen von kalten Feuchtigkeiten und gewährleisten so einen geschmeidigen Qi-Fluss. Samen generell haben eine Affinität zur Nieren-Essenz bzw. zum Gehirn.

Die lösende und die Sekretion anregende Kraft des Kümmels fördert auch die Milchbildung. Zusammen mit Anis und Fenchel ist er Bestandteil vieler Milchbildungstees. Alle drei Pflanzen sind darüber hinaus harmonisierend, fördern das schöne Gemeinsame. Die Wirkung des Kümmels liegt dabei eher im Sinne von Duldsamkeit und innerer Ruhe. Mit seiner Hilfe gelingt es, die Schattenseiten des Lebens etwas leichter zu verdauen; der Geist wird angeregt, nervöse Verspannungen lösen sich.

Dosierungen

■ Tee
1 TL/1 Tasse Wasser aufgießen und 10 Min. ziehen lassen. 3× tgl. 1 Tasse trinken.

■ Oleum Carvi
3× tgl. 1–3 Tr. auf einem Stück Brot einnehmen oder verdünnt in etwas warmem Wasser.

■ Pulvis fruct. Carvi
3× tgl. ½ gestr. TL mit wenig Flüssigkeit einnehmen.

■ Tinctura fruct. Carvi
3× tgl. 10–30 Tr. in etwas lauwarmem Wasser, ca. ½ Std. vor den Mahlzeiten.

Nebenwirkungen, Kontraindikationen
keine

Centaurium erythraea

Tausendgüldenkraut/common centaury/Gentianaceae

Natürliches Vorkommen
Europa (außer im Norden), weltweit gemäßigte Klimazonen; bevorzugt lichte Wälder und feuchte Wiesen

Medizinisch verwendete Pflanzenteile
ganzes Kraut – Herba Centaurii

Energie
- Temperatur: warm, wird auch als kühl beschrieben
- Geschmack: bitter
- Eigenschaften: wirkt trocknend, öffnend, bewegend, stimulierend, reinigend, stärkt das Wei Qi

Inhaltsstoffe
Bitterstoffglykoside (Amarogentrin, Swertiamarin), Flavonoide, Triterpene, Sterole, Pyridin- und Actinidin-Alkaloide in geringen Mengen, ätherisches Öl, Säuren, Magnesium usw.

Therapeutische Wirkungen und Anwendungsbereiche
- ✪ öffnet die Leber, bewegt das Leber-Qi:
  - wirkt cholagog und choleretisch
  - funktionelle Störungen des ableitenden Gallensystems
  - Leere und Kälte der Gallenblase
  - PMS, fördert die Menstruation, Amenorrhöe
  - Obstipation, Blähungen
  - Anorexie
  - Augenerkrankungen, Glaukom, geschwächte Sehkraft
  - Unruhe, Reizbarkeit, nervöse Erschöpfung
- ✪ leitet Nässe-Hitze und toxische Hitze aus:
  - Nässe-Hitze von Leber-Gallenblase
  - beugt Gallensteinen vor, Flankenschmerz
  - Hepatitis, Ikterus, vergrößerte Leber
  - Konjunktivitis
  - Müdigkeit
  - wirkt blutreinigend
  - Ekzeme, Hautausschläge
  - Abszesse, Fisteln, Mastitis
  - Bi-Syndrom, Gicht
  - Migräne
- ✪ tonisiert Qi von Magen und Milz-Pankreas:
  - Magen-Qi-Mangel, Appetitlosigkeit
  - Kälte-Symdrome des Magens
  - Nahrungsretention im Magen
  - Hyperazidität, Salzsäuremangel des Magens
  - steigert die Motilität des Magens
  - hyperacide, chronische Gastritis
  - senkt das rebellierende Magen-Qi, saurer Reflux, Aufstoßen, Übelkeit, Brechreiz
  - unterstützt die Umwandlung der Nahrung
  - Meteorismus, abdominale Fülle
  - fördert die Blutbildung bei Anämie und Blässe
  - stärkt die Lebenskraft bei Erschöpfungszuständen
  - Diabetes mellitus, Hypoglykämie
  - Brechdurchfall
  - befreit den Körper von Flüssigkeitsansammlungen, Ödemen
  - kalte Hände und Füße
- tonisiert das Herz-Qi
- ✪ tonisiert das Wei Qi:
  - enthält tumorvorbeugende Substanzen (Eustomine)
  - Abwehrschwäche, Erschöpfung
  - Viruserkrankungen (akut und chronisch)
  - intermittierendes Fieber
  - kann zu vorübergehender Leukozytose führen
- bewegt das Nieren- und Uterus-Qi:
  - verspätete Menses, Hypomenorrhöe
  - treibt die Placenta aus
  - verbessert die Ausscheidung harnpflichtiger Substanzen
  - harnsaure Diathese, Nierensteine
  - Hauteruptionen, -flecken
- äußerlich bei Geschwüren und Wunden

Organbezug
Leber-Galle, Magen, Milz-Pankreas, Dünndarm

Kommentar
Der Seelenarzt Edward Bach empfiehlt seine Bachblüte „Centaury" für Menschen, die willens- und lebensschwach, übertrieben gutmütig und unterwürfig sind. Sie wollen es allen recht machen, verausgaben sich für andere. Es fällt ihnen schwer,

mutig Stellung zu nehmen, sie können schwer „Nein" sagen, loslassen.

Die Unfähigkeit, Grenzen zu setzen, die meist bereits im Mutterleib wurzelt (Hammer 2002, S. 294), zeigt ein Defizit im Element Erde an. Die Betroffenen klagen über Müdigkeit und Überlastung, fühlen sich erschöpft. Es fehlt ihnen an Ideen und Gedanken, um das eigene Leben zu planen und zu organisieren. In der Realisation eigener Ziele und Wünsche kommen sie nicht voran. Die dem Element Holz zugeordnete gerichtete Bewegung ihrer Existenz staut. Nicht selten neigen die Betroffenen zu Wasseransammlungen im Gewebe als Zeichen einer Schwäche von Milz-Pankreas, sie haben auf Abgrenzungsschwierigkeiten hinweisende Hautprobleme, rheumatische Beschwerden oder entwickeln einen Diabetes.

Das warme, bittere Tausendgüldenkraut gehört zu den Enziangewächsen, die durch starke Bitterstoffe gekennzeichnet sind und v. a. auf den Verdauungstrakt wirken. Es greift trocknend, bewegend, organisierend in den Flüssigkeitsorganismus des Körpers ein, wärmt den Bereich Erde, senkt gleichzeitig auch die Energie des Holzes nach unten und kräftigt die Gallenblase.

Auf der geistigen Ebene bewirkt das Kraut, das seinen lateinischen Namen dem Heiler Kentauron verdankt, eine wahre Bewusstseinskräftigung. Es stärkt die Durchsetzungskraft, verleiht Mut und Entschlossenheit, das eigene Leben zu planen und zu realisieren. Dies gilt auch für junge Menschen, die ihrem Sein noch keine gerichtete Bewegung geben können und z. B. unter sexueller Neurasthenie oder Anorexia nervosa leiden oder Entscheidungsschwierigkeiten bei der Studien- und Berufswahl haben. Das Tausendgüldenkraut bewahrt diese Patienten auch vor tiefer Melancholie, die als Folge dieses Seelenzustandes auftreten kann.

Dosierungen

■ Tee
1 TL/¼ l Wasser kalt ansetzen, 6–10 Std. ziehen lassen, abseihen und auf Trinktemperatur erwärmen. 3–4 Tassen über den Tag verteilt trinken.

■ Pulverisiertes Tausendgüldenkraut zur Blutbildung
Tgl. 1 Msp. in 1 Glas Rote-Bete-Saft oder Kirschsaft als Kur über 5–6 Wochen einnehmen.

■ Kombinationen bei Magenproblemen
Beim hyperaciden Magen (häufiger saurer Reflux, Magen-Hitze) ist eine Kombination von Tausendgüldenkraut mit Eibisch, Robinia, Kamille, Süßholz sowie Heilerde zu erwägen. Beruhigend auf die Magennerven wirken z. B. Baldrian, Johanniskraut und Melisse. Bei starken Kälte-Symptomen kurzfristig etwas Ingwer oder Galgant hinzufügen.

■ Infus mit kleinem Tausendgüldenkraut bei kindlicher Anorexie (nach Hamburger)
5 g Hb. Centaurii minor/1 Likörglas Wasser. 3 × tgl. 1 Likörglas vor dem Essen trinken.

■ Absud (nach Lais)
„Tausendgüldenkraut in Wein gekocht und den Absud (kann auch wegen seiner Bitterkeit mit Zucker versüßt werden) getrunken, vertreibt nicht nur das Fieber, sondern öffnet die Leber und die Milz, wovon die Gelb- und Wassersucht entspringt, und führt dieses Gift aus." (Lais 1948, S. 140)

Nebenwirkungen
keine

Kontraindikationen
- Hyperazidität des Magens, häufiges saures Aufstoßen, Magen- und Darmgeschwüre, allgemein gilt Vorsicht bei Hitzekrankheiten
- Schwangerschaft

Cetraria islandica

Isländisches Moos/Iceland moss/Lichenes-Parmeliaceae

Natürliches Vorkommen
ganz Europa, arktische und antarktische Gebiete; im gemäßigten Klima bevorzugt gebirgige Gegenden, im Norden auf der Ebene

Medizinisch verwendete Pflanzenteile
getrockneter Thallus – Lichen islandicus

Energie
- Temperatur: leicht kühl
- Geschmack: fad, schleimig-bitter, leicht süß
- Eigenschaften: wirkt befeuchtend, antibiotisch; Hauttherapeutikum, Yin-Tonikum

Inhaltsstoffe
Polysaccharide (Lichenin, Isolichenin), aromatische Flechtensäure (Fumarprotocetrarsäure), aliphatische Flechtensäure (Protolichesterinsäure), Jod, Zink, Vit. A, B1, B12 usw.

Therapeutische Wirkungen und Anwendungsbereiche
- ✳ **nährt das Yin, nährt Blut und Körperflüssigkeiten:**
  - tonisiert das Yin von Lunge, Nieren, Magen, Dickdarm
  - Appetitlosigkeit, trockener Mund, Magenschmerzen
  - Erschöpfungszustände, Müdigkeit, Kachexie, Auszehrung, Nachtschweiß
  - große Erschöpfung nach geschlechtlichen Ausschweifungen (nach Simonis)
  - befeuchtet die Körperflüssigkeiten bei Trockenheitssymptomatik, starkem Schwitzen, Durst, Obstipation, bei Trockenheit der Gelenke
  - befeuchtet Haut und Schleimhäute
  - allgemeine Blutleere, nach starkem Blutverlust, anämische Zustände
  - fördert die Erythrozytose
  - Schwäche der stillenden Mutter, hat auch laktagoge Wirkung
- ✳ **nährt das Yin von Lunge und Dickdarm:**
  - Trockenheit der Lunge, Lungen-Yin-Mangel
  - Bronchitis, Sinusitis, Laryngitis
  - chronische Bronchitis
  - trockener Husten mit zähem, spärlichem Sputum, Rachentrockenheit, Kitzeln in der Kehle, Heiserkeit
  - Tuberkulose (bei Blutungen kontraindiziert), Pseudokrupp, Keuchhusten (als Adjuvans)
  - Lungenemphysem, Staublunge
  - Trockenheit der Haut, Psoriasis
  - Trockenheit des Dickdarms, Obstipation
- ✳ **wirkt kühlend, antibiotisch, bakteriostatisch:**
  - Magen-Feuer, Gastritis, Ulcus duodeni
  - chronisch-atrophische Gastritis mit Zungenbrennen
  - Darminfektionen, Dysenterie, Diarrhöe
  - Akne (nach Pahlow)
  - Invasion von Wind-Hitze, Katarrhe der oberen Luftwege
  - Fieber, Nachmittagsfieber
  - Entzündungen von Mundhöhle und Zahnfleisch, Racheninfektionen (als Gurgelmittel)
  - zur Wundheilung (äußerlich)

Organbezug
Lunge-Dickdarm, Magen

Kommentar
Dem Namen zum Trotz handelt es sich beim Isländischen Moos nicht um ein Moos, sondern um eine Flechte. Arzneilich verwendet wird der Thallus. Im feuchten Zustand fühlt er sich weich und lederartig an – hierauf gründet auch der lateinische Name Cetraria (*cetra*: kleines Lederschild; Simonis 1991, S. 89). Im trockenen Zustand ist der Thallus unregelmäßig, eingerollt und brüchig. Bei schlechter Ernte im hohen Norden wird die nicht besonders gut schmeckende, aber nährende Flechte auch als Getreideersatz oder Tierfutter verwendet.

Das Isländische Moos ist in erster Linie ein Yin-Tonikum. Davon zeugt nicht nur die kühlende, nährende Natur dieser die Kälte liebenden Bodenpflanze. Neben ihrem leicht bittern Beigeschmack ist sie als fad-süßlich zu charakterisieren und enthält bis zu 70 Prozent stärkehaltigen Schleim, der befeuchtend auf die drei Erwärmer bzw. durchblutungsfördernd auf alle trockenen Schleimhäute wirkt. Haupteinsatzgebiet ist die Wandlungsphase Lunge. Die befeuchtende Eigenschaft der Flechte kombiniert mit der antibiotisch und bakteriostatisch wirksamen Kraft der Flechtensäuren lassen der Pflanze eine beachtliche immunstimulierende Wirkung zukommen. Sie soll nachweislich bakterizid gegen Mycobacterium tuberculosis hominis wirken (Pahlow 1979, S. 172).

Mit seinem Bezug zum Element Metall wirkt das Isländische Moos außerdem auf die Haut. Bei trockenen, flechtenartigen Hautausschlägen wie z. B. Psoriasis wirkt es kühlend, befeuchtend sowie (Yin- und Blut-) nährend. Hervorzuheben ist weiterhin der Gehalt an Jod und Zink, an Enzymen und Vitaminen (A, B1, B12). Die bitteren Flechtensäuren fördern zudem die Säfte von Magen, Leber und Pankreas, stimulieren den Appetit und regen an.

Das Isländische Moos bewährt sich als wirksames Stärkungsmittel und gelangt bei Menschen zur Anwendung, die aufgrund von Lungen-Yin-Schwäche mit chronischer Schwäche des Wei Qi und Lungenkrankheiten konfrontiert werden. Vor allem Patienten, die nach langer (hitziger) Krankheit trocken und ausgezehrt und von schwacher Konstitution sind, die alle Bindungen zur Umwelt unterbrochen haben, hilft die Pflanze. Einzusetzen ist sie auch bei älteren Menschen, die nach vielen Trennungserlebnissen in Traurigkeit und Einsamkeit zu versinken drohen und deren trockene Haut und Schleimhäute sowie das schwache Qi und Blut unbedingt Kraft und Nahrung brauchen. Ein gestärktes Lungengewebe bzw. ein solideres Metall-Yin lässt wieder Gefühle und Gedanken fließen und ermöglicht neue Pläne und Bindungen.

Dosierungen

■ Tee (nach Pahlow)
2 geh. TL/¼ l Wasser langsam aufwärmen und zum Sieden bringen, sofort abseihen. 2–3× tgl. 1 Tasse trinken, bei Husten mit etwas Honig süßen. Bei Akne über längere Zeit tgl. 3 Tassen trinken.

■ Tee (nach Wichtl)
1–2 TL (2–4 g) mit ca. 150 ml heißem Wasser übergießen, nach 10 Min. durch ein Teesieb geben. Mehrmals tgl. 1 Tasse frisch bereiteten Aufguss trinken.

■ Gelatina Lichenis islandici (Madaus) bei trockenem Husten, allgemeiner Trockenheit, Durst
Pflanze im Verhältnis 1 : 20 mit Wasser kochen, bis sich ein dickes Gelee bildet. Abkühlen lassen, mehrmals tgl. löffelweise einnehmen.
   Zur Verstärkung der Yin-tonisierenden Wirkung die erste Abkochung verwerfen und die Pflanze erneut auskochen (nach Mosheim-Heinrich).

■ Urtinktur
Bei akuten Zuständen 1–3× tgl. 5–10 Tr. einnehmen, bei chronischen Verlaufsformen alle 30–60 Min. je 5 Tr.
   Im Handel als Cerivikehl von Sanum erhältlich.

■ Pastillen
Im Handel als Isla-Moos-Pastillen von Engelhard Arzneimittel erhältlich.

Nebenwirkungen, Kontraindikationen
keine

Chelidonium majus
Schöllkraut/celandine/Papaveraceae

Natürliches Vorkommen
auf Schuttplätzen, unter Hecken, an Zaun- und Wegrändern, auch in feuchten, lichten Wäldern Mitteleuropas

Medizinisch verwendete Pflanzenteile
Kraut – Herba Chelidonii

Energie
- Temperatur: warm
- Geschmack: scharf, bitter
- Eigenschaften: wirkt trocknend, erwärmend, öffnend, bewegend, spasmolytisch

Inhaltsstoffe
Alkaloide (Chelidonin, Berberin), Chelidonsäure, Flavonoide, Carotinoide, proteolytische Enzyme usw.

Therapeutische Wirkungen und Anwendungsbereiche
- ✱ beseitigt Nässe-Hitze in Leber und Gallenblase:
  - Ikterus
  - gelbe Skleren, blassgelber Teint
  - bitterer Mundgeschmack
  - dumpfer Hinterkopfschmerz
  - Übelkeit
  - eröffnet die verstopfte Leber und Milz
  - Cholelithiasis, Cholezystitis, wirkt entkrampfend, auch bei schmerzhaften Krisen und Kolikzuständen
- ✱ bewegt das Leber-Qi:
  - wirkt cholagog, reduziert Cholesterin im Blut
  - Schulterschmerzen, Schmerz am rechten Angulus inf. scapulae
  - treibt Säuren und Schärfen aus, entgiftet
  - Schmerz und Wundheitsgefühl in der Lebergegend
  - Reizbarkeit, Depression
  - Neigung zu Zornausbrüchen, Wutanfällen

- ✦ senkt aufsteigendes Leber-Yang, klärt Leber-Feuer:
  - Kopfschmerz (temporal, in den Augen oder der rechten Kopfhälfte)
  - Obstipation
  - bitterer, pappiger Mundgeschmack
  - rotes Gesicht, rote, tränende Augen
  - Augenkrankheiten mit Sehverlust
  - dämpft die Psyche, bei durch Träume gestörtem Schlaf
- ✦ entkrampft den Oberen und Mittleren Erwärmer:
  - chronischer Krampfhusten, Keuchhusten
  - Spasmolytikum für die Gallenwege
  - Krämpfe im Magen-Darm-Trakt
- wirkt bakterizid:
  - grampositive Bakterien
- äußerlich erweichend bei Schwellungen:
  - Warzen

Organbezug
Leber-Galle, Lunge

Kommentar
Der lateinische Name des Schöllkrauts leitet sich ab von *donum* (Geschenk) und *caeli* (des Himmels). Ist Chelidonium also ein „Himmelsgeschenk"? Interessant ist überdies, dass man in alten Zeiten das Schöllkraut auch Schwalbenkraut nannte, weil die Schwalben angeblich ihre blinden Jungen damit sehend machten. Das Kraut galt als Purgans, Diuretikum und Cholagogum, war aber tatsächlich auch ein wichtiges Therapeutikum für die Augen.

Die beträchtliche spasmolytische und zugleich cholagoge, aber auch wärmende und trocknende Wirkung geben dem Schöllkraut heute eine Sonderstellung unter den Leberpflanzen. Aus diesen Eigenschaften lässt sich die günstige Wirkung gerade bei akuten Zuständen von Nässe-Hitze in Leber und Gallenblase erklären. Schöllkraut erweist sich auch bei Erhöhung des Bilirubins und des Cholesterins als sehr hilfreich. Kombiniert mit Wermut (Artemisia absinthium) regt es die Pankreassäfte an.

Die Grundemotionen des Menschen, der auf Schöllkraut anspricht, sind Besorgnis und Ärger. Er lebt in ständiger Angst und Sorge, seine Gedanken kreisen ständig um seine Lieben, seine Familie, um sich, um das Heute und Morgen. Typisch ist die schimpfende Mutter, die sich dauernd über das allzu unternehmenslustige Verhalten ihrer Kinder ärgert. Ständig mahnt sie ihre Kinder zur Vorsicht und kann sich selbst nicht mehr freuen. Bang und ängstlich, durch Kleinigkeiten gereizt, ist sie schnell überfordert. Sie lebt ständig in einer ärgerlichen Unruhe, rutscht in Depression, in Erstarrung, bricht aus in Zorn und Wut, verliert die Kontrolle über sich selbst, auch Selbstmordgedanken sind ihr nicht fremd. Nachts findet sie keine Ruhe, Träume zerstören ihren Schlaf, häufig wacht sie auf. Tagsüber ist sie abgeschlagen und müde. Häufig bilden diese Frauen Gallengrieß und -steine und leiden unter Koliken. Hier ist das Schöllkraut das Mittel der Wahl: Es leitet die von Schreck und Überforderung gestaute Energie von der Leber ab, löst die krampfhafte Erstarrung, öffnet die Schleusen für Galle und schafft die Voraussetzungen, dass die Flüssigkeiten wieder fließen können.

Dosierungen
■ Tee
2 TL/1 Tasse Wasser aufgießen, 7 Min. ziehen lassen. Tgl. 2 Tassen schluckweise zwischen den Mahlzeiten als Kur über 3–4 Wochen trinken.
Der Wirkstoffgehalt der Droge ist gegenüber der Frischpflanze stark herabgesetzt. Das Kraut wird meist nur als Ergänzung in Gallentees verwendet.

■ Tinctura Chelidonii (nach Rademacher)
3× tgl. 15 Tr. in etwas lauwarmem Wasser einnehmen.

■ Extractum fluid. Chelidonii
3× tgl. 5 Tr. in etwas Wasser vor den Mahlzeiten einnehmen.

■ Externum für Warzen
Frischen Pflanzensaft auf die Warzen auftupfen.

Nebenwirkungen
Schöllkraut ist eine Giftpflanze. Bei Überdosierung stark toxisch mit Atemlähmungen. Bei Teezubereitungen soll die Tagesdosis von 15 g Trockendroge oder 0,5–2 g Extrakt nicht überschritten werden. Der gelbe Milchsaft wirkt hautreizend, kann Blasen hervorrufen und die Augen ätzen.

7 Pflanzenmonografien

Kontraindikationen
keine

Chrysanthemum parthenium

Mutterkraut, Mutterkamille/chrysanthemum flower/Asteraceae

Natürliches Vorkommen
östliches Mittelmeergebiet und Kleinasien, in Europa und Nordamerika angebaut und verwildert

Medizinisch verwendete Pflanzenteile
- Blüten – Flores Parthenii
- Kraut – Herba Parthenii

Energie
- Temperatur: kühl
- Geschmack: bitter, ein wenig scharf
- Eigenschaften: wirkt trocknend, bewegend, absenkend, besänftigt Wind

Inhaltsstoffe
ätherisches Öl (mit Campher), Sesquiterpenlactone (Parthenolid), Flavonoide (Apigenin, Luteolin) usw.

Therapeutische Wirkungen und Anwendungsbereiche
- ✤ bewegt das Leber-Qi:
  - wirkt cholagog, entkrampft die Gallenwege
  - wirkt spasmolytisch
  - PMS, Dysmenorrhöe, Amenorrhöe
  - dunkles, klumpiges Menstruationsblut
  - klärt die Augen
  - Hypertonie (alkoholischer Extrakt)
  - Obstipation
  - Tendenz zu Besorgnis, Gereiztheit, innerer Spannung, Insomnia
- ✤ senkt aufsteigendes Leber-Yang, klärt Leber-Feuer:
  - Kopfschmerzen an den Schläfen, lateral am Kopf, in den Augen
  - ✤ Migräne (Prophylaxe)
  - hochfrequenter Tinnitus, Schwerhörigkeit
  - Gesichtsröte, Konjunktivitis
  - Meningitis (als Adjuvans)
  - Reizbarkeit, Zorn- und Wutanfälle
  - Unruhe, nervöse Schwäche
  - festigt die Wanderseele Hun
- ✤ besänftigt inneren Wind und leitet äußeren Wind-Hitze aus:
  - Grippe, Tonsillitis
  - Kopfschmerzen, Benommenheit
  - Dreh- und Schwankschwindel
  - wirkt gefäßentkrampfend, Beinkrämpfe
  - Gesichtsneuralgien, Zungenlähmung
  - Sehstörungen, Konjunktivitis
  - Ohrensausen, Schwerhörigkeit
  - Veitstanz
  - Trigeminusneuralgie, Fazialisparese
  - Angstzustände
- entkrampft die Gallenwege, Krämpfe im Magen-Darm-Trakt
  - PMS
  - Schmerz aufgrund von Blutstau und verzögertem Blutfluss
- klärt Hitze (speziell der Oberfläche):
  - infizierte Wunden
  - Hauterkrankungen wie Furunkel, Abszesse, eiternde Geschwüre, Akne
  - Obstipation
  - wirkt fiebersenkend, antiphlogistisch

Organbezug
Leber-Gallenblase, Lunge (Haut)

Kommentar
In Mitteleuropa ist das Mutterkraut zu Unrecht in Vergessenheit geraten. In der angelsächsischen Welt dagegen wurde das Kraut bereits vor 200 Jahren bei Kopfschmerzen eingesetzt und gilt auch heute noch als wichtiges Kopfschmerz- und Migränemittel.

Das Mutterkraut bewährt sich bei diversen Symptomen des aufsteigenden Leber-Yang sowie bei Leber-Wind wie Migräne, Schwindel oder Tinnitus. Klinische Studien aus England bestätigen, dass durch die tägliche prophylaktische Einnahme eines Mutterkrautpräparats mit dem Wirkstoff Parthenolid die Häufigkeit und Heftigkeit von Migräneanfällen signifikant verringert werden können. Auch die typischen Begleiterscheinungen der Migräne wie Schwindel, Übelkeit und Erbrechen werden vermindert. Als positiv erweist sich zudem die spasmolytische Wirkung gerade auf die Gefäße und die Gallenwege.

Sein Name weist jedoch noch auf eine weitere sehr wichtige Qualität des Mutterkrauts hin:

Es besitzt große Heilkraft bei Erkrankungen des weiblichen Urogenitaltraktes. Früher wurde die Pflanze wegen ihrer fiebersenkenden und entzündungshemmenden Eigenschaften bei Kindbettfieber verordnet, heute ist ihre das Leber-Qi bewegende und spasmolytische Wirkung bei verschiedenen Menstruationsbeschwerden von Bedeutung. Ody (1999, S. 102) empfiehlt, nach der Entbindung einen schwachen Aufguss (15 g auf 500 ml Wasser) zur Reinigung und Beruhigung des Uterus zu trinken.

Seit mehr als 2000 Jahren gehören in China die Blüten der wild wachsenden Chrysanthemen zu den häufig verwendeten Heilmitteln. Im Vordergrund stehen hier ihre den inneren wie den äußeren Wind ausleitenden und die Hitze kühlenden Wirkungen. Außerdem stabilisieren und harmonisieren Chrysanthemenblüten das Element Holz und haben einen kühlenden und klärenden Effekt auf die Augen. Üblicherweise nutzt die TCM eine Abkochung der Blüten. Bei Augenproblemen werden sie jedoch heiß überbrüht und auf die geschlossenen Augen gelegt. Bei Konjunktivitis wirken Augenbäder mit Mutterkrauttee kühlend und lindernd. Aber auch die Haut, und damit das Element Metall, gehört zu den Wirkungskreisen der Pflanze. Hier wirken die Blüten sowohl innerlich als äußerlich kühlend und entgiftend bei hitzigen Prozessen wie infizierten Wunden, Furunkeln, Abszessen und Akne.

Mutterkraut ist eher bei Frauen als bei Männern angezeigt. Die Patientin ist empfindsam und leicht zu kränken, wobei sie Kränkung geradewegs zu erwarten scheint. Sie reagiert mit lautem Klagen und einer Reihe körperlicher Symptome wie Kopfschmerzen, Menstruationskoliken, gestauter Galle. Auch wenn er geringfügig erscheint, hält sie lange an dem Gegenstand der Kränkung fest.

In seiner therapeutischen Wirkung ähnelt das Mutterkraut der Kamille, wirkt aber langsamer und beständiger. Der Patiententypus ist weniger heftig und hitzig.

Dosierungen

■ allgemeine Dosis
0,5–1,2 g Blattpulver tgl.

■ Tee aus dem Kraut
1 TL/¼ l Wasser aufgießen, 7–10 Min. ziehen lassen. 3 Tassen tgl. trinken.

■ zur Migräne-Prophylaxe
Tinctura Chrysanthemi parthenii ex herba sicc. 2× tgl. 40 Tr. über einen längeren Zeitraum einnehmen.

■ bei kalter Migräne (Verengung der zentralen Blutgefäße)
Tinctura Chrysanthemi parthenii im Abstand von je 30 Min. 5–10 Tr. einnehmen. Zusätzlich warmes Tuch um den Kopf binden.

Nebenwirkungen
Bei längerer Anwendung und zu hoher Dosierung kann es vereinzelt zu Schwindel, Magenverstimmung, Übelkeit, Verdauungsbeschwerden, Verstopfung, Herzklopfen, Verstärkung der Menstruationsblutung und zu Hautausschlag kommen. Da das Kraut die Blutgerinnung erhöht, soll es auch von Patienten gemieden werden, die blutverdünnende Medikamente einnehmen.

Kontraindikationen
Allergie gegen Korbblütler, Schwangerschaft, Stillzeit, Kinder unter 12 Jahren

Cichorium intybus
Wegwarte/chicory/Cichoriaceae (Compositae)

Natürliches Vorkommen
Europa, Nordwestafrika, Westasien

Medizinisch verwendete Pflanzenteile
- Blüte – Flores Cichorii
- Kraut – Herba Cichorii
- Wurzel – Radix Cichorii

Energie
- Temperatur: kühl
- Geschmack: bitter, leicht süß und salzig (Wurzel und Kraut)
- Eigenschaften: wirkt trocknend, absinkend, entschleimend, adstringierend, heilend, zerteilend, tonisierend, nährend, absinkend, psychisch festigend; Hauttherapeutikum

7 Pflanzenmonografien

Inhaltsstoffe

Wurzel: Sesquiterpenlactone (Lactucin), Inulin, Cumarine, Phenolcarbonsäure, Flavonoide, ätherisches Öl, Mineralstoffe, Vit. B1, B2, C, P, K usw.

Therapeutische Wirkungen und Anwendungsbereiche

- ✺ bewegt das Leber-Qi:
    - wirkt choleretisch
    - wirkt sanft abführend (auch für Kinder geeignet)
    - Schlaflosigkeit
    - Völlegefühl
    - Stauungen im Pfortaderbereich
    - Augenmittel, verbessert die Sehkraft
    - festigt das psychisch-mentale Gleichgewicht eines Menschen, festigt die Wanderseele Hun
    - Depression, Melancholie, Hypochondrie
    - stärkt die Zielkraft
- ✺ beseitigt Nässe-Hitze der Gallenblase:
    - Cholezystitis, Cholelithiasis
    - akute Hepatitis
    - Krämpfe, Koliken, Schmerzen im rechten Oberbauch
    - wirkt trocknend und kühlend
    - bitterer Mundgeschmack
- ✺ nährt das Leber-Yin:
    - wirkt leberzellstärkend, entlastet das Leberparenchym
    - langwierige Leberleiden
    - Gewichtsverlust, Kachexie
- ✺ senkt aufsteigendes Leber-Yang, klärt Leber-Feuer:
    - Ikterus
    - Toxikose, harnsaure Diathese, Gicht
    - Kopfschmerzen, Durst
    - Konjunktivitis
    - Gereiztheit, nervöse Unruhe, Schlafstörungen
    - Gefahr von Apoplexie
- ✺ tonisiert das Qi von Magen und Milz-Pankreas:
    - regt die Pankreas-Säfte an, kräftigt Qi von Milz-Pankreas
    - verbessert die Nahrungsumwandlung, Adipositas
    - öffnet die Milz
    - wirkt trocknend und entschleimend, bei Nässe-Hitze
    - senkt den Blutzucker, bei Diabetes mellitus
    - unterstützt die Blutbildung bei Anämie, Blässe, Schwindel
    - Hämorrhoiden
    - Mikrohämaturie
    - nährt das Magen-Yin, regt die Magensäfte an
    - bewegt das Magen-Qi, Appetitlosigkeit, Blähungen
    - Magenverschleimung
- ✺ kühlt Hitze, wirkt entzündungshemmend:
    - hitzige Erkrankungen im Bauchraum, Dickdarm- und Bauchfellentzündungen
    - Nässe-Hitze der Blase, Zystitis, Urethritis
    - häufiges, schmerzhaftes Wasserlassen
    - hohes Fieber
    - Gicht
    - kühlt Blut-Hitze
    - hitzige Hauterkrankungen, Karbunkel, Furunkel, Ekzeme, Hautunreinheiten
    - entzündliche Schwellungen
    - Magen-Feuer, chronische Gastritis (als Adjuvans bei akuter Gastritis)
    - Geschwüre der Speiseröhre, im Mageneingang und Zwölffingerdarm
    - wenn Hitze den Dickdarm blockiert, trockene, harte Stühle, Obstipation
    - Lepra (nach Paracelsus)
- tonisiert das Herz-Qi:
    - wirkt positiv inotrop und chronotrop
    - regt den Kreislauf an
    - harmonisiert den Geist Shen, bei Hysterie
- ✺ nährt die Nieren-Yin-Essenz:
    - Schmerzen im LWS-Bereich
    - nährt Blut- und Körpersäfte
    - nach der Geburt
    - verlangsamte Entwicklung bei Kindern
    - wirkt nervenstärkend
    - Infertilität
- tonisiert das Nieren- und Blasen-Qi:
    - erhöht die Harnmenge
    - Ödeme
    - verbessert die Ausscheidung harnpflichtiger Substanzen
    - Urikämie, Cellulitis, Dyskrasie
    - chronische Blasenschwäche

- entschleimt:
  - Rachen, Lungen, Bronchien
  - Magen
  - Leber und Gallenblase
- wirkt adstringierend:
  - Diarrhöe, Spermatorrhöe
- ✪ Allgemeintonikum:
  - Ich-Schwäche, kräftigt den Geist Shen, festigt die Wanderseele Hun
  - stärkt das Qi von Herz, Magen, Milz-Pankreas, Niere-Blase
  - Anorexie, Kachexie
  - wirkt entschleimend, regt den Kreislauf an
  - gilt als lebensverlängernde Pflanze
- Anthelminthikum
- wirkt äußerlich zerteilend, auflösend:
  - Geschwülste
  - Warzen

Organbezug
Leber-Gallenblase, Milz-Pankreas, Magen, Herz, Niere-Blase

Kommentar
Die Wegwarte galt wie viele andere blaue Blumen (z.B. Akelei, Borretsch, Eisenkraut, Kornblume, Wohlriechendes Veilchen) seit jeher als große Seelenpflanze. Der Seelenarzt Dr. Edward Bach empfiehlt die Bachblüte Chicory bei allen Störungen, die mit übertriebenem Liebesbedürfnis zusammenhängen: bei Kindern, die ständig Zuwendung fordern und überanhänglich sind, bei Übermüttern, bei übersteigerter Eifersucht, bei Menschen, die anderen helfen, um diese an sich zu binden, bei Folgen einer liebesarmen Kindheit, bei Hypochondrie. Im Sinne der TCM hilft die Wegwarte, wenn die Ich-Kräfte sich nicht richtig entwickeln und der Geist Shen sich nicht richtig festigen konnte.

Die Wegwarte gilt als ein mächtiges Leber-Gallen-Mittel, das bei den verschiedensten, auch langwierigsten Erkrankungen in diesem Bereich eingesetzt werden kann. Sie entschleimt, entstaut, öffnet die Gallenblase und ihre Abflusswege und gewährleistet so den gewünschten Gallenfluss. Hier liegt ihre große Wirkung als Seelenpflanze gegen Schwermut und Melancholie. Schon die humoralpathologische Lehre der alten abendländischen Ärzte sah Schwarzgalligkeit als Ursache von Melancholie. Sitz der schwarzen Galle war die Milz. Nahm dieser schwarze Saft überhand im Körper, wurde der Mensch melancholisch. Die Toxine vergifteten ihn und trübten gleichzeitig sein Gemüt. Trotz ihres kalten Energieverhaltens tonisiert die Wegwarte die Mitte und stärkt auch den kalten Magen. Der hohe Inulingehalt macht die Wegwartenwurzel zu einem idealen Hilfsmittel bei Diabetes.

Ihre kühlende und reinigende Wirkung bei innerer Hitze, Blut-Hitze und langwierigen toxischen Zuständen empfiehlt den Einsatz der Wegwarte als ein exzellentes Therapeutikum zur Behandlung von Gicht, Furunkeln, Karbunkeln und Ekzemen, wobei die Wurzel hier am besten mit Klette (Arctium lappa), Erdrauch (Fumaria officinalis) und Löwenzahn (Taraxacum officinale) kombiniert wird.

Ihre positive Wirkung auf das Blut macht die Wegwarte zu einem gern verwendeten Mittel in Frühjahrskuren. Für eine erfolgreiche Anwendung ist die langfristige und geduldige Verabreichung erforderlich.

Dosierungen
Niedrige Dosierungen wirken nährend und heilend, hohe Dosierungen eher Hitze klärend und entgiftend.

■ Tee aus Kraut, Blüte und Wurzel
2 TL/¼ l Wasser einige Stunden kalt ansetzen, bis zum Aufwallen erhitzen. Tgl. 2–3 Tassen schluckweise trinken.

■ Tee aus Kraut und Wurzel
2 TL/¼ l Wasser über Nacht kalt ansetzen, 5 Min. kochen lassen. Tgl. 2–3 Tassen trinken.

■ Tee aus Blüten und Kraut zur Stimulation der Magensäfte, bei Dyspepsie, verleiht Antriebskraft, baut Sturheit und Hartnäckigkeit ab
(nach Weidinger)
1 EL/¼ l Wasser aufgießen, 10 Min. ziehen lassen. 3 Tassen über den Tag verteilt trinken.

■ Essenz zum Einreiben bei müden Gliedern, Muskelkater, Dekubitus
2 EL Kraut, Blüten und/oder Wurzel (getrocknet) in ein weithalsiges Gefäß geben, mit 300 ml klarem

Schnaps oder Korn (38–40 Vol.%) übergießen, gut verschließen, 3 Wochen an einen warmen Platz stellen. Dann fein filtrieren, in eine Flasche füllen und gut verschließen.

■ Sirup aus Blüten, der das Herz-Qi stärkt
Blüten im Verhältnis 1 : 3 mit Rohrzucker in ein weithalsiges Glas füllen, gut vermischen und zerreiben. Das Gefäß verschließen und in die Sonne stellen: tgl. bis 2 TL von dem Sirup einnehmen.

■ Frischer Pflanzensaft oder Wegwartenwurzelsirup als Laxans, auch für Kleinkinder geeignet (nach Berger und Haller)
50 g getrocknete Wurzeln und 600 ml Wasser in einen Topf geben, zudecken und 8 Std. ziehen lassen. Zum Kochen bringen, 20 Min. sanft köcheln lassen, ggf. etwas Wasser zufügen, damit die Wurzeln immer von Wasser bedeckt bleiben. Wurzeln und Wasser durch ein feines Sieb und Papierfilter laufen lassen. Den Saft nochmals erhitzen, 300 g Rohrzucker zufügen und aufkochen lassen. Den Sirup in ein Glas füllen und gut verschließen. Kühl aufbewahren.
  Kleinkinder nehmen tgl. 1 TL, Erwachsene bis zu 3 × tgl. 1 TL.

Nebenwirkungen
In seltenen Fällen können allergische Hautreaktionen auftreten

Kontraindikationen
Allergie gegen Wegwarte und andere Korbblütler

Cimicifuga racemosa

Traubensilberkerze, Wanzenkraut/black cohosh/Ranunculaceae

Natürliches Vorkommen
lichte Wälder und Waldränder im Osten Nordamerikas

Medizinisch verwendete Pflanzenteile
Wurzelstock – Rhizoma Cimicifugae

Energie
- Temperatur: kühl
- Geschmack: bitter, scharf, leicht süß
- Eigenschaften: wirkt spasmolytisch, regulierend, absenkend, besänftigt inneren Wind

Inhaltsstoffe
Triterpenglykoside (Actein, Cimifugosid), Flavonoide (Isoflavon), Phenolkarbonsäuren, Hydroxyzimtsäureester, Alkaloide, Gerbstoffe usw.

Therapeutische Wirkungen und Anwendungsbereiche
- ✲ nährt das Nieren-Yin:
  - erhöht den Östrogenspiegel
  - Dysmenorrhöe, Hypomenorrhöe, Amenorrhöe
  - klimakterische Beschwerden
  - leitet Hitze aus durch Yin-Mangel verursacht
  - Erhöhung der Harnmenge
  - Ovariitis, Metritis, Endometritis
  - Kreuzschmerzen
  - nervöse Reizbarkeit, speziell bei Frauen
- ✲ bei Disharmonie von Niere und Herz:
  - Leere-Feuer
  - Herz-Yin-Mangel, nervöse Herzstörungen im Klimakterium
  - Puerperalmanie (Herz-Blut-Mangel)
  - psychische Rastlosigkeit
- bewegt das Leber-Qi:
  - Migräne
  - Dyspepsie bei Alkoholikern
  - Melancholie, tiefe Traurigkeit, speziell bei Frauen
  - nervöse Unruhe
- klärt Leber-Feuer, besänftigt inneren Wind:
  - Bi-Syndrom bei Frauen mit ovarieller Dysfunktion und im Klimakterium
  - Rückenschmerzen, Schmerzen im zerviko-thorakalen Übergang
  - Steifigkeit der Extremitäten, Muskelzucken
  - Chorea speziell im Pubertätsalter
  - klimakterische Beschwerden, z. B. Depressionen
  - Neuralgien allgemein, v. a. Ovarial-, Gesichts- und Hinterkopfneuralgien
  - Nervenmittel bei Alkoholsucht und Delirium tremens
  - Tinnitus, Otitis media, Otosklerose
- wirkt spasmolytisch auf den Unteren Erwärmer:

- wirkt wehenfördernd, Erleichterung der Entbindung
- Ovarialneuralgie, neuralgische Uterusbeschwerden
- Dysmenorrhöe
- Kopfschmerzen korrespondierend mit ovariellen Dysfunktionen

Organbezug
Leber, Niere, Unterer Erwärmer

Kommentar
Die Traubensilberkerze gilt in erster Linie als Frauenmittel. Die betreffenden Patientinnen sind durch eine Schwäche des geschlechtlichen Bewusstseins gekennzeichnet, die anlagebedingt oder dadurch bestimmt ist, dass die Frauenrolle nicht angenommen werden kann. Unterdrückung der heranreifenden Sexualität durch ein autoritäres Elternhaus, aber auch Minderwertigkeitsgefühle können auslösender Faktor sein.

Der behinderte Einstieg in das Frau-Sein verfolgt die Frau ein Leben lang und äußert sich unterschiedlich in den verschiedenen Lebenslagen. Eine Disharmonie im Element Holz behindert die Richtung, die das Sein in seiner Entwicklung nehmen sollte, und beeinträchtigt innerhalb des Systems der fünf Wandlungsphasen den freien Fluss aller anderen Energien. Kennzeichnend sind eine Neigung zur sog. Hysterie, zu Zögerlichkeit beim Aufbau von Bindungen und verminderte Fähigkeit zur Hingabe. Die erheblichen Beschwerden im Klimakterium, die sich körperlich und psychisch äußern, können auch als Folge nicht gelebter Sexualität und der Angst, Versäumtes nicht nachholen zu können, auftreten.

Die Traubensilberkerze ist in ihrer Heimat Nordamerika in der traditionellen Indianermedizin ein viel gebrauchtes Mittel gewesen und hat v. a. bei der Unterstützung der Geburt eine große Rolle gespielt. Bei uns ist sie neben Yamswurzel und Rotklee zum wichtigsten Phytotherapeutikum bei der Behandlung klimakterischer Beschwerden geworden, obwohl sie tatsächlich nur bei einer begrenzten Anzahl von Frauen in der erhofften Weise wirksam ist. Zum einen kann die Lebensgeschichte der Patientin zu diesem Mittel führen, zum anderen ergeben sich aus der gewachsenen Problematik die typischen Muster. Zu beachten ist, dass die Traubensilberkerze nur bei noch aktiven Ovarien wirken kann.

Dosierungen
■ Tee
1 TL/⅛ l Wasser aufkochen, 15 Min. kochen lassen, auf ⅛ l nachfüllen, in Thermoskanne füllen. Schluckweise im Laufe des Tages trinken.

■ Tinctura Cimicifugae
- 2× tgl. 20 Tr. in etwas lauwarmer Flüssigkeit einnehmen.
- bei Tinnitus (zitiert nach Leclerc bei Madaus): 2× tgl. 1 TL einnehmen, nach 2–3 Tagen steigern auf 4–5× tgl. 1 TL.

Nebenwirkungen
keine, Überdosierung vermeiden

Kontraindikationen
Schwangerschaft, Stillzeit, hormonsensitive Erkrankungen

Cinnamomum zeylanicum/cassia
Zimt/cinnamon bark/Lauraceae

Natürliches Vorkommen
- Cinn. zeyl.: Südost-Asien, Ceylon, Philippinen, Java, Sri Lanka sind seine Heimat. Heute wird der Baum in den Tropen kultiviert.
- Cinn. cass. ist beheimatet in Südchina, Indonesien, Sumatra, Vietnam, Laos.

Medizinisch verwendete Teile
- Rinde – Cortex Cinnamomi
- junge Zweige – Ramulus Cinnamomi

Energie
- Temperatur: heiß
- Geschmack: scharf, leicht süß und bitter, adstringierend
- Eigenschaften: wirkt sehr erwärmend, trocknend, diaphoretisch, adstringierend, digestiv, karminativ, immunmodulierend, antiphlogistisch, antiviral, fördert die Durchblutung, Yang-Tonikum

7 Pflanzenmonografien

Inhaltsstoffe
ätherische Öle (enthalten Zimtaldehyd, Eugenol), Gerbstoffe, polyzyklische Diterpene, Flavonoide, Schleimstoffe, Saccharose, Vanillin, Kalziumoxalat, Gummi, Harz, Pektin, Vit. C, Vit. B1, B2, B3, Betacarotin, viele Mineralien (Barium, Brom, Kalzium, Chlor, Kobalt, Jod, Eisen, Mangan, Kalium, Phosphor, Strontium, Schwefel, Titanium etc.) usw.

Therapeutische Wirkung und Anwendungsbereiche

- ✳ tonisiert das Nieren-Yang (Rinde):
  - reichlicher, klarer Urin, Kälte- und Schwächegefühl im Lumbalbereich, wirkt aphrodisierend bei Frau und Mann, Libidomangel, Frigidität
  - wirkt diuretisch, Hydrops, Ödeme der Beine
  - Kälte im Urogenitalbereich, im Uterus, menstruelle Krämpfe, fördert die Menstruationsblutungen, verspätete Menses, Amenorrhöe, beschleunigt die Geburt, fördert die Wehen
- ✳ tonisiert das Yang von Milz-Pankreas, erwärmt das innere Li (Rinde):
  - morgendlicher Durchfall, breiige Stühle, Schwäche der Extremitäten, abdominale Distension und Krämpfe
  - Erschöpfung, Müdigkeit infolge Leere-Kälte, in Stresssituationen, im Alter, in der Rekonvaleszenz, bei Phlegmatikern, Melancholikern
  - erhöht die Spannkraft des Gewebes
  - verbessert den Glukosestoffwechsel beim Typ-II-Diabetiker: hat Insulin-ähnliche Wirkung und potenziert die Wirkung des Insulins, indem es die Empfindlichkeit der Zellen dafür erhöht, beugt Diabetes-Komplikationen vor wie Herz- und Gefäßkrankheiten, Katarakt, Neuropathien etc. (der regelmäßige Verzehr von frischem Zimt)
  - wärmt kalte Extremitäten und innere Organe, Hypothermie
  - Hämorrhoiden, verbessert die Darmperistaltik
  - steigert die Hirntätigkeit, Konzentrations-, Gedächtnisschwäche
  - Nervenschwäche, fördert die Ausschüttung von Endorphinen, wirkt harmonisierend, depressive Neigung
- ✳ wärmt den kalten Magen (Rinde):
  - wirkt digestiv, Appetitlosigkeit, Dyspepsie, Vomitus, Völlegefühl, Flatulenz
  - regt die Sekretion der Magensäure an, Hyperazidität mit Aufstoßen, hemmt Helicobacter pylori
  - erhöht die Durchblutung der Magenwand, beugt Ulcus-Krankheiten vor
- ✳ tonisiert das Herz-Yang (Rinde):
  - belebt den Kreislauf, erhöht die Herzfrequenz, Palpitationen, Schwindel, Energielosigkeit, Dyspnoe
  - kalte Hände, zerstreut Kälteschädigungen, Kälte der Haut
  - Hypothyreose
  - Qi- und Blutmangel
  - Hyperhidrosis infolge allgemeiner Yang-Schwäche
  - „erwärmt" den Geist-Shen, seelisches Umstimmungsmittel, bei schlechter Laune
- tonisiert das Lungen-Qi (Rinde):
  - Infektanfälligkeit
  - Kälte-Muster der Lunge, chronische Infekte, Bronchitis
- bewegt das Leber-Qi (Rinde):
  - senkt die Cholesterin- und Triglycerid-Werte im Blut
  - spendet Basen, reguliert den Säure-Basen-Haushalt
  - verbessert die Sehkraft
- ✳ beseitigt Wind-Nässe-Kälte der Lunge, löst Stagnationen, wirkt diaphoretisch, analgetisch (junge Zweige):
  - akute Infekte der Atemwege, Katarrhe, Husten, Niesen, grippaler Infekt
  - akutes Bi, Wind-, Kälte- und Nässe-Bi, hat Bezug zu den oberen Körperteilen (Schulter, obere Extremitäten), Gicht, akute neuralgische und rheumatische Schmerzen
  - chronisches Bi, Sehnen- und Knochen-Bi (kalte Muster)
  - stärkt das Lenkergefäß, erwärmt und öffnet die Leitbahnen
  - Qi- und Blutstagnation auf Grund von Kälte
- ✳ wirkt wärmend und trocknend im Unteren Erwärmer, adstringierend, antiseptisch, hämostyptisch (Rinde):

- beseitigt genitale Nässe-Kälte, Leukorrhöe, Fluor albus, verspätete Menstruation, Dysmenorrhöe aufgrund der Kombination Nässe-Kälte und Leber-Qi-Stagnation (Ramulus)
- chronische Infekte (bakteriell, viral, fungal), Zystitis, Enteritis, Dysenterie, Candida albicans
- chronische Durchfälle, Typhus
- stoppt Leere-Blutungen (profuse, hellrote), Sickerblutungen der Schleimhäute
- Zwischenblutungen, urogenitale Blutungen, auch nach der Geburt, Hämaturie
- Antidot (Rinde):
  - leitet Stoffwechselgifte sowie Insekten- und Schlangengifte aus
- wirkt äußerlich analgetisch, erwärmend, durchblutungsfördernd, antiseptisch, antifungal (Salbe, ätherisches Öl, Zimtblätteröl, Mundwasser):
  - Arthrose, Myalgien
  - Flechten, Pilze
  - Zahnkaries, zur Mundhygiene (Mundwasser mit Zimtblätteröl)

Organbezug
- Rinde: Herz, Leber, Nieren, (Uterus), Magen, Milz-Pankreas, Kreislauf
- junge Zweige: Herz, Lunge, Blase

Kommentar

Der Zimtbaum ist ein dichtbelaubter Baum, der bis zu 200 Jahre alt und 8 bis 10 Meter hoch werden kann. Er gehört den Lauraceae oder Lorbeergewächse an, jener Familie, die eine Fülle von Gewürzpflanzen hervorbringt. Er ist also keineswegs ein Gigant, wenn man bedenkt, dass manche Bäume in den Tropen bis zu 150 Meter hoch werden. Eher investiert er in Intensität und Qualität. Er wächst wild in den Gebirgswäldern, in Höhen von 900 bis über 2000 Metern, wo er von den Licht- und Wärmekräften seiner Umgebung geprägt wird. Denn es ist die Yang-Kraft, das Walten der kosmischen Elemente und nicht das Yin der Erde, das die feurige, aromatische Würze erzeugt.

Seit Tausenden von Jahren werden die Wurzeln, Blüten, Knospen, Blätter sowie die Rinde des Zimtbaumes als Gewürz und zu medizinischen Zwecken verwendet. Es gibt viele Zimtarten. *Cinnamomum zeylanicum* nimmt gerade in der Welt der Gewürze einen besonderen Platz ein. Erst im 13. Jahrhundert begann er sich im Abendland zu verbreiten. Lange Zeit würzte er mit seinen feinen scharfen Zuckern den Hypocras, einen Weißwein, der sich viele Jahrhunderte lang großer Beliebtheit erfreute. Als Vasco da Gama 1498 über das Kap der Guten Hoffnung nach Ceylon gelangte, führte er im Jahr nach seiner Ankunft dort schon 11 250 Kilo aus, so begehrt war in dieser Zeit das süße, rötlich-braune Holz. Der Stumpf des Baumes bildet vier, fünf Äste, denen man das Innere der Rinde – hier geht der Stoffwechsel eines Baumes vor sich und verhärtet sich die Lebenskraft – entnimmt. In Form von feinen Röllchen sind sie als Zimtstangen bei uns im Handel zu bekommen. Oder man zerkleinert die Stangen bzw. den Bruch zu Pulver. *Cinnamomum cassia*, Chinazimt, (weniger zart, jedoch schärfer und süßer von Geschmack als der Ceylonzimt) wird v. a. als Phytoarznei sehr geschätzt. In der TCM werden die Rinde und die Zweige dieses Baumes verwendet. Nach P. Holmes (S. 345) gibt es kaum Unterschiede in Heilkraft und therapeutischer Anwendung beider Zimtarten.

Es ist v. a. die befeuernde Kraft der Zimtrinde, die ihre Anwendung bei Leere-Kälte bzw. Yang-Leere so bedeutsam macht. Die betroffenen Organsysteme, Leber, Herz, Milz-Pankreas, Lunge, Niere, sind nicht mehr in der Lage, zur allgemeinen Energie des Körpers beizutragen, und auch das sensible Zusammenspiel der Organsysteme funktioniert nicht mehr. Die Energieproduktion sowie die damit einhergehende Produktion an Wärme, die notwendige „Glut" für ein wohliges Funktionieren des Körpers, geraten in Mangel. Allgemeines Kältegefühl und massive Erschöpfung kennzeichnen diese Menschen. Das Gesicht ist blass, die Augen zeigen einen Mangel an Geist. Der Puls ist tief, schwach, langsam, die Zunge blass, geschwollen, die Abdrücke der Zähne sind deutlich sichtbar. Die niedrige Stoffwechselrate bewirkt auch niedrige Motivation und Ausdauer. Tendenziell fehlt es diesen Menschen an Selbstbewusstsein, an Freude und Tatkraft. Indem die Hitze des basalen Stoffwechsels das Nervensystem ungenügend „befeuert", wird auch dieses geschwächt. Betroffen ist v. a. die geistig-emotionale Ebene jenes Organsystems, das die gravierendste Dysfunktion aufweist. Regelmäßig

7 Pflanzenmonografien

und langfristig eingenommen vertreibt die thermisch heiße, hocharomatische Zimtrinde die Kälte, die die Ich-Funktionen dieser Menschen langsam zum Erstarren bringt. Eine ganz besondere Beziehung zeigt Zimt zum Erdelement bzw. zum Zuckerprozess und damit zu den Ich-Kräften eines Menschen. Der regelmäßige Verzehr von Zimt soll die Insulinwerte wesentlich verbessern, was wissenschaftliche Studien inzwischen auch bestätigten (2003, Beltsville Human Nutrition Research Center). Nicht weniger bedeutsam ist jedoch die Stabilisierung und Harmonisierung des Nervensystems (in der TCM als Gehirn und Mark zusammengefasst), die Umstimmung des Geistes-Shen, die Verbesserung der Lebensfreude. In allen Fällen von „Verletzung" durch Kälte ist Zimt das Mittel der Wahl. Es ist eines der am stärksten wärmenden Mittel der TCM.

Yang-Qi strebt ständig danach, zu erwärmen, anzutreiben, zu beleben, auszudehnen. Im Vergleich zur Rinde wirken Zimtzweige eher an der Oberfläche des Körpers. Heiß getrunken regen sie beim Befall durch äußere Wind-Kälte-Nässe unweigerlich die erwünschte Diaphorese an. Mehr noch. Sie beseitigen Obstruktionen der Leitbahnen, erwärmen das Lenkergefäß, bewegen Qi und Blut, wirken analgetisch, Heilwirkungen, die diesen exotischen Heilbaum zu einer der wichtigsten Arzneien in der Behandlung des Bi-Syndroms bzw. von akuten und chronischen Kälte-Mustern machen. Dabei soll sie ihre Wirkung hauptsächlich auf die oberen Extremitäten und Schultern fokussieren.

Durch seine vielen Heilwirkungen und indem er in einer Rezeptur die Wirkung der übrigen Arznei verstärkt, wird Zimt in der TCM in einer Vielfalt von klassischen Rezepturen angewandt. In seiner „bewegenden" Qualität kommt er erst kombiniert mit anderen noch direkter stimulierenden Heilpflanzen, wie Zingiber officinale (Ingwer), Cinnamomum camphora (Kampfer), Rosmarinus officinalis (Rosmarin) u.ä. voll zum Wirken. Bei Uterus-Kälte geht er gerne zusammen mit Fraxinus americana (Amerikanische Esche, Rinde), Juniperus communis (Wacholder), Foeniculum vulgare (Fenchel), Artemisia vulgaris (Beifuß), bei Blutungen infolge Leere mit Angelica archangelica (Engelwurz), Achillea millefolium (Schafgarbe), Potentilla tormentilla (Blutwurz), Geum urbanum (Nelkenwurz). Einzeln angewandt ist er effektiv bei Hyperhidrosis, Diarrhöen, uterinen und intestinalen Krämpfen (Holmes, S. 343). Das ätherische Öl, das die Hitze der Tropen voll gespeichert hat, ist eins der am kräftigsten antibakteriell wirkenden in seiner Art.

Dosierungen
Tagesdosis: 2–5 g Rinde, 2–4 g Zweige, tropfenweise 0,05–2 g ätherisches Öl. Die Zimtarznei sollte nicht älter als 1–2 Jahre sein.

■ Tee von Zimtzweigen, der heiß getrunken erwärmt, das Schwitzen anregt und eingedrungene Kälte-Nässe vertreibt
1 EL geschnittene Zimtzweige/¼ l Wasser ein paar Stunden kalt ansetzen, zum Kochen bringen. 2–3 × tgl. 1 Tasse.

■ Tee der Rinde, der langfristig warm getrunken den Magen erwärmt und das Yang tonisiert
1 gestr. TL/¼ l Wasser, ein paar Stunden kalt ansetzen, 5–10 Min. kochen lassen. 2–3 × tgl. 1 Tasse.

■ Aufguss von Zimtpulver beim akuten Befall von Kälte und Nässe, bei Bauchkrämpfen
1 TL/¼ l Wasser Aufguss, 5–7 Min. ziehen lassen, 2–3 × tgl. 1 Tasse.

■ Tinctura Cinnamomi (homöopathische Urtinktur aus der getrockneten Rinde)
3 × tgl. 20–30 Tr.

■ Trockenextrakt, Pulver, Kapseln wirken adstringierend und entkrampfend bei intestinalen Beschwerden
mehrmals tgl. 0,3–1,5 g

■ Oleum aeth. Cinnamomi (aus der Rinde)
- innerlich: bei chronischen Infekten 3 × tgl. 2–3 Tr. in 1 EL Olivenöl einnehmen oder alle 2 Std. 3 Tr. bei akuter Erkältung
- äußerlich:
  - zum Inhalieren: 2–3 Tr. in eine Schüssel heißes Wasser geben
  - zum Einreiben von schmerzhaften kalten Gelenken, zur Bauchmassage bei Krämpfen, Diarrhöe: 5 Tr./EL Trägeröl

- erfrischendes, desinfizierendes Mundwasser mit Zimtblätteröl
2 Tr. Zimtblätteröl und etwas naturreinen Apfelessig (als Emulgator) in 1 Tasse lauwarmen Wassers geben und gut umrühren. Bei Bedarf 1–2 × tgl. den Mund spülen.

Nebenwirkungen
- Unsachgemäße Dosierung bringt das Blut zum Wallen. Hochdruckpatienten sollten Zimt mit Vorsicht genießen, weil er den Blutdruck erhöhen kann. Interaktionen mit Blutdruck- und Blutzucker-senkenden Mitteln sind möglich. Keine Kombination mit alkaloid-enthaltender Medizin.
- Das ätherische Öl kann allergische Haut- (Schleimhaut)-Reaktionen auslösen, deshalb nicht ins Badewasser geben; bei Massage verdünnt anwenden.
- Große Mengen Zimt wirken abortiv.

Kontraindikationen
- Schwangerschaft, weil Zimt in größeren Mengen Wehen auslösen könnte, Stillzeit
- bei Fülle- und Leere-Hitze, Fieber

Citrus aurantium

Pomeranze, Bitterorange/bitter orange/ Rutaceae

Natürliches Vorkommen
Die Bitterorange ist heimisch in den Subtropen und Tropen Südostasiens. Um 1000 herum kam sie nach Europa.

Medizinisch verwendete Teile
- getrocknete, unreife Frucht – Fructus Aurantii immaturi
- Schale der unreifen Frucht – Pericarpium Aurantii immaturi
- Blüten – Flores Aurantii

Energie
- Temperatur: neutral (Schale), leicht kühl mit wärmendem Potenzial (Blüten, Frucht)
- Geschmack: sauer, herb-bitter (Frucht), bitter, süß, leicht scharf (Schale), bitter, leicht scharf (Blüten)

- Eigenschaften:
  - unreife Frucht: wirkt verdauungsfördernd, anregend, bewegend
  - Schale der unreifen Frucht, Blüten: wirken kühlend, bewegend, verdauungsfördernd, entzündungshemmend, fieber- und blutdrucksenkend, spasmolytisch, entspannend, beruhigend, schlaffördernd, schleimlösend

Inhaltsstoffe
- unreife Frucht: Alkaloide (adrenerge Amine), ätherisches Öl, Hesperidin, Neohesperidin, Mineralien (Kalzium, Kalium etc.), Spurenelemente (Selen) und Vitamine (Vit. A, B1, B2, B5, B6, C, E, PP), Fruchtzucker, Amino- und andere organische Säure (Apfel- und Zitronensäure), Glykoside, Pektine usw.
- Schale der unreifen Frucht: ätherisches Öl (Monoterpene, d-Limonen), Bitterstoffe (bittere Flavanonglykoside, Triterpene), Flavonoide, Carotinoide (Betacarotin, Lycopin), Ascorbinsäure, Zitronensäure, Pektin usw.
- Blüten: ätherisches Öl (enthält Geraniol, Nerol, Monoterpene), Bitterstoffe, Säuren (Essigsäure, Phenylessigsäure, Benzoesäure), Phenole, Flavonoide usw.

Therapeutische Wirkungen und Anwendungsbereiche
- ✱ bewegt und tonisiert das Qi des Verdauungstraktes (Frucht, Schale, Blüte):
  - bewegt das Qi von Magen und Leber-Galle, wirkt cholagog, digestiv
  - Hyperazidität, Appetitlosigkeit, Meteorismus, Distension des Epigastriums
  - senkt das rebellierende Magen-Qi, Aufstoßen, Nausea, Übelkeit, Erbrechen
  - verbessert die Fettverbrennung, Adipositas (Frucht)
  - harmonisiert das Qi von Leber und Milz-Pankreas: Schmerz und Distension im Abdomen, Verdauungsschwäche, Pankreasinsuffizienz, unregelmäßige Stühle, Koliken, Colon irritabile
  - Malabsorption, Adipositas, Obstipation
  - Müdigkeit, Depression
- ✱ klärt Herz-Feuer, beruhigt den Geist-Shen (Blüte, Neroli-Öl):

- Hypertonie, Palpitationen, Tachykardie
- psychische Rastlosigkeit, Angstzustände, Schlafstörungen
- wirkt aufhellend, Freudlosigkeit
- ✤ senkt aufsteigendes Leber-Yang (Blüte):
  - Depression, Antriebslosigkeit, Müdigkeit, Frühjahrsmüdigkeit
  - Impulsivität, Erregbarkeit, Reizbarkeit, Ruhelosigkeit, Insomnia
  - Appetitmangel, Meteorismus, Blähungen, Völlegefühl
  - Kopfschmerzen
- ✤ wirkt heilsam auf das Nervensystem (Blüte, Schale, Neroli-, Bergamotte-Öl):
  - Überempfindlichkeit des Nervensystems, nervöse Depression
  - wirkt entspannend, krampflösend
  - verbessert die Hirntätigkeit, Konzentrationsschwäche
- ✤ wirkt kühlend und trocknend, entzündungshemmend, mucolytisch, heilend, antitumoral (Schale, Blüte, Bergamotte-Öl):
  - Fieber (Schale)
  - Nässe-Hitze im Unteren Erwärmer, akute und chronische Zystitis, vaginaler Juckreiz (Schale)
  - wenn Flüssigkeiten-, Schleim-Hitze die Lunge verlegen, bakterielle Infektionen des Pulmonaltraktes, Bronchitis, Laryngitis, Diphtherie, TBC
  - Gastroenteritis (Blüten)
  - Hautefloreszenzen, Akne, Dermatitiden, Ekzem, Psoriasis, Herpes (Pericarpium)
  - chronische Geschwüre, Wunden (Schale)
  - benigne und maligne Tumore (Schale)
  - intestinale Parasiten
- bewegt das Qi, wirkt spasmolytisch (Schale):
  - schmerzhafte, unregelmäßige Menses, Dysmenorrhöe
  - bewegt das Nieren-Qi, ängstliche Unruhe, Nervosität, Insomnia, Impotenz, Frigidität
  - Enge der Atmung, Asthma
  - Qi-Stagnation von Gallenblase, Magen und Pankreas (Blüten)
- nährt das Yin (Frucht, Schale):
  - kräftigt Haut, Haare, Fingernägel
  - stärkt Knochen, Zähne, Zahnfleisch
- wirkt diuretisch (Schale)

- **äußerlich** (in Massage-, Sauna- und Körperölen, Duftlampen, Bädern, Shampoos etc.):
  - Bergamotte-Öl (aus der Fruchtschale der Variante Citrus bergamia) wirkt seelisch beruhigend, entspannend, stimmungsaufhellend, anregend, körperlich antiseptisch, antiviral, spasmolytisch, fiebersenkend:
    - Schlafstörungen, Unruhe (Duftlampe; auch bei Kindern)
    - Konzentrationsschwäche (Duftlampe; auch bei Kindern)
    - depressive Verstimmung, Beschwerden während der Wechseljahre (innerlich, Duftlampe, Bad)
    - Nervosität, Menstruationsbeschwerden (innerlich)
    - nervös bedingte Muskelverspannungen (Massage-Öl)
    - Lymphstauungen nach Brustamputationen (Massage-Öl)
    - Verdauungsbeschwerden, nervöser Magen (innerlich, Massage-Öl)
    - Spannungskopfschmerz (innerlich, Duftlampe)
    - Halsentzündung (Gurgellösung), Blasenentzündung (innerlich)
    - nährt strapazierte Haare (Shampoo, Haarwasser)
  - Neroli-Öl (aus den Blüten) wirkt seelisch beruhigend, entspannend, angstlösend, spasmolytisch, stimmungsaufhellend, körperlich nährend:
    - Schlafstörungen (Duftlampe)
    - als beruhigende Bauchmassage zur Geburtsvorbereitung (als Komponente eines Massageöls)
    - Stimmungsschwankungen in den Wechseljahren, nervöse Unruhe (innerlich, Duftlampe, Bad)
    - Stress, Herzunruhe (Duftlampe, Bad), durch Stress bedingter Magenschmerz (innerlich, Massageöl)
    - Ängste, Schockerlebnisse (innerlich, Duftlampe)

Organbezug
- unreife Frucht: Herz, Kreislauf, Leber, Magen
- Schale der unreifen Frucht: Magen, Darm, Leber, Lunge, (Uterus, ZNS)
- Blüten: Herz, Kreislauf, Magen, Darm, (ZNS)

Kommentar

Sehr oft hat der Mensch sich gerade die Pflanzen nützlich gemacht, zu denen er sich durch den wohlriechenden Duft der Blüten oder die lebendigen Farben der Früchte besonders angezogen fühlte. So wird bereits in Texten aus dem 2. Jh. v. Chr. in China der Anbau des Orangenbaums (Citrus sinensis) erwähnt, dessen süß(sauer)e Früchte wir heute verzehren. Der Baum wurde in dieser Form nie wild wiedergefunden. Man vermutet, dass er eine Züchtung der damaligen chinesischen Obstbauern ist, die die Weisheit besaßen, die wilde bittere und robustere Art (Citrus aurantium), die uns heute wegen ihrer Heilkräfte interessiert, auch weiter zu nutzen, indem sie die zartere Citrus sinensis auf den viel robusteren Stamm der Bitterorange aufpfropften.

Heimisch in tropischen und subtropischen Gebieten liebt die Bitterorange, ein kleiner Baum mit immergrünen, ledrigen Blättern und spitzen Dornen, die volle heiße und helle Yang-Kraft der Sonne. Zu viel Yin – Schatten, Kälte, Frost und Nässe – verträgt er nicht. Um ihn vor starken Winden und Wettereinflüssen zu schützen, werden die Plantagen oft mit Zypressen umsäumt. Stimmen die Lebensbedingungen, zeigt er jedoch eine erstaunliche Widerstandskraft gegen Krankheiten. Von April bis Juni entwickelt die Bitterorange in ihren Blattachseln kräftige, weiße, duftende Blüten. Im alten China war man von diesem Duft so begeistert, dass man die Blüten bereits damals zum Parfümieren von Bädern nutzte. Aus ihnen entwickeln sich die Früchte, die die Pflanze, um die austrocknenden Kräfte der Umgebung besser zu ertragen, kugelrund ausbildet. *Aurantium* bedeutet orangefarben. Die dicke Fruchtschale enthält viele kleine Drüsen, in denen die Pflanze aufgrund der sengenden Hitze ihrer Umgebung ihre ätherischen Öle ansammelt. Das Fruchtfleisch innen hat die uns bekannte, für Zitrusfrüchte charakteristische Struktur.

Es ist die noch kleine, harte, dunkelgrüne Frucht (Zhi Shi), die v. a. in der TCM Anwendung findet. Sie ist nicht größer als 0,5 bis 2 cm, und roh ungenießbar. Unreif hat sie noch nicht die Hitze ihrer Umgebung in süße Kraft verwandelt und belebt mit ihrer sauren, herb-bitteren Kraft die Verdauungsorgane sowie die Leberfunktion und den Kreislauf. Heute weiß man, dass die Pomeranze adrenerge Amine enthält, die im Menschen die Wärmeproduktion und Lipolyse anregen, sowie das Leistungsvermögen verbessern. Im Gegensatz zum Ephedrin stimulieren die Amine ausschließlich die Beta-3-Rezeptoren der Fett- und Leberzellen; sie passieren die Hirn-Blutschranke nicht. Sie lassen ohne negative Nebeneffekte auf das Herz-Kreislaufsystem Körperfette schneller verbrennen und dafür Muskelmasse zunehmen (Verhelst, S. 173). Wir glauben, dass es in unserem modernen Alltag, der immense Ansprüche an Geist und Körper stellt, viele Situationen gibt, wo die direkte, prickelnde Kraft der noch jungen Pomeranze, sowohl geistig als körperlich, willkommene Erleichterung bringen kann.

Die bitter-süße, etwas scharf schmeckende Schale wird der Pomeranze kurz vor der Reife entnommen und vom weißen Fruchtfleisch befreit. Sonnendurchwärmt ist sie milder, süßer und auch heute noch immer ein beliebtes und viel angewandtes Amarum, Carminativum sowie Digestivum. Sie besitzt gleichsam mild sedative, anti-emetische und spasmolytische Kraft, weshalb man sie bis in unsere Tagen gerne bei spastischen Störungen des Verdauungstraktes und nervöser Schlaflosigkeit anwendet. So eignet sich der wohlschmeckende Tee der Schale hervorragend um die Verdauung wieder zu beleben, wenn Magen und Geist nach einem genussvollen, reichen Abendessen durch zu viel Fülle und Hitze stagnieren, und zugleich sanft beruhigend den Geist auf die Nachtruhe vorzubereiten. Ein Sirup der Bitterorangenschale, Sirupus Aurantii amari, vermag in vielen Rezepturen den unangenehmen Geschmack anderer Arznei zu überdecken. In der Kindermedizin ist er deswegen ein beliebtes Medium zum Verabreichen von bitterer Medizin, der er überdies noch sein karminatives und besänftigendes Wirken hinzufügt. Das ätherische Öl der Schale, das Bergamotte-Öl, gewonnen aus einer Variante des Citrus aurantium (Var. Bergamia) wirkt äußerlich stark entzündungshemmend, antiseptisch, antiviral und spasmolytisch. Es wurde früher zur

Desinfektion bei Operationen, zur Wundbehandlung und in der Zahnmedizin verwendet. Im Seelischen ist die beruhigende, entspannende sowie aufhellende Kraft des Öls hervorzuheben.

Kommen wir zu den Blüten. Bitter und leicht scharf im Geschmack, fokussieren sie ihre Wirkung auf Herz, Nervensystem und Kreislauf. Der Melisse (Melissa officinalis) ähnlich, kühlen sie das feurige Herz, das immer wieder hell auflodert, rastlos agitiert, ein Ventil sucht, um dann wieder eingedämmt zu werden. Feuer ist flüchtig, ruhelos, versengend. Psychomotorische Unruhe, vermindertes Schlafbedürfnis, mehr Energie als sonst, Redseligkeit, Überoptimismus, Hypertonie usw. prägen den Menschen mit Herz- Feuer. Kühlend, beruhigend, blutdrucksenkend, schlaffördernd, bedingt durch ihr kühlendes, absenkendes Temperament und durch ihre ätherischen Inhaltsstoffe (z. B. Geranial, Citral, Limonen) ist das Yin-betonte Wirken der Pomeranzenblüte hier äußerst heilsam. Auch hier macht ihr angenehmer Geschmack sie zu einem beliebten Helfer und Korrigenz in vielen Beruhigungs-, Schlaf-, und Kindertees. Die Blüten der Bitterorange zeigen jedoch auch unbestrittene Wirkung bei Qi-Stagnation von Magen, Gallenblase und Pankreas. Das reine ätherische Öl der Blüte, das Neroli-Öl, mag auf den ersten Blick in der Wirkung dem Bergamotte-Öl sehr ähnlich scheinen, doch ist das Neroli-Öl im Vergleich zu dem weit herberen und würzigeren Bergamotte-Öl erheblich süßer, ätherischer und erotischer. Somit wirkt es auf die Psyche in feinerer und subtilerer Weise, entspricht doch die sexuelle Verlockung dem Wesen aller Blüten.

Dosierungen

■ Sirupus Aurantii amari (Bitterorangenschalensirup), v. a. bei Kindern als Geschmackskorrigenz bei der Einnahme von Medizin
1 EL/⅛ l lauwarmes Wasser, umrühren.

■ Tee aus den Blüten, der beruhigt bei Erregtheit aufgrund von Bauchkoliken, Zahnung, Übermüdung, Unzufriedenheit der Kleinkinder
2 EL/Flasche Wasser, 5 Min. ziehen lassen, nur lauwarm zu trinken geben.

■ Tee aus den Fruchtschalen, der die Nahrungsumwandlung und den Schlaf fördert
1 EL/¼ l Wasser, kurz aufkochen, 10 Min. ziehen lassen, abseihen. Als Verdauungsstimulans ½ Std. vor oder nach den Mahlzeiten trinken, zur Schlafförderung ½ Std. vor dem Zubettgehen.

■ Kaltauszug aus den Fruchtschalen, der beruhigend und kühlend wirkt
1 geh. EL/¼ l Wasser, Kaltauszug über Nacht, auf Trinktemperatur bringen, 3× tgl. ca. ½ Std. vor oder nach den Mahlzeiten

■ Tee aus den Blüten
1 EL/¼ l Wasser, Aufguss, 7 Min. ziehen lassen, 3–4 Tassen über den Tag verteilt

■ Tee aus den Früchten
1 EL/¼ l Wasser, aufkochen, 5–7 Min. sanft kochen lassen, 3× tgl. ¼ l jeweils ca. ½ Std. vor den Mahlzeiten

■ Tinctura pericarp. Aurantii, z. B. als Aperitivum
3× tgl. 20–30 Tr. in etwas lauwarmem Wasser, ½ Std. vor den Mahlzeiten

■ Tinctura flor. Aurantii
3× tgl. 30 Tr.

■ Äther. Öl aus den Schalen, Bergamottae aetheroleum, Bergamotte-Öl
- innerlich: 1–5 Tr. pro Anwendung in etwas warmem Wasser oder auf etwas Brot
- 1–3 Tr. in der Duftlampe
- 5–10 Tr. in ½–1 Becher süße Sahne pro Vollbad
- in Massage-, Sauna-, Körper-Ölen etc. evtl. mischen mit ähnlich wirkenden äther. Ölen und ein Trägeröl zugeben
- Shampoos: Öl in ein unparfümiertes Shampoo geben, schütteln und mindestens 2 Wochen ziehen lassen, damit sich Öl und Shampoo gut vermischen

■ Äther. Öl aus den Blüten, Oleum Neroli, Neroli-Öl
- innerlich: 1–3 Tr. in etwas heißem Wasser
- äußerlich: 1–5 Tr. (in Mischungen mit ähnlich wirkenden äther. Ölen); 1–3 Tr. in der Duftlampe

Wichtige Trägeröle als Basis für Körper-, Massage-Öle sind süßes Mandel-Öl, Jojoba-Öl, Olivenöl, Johanniskrautöl, Avocado-Öl.

Nebenwirkungen
Die Pomeranze kann wie alle Zitrusfrüchte allergische Reaktionen hervorrufen.

Bergamotte-Öl erhöht durch seinen Inhaltsstoff Furocumarin die Lichtempfindlichkeit der Haut und kann Pigmentflecken verursachen.

Kontraindikationen
- in der Schwangerschaft bei Qi-Mangel von Milz-Pankreas mit breiigem Stuhl
- Magen-Feuer (Hyperazidität:Ulcus-Krankheiten), da die Pomeranze die Magensäfte anregt

Commiphora abussinica
Myrrhe/myrrh/Burseraceae

Natürliches Vorkommen
arabische Welt, Trockengebiete entlang des Roten Meeres, Horn von Afrika, Äthiopien, Somalia

Medizinisch verwendete Pflanzenteile
getrocknetes Gummiharz – Myrrha

Energie
- Temperatur: neutral bis warm
- Geschmack: bitter, aromatisch-scharf, kratzend
- Eigenschaften: wirkt trocknend, reinigend, heilend, antiseptisch, analgetisch, entschleimend, desodorierend

Inhaltsstoffe
ätherische Öle (6–7%), alkohollösliches Harz (Commiphorsäure), Gummi (60%), Triterpene, Sesquiterpene (Bisabolen), Schleimstoffe usw.

Therapeutische Wirkungen und Anwendungsbereiche
- ✱ heilt Haut und Schleimhäute, wirkt antiseptisch:
  - chronische Schleimhauterkrankungen des Verdauungstrakts
  - Entzündungen und Geschwüre der Mundschleimhaut, Stomatitis, Gingivitis, Pharyngitis, Laryngitis, Prothesendruckstellen
  - Diarrhöe, Enteritis, Colitis ulcerosa
  - Darmmykosen
  - chronische Schleimhauterkrankungen der Lunge, Schnupfen
  - Mykosen der Haut, Flechten
  - Vaginalmykosen
  - Salpingitis, Oophoritis mit Spülungen, kombiniert mit Weihrauch (nach Madaus)
  - traditionell bei Gonorrhöe
- ✱ tonisiert das Qi von Magen und Milz-Pankreas:
  - wirkt karminativ, unterstützt die Umwandlung der Nahrung
  - Allgemeintonikum
  - wärmt den kalten Magen, fördert den Appetit (kleine Dosen), Blähungen
  - entschleimt den Magen
  - breiige Stühle, Diarrhöe
  - wirkt trocknend bei Hydrops, für den phlegmatischen Menschentyp
  - Nässe-Hitze- und Nässe-Kälte-Zustände
  - Anämie, bei Amenorrhöe durch Blutleere
  - Fluor vaginalis
  - hebt den Tonus der Darmmuskulatur
  - Hämorrhoiden
  - beseitigt negative Gedanken, dämpft die Einbildungskraft
- ✱ beseitigt Schleim-Kälte, Expektorans:
  - wirkt in Magen, Darm, Lunge, Gebärmutter, Harnblase
  - übermäßige Schleimsekretion der Schleimhäute
  - Nässe-Schleim, der die Lunge verlegt
  - chronische Bronchitis mit reichlicher Schleimsekretion
  - chronische Sinusitis (auch verdünnt als Nasenreflexöl)
  - Entzündungen der Rachenschleimhaut (als Gurgelmittel)
- ✱ bewegt das Leber-Qi:
  - verbessert die Durchblutung des Uterus
  - Hypomenorrhöe, Amenorrhöe
  - Leberschwellung
  - verbessert die Muskeltätigkeit
  - Obstipation
  - Hypochondrie, Melancholie
  - Schlafstörungen

- tonisiert das Herz-Qi:
  - regt den Kreislauf an, verbessert die Durchblutung
  - löst Blut-Stagnation, Arteriosklerose
  - Bi-Syndrom, Blutstase in den Gelenken
  - begünstigt den Schlaf
- wirkt analgetisch, narkotisierend:
  - galt als Narkosemittel vor Operationen
  - Bi-Syndrom
- ✱ äußerliche Förderung des Heilungsprozesses, wirkt desinfizierend, granulationsfördernd (Pinselungen, Zäpfchen, Auflagen, Spülungen, Gurgellösung):
  - Entzündungen und Geschwüre der Mundschleimhaut
  - Zahnfleischbluten, schwammiges Zahnfleisch
  - Mundsoor, Mundfäule
  - Pharyngitis, Entzündungen der Rachenschleimhaut
  - Hautflechten, Mykosen der Haut
  - Vaginalmykosen (auch in Zäpfchen eingearbeitet)
  - unterstützt die Wundheilung
  - Jucken der Kopfhaut, Haarausfall
  - Prellungen, Schwellungen

Organbezug

Lunge-Dickdarm, Magen, Milz-Pankreas, Herz-Dünndarm

Kommentar

Harze als Exkrete von Pflanzen besaßen in allen Kulturepochen große Bedeutung. Sie werden als kleine Tropfen in speziellen Zellen gebildet und über Harzkanälchen nach außen geleitet. Dort trocknet das Harz zu einer festen, amorphen, braungelben Masse, die bei Erwärmung schmilzt und dabei weich und klebrig wird.

Die Harze von Myrrhe und Weihrauch waren einst kulturhistorisch von außerordentlicher Wichtigkeit. Jahrhunderte vor unserer Zeitrechnung wurden sie zusammen mit anderen Kostbarkeiten aus ihren arabischen Heimatländern nach Ägypten, Palästina, Babylonien und über das Mittelmeer ins Abendland gebracht. Es entstand die „Weihrauchstraße", die älteste Welthandelsstraße.

Die kultische, sakrale Räucherung war das wichtigste Anwendungsgebiet beider Harze. Im alten Ägypten wurde Myrrhe auch für Einbalsamierungen der Verstorbenen verwendet. Das Öl der Myrrhe ist seit jeher Bestandteil wohlriechender Salben und Kosmetik. So berichtet das Alte Testament, wie Myrrhe und Weihrauch zur Vorbereitung auf den Liebesakt verwendet wurden (Salomon, Kap. 4, 13). Wegen seines desodorierenden und desinfizierenden Effektes rieben sich orientalische Frauen die Achselhöhlen mit Myrrhe ein. Heute bestehen Zweifel daran, dass das seit Langem im Abendland bekannte Harz der Myrrhe mit der duftenden, süßen Myrrhe, die in der Bibel genannt wird, identisch ist.

Der Aspekt der Reinigung war und ist wohl das wichtigste Anliegen bei der Verwendung dieser Pflanze – unabhängig davon, ob es um die Wirkung des Rauches auf Geist und Seele oder um die arzneiliche Anwendung geht. Sie regt Geist und Gewebe gleichermaßen an, der Reinheit und Gesundheit den Vorzug zu geben. Die Myrrhe vertreibt das Verdorbene, das sich eingenistet hat und den ganzen Menschen vergiftet und krank macht. Lonicerus (1528–1586) empfiehlt Myrrhe gegen Krankheiten, die „so von bösen, faulen humoribus herkommen".

In den vergangenen Jahren ist zusätzlich zu den traditionellen Indikationen, die sich hauptsächlich auf die äußerliche Anwendung sowie auf die Behandlung von infektiösen Durchfallerkrankungen beschränkten, die antimykotische Wirkung der Myrrhe erkannt worden. Nach den Kriterien der TCM lässt sich die bittere und trocknend, aber auch desinfizierend wirkende Pflanze bei Nässe-Hitze-Zuständen wie Diarrhöe, Colitis und Mykosen einsetzen. Sie bewirkt eine Milieuveränderung und somit eine veränderte Reaktionslage von Haut und Schleimhäuten. Es kommt zur Beseitigung von Nässe und ungesundem Phlegma sowie zu einer Belebung der Abwehrfunktionen. Für Patienten mit phlegmatischer Konstitution ist die Myrrhe optimal geeignet.

Dosierungen

■ Pulver aus dem Myrrhenharz
3 × tgl. 0,5 g anwenden.

■ Tinctura Myrrhae
- 3 × tgl. 15 Tr. in 1 Glas heißem Wasser einnehmen.

- Äußerlich pur zur Einreibung des Zahnfleisches oder verdünnt als Gurgellösung anwenden.

■ Myrrhengranulat
3 × tgl. 1 Msp. einnehmen.

Nebenwirkungen
wirkt stopfend

Kontraindikationen
Blutfülle, Schwangerschaft, starke uterine Blutungen

Convallaria majalis
Maiglöckchen/lily of the valley/Liliaceae

Natürliches Vorkommen
in den Laubwäldern des gemäßigten und nördlichen Europas, Asiens und Nordamerikas, in höheren Lagen fehlend

Medizinisch verwendete Pflanzenteile
- Blatt – Folium Convallariae
- Blüten – Flores Convallariae

Energie
- Temperatur: neutral bis warm
- Geschmack: bitter, scharf, leicht süß
- Eigenschaften: wirkt erwärmend, trocknend, stimulierend, bewegt das Blut

Inhaltsstoffe
herzwirksame Glykoside (Convallarin, Convallatoxin, Convallamarin), Flavonoide, Steroidsaponine, ätherisches Öl, Asparagin, Säuren, Gerbstoffe, Carotin usw.

Therapeutische Wirkungen und Anwendungsbereiche
- ✪ tonisiert das Herz-Qi, bewegt Herz-Qi und Blut:
  - leichte und mittelschwere Herzinsuffizienz
  - Erkrankungen der Herzklappen
  - Bradykardie, Hypotonie, Herzschwäche infolge von Schock, Stress, schwerer Krankheit
  - Herzrasen und -klopfen infolge von Qi-Leere
  - vermehrtes Schwitzen, profuses Schwitzen
  - Endo-, Perikarditis, Arrhythmie
  - verbessert die Durchblutung des Gehirns bei zerebraler Hypoxie
  - Gedächtnisschwäche, Konzentrationsstörungen
  - traditionell als Niespulver aus den getrockneten Blüten bei Rhinitis vasomotorica (wirkt regulierend auf die Kapillaren)
- ✪ tonisiert das Herz-Yang:
  - Schmerzen in der Herzgegend
  - zyanotische oder blasse Gesichts- und Lippenfarbe
  - thorakales Engegefühl, Angina pectoris, Belastungsdyspnoe
  - Koronarsklerose
  - schwache, oberflächliche Atmung, Asthma cardiale
  - reichliches Schwitzen
  - Kreislaufschwäche, Schwindel
  - Extrasystolen
  - mentale Depression, Lustlosigkeit, Erschöpfung
- ✪ harmonisiert den (durch Yin-Überschuss oder Yang-Mangel) beunruhigten Geist Shen:
  - Neurasthenie, nervöse Sensibilität, Reizbarkeit
  - chronisch nervöse Depression
  - Einschlafstörungen
  - Angst, spastische Angina
  - wenn Schleim-Kälte den Geist benebelt, Depression, Lethargie
- ✪ beseitigt Nässe-Feuchtigkeit, wirkt diuretisch, auflösend:
  - Ödeme, Hydrops aufgrund von Herzschwäche
  - Beklemmungsgefühle im Thoraxbereich
  - Ablagerungen, Arteriosklerose
  - Gicht, chronisches Bi-Syndrom
  - wirkt Schleim-Kälte-Stagnation entgegen
  - Aphasie, Schwindel, Apoplexie-Prophylaxe, Epilepsie (Blüten), Tumore
  - Benommenheit, Gedächtnisschwäche, Konzentrationsstörungen

Organbezug
Herz, Kreislauf, Perikard, Niere (Gehirn, Nervensystem)

Kommentar

Das scharfe und zugleich bittere Maiglöckchen bietet die richtige Energie zur Kräftigung des Elementes Feuer: Es wirkt erwärmend und tonisierend auf das Herz und bewegt Herz-Qi und Blut. Unter den in Mitteleuropa heimischen Herzglykosid-Pflanzen ist das Maiglöckchen ohne Zweifel das verlässlichste Mittel.

Das Maiglöckchen erzeugt in entsprechender Dosierung beim Gesunden einen sehr kräftigen, sehr korrekten, aber beschwerdefreien Herzschlag. Dieses ordnende, rhythmisierende Prinzip kennzeichnet die Wirkweise der Pflanze auch in seinem Einfluss auf die Struktur des Denkens und die Lebensenergie. Dementsprechend sollte auch die Anwendung erfolgen: sehr regelmäßig, dem Tagesverlauf angepasst und sehr auf die Ökonomie des Patienten eingehend. Kann es beim jüngeren Menschen genügen, über längere Zeit fünf Tropfen vor dem Schlafengehen zu verabreichen, braucht ein älterer Mensch mit Herz-Qi-Schwäche unter Umständen bis zu drei Mal am Tag 30 Tropfen. Der Patient sollte bei der Wahl der Dosierung möglichst einbezogen werden und selbst herausfinden, welche Dosierung in welchem tageszeitlichen Rhythmus für ihn am effektivsten ist.

Das Maiglöckchen stellt neue Ordnung her, besonders dann, wenn eine Verletzung, eine schon länger zurückliegende Missachtung oder eine Ablehnung zu tiefen inneren Zerwürfnissen geführt haben, die jedoch verdrängt werden. Der Geist Shen ist zerrüttet, das Herz-Yang geschwächt. Bei diesen Menschen bleiben die guten Ideen (Herz-Yin) unverwirklicht, es fehlt ihnen an Form, Organisiertheit, an Inhalt und Konzept. Ihr Versuch, von der Vergangenheit nichts mehr wissen zu wollen, nicht mehr daran denken zu wollen, hat dazu geführt, dass das Denken nicht mehr ungehindert möglich ist, dass Benommenheit und Konzentrationsmangel entstanden sind. An den zentralen Orten des Seins, am Herzen und in der Struktur des Ego kommt es zu Schwächung und Disharmonie. Das tiefste Selbstverständnis ist verletzt.

Maiglöckchen ist am meisten geeignet für Frauen, aber auch für junge Männer, die sensibel und schwach sind – nicht von Natur aus, sondern bedingt durch Ereignisse großer Verunsicherung.

Dosierungen

■ Tinctura Convallariae
3 × tgl. 5–20 Tr. einnehmen.

Nebenwirkungen

Überdosierungen führen zu Durchfällen und Erbrechen. In toxischen Dosen kommt es zu Sinusarrhythmien.

Kontraindikationen

Herz-Yin-Mangel, Herz-Feuer, Schwangerschaft

Corydalis cava

Lerchensporn/hollowroot-birthwort/Papaveraceae

Natürliches Vorkommen

Europa (außer Skandinavien), Vorderasien; lichte Laubwälder, Flussauen

Medizinisch verwendete Pflanzenteile

Wurzelknolle – Tubera (Rhizoma) Corydalis cavae

Energie

- Temperatur: kalt
- Geschmack: bitter
- Eigenschaften: wirkt sedativ, spasmolytisch, besänftigt inneren Wind

Inhaltsstoffe

verschiedene Alkaloide (Bulbocapnin, Corydalin) usw.

Therapeutische Wirkungen und Anwendungsbereiche

- ✚ klärt loderndes Herz-Feuer:
  - verlangsamt den Herzschlag, Tachykardie
  - verbessert die koronare Durchblutung
  - Hyperthyreose
  - psychische Rastlosigkeit
  - Schlafstörungen
  - Adjuvans bei Schizophrenie
- ✚ senkt hochsteigendes Leber-Yang, klärt Leber-Feuer, besänftigt inneren Wind:
  - wirkt spasmolytisch
  - nervöse Unruhe, Hyperaktivität (auch bei Kindern)

- Neigung zu Übererregbarkeit mit motorischer Unruhe (auch nachts)
- Schlaflosigkeit, Schlafstörungen
- Emmenagogum
- Schwindel (besonders bei Morbus Menière)
- nervöses Zittern und Alterszittern, Gefühl von innerem Zittern und Beben, Tremor
- Adjuvans bei Morbus Parkinson und Multipler Sklerose
- ✱ wirkt spasmolytisch auf den Mittleren und den Unteren Erwärmer:
  - entkrampft die Gallenwege
  - Gallenwegsverengungen, die durch innere Spannungen ausgelöst sind und damit verbundener Ikterus
  - Sympathikusdominanz im Verdauungstrakt mit Neigung zu Anspannung
  - Bauchschmerzen und reduzierte Sekretion
  - krampfartige Menstruationsbeschwerden

Organbezug
Herz, Leber-Galle

Kommentar
Der Lerchensporn zählt zu den Opiumgewächsen und zeigt eine entsprechende Wirkung: Er beruhigt und dämpft das zentrale und das motorische Nervensystem. Der größte Teil der Indikationen aus der alten Literatur, aber auch neuere Erfahrungen und Forschungsergebnisse beziehen sich auf diese Eigenschaften.

Im Sinne der TCM ist der Lerchensporn in erster Linie bei innerem Wind einzusetzen. Wie die meisten Bittermittel ist er von eiskalter Energie geprägt und bewegt nach unten. Mit seiner kühlenden und senkenden Wirkung auf die Leber-Energie dämpft er jede Erregung somatischer oder psychischer Art. Dabei kann es um die bei Menschen mit allgemeinem Yang-Überschuss typische Unfähigkeit gehen, in die Ruhe- oder Yin-Phase überzuleiten, oder um eine Fülle an nervösen Beschwerden und Hyperaktivität aufgrund eines emporlodernden Leber-Yang oder Leber- sowie Herz-Feuers. Auch beim exaltierten Muster, das sich mit Schwindel oder motorischer Unruhe äußert, ist der Lerchensporn angezeigt.

Da beim Einsatz der Pflanze eher die regulierenden als die heilenden Effekte im Vordergrund stehen, ist sie vorzugsweise als Minister oder Adjuvans innerhalb eines Behandlungskonzepts wertvoll. Allerdings erweist sich ihre kühlende und Wind dämpfende Wirkung als höchst hilfreich.

Die Dosierung will sehr exakt auf die Empfindlichkeit des Patienten abgestimmt sein. Bei Alterszittern oder Zittern in Zusammenhang mit Morbus Parkinson genügen in aller Regel fünf Tropfen der Tinktur für eine optimale Wirkung. Bei sich wieder verstärkender Symptomatik wird die Gabe wiederholt. Eine zu hoch dosierte oder zu häufige Anwendung kann leicht ein Gefühl von Benommenheit und eigentümlicher psychischer Isolation auslösen, wie sie auch von chemischen Mitteln zur Dämpfung psychischer Erregung beschrieben werden.

Dosierung
■ Urtinktur
Zu Beginn 3× tgl. 5 Tr. einnehmen, Dosierung langsam steigern.

Nebenwirkungen
Bei Überdosierung treten durch alkaloide Gifte Benommenheit und leicht narkotische Wirkung auf.

Kontraindikationen
Schwangerschaft, Stillzeit

Crataegus oxyacantha
Weißdorn, Hagedorn/whitethorn/Rosaceae

Natürliches Vorkommen
ganz Europa, bis Skandinavien und Westrußland; Heckenpflanze, an Waldrändern, als Zierstrauch in Parkanlagen und Gärten

Medizinisch verwendete Pflanzenteile
- Blüten – Flores Crataegi
- Blatt – Folium Crataegi
- Früchte – Fructus Crataegi
- Knospen – Gemmae Crataegi

Energie
- Temperatur: kühl (Blüten); warm (Beeren)
- Geschmack: leicht süß, etwas bitter (Blätter und Blüten); süßsauer, etwas bitter (Früchte)

- Eigenschaften: wirkt trocknend, adstringierend, spasmolytisch, Yin-Tonikum

Inhaltsstoffe

Blüten und Blatt: Flavonoiden ((Flavanolen, Flavonen, Flavonolen, Quercitrin, Rutin), aromatische Amine (Acetylcholin), Triterpensäuren, Phenolsäuren, Vit. C, ätherisches Öl, Polysaccharide, Beta-Sitosterol usw.

Therapeutische Wirkungen und Anwendungsbereiche

- ✪ nährt das Yin-Leere, bei Leere-Feuer:
  - klimakterische Beschwerden, Hitzewallungen, Nachtschweiß
  - Palpitationen, Tinnitus
  - innere Unruhe, Angstzustände, Herzneurosen
  - Erschöpfung
- ✪ tonisiert das Herz-Qi:
  - Herzinsuffizienz (Stadium I und II)
  - Palpitationen, bradykarde Herzrhythmusstörungen
  - Myodegeneratio cordis
  - reguliert den Blutdruck
  - Myokardschwäche nach Hitze-Krankheiten, auch prophylaktisch
  - Spontanschweiß
  - Müdigkeit, Leistungsschwäche, Erschöpfung
  - Ödeme
  - Sportlerherz, Herzverfettung
- ✪ nährt das Herz-Yin, klärt loderndes Herz-Feuer, beruhigt den Geist Shen:
  - Schlafstörungen, nervöse Schlaflosigkeit
  - nervöse Unruhe, Angstzustände, Erregbarkeit
  - Hyperthyreose, Morbus Basedow
  - Durchschlafstörungen
  - Fieber
- ✪ bewegt Qi und Blut:
  - Herz-Blut-Stagnation, periphere Durchblutungsstörungen, Morbus Raynaud
  - Arteriosklerose der Herzkranzgefäße
  - Tinnitus, Schwindel
  - Stenokardien, Druck- und Engegefühl in der Brust, Angina pectoris
  - Thrombosen
  - Kreislaufstörungen
- senkt aufsteigendes Leber-Yang:
  - Tinnitus
  - Hypertonie
  - Hitzewallungen
  - depressive Verstimmung, Unruhezustände, Reizbarkeit
- löst Qi-Blockaden im Magen (Früchte):
  - Digestif
  - nervöse Verdauungsschwäche, Appetitlosigkeit
  - Nahrungsmittelstagnation
- wirkt adstringierend, spasmolytisch:
  - Dysmenorrhöe, Schmerzen nach der Geburt
  - Diarrhöe
  - weißer Fluor vaginalis

Organbezug

Herz-Dünndarm, Leber (Blüten und Blätter); Herz-Dünndarm, Magen (Früchte)

Kommentar

Der Weißdorn ist ein ausgezeichnetes Phytotherapeutikum für das Herz und die Bewegung des Blutes und ist bei den unterschiedlichsten Disharmonien im Element Feuer indiziert. Das intelligente Zusammenspiel seiner Inhaltsstoffe – Oligomere, Procyanidine, Flavonoide, biologische Amine – bewirkt die großartige herzbelebende, blutbewegende und zugleich den Geist Shen besänftigende Kraft dieser Heilpflanze.

Der Weißdorn ist eine ausgezeichnete Stütze für das noch nicht auf den purpurroten Fingerhut angewiesene Altersherz. Er kann ohne Bedenken dauerhaft beim älteren Menschen mit degenerativen Herzsyndromen wie Herzhypertrophie, bei Hypertonie und bei Stagnation des Herz-Blutes angewendet werden. Auch zur Nachbehandlung des Herzinfarkts hat Weißdorn einen beachtlichen Wert. Die Verbesserung der koronaren Durchblutung und die Einwirkung auf den Herzmuskel, speziell die interstitiellen Zellgruppen des Myokards, die Energie für die Fibrillen liefern, haben hier besondere Bedeutung. Auch das geschwächte Sportlerherz profitiert von diesem nährenden Effekt. Der Direktor des Zoologischen Instituts der Universität Hamburg schrieb 1956 nach neunjährigen Fütterungsversuchen einer bestimmten Schmetterlingsart mit Weißdornblättern der Heilpflanze auch zellstimulierende Eigenschaften zu (Reckeweg 1980, S. 223).

Der Weißdorn passt sehr zum gestressten, modernen Menschen, der aufgrund permanenten Leistungsdrucks schon frühzeitig Abnutzungs- und Verhärtungstendenzen zeigt. Seine beginnenden Herzsymptome (Anspannung, Engegefühl im Thorax, Dyspnoe, erhöhter Blutdruck, Leistungsschwäche, nervöse Herzrhythmusstörungen, Schlafstörungen, Tinnitus) sind unübersehbar.

Kombiniert mit anderen Yin-Tonika (Eisenkraut, Passionsblume, Wolfstrapp, Baldrian, Borretsch, Mistel, Süßholz, Wohlriechendes Veilchen) lindert der Weißdorn Yin-Leere und Leere-Feuer-Beschwerden mit Shen-Störungen. Bei Herzsymptomen z.B. im Klimakterium gilt Weißdorn als Königspflanze in der Rezeptur.

In der TCM werden die Früchte des Weißdorns gegen Blutstasen und Nahrungsmittelstagnationen verwendet, während sich die Anwendung der Früchte in Mitteleuropa hauptsächlich auf ihre adstringierenden Eigenschaften bei akuten und chronischen Diarrhöen bezieht.

Die eigentlichen Heilwirkungen des Weißdorns manifestieren sich erst nach längerer Verabreichung des Heilkrautes; der Patient fühlt sich jedoch bereits nach wenigen Einnahmen leistungsfähiger und dynamischer. Aber auch der kurzfristige Einsatz bei Kreislaufschwäche (z.B. bei grippalem Infekt) oder zur Unterstützung beim kranken Kind (regelmäßig einige Tropfen) ist sehr effektiv.

Dosierungen

■ **Tee aus den Blüten und Blättern**
2 TL Blüten oder Blüten mit Blättern/½ l Wasser aufgießen, 7–10 Min. ziehen lassen. Tgl. 3–4 Tassen über mehrere Wochen trinken.

■ **Tee aus den Früchten**
1–2 TL/¼ Wasser aufkochen, 10 Min. kochen lassen. Tgl. ½ l trinken, evtl. mit etwas Honig süßen.

■ **Extractum fluid. Crataegi**
3 × tgl. 20 Tr. in etwas Flüssigkeit einnehmen.

■ **Tinctura Crataegi**
3 × tgl. 20 Tr. einnehmen.

■ **Handelspräparate**
Im Handel ist eine Vielzahl von Monopräparaten erhältlich.

Nebenwirkungen, Kontraindikationen
keine, auch nicht bei Dauergebrauch

Curcuma longa
Gelbwurz/temu lawak/Zingiberaceae

Natürliches Vorkommen
Indien, seit langer Zeit dort kultiviert; Anbaugebiete erstrecken sich von Indien über Indonesien und Thailand bis nach China

Medizinisch verwendete Pflanzenteile
Wurzelstock – Rhizoma Curcumae longae

Energie
- Temperatur: sehr warm
- Geschmack: bitter, scharf
- Eigenschaften: wirkt trocknend, öffnend, tonisierend, blutstillend, leitet Hitze aus, besänftigt inneren Wind, tonisiert das Wei Qi

Inhaltsstoffe
ätherisches Öl (Sesquiterpen Ketone; 4–14%), Phenole (Curcumonoide, Curcumine), Stärke, Monosaccharide (Fructose, Glucose), Vit. C, B1, B2, B3, Mineralien (Kalzium, Kalium, Phosphor, Chrom, Magnesium, Zink, Kupfer, Kobalt etc.), Harze, Fette, Eiweiße usw.

Therapeutische Wirkungen und Anwendungsbereiche
- ✚ nährt das Leber-Yin:
  - erhöht die Gallenproduktion
  - verbessert qualitativ die Gallenflüssigkeit durch Erhöhung der Gallensäurekonzentration
- bewegt das Leber-Qi, wirkt spasmolytisch, reguliert das Durchdringungsgefäß (Chongmai):
  - ✚ wirkt choleretisch, cholagog
  - ✚ acide, flatulente oder atonische Dyspepsie
  - ✚ reduziert das Serumcholesterin, senkt das LDL, erhöht das HDL

- Verstopfung
- macht Sehnen und Bänder geschmeidig
- Amenorrhöe, Dysmenorrhöe
- depressive Verstimmungen, Hypochondrie, Nervosität
- klärt Leber-Feuer, senkt das hochsteigende Leber-Yang, beseitigt inneren Wind:
  - ✣ Ikterus
  - beugt der Bildung von Gallensteinen vor, Cholezystitis, wirkt litholytisch (resorbiert kleine Gallensteinchen)
  - wirkt blutreinigend, entgiftend, verbessert die Entgiftung von kanzerogenen Stoffen wie Benzopyren, östrogenen Pestiziden, Tabaksmutagene usw.
  - hepatogener Kopfschmerz, Blutandrang
  - Neigung zu Krampfanfällen, Muskelverkrampfung
  - Akne, Juckreiz
  - Wut, Ärger
- ✣ stärkt die Gallenblase:
  - bei Leere der Gallenblase
- ✣ tonisiert das Qi von Milz-Pankreas, stillt Blutungen, erwärmt das innere Li:
  - wirkt trocknend und entschleimend
  - ✣ Eiweißstoffwechselstörungen
  - ✣ stagnierendes Leber-Qi, das Milz-Pankreas attackiert, Colon irritabile
  - ✣ bei Nässe-Kälte, die Milz-Pankreas bedrängt, Hydrops
  - Blähungen, Völlegefühl, Flatulenz
  - ✣ Störungen der Darmflora, Parasiten
  - Hämorrhoiden
  - senkt den Blutzucker, schützt gegen Komplikationen von Diabetes
  - wirkt hämostatisch (fördert die Blutgerinnung)
  - Bluterbrechen, Blut im Urin, Nasenbluten
  - ✣ Diarrhöe
- ✣ tonisiert das Magen-Qi:
  - Magendruck, Appetitlosigkeit, Subazidität, Völlegefühl, Sodbrennen
  - senkt das rebellierende Magen-Qi, Übelkeit, Erbrechen
  - beugt Ulkus-Erkrankungen vor
  - Anorexie, Schmerz im Oberbauch
  - ✣ Leber-Feuer, das den Magen attackiert
  - Magen-Darm-Beschwerden durch verminderte Gallenausscheidung
- ✣ stärkt das Wei Qi, moduliert das Immunsystem:
  - ✣ wirkt antikanzerogen, antimutagen, antitumoral (induziert die Apoptose, hemmt direkt das Tumorwachstum, unterstützt die Leber bei der Entgiftung von mutagenen oder kanzerogenen Substanzen), spez. bei Mund-, Magen-, Brust-, Darmkrebs, Leukämie
  - antiviral, antibiotisch, antibakteriell
  - starkes Antioxidans (Curcumin wirkt stärker antioxidativ als Vit. E)
  - Bi-Syndrom (s. unten „leitet Hitze aus")
  - Erkältungskrankheiten, Brustinfektionen
  - allergische Erkrankungen, allergisches Asthma bronchiale, Heuschnupfen
  - beugt Alzheimer vor
- leitet Hitze aus, wirkt entzündungshemmend:
  - akute und chronische Entzündungen, Bursitis, Myalgie, Tendinitis
  - ✣ Nässe-Hitze des Dickdarms, Colitis, Morbus Crohn als Adjuvans, Diarrhöe
  - Blasen- und Nierenentzündungen
  - Bi-Syndrom (Hitze-, Nässe-, chronisches Bi), räumt Leitbahnobstruktionen aus dem Weg, rheumatoide Arthritis, Gicht, Gefühl von Steifigkeit, Gelenkschmerzen, Gelenk:-schwellungen, lenkt zum Schultergelenk und zu den oberen Extremitäten
  - Hitze-Krankheiten, Fieber, Erkältungskrankheiten
  - wirkt blutreinigend, neutralisiert die Gifte im Körper
  - Juckreiz
  - Allergien
  - Gelbfieber, intermittierendes Fieber
- wirkt schleimlösend, spasmolytisch:
  - Erkältungen, Bronchitis, Infektionen des Brustraums
  - Angina pectoris
  - Neigung zu Tobsuchts- und Krampfanfällen
- klärt emporloderndes Herz-Feuer, bewegt Qi und Blut:
  - dämpft das erregte Herz, beruhigt den Geist Shen, bei Hysterie
  - regt den Kreislauf an, bei Blutstase, Angina pectoris

Curcuma longa

- löst Blutgerinnsel
- Kollapsneigung, nach traumatischem Schock
● wirkt äußerlich hämostyptisch, antiseptisch, entzündungshemmend (Hautcreme, -paste):
  - stoppt Hautblutungen, Verletzungen
  - Entzündungen der Mundschleimhaut
  - schuppende Hauterkrankungen, Akne

Organbezug
Leber-Galle, Herz-Kreislauf, Lunge-Dickdarm

Kommentar
Die intensiv goldgelbe Wurzel wird in Asien in großzügiger Menge als Gewürz gebraucht, zu Heilzwecken sowie zum Färben von Kleidern und Götterbildern verwendet. Die Bevölkerung in Südostasien nimmt tgl. im Durchschnitt 1,5 bis 3 g Pulver aus dem Wurzelstock zu sich. Aktuelle pharmakologische Studien bestätigen die schon lange bekannte Wirkung der Gelbwurz auf Leber und Galle: Über ätherische Öle und Curcuminoide regt sie die Leberfunktion und den Gallenfluss an. Curcuma longa hat im Vergleich zu Curcuma xanthorrhiza, einer anderen Gelbwurzart, die größere choleretische Wirkung. Der alkoholische Auszug ist wirksamer als der wässrige Extrakt.

Erstaunlich ist die Strategie der Gelbwurz bei der Wirkung auf den Gallenfluss: Vom Dickdarm aus stimuliert sie über eine Feedback-Reaktion mit der Leber die Produktion von physiologischer Galle und verbessert die Galle dadurch nicht nur quantitativ, sondern auch qualitativ. Vor dem Hintergrund der Erkenntnis, dass gerade unphysiologische Galle die Entstehung von Dickdarmkrebs begünstigt, wird die wichtige vorbeugende Funktion der Gelbwurz deutlich. In Südostasien ist Darmkrebs nahezu unbekannt.

Die trocknende, antientzündliche, blutstillende, antikanzerogene sowie die Mitte stärkende Wirkung machen die Gelbwurz außerdem zu einer hervorragenden Arznei bei Nässe-Hitze des Dickdarms wie z. B. bei Colitis ulcerosa. Auch auf das Colon irritabile, den gereizten Dickdarm durch stagnierendes Leber-Qi, das Milz-Pankreas attackiert, wirkt die gelbe asiatische Wurzel sehr heilsam und stabilisierend. Indem sie die Nahrungsumwandlung und ganz speziell die Eiweißverdauung fördert, schützt sie gegen die heute sehr verbreiteten Eiweißunverträglichkeiten, die so oft allergische Reaktionen und Hautkrankheiten hervorrufen.

Regelmäßig eingenommen soll die Gelbwurz Ausstrahlung und Schönheit fördern. In Kombination mit kieselsäurehaltigen Pflanzen wie Ackerschachtelhalm, ockergelbem Hohlzahn oder Beinwell stärkt sie Knochen, Sehnen und Bänder.

Dosierungen

■ allgemeine Dosis
● 5 g–10 g/tgl. (nach TCM)
● 1,5 g–3 g/tgl. (andere Quellen)

■ Tee aus dem Pulver
1–2 TL (etwa 1,3 g)/1 Tasse Wasser übergießen, 10–15 Min. ziehen lassen, abseihen. 2 × tgl. 1 Tasse trinken.

■ Brei bei Blutungen und äußeren Verletzungen
Pulver mit etwas Wasser zu einem Brei verrühren und auf die Wunde bringen, wirkt antiseptisch, blutstillend und abschwellend.

■ Kapseln, Dragees (bei Dyspepsie, Reizdarm)
im Handel als Curcu-Truw von Truw oder Sergast von Sertürner erhältlich

■ Pulver mit Milch bei rauer, überanstrengter Stimme (nach der Ayurvedischen Medizin)
1 EL in ½ l gekochte Milch einrühren. In kleinen Schlucken im Laufe des Tages trinken.

■ Pulver mit Milch gegen Akne
1 × tgl. abends über einen längeren Zeitraum 1 TL Pulver in 1 Tasse heißer Milch einnehmen.

■ Gewürzmischung gegen Blähungen und nervöse Appetitstörungen (auch für Kinder geeignet)
Etwas Gelbwurz, Kardamom, Zimt und Ingwer als Gewürzzusatz in Milchbrei zugeben.

■ Curcuma-Brei bei schuppenden Hautkrankheiten (nach der Ayurvedischen Medizin)
½ TL Curcuma-Pulver mit 3 TL Wasser, etwas Kichererbsenmehl und Milch zu einem Brei verrühren und auf die betroffenen Stellen auftragen.

Bis 20 Min. einwirken lassen, dann baden, um die Haut zu reinigen.

Nebenwirkungen
Äußerliche Anwendungen können Hautverfärbungen verursachen.

Kontraindikationen
Verschluss der Gallenwege, Cholelithiasis; Menschen mit Yin-Mangel sollten ihr Abendessen (in der Yin-Phase des Tages) nicht mit Gelbwurz würzen.

Cynara scolymus
Artischocke/artichoke/Asteraceae

Natürliches Vorkommen
Mittelmeergebiet, dort seit dem Altertum kultiviert

Medizinisch verwendete Pflanzenteile
oberirdische Teile der blühenden Pflanze – Herba Cynarae

Energie
- Temperatur: kühl
- Geschmack: bitter, süß, leicht salzig
- Eigenschaften: wirkt trocknend und befeuchtend, kühlend, bewegend, eröffnend, nährend, erweichend, auflösend

Inhaltsstoffe
Lipide, Proteide, aromatische Substanzen, Sesquiterpenlactone (Cynaropicrin), Zucker (11–15%; Inulin), Cynarin, Mineralien (Potassium, Kalzium, Magnesium etc.), Flavonoide, Pseudotannine, Enzyme (Cynarase, Katalase), Alkaloide, glykoside Cyanine, Provitamin A, Vit. B, C, usw.

Therapeutische Wirkungen und Anwendungsbereiche
- ✱ nährt das Leber-Yin:
  - fördert die Regeneration der Leberzellen (frische Pflanze)
  - regt die Leberentgiftung an, verbessert die Stoffwechselleistung
  - Infektanfälligkeit
  - frühzeitiges Altern, Gewichtsverlust
- ✱ bewegt das Leber-Qi:
  - wirkt cholagog und choleretisch
  - reduziert Cholesterin und Triglyceride im Blut
  - entlastet das Blut von Gallensäuren
  - Flankenschmerz
  - Lethargie, Anorexie
- ✱ beseitigt Nässe-Hitze in Leber und Gallenblase:

> **Cave**
> Nicht im akuten Fall anwenden.

  - dyspeptische Beschwerden
  - Gallenschmerzen nach fettreichem Essen, Übelkeit, Brechreiz
  - Schmerz im rechten Hypochondrium
  - reguliert und harmonisiert die Wechselbeziehung zwischen Holz und Erde
  - ✱ Fettunverträglichkeit, Hyperlipidämie, Hypercholesterinämie
  - bei Neigung zur Steinbildung
- ✱ klärt Leber-Feuer, senkt aufsteigendes Leber-Yang:
  - Leberkopfschmerz, Migräne
  - Blutandrang zum Kopf, Gesichtsröte, rote Konjunktiven, Gefahr von Apoplexie
  - Ikterus, Tinnitus
  - leitet Toxine aus, harnsaure Diathese, Gicht
  - Folgen von Völlerei und Frustrationsessen, Alkoholabusus
  - Reizbarkeit, Neigung zu Wutanfällen, Unduldsamkeit, Geräuschempfindlichkeit
- bewegt das Blut:
  - verbessert den Blutfluss durch Minderung des Fettanteils, Arteriosklerose
  - Sauerstoffnot des Gewebes
- ✱ tonisiert und bewegt das Magen-Qi:
  - Nahrungsretention, Dyspepsie, Aufstoßen, Übelkeit, Völlegefühl
  - senkt das Magen-Qi ab, Distension des Bauches
- ✱ tonisiert das Qi von Milz-Pankreas:
  - unterstützt die Nahrungsumwandlung
  - dyspeptische Beschwerden, Nahrungsstagnation, Völlegefühl, Meteorismus
  - Roemheld-Syndrom, Druckgefühl im Thorax

- wirkt blutbildend, Anämie, Chlorose, Schwindel, Hypomenorrhöe
- wirkt blutzuckersenkend
- unterstützt den Eiweißstoffwechsel, Albuminurie
- chronische Müdigkeit
- **wirkt diuretisch, entgiftend, löst Ablagerungen auf:**
  - Ödeme, Aszites, Hydrops
  - Dyskrasie, harnsaure Diathese, Gallen-, Nierensteine
  - Bi-Syndrom
  - Hyperlipidämie, Arteriosklerose

Organbezug
Leber-Galle, Kreislauf, Magen, Milz-Pankreas

Kommentar
Bei Patienten, die der Behandlung mit der Artischocke bedürfen, liegt eine gewisse Unklarheit und Nachlässigkeit hinsichtlich der Ziele und Werte des Lebens vor. Sie geben vor, glücklich zu sein, genießen das Leben fern von Verzicht und Askese. Sie sind sich ihrer Defizite nicht bewusst und kompensieren sie durch das Übermaß an leiblichem Genuss. Erst durch eine Krankheit oder gemahnt durch die entsprechenden Parameter im Blutbild werden sie mit den körperlichen Auswirkungen ihrer ungesunden Lebensweise konfrontiert. Sie sind geneigt, sich an echten Konsequenzen vorbei zu stehlen und hören nur ungern zu, wenn die Zusammenhänge offen gelegt werden.

Von ihnen genannte Beschwerden sind Verdauungsstörungen wie Blähungsneigung, Völlegefühl, Stuhlunregelmäßigkeiten und eventuell auch Müdigkeit und Mattigkeit. Die Patienten neigen zur Fülligkeit und können durch Trägheit oder durch besondere Leistungsorientiertheit gekennzeichnet sein. Der hedonistische Lebensstil führt unvermeidbar auch zu einer Schwäche der Mitte. Nässe sammelt sich an, es kommt zu Verschleimungen wie Sinusitis, Bronchitis, Nasensekretion, zu Schweregefühl und Benommenheit im Kopf, zu dumpfen Kopfschmerzen. Im schon hitzigen Bereich des Elementes Holz entsteht Nässe-Hitze-Symptomatik.

Disteln besitzen die Eigenschaft, bei regelmäßiger innerer Anwendung das Holz- und Erde-Element zu ökonomisieren und zu rhythmisieren.

Für Menschen, die ihren Lebenswandel auf die hedonistische Bedürfniswelt abgestimmt haben, repräsentieren die Distelzubereitungen eine echte Chance, zur gesunden Lebensweise zurückzufinden. Unter Einfluss der enthaltenen Bitterstoffe, Gerbstoffe, Schleimstoffe, ätherischen Öle, bei der Artischocke auch dem Enzym Cynarase, scheinen die Vitalkräfte innerhalb des Bewusstseins stärkeren Einfluss zu gewinnen. Es bildet sich eine allmähliche Veränderung der Bedürfnisse heraus, die Lust auf Süßes und Fettreiches tritt immer mehr in den Hintergrund. Dagegen wird die Bedeutung von gesunder, frischer Nahrung wieder wahrgenommen, und es vertiefen sich die vegetativen Grundrhythmen von Yin und Yang. Voran geht eine meist als hart empfundene Zeit der Umgewöhnung. Der bittere Geschmack wird als sehr unangenehm wahrgenommen und es dauert bis zu vier Wochen, bis sich Gewöhnung und Akzeptanz einstellen.

Die Artischocke wurde aufgrund ihrer Fähigkeit, Erhöhungen der Blutfettwerte zu senken, zu einer viel verordneten Heilpflanze. Es sind eine ganze Reihe von hoch dosierten und stark wirksamen Präparaten in Form von Kapseln und Dragees auf dem Markt. Diese Darreichung hat den Vorteil, dass aufgrund der Dünndarmlöslichkeit keine Verstärkung von Appetit und Hungergefühl eintritt. Allerdings nimmt der Patient die lehrreiche Information des bitteren Geschmacks nicht wahr. Für eine dauerhafte Entlastung und eine tatsächliche Veränderung des Lebenswandels sollte der Patient vorzugsweise dreimal tgl. einen Tee aus den Blättern oder einen Frischpflanzensaft trinken statt Kapseln oder Dragees einzunehmen.

Die Öffnung und Aktivierung des Leber-Qi, die durch die Artischocke bewirkt wird, ist durch eine erhebliche Erhöhung der Gallenproduktion gekennzeichnet. Es muss daher auf einen freien Fluss der Gallenflüssigkeit geachtet werden, da sich bei Steinbildung oder nervös bedingten Verengungen der Gallenwege ein Stau bilden kann.

Dosierungen
■ Tee
1 geh. TL/1 Tasse Wasser aufkochen, 5 Min. sanft köcheln lassen. 3× tgl. 1 Tasse vor den Mahlzeiten trinken.

■ Pulver aus der getrockneten Pflanze
3× tgl. zu Beginn der Mahlzeiten 2 Msp. mit wenig warmer Flüssigkeit einnehmen. Eine Tagesdosis von 6 g ist ausreichend wirksam.

■ Kapseln, Dragees
Im Handel erhältlich sind viele Fertigpräparate (z. B. von Hevert, Rodisma Med Pharma, Pflüger, Sertürner).

■ Urtinktur
3× tgl. 20–30 Tr. ½ Std. vor den Mahlzeiten mit wenig Flüssigkeit einnehmen.

■ Extractum fluid. Cynarae
3× tgl. 20–30 Tr. ½ Std. vor den Mahlzeiten mit wenig Flüssigkeit einnehmen.
Im Handel als Nemacynar von Nestmann erhältlich.

■ Artischockenfrischsaft
im Reformhaus erhältlich

Nebenwirkungen
keine

Kontraindikationen
Cholelithiasis, nervös bedingte Verengungen der Gallenwege

Digitalis purpurea

Purpurroter Fingerhut/purple foxglove/Scrophulariaceae

Natürliches Vorkommen
teils in großen Beständen auf Lichtungen, bevorzugt inmitten von Fichtenwäldern in Nordwest-, West- und Mitteleuropa

Medizinisch verwendete Pflanzenteile
Blätter – Folia Digitalis purpureae

Energie
- Temperatur: warm
- Geschmack: bitter
- Eigenschaften: wirkt trocknend, eröffnend, tonisierend

Inhaltsstoffe
Glykoside (Digitoxin, Digoxin, Gitoxin), Saponine, Flavone, Schleim- und Gerbstoffe, Säuren usw.

Therapeutische Wirkungen und Anwendungsbereiche
- ✚ tonisiert das Herz-Yang:
  - hypertrophisches, insuffizientes Herz
  - senkt die Pulsfrequenz
  - Ödeme der Extremitäten, Aszites, Hydrops
  - bewegt das Blut
  - Blässe, bläuliche Verfärbung um die Augen
  - Kälte-Aversion
  - Schlafstörungen, Aufschrecken aus dem Schlaf
  - Schleim, der den Geist Shen benebelt
  - treibt den Schleim aus dem Oberen Erwärmer
  - Apoplexie-Folgezustände
- ✚ bei Magenproblemen, die durch die Verbindung von Magen und Herz über das große Luo-Passage-Gefäß entstehen:
  - Angstgefühle und Schwäche im Magen, Übelkeit
  - extremes Vernichtungsgefühl vom Magen ausgehend zum Herzen
  - Besserung durch Essen
- tonisiert das Qi von Niere und Blase:
  - regt die Diurese an, Hydrops, Ödeme
  - wirkt anaphrodisierend, Prostatahypertrophie
  - Harnverhaltung
- wirkt äußerlich erweichend und heilend (Umschläge mit Abkochungen):
  - wirkt wundheilend
  - bei skrofulösen Verhärtungen
  - Drüsenschwellungen, Struma
  - Trigeminusneuralgie

Organbezug
Herz, Magen, Niere-Blase

Kommentar
Seit ehedem ist die Verabreichung des Fingerhuts von Widersprüchen begleitet. Im alten England war die Pflanze unter Medizinern häufig Gegenstand heftiger kontroverser Diskussionen. Die einen sahen in ihr einen wichtigen und unverzichtbaren Bestandteil des Arzneimittelschatzes,

für die anderen war sie ein Risikofaktor, der angesichts der unsicheren Wirkung nicht zu rechtfertigen sei.

Eine ähnliche Situation herrscht in der modernen Medizin: Der Purpurrote Fingerhut ist zwar die mit Abstand am häufigsten verabreichte Arzneipflanze zur Behandlung von Herz-Yang-Schwäche, er ist aber auch die am häufigsten kritisierte Pflanze. Besonders die Anwendung zur Senkung der Pulsfrequenz gilt als umstritten. Außerdem führt die Kumulation der Glykoside im Körper bei höheren Dosierungen häufig zu Intoxikationen – Fingerspitzengefühl bei der Dosierung ist gefragt. Kleine, regelmäßig verabreichte Mengen verlangen etwas Geduld, führen aber bei Beachtung der für die Indikation bestimmenden Muster zu erstaunlich guten Ergebnissen.

Der Purpurrote Fingerhut kann in zu hohen Dosierungen echte Herzangst auslösen, während er niedrig dosiert bei Herzangst eine sehr gute Hilfe darstellt. Deshalb ist die Pflanze hervorragend für Menschen geeignet, die unter schrecklichen Ängsten zu leiden haben. Es handelt sich zumeist um alte Menschen, bei denen weit zurückliegende, sehr belastende Ereignisse wieder aus dem Unbewussten auftauchen wollen (das Herz prägt das Langzeitgedächtnis), vom Bewusstsein aber nur sehr schwer angenommen werden können; Alpträume und das Aufschrecken aus dem Schlaf begleiten den Zustand. Diese schweren Krisen mit starker Herzsymptomatik können auch bei Menschen auftreten, die sich ein Leben lang nicht mit dem Gedanken der Unausweichlichkeit des Todes auseinandergesetzt haben, der nun mit zunehmendem Lebensalter nicht mehr aus dem Bewusstsein zu drängen ist.

Es sind die Energien der Wandlungsphase Wasser, die die archaische Angst vor dem Unbekannten und die Trennungsangst steuern. Das Feuer des Tores der Vitalität ist schwach und hat weitgehend seine Fähigkeit eingebüßt, das Herz bei der Beheimatung des Geistes Shen zu unterstützen. Deshalb ist der Geist Shen rastlos und erregt. Einer entsprechenden Rezeptur mit Fingerhut sollte unbedingt um eine die Niere stärkende Phytoarznei ergänzt werden.

Dosierungen

> **Cave**
>
> Schwierige Dosierung wegen Kumulation der Inhaltsstoffe!

- ■ Tinktur
- 5 Tr. vor dem Schlafengehen bei stark psychisch betonter Symptomatik einnehmen
- 3–5 × tgl. 3–5 Tr. bei schwerer dekompensierter Herzinsuffizienz einnehmen
- alternativ: Fertigpräparate

Nebenwirkungen

Der Purpurrote Fingerhut ist sehr giftig. Intoxikationen zeigen sich durch Übelkeit, Erbrechen, Durchfall, unregelmäßigen Puls, Atemnot, Lippenzyanose, heftige Leibschmerzen, Schweißausbrüche, Herzstillstand.

Kontraindikationen

Schwangerschaft

Dioscorea villosa

Yamswurzel/rheumatic root/Dioscoreaceae

Natürliches Vorkommen

In unterschiedlichen Sorten in tropischen und subtropischen Breiten auf allen Kontinenten; die medizinisch genutzte Dioscorea villosa stammt aus Mexiko.

Medizinisch verwendete Pflanzenteile

Wurzel – Rhizoma Dioscoreae

Energie

- Temperatur: neutral bis warm
- Geschmack: bitter, süß
- Eigenschaften: wirkt öffnend, bewegend, spasmolytisch, adstringierend, nährt das Progesteron; Yin-Tonikum

Inhaltsstoffe

Steroidsaponine (Diosgenin), Pyridinalkaloide (Dioscorin), Gerbstoffe, Stärke usw.

Therapeutische Wirkungen und Anwendungsbereiche

- ✴ **nährt die Nieren-Yin-Essenz:**
  - Erhalt der Knochendichte im Klimakterium
  - Haarausfall
  - Kälte der Sexualorgane
  - Schwäche der Gelbkörperphase
  - klimakterische Beschwerden bei Frauen wie Hitzewallungen, Vaginaltrockenheit, Herzbeschwerden
  - sexuelle Neurasthenie bei Männern (in niedrigen Dosierungen und homöopathischen Potenzen)
  - nächtlicher Samenverlust
  - Prostatabeschwerden
  - spärlicher Harn
  - verlangsamt den Alterungsprozess
- ✴ **tonisiert und festigt Nieren-Qi und -Yang:**
  - Schmerzen im Lenden- und Kreuzbeinbereich
  - plötzlicher heftiger Harndrang
  - Spermatorrhöe, funktionelle Impotenz
  - Bettnässen bei jungen Männern
  - chronischer Fluor vaginalis
  - Infertilität bei Frauen
- ✴ **bewegt das Leber-Qi, unterdrückt inneren Wind:**
  - Nässe-Hitze in Leber und Galle, Gallenkoliken
  - Kopfschmerzen
  - Bi-Syndrom, steife Gelenke
  - Dysmenorrhöe mit krampfartigen Schmerzen
  - PMS
- ✴ **tonisiert das Qi von Magen und Milz-Pankreas:**
  - Appetitlosigkeit
  - chronische Diarrhöe
  - reduziert den Blutzucker, bei Diabetes mellitus
  - Gewichtszunahme
  - Blinddarmbeschwerden
- ✴ **bewegt das Qi, wirkt spasmolytisch:**
  - krampfartige Magen-Darm-Beschwerden
  - spastische Beschwerden im Bereich der Verdauungsorgane aufgrund von vegetativer Dystonie
  - sog. Bauchmigräne
  - Angina pectoris, Atembeschwerden
  - uterine kolikartige Schmerzen
  - Schluckauf
  - Gallen-, Nierenkoliken
  - Dysmenorrhöe mit Krampfbeschwerden, PMS

Organbezug

Unterer Erwärmer, Niere, Leber, Magen, Milz-Pankreas

Kommentar

In der westlichen Welt gilt die Yamswurzel als ein Geheimtipp für Frauen in den Wechseljahren, da sie nicht nur die hormonelle Situation stabilisiert, sondern auch die Dichte und Elastizität der Knochen erhält und durch den hohen Gehalt des Wirkstoffs Diosgenin als innerlich anwendbares Kosmetikum und Anti-Aging-Mittel angesehen wird. Diosgenin ist eine hormonähnliche Substanz, die als pflanzliches Progesteron bezeichnet wird und die Produktion von DHEA in der Nebennierenrinde anregt, das für die habituellen Merkmale weiblicher Jugendlichkeit sowie für die Regulation aller weiblichen Reproduktionsfunktionen mitverantwortlich ist.

In der TCM wird die Yamswurzel als Tonikum für Magen, Milz, Lunge und Nieren angewandt. Die exotische Heilpflanze ist als ein wahres Tonikum der Nieren-Yin-Essenz einzuordnen. Bei Mangel ist der Puls oberflächlich, schnell und leer, die Zunge rot und belaglos. Die Yamswurzel kann Frauen mit Gelbkörperschwäche und den typischen damit einhergehenden Problemen von Beginn der Geschlechtsreife an begleiten. Sie gleicht Menstruationsprobleme aus und sorgt im weiteren Verlauf dafür, dass die Probleme in den Wechseljahren vermindert werden und die Spuren des Verblühens der Weiblichkeit später und in geringerem Maß zum Vorschein kommen.

Die Yamswurzel ist jedoch nicht nur für das Yin aktiv: Sie tonisiert zugleich auch das Nieren-Yang, das sich mit blasser und nasser Zunge sowie tiefem und schwachem Puls zeigt, und ist deshalb bei allen Formen eines Nieren-Essenz-Mangels einzusetzen. Durch ihre zusätzliche stärkende Wirkung auf das Qi von Magen und Milz-Pankreas ist die Yamswurzel die ausgezeichnete Arznei für die Frau im Klimakterium.

Obwohl sie heute vorwiegend als Frauenmittel verordnet wird, kann die energetisch leicht warme, bittere Heilwurzel auch Männern verabreicht werden. Das Progesteron unterstützt zwar vorwiegend die weiblichen Funktionen, ist aber auch an der Hormonsynthese von Androgenen, Aldosteron und Cortisol beteiligt.

Auf der geistigen Ebene reduziert die Yamswurzel ein Übergewicht der linken Hemisphäre, in der das männliche, analytische Denken verwurzelt ist, zugunsten der rechten Hemisphäre, dem Sitz der weiblichen Intuition – passend für den Mann, dessen Männlichkeit zu dominant ist. „Sie ist auch da, um das Bewusstsein der Männer zu wecken, sie zu feminisieren, um den Yin-Anteil in ihnen zu befreien." (Gopalsamy 2003, S. 9).

Dosierungen

- Wurzelpulver
1–3 × tgl. ½ gestr. TL einnehmen.

- Urtinktur
1–3 × tgl. 20 Tr. einnehmen.

Nebenwirkungen
keine

Kontraindikationen
Brustkrebs

Echinacea purpurea/angustifolia

Roter (Schmalblättriger) Sonnenhut/palepurple cone flower/Compositae

Natürliches Vorkommen
südöstlicher Teil Nordamerikas (Florida, Louisiana bis nach Mexiko); heute Anbau in Europa, vielfach auch als Zierpflanze verbreitet

Medizinisch verwendete Pflanzenteile

- oberirdische Teile des Roten Sonnenhutes – Herba Echinaceae purpureae
- Wurzel des Schmalblättrigen Sonnenhutes – Radix Echinaceae angustifoliae

Energie
- Temperatur: warm (äußerlich kühlend)
- Geschmack: scharf, etwas salzig (Blätter); anfangs süß, dann scharf-bitter, prickelnd, adstringierend (Wurzel)
- Eigenschaften: wirkt trocknend, stimuliert das Wei Qi

Inhaltsstoffe
Polysaccharide (Heteroglykane), ätherisches Öl, Kaffeesäure- und Ferulasäurederivate, Alkamide, Polyine, Inulin, Pyrrolizidinalkaloide usw.

Therapeutische Wirkung und Anwendungsbereiche

- ✖ tonisiert Wei Qi und Lungen-Qi:
    - bei Invasion äußerer pathogener Faktoren
    - Wärmekrankheiten, z.B. Scharlach, Mumps, Röteln
    - chronische Abwehrschwäche und Lymphatismus, regt die unspezifischen Abwehrkräfte an,
    - erzeugt Fieber, fördert die Schweißsekretion
    - akute und chronische Infektionen bakteriellen und viralen Ursprungs
    - septisches Fieber mit Schüttelfrost
    - Diphtherie, Angina tonsillaris
    - eitrige Prozesse, Karbunkel, Furunkel
    - Phlebitis, Meningitis, Wochenbettfieber
    - Verbrennungen
    - Appendizitis
    - als Epidemie-Prophylaxe
    - chronische Beherdung
    - Tumore
    - Ulcus cruris, Brandwunden, Schürfwunden (äußerlich)
    - Müdigkeitssyndrom, Vagotonie
    - stärkt die psychischen Abwehrkräfte
- tonisiert das Qi von Milz-Pankreas:
    - Völlegefühl
    - regt die Granulation von Wundgewebe an (innerlich und äußerlich)
    - ✖ Diabetes mellitus
- ✖ wirkt äußerlich analgetisch, führt Toxine aus dem Unterhautgewebe an die Oberfläche, lindert Schwellungen, regt die Granulation von Wundgewebe an:
    - Ulcus cruris, Abszesse, Furunkel, Karbunkel

- Schürfwunden, Brandwunden
- Dermatitiden, Windeldermatitis

Organbezug
Lunge-Dickdarm (Haut), Milz-Pankreas (Gewebe)

Kommentar
Obwohl von beiden Sonnenhut-Arten (Echinacea purpurea und Echinacea angustifolia) unterschiedliche Pflanzenteile verwendet werden und sie erhebliche Unterschiede hinsichtlich Herkunft und Inhaltsstoffen aufweisen (Simonis 1991, S. 808), zeigen sie bei entzündlichen Zuständen und Wärmekrankheiten die gleiche Wirkung.

Der Sonnenhut ist kein Antiseptikum, da er keinerlei keimtötende Wirkstoffe enthält, sondern fördert und unterstützt vielmehr die Funktion der unspezifischen Abwehr. Sein Geschmack ist etwas süß durch die enthaltene Glukose, durch Inulin und Inulin-ähnliche Substanzen, überwiegend jedoch scharf. Scharfe Heilmittel sind meistens von warmer Energie, ihre Wirkungsrichtung ist zentrifugal, hebt an die Oberfläche. Garvelmann (2000, S. 92) beschreibt den Sonnenhut als warm im 3. Grad, Ploberger (2004, S. 66) behauptet, er sei kühl. Beiden ist in gewisser Hinsicht Recht zu geben.

In höherer Dosierung unterstützt der Sonnenhut das spezifische Abwehrsystem, das mit einer sympathikotonen Reaktionslage und mit einer tendenziellen Erhöhung der Körpertemperatur einhergeht. Innerhalb der verschiedenen Abwehrphasen bei der Überwindung von Infekten entspricht seine Wirkung der sog. neutrophilen Kampfphase mit einer Erhöhung der neutrophilen Granulozyten. Dementsprechend sollte er auch eingesetzt werden: Um den Fieberanstieg zu fördern, werden bis zu 100 Tropfen gegeben, gleichzeitig wird Bettruhe verordnet. Der reaktionsfähige Organismus wird mit Krankheitssymptomen und Frösteln reagieren und damit den Beginn der Kampfphase signalisieren.

Die therapeutische Strategie besteht hier nicht darin, Hitze zu kühlen, wie dies in der TCM bei Hitze- und Wärme-Phänomenen üblich ist, sondern eher darin, die Abwehrfunktion der Entzündung durch zusätzliche Hitze zu unterstützen, um auf diese Weise das Wei Qi vermehrt zu fördern. Wichtig dabei ist, dass das Wei Qi z. B. durch häufige Antibiotikagaben oder chronische Beherdungen nicht zu geschwächt und überhaupt noch reaktionsfähig ist. Um diese Voraussetzungen zu schaffen, können kleine, regelmäßige Gaben eingesetzt werden, die entgiftend auf den Organismus wirken. So können v. a. im Verbund mit anderen das Lungen-Qi und das Wei Qi stärkende Heilpflanzen kurmäßig zur Bereinigung und Stärkung des Immunsystems verwendet werden.

Mit seinem scharfen Geschmack bringt der Sonnenhut nicht nur das Qi, sondern auch das Blut in Bewegung. Inulinhaltige Pflanzen, zu denen neben dem Sonnenhut auch Alant (Inula helenium), Wegwarte (Cichorium intybus) und Löwenzahn (Taraxacum officinale) gehören, vitalisieren das Element Erde und können den Blutzucker senken. Der Franzose Tellier konnte bei Experimenten feststellen, dass zweistündliche Gaben von Echinacea D 3 bei diabetischer Gangrän den Harnzucker verschwinden ließen (Simonis 1991, S. 820).

Der Sonnenhut stärkt die kämpferischen Fähigkeiten. Wenn ein Mensch durch Niederlagen und Enttäuschungen in eine passive, vom Yin geprägte Reaktionslage geraten ist, bei Menschenscheu und Müdigkeitssyndrom, ist die regelmäßige Anwendung höherer Dosierungen des Sonnenhutes eine große Hilfe. Die anthroposophische Medizin, die oft eine der TCM ähnelnde Sicht hat, bezeichnet rezidivierende Entzündungen – die Neigung zum „Wärmerwerden" (nach Steiner) allgemein – als eine Schwäche der Ich-Organisation. „Ein starkes Hingegebensein an die Außenwelt" ist die primäre Ursache dieser Disharmonie (Simonis 1991, S. 824). Vom Standpunkt der TCM sind der Individuationsprozess eines Menschen und die Expansion seiner Bindungen mit der Außenwelt die Hauptthemen des Elementes Metall. Der Sonnenhut bringt, in rhythmischen Schaukelbewegungen gegeben, über die Stärkung der Ich-Organisation auf allen Ebenen die Wehrhaftigkeit wieder hervor. Häufig kommt es bei erfolgreichem Bemühen zunächst zu einer Erkrankung, bevor der Umschwung richtig eintritt.

Dosierungen

■ Presssaft aus der Wurzel bei akuten Erkrankungen
Initial 40 Tr., dann alle 2 Std. 5–20 Tr. einnehmen.

■ Presssaft aus der Wurzel bei Abwehrschwäche und Lymphatismus
1× tgl. 1 TL einnehmen, zusätzlich ½–¾ l Lymphtee (z. B. Braunwurz, Gelbes Labkraut, Storchenschnabel, Ringelblume, Steinklee, Frauenmantel) im Laufe des Tages trinken. Anwendung über mindestens 4 Wochen.

■ Tee zur Kräftigung der Abwehrkräfte
1 TL/¼ l Wasser aufgießen, 10 Min. ziehen lassen. Mehrmals tgl. 1 Tasse trinken.

■ Handelspräparate
Im Handel sind zahlreiche Monopräparate erhältlich.

Nebenwirkungen
Damit das Immunsystem nicht zu sehr gereizt wird, soll die Anwendung von Echinacea auf fünf Wochen beschränkt bleiben.

Kontraindikationen
keine

Eleutherococcus senticosus

Taigawurzel, Sibirischer Ginseng/Sibirian ginseng/Araliaceae

Natürliches Vorkommen
sibirische Wälder, China und Japan

Medizinisch verwendete Pflanzenteile
Wurzel – Radix Eleutherococci

Energie
- Temperatur: warm
- Geschmack: scharf, bitter, leicht süß
- Eigenschaften: wirkt trocknend, analgetisch, diuretisch, adaptogen, verbessert die Durchblutung; Allgemeintonikum, Aphrodisiakum

Inhaltsstoffe
Triterpensaponine (Eleutheroside), Steroidglykoside, Hydroxycumarine, Phenylacrylsäurederivate, Lignane, Steroide, Polysaccharide, Mineralien (Calcium, Kalium, Natrium, Magnesium, Zink, Eisen, Kupfer, Mangan, Nickel, Kobalt usw.), Vitamin C, E, B1, B2, Betacaroten usw.

Therapeutische Wirkungen und Anwendungsbereiche
- ✱ Allgemeintonikum:
  - tonisiert das Qi von Lunge, Herz, Leber, Nieren, Magen, Milz-Pankreas
  - verbessert das Befinden, wirkt lebensverlängernd
  - nährt das Blut
  - aktiviert das Wei Qi
  - nachlassende geistige und körperliche Leistung
  - Leukopenie, während oder nach Chemotherapie
  - verbessert die sexuelle Vitalität
  - nach schweren Entbindungen
  - Ermüdungs- und Erschöpfungssymptomatik, chronisches Müdigkeitssyndrom
  - Stress
  - Rekonvaleszenz, chronische Erkrankungen, nach chirurgischen Eingriffen
  - im Alter
- ✱ tonisiert Lungen-Qi und Wei Qi:
  - wirkt immunmodulierend
  - erhöhte Infektanfälligkeit durch Schwäche des Lungen-Qi aufgrund hoher Belastung physischer und psychischer Art
  - bei Invasion äußerer Kälte und Feuchtigkeit
  - akute Atemwegserkrankungen
  - Akutprophylaxe bei Epidemien
  - chronische Infekte viraler Genese
  - akute Influenza-Infektionen, vermindert das Risiko von Sekundärinfektionen oder Komplikationen, verkürzt die Krankheitsdauer
  - wirkt adaptogen, erhöht die unspezifische Widerstandskraft, erleichtert die innere Einstellung auf veränderte Umstände (Flugreisen, Klimawechsel) und Belastungen physischer, psychischer oder geistiger Art (erhöhte Leistungsanforderungen, Prüfungen, Sterbe- oder Krankheitsfall in der Familie)
  - Leukopenie, während oder nach Chemotherapie, Bestrahlung
- ✱ tonisiert Nieren-Qi und -Yang:
  - stärkt die Knochen
  - tonisiert das Blut
  - verbessert die Hörleistung

- wirkt diuretisch, verbessert die Harnausscheidung
- Bi-Syndrom, Wind- und Nässe-Bi, chronisches Bi, Arthritis
- Schwäche im Lumbal- und Sakralbereich
- erhöht die sexuelle Vitalität, Impotenz
- wirkt lebensverlängernd
● öffnet die Leber, tonisiert und bewegt das Leber-Qi:
  - stärkt Bänder und Sehnen
  - wirkt spasmolytisch, analgetisch
  - Cholesterinämie
  - verbessert die Seh- und Hörleistung
  - Juckreiz im Vaginal- und Skrotumbereich
  - Bi-Syndrom, Arthritis, Lumbago
● ✸ tonisiert das Herz-Qi:
  - verbessert Durchblutung und Sauerstoffaufnahme
  - verbessert die Hörleistung (Frequenzbereich 1–10 kHz)
  - verminderte Stresstoleranz
  - Schlafstörungen
  - verbessert die körperliche und geistige Leistungsfähigkeit
● ✸ tonisiert das Qi von Magen und Milz-Pankreas:
  - wirkt trocknend
  - verbessert den Glukosestoffwechsel
  - verminderte Konzentrationsfähigkeit, verbessert die geistige und kognitive Leistungsfähigkeit

Organbezug
Lunge, Niere, Herz, Leber

Kommentar
Der unauffällige Strauch mit seinen stacheligen Ästen gedeiht optimal auf dem feuchten Unterboden der dichten Koniferenwälder im rauen Klima der sibirischen Taiga. Hier, in ihrer Heimat, gilt die Taigawurzel seit jeher als ein lebensverlängerndes Mittel und wurde bei Schwäche- und Erschöpfungszuständen jeglicher Art verwendet.

Energetisch warm und mit scharfem Geschmack wird sofort der tonisierende Effekt auf die Lunge ersichtlich. In unterschiedlichsten klinischen Untersuchungen an Patienten konnte tatsächlich eine signifikante immunmodulierende Wirkung bestätigt werden, wobei v. a. der antivirale Faktor betont wird. Zum einem wirkt der Extrakt der Taigawurzel direkt auf RNA-Viren, zum anderen konditioniert er das Abwehrsystem durch vermehrte Bildung von spezifischen Lymphozyten und Antikörpern.

Studien in Russland, die mit großen Firmenbelegschaften durchgeführt wurden, konnten bei unter der Langzeitgabe der Taigawurzel registrierten Personen einen Rückgang der krankheitsbedingten Fehlzeiten um 30 Prozent registrieren. Probanden, die besonders komplizierte Arbeiten durchzuführen hatten, zeigten außerdem deutlich weniger Fehlleistungen. Etliche weitere Studien bestätigen einen ähnlich positiven Effekt der Pflanze auf die kognitive Leistungsfähigkeit sowie auf die physische Ausdauer. Unter der Einnahme der Taigawurzel steigt die Sauerstoffaufnahme erheblich, der aerobe Metabolismus im Gewebe wird verbessert – ein Zeichen für die kräftigende Wirkung auf die Elemente Metall und Feuer.

Das traditionelle Allgemeintonikum ist v. a. bei kurmäßiger Anwendung über vier bis sechs Wochen in der Lage, die Qi-Umwandlung sowie das Wei Qi zu kräftigen und zu optimieren. Länger bestehende Qi-Defizite in den verschiedensten Wandlungsphasen und folglich auch die Wechselbeziehungen zueinander lassen sich ausgleichen und stabilisieren. Dies erklärt auch die adaptogene Wirkung der Taigawurzel: Sie leistet dem Gesunden, der sich höheren Anforderungen oder Stresszuständen ausgesetzt sieht, wertvolle Unterstützung und verhilft dem, der durch Überforderung in psychische oder physische Schwächezustände geraten ist, zu Stabilisierung und Regeneration. Sie gilt auch als Aphrodisiakum.

Ein ansteigendes Yang hat den Verbrauch von Yin zur Folge. Da das Qi ein Teil des Yang ist, sollte im Sinne der TCM eine Qi-tonisierende Phytoarznei bei Patienten mit Yin-Leere und emporloderndem Leber-Feuer nicht oder nur sparsam dosiert verabreicht werden. Anderenfalls ist für einen Ausgleich mit einer stark auf das Yin wirkenden Arznei zu sorgen. Reizbarkeit, Tinnitus, temporaler Kopfschmerz und Hypertonie sind begleitende Symptome eines emporlodernden Leber-Feuers, wenn das Holz im Fülle-Zustand Energie vom Element Wasser abzieht.

Konkret bedeutet dies, dass Aphrodisiaka wie die Taigawurzel bei Männern im Zustand einer

Yin-Leere mit loderndem Leber-Feuer kontraindiziert sind. Das Nieren-Yin ist durch unkontrollierte Samenergüsse (nach der TCM ein Zeichen, dass die sexuelle Energie bald erschöpft ist) sehr geschwächt, während das Nieren-Feuer oder -Yang nicht mehr kontrolliert wird. Das Wasser kann das Feuer nicht mehr bändigen. Die Folge ist ein weiteres Auflodern des Feuers, des sexuellen Begehrens. Sexsucht bei schwindender sexueller Potenz ist die Folge. Dieses tiefgehende, nicht seltene Ungleichgewicht sollte in jedem Fall zuerst durch eine das Yin nährende Phytoarznei, viel Ruhe und das Yin betonende Ernährung behandelt werden, bevor die Taigawurzel als Aphrodisiakum verabreicht werden kann (Reid 1998, S. 130).

Dosierungen

■ Tee
1 geh. TL/¼ l Wasser aufkochen, 15 Min. bei schwacher Hitze köcheln, 10 Min. ziehen lassen. 2× tgl. ¼ l trinken.

■ Pulvis rad. Eleutherococci
2–3× tgl. 1 gestr. TL mit wenig Flüssigkeit einnehmen.

■ Tinctura Eleutherococci
3× tgl. 20 Tr. einnehmen.

Nebenwirkungen
keine

Kontraindikationen
Yin-Leere mit emporloderndem Leber-Feuer, Hypertonie; Kinder unter 12 Jahren

Equisetum arvense

Ackerschachtelhalm, Zinnkraut/shave-grass/Equisetaceae

Natürliches Vorkommen
sehr großes Verbreitungsgebiet in Feuchtgebieten Europas sowie in den nördlichen Ländern Asiens, in Nordafrika und Nordamerika

Medizinisch verwendete Pflanzenteile
Kraut – Herba Equiseti

Energie
- Temperatur: kühl
- Geschmack: fad, adstringierend, etwas salzig, etwas bitter
- Eigenschaften: wirkt kühlend, entwässernd, erweichend, entzündungshemmend, wundheilend, adstringierend, schweißhemmend, blutstillend

Inhaltsstoffe
Mineralien (organisches und anorganisches Silizium, Kalium, Natrium, Kalzium, Phosphor, Mangan, Eisen, Magnesium, Selenium, Zink, Chrom etc.), Flavonoide (Querzetin, Kampferölglykoside), Saponine (Equisetonin), Gerbstoffe, Alkaloide, Phenolsäure (Kaffeesäureester), Sterole, Bitterstoffe, usw.

Therapeutische Wirkungen und Anwendungsbereiche
- ✪ nährt den Yin-Anteil unterschiedlicher Gewebeschichten, wirkt reminalisierend:
    - Neigung zu Elastizitätsverlust des Bindegewebes
    - Bänderriss, Verkürzungsgefühle
    - Trockenheit der Gelenke
    - Substanzverlust von Knochen und Zähnen, Osteoporose, Nekrosen, Karies, Morbus Paget
    - Neigung zu Fisteln
    - Hernien
    - Trockenheit und Elastizitätsverlust der Haut
    - nährt den trophischen Zustand von Haut und Haaren
    - brüchige Fingernägel, Längsrillen
    - vorbeugend gegen Schwangerschaftsstreifen
    - Neigung zu Sklerosen der Gefäße und der Haut
- ✪ leitet Nässe-Hitze im Unteren Erwärmer aus:
    - Neigung zur Bildung von Nierensteinen und -grieß
    - zur Austreibung von Nierensteinen
    - akute Zystitis, Brennen beim Wasserlassen
    - Nierenbeckenentzündung, Nephritis
    - Prostatahyperplasie (auch als Unterleibsbedampfung)

- Pilzerkrankungen des Urogenitaltraktes
- Fluor vaginalis (innerlich und als Sitzbad oder Bedampfung)
- ✱ tonisiert das Qi von Niere und Blase:
  - wirkt diuretisch, Ödeme, Wassereinlagerungen, Aszites
  - Harnverhaltung (auch bei Männern in Folge von Prostataerkrankungen als Unterleibsbedampfung)
  - mangelnde Festigkeit des Nieren-Qi
  - nervöse Störungen der Blase, Miktionsstörungen, zu häufiges Wasserlassen (innerlich und als Bad)
  - Inkontinenz, Enuresis nocturna
  - löst Qi-Stagnation im Unteren Erwärmer
  - Bi-Syndrom
- ✱ nährt Nieren-Yin-Essenz:
  - Elastizitätsverlust der Blase
  - Senk- und Wanderniere, Schrumpfniere
  - Nachtschweiß
  - Spermatorrhöe
  - schlechte Knochenbildung, Osteoporose, Knochenbrüche, stärkt die Zähne
  - nährt die Haare
- ✱ kräftigt das Lungen-Yin und -Qi:
  - Adjuvans bei Lungentuberkulose (unterstützt die fibrinöse Proliferation)
  - Lungenemphysem
  - Skrofulose
  - kräftigt die Abwehr
  - Adjuvans bei benignen und malignen Tumoren
- ✱ leitet Schleim-Hitze in der Lunge aus:
  - wirkt expektorierend, bei verstärkter Schleimbildung allgemein
  - bei Husten und chronischen Bronchitiden
  - zur Schleimlösung bei zähen Schleimen
- wirkt hämostyptisch, adstringierend:
  - Hämorrhoiden
  - wässriger Stuhlgang, Blutungen des Darmes bei Durchfallerkrankungen
  - Hypermenorrhöe
  - Hämaturie
  - äußere Blutungen (Umschläge), Nasenbluten (äußerlich)
  - Spermatorrhöe
  - Fluor vaginalis
  - Fußschweiß, Nachtschweiß, exzessives Schwitzen
- wirkt kühlend, antiphlogistisch, entgiftend:
  - fiebersenkend
  - Konjunktivitis, Blepharitis (innerlich und äußerlich)
  - Bleivergiftung
  - Dermatitiden
  - Bi-Syndrom, Hitze-Bi, Sehnen- und Knochen-Bi, Arthritis, Gicht
  - Geschwüre, Vereiterungen, Hautausschläge
- ✱ wirkt äußerlich kühlend, klärend, wundheilend, hämostyptisch:
  - schwer heilende, eiternde Wunden, fressende Geschwüre, Ulcus cruris, Fisteln (Umschläge, Waschungen)
  - blutende Wunden
  - Fluor vaginalis, chronische Zystitis, Pyelonephritis, Prostatahyperplasie, speziell bei Harnverhaltung (Bedampfungen des Unterleibes)
  - Nasenbluten (Tampon)
  - eitrige Augenerkrankungen (Auflagen)
  - Dermatitiden (Bäder, Auflagen)
  - Entzündungen des Mund- und Rachenraums (Umschlag um den Hals, Gurgellösung)
  - Schilddrüsenerkrankungen, insbesondere bei heißen Knoten (Umschlag um den Hals)
  - Blasenschwäche (Bäder, Bedampfungen)
  - Panaritium (Umschläge, Teilbäder)
  - Konjunktivitis (Umschläge)

Organbezug
Niere-Blase, Lunge-Dickdarm

Kommentar
Das starre, feste, etwas hölzerne Kraut des Ackerschachtelhalms weist einen hohen Gehalt an Mineralien und Spurenelementen, v. a. aber an Kieselsäure auf, die der Pflanze einen kühlenden Charakter verleihen. Auf diese Weise kann sie Entzündungen hemmen, Hitze ausleiten, Blut-Hitze kühlen und blutstillend wirken – was durch die adstringierende Wirkung der ebenfalls enthaltenen Gerbstoffe zusätzlich verstärkt wird. Gemäß der TCM wird die Nieren-Essenz durch zusammenziehende Faktoren gefestigt: Zinnkraut ist in der Lage, die Säfte und die Essenz zu halten. Nach der westlichen Phytotherapie ist es die Kieselsäure, die die Struktur- und Formbildung des

Knochenskeletts unterstützt, indem Silizium die Aufnahme und den Einbau von Kalzium fördert. Durch seine reinigende, nährende und die Elastizität fördernde Wirkung auf das Bindegewebe gilt der Ackerschachtelhalm als eine Pflanze, die bei regelmäßiger Anwendung den Bewegungsapparat jugendlich erhält.

Ackerschachtelhalm war lange Zeit v. a. ein Heilmittel der Volksheilkunde, bis er von Pfarrer Kneipp in seiner besonderen Heilweise erkannt wurde. Durch die immer wieder nachgewiesene hilfreiche Funktion bei der Lungentuberkulose erlangte die Pflanze eine gewisse Berühmtheit. Auch hier ist die den Yin-Aspekt stärkende, die Substanz fördernde und Struktur gebende Kraft der Pflanze auf das Lungengewebe von außerordentlicher Wichtigkeit.

Zudem hilft das kühle, trocknende Kraut bei allen Nässe-Hitze-Zuständen im Unteren Erwärmer; seine diuretische Wirkung gewährleistet die Ausleitung unreiner Flüssigkeiten.

Auf der seelischen Ebene ist die Tinktur aus dem frischen Ackerschachtelhalm hilfreich für zart besaitete Menschen, die in ihrer inneren Welt gefangen sind. Ihnen fehlt die Fähigkeit, sich mit ihren unmittelbaren Gefühlen zu konfrontieren und sich nach außen zu öffnen, ohne dass sie sich dessen bewusst sind. Auch ein mangelndes Selbstvertrauen ist typisch. Meist sind Frauen betroffen, aber auch melancholische, träumerisch veranlagte Männer können vom Ackerschachtelhalm profitieren. Die psychotherapeutische Erfahrung zeigt, dass der Auslöser häufig in einer gefühlskalten Mutter liegt, der es nicht gelungen ist, Liebe zwischen sich und ihrem Kind fließen zu lassen, sodass es dem Kind an Erdvertrauen mangelt. Auch ein Defizit im Energiesystem Wasser kann diesem Muster zugrunde liegen: Eine Schwäche des Nieren-Yang (mit Übergewicht des Nieren-Yin) führt zu einer verstärkten Bewegung nach innen, die sich in Kraft- und Antriebslosigkeit, Melancholie und Erschöpfung manifestiert. Das schwere seelische Leiden, das diese Menschen im Laufe ihres Lebens in eine Art innere Gefangenschaft führt, wird zumeist viel zu spät oder gar nicht erkannt.

Ackerschachtelhalm harmonisiert den Wasserhaushalt, indem es Stauungen zum Fließen bringt, überflüssige Nässe ausscheidet, starre, trockene Strukturen dagegen befeuchtet. Auf seelischer Ebene bringt es das gestaute Gefühlsleben wieder in einen natürlichen Fluss und gibt dem Menschen die nötige Struktur und Festigkeit.

Dosierungen

- Tee

2 EL/½ l Wasser aufkochen, 10 Min. ziehen lassen. Im Laufe des Tages (nicht nach 18 Uhr) über einen Zeitraum von mindestens 3 Wochen trinken.

- Tinctura Equiseti

3 × tgl. 10–15 Tr. einnehmen.
Im Handel als Zinnkraut Tropfen von Presslin erhältlich.

- Frischsaft

2 × tgl. 1 TL

- Trockenextrakt

- Tinktur zur äußerlichen Anwendung

Im Handel als Equisetum arvense, ethanol. Decoctum 10 % von Weleda erhältlich.

Nebenwirkungen
keine

Kontraindikationen
starker Herz- und Nieren-Yang-Mangel

Euphrasia officinalis

Gemeiner Augentrost/eye-bright/Lamiaceae

Natürliches Vorkommen
auf trockenen Wiesen, Berghängen und Wäldern, von der Ebene bis ins Hochgebirge, in weiten Teilen Europas

Medizinisch verwendete Pflanzenteile
- getrocknete, oberirdische Teile – Herba Euphrasiae
- die ganze, blühende, frische Pflanze

Energie
- Temperatur: kühl
- Geschmack: bitter, scharf, leicht sauer (adstringierend)

- Eigenschaften: wirkt kühlend, trocknend, adstringierend, erweichend; Augentherapeutikum

Inhaltsstoffe

Iridoidglykoside (Aucubin, Catalpol), Lignane, Flavonoide, Gerbstoffe usw.

Therapeutische Wirkungen und Anwendungsbereiche

- ✪ klärt und kräftigt die Augen, wirkt entzündungswidrig:
  - akute und subakute Konjunktivitis, Rötungen, Schwellungen
  - Iritis, Keratitis, Blepharitis
  - brennende, tränende Augen, Heuschnupfen
  - Blenorrhöe
  - Katarakt, Glaukom
  - frische Verletzungen des Auges (mit Gefahr eines Ulcus serpens corneae)
  - skrofulöse Augenerkrankungen bei Kindern
  - funktionelle Sehstörungen nervöser und muskulärer Genese
  - Gerstenkorn
  - Augenschwäche, Ermüdungserscheinungen der Augen (langfristige Anwendung)
- ✪ beseitigt Nässe-Hitze in Leber und Galle:
  - Ikterus, Cholelithiasis
  - verklebte Augen, eitrige Konjunktivitis
  - Appetitlosigkeit
  - Migräne, Kopfschmerz, Spannungskopfschmerz
  - Schlaflosigkeit
- ✪ Umstimmungs- und Kräftigungsmittel bei schwächlicher Konstitution:
  - Infekte, chronisch geschwollene Lymphknoten am Hals
  - Husten mit schleimigem Auswurf
  - Heiserkeit
  - Invasion äußerer Wind-Kälte, Katarrhe mit Stirnkopfschmerzen, Rhinitis, Ohrenschmerzen
  - Sinusitis (akut, chronisch), Heufieber
  - geringe Widerstandskraft, Nervenschwäche
  - wirkt stärkend auf den Magen
  - skrofulöse Kinder
- beseitigt Nässe-Kälte von Milz-Pankreas:
  - weiche Stühle, chronische Gastroenteritis
  - Hyperazidität, Appetitlosigkeit, Verdauungsstörungen, Indigestion
  - Leukorrhöe
- bewegt das Nieren-Qi, wirkt diuretisch, löst Verhärtungen auf:
  - schmerzhaftes Wasserlassen, Harnverhalten
  - Blasen-, Nierensteine
  - Müdigkeit

Organbezug

Leber-Galle, Magen, Milz-Pankreas

Kommentar

Was macht eine Heilpflanze zu einer solchen Augenpflanze, dass sie sogar ihren Namen dieser Eigenschaft verdankt? Die kleinen weißen oder sanft violetten Rachenblüten des Augentrostes zeigen auf der dreilappigen Unterlippe kleine gelbe Flecken. Verfechter der Signaturlehre sehen hier die Abbildung eines Auges und erklären das zierliche Pflänzchen, das kaum größer wird als 30 cm, deshalb zur Augenpflanze. Die Inhaltsstoffe (Glykoside, Gerbstoffe, Spuren tertiärer Alkaloide, wasserdampfflüchtige Substanzen, Ferulasäure) erklären eher den kühlenden und kräftigenden Effekt dieser uralten Pflanze auf den Magen, der das Auge über seine Leitbahnen ernährt.

Simonis (1991, S. 689) beschreibt die intensive Verbindung des Augentrostes mit dem Element Wasser. Bei Verdunstungsexperimenten wurde festgestellt, dass Augentrost innerhalb von zehn Minuten 18 mg Wasser verliert. Im Vergleich zu anderen grünen Pflanzen mit selbstständiger Ernährungstätigkeit ist der Wasserstoffwechsel des Augentrostes um das Drei- bis Vierzigfache größer. Auf einem Quadratmillimeter Blattfläche verfügt er an der oberen Seite über ca. 100, an der unteren Seite über 130 Spaltöffnungen. Die Blattunterseite ist außerdem mit Wasser ausscheidenden Drüsenhaaren besetzt, die besonders nachts tätig sind, wenn die Spaltöffnungen sich schließen. Die riesigen Wassermengen, die der Augentrost zu diesem intensiven Wasserstoffwechsel braucht, entnimmt das Kraut mit dem Yin-Charakter seinen Nachbarpflanzen. „Zwei Faktoren sind also bedeutende Lebenszüge des Augentrostes: ungeheurer Lichthunger und gewaltiger Durst nach strömendem Lebenssaft, der den Wurzeln der Wirtspflanzen entnommen wird, wobei zu beachten ist, dass der

Augentrost den entnommenen Mineralsalz-beladenen Wasserstrom selber weiter verarbeitet und auch selber assimiliert." (Simonis 1991, S. 690)

Die Wirkung des Augentrostes auf das wässrige und stoffwechselbedürftige Sehorgan Auge wird hier verständlich. Auch die Beziehung zum nährenden Mutterorgan Leber liegt nicht fern: Mit seinem bitteren, leicht sauren Geschmack und der kühlenden Eigenschaft wirkt er positiv auf die gestaute und erhitzte Leber.

Dosierungen

■ Tee zur innerlichen Anwendung und als Kompressen, Augenbad, Augenspülungen (nach Pahlow)
1–2 TL mit ¼ l Wasser kalt übergießen, zum Sieden bringen, 2 Min. ziehen lassen.

■ Abkochung zur innerlichen und äußerlichen Anwendung (nach Weiß)
- 1 EL/½ l Wasser 10 Min. kochen lassen. Tgl. 3–4 Tassen trinken.
- Für Augenspülungen einige Kristalle Kochsalz zu dem abgeseihten Augentrosttee geben, um ihn dem Salzgehalt der Tränenflüssigkeit anzugleichen.

■ äußerliche Anwendung bei Gerstenkorn
Von einer gleichteiligen Mischung aus Augentrostkraut und Kamillenblüten 2 TL/¼ l Wasser aufgießen und 10 Min. ziehen lassen. Mehrmals tgl. eine warme Kompresse für 10–15 Min. auf das Auge legen.

■ bei skrofulösen Augenerkrankungen bei Kindern
äußerliche Anwendung von Augentrost kombiniert mit Walnussblättern, Kamille und Fenchel

■ Augenwasser für Waschungen und Umschläge
Aqua Euphrasiae
Aqua Foeniculi   aa ad 200 ml

■ Urtinktur
Im Handel von Weleda oder als Alcea-Euphrasia-Urtinktur von Alcea erhältlich.

■ Tinktur zum äußerlichen Gebrauch
Im Handel von Weleda erhältlich.
1 EL Tinktur mit ¼ l Wasser verdünnen. 2–3× tgl. für Spülungen oder Umschläge anwenden.

■ Kombination mit Fenchel zur äußerlichen Anwendung (nach Pahlow)
Fenchel klärt das Auge; seine ätherischen Öle wirken antiphlogistisch.
Aus einer Mischung von 25 g Augentrostkraut und 10 g Fenchelfrüchten 1–2 geh. TL mit ¼ l kochendem Wasser überbrühen, 15 Min. ziehen lassen, dann abseihen und auf Körpertemperatur abkühlen lassen. 2× tgl. die Augen spülen bis zum Abklingen der Beschwerden.

Nebenwirkungen, Kontraindikationen
keine

Foeniculum vulgare

Fenchel/common fennel/Umbelliferae

Natürliches Vorkommen
alte Kulturpflanze, heute weltweit angebaut und vielfach in verwilderter Form anzutreffen; ursprüngliche Heimat vermutlich Asien

Medizinisch verwendete Pflanzenteile
Frucht – Fructus Foeniculi

Energie
- Temperatur: warm
- Geschmack: süß, scharf
- Eigenschaften: wirkt trocknend, öffnend, blähungs- und gärungswidrig, spasmolytisch, zerteilend, schleimlösend, laktagog; Allgemeintonikum, Augentherapeutikum

Inhaltsstoffe
ätherisches Öl (enthält Trans-Anethol), Proteine, Flavonoide (Isoquercitrin), Phenolcarbonsäuren, Furanocumarine, Hydroxycumarine, fettes Öl usw.

Therapeutische Wirkungen und Anwendungsbereiche
- ✱ tonisiert das Magen-Qi, Milz-Pankreas-Qi und -Yang, erwärmt das innere Li:
  - wirkt erwärmend und trocknend

- Magen-Leere und -Kälte, Appetitmangel, Druckgefühl, entkrampft den Magen
- Blähungen (auch bei Kindern, Kleinkindern), Völlegefühl, dyspeptische Beschwerden
- rebellierendes Magen-Qi, Aufstoßen, saurer Reflux, Erbrechen
- Nässe-Kälte von Milz-Pankreas, Appetitlosigkeit, Kältegefühl im Epigastrium
- Diarrhöe, dünne, weiche Stühle
- wirkt spasmolytisch bei Darmkoliken
- entschleimt Milz-Pankreas und Magen
- unterstützt die Blutbildung, Blutleere, Müdigkeit, Mattigkeit
- Schweregefühl, wärmt die Gliedmaßen, kalte Hände und Füße
- Laktagogum
- wirkt harmonisierend
- ✪ öffnet die Leber, bewegt das Leber-Qi:
  - wirkt cholagog, Obstipation
  - wirkt spasmolytisch, PMS
  - Antidot, Pilzvergiftungen
  - stärkt die Augen, bei Sehschwäche, Mouches volantes (innerlich und äußerlich)
  - wirkt öffnend und aufhellend bei depressiver Stimmungslage
- ✪ tonisiert das Lungen-Qi und Wei Qi:
  - beugt Erkältung und Grippe vor
  - Verlust der Stimme
  - wirkt mild expektorierend, desinfizierend, spasmolytisch (auch als Fenchelöl)
  - Befall der Lunge durch Wind-Kälte-Nässe, Bronchitis
  - alle Fülle-Kälte-Erkrankungen der Lunge
  - Dyspnoe, Husten mit wässrigem, schleimigen Auswurf
  - Milz-Pankreas-Qi- und Lungen-Qi-Schwäche
  - entkrampft die Bronchien bei Krampfhusten, Asthma bronchiale, Keuchhusten
- ✪ tonisiert und bewegt das Nieren-Qi, tonisiert das Nieren-Yang:
  - chronische Nierenleiden (frischer Presssaft aus Gemüsefenchel)
  - Unfähigkeit der Niere, das Qi zu empfangen
  - Yang-Mangel von Nieren und Milz-Pankreas
  - Inkontinenz
  - Taubheit
- erwärmt den Uterus
- fördert mild die Östrogenproduktion
- Aphrodisiakum
- wirkt emmenagog, bei Hypo- und Dysmenorrhöe, Krämpfe
- fördert die Diurese (Frischsaft)
- beugt Steinbildung vor, löst Steine auf
- Leere und Kälte der Blase
- atonische Blase, Anurie, Nykturie, Strangurie, Enuresis
- gegen Blasenkrämpfe
- tonisiert das Herz-Qi
- ✪ wirkt äußerlich erwärmend, lösend:
  - beruhigt überanstrengte Augen, Konjunktivitis (als Kompresse)
  - Verspannungsschmerzen im Schulter-/Nackenbereich (heißes Fenchelsäckchen)

Organbezug

Milz-Pankreas, Magen, Lunge-Dickdarm, Leber-Galle, Niere-Blase

Kommentar

In Indien und anderen Ländern des fernen Ostens werden dem Gast in einem Restaurant grundsätzlich nach der Mahlzeit Fenchelsamen in einer kleinen Schale gereicht. Diese freundliche Geste lädt dazu ein, nach dem Essen etwas ruhig zu verweilen, sich entspannt dem Verdauungsvorgang hinzugeben, träumerischen Gedanken nachzugehen oder ein wenig mit dem Tischnachbarn zu plaudern. Die kleine Zeitspanne nach der Mahlzeit ist für die Nahrungsumwandlung sowie für die innere Harmonie von großer Bedeutung. Wie seine nahen Verwandten Kümmel und Anis vermag der Fenchel jene innere Gestimmtheit zu vermitteln, die es ermöglicht, dass die Yin- und Yang-Aspekte der Nahrungsumwandlung reibungslos vor sich gehen und das Nahrungs-Qi harmonisch verteilt wird. Das Element Erde erhält Unterstützung.

Diese Eigenschaft des Fenchels ist auch anderswo sehr geschätzt, und in westlichen Krankenhäusern wird er nicht zuletzt deshalb als Standardtee gereicht. Fencheltee ist wegen seines unaufdringlichen, aber süßen und würzigen Geschmacks außerdem ein sehr häufig verwendeter Haustee. Er wirkt erwärmend, aber nicht hitzig, und ist daher zum Kombinieren mit vielen anderen Pflanzendrogen geeignet. Bei vorsichtiger Anwendung kann er sogar bei Yin-Leere und Hitze-Symptomatik (z. B. Nässe-Hitze von Milz-Pankreas) verabreicht werden. Ein Ausgleich mit kühlender, evtl. befeuchtender Arznei ist wünschenswert.

In der Kinderheilkunde ist der Fenchel zur Beruhigung von Blähungen das mit Abstand wichtigste Mittel geworden. Mit seiner besänftigenden, spasmolytischen Wirkung mildert er die Aggressivität des Elementes Holz, die oft schon Babys und Kleinkindern zu schaffen macht. Er wirkt ausgleichend auf die Psyche und auf alle Zustände, die dem ruhigen inneren Fluss entgegenstehen.

Dosierungen

- Tee (innerlich und äußerlich zu Waschungen oder Kompressen der Augen)

1 TL zerdrückte Früchte/1 Tasse Wasser aufgießen, 10 Min. zugedeckt ziehen lassen. Mehrmals tgl. 1 Tasse trinken.

- Tee für Säuglinge (nach Stellmann)
  - ½ TL leicht zerdrückte Früchte/½ l Wasser kochend übergießen, 10 Min. ziehen lassen. ½ Tasse der Flaschennahrung zugeben oder vor den Mahlzeiten geben.
  - Bei gestillten Säuglingen mit Blähungen sollte die Mutter tgl. 3–5 Tassen Fencheltee trinken (nach Garvelmann).

- Fenchelpulver

½ gestr. TL direkt vor oder nach den Mahlzeiten einnehmen.

- Fenchelfrischsaft

3 × tgl. ⅛ l trinken.

- Tinctura fruct. Foeniculi

3 × tgl. 10–30 Tr. in etwas lauwarmem Wasser, ca. ½ Std. vor den Mahlzeiten einnehmen.

- Aqua Foeniculi

für Waschungen der Augen oder Kompressen

- Oleum Foeniculi

Kinderheilkunde: 1–2 Tr. Öl vor den Mahlzeiten in die Magengegend einreiben.

- Sirupus Foeniculi

gute Trägersubstanz für andere Arzneien

- Küchengewürz

Fenchelfrüchte verbessern die energetische Qualität feuchter und kalter Nahrungsmittel.

Nebenwirkungen, Kontraindikationen

keine

Fraxinus excelsior/americana

Weiße/ Amerikanische Esche/common ash, white ash/ Oleaceae

Natürliches Vorkommen

Die Esche hat ihre Heimat in Europa (mit Ausnahme von Nordskandinavien und Südspanien) und in Kleinasien. Sie liebt lichte Stellen auf lockeren, humusreichen Böden. Die amerikanische Esche wurde in der ersten Hälfte des 19. Jahrhunderts als Zierbaum in Europa eingeführt. Er ist in den östlichen Wäldern Nordamerikas beheimatet und wird bis zu 25 m hoch.

Medizinisch verwendete Pflanzenteile

- Blatt – Folium Fraxini (geerntet in Mai/Juni, zum Trocknen von der Mittelrippe getrennt).
- Rinde von jungen Zweigen – Cortex Fraxini
- Wurzelrinde und Stammrinde – Cortex Fraxini americanae
- Blätter und Knospen der amerikanischen Esche sind nicht im Handel.

Energie

- Temperatur: kühl (Blatt), warm (Rinde)
- Geschmack: bitter, etwas süßlich (Blatt), bitter, aromatisch, leicht süß, adstringierend und salzig (Rinde)
- Eigenschaften:
  - Blatt: wirkt kühlend, trocknend, schweißtreibend, diuretisch, leicht abführend, reinigend, fiebersenkend, bewegend, tonisierend
  - Rinde: wirkt erwärmend, trocknend, adstringierend, tonisierend

Inhaltsstoffe

- Blatt: Flavonoide (Querzetin, Rutin), Cumaringlykoside, Zuckeralkohol (Mannitol), organische Säuren (Apfelsäure, Vit. C, Benzoesäure), Triterpensäure, Phenolsäure, Farbstoffe, Gerbstoffe, ätherische Öle, Gummi, Harz, Kalium- und Kalzium usw.
- Rinde: Gerbstoffe, Glykosid Fraxin usw.

Therapeutische Wirkung und Anwendungsbereiche

- ✱ beseitigt Nässe-Hitze der Lunge, wirkt diaphoretisch, beseitigt Obstruktionen (Blatt):
  - akutes Bi-Syndrom, Nässe-, Hitze-Bi, Gicht
  - verbessert die Ausscheidung harnpflichtiger Substanzen, harnsaure Diathese, Urikämie
  - Fieber
- ✱ tonisiert das Leber-Qi, klärt Leber-Feuer (Blatt):
  - reinigt das Blut, bei Toxinen und erhöhten Harnsäurewerten im Blut
  - wirkt mild laxativ, Obstipation
  - Krämpfe in den Füßen, v.a. in der Schwangerschaft
  - Dysmenorrhöe (Rinde)
  - schwache, unregelmäßige Menstruation (Rinde)
- ✱ tonisiert das Nieren-Qi (Blatt, Rinde):
  - wirkt diuretisch, Ödeme, Hydrops (Blatt, Rinde)
  - verbessert die Ausscheidung harnpflichtiger Substanzen, harnsaure Diathese, zur Ausscheidung von Nierengrieß, prophylaktisch gegen Nierensteine, löst Nierensteine auf, Arthritis urica
  - Nephrolithiasis, löst Steine auf (Rinde; über Monate einnehmen)
  - chronisches Bi, chronisch rheumatoide Arthritis, Sehnen- und Knochen-Bi (Wärme-Muster), Arthrose (Blatt)
  - periodisch auftretende rheumatischen Schwellungen und Schmerzen der Gelenke (Blatt)
  - wirkt wärmend und trocknend im Unteren Erwärmer (Rinde), fibrinoide Uterustumore (Rinde)
- ✱ bewegt Qi und Blut im Unteren Erwärmer (Rinde):
  - Myome mit dem Gefühl des Abwärtsdrängens
  - Kreuzschmerzen im Zusammenhang mit Unterleibsleiden
  - Schweregefühl und Schmerzhaftigkeit des Uterus
  - zur Uterusreinigung nach der Geburt (Tee aus den Blättern sowie aus der Rinde)
- ✱ wirkt adstringierend, bei mangelnder Festigkeit des Nieren-Qi (Rinde):
  - Uterusprolaps
  - Myomblutungen
  - mangelnde Rückbildung nach der Geburt
  - Vergrößerung des Uterus, erweiterter Muttermund
  - Uterussenkung, überdehnte Mutterbänder (Rinde)
- harmonisiert Magen und Milz-Pankreas (Rinde):
  - tonisiert das Qi von Milz-Pankreas, verbessert die Nahrungsumwandlung, Fettleibigkeit
  - nervöse Magen-Darm-Beschwerden mit Blähungen
  - Gewebeschwäche
- ✱ tonisiert das Herz-Qi, beruhigt den Geist Shen (Rinde):
  - harmonisiert Herz und Uterus
- ✱ kühlt, wirkt entzündungshemmend und analgetisch (Blatt):
  - senkt Fieber
  - Hitze-Bi, bei rheumatischen, neuralgischen Schmerzen
  - chronisches Bi (Hitze-Muster), Sehnen- und Knochen-Bi, Arthrose, Arthritis
- wirkt äußerlich kühlend, entzündungshemmend, analgetisch (Blatt; Auflagen, Kompressen):
  - rheumatischer Schmerz, Gicht

Organbezug

- Blatt: Leber, Niere
- Rinde: Uterus, Niere, Milz-Pankreas, Herz, Leber, Lunge

Kommentar

In den niederen, gemäßigten Lagen ist Fraxinus excelsior häufig. Mit ca. 100 Jahren hat die Esche ihre volle Höhe erreicht. Sie ist nun ca. 40 Meter hoch und gehört damit zu den höchsten Bäumen Europas. *Excelsior* bedeutet „höher" und deutet auf die Höhe dieses imposanten heimischen Baumes, dessen Stamm einen Durchmesser von zwei Metern erreichen kann. Majestätisch reicht er seine Äste in alle Richtungen und bildet ein Blätterdach, das so viel Licht durchlässt, dass unten an seinen Füßen noch viel Vegetation möglich ist. Besonnenheit, Zurückhaltung charakterisieren die Esche. Frost scheint sie gar nicht zu mögen. Erst im späten Frühling, wenn der Frost definitiv aus dem Lande ist, andere Bäume jedoch schon längst in ihrem Blattkleid stehen, lässt sie aus den schwarzen filzigen Knospen vorsichtig feine, violette Blütenbüschel sprießen. Erst danach entwickelt sie die dunkelgrünen Blätter, die aus 7 bis 9 lang zugespitzten, gezahnten Teilblättern bestehen. Auch bei der Wahl seines Geschlechts scheint der Baum zu überlegen. Nicht selten tritt an demselben Baum oder an einzelnen seiner Äste in verschiedenen Jahren ein Geschlechtswechsel auf (Madaus). Sogar eine einzelne Blüte kann zwittrig sein. Es ist, als ob die Esche ihr Geschlecht mehr oder weniger von äußeren Einflüssen bestimmen lässt. „Sie ist ein Sinnbild der besonnenen Einsicht", so beschreibt Hildegard von Bingen (Fischer-Rizzi 1994, S. 71) das Wesen der Esche. In der nordischen Mythologie wurde sie als umfassender Weltenbaum Yggdrasil verehrt.

Die kühlenden Blätter von Fraxinus excelsior wirken ausleitend über Haut, Niere und Darm. Schon im Altertum wurden sie als Diuretikum, als Purgans gegen Obstipation sowie bei fieberhaften Erkrankungen und rheumatischen Beschwerden angewandt. Heute wissen wir, dass beim Bi-Syndrom Schmerz und Hitze-Reaktion an den Stoffwechsel der Arachidonsäuren gekoppelt sind. Es sind die Stoffwechselprodukte des Zykloxy- (Entzündung) und des Lipoxygenaseweges (chronische Gewebsdestruktion) der Arachidonsäure, die die Schmerzsensation und den Entzündungsprozess auslösen und steuern. Diverse Inhaltsstoffe der Esche inhibieren diese Prozesse: das Mannitol neutralisiert freie Radikale, das Querzetin und die Cumarine inhibieren die Lipoxygenase, die Cumarine bringen überdies Hydrolyse-Stoffe hervor. Das Blatt der Esche wird damit zu einem wichtigen Mittel zur Behandlung von Hitze-Bi, sowie vom Hitze-Mustern des chronischen Bi.

Eine Verwandte unserer europäischen Esche ist die Weißesche, die in den östlichen Wäldern Nordamerikas beheimatet ist. Der Tee aus den jungen Blättern wird, wie bei unserer einheimischen Esche, zur Behandlung von Rheuma und Erkrankungen im Urogenitaltrakt verabreicht. Die Rinde, bzw. die Wurzelrinde, wird zur Behandlung von Frauenleiden verwendet. Traditionell wird sie in der Indianermedizin zur Behandlung unterschiedlichster Uterusleiden sowie zur Geburtshilfe gebraucht. Thermisch warm und von Geschmack bitter, aromatisch, leicht süß und salzig geht die Stärkung der uterinen Funktionen über die Rinde einher mit einer in allen Funktionskreisen erwärmenden, tonisierenden und bewegenden Wirkung. Der adstringierende Wirkeffekt der Eschenrindenzubereitung festigt das Nieren-Qi und ist günstig für Frauen, die anlagebedingt zu Senkungsbeschwerden im Unteren Erwärmer neigen. Frauen, deren Uterus vorgeschädigt ist, durch Ausschabungen, Abtreibungen etc. sollten in gewissen Abständen Teekuren mit Eschenblättern und/oder Eschenrinde durchführen. Auch wenn in der Familie Uterusleiden bekannt sind, ist diese vorsorgliche Maßnahme empfehlenswert. Indem sie im Unteren Erwärmer wärmend und trocknend wirkt, regt die Rinde hier den Fluss von Qi, Blut und Lymphe an. Die warm-bittere Kraft der Droge lenkt die innere Aufmerksamkeit auch auf das Herz und stabilisiert den ruhelosen Geist Shen: Eine besonders bemerkenswerte Wirkung in Anbetracht der Tatsache, dass der Uterus (in der TCM „der schützende Palast" genannt) der Ort ist, an dem Herz (Liebe, Freude) und Niere (Sexualität) sich verbinden.

Der Uterus ist das zentrale Organ des Frauseins und gerade bei der reiferen Frau nimmt er eine immer dominantere Rolle beim Liebeserleben ein. Vielen Frauen ist die große Bedeutung dieses Organs, weit über die bloße Funktion hinaus, in keiner Weise bewusst. Er fängt an, ihnen lästig zu werden, einerseits wegen der Periodenblutung, die sie als unangenehm empfinden, andererseits wegen einer möglichen Schwangerschaft. Vor allem wenn sie keinen Kinderwunsch verspüren, beginnen sie ihre Gebärmutter gering zu achten. Dies bedeutet aber, dass sie an ihrem Frausein schwer erkrankt sind. Die Wurzeln von Yggdrasil reichen bis in die Gebärmutter einer jeden Frau: die Weißesche kann in gewissem Umfang der Frau helfen, die Gebärmutter als Liebesorgan zu begreifen.

In der abendländischen traditionellen Medizin steht bei der Anwendung der Esche die Frauenheilkunde nicht im Vordergrund. Dennoch dürfen wir sicher sein, dass die Rinde unseres europäischen Baumes Fraxinus excelsior ebenso reinigend und stärkend auf die Gebärmutter einwirkt.

Dosierungen

■ Ceres Fraxinus excelsior Urtinktur
1–3 × tgl. 5 Tr.

■ Fraxinus Urtinktur (der jungen Blätter)
3 × tgl. 30 Tr.

■ Fraxinus americana Urtinktur
3 × tgl. 15 Tr.

■ Tee
1 EL/ ¼ l Wasser, Aufguss, 10–15 Min. ziehen lassen, abseihen, ¾ l trinken über den Tag verteilt.

■ Rinde
1 TL/¼ l Wasser, einige Stunden kalt ansetzen, kurz aufwallen lassen, 3 × tgl. 1 Tasse trinken.

■ Dekokt (für Teilbäder, kühlenden Kompressen) bei rheumatischen Schmerzen
50–150 g Blätter/1 l Wasser, 20–30 Min. sanft kochen lassen.

Nebenwirkungen
- Das Blatt könnte wegen seines diuretischen Wirkeffekts den Elektrolythaushalt stören.
- Eventuelle Interaktionen mit Aspirin, Antikoagulantia.

Kontraindikationen
keine

Fumaria officinalis
Erdrauch/fumatory/Papaveraceae

Natürliches Vorkommen
Gärten Europas und Asiens, auf Äckern und Schuttplätzen

Medizinisch verwendete Pflanzenteile
blühendes Kraut – Herba Fumariae

Energie
- Temperatur: neutral bis leicht warm
- Geschmack: bitter
- Eigenschaften: wirkt trocknend, eröffnend, zerteilend, laxativ; Hauttherapeutikum

Inhaltsstoffe
Alkaloide (Fumarin), Flavonoide (Rutin), Fumarsäure, Bitterstoffe, Hydroxyzimtsäurederivate usw.

Therapeutische Wirkungen und Anwendungsbereiche
- ✪ beseitigt Nässe-Hitze von Leber und Gallenblase:
    - Cholelithiasis, Cholezystitis
    - Schmerzen im rechten Oberbauch, akute Gallenkoliken
    - Ekel vor fettreichen Speisen, Postcholezystektomie-Syndrom
    - chronische Dyskinesien, Migräne, Kopfschmerzen
    - Stauungen im Pfortadersystem
    - Fettunverträglichkeit, Übelkeit, Erbrechen
    - Ikterus, Leberverhärtung
- ✪ beseitigt Nässe-Hitze in Milz-Pankreas:
    - Völlegefühl in Ober- und Unterbauch, bitterer Mundgeschmack
    - Appetitlosigkeit, Übelkeit, Erbrechen
    - Verschleimungen, körperliches Schweregefühl, Mattigkeit
    - Diarrhö, weiche, übel riechende Stühle oder Verstopfung
    - leichtes Fieber
- ✪ bewegt das Leber-Qi, kühlt Leber-Feuer:
    - reguliert den Gallenfluss
    - Obstipation
    - wirkt spasmolytisch auf die Gallenwege

- Bi-Syndrom (Hitze-Bi), Gicht
- verspätete, schmerzhafte Menstruation
- Blässe bei jungen Mädchen
- nachlassendes Sehvermögen
- Augenentzündungen (äußerlich)
- Reizbarkeit, wirkt psychisch sedativ
• tonisiert das Qi von Magen und Milz-Pankreas:
  - Hyperazidität des Magens, Appetitlosigkeit
  - wirkt spasmolytisch im Magen-Darm-Trakt
  - regt die Nahrungsumwandlung an bei Stoffwechselerkrankungen
  - Hämorrhoiden
• ✲ kühlt, reinigt das Blut, fördert alle Ausscheidungsprozesse:
  - entgiftet über die Haut
  - Blut-Hitze, Dermatitiden, Hautunreinheiten wie Akne, Geschwüre, Milchschorf, Psoriasis, Ekzeme (speziell im Gesichtsbereich)
  - wirkt diuretisch bei Hydrops, Ödemen
  - Bi-Syndrom (Hitze-, Nässe-Bi, chronisches), Gicht
  - als Frühjahrskur

Organbezug
Leber-Gallenblase, Lunge-Dickdarm, Magen-Milz-Pankreas

Kommentar
Charakteristisch für Mohngewächse, zu denen auch der Erdrauch gehört, ist die große Kraft, die sie in ihre Blüten legen. Ganz besonders deutlich zeigt sich dies in den prachtvollen, üppigen, feuerroten Blüten des Klatschmohns; weniger augenscheinlich wird es in den rosa bis dunkelrot gefärbten, viel kleineren Blüten des Erdrauchs, dem man seine Zugehörigkeit nicht gleich ansieht.

Die Familie der Mohngewächse ist reich an den zentral wirkenden, in Überdosierung giftigen Alkaloiden. So finden wir im Erdrauch mehrere Alkaloide, allen voran Fumarin, und Bitterstoffe, die wegen ihren trocknenden Eigenschaften generell bei Nässe-Zuständen eingesetzt werden. Erdrauch ähnelt charakterlich sehr dem mit ihm verwandten Schöllkraut: Beide Pflanzen stehen in enger Beziehung zur Gallenblase und damit zum Yang-Aspekt des Elementes Holz. Sie zählen wegen ihrer trocknenden und spasmolytischen Wirkung bei Nässe-Hitze-Zuständen (sowohl bei akuten Koliken als auch bei chronischen Dyskinesien) zu den wichtigsten Heilpflanzen, wobei sich Erdrauch als milder erweist als Schöllkraut. Es besitzt zudem die bemerkenswerte Eigenschaft, regulierend auf den Gallenfluss einzuwirken: Es senkt ihn bei einer pathologisch gesteigerten Sekretion und steigert ihn, wenn er zu niedrig ist.

Der Erdrauch wirkt ausscheidend über Haut und Harn, wirkt laxativ und kühlt zugleich das Blut, was die alte Heilpflanze bei Hautleiden infolge Blut-Hitze sowohl innerlich als auch äußerlich zu einem wichtigen Therapeutikum macht. Ein spezieller Bezug besteht zur Gesichtshaut. Erdrauch ist ein Bestandteil vieler Psoriasismittel.

Dosierungen

■ Tee (auch als Badezusatz)
- 1 TL/¼ l Wasser zum Sieden bringen. Tgl. 3 Tassen ½ Std. vor den Mahlzeiten trinken. Als Kur über mehrere Wochen anwenden.
- alternativ: Als Aufguss mit kochendem Wasser 10 Min. ziehen lassen.

■ Tinctura Fumariae
3 × tgl. 20–25 Tr. in etwas Flüssigkeit einnehmen.

■ Abkochung für Spülungen bei Mundfäule, Hals- und Zahnfleischentzündungen (nach Lais)
Erdrauchkraut in Wasser kochen und mehrmals am Tag den Mund damit spülen bzw. gurgeln.

■ Erdrauchzucker als traditionelles Hausmittel bei chronischer Lymphknotenschwellung und Hautleiden bei Kindern
10 g fein gemahlenes Erdrauchkraut mit 70 g Puderzucker gut vermischen, mehrmals tgl. 1 TL einnehmen.

■ Erdrauchzucker bei atopischer Dermatitis des Säuglings
10 g fein gemahlenes Erdrauchkraut mit 70 g Milchzucker gut vermischen. Mehrmals tgl. messerspitzenweise eingeben.

■ Erdrauchöl zur Anwendung bei Dermatitiden, die nicht trocken behandelt werden müssen
2–3 Handvoll Erdrauchblüten in 1 l Olivenöl geben; Öl und Blüten 2 Wochen lang in die Sonne

stellen. Dann noch einmal 2 Handvoll Blütenknospen zugeben und 1 Woche warm stellen. Filtrieren und in einem dunklen Gefäß aufbewahren.

Nebenwirkungen
bei oben genannten Dosierungen keine

Kontraindikationen
keine

Gentiana lutea

Gelber Enzian/gentian root/Gentianaceae

Natürliches Vorkommen
Die feuchten Bergwiesen mittlerer Höhe Mittel- und Südeuropas bis Kleinasiens sind seine Heimat. Der Enzian liebt kalkhaltige Böden.

Medizinisch verwendete Pflanzenteile
Wurzel – Radix Gentianae

Energie
- Temperatur: kalt
- Geschmack: sehr bitter, leicht süß
- Eigenschaften: wirkt trocknend, kühlend, leicht adstringierend, fiebersenkend, antiphlogistisch, antiseptisch, kräftigt den Magen, Qi-Tonikum

Inhaltsstoffe
glykosidische Bitterstoffe, Flavonoide (Gentisein, Gentisin), Phenolsäure, Kaffeesäure, Sucrose, Inulin, Schleimstoffe, Gerbstoffe, ätherische Öle, Vit. C, B1, B3, Mineralien (Kalzium, Magnesium, Eisen, Phosphor, Kalium, Natrium, Selenium, Zink, Kobalt, Aluminium) usw.

Therapeutische Wirkungen und Anwendungsbereiche
- ✪ tonisiert das Qi, Roborans:
  - tonisiert und bewegt das Magen-Qi
  - Amarum, Digestivum, regt die Besaftung an, Appetitlosigkeit, subazide Gastritis, Atonie des Magens, Übelkeit, Völlegefühl, Meteorismus, Flatulenz
  - Anorexie, Untergewicht, Erschöpfung, Asthenie, in der Rekonvaleszenz
  - regt die Speichelsekretion an
  - verbessert die Durchblutung und Qi-Bewegung im Bauchraum, bei Unterleibsstockungen, regt die Darmperistaltik an, wirkt emmenagog
- ✪ klärt Leber-Feuer, beseitigt Nässe-Hitze in Leber-Gallenblase:
  - wirkt choleretisch und cholagog
  - Cholelithiasis, Cholezystitis, Ikterus, Hepatitis
  - Hypertonie, Hyperthyreose (unterstützend), hochfrequenter Tinnitus
  - Leere-Feuer, Wechseljahrsbeschwerden, Hitzewallungen, Qi-Mangel
  - wirkt blutreinigend
  - Bi-Syndrom (Nässe-Hitze-), hoher Harnsäurespiegel
  - dämpft hitziges Verhalten, stabilisiert das Nervensystem
- ✪ beseitigt Nässe-Hitze von Milz-Pankreas:
  - wirkt kühlend und trocknend
  - wirkt karminativ, bei vielen chronischen Verdauungsstörungen
  - Diabetes mellitus
  - Malabsorption, Nahrungsunverträglichkeit, -allergie
  - Gärungs- und Fäulnisdyspepsie, Schmerzen im Abdomen
  - weiche, stinkende Stühle, chronische Durchfälle
  - Schwäche der Muskulatur
- beseitigt Nässe, innere Hitze und Toxine:
  - wandelt Feuchtigkeit in Körpersäfte um
  - Bi-Syndrom, Nässe- und Hitze-Bi, Gicht, Sehnen- und Knochen-Bi, Polyarthritis
  - Diarrhöe aufgrund innerer Hitze
  - wirkt fiebersenkend

Organbezug
Leber-Gallenblase, Magen, Milz-Pankreas, Dünndarm, Dickdarm

Kommentar
Der Gelbe Enzian bevorzugt kalkhaltiges Gebirge mittlerer Höhe. Er liebt feuchte Bergwiesen, wo er meistens flächenhaft zusammenstehend die Bergwelt schmückt. Tief in die Dunkelheit der Erde greifend, sich nährend mit den kalten mineralischen Salzen seiner Umgebung, baut er einen mächtigen faserigen Wurzelstock auf, der bis zu

60 Jahre alt und 7 kg schwer werden kann. Dabei bildet er nach außen nur eine kräftige Rosette mit vielen eirunden Blättern. Erst nach etwa sieben Jahren drängt es den Enzian aus dem Bereich der Erde empor zu steigen: Entlang einem hohlen Stängel, der bis zu 130 cm hoch werden kann, entwickelt er nun rhythmisch angeordnet Blattpaare, die nach oben kleiner werden. Erst am obersten Drittel des Stängels entsprießen den Blattachseln sattgelbe, feine röhrenförmige Blüten. Jedoch nicht die kosmische Einstrahlung, sondern die Wurzel ist es, die die ganze Pflanze durchlebt. Der Wurzelprozess birgt die ganze Kraft des Enzians. Die Blüte ist ihm untergeordnet.

In den Gaststätten der nördlichen Alpen wird traditionell der Enzianschnaps als Aperitif angeboten und auch im privaten Rahmen wird er gerne getrunken und dem Gast als Ausdruck der guten Wünsche für seine Gesundheit gereicht. Die Stimmung, die er hervorbringt, ist ein stabiles Gefühl bescheidener Zufriedenheit. Er löst die Zunge nur in Maßen, verstärkt eher das Verständnis ohne Worte. Der bittere Geschmack ist der Wandlungsphase Feuer zugeordnet. Der bittere Enzian fokussiert jedoch sein Hauptwirken auf die Wandlungsphase Leber. Hier macht sich seine kühlende, absenkende, beruhigende Wirkung auf überaktive feurige Energie besonders bemerkbar. Enzian hält den Kopf kühl, beruhigt, stabilisiert – regt dafür die Blutzirkulation und damit die bessere Beweglichkeit des Qi im Bauchraum an.

Ein sehr geschätzter, unmittelbar wohltuender Effekt des Enzians bezieht sich auch auf den Magen und die Gallenblase, deren Qi durch die Bitterstoffe kräftig angeregt und bewegt werden. Der Appetit entfaltet sich, die Verdauungsorgane werden besaftet. Die Außenwelt wird aufgenommen, besser verdaut, umgewandelt, das Reine vom Unreinen geschieden – das Bewusstsein gekräftigt. Es ist nicht ohne Bedeutung, dass wir Menschen von den fünf Geschmacksrichtungen bei der gleichen Substanzmenge das Bittere am bewusstesten wahrnehmen.

Die durchbittere Enzianwurzel ist sehr zucker- bzw. stärkehaltig, wodurch auch ein Bezug zur Wandlungsphase Erde aufgebaut wird. Hier entfaltet er sein trocknendes und kühlendes Potenzial. Indem nun das Wirken des Enzians den Magen gestärkt, die feurige Leber-Energie gekühlt und Nässe-Hitze von Milz-Pankreas beseitigt hat, wird – im Sinne der Elementenlehre – das sensible Zusammenspiel der Verdauungsfunktionen harmonischer. Die Dominanz der hitzigen Leber ist gebrochen. Störende Irritationen werden klarer abgewiesen, auch auf der Seelenebene. Die gesunde Ich-Bewahrung ist besser gewährleistet. Betrachten wir das Wirken des Enzians in dem Sinne differenziert, werden traditionelle Indikationen wie Diabetes, Anorexia, Schwäche besser verständlich. Der Enzian bewährt sich überdies als ein exzellent entgiftendes, fiebersenkendes und antiseptisches Therapeutikum bei Blockaden im digestiven und urogenitalen System.

Auch der Yin-Aspekt der Wurzel sei noch mal betont: die darin enthaltenen Zucker, Vitamine sowie Mineralien verfestigen bzw. nähren die genannten Organe. In der abendländischen Heilkunde gilt der Enzian traditionell als ein lebensverlängerndes Mittel. Typisch für die Erfahrungen, die mit Bitterstoffdrogen allgemein, mit Enziangewächsen aber im Besonderen gemacht werden, ist, dass nach relativ kurzer Zeit der zunächst unangenehme Geschmack sehr gut toleriert und die Teeanwendung schließlich als angenehm und geradezu wohlschmeckend wahrgenommen wird.

Dosierungen

Tagesdosis: 2–4 g Droge, 1–3 g Tinktur, 2–4 g Fluidextrakt

Die Arznei generell bei Appetitlosigkeit ½ Std. vor, bei Verdauungsbeschwerden nach den Mahlzeiten einnehmen.

■ Tee

8–10 Std. Kaltauszug, auf lauwarme Trinktemperatur bringen, tgl. 3 Tassen trinken, am besten ½ Std. vor den Mahlzeiten

■ Gentiana lutea Urtinktur

30–50 g getrocknete Wurzel in ein Gefäß mit 40%igem Alkohol (1:10) geben, ca. 2 Wochen mazerieren lassen, abseihen.

Die Tinktur ist auch im Handel zu bekommen. 2–3 × tgl. 10–20 Tr. in wenig lauwarmem Wasser, ½ Std. vor den Mahlzeiten einnehmen.

■ Wurzelpulver (oder Kapseln)

3 × tgl. 1 g

■ Gentiana lutea D1-D3 (homöopathisch) mehrmals tgl. 5 Tr. in wenig Wasser

■ Enzianwein als Aperitivum, wirkt roborierend (nach Verhelst)
30 g Wurzel/1 l Weißwein, 10 Tage lang mazerieren lassen, abseihen, 3 × tgl. 1 Likörglas vor den Mahlzeiten

Nebenwirkungen
Bitterstoffe wirken trocknend.
   Bei der angegebenen Dosierung sind keine zu befürchten. Es gibt Menschen, die auf die Einnahme von Bitterstoffen Kopfschmerzen bekommen.

Kontraindikationen
- Schwangerschaft, Stillzeit
- Magen-Feuer, Ulcus ventriculi et duodeni, akute Nässe-Hitze-Symptomatik von Leber-Gallenblase, Diarrhöe, Blutmangel, systemische Trockenheit

Geranium robertianum
Ruprechtskraut, Stinkender Storchschnabel/herb robert/Geraniaceae

Natürliches Vorkommen
sehr häufig im gesamten europäischen und vorderasiatischen Raum; bevorzugt schattige, feuchte Standorte

Medizinisch verwendete Pflanzenteile
blühendes Kraut – Herba Geranii robertiani

Energie
- Temperatur: neutral bis kühl
- Geschmack: leicht aromatisch, bitter, adstringierend
- Eigenschaften: wirkt trocknend, zerteilend, heilend, reinigend, regulierend, hämostyptisch

Inhaltsstoffe
Flavonoide, Gerbstoffe (Geraniin), ätherisches Öl usw.

Therapeutische Wirkungen und Anwendungsbereiche
- ✚ beseitigt Nässe-Hitze im Dickdarm:
  - chronische Diarrhöe
  - Colitis ulcerosa
  - Enteritis mit blutigen Stühlen
- ✚ kühlt Hitze, wirkt adstringierend, hämostyptisch:
  - chronische Gastroenteritis mit Neigung zu Blutungen
  - Dysenterie
  - chronische Appendizitis
  - Magen-Feuer, Gastritis, Zahnfleischentzündungen
  - Wärmekrankheiten wie Scharlach, Masern
  - kühlt Fieber
  - Halsschmerzen
  - Konjunktivitis
  - Nachtschweiß
  - Leukorrhöe
  - Nässe-Hitze im Unteren Erwärmer, Zystitis, Urethritis
  - Blutungsneigung durch Hitze (traditionell der frische Saft)
  - traditionell gegen Blut im Urin
  - Schmierblutungen, intermenstruelle Blutungen
  - Nasenbluten, Hämorrhoidalblutungen
- ✚ tonisiert das Qi von Milz-Pankreas:
  - wirkt lymphbewegend
  - unterstützt die Nahrungsumwandlung
  - heilt das Gewebe
  - Hämorrhoiden
  - breiige Stühle, Diarrhöe
- ✚ bewegt und reinigt die Lymphe, tonisiert das Wei Qi:
  - erhöhte Infektanfälligkeit durch Lymphbelastung
  - Hautkrankheiten
  - Lymphknotenschwellung besonders in den Leisten und am Hals
  - reinigt die Bauchlymphe, Infertilität
- tonisiert das Nieren-Qi:
  - traditionell gegen Infertilität bei Frauen
  - wirkt leicht diuretisch, Hydrops
  - Neigung zu Nierensteinen und -grieß
  - Bi-Syndrom, Hitze-Bi, hat Bezug zu oberen Extremitäten und unteren Rückenpartien, Gicht

- ✳ wirkt äußerlich kühlend, reinigend, trocknend, auflösend:
  - Wundheilung, bei schlecht heilenden Wunden (Salbe, Auflage)
  - Hauterkrankungen, Ekzeme, Rotlauf, Erysipel
  - Ulcus cruris, Geschwüre, Eiterungen
  - entzündete Brüste
  - Auflösung tumoröser Erscheinungen
  - Insektenstiche, Zeckenbisse
  - als Gurgellösung bei Angina tonsillaris
  - zur Auflage auf die Ohren bei Ohrenschmerzen, chronischer Otitis media, beginnender Schwerhörigkeit

Organbezug
Lunge-Dickdarm, Milz-Pankreas, Magen, Niere-Blase

Kommentar
In der westlichen Naturheilkunde gilt das Ruprechtskraut als eine Lymphpflanze. Diese Bezeichnung kann ihr Wirkspektrum nicht hinreichend beschreiben, trifft aber eine charakteristische Eigenschaft. Exaktheit und Differenziertheit der Funktionen des spezifischen Abwehrsystems vermag die Pflanze durch regelmäßige innerliche Anwendung zu fördern. Vor allem für Menschen, deren Abwehr konstitutionell schwach angelegt ist, die zu Chronifizierungen und rezidivierenden Infekten neigen, bedeutet eine regelmäßige Kur mit dem Tee oder besser noch mit einem Auszug aus der frischen Pflanze, nicht nur eine vorbeugende Maßnahme, sondern eine regelrechte Schulung des spezifischen Immunsystems.

Sein spezielles Einsatzgebiet ist zum einen der Darm. Hier wirkt er kühlend und trocknend bei Nässe-Hitze-Symptomatik und stärkt die darmspezifische Abwehr. Außerdem reinigt er die belastete Bauchlymphe, wenn toxische Substanzen aufgrund von Dysbiosen und entzündlichen Irritationen durch die Darmwand eindringen.

In der Praxis bestätigt sich immer wieder die hervorragende Wirkung bei weiblicher Infertilität oder dem unerfüllten Kinderwunsch. Die Erfahrung zeigt, dass Frauen, die aus verschiedensten Gründen das Ruprechtskraut anwenden, in dieser Phase eine erhöhte Bereitschaft zur Empfängnis zeigen. Da bislang keine nachweisliche Wirkung auf das Hormonsystem erkannt werden konnte, wird diese Indikation als bloßer Volksglaube angesehen. Ein Erklärungsansatz besteht darin, dass die Infertilität eine Folge schleimiger Säfte im Bauchraum sein kann und das Ruprechtskraut gerade in diesem Bereich lymphreinigend wirkt. Es scheint aber, dass die Pflanze darüber hinaus im Unbewussten der Frau die uralten Fortpflanzungszentren bereinigt und öffnet – in vielen Fällen liegt der Infertilität ein traumatisches Erlebnis zugrunde. Wenn eine Frau in ihrem natürlichen Gefühl für Sexualität irritiert oder erschüttert wurde, kann das Ruprechtskraut ihr helfen, sich wieder ihren Gefühlen hinzugeben und zu vertrauen, dass der auserwählte Partner gute Absichten verfolgt. Ursprüngliche, natürliche Prozesse werden durch diese Pflanze wieder gefördert und vertieft.

Dosierungen
■ Tee
1 TL/1 Tasse Wasser aufgießen, 10 Min. ziehen lassen, tgl. 3 Tassen trinken

■ Tinctura Geranii robertiani (aus der frischen Pflanze)
3 × tgl. 20 Tr. einnehmen.

■ Urtinktur
1–3 × tgl. 2–5 Tr. einnehmen.
Im Handel als Geranium robertianum Urtinktur von Alcea erhältlich.

Nebenwirkungen
Beachtung angegebener Dosierungen wegen des hohen Gehalts an Gerbstoffen

Kontraindikationen
keine

Ginkgo biloba
Ginkgo/maidenhairtree/Ginkgoaceae

Natürliches Vorkommen
Ostasien; seit Import nach Europa um 1730 hier als Parkbaum angepflanzt

7 Pflanzenmonografien

Medizinisch verwendete Pflanzenteile
Blatt – Folium Ginkgo bilobae (das junge Blatt, geerntet in Mai)

Energie
- Temperatur: neutral
- Geschmack: bitter, leicht süß
- Eigenschaften: wirkt trocknend, bewegt das Blut

Inhaltsstoffe
Flavonoide (Querzetin, Rutin), Proanthocyanidine, Terpenlaktonen (Ginkgolide, Bilabolide), Phytosterole, Gerbstoffe, organische Säuren, Carotenoide, Ketonen, Mono- und Polysacchariden, Fettsäuren usw.

Therapeutische Wirkungen und Anwendungsbereiche
- ✪ bewegt das Blut, wirkt antiödematös:
  - bewirkt Vasodilatation, Hypertonie, Morbus Raynaud, kalte Extremitäten, Akrozyanose
  - Angina pectoris
  - verbessert die Fließeigenschaft des Blutes, bei essenzieller Thrombozytämie
  - zerebrale Hypoxie, Geriatrikum, Ischämie, Demenz
  - zerebrale Leistungsstörungen wie Konzentrations- und Gedächtnisschwäche, Lernschwierigkeiten, Kopfschmerzen, Morbus Alzheimer
  - während des Studiums, unterstützt die Aufmerksamkeit, Merkfähigkeit, Konzentration
  - verbessert die Mikrozirkulation bei Tinnitus, Schwindel vaskulärer Genese, Minderung der Hörleistung, Makuladegeneration
  - hemmt die altersbedingte Reduktion von Botenstoffen im Gehirn, diabetische Retinopathie
  - Schlafstörungen durch verminderte Hirndurchblutung
  - periphere arterielle Durchblutungsstörungen, v. a. der unteren Extremitäten, Gehschmerzen, Claudicatio intermittens, Potenzschwäche
  - verbessert die renale Durchblutung (der Nieren), beugt Niereninsuffizienz vor
- zerstört freie Radikale im Körper, beugt frühzeitigem Altern vor
- wirkt antiödematös, Folgen von Traumata, Gehirnerschütterung, nach Gehirnoperationen, Folgesymptomatik von Apoplexie, Herzinfarkt
- reduziert Netzhautödeme, verhindert die Zerstörung der Zellen der Netzhaut
- ✪ tonisiert das Herz-Qi, ermuntert den Geist Shen:
  - Depressionen im Alter infolge Herz-Qi-Schwäche und Durchblutungsschwäche, Hirninsuffizienz
  - Stimmungslabilität, Lustlosigkeit, Persönlichkeitsstörungen, Ängstlichkeit
  - erhält die sozialen Fähigkeiten bei Patienten mit Morbus Alzheimer und Demenz länger aufrecht
- wirkt äußerlich (nach der chinesischen Volksmedizin und asiatischer Schönheitspflege) durchblutungsfördernd, vitalisierend:
  - Wundpflaster
  - Frostbeulen (zu Brei verkochte Blätter)
  - kalte Füße (Fußbad)
  - Inhalation der Abkochung bei Asthma bronchiale und Bronchitis
  - Gesichtsdampfbad oder Kompressen bei fettiger, unreiner Haut, bei müder Haut
  - in Haarwasser für eine bessere Durchblutung der Kopfhaut (bei normalem bis fettigem Haar)
  - wirkt vitalisierend und durchblutungsfördernd auf die normale bis fettige Haut

Organbezug
Herz, Kreislauf, Lunge (Haut)

Kommentar
Der Gingkobaum behauptet sich seit über 180 Millionen Jahren auf der Erde. Er überlebte etliche weltweite Katastrophen und trieb als erster Baum nach dem Atombombenabwurf auf Hiroshima einen grünen Zweig. Wegen seiner ausgeprägten Widerstands- und Regenerationskraft pflanzt man ihn heute gerne in Städten und entlang von Straßen. Der Ginkgo gilt als Symbol des Lebens und der Hoffnung. Während die chinesische Volksmedizin die Blätter einsetzt, bevorzugte die TCM immer die Anwendung der Samen. Sie sind in

China nicht nur eine Delikatesse, sondern werden auch als Heilmittel bei Husten, Asthma bronchiale, Bettnässen, Reizblase, Blenorrhöe, Fluor vaginalis und Alkoholmissbrauch angewandt.

Der Westen entdeckte v. a. die Blut bewegende Eigenschaft der Blätter. Während eine Blut bewegende Arznei wie z. B. der Rosmarin warm bis scharf ist, ist das Ginkgo-Blatt neutral (bis kühl), bitter und süß. Seine Blut bewegende Kraft beruht v. a. auf zwei Stoffgruppen: den Flavonoiden (u. a. Glykoflavonglykoside, Rutin) und den Terpenlaktonen (u. a. Ginkgolide, Bilobalid). Diese Inhaltsstoffe bewirken sowohl eine Erweiterung der Blutgefäße als auch eine Verbesserung der Fließeigenschaften des Blutes. Ginkgo-Extrakte vermindern außerdem die Permeabilität der Blut-Hirn-Schranke für Proteine und hemmen so die Bildung von toxisch bedingten Hirnödemen. Die Heilpflanze hat zwei Haupteinsatzgebiete: das Gehirn und die Peripherie, v. a. die unteren Extremitäten.

In der Praxis bewährt sich der Ginkgo weniger bei bereits bestehender Arteriosklerose als vielmehr in der Arteriosklerose-Prophylaxe. So kann er bei Rauchern, Menschen mit Fettstoffwechselschwächen oder mit berufsbedingtem Dauerstress und darauf gründendem erhöhtem Risiko der Bildung arteriosklerotischer Veränderungen sowie generell bei Menschen nach dem sechzigsten Lebensjahr erfolgreich eingesetzt werden, um diesen Prozess zu verhindern bzw. hinauszuschieben. Zur Verstärkung der Blut bewegenden Wirkung sind Kombinationen mit weiteren dem Arzneibild angepassten Pflanzen zu empfehlen. So kann zur Verbesserung der zerebralen Durchblutung sowie zur Vorbeugung von Demenz Ginkgo gut mit Acorus calamus (Kalmus), Eleutherococcus senticosus (Taigawurzel), Vinca minor (Immergrün), Vitis vinifera (Weinrebe), Panax ginseng (Ginseng) kombiniert werden. Grundsätzlich sollten Behandlungen oder Kuren mit Ginkgo immer über einen längeren Zeitraum von mindestens drei Monaten erfolgen.

Dosierungen

■ Tee
1 TL/¼ l Wasser aufkochen, 10 Min. kochen lassen. Tgl. 3 Tassen trinken. Die Wirksamkeit der Teebereitung ist umstritten.

■ Ginkgo Urtinktur
3 × tgl. 30 Tr. in etwas Wasser

■ Kapseln (250 mg Pulver/Kapsel)
3 × tgl. 1 Kapsel während der Mahlzeiten

■ Belebendes Gesichtsdampfbad (nach Scherf)
1–2 EL Ginkgoblätter mit 1 l kochenden Wasser überbrühen. Etwas abkühlen lassen, dann das Gesicht für 15 Min. über den noch heißen Dampf halten. Anschließend das Gesicht kalt abwaschen und mind. 1 Std. kalte Luft vermeiden.

■ Fußbad bei kalten Füßen (nach Scherf)
20 g Blätter mit ½ l kochendem Wasser übergießen, 10 Min. ziehen lassen, dann abseihen. Mit warmem Wasser und 1 EL Salz mischen, Beine bis zu den Waden bei 36–38 °C für 5–10 Min. baden. Auch als Wechselbad möglich.

■ Ginkgo-Blätter sind in vielen Fertigpräparaten im Handel erhältlich
In Drogerien und Kaufhäusern sind Pflegecremes, Haarspülungsmittel, Cellulitisgel, Seife, Rasierschaum usw. auf der Basis von Ginkgo erhältlich.

Nebenwirkungen
Vereinzelt lösen Ginkgo-Blätter allergische Reaktionen aus.

Kontraindikationen
Schwangerschaft, Menorrhagie

Glechoma hederacea
Gundelrebe, Gundermann/ground ivy/Lamiaceae

Natürliches Vorkommen
Europa, Asien, Nordamerika; wächst auf Mauern und Zäunen, feuchten Wiesen, in lichten Au- und Laubwäldern

Medizinisch verwendete Pflanzenteile
Kraut – Herba Hederaceae terrestris

Energie
● Temperatur: neutral bis leicht warm
● Geschmack: bitter, etwas scharf

- Eigenschaften: wirkt trocknend, reinigend, ausleitend, adstringierend, antiphlogistisch

Inhaltsstoffe

Gerbstoffe, Saponine, Bitterstoffe (Glechomin), Flavonoide, Phenolcarbonsäuren, Sesquiterpene, Triterpenoide, Harze, Wachse, ätherische Öle usw.

Therapeutische Wirkungen und Anwendungsbereiche

- ✪ beseitigt Nässe-Hitze in Leber und Gallenblase:
  - Cholelithiasis, Ikterus, Flankenschmerz
  - Migräne, Kopfschmerzen
  - Hüftgelenkentzündung, Ischialgie (auch als Badezusatz)
- ✪ beseitigt Nässe-Hitze im Unteren Erwärmer (auch als Sitzbad):
  - eitrige Nieren- und Blasenerkrankungen
  - Nephritis, Zystitis
  - Fluor vaginalis
  - Nieren- und Blasensteine
- ✪ bewegt und tonisiert das Leber-Qi, klärt Leber-Feuer:
  - wirkt cholagog, reduziert Cholesterin
  - Amenorrhöe
  - Leber-Feuer, das die Lunge angreift
  - hoher Harnsäurewert, Bi-Syndrom, Gicht
  - Melancholie, allgemeine Schwäche
- ✪ leitet Wind-Hitze in der Lunge aus:
  - eitrige Bronchialerkrankungen, Rachitis
  - Ohreiterungen (Ohrspülung)
  - Grippe, Fieber, Sommerkatarrh
  - Verschleimung der Lunge mit gelbem Auswurf, Husten
  - Asthma bronchiale, Dyspnoe, Lungenschwäche
- ✪ tonisiert das Nieren-Qi, wirkt diuretisch, reinigt das Blut:
  - leitet aus über die Haut
  - verbessert die Harnausscheidung, Hydrops, Schweregefühl
  - Blasen- und Nierengrieß und -steine
  - Gicht, Bi-Syndrom
  - leitet Blei und vermutlich auch andere Schwermetalle aus dem Körper
- ✪ wirkt antiphlogistisch (Abkochung, frischer Presssaft):
  - Kiefervereiterung, eiternde Zähne (Kauen von frischen Blättern, Mundspülung mit Tee)
  - Sinusitis (Presssaft in Nase hochziehen)
  - eitriger Katarrh
  - Mundfäule (Gurgeln)
  - Entzündungen der Schleimhäute, Enteritis
  - schlecht heilende, eiternde Wunden (Absud)
  - Hautgeschwüre, Abszesse (Absud)
  - Fisteln (gestoßenes Kraut als Auflage oder Saftkompresse)
  - Gicht (innerlich und äußerlich)
- wirkt blutstillend, adstringierend:
  - Wunden (wässriger Auszug)
  - Diarrhöe, Enteritis (in Suppe gekochtes Kraut)
  - Bluthusten
  - Zahnschmerzen
- tonisiert das Qi von Magen und Milz-Pankreas (auch als stärkende Bäder):
  - stimuliert die Säftebildung, wirkt appetitanregend
  - regt den Stoffwechsel an bei langwierigen Stoffwechselerkrankungen
  - langwierige, hartnäckige, zehrende Krankheitszustände
  - Magenverstimmung
  - wirkt trocknend, Verschleimung
  - öffnet Milz-Pankreas
  - vitalisiert das Blut, Anämie, Blässe
  - Vitaminstoß (frisches Blatt), als Frühjahrskur
  - Müdigkeit, Mattigkeit
  - Skrofulose (bei Kindern), Drüsenerkrankungen
  - Müdigkeit, Mattigkeit, Nervenschwäche
  - stärkt den kalten Magen
- tonisiert das Herz-Qi (Tee, Saft)
- Ohrtherapeutikum (Spülungen):
  - Ohrenschmerzen (Wattebausch getränkt in Tee, Bedampfungen)
  - Schwerhörigkeit
  - Tinnitus (frischen Saft in Ohren träufeln oder Kraut zerreiben und in das Ohr eindrücken)
  - zur Schärfung des Gehörs
- wirkt äußerlich antiphlogistisch, kühlend, reinigend (Tee oder Presssaft aus dem frischen Kraut):

- Fisteln, Wunden, Geschwüre (zerquetscht aufgelegt oder getrocknet pulverisiert)
- Grind (Waschung)
- Bi-Syndrom, Gicht (Bäder mit Wassertemperatur von 32–35 °C)
- Cellulitis (nach Messegue), Akne (mit Aufguss getränkter Umschlag oder Breiumschlag aus dem frischen Kraut)

Organbezug
Lunge-Dickdarm, Leber-Galle, Niere-Blase

Kommentar
Der Name Gundelrebe verweist bereits auf seine volksmedizinische Anwendung: *Gund* ist das altgermanische Wort für Eiter und giftige Körpersekrete, und entsprechend war die Gundelrebe bei den Germanen ein viel verwendetes Kraut, sobald Krankheiten mit Eiter auftraten. Doch auch bei Hüftschmerzen und Gelbsucht, zur Schärfung des Gehörs und zur Besserung des Schlafes kam die Gundelrebe zum Einsatz. Pfarrer Kneipp verwendete die Pflanze bei Brust- und Magenverschleimung. Von jeher steht die Anwendung der frischen Pflanze bzw. ihres frischen Saftes im Vordergrund; ihr wird im Vergleich zur Droge bei Weitem die größere Wirkung zugesprochen. Zwar ist es heute kaum noch üblich, bei Bedarf draußen frische Kräuter zu schneiden und ihre Inhaltsstoffe, rasch zubereitet, in ihrer natürlichen Form einzunehmen. Für diese Form der Anwendung ist jedoch die Gundelrebe das ideale Kraut.

Vielfach unbemerkt bleibt die Gundelrebe mit ihrem unaufdringlichen Habitus und bescheidener, aber feiner blauer Blüte, obwohl sie als Kulturfolgerin überall in der Nähe menschlicher Siedlungen zu finden ist und mit ihrer Ausdauer und Robustheit sogar noch im Schnee ihre Blätter trägt.

Die Gundelrebe ist ein Spezifikum für den Funktionskreis Metall, insbesondere bei Hitze-Krankheiten; doch auch zum Element Holz besteht ein enger Bezug. Im Frühjahr treibt sie als eine der ersten Blüher aus der Erde und kann als Wildgemüse mit den jungen Blättern von Schafgarbe, Löwenzahn, Brennnessel, Kerbel und Gänseblümchen dem Salat beigegeben werden. Mit ihrem bitteren, scharfen Geschmack wirkt sie anregend auf Leber und Galle, Herz und Lunge, fördert die Körperentgiftung, unterstützt die Umwandlung der Nahrung. Außerdem wirkt sie bei Nässe- und Hitze-Zuständen kühlend, trocknend und entschleimend in allen drei Erwärmern.

Die Gundelrebe steht stellvertretend für ein immer vorhandenes Angebot der Natur zum Erhalt und zur Stärkung der Gesundheit. Dass sie heute so wenig genutzt wird, liegt nicht an ihr, sondern an den veränderten menschlichen Lebensverhältnissen.

Dosierungen
Gundelrebe wird am besten frisch verwendet. Das Kraut ist weit verbreitet und gibt das ganze Jahr über frische Blätter. Die beste Sammelzeit ist März bis Juni, bei Bedarf jedoch bis in den Winter.

■ Tee (auch für Umschläge)
1 TL/1 Tasse Wasser aufgießen, 7–10 Min. ziehen lassen. Tgl. 3–4 Tassen kurmäßig über einige Wochen trinken.

■ Frischsaft (nach Fischer-Rizzi)
Frisch gesammelte Blätter entsaften, mit gleichen Teilen Buttermilch vermischen. 3 × tgl. 3 EL, Kinder 3 × tgl. 1 EL einnehmen.

■ Urtinktur
3 × tgl. 5 Tr. einnehmen.
Im Handel als Ceres Glechoma hederacea Urtinktur von Alcea erhältlich.

■ Vollbad (nach Fischer-Rizzi)
5 Handvoll Kraut frisch oder getrocknet in 5 l Wasser auskochen, abseihen und dem Badewasser zufügen.

■ Wundkrautöl zur Behandlung von Wunden, Hundebissen, Narben, Geschwüren, Verletzungen
Frische Blätter im Juni bzw. Juli sammeln, säubern (nicht waschen) und ein Schraubglas zu einem Drittel mit dem frischen Kraut füllen, verschließen und vier Tage in die Sonne stellen. Die am Boden des Glases gesammelte helle Flüssigkeit nach einigen Tagen vorsichtig abseihen und in einem dunklen Gefäß an einem kühlen Ort aufbewahren. Zur besseren Haltbarkeit mit Alkohol (30 %) mischen.

7 Pflanzenmonografien

> **Cave**
>
> Die Tinktur nie unverdünnt auf offene Wunden bringen. Mit Wasser im Verhältnis 1:3 verdünnen, den Wundverband damit tränken.

■ bei Cellulitis (nach Messegue)
Innerlich Gundelrebentee, äußerlich Breiumschläge mit dem Kraut anwenden.

■ Kombinationen bei Ohrenleiden
(nach Künzle)
Gundelrebe mit Schafgarbe und Salbei kombinieren.

Nebenwirkungen, Kontraindikationen
keine

Glycyrrhiza glabra

Süßholz/Liquorice/Leguminosae

Natürliches Vorkommen
östlicher Mittelmeerraum, milde Klimazonen bis nach Asien

Medizinisch verwendete Pflanzenteile
Wurzel – Radix Liquiritiae

Energie
- Temperatur: neutral
- Geschmack: sehr süß
- Eigenschaften: wirkt befeuchtend, entschleimend, entgiftend, beruhigend, harmonisierend, erweichend, kühlt Hitze; Qi-Tonikum

Inhaltsstoffe
Triterpensaponine (Hydrocortison-ähnliches Glycyrrhizin, Glycyrrhizinsäuren), Flavonoide (Liquiritigenine, Liquiritin), Isoflavonoide (Neoliquiritin), Coumestane, Cumarine, Phytosterole (Sitosterol, Stigmasterol), Chalcone, Polysaccharide, Saccharose, Glukose, Sucrose, Cellulose, Aminosäuren (Asparagin, Cholin), Mannitol, Stärke, Progesteron-ähnliche Substanzen, Steroide (ACTH-ähnlich), ätherische Öle, Bitterstoffe usw.

Therapeutische Wirkungen und Anwendungsbereiche
- ✳ tonisiert und bewegt das Qi:
  - tonisiert das Qi von Magen, Milz-Pankreas, Lunge, das Wei Qi
  - Müdigkeit, Mattigkeit, Überarbeitung, in der Rekonvaleszenz
  - Palpitationen, schwacher, unregelmäßiger Puls
  - spontanes Schwitzen, Abneigung gegen das Sprechen
  - Bauchkrämpfe und -spasmen, Koliken, Indigestion
  - wirkt analgetisch, abdominaler, epigastrischer Schmerz
  - Muskelschmerz und -spasmen in den Extremitäten
- ✳ tonisiert das Qi von Magen und Milz-Pankreas:
  - fördert die Umwandlung der Nahrung, Appetitlosigkeit, Gewichtsverlust
  - nährt das Yin von Milz-Pankreas
  - rebellierendes Magen-Qi, Nausea, Erbrechen, Dyspepsie, Flatulenz
  - Malabsorption, Unterernährung, Hypoglykämie
  - Distension von Magen und Abdomen
  - Süßigkeitsgelüste, weiche Stühle
  - regt die Blutbildung an, Leere-Blutungen, Anämie, Blut-Mangel-Syndrom
  - Schwäche, Müdigkeit, Antriebslosigkeit, depressive Neigung
  - wirkt harmonisierend auf das Gemüt
- ✳ nährt das Yin, aktiviert die Drüsen:
  - nährt das Yin von Magen und Milz-Pankreas, verbessert die Säftesekretion
  - kräftigt die Nebenniere, verfügt über natürliche kortikoide Wirkung, Stressintoleranz, Morbus Addison (Adjuvans), reduziert oder ersetzt die chronische Therapie mit Kortikoiden (z. B. bei Bi-Syndrom), stimuliert die NNR nach einer Kortikoidtherapie
  - verlängert die Wirkung von Kortisol (das Glycyrrhizin schwächt und verlängert den Inaktivierungsprozess der Leber von Steroiden)
  - adrenokortikale Schwäche, Vagotonie, Adrenalinmangel, Stressintoleranz

- hat Östrogen-ähnliche Wirkung, verlängert die Wirkung des Progesteron, klimakterische Beschwerden, Amenorrhöe, PMS, schmerzhafte Schwellung der weiblichen Brust
- ❌ nährt das Lungen-Yin, tonisiert das Lungen-Qi, reguliert und moduliert das Wei Qi, wirkt befeuchtend, spasmolytisch:
    - Trockenheit der Lunge, Lungen-Yin-Mangel, trockener Husten, trockene Haut, Mund- und Rachentrockenheit, Durst, Kitzeln in der Kehle, Heiserkeit, Husten mit zähem, trockenem Sputum, TBC
    - Dyspnoe, Atemlosigkeit nach Bewegung
    - befeuchtet die Lunge, löst zähe Verschleimungen und treibt sie aus
    - wirkt antitussiv, mucolytisch, expektorierend, Bronchitis, Keuchhusten
    - Traurigkeit, Müdigkeit
    - wirkt bakteriostatisch (u. a. Staphylococcus aureus, Bacillus subtilis)
    - wirkt antiviral (Influenza A, Herpes; stimuliert das Interferon, Hemmung des Prostaglandin), fungizid (Candida albicans, Aspergillus spp.)
    - antiallergisch (u. a. durch die natürliche kortikoide Wirkung), Allergien, Heuschnupfen, allergisches Asthma, Urtikaria, Kontaktdermatitis
    - Autoimmunerkrankungen, Colitis, rheumatoide Arthritis, chronische Hepatitis
- ❌ klärt Hitze, beseitigt Toxine, wirkt entzündungswidrig (durch die natürliche cortikoide Wirkung, Liquiritigenine, Rutin, Querzetin usw.), analgetisch, schützt die Schleimhäute:
    - bakterielle und virale Infektionen, Pneumonie, Bronchitis, Laryngitis, TBC
    - hitzige Hautinfektionen, Dermatitiden, Ekzem
    - Abszesse, Furunkel, Karbunkel
    - Entzündungen im Mund- und Halsbereich, Tonsillitis, Laryngitis, Stomatitis, Aphthen
    - Bi-Syndrom, chronische Gelenkentzündung
    - Magen-Feuer, Gastritis mit Übersäuerung, Ulcus ventriculi et duodeni
    - Enteritis, Morbus Crohn (Adjuvans)
    - wird als Antidot verwendet, Nahrungs- und Drogenintoxikationen
    - begleitend bei Chemotherapie
- ❌ dämpft und harmonisiert divergierende Wirkrichtungen in einer Rezeptur

Organbezug
Magen, Milz-Pankreas, Lunge-Dickdarm, Herz-Kreislauf, Niere (NNR)

Kommentar
Süßholz ist ein süßes Tonikum und indiziert bei Qi-Mangel-Syndrom, das sich in Schwäche von Milz-Pankreas und der Lunge äußert. Es ist bei Blut-Mangel-Syndromen und leeren Blutungen durch einen Mangel an Qi eine viel verwendete Heilpflanze. Ist das Qi stark, dann wird auch das Blut vital und harmonisch im Körper bewegt und verteilt.

Wie Ginseng (Panax ginseng) und Taigawurzel (Eleutherococcus senticosus) enthält auch Süßholz Adaptogene, die den Wurzeln ihren süßen Geschmack geben. Wegen ihres leicht hormonellen Effektes werden adaptogene Substanzen häufig als Stimulanzien verwendet. Sie wirken ausgleichend auf das Gemüt und aufhellend bei depressiven Verstimmungen und dämpfen bei Übererregbarkeit. Außerdem wirken sie günstig auf das kardiovaskuläre System und regulieren bei langfristiger Einnahme die Homöostase. Hubotter schreibt über die Verwendung in der Mongolischen Medizin: „Teils hilft es, teils wärmt es, es wirkt auf die Oberfläche, es wirkt auf das Innere, es kann nach oben treiben, und auch hinab treiben." (Madaus 1976, Bd. 2, S. 1779)

In der TCM ist Süßholz eines der am häufigsten verwendeten Arzneimittel. Allein aufgrund ihrer harmonisierenden Natur wird die exotische Wurzel sehr häufig Rezepturen zugefügt: Sie reduziert hier die Toxizität der weiteren Drogen und gleicht extreme Temperatur- und Geschmacksunterschiede aus, ohne die Wirksamkeit der jeweiligen Pflanze zu beeinflussen. Wegen seiner befeuchtenden Eigenschaften wird Süßholz gerne auch mit Bitterdrogen kombiniert, die einen sehr trocknenden Effekt haben.

Dosierungen
■ allgemeine Dosierung
10–30 g als Hauptdroge in der Rezeptur, 2–10 g als adjuvante Arznei

7 Pflanzenmonografien

■ Tee
- 1 gestr. EL/¼ l Wasser aufgießen, 10 Min. ziehen lassen.
- alternativ: Aufkochen, 5 Min. sanft köcheln lassen. Tgl. ½ l trinken.

■ Tinctura Liquiritiae
3 × tgl. 35 Tr.

■ als Tonikum (nach TCM)
zusammen mit anderen Tonika in Honig gebacken

Nebenwirkungen
bei langfristiger Einnahme und Überdosierung Ödeme und Blutdruckanstieg

Kontraindikationen
exzessive pathologische Feuchtigkeitszustände im Körper

Hamamelis virginica

Virginische Zaubernuss/witch hazel/Hamamelidaceae

Natürliches Vorkommen
Laubmischwälder des östlichen Nordamerika, in europäischen Parks eingebürgert

Medizinisch verwendete Pflanzenteile
- Blatt – Folium Hamamelidis
- Rinde der Zweige – Cortex Hamamelidis

Energie
- Temperatur: kühl (Rinde der Zweige); leicht warm (Blätter)
- Geschmack: leicht bitter, adstringierend (Rinde der Zweige)
- Eigenschaften: wirkt trocknend, entzündungshemmend, adstringierend, kräftigt das Hebe-Qi

Inhaltsstoffe
Gerbstoffe (Hamamelitannin, Gallussäure), Catechine, oligomere Procyanidine, ätherisches Öl usw.

Therapeutische Wirkungen und Anwendungsbereiche
- ✪ tonisiert das Qi von Milz-Pankreas, kräftigt das Hebe-Qi, kontrolliert das Blut:
  - Blutungsneigung aus Nase, Magen, Darm, Lunge und Nieren (Rinde)
  - Hämorrhoiden mit Blutungsneigung (Blätter und Rinde, innerlich und äußerlich)
  - Analfisteln (Rinde)
  - wirkt tonisierend auf das lymphatische System (Blatt)
  - Fibroadenom der weiblichen Brust
  - Varizen, Ulcus cruris
  - zur Wundheilung allgemein (innerlich und äußerlich)
  - alte, schlecht heilende Wunden
  - Frostbeulen, Erfrierungen (innerlich und äußerlich)
  - Gedankenflucht
- ✪ nährt das Herz-Yin, bewegt das Blut, beruhigt den Geist Shen (Blatt):
  - Thrombose, Embolie
  - reguliert den venösen Abschnitt der Endstrombahn
  - chronische Veneninsuffizienz, Varizen
  - venöse Kongestionen, Kopfschmerzen durch Blutandrang
  - tonisiert das venöse System
  - wirkt ödemprotektiv
  - leicht irritierbare Gemütslage
- ✪ kühlt Hitze, wirkt entzündungshemmend:
  - Venenentzündungen
  - Analekzem
  - Phlegmone (innerlich und äußerlich)
  - Nässe-Hitze der Blase (Rinde der Zweige)
  - Hitze im Darmbereich (Rinde der Zweige)
- ✪ wirkt äußerlich kühlend, heilend, adstringierend (Auflage, Umschlag, Gurgellösung, Augenbad):
  - Geschwüre, Prellungen, Quetschungen
  - heiße, rote, juckende Hauterscheinungen (Rinde und Blätter)
  - zu Reizungen und Entzündungen neigende Haut
  - Förderung der Wundgranulation bei gleichzeitiger antiseptischer Wirkung
  - akute Konjunktivitis
  - Halsentzündungen

- Schilddrüsenentzündung, Thyreotoxikose
- Reizungen und Entzündungen der Kopfhaut

Organbezug
Milz-Pankreas, Herz-Kreislauf, Lunge-Dickdarm

Kommentar
Die Virginische Zaubernuss ist eine milde, kühlende und reizlindernde Pflanze, die eine besänftigende Wirkung auf alle Gewebe und auf den ganzen Menschen ausübt. Sie reguliert die venöse Entsorgung und wirkt gleichzeitig heilend und besänftigend bei allen Entzündungs- und Reizzuständen. Diese Eigenschaften haben sie in ihrer Heimat Nordamerika zu einem sehr beliebten Volksheilmittel gemacht: Als Hamameliswasser mit wenig Alkohol konserviert ist sie nicht nur ein angenehmes Aftershave und Gesichtswasser, sondern kann bei allen Entzündungen, Schwellungen und Prellungen rasch und spürbar helfen.

Die Zaubernuss weist einen engen Bezug zur Wandlungsphase Erde auf. Sie ist eine ausgezeichnete Arzneipflanze zur Tonisierung des Qi von Milz-Pankreas, stärkt das Hebe-Qi, kontrolliert das Blut, heilt das Gewebe und beseitigt Nässe. Bei Schweregefühl in den Beinen durch Nässe, die nach unten abzusinken neigt, bringt die Zaubernuss in Kombination mit Ringelblume, Raute und Rosskastanie rasch Erleichterung. In Deutschland sind Hamamelissalben auf dem Markt, die vorwiegend zur Versorgung von Hämorrhoidal- und Venenleiden verwendet werden.

Der Menschentypus, der besonders gut auf die Pflanze reagiert, zeigt eine Neigung zu venösen, hitzigen Gefäßstauungen. Der Geist Shen befindet sich in hitziger Irritation, Reizbarkeit auf allen Ebenen kennzeichnet das Charakterbild. Der Betreffende ist leicht zu verärgern und reagiert allzu rasch mit Entrüstung. Ruhiges, distanziertes Nachsinnen ist nicht seine Stärke. In geringen Dosierungen – 2–3× tgl. eine Tasse Tee aus den Blättern – hilft die Zaubernuss, das Gestaute in Fluss zu bringen und auch tiefere Gründe und Ursachen in die Überlegungen einfließen zu lassen. Durch ihre positive Wirkung auf die Milz-Pankreas – als die Residenz des Denkens – vermindert die Pflanze die Neigung zu Gedankenflucht zugunsten einer eher meditativen und gelassenen Geisteshaltung.

Dosierungen

■ Tee aus der Rinde (wirkt adstringierend)
- 1 TL/1 Tasse Wasser aufkochen, 10 Min. kochen lassen.
- alternativ: Über Nacht einweichen lassen. Tgl. 3 Tassen trinken.

■ Tee aus den Blättern (wirkt auf das venöse System)
1 gestr. EL/¼ l Wasser aufgießen, 10 Min. ziehen lassen. Tgl. ½–¼ l trinken.

■ Sitzbad
Je 1 Handvoll Blätter und Rinde aufkochen, 10 Min. kochen lassen. Dem Badewasser zugeben.

■ Tinctura Hamamelidis e fol.
3× tgl. 30 Tr. einnehmen.

■ Tinctura Hamamelidis e cort.
3× tgl. 20 Tr. einnehmen.

■ Extractum fluid. Hamamelidis e fol.
3× tgl. 20 Tr. einnehmen.

■ Extractum fluid. Hamamelidis e cort.
3× tgl. 20 Tr. einnehmen.

■ äußerliche Anwendung
- Augen- und Wundauflagen: 1 EL Blätter und Rinde/¼ l Wasser als Aufguss oder Abkochung
- Umschläge für die Schilddrüse: 1 EL Rinde/¼ l Wasser aufkochen, 10 Min. kochen lassen
- Aqua Hamamelidis: als Kosmetikum bei entzündlicher, empfindlicher Haut und Kopfhaut unverdünnt anwenden

■ äußerliche Anwendung von Hamamelis bei Hitze-Zuständen am Auge und Lichtempfindlichkeit
Hamamelissalbe 2× tgl. sanft in die Augengegend einmassieren oder mit Hamameliswasser getränkte Kompressen ½ Std. kühl auflegen, bei Erwärmung die Kompresse wechseln.

Im Handel sind Hamamelis, ethanol. Decoctum D8 Augentropfen von Weleda erhältlich.

Handelspräparate
Im Handel sind Hamamelis-Wund- und Heilsalbe sowie Suppositorien erhältlich.

Nebenwirkungen
bei Überdosierung pochender Kopfschmerz

Kontraindikationen
keine

Hedera helix
Efeu/ivy/Araliaceae

Natürliches Vorkommen
in den Auen, Laub- und Mischwäldern West-, Mittel- und Südeuropas sowie in Teilen Nordeuropas und Kleinasiens; auch an Mauern und Felsen

Medizinisch verwendete Pflanzenteile
Blatt – Folium Hederae helicis

Energie
- Temperatur: kühl, wird auch warm beschrieben
- Geschmack: bitter, leicht scharf, in der Kehle ein kratzendes Gefühl hinterlassend (die Blätter sind im Winter bitterer als im Sommer)
- Eigenschaften: wirkt lösend, expektorierend, spasmolytisch, zerteilend, etwas adstringierend

Inhaltsstoffe
Saponine (Hederasaponin, Hederagenin, Hederacosid C), Flavonolglykoside, Alkaloide (das bittere Hederin), Sterole (Stigmasterol, Sitosterol), Kaffeesäurederivate, Phytoöstrogen, ätherisches Öl usw.

Therapeutische Wirkungen und Anwendungsbereiche
- ✱ beseitigt Wind -Schleim-Hitze, die die Lunge verlegt:
    - Husten, (fiebrige) Erkältungen, Influenza
    - wirkt schleimlösend, expektorierend
    - kühlt Hitze in der Lunge und den Atemwegen
    - Pneumonie (viral, bakteriell oder protozoisch bedingt)
    - chronische Entzündungen der Luftwege mit gelb-grünem Auswurf, chronische Bronchitis
    - Sinusitis mit zähem, gelbem Schleim, Tracheitis
    - Asthma bronchiale mit viel Schleimproduktion
- ✱ tonisiert und bewegt das Lungen-Qi, wirkt spasmolytisch, tonisiert das Wei Qi:
    - Husten, Keuchhusten, Reizhusten, Krampfhusten
    - Dyspnoe, Angina pectoris, Asthma bronchiale
    - immunstärkend, Abwehrschwäche, Erschöpfung, Erkältungsneigung
    - wirkt antibakteriell, antiviral, antiprotozoisch, antimykotisch, anthelmintisch
    - zytotoxisch gegen verschiedene Tumorzellen
    - Melancholie, Traurigkeit
- bewegt das Leber-Qi, klärt Leber-Feuer, wirkt spasmolytisch:
    - Cholelithiasis, Cholezystitis, Ikterus
    - Hypertonie
    - Bi-Syndrom (Hitze-Bi), Gicht
    - Kopfschmerzen
    - ✱ Leber-Feuer, das die Lunge attackiert
- klärt Herz-Feuer:
    - Angina pectoris, Tachykardie
    - Hyperthyreose, Morbus Basedow (enthält etwas Jod)
    - Endokarditis
- wirkt äußerlich kühlend, zerteilend, erweichend, entzündungshemmend (Ganz-, Teilbäder, Kompressen):
    - Parasiten, Krätze
    - Drüsenschwellungen, Lymphadenitis
    - Cellulitis
    - Schwielen, Hühneraugen
    - Milchschorf
    - Brandwunden, eiternde Wunden, Geschwüre, Abszesse
    - Bi-Syndrom, Gicht

Organbezug
Lunge, Leber, Herz

Kommentar

Der Efeu gehört zu den Araliaceae – jener Pflanzenfamilie, der auch Ginseng und Taigawurzel zugeordnet sind. Die uralte Kletterpflanze ist die einzige Vertreterin ihrer Art in Mitteleuropa und bewohnte schon im Kreidezeitalter die Erde. Mit der Kontinentaldrift wanderte sie Richtung Norden und schaffte es, hier zu überleben. So spaltete sie sich von ihren heute vorwiegend in den Tropen beheimateten Verwandten ab.

In einer ersten Wachstumsphase kriecht der Efeu über schattenhafte, feuchte, kühle Erde, um dann allmählich mittels Kletterhilfen wie Bäumen und Mauern senkrecht der Sonne und dem Licht entgegen zu wachsen. Bei der Keimung aus Sonnenkraft entsprossen sucht der Efeu das Irdische, um schließlich wieder zur Sonnenpflanze zu werden. Vielleicht erklärt dies, weshalb alte Kräuterärzte das Temperaturverhalten des Efeus gegensätzlich erfahren: Matthiolus (1626) beschreibt sie als warm, bitter und scharf, Tabernaemontanus (1731) als kühl und sowohl trocken als auch feucht. Eine weitere Besonderheit der Pflanze ist ihr sehr eigenständiger Rhythmus: Nach der Blütezeit im Herbst reifen die Früchte im Spätwinter und Frühling heran.

Das Blatt der immergrünen Heilpflanze steht das ganze Jahr hindurch zur Verfügung, auch im Winter und Spätwinter, wenn Erkältungen und Grippe verstärkt auftreten. Der kühl-wirksame Efeu zeigt bei hitzigen Erkrankungen in der Wandlungsphase Lunge effiziente Heilwirkung – seien sie bakteriellen, viralen oder protozoischen Ursprungs. Er löst zähen, festen Schleim und leitet ihn aus. Dank seiner spasmolytischen Eigenschaften lässt sich der Efeu außerdem effektiv in Rezepturen gegen Asthma bronchiale, Keuchhusten, Krampfhusten einsetzen.

Die enthaltenen Saponine sind antibakteriell, antiviral, antiprotozoisch, antimykotisch und anthelmintisch wirksam. Nach Wichtl (1989, S. 140) weisen weitere enthaltene Inhaltsstoffe wie Hederin, Hederasaponin B, C und D sowie Hederagenin eine Zytotoxizität gegen verschiedene Tumorzellen auf. Interessant ist auch die Wirksamkeit des Efeus bei Herz- sowie Leber-Feuer. Hier sind sowohl die kühlenden, öffnenden und bewegenden als auch die sedativen Eigenschaften der bitteren, scharfen Heilpflanze willkommen.

Efeu ist v. a. bei Menschen mit Schwäche des Lungen-Qi einzusetzen, die sowohl physisch als auch psychisch Wehrlosigkeit und Erschöpfung aufweisen, die eine „Kletterhilfe" brauchen, um dem Leben mit all seinen negativen Angriffen begegnen zu können. Schon Hippokrates beschreibt den Efeu als „die Quintessenz ewiger Lebenskraft: Siechen und Schwindsüchtigen verlängert er das Leben".

Dosierungen

■ Tee
2 EL getr. Blätter/¾ l Wasser aufgießen, 10 Min. ziehen lassen. Im Laufe des Tages, evtl. mit etwas Honig gesüßt, trinken.

■ Urtinktur
3 × tgl. 10 Tr. einnehmen.

■ Efeusirup, Efeublätter-Fluidextrakt sind im Handel erhältlich.

■ Salbe gegen Cellulitis, die entgiftend auf das Bindegewebe wirkt
Im Handel als Zellulisan-Salbe von Pekana erhältlich.

■ Kompressen gegen Gicht
(Quelle nicht bekannt)
Efeublätter auf Stoffreste nähen, 24 Std. in Essig legen. Die befallenen Stellen über Nacht umwickeln, einige Nächte wiederholen.

■ zur Entfernung von Hühneraugen
(Quelle nicht bekannt)
5 große unverletzte Efeublätter in ein Glasgefäß übereinander legen, mit Apfelessig bedecken. Gut verschlossen 8 Tage ziehen lassen. 5 Tage jeweils abends ein feuchtes Blatt herausnehmen, auf das Hühnerauge legen und mit Gaze abdecken. Morgens abnehmen. Am Ende der Kur ein heißes Fußbad mit viel Salz nehmen. Kalt nachspülen. Das Hühnerauge sorgfältig herausschälen. Abschließend mit Arnikatinktur betupfen.

■ bei Krätze (Quelle nicht bekannt)
150 g klein geschnittene, frische Efeublätter in 1 l Apfelessig ansetzen, 8 Tage in einem warmen Raum ziehen lassen, abseihen und im Verhältnis

1:3 mit Wasser verdünnen. 2 Wochen tgl. morgens und abends die befallenen Stellen waschen, eintrocknen lassen.

■ bei Cellulitis und starken Lymphschwellungen (Quelle nicht bekannt)
50 g klein geschnittene, frische Efeublätter in 1 l Wasser aufkochen. Die weich gekochten Blätter noch warm auspressen, in eine Kompresse geben und auf die verdickten Körperteile auflegen, abdecken und befestigen.

■ Fertigpräparate
Im Handel sind viele Fertigpräparate mit Efeu erhältlich.

Nebenwirkungen
Überdosierung erzeugt Erbrechen.

Kontraindikationen
Die Beeren sind giftig.

Helleborus niger/viridis

Schwarze/Grüne Nieswurz, Christrose/christmasrose/Ranunculaceae

Natürliches Vorkommen
relativ häufig in den europäischen Gebirgen, auch in hohen Lagen; in Gärten als Schatten liebende Pflanze

Medizinisch verwendete Pflanzenteile
Wurzelstock – Radix Hellebori

Energie
- Temperatur: warm
- Geschmack: bitter
- Eigenschaften: wirkt trocknend, diuretisch, laxativ, entschleimend, emmenagog, psychotrop

Inhaltsstoffe
Glykoside (Heleborin, Helleborein), Saponine, Bitterstoffe, Gerbstoffe usw.

Therapeutische Wirkungen und Anwendungsbereiche
- ✪ tonisiert das Herz-Qi, beseitigt Schleim, der das Herz und den Geist Shen blockiert:
  - leichte Herzinsuffizienz
  - Neigung zum Kreislaufkollaps
  - Schleim-Feuer, der das Herz quält
  - Schleim, der den Geist benebelt
  - Epilepsie, Apoplexie
  - Gemütskrankheiten, Melancholie, Angstneurosen
  - Psychosen, v. a. Schizophrenie
  - Introvertiertheit
  - Dementia praecox, Altersverfall
  - Vergesslichkeit durch Verdrängung belastender Bewusstseinsinhalte
  - Schreckhaftigkeit, Folgen von Schreck oder Schock
- ✪ tonisiert das Nieren-Qi, wirkt diuretisch:
  - Hydrops, Ödeme, Aszites
  - chronischer dumpfer Kopfschmerz (mit dem Gefühl, das Gehirn schmerze)
  - Gicht, Gelenkrheuma
  - Urämie
  - Nierenaffektionen
- öffnet die Leber
  - wirkt choleretisch, Obstipation
  - Emmenagogum
  - Verstimmung durch ausbleibende Menstruation
  - Wutanfälle, Erregbarkeit
  - Melancholie
- wirkt äußerlich stark reizend und belebend, umstimmend:
  - als Blasen ziehende Pflaster (frischer Pflanzenbrei)
  - Geschwüre und schlecht heilende Wunden (Streupulver)
  - chronische Sinusitis, Kopfschmerzen, traditionell zur Behandlung von psychischen Krankheiten (Pulver aus der getrockneten Wurzel als Schnupfpulver)

> Cave
> Nebenwirkungen!

- chronische Ekzeme (Wurzelpulver vermischt mit Essig)
- Mundspülwasser

Organbezug
Herz, Niere, Leber

Kommentar
Die Nieswurz weist ähnlich wie Efeu und Mistel eine erstaunliche Eigenständigkeit auf: Sie sprießt und öffnet ihre klaren, grünlich-weißen Blüten mitten im Winter, wenn die ganze Natur sich der Kälte und Finsternis verschließt. „In seinem ganzen Sprossgeschehen scheint er autonom zu sein. Selbst bei Sonnenschein denkt er nicht daran, seine Blüten etwa der Sonne zuzuwenden", bemerkt Simonis (1991, S. 156). „Das Kind des Mondes, nicht der Sonne" nennt Mörike die geheimnisvolle Pflanze.

Kaum eine Pflanze der mitteleuropäischen Flora weist ein so interessantes Indikationsgebiet auf wie die Nieswurz. Auf der anderen Seite gibt es aber wenige im wissenschaftlichen Sinne verlässliche Untersuchungen, die ein klares Bild ihrer Wirkweise vermitteln. In der Volksheilkunde und v. a. in der traditionellen Veterinärmedizin war das Anwendungsgebiet außerordentlich groß und vielseitig. Der Einsatz der Pflanze bei Infektionskrankheiten von Tieren weist auf die aus der Volksheilkunde überlieferte abwehrsteigernde Wirkung hin.

Der mittelalterliche Arzt Paracelsus unterschied zwischen der Weißen Nieswurz, die er jung nannte, und der Schwarzen, in seiner Betrachtung alten Nieswurz. Jungen Menschen unter 50 Jahren verabreichte er die Weiße, bei Alterserscheinungen gab er die Schwarze Nieswurz. Paracelsus beklagte sich, dass das Kraut in Vergessenheit geriet und rechtfertigte seine Verwendung: „Das ist aber bei meinen Zeiten mir eingedenk, das von vielen Personen gebraucht ist worden, die gar flüssig, rotzig, mastig und pluterdelig gewesen sind", die nun durch den Gebrauch des Krautes ihre Natur völlig erneuerten. Gemeint ist die Schwarze Nieswurz, die vier Krankheiten auszutreiben hat: die fallende Sucht, das Podagra, den Schlag und die Wassersucht.

In den ländlichen Gebieten Südostbayerns und Österreichs gilt die Nieswurz auch heute noch als eine lebensverlängernde Pflanze, die im Alter als Wurzelpulver in niedriger Dosierung 1 × tgl. eingenommen wird.

Energetisch warm und mit bitterem Geschmack springt dem TCM-Therapeuten die große Affinität zum Element Feuer, zum Herz ins Auge. Im Herz residiert der Geist Shen, vom Herz wird Shen auch genährt. *Helleborus apus habet!* (Er hat Helleborus nötig!) hieß es im alten Rom von Sonderlingen.

Der Gebrauch der Nieswurz bei Erkrankungen von Geist und Seele war selbstverständlich.

Die wichtigste Indikation ist Schleim-Feuer, das mit Psychosen, Epilepsie und Apoplexie in Verbindung gebracht wird und meist als Folgesyndrom eines schwachen Milz-Pankreas-Qi auftritt. Es kommt zu Nässe und Verschleimung des Verdauungstrakts, allmählich jedoch auch des Herzens und des Geistes Shen. Simonis beschreibt, wie „bei Tiervergiftungen mit Helleborus niger die Gehirnventrikel dieser Tiere ohne Flüssigkeit angetroffen wurden" (1991, S. 159). Dies weist auf die sehr trocknende Wirkung der Nieswurz in diesem Bereich hin.

Die Nieswurz ermöglicht es, dass ins Unbewusste verdrängte, schwer erträgliche Inhalte wieder dem Ich zugänglich werden. Dieser Prozess ist mit einer kleinen, recht unangenehm empfundenen Krise verbunden, da die Gefühle der Vergangenheit nicht ins Alltägliche passen. Dennoch zeigt sich, dass eine Kur mit Nieswurz auch für Menschen, die sich gesund fühlen, mit einem Gewinn an Lebenskraft, Identität und Erinnerungsvermögen einhergeht.

Dosierungen
■ Pulvis rad. Hellebori
- Als Spezies ad longam vitam 1 × tgl. 1 Msp. abends einnehmen.
- Bei Amenorrhöe (z. B. nach Schreck) 3 × tgl. 1 Msp. einnehmen und lauwarme Halbbäder anwenden.
- traditionell zur Behandlung der chronischen Sinusitis: 1–2 × wöchentlich in jedes Nasenloch eine Prise des Wurzelpulvers einschnupfen. Nicht bei Allergikern anwenden.

■ Urtinktur (zur Behandlung von Gemütserkrankungen)
5 Tr. vor dem Schlafengehen über mindestens 4 Wochen einnehmen.

Nebenwirkungen
Beim Einschnupfen des Wurzelpulvers kann es zur Auslösung allergischer Reaktionen von starkem Juckreiz über Glottisödem bis hin zum allergischen Schock kommen. Nieswurzarten sind hoch giftig. Ihre Anwendung in der Phytotherapie ist nur in geringer Dosierung sinnvoll. Bei Vergiftungen kann es über starke Schleimhautreizungen, Gefäßkrämpfe und Atemnot zum Tod durch Atemlähmung kommen.

Kontraindikationen
Schwangerschaft, Stillzeit, bei Kindern

Hepatica nobilis
Leberblümchen/liverwort/Ranunculaceae

Natürliches Vorkommen
gemäßigte Zonen Europas und Vorderasiens

Medizinisch verwendete Pflanzenteile
oberirdische Teile der blühenden Pflanze – Folia Hepaticae

Energie
- Temperatur: kühl
- Geschmack: scharf
- Eigenschaften: wirkt trocknend, entschleimend, ausleitend

Inhaltsstoffe
Protoanemonin, Flavonoide, Saponine, Hepatrilobin usw.

■ Therapeutische Wirkungen und Anwendungsbereiche
- ✲ bewegt das Leber-Qi, senkt aufsteigendes Leber-Yang:
  - wirkt cholagog und choleretisch
  - Verdauungsprobleme
  - Antriebslosigkeit, psychische Labilität
- ✲ beseitigt Nässe-Hitze der Gallenblase:
  - trocknet und entschleimt
  - Cholezystitis (Grieß und Steine)
  - Blähungen, Völlegefühl, saures Aufstoßen, Übelkeit, Erbrechen
  - Appetitverlust, Fettunverträglichkeit
  - Erregbarkeit, Gereiztheit
- ✲ transformiert Schleim, verhindert Verdichtungsprozesse:
  - im Bereich von Leber, Galle und Gallenwegen
  - Kehle und Bronchien
  - Herzöffnungen
  - Niere und Blase, bei Nässe-Hitze im Unteren Erwärmer
- ✲ wirkt kühlend:
  - Schleim-Hitze, die die Lunge verlegt
  - Hitze im Halsbereich
  - Zahnfleischentzündung
  - Hitze im Gallenblasenbereich
  - Hitze im Blasenbereich
  - Hypermenorrhöe
- äußerliche Anwendung:
  - schlecht heilende Wunden, Geschwüre
  - Entzündungen im Mund- und Rachenbereich (als Gurgelmittel)

Organbezug
Leber-Galle, Lunge

Kommentar
Nach der alten westlichen humoralpathologischen Lehre ist die wichtigste Aufgabe des Leberblümchens, den Schleim in den Organen zu verflüssigen und auszuleiten. Seine sehr frühe Präsenz innerhalb des Jahreslaufes lässt es dafür besonders geeignet erscheinen, benötigt doch der Organismus nach der winterlich „phlegmatischen" Phase im Frühjahr eine Umstellung, in der alle Verdichtungen und Ansammlungen hinausgespült werden, um den lebendigeren Säften Platz zu machen. Ähnlich zeigen sich auch weitere erste Frühlingspflanzen: Wirken der Huflattich mit seinen frühen Blüten und der Spitzwegerich mit seinen ersten feinen Blättern vorwiegend auf den Bronchialbereich und die oberirdischen Teile der Schlüsselblume auf die Stirn- und Nebenhöhlen, so sind für das Leberblümchen das Leber-Gallen-System und die Kehle die Hauptgebiete seiner Heilwirkung.

Die Wirkung der frischen, grünen Blätter auf die wunde, heisere Kehle ist überraschend. Einige Blätter in den Mund genommen, in einer Falte zwischen Wange und Zahnfleisch belassen und immer wieder kurz gekaut, lassen den Hals bereits nach wenigen Minuten freier und die Sprache reiner erscheinen. Menschen mit empfindlichem Magen sollten die Blätter, die das ganze Jahr hindurch zur Verfügung stehen, nicht schlucken.

Zustände von hartnäckiger Verschleimung sind nicht nur durch winterliche, äußere Erkrankungen bedingt. Sie können auch als Folge einer Qi-Schwäche von Milz-Pankreas auftreten. Umwandlung und Transport der Flüssigkeiten sind gestört, sie sammeln sich in Form von Nässe an. Nässe und Hitze führen zu Qi-Stau und Verschleimung in der Leber, die sich in einer unphysiologisch dichten Gallenabsonderung äußert. Die Gallen-Abflusswege verschleimen, das Leber-Qi im Mittleren Erwärmer stagniert. Die Verdauung stagniert, der Bauch ist gebläht, der Stuhl ist träge oder wechselhaft, es kommt zu Völlegefühl im Epigastrium, der Patient fühlt sich schwer.

Der Patient, der für eine Kur mit Leberblümchen in Frage kommt, ist hauptsächlich durch Ermüdung gekennzeichnet. Durch die Wiederholung von Reaktionsmustern, die seine Probleme nicht lösen, sondern nur aufschieben, ist seine Motivation und somit auch seine Vitalität reduziert. Er beklagt sich, seufzt, wirkt überfordert angesichts geringer Aufgaben. Sein Wahrnehmungshorizont scheint eingeengt, er redet immer über dieselben Dinge und wird dabei rasch heiser. Der Schleim scheint auch das Herz und seinen Geist Shen zu blockieren.

Dosierungen
- ■ Tee
- 3 TL getr. Kraut/¼ l Wasser als Kaltauszug über Nacht stehen lassen, dann abseihen, leicht erwärmen. Über den Tag verteilt trinken.
- alternativ (nach Garvelmann): 1 geh. TL/¼ l Wasser aufgießen, 5 Min. ziehen lassen.

Nebenwirkungen
Das frische Kraut kann Magenbeschwerden auslösen.

Kontraindikationen
keine

Herniaria glabra
Bruchkraut/glabrous rupturewort/Caryophyllaceae

Natürliches Vorkommen
großes Verbreitungsgebiet im gemäßigten Europa und Eurasien auf trockenen, sandigen Böden

Energie
- Temperatur: neutral
- Geschmack: leicht salzig, etwas bitter, adstringierend
- Eigenschaften: wirkt trocknend, adstringierend, diuretisch, wundheilend, schmerzlindernd

Inhaltsstoffe
Saponine, Flavonoide (Isorhamnetin-, Querzetinderivate), Cumarine (Umbelliferon), Gerbstoffe usw.

Medizinisch verwendete Pflanzenteile
Kraut – Herba Herniariae

Therapeutische Wirkungen und Anwendungsbereiche
- ✳ beseitigt Nässe-Hitze im Unteren Erwärmer:
  - Neigung zu Nierensteinen und -grieß
  - schmerzhafte Zystitis, chronische Zystitis
  - Blasentenesmen, schmerzhafte Harnverhaltung
  - Blasenkatarrh
  - unterstützend bei Gonorrhöe und chronischer Lues
- ✳ tonisiert das Nieren-Qi, kräftiges Diuretikum:
  - Wassersucht unterschiedlicher Ursache
  - Nässe-Hitze im Unteren Erwärmer
  - Bi-Syndrom, Gicht
- ✳ wirkt adstringierend, kräftigt die Essenz:
  - Bruchleiden
  - Albuminurie
- wirkt äußerlich wundheilend, adstringierend (Auflagen, Kompressen):
  - Wunden
  - Brüche

- in der Volksheilkunde traditionelle Anwendung auch bei Bronchialkatarrh, Gelbsucht, Blutreinigung, Nervenentzündung

Organbezug
Niere-Blase

Kommentar
Das unscheinbare Kraut, das auf kargem Boden wächst, wo außer ihm nur wenig gedeiht, wird auch in der modernen Pflanzenheilkunde kaum beachtet. Dabei finden sich im Praxisalltag viele Gelegenheiten, das Bruchkraut effektiv einzusetzen, z. B. bei der großen Anzahl von Patientinnen und Patienten mit scheinbar therapieresistenten, weil durch wiederholte Antibiotikagaben schier unheilbar chronifizierten Blasenentzündungen.

Indem es langsam die Wahrnehmung innerhalb des Organismus für den erkrankten Unteren Erwärmer weckt, stärkt das Bruchkraut bei längerfristiger Einnahme die Widerstandskraft im Bereich der Niere und der ableitenden Harnwege. Bedeutsam dabei ist seine herbe, adstringierende, durch Kargheit und Entsagung geprägte Natur. Die Botschaft, die durch das Kraut in den Körper eingebracht wird, ist in vielerlei Hinsicht anders als bei anderen Pflanzen, die bei der Behandlung der Harnwege zum Einsatz kommen. Es weckt tiefer sitzende Kräfte, erinnert an uralte Fähigkeiten, die der Organismus des modernen Menschen scheinbar vergessen hat. Es setzt direkt an der Nieren-Essenz, dem Jing, an und stärkt in dieser vernachlässigten Region die Abwehrkraft gegenüber äußeren pathogenen Faktoren. Nicht allein deshalb wird das Kraut traditionell als Adjuvans bei schweren Infektionskrankheiten und ihren Folgeerscheinungen verwendet.

Die psychische Wirkung des Bruchkrauts liegt in der Regulierung überempfindlicher, kapriziöser und hysterischer Reaktionen. Menschen, die Schmerzliches allzu sehr kultivieren, können durch diese Pflanze gemahnt werden, die Hierarchie ihrer Gefühle wieder zu ordnen. Das Bruchkraut ist eine jener Pflanzen, die dabei helfen, krampfhaft festgehaltene Gefühle und damit verbundene übersteigerte Reaktionen aufzugeben zu Gunsten der wirklich wichtigen Inhalte des Lebens. Die TCM sieht die verdrängte Eifersucht sowie den Zeitdruck als die häufigsten Ursachen für die chronische Blasenentzündung an.

Dosierungen
■ Tee als Diuretikum (nach Wichtl)
1,5 g der fein geschnittenen Droge mit kaltem Wasser versetzen, kurz aufkochen, nach 5 Min. durch ein Teesieb geben. 2–3 × tgl. 1 Tasse trinken.

■ Tee
1 geh. TL/1 Tasse Wasser aufgießen, 10 Min. ziehen lassen. 3 × tägl. 1 Tasse trinken.

Nebenwirkungen, Kontraindikationen
keine

Hippophae rhamnoides
Sanddorn/sea buckthorn/Rhamnaceae

Natürliches Vorkommen
Eurasien, Küstendünen, Schotterauen der Gebirgsflüsse

Medizinisch verwendete Pflanzenteile
Beeren – Fructus Hippophae rhamnoides

Energie
- Temperatur: kalt
- Geschmack: sauer
- Eigenschaften: wirkt adstringierend, entzündungshemmend, belebend; Allgemeintonikum

Inhaltsstoffe
Gerbstoffe, Flavonoide, Fruchtsäuren, Mineralstoffe, Vit. A, B1, B2, Folsäure, C, K, E, F, P, Flavonoide, Biotin, freie und essenzielle Aminosäuren, ungesättigte Fettsäuren, Mineralstoffe und Spurenelemente wie Zink, Kupfer, Kalzium, Kalium, Magnesium, usw.

Therapeutische Wirkungen und Anwendungsbereiche
- ✚ nährt das Yin, belebt das Blut:
  - enthält eine Fülle an bioaktiven Inhaltsstoffen
  - fördert den Kreislauf, Anämie

Hippophae rhamnoides

- Skorbut
- Müdigkeit, Erschöpfungszustände, Rekonvaleszenz, im Alter
- Konzentrationsschwäche, Abgeschlagenheit
- Mangelernährung, Pellagra
- Regulans bei Ungleichgewicht von Schleim
- Appetitlosigkeit
- belebt und bewegt das Leber-Qi, senkt aufsteigendes Leber-Yang:
  - schützt und kühlt die hitzeanfällige Leber
  - Kopfschmerzen
  - klimakterische Beschwerden
  - Gereiztheit, Jähzorn, Wutanfälle
  - Müdigkeit
- ✱ wirkt kühlend, entzündungshemmend, adstringierend und befeuchtend:
  - heilt entzündete Haut und Schleimhäute (innerlich und äußerlich)
  - Magen-Feuer, Gastritis, Ulcus ventriculi et duodeni, Ösophagitis
  - Zahnfleischbluten
  - entzündliche Darmerkrankungen, chronische Kolitis
  - Entzündungen im Mund- und Halsbereich
  - Blut-Hitze: Hitzegefühl, Blutungen, Hauterkrankungen mit roten (evtl. juckenden) Effloreszenzen, Furunkel, Karbunkel
  - Fieber, wirkt durstlöschend
  - schützt den Körper vor Säfteverlust, vaginaler Trockenheit, Hyperhidrosis
  - Diarrhöe, Sommerdiarrhöe
- ✱ stimuliert das Wei Qi:
  - schützt vor frühzeitiger Zellalterung
  - wirkt antioxidativ
  - Wind-Hitze-Erkrankungen, echte Wärmekrankheiten (hohes Fieber, Masern, Scharlach, Röteln)
  - rezidivierende, chronische Infekte
  - Immunschwäche, Erschöpfungszustände, Mangelerscheinungen
  - Krebs, auch tumoröse Prozesse der Haut, Melanome, Sarkome (das Öl gilt in China als Basismedikament bei allen Krebsarten)
  - Strahlentherapie
- ✱ nährt die Nieren-Yin-Essenz:
  - Wachstumsstörungen
  - Rachitis
  - Skorbut

- ✱ äußerlich zur Pflege von Haut und Schleimhaut (Salbe, Öl), wirkt entzündungshemmend und heilungsfördernd (Öl):
  - Verbrennungen
  - entzündliche Hauterkrankungen
  - zur Pflege empfindlicher Hautareale wie Lippen, Brustwarzen
  - Dermatosen wie Ekzeme, Flechten, Akne, Windeldermatitis, zur Nabelpflege
  - Scheidenpilz, entzündliche Veränderungen der Scheidenschleimhaut
  - entzündliche Erkrankungen von Mundhöhle, Kehlkopf, Rachen
  - schützt die Haut vor Sonnenstrahlen
  - schützt vor frühzeitiger Hautalterung

Organbezug
Leber, Lunge-Dickdarm, Nieren

Kommentar
In seiner Heimat Tibet ist der kühle und saure Sanddorn von jeher ein wichtiges Heilmittel. Über 300 Arzneizubereitungen sind bekannt. Als Trägersubstanz wird in Tibet Honig favorisiert. Auch in Russland gehört der Sanddorn zu den Perlen der Volksmedizin, seine Wirksamkeit wurde in diversen wissenschaftlichen Untersuchungen bestätigt.

Schon das äußere Erscheinungsbild lässt den Sanddorn als eine Pflanze erkennen, die sich in erstaunlicher Weise von der mitteleuropäischen Flora abhebt und immer wieder achtungsvolle Aufmerksamkeit hervorruft. Das Leben im kargen, aber lichtreichen tibetischen Hochland hat nicht nur sein Äußeres, sondern auch sein Inneres sehr geprägt. Seine Fülle an Kombinationen bio-aktiver Inhaltsstoffe macht den dornigen Strauch mit den auffallend hell orangefarbenen Beeren zu einem allgemein stark kräftigenden Mittel.

Typisch ist der hohe Vitamin-C-Gehalt für alle, speziell dornige Pflanzen, die auf armen Böden wachsen, aber häufig hellem kosmischem Licht ausgesetzt sind. Dementsprechend ist der Sanddorn mit Eigenschaften ausgestattet, die dem menschlichen Organismus helfen, mit Sonnenlicht besser umzugehen und das Auftreten der sog. Freien Radikale zu reduzieren. Sanddornöl kann starke Sonnenschutzmittel nicht ersetzen, vermag aber die Widerstandskraft der Haut zu stärken. Angesichts der erhöhten Hautkrebsgefahr könnte die regelmäßige Verwendung von Sanddorn eine gewisse Schutzmaßnahme darstellen. Das Öl schützt auch gegen Hautalterung.

Wichtiger jedoch ist die innerliche Anwendung. Der saure Geschmack entspricht dem Element Holz. Der Sanddorn wirkt kühlend, erfrischend und zusammenziehend und schützt den Körper speziell im Sommer vor Säfteverlust. Die Wirkungsrichtung ist nach innen. Kühl und sauer lässt sich der Sanddorn bei jeglichen Wärme- oder Hitze-Phänomenen im Körper einsetzen, z. B. bei Blut-Hitze und hitzigen Magen-Darm-Erkrankungen. Er bietet für die hitzeanfällige Leber einen idealen Schutz. Sowohl auf körperlicher als auch auf emotionaler Ebene wird die hochschlagende Leber-Energie gedämpft und nach unten geführt. Gereiztheit, Wutausbrüche und Ärger werden „gekühlt". Bei Magen-Feuer, auch in der Form eines Ulcus ventriculi oder duodeni, lässt sich das Öl erfolgreich einsetzen.

Bei Qi-Mangel von Milz-Pankreas sollten saure und kalte Wirkungen gemieden werden, da die physiologischer Weise aufsteigende Energie von Milz-Pankreas ohnehin schon nach unten sinkt. In der Kombination mit wärmenden, süßen Kräutern wie z. B. Süßholz (Glycyrrhiza glabra) soll ein energetischer Ausgleich geschaffen werden – ein Ausgleich, den die Tibeter gern mit Honig als Trägersubstanz sicherstellen.

Dosierungen

■ Abkochung von Sanddornbeeren
4 g Beeren/100 ml Wasser. Tgl. 1–2 kleine Tassen trinken.

■ Aufguss für Mundspülungen, zum Gurgeln, äußerlich für Auflagen
5 g Beeren/100 ml Wasser

■ Brei aus den frischen Beeren
20–30 g tgl. einnehmen.

■ Reiner Saft
2–4 EL tgl. in Quark, Müsli, Getränken, Joghurt einnehmen. 50 ml decken den täglichen Vitamin-C-Bedarf.

Im Handel als Sanddorn-Ursaft von Weleda erhältlich.

■ Sanddornöl
3× tgl. 10–20 Tr. einnehmen, bei Bedarf auch in höheren Dosierungen. In China werden zur Behandlung von Krebspatienten 1–2× tgl. bis zu 10 ml verabreicht.

Zur Behandlung eines Magen-Feuers (Ulcus ventriculi et duodeni) 3× tgl. 1 TL vor den Mahlzeiten einnehmen (nach Steinmüller).

■ Sanddornöl bei Scheidenpilz und anderen entzündlichen Erkrankungen der Scheidenschleimhaut (nach Luetjohann)
20–30 Tr. mit 100 ml destilliertem Wasser vermischen, Tampon eintränken. Alle 10–12 Std. den Tampon erneuern.

■ Öl zur Versorgung von Brandwunden (nach Luetjohann)
● Zunächst die verbrannte Hautstelle mit fließend kaltem Wasser abkühlen. Dem Sanddornöl etwas Lavendelöl zufügen und auf Basis von Johanniskrautöl anwenden.
● Zur Wundheilung eignet sich eine Kombination mit Lavendel- oder Ringelblumenöl, als Sonnenschutz eine Kombination mit Weizenkeim- oder Sesamöl.

■ Handelspräparate für äußerliche Anwendung
Im Handel sind verschiedene Gesichtscremes, Körperlotionen und Öle (z. B. von Prima vera) für die äußerliche Anwendung erhältlich.

■ Konfitüren, Gelees, Extrakte
Sanddornmus als Brotaufstrich und zur Dessertgarnierung (nach Senger)
3 Teile Sanddornfrüchte mit 2 Teilen Rohrzucker weich kochen, durch ein grobes Sieb passieren. Das Mus erneut zum Kochen bringen und in trockene, gereinigte Gläser füllen. Die Gläser beim Abkühlen mit einem darüber gelegten Tuch schützen, danach mit angefeuchtetem Pergamentpapier gut verschließen.

Nebenwirkungen
keine

Kontraindikationen
entzündliche Erkrankungen der Bauchspeicheldrüse, akute Leber- und Gallenblasenentzündung,

Nässe-Hitze in Leber und Gallenblase, chronische Durchfälle

Hydrocotyle (Centella) asiatica

Indischer Wassernabel, Tigerkraut/gotu kola (hydrocotyle)/ Umbelliferae

Natürliches Vorkommen
Der Indische Wassernabel stammt aus den subtropischen Regionen des Indischen Ozeans. Heute kommt er in ganz Südasien vor (neben Indien auch in Sri Lanka, China, Japan, Indonesien) sowie in Teilen von Afrika und Ozeanien.

Medizinisch verwendete Teile
Stängel und Blätter – Herba Centellae

Energie
- Temperatur: warm
- Geschmack: süß, leicht bitter, aromatisch
- Eigenschaften: wirkt nährend, befeuchtend, heilend, bewegend, vitalisierend, verjüngend, fiebersenkend, diuretisch, Nervinum, tonisiert das Wei Qi, Umstimmungsmittel

Inhaltsstoffe
Triterpenoide Saponine (Asiaticosid), Triterpensäure (Asiatsäure), ätherische Öle, Phytosterole (Beta-Sitosterol), Bioflavonoide (Querzetin), Bitterstoffe, Aminosäure, Betacarotin, Vit. C, Riboflavine, Mineralien (Kalium, Kalzium, Chrom, Selenium, Phosphor, Eisen, Silizium, Zink), Kohlenhydrate, Alkaloide usw.

Therapeutische Wirkungen und Anwendungsbereiche
- ✚ tonisiert die Yang-Essenz, wirkt verjüngend:
  - tonisiert Hypophyse und Nebennieren
  - Müdigkeit, schnelle Erschöpfung, Antriebsmangel, Mangel an Durchhaltekraft, Depression
  - wirkt aphrodisierend, Libidomangel, Impotenz
  - vitalisiert das Gehirn, Konzentrationsmangel, Gedächtnisschwäche, geistige Retardierung, Senilität
  - wirkt lebensverlängernd, frühzeitiges Altern, Altersflecken
  - Konvulsionen, Epilepsie, Nervenkrankheiten
  - stabilisiert das Nervensystem, Schlafstörungen, innere Unruhe, Angst, Stress
- ✚ tonisiert und heilt das Bindegewebe, wirkt entzündungshemmend:
  - Bindegewebsschwäche, Cellulitis, Wucherungen des Bindegewebes
  - Erkrankungen des Bindegewebes, Sklerodermie, Lupus erythematodes, Lepra
  - Bi-Syndrom, chronisches kaltes Bi (Polyarthritis, Psoriasis arthritis)
  - schlecht heilende Wunden
  - Parodontose
  - Schwäche von Haaren und Nägeln
  - regt den Lymphfluss an, Insuffizienz des lymphatischen Systems
- tonisiert das Herz-Qi, bewegt das Blut:
  - kräftigt das Herz, senkt den Blutdruck
  - fördert den venösen Kreislauf, verbessert v. a. die Mikrozirkulation, stärkt die Haargefäße
  - venöse Insuffizienz, Varikose, Schweregefühl der unteren Extremitäten, Ödeme
  - Restless Legs, Parästhesien
  - diabetische Angiopathien, Ulcus cruris, Dekubitus
  - Krämpfe der Beine (infolge mangelnder venöser Durchblutung)
- Hämorrhoiden: schmerzhafte, blutende
- ✚ wirkt äußerlich tonisierend, heilend und entzündungshemmend auf Haut und Gewebe:
  - fördert die Wundheilung, die Bildung von Granulationsgewebe, beugt Keloidbildung vor, regt die Neubildung von Mikrogefäßen bei der Neubildung von Geweben an, stärkt die Haargefäße
  - schlecht heilende Wunden, Verletzungen, Verbrennungen, Wunden und Verbrennungen nach Radiotherapie, Operationswunden, Ulcus cruris, Dekubitus, Gangrän
  - wirkt entzündungshemmend auf die Haut, Ekzem, Windelekzem, Psoriasis, Sklerodermie, Vorsicht jedoch bei Neurodermitis, es kann zu einem akuten Schub kommen

- tonisiert Haut und Bindegewebe, Cellulitis, rissige Haut, anale Risse, Hämorrhoiden, Varikose

Organbezug

Milz-Pankreas (Bindegewebe), Niere, Lunge (Haut), Herz-Kreislauf

Kommentar

Der Asiatische Wassernabel bevorzugt feuchte Standorte. Die Pflanze ist immergrün, liebt Sonne oder Halbschatten und gedeiht im Wasser und an sehr feuchten Ufern, auf Reisfeldern, Wiesen. Sie selbst wird nicht höher als 20 cm. Mit ihren schlanken, rötlichen Stängeln breitet sie sich kriechend, weit über die Erde aus. Ihr Name Hydrocotyle (*Hydro*: Hudor, Wasser; *Cotyle*: Becher, Nabel) weist auf die sanft schüsselartige Form der kleinen Blätter hin. Unter diesen Blättern, die nicht mehr als einen Durchmesser von 6 cm erreichen, bildet die Pflanze kleine weiße, rosa oder rote Blütenstände. Für eine Umbelliferae alles in allem eine etwas ungewöhnliche Gestalt.

Es handelt sich bei dieser unscheinbaren Pflanze jedoch um eine der großen und berühmten Heilpflanzen der Ayurvedischen Medizin Indiens. Hier wird sie v.a. zur Blutreinigung und als Spezifikum bei chronischen Hautkrankheiten, wie Psoriasis, Lepra, Syphilis verwendet. Bei den Yogis im Himalaya und taoistischen Mönchen gilt Hydrocotyle asiatica seit jeher als lebensverlängernde Pflanze. Lee Ching-yuen, ein chinesischer Kräuterheiler, der selbst sehr, sehr alt geworden sein soll, empfiehlt *Die Chien Tsao* (Hydrocotyle) vor allen anderen als lebensverlängernde Pflanze. Ein Wirken, das zweifellos mit ihrer gehirntonisierenden Kraft zusammen hängt. „Gehirn", bzw. das Nervensystem, wird in der TCM das „Meer des Marks" genannt; es enthält die Essenz, das Nieren-Jing, die grundlegende, vorgeburtliche Energie des Körpers. Hydrocotyle vitalisiert die Gehirnfunktionen; es gleicht die linke und rechte Gehirnhälfte aus, und verbessert Lernfähigkeit und Gedächtnis.

Tatsächlich stellt sich der Indische Wassernabel als eine der wenigen Pflanzen heraus, die wir ein echtes Verjüngungsmittel nennen dürfen. Seit Langem ist die nicht heimische Pflanze in unserem Kulturkreis bekannt, sie hat jedoch nie wirkliche Anerkennung gefunden. Sie wird nur in der Außenseitermedizin verwendet, ist jedoch für viele Phytotherapeuten ein unverzichtbares Mittel geworden. Die traditionellen Anwendungen weisen darauf hin, dass die Endstrombahnen des Gehirns günstig beeinflusst werden und die Anti-Aging-Wirkung sich durchaus auch auf die Funktionen des ZNS bezieht. Hier wird besonders die Kombination mit Ganoderma lucidum (Reishi-Pilz) und Panax ginseng (Ginseng) gelobt. Dagegen sind bei Konzentrationsstörungen Kombinationen mit Avena sativa (Grüner Hafer) und Eleutherococcus (Taigawurzel), auch bei Kindern, viel versprechend. Auch weitere Indikationen wie Libidomangel, Impotenz, frühzeitiges Altern, Erschöpfung, die mit einer geschwächten Nieren-Yang-Essenz einhergehen, bestätigen ihr vitalisierende Kraft in diesem Bereich. Mit Hilfe regelmäßiger Anwendung werden das Lebensgefühl, die geistige Frische und das äußere Erscheinungsbild deutlich verbessert.

Angeblich wälzen sich Tiger, wenn sie sich bei Revierkämpfen verletzt haben, in Wassernabelkraut und fressen die Blätter, um die Wunden rascher zur Abheilung zu bringen. Deshalb nennt man es auch *Tigerkraut*. Ein weiterer Wirkansatz liegt in der Tat in der verbesserten Versorgung der Haut und der darunter liegenden Gewebeschichten sowie der Bindegewebsschicht und der Endstrombahn der Gefäße. Bei Wunden, Infektionen, Verletzungen, Operationen stimuliert das Kraut, sowohl innerlich als auch äußerlich, effektiv die Bildung von neuem Hautgewebe. Dabei steht nicht die bessere Durchblutung im Vordergrund, sondern eine Verbesserung des Stoffwechsels sowie eine bessere Organisation der Gewebefunktionen. Der hauptsächlich süße und auch etwas bittere Geschmack weist auf ein Wirken im Erd-Element hin. Die Pflanze wurde hinsichtlich ihrer heilenden Wirkung auf verletzte Haut beim Menschen wissenschaftlich getestet (CNRS, Reims; Hoechst, Frankfurt). Es stellte sich heraus, dass einige der Inhaltsstoffe, z.B. Asiatikosid und Asiatsäure, sowie deren synergistisches Gemisch in der Lage sind, die Collagen-I und II-Synthese um bis zu 296% zu steigern. Die Haut wird deutlich vitaler, elastischer und reißfester. Anlässlich der Dermatologie-Tagung in München 1997 wurden die Forschungsergebnisse vorgestellt und die eutrophische Wirkung auf das Bindegewebe beschrieben. Der Wassernabel vermag z. B. bei Kollagenerkrankungen des Bindegewebes wie der Sklerodermie, eine Besserung der vaskulären Störungen, Indurationen und Hyperpigmentierung zu bewirken, sowie ein besseres Allgemeinbefinden.

Die Pflanze ist ihrem Wesen nach eine Pflanze des Ektoderms, sie äußert ihr Wirken hauptsächlich im ZNS und in der Peripherie. In beiden Bereichen geht sie sowohl nährend (Yin-betont) als auch regulierend, aktivierend (Yang-betont) vor. Dadurch wird verständlich, dass sie im Gefäßsystem v. a. die Endstrombahn versorgt und damit für den Menschen mit schwacher Hautdurchblutung ein ideales Mittel ist. Sie ist bei tonischer Schwäche ebenso einsetzbar wie bei entzündlichen Erkrankungen des Systems, und soll sowohl innerlich als äußerlich angewandt werden. Wichtige Helfer in der Rezeptur sind Ruscus aculeatus (Stechender Mäusedorn), Aesculus hippocastanum (Rosskastanie), Arnica montana (Arnika) sowie Ruta graveolens (Raute).

Dosierungen
Das frische Heilkraut soll bessere Heileffekte bewirken als das getrocknete.

Auf den Ursprung der geernteten Pflanzen ist zu achten. Kultiviert verliert die Pflanze an Qualität. Nur wild gewachsene Pflanzen (Madagaskar, Ostafrika) bieten den notwendigen Gehalt an Inhaltsstoffen.

Tagesdosis des getrockneten Krauts: 3–5 g

■ Tee
2–3 TL/¼ l Wasser, Infus, 15 Min. ziehen lassen, 2–3 × tgl. ¼ l trinken.

■ Kapseln, Tabletten, Pulver
3 × tgl. 0,6–1,2 g

■ Hydrocotyle Urtinktur
3 × tgl. 30 Tr.

■ äußerlich
Madekassol-Salbe 1 %. Das pulverisierte Kraut mit Wasser oder Sesam-, Rotöl zu einer Paste verrühren und auf die betroffenen Hautstellen auftragen.

Hydrocotyle asiatica ist in verschiedenen Kombinationspräparaten zur Behandlung von Hautleiden enthalten.

Nebenwirkungen
- kann allergische Hautreaktionen sowie Juckreiz bewirken
- Überdosierung kann Kopfschmerzen auslösen.

Kontraindikationen
akute Neurodermitis

Hypericum perforatum
Johanniskraut, Tüpfelhartheu/St. John's wort/Hypericaceae

Natürliches Vorkommen
Europa und Mittelasien, an Wegrändern, Dämmen, auf sonnigen Abhängen, in lichten Wäldern

Medizinisch verwendete Pflanzenteile
- blühendes Kraut – Herba Hyperici
- Blüten – Flores Hyperici

Energie
- Temperatur: neutral
- Geschmack: bitter, adstringierend
- Eigenschaften: wirkt trocknend, aufhellend, blutbildend, entzündungshemmend, analgetisch, entschleimt das Herz; Hauttherapeutikum, Ohrtherapeutikum

Inhaltsstoffe
Hypericin, Hyperforin, Flavonoide, Gerbstoffe, ätherisches Öl usw.

Therapeutische Wirkungen und Anwendungsbereiche
- ✚ stärkt das Herz-Qi, nährt das Herz-Yin, verbessert die Durchblutung:
  - beruhigt den Geist Shen
  - wenn Schleim die Herzkanäle verlegt
  - nährt das Yin von Herz und Nieren
  - unphysiologische Schweißausbrüche
  - Schlafstörungen
  - Sprachstörungen nach Apoplex, Stottern
  - Venenleiden (Salbe oder Balsam)

- verbessert die Ohrdurchblutung (Öl auf Watte ins Ohr oder als Kissenauflage)
- verbessert die Durchblutung der Haut
- ✪ öffnet die Leber:
  - wirkt cholagog und choleretisch, Obstipation
  - wirkt spasmolytisch, nervöse Krampfbereitschaft
  - Schreibkrampf, Gebärmutterkrämpfe
  - beruhigt den nervösen Magen
  - angiospastische Migräne
  - PMS, Hypomenorrhöe, Dysmenorrhöe (als Adjuvans)
  - stabilisiert die Wanderseele Hun bei depressiver Verstimmung, psychovegetativen Störungen, auch nach Schädeltraumata, bei nervöser Erschöpfung des Schulkindes, Melancholie infolge chronischer Lebererkrankungen
  - Schlafstörungen
- ✪ nährt das Leber-Blut:
  - wirkt blutbildend, bei anämischen Nervenschmerzen
  - Schlafstörungen
  - Hypertonie
  - Taubheitsgefühle der Extremitäten
- ✪ klärt emporloderndes Leber-Feuer, senkt aufsteigendes Leber-Yang:
  - Wechseljahrsbeschwerden, Hitzewallungen, Schlafstörungen
  - Cholelithiasis, Cholezystitis
  - Alkoholismus
  - Migräne, Hypertonie
  - Ohrerkrankungen wie Morbus Menière, Otitis (Öl äußerlich und als Kissenauflage)
  - Schlafstörungen, Reizbarkeit, Nervosität, kindliche Neurosen
- ✪ tonisiert das Qi von Milz-Pankreas, kräftigt das Hebe-Qi:
  - breiige Stühle, Diarrhöe
  - unterstützt die Blutbildung, belebt das Blut, Erhöhung des Kaliumspiegels, Senkung des Kalziumspiegels
  - innere Blutungen
  - senkt den Blutzuckerspiegel beim hypophysär bedingten Diabetes mellitus
  - Varizen, Hämorrhoiden
- ✪ Stomachikum (Tee):
  - träge Verdauung
- ✪ Magen-Yin-Mangel, beruhigt die Magennerven
- rebellierendes Magen-Qi, Übelkeit
- wenn die Leber den Magen attackiert
- Magen-Feuer, Gastritis, Ulcus ventriculi et duodeni
- Entzündungen im Magen-Darm-Trakt
- nährt die Yin-Essenz, tonisiert das Nieren-Qi:
  - „Nierenputzer", wirkt diuretisch
  - normalisiert bei vorhandener Alkalose die Wasserstoffionenkonzentration in Blut und Urin
  - Enuresis
  - unterstützt die Blutbildung
  - Prostataleiden
  - wirkt stärkend auf die Knochen
  - Bi-Syndrom, Gicht
  - Unterleibserkrankungen bei Frauen, Endometritis, Amenorrhöe
  - wirkt nervenberuhigend bei Angst und nervöser Erschöpfung
- Ohrtherapeutikum (Öl auf Watte ins Ohr oder als Kräuterkissen):
  - verbessert die Durchblutung
  - Ohrenschmerzen, Otitis media
  - Hörstörungen
- ✪ wirkt äußerlich entzündungshemmend, antibakteriell, nährt Haut und Gewebe (als Öl, Salbe):
  - Phlegmone
  - Hals- und Mundentzündungen, Otitis media
  - Verletzungen, Ulcus cruris, offene Wunden, Dekubitus
  - ✪ nicht heilende und eitrige Wunden
  - ✪ Schürfwunden
  - als Babyöl bei Wundsein
  - Geschwüre, Drüsengeschwüre, als Zugmittel bei Abszessen, Furunkeln
  - Herpes, Ekzeme, Neurodermitis; trockene, atrophische Haut
  - Massageöl
  - Verbrennungen, Sonnenbrand
  - Prellungen, Quetschungen, Hämatome
  - Parästhesien
- wirkt äußerlich analgetisch:
  - ✪ Folgen von Nervenverletzungen
  - ✪ Neuralgien (auch innerlich)
  - schmerzende Füße

- Glieder- und Rückenschmerzen, Ischialgie, Lumbago

Organbezug
Leber-Galle, Magen, Milz-Pankreas, Niere, Herz-Kreislauf

Kommentar
Wer in den langen, trüben Wintermonaten aufgrund des Lichtmangels zu Schwermut, dem „Winterblues" oder dem fachsprachlichen SAD (Seasonal Affective Disorder) neigt oder durch Angst, Qual, Kummer und Schmerz bedrückt ist, findet im Johanniskraut einen effektiven Helfer zur Aufhellung des Gemüts. Bei der Behandlung symptomatischer und reaktiver Depressionen zeigt das Johanniskraut bemerkenswerte stimmungsaufhellende und -ausgleichende Heilkräfte. Ohne problematische Nebenwirkungen wie bei den chemischen Tranquilizern steigert das Kraut sanft, aber sicher den inneren Antrieb. Die typischen Symptome einer Depression wie Angst, Willenlosigkeit, Schuldgefühle, Lebensüberdruss, Gehemmtheit und innere Unruhe werden gemildert oder verschwinden ganz.

Wie kaum eine andere Pflanze ist das Johanniskraut in der Lage, Lichtkräfte in sich anzureichern und die inneren Lichtzentren, die Seele des Menschen, zu berühren. Nach dem altgriechischen Sonnengott Helios prägte der Anthroposoph Rudolf Steiner den Begriff „helianthisch" für diese einzigartige, wunderbare Wirkung. Das helianthische Johanniskraut fördert in den Gehirnzellen die Aufnahme und Speicherung von Licht und die Umwandlung in Nervenkraft. Licht schafft Kraft und Leben. Es stimuliert fotochemische Reaktionen und die Bildung von hormonähnlichen Substanzen, die für das Wohlbefinden eine essenzielle Rolle spielen.

Aus Sicht der TCM ist es v. a. die Einwirkung des Lichts auf das Gehirn, auf das „Meer des Marks", die dem Kraut seine große antidepressive, die Nerven kräftigende und beruhigende Kraft verleiht. Der harmonisierende Effekt auf das Element Holz mit seiner Wanderseele Hun und das Element Feuer mit dem Geist Shen fördern und optimieren diese Wirkung.

Bei schweren, endogenen Depressionen zeigt das Johanniskraut indessen keine Wirkung. Außerdem zeigt sich seine ganze Wirkkraft grundsätzlich erst nach drei Wochen der Einnahme, sodass in der ersten Latenzphase eine Kombination mit Baldrian äußerst hilfreich ist. Der Baldrian steuert schon nach wenigen Tagen eine Angst lösende und entspannende Wirkung bei. Interessant ist auch die Kombination mit der Passionsblume mit ihrem hohen Gehalt an Flavonoiden. Neueste Untersuchungen zeigen, dass Flavonoide die neurochemische Wirkung von Johanniskraut beträchtlich unterstützen.

Johanniskraut soll die Wirkung von blutverdünnenden und bestimmten antibiotischen Mitteln sowie der Pille beeinträchtigen. Eine moderne Studie ergibt allerdings, dass potenzielle Interaktionen mit diesen Arzneimitteln nicht überbewertet werden sollten.

Dosierungen
Die gemäß der Monografie der Kommission E empfohlene Tagesdosis liegt zwischen 2 und 4 g Droge, entsprechend einer Extraktmenge von 500–900 mg tgl.

■ Tee aus dem Kraut
2 geh. TL/¼ l Wasser aufgießen, 7–10 Min. ziehen lassen. ½–¾ l über den Tag verteilt trinken.

■ Zubereitung von Oleum Hyperici
Ein weithalsiges Glasgefäß mit den frisch (während der Mittagszeit zwischen 12 und 14 Uhr) gezupften Blüten füllen, mit Olivenöl übergießen, das Gefäß mit einem Baumwolltuch abdecken und 5–6 Wochen dem Sonnenlicht aussetzen. Wenn das Rotöl eine leuchtend rote Farbe angenommen hat, wird es gefiltert und in dunklen, fest schließenden Gefäßen kühl aufbewahrt.
- Kur: während der Herbstmonate 1 TL vor dem Frühstück über 3–4 Wochen evtl. auf etwas Weißbrot einnehmen
- bei wechselnd launisch-depressiver Verstimmung: 3 × tägl. 1 TL einnehmen
- bei nervösem Magen: 3 × tgl. 1 TL einnehmen
- zur Förderung des Gallenflusses: 3 × tgl. 1 TL vor den Mahlzeiten einnehmen

■ Tinctura Hyperici
10 g getrocknetes oder blühendes Kraut mit 50 ml Weinbrand (70 %) übergießen. 2 Wochen ziehen

lassen, dann filtrieren. Tgl. 3 × 20 Tr. in etwas Wasser einnehmen.

■ **Fertigpräparate**
Im Handel sind viele Monopräparate erhältlich.

Nebenwirkungen
- wirkt fotosensibilisierend
- bei hoher Dosierung das Sonnenlicht und Solarien vermeiden

Kontraindikationen
keine

Imperatoria ostruthium

Meisterwurz/masterwort/Umbelliferae

Natürliches Vorkommen
- Heimat: vermutlich nördliche Alpen (Bayern und angrenzendes Österreich)
- heute: gesamte alpine Region sowie Pyrenäen; bevorzugt in Höhen über 1000 m, selten tiefer

Medizinisch verwendete Pflanzenteile
Wurzel – Radix Imperatoriae

Energie
- Temperatur: warm
- Geschmack: scharf, würzig-aromatisch, etwas bitter
- Eigenschaften: wirkt trocknend, zerteilend, erweichend, bewegend, ausleitend; Yang-Tonikum

Inhaltsstoffe
Bitterstoffe, Gerbstoffe, Cumarine, Harze, ätherisches Öl, Kautschuk, Stärke, Pektin, usw.

Therapeutische Wirkungen und Anwendungsbereiche
- ✱ tonisiert das Qi und Yang von Magen und Milz-Pankreas:
  - kräftigt und wärmt den Magen
  - Magen-Leere und -Kälte, Nahrungsretention im Magen
  - Appetitlosigkeit, Übelkeit, Blähungsneigung, Völlegefühl
  - stimuliert die Magensäfte, Mundtrockenheit
  - bei Leber-Qi-Stagnation, die Magen oder Milz-Pankreas attackiert
  - tonisiert und wärmt Milz-Pankreas
  - Pankreasinsuffizienz, stimuliert Säfte und Enzyme
  - Diabetes mellitus
  - beschleunigt den Rückgang von entzündlichen Schwellungen des Gewebes
  - wirkt trocknend und entschleimend, bei Nässe-Kälte, die Milz-Pankreas befällt
  - Krämpfe und Koliken im Magen-Darm-Trakt
  - Müdigkeit, Energiemangel
- ✱ leitet Feuchtigkeit aus, zerteilt zähen, kalten Schleim:
  - beseitigt Schleim im Kopf, lässt das klare Yang emporsteigen zum Kopf
  - vorbeugend gegen Apoplexie (traditionell)
  - Gedächtnisschwäche bei älteren Menschen, Konzentrationsschwäche
  - Epilepsie (als Adjuvans)
  - kalter Schleim, der das Herz blockiert und den Geist benebelt, bei Angstzuständen, Psychosen, Delirium tremens
  - Nässe-Schleim, der die Lunge verlegt, chronische Bronchialleiden (v. a. bei älteren Patienten), wirkt antiviral
  - Hydrops
  - Nervosität
  - Altersmelancholie
- ✱ bewegt das Leber-Qi:
  - wirkt cholagog, Ikterus
  - verminderter Gallenfluss durch nervöse Gallenwegsverengung
  - verminderte Leberentgiftung
  - traditionelles Blutreinigungsmittel nach Vergiftungen und Tierbissen
  - Obstipation
  - Bi-Syndrom (Kälte-, Nässe-Bi), Gicht, Ischias
  - traditionell bei Hüftgelenkentzündung
  - Schlafstörungen
  - wirkt spasmolytisch
  - Dysmenorrhöe, Amenorrhöe, Emmenagogum
  - Uteruskrämpfe
- ✱ tonisiert das Nieren-Yang:
  - wirkt leicht diuretisch, Ödeme, Hydrops

- Bi-Syndrom, Gicht, Arthrose
- beugt Nässe-Ansammlungen vor, prophylaktisch gegen Nierensteinbildung
- Schmerzen im LWS-Bereich durch kalte Nieren
- Aphrodisiakum
- ✪ tonisiert Lungen-Qi und Wei Qi:
  - wirkt diaphoretisch, antipyretisch
  - Invasion von äußerer Wind-Kälte, Erkältungen
  - Abneigung gegen Kälte
  - Anfälligkeit für grippale Infekte
  - wirkt expektorierend und spasmolytisch, chronischer Bronchialkatarrh, Asthma bronchiale
  - vertreibt Nässe-Schleim, der die Lunge verlegt
- wirkt äußerlich antiseptisch, wundheilend:
  - Traditionell wurden die frischen Blätter auf eitrige Wunden gelegt.

Organbezug
Magen, Milz-Pankreas, Lunge-Dickdarm, Leber-Galle, Niere

Kommentar
Als *Remedium divinum* (göttliches Heilmittel) wurde die Meisterwurz in alten Zeiten bezeichnet. Der ehrenvolle Titel weist auf die außergewöhnlichen Heilkräfte und zugleich das breite Spektrum an Anwendungsgebieten hin.

Mit ihrem scharfen Geschmack und ihrer warmen Energie liegt die große Kraft der Meisterwurz im Erwärmen und Trocknen von pathologischer Flüssigkeit und Zerteilen von kaltem Schleim; außerdem bewegt sie Stagnationen und bereitet dadurch nicht nur den Weg für einen freien Fluss von Qi und Blut, sondern auch für Säfte, deren Aufgabe es ist, die Umwandlung und den Transport der Nahrung zu gewährleisten. Der spasmolytische Effekt auf Magen, Darm und Gallenwege unterstützt diese befreienden Eigenschaften. Dieses bewegende und belebende Potenzial zeigt die Meisterwurz in allen drei Erwärmern.

In der Volksheilkunde des Alpenlandes sowie in der alten Medizin hatte die Pflanze eine Sonderstellung inne, die heute in Vergessenheit geraten ist. Ein Schnaps aus der Meisterwurz als Digestif war in den nördlichen Alpen früher sehr beliebt, mehr noch als der Enzianschnaps. Ihre kräftig anregende Wirkung auf die Verdauung ist mit der Bärwurz des Bayerischen Waldes vergleichbar.

Ihr Standort an feuchten Stellen in mittleren und hohen Gebirgslagen setzt die Meisterwurz einem starken Wechsel von Wärme und Kälte sowie hellem Höhenlicht und würziger Höhenluft aus, die sie über Blüte, Blatt und Stängel in ihre starken Wurzeln hineinsaugt. Die Pflanze ist reich an ätherischem Öl und strotzt vor Lebenskraft. Ihre Wirkung auf Geist und Psyche ist dahingehend besonders herauszustellen. Unternehmungslust, Humor und geistige Frische werden gefördert. Ihre vorbeugende Wirkung gegen den Schlaganfall ist berühmt und konnte in vielen Fällen, in denen bereits ein erster Schlaganfall geschehen war, bestätigt werden. Eine Kombination mit Pflanzen, die Wind ausleiten, mag jedoch empfehlenswert sein. Die Meisterwurz wird traditionell gern „Angelika des alten Menschen" genannt. Die Verbesserung der Lebensfreude und -qualität, die durch die regelmäßige Anwendung tatsächlich zu erreichen ist, ist sicher bedeutsamer als der rein lebensverlängernde Erfolg, den sie verspricht.

Dosierungen
■ Tee
- 1 gestr. TL/1 Tasse Wasser aufgießen, 15 Min. bedeckt ziehen lassen.
- alternativ: Aufkochen, 10 Min. sanft kochen lassen, anschließend 5 Min. ziehen lassen.

3× tgl. 1 Tasse vor oder nach den Mahlzeiten trinken.

■ Tinctura Imperatorii
1–3× tgl. 5–15 Tr. vor den Mahlzeiten einnehmen.

■ Dampfbad bei Bronchitis und Asthma bronchiale (nach Pahlow)
2 TL grobes Wurzelpulver oder fein geschnittene Wurzel mit ½ l kochendem Wasser übergießen, die heißen Dämpfe ca. 10 Min. inhalieren.

Nebenwirkungen, Kontraindikationen
keine

Inula helenium

Alant/elfdock root/Asteraceae

Natürliches Vorkommen
Italien, östliches Mittelmeergebiet, Kaukasus, Vorderasien und Nordamerika; in Deutschland kultiviert, teilweise verwildert

Medizinisch verwendete Pflanzenteile
- Wurzel – Rhizoma Helenii
- Blüten – Flores Inulae (volksheilkundlich)

Energie
- Temperatur: warm
- Geschmack: aromatisch-scharf, süß, leicht bitter
- Eigenschaften: wirkt trocknend (aber auch befeuchtend), erwärmend, diuretisch, spasmolytisch, östrogenfördernd, zerstreut Feuchtigkeit und Windschädigungen; Allgemeintonikum

Inhaltsstoffe
Sesquiterpenlactone, Alantolactone, Polyacetylene, Triterpene, Sterole, Inulin usw.

Therapeutische Wirkungen und Anwendungsbereiche
- ✱ leitet Schleim-Kälte in der Lunge aus:
  - Expektorans
  - bei Nässe-Schleim, der die Lunge verlegt
  - Emphysembronchitis, chronische Bronchitis
  - wirkt entkrampfend bei Asthma bronchiale, Krampfhusten, Keuchhusten
  - Kurzatmigkeit
- ✱ nährt das Lungen-Yin (zusammen mit Yin-Tonika):
  - baut die Schleimhaut auf und regeneriert ihre Funktion
  - chronische Bronchitis bei alten Menschen mit zähem Schleim
  - trockener Reizhusten mit wenig Sputum
  - Erschöpfung, Lungentuberkulose
- ✱ tonisiert Lungen-Qi und Wei Qi, wirkt diaphoretisch:
  - senkt das Lungen-Qi ab
  - Schwitzen bei geringer Anstrengung
  - befeuchtet die Lunge
  - Umstimmungsmittel, Schwäche des Immunsystems
  - wirkt antiphlogistisch, antibiotisch, vermifug, fungizid, krebsvorbeugend
  - chronisch-rezidivierende Erkältungskrankheiten
  - öffnet die Oberfläche, wirkt diaphoretisch
- ✱ tonisiert das Qi von Magen und Milz-Pankreas, tonisiert das Hebe-Qi:
  - tonisiert das Qi allgemein, Kopfschmerzen durch Qi-Leere
  - wirkt karminativ, Völlegefühl, Blähungen, Übelkeit, Erbrechen
  - Appetitlosigkeit (Wurzeln vor der Mahlzeit kauen)
  - leitet Feuchtigkeit und Schleim aus
  - Magenverschleimung
  - Schwäche des Hebe-Qi, Magen-, Uterussenkung
  - wirkt leicht entkrampfend auf den Gastrointestinaltrakt
  - Maldigestion, Malabsorption
  - Anämie
  - Diabetes mellitus (einspeichert Glykogen aus der Leber)
  - chronische Diarrhöe
  - Feuchtigkeit bzw. Nässe-Hitze im Verdauungstrakt, heftige infektiöse Diarrhöe, akute Enteritis
- tonisiert und bewegt das Leber-Qi:
  - ✱ kräftiges Cholagogum, wirkt choleretisch
  - Ikterus, Pfortaderstau, Plethora abdominalis
  - Hepatosplenomegalie
  - Obstipation
  - wirkt spasmolytisch
  - PMS, fördert die Menstruation bei Amenorrhöe und Dysmenorrhöe, stimuliert den Uterus
  - Depression
- ✱ tonisiert das Nieren-Qi, beseitigt Nässe-Hitze und -Kälte im Unteren Erwärmer:
  - Diuretikum bei Gicht, Ödemen, Harnverhaltung
  - Bi-Syndrom (Wind-Feuchtigkeit), Arthrose, Arthritis
  - entschleimt die Niere, Grieß- und Steinleiden

- nephrotisches Syndrom
- bewegt Qi und Blut im Uterus bei Amenorrhöe und Dysmenorrhöe
- erwärmt den Uterus
- Beschleunigung der Geburt, Austreibung der Nachgeburt
- Fluor vaginalis
- Impotenz, Frigidität
- Hypophysenunterfunktion
- tonisiert das Herz-Qi:
  - Hypotonie, Hypothyreose, Bradykardie
  - Müdigkeit, Abgeschlagenheit
  - Herzrhythmusstörungen, Synkopen
  - bewegt Herz-Qi und -Blut
- ✪ Allgemeintonikum, bewegt Qi und Blut:
  - stärkt und bewegt das Qi allgemein
  - Rekonvaleszenz, bei Schwäche des Immunsystems
  - wirkt belebend, bewegend, vitalisierend auf die Psyche
- äußerlich Qi- und Blut-bewegend, antiseptisch und fungizid (starke Abkochung, Kompressen):
  - Exantheme (mit starkem Juckreiz), Erysipel, Mykosen
  - ✪ Parasiten, z. B. Krätze
  - Geschwüre, Geschwülste, Wunden mit schlechter Heilungstendenz
  - Insektenstiche
  - Bi-Syndrom, Ischialgie, Lumbalgie, Arthrose
  - Verletzungen von Bändern und Sehnen
- Anthelminthikum

Organbezug
Lunge, Magen-Milz-Pankreas, Leber, Niere, Herz

Kommentar
Nach der TCM bezieht sich die Hauptwirkung des Alants auf die Wandlungsphase Erde. Er tonisiert das Qi von Milz-Pankreas, wirkt karminativ und löst Feuchtigkeit und Schleimblockaden auf. Gemäß der westlichen Phytotherapie dagegen setzt der Alant vornehmlich im Element Metall an und hat als Expektorans und Spasmolytikum besondere Bedeutung. Die energetisch leicht warme, aromatische Heilpflanze vermag in beiden Wandlungsphasen, die ohnehin in einer Mutter-Kind-Beziehung zueinander stehen, kalt-feuchte und verschleimte Zustände zu trocknen und zu lösen.

Alant wirkt trocknend, enthält aber eine beachtliche Menge Inulin – ein Kohlenhydrat, das der Wurzel nicht nur ihren süßlichen Geschmack verleiht, sondern auch befeuchtende Eigenschaften mitbringt. Erfolgreich eingesetzt wird der Alant zusammen mit anderen Yin-nährenden Pflanzen bei Yin-Leere-Symptomatik. Gerade für die körpereigene Abwehrleistung ist die Befeuchtung von großer Wichtigkeit, da die Lunge Feuchtigkeit braucht, um das Abwehr-Qi (Wei Qi) in Haut und Muskeln richtig verteilen zu können.

Alant ist ein starkes Allgemeintonikum. In allen fünf Wandlungsphasen entfaltet das warm-scharfe Kraut seine das Qi kräftigende und bewegende Wirkung. Die Heilpflanze war und ist deshalb Bestandteil vieler alter Rezepturen zur Förderung der Rekonvaleszenz und zum Erhalt der Gesundheit im Allgemeinen. Zu diesem Zweck wird sie am besten mit erwärmender Phytoarznei kombiniert.

Auch auf geistig-emotionaler Ebene vermag der Alant entstauend und lösend, bewegend sowie kräftigend zu wirken. Bei psychischem Stau und chronischer Depression aufgrund einer gestauten Leber und Schwäche von Niere und Willenskraft oder als Folge lähmender Traurigkeit und übermäßiger Sorgen hilft Alant, sich aus dem lethargischen, depressiven, lustlosen Zustand zu befreien. Er sorgt für Bewegung und löst eingefahrene psychische Muster.

Dosierungen
■ **Tee als Expektorans (nach Wichtl)**
1 g grob gepulverte Droge (1 TL = ca. 4 g) mit kochendem Wasser übergießen, nach 10–15 Min. abseihen. 3–4 × tgl. 1 Tasse trinken, evtl. mit Honig süßen.

■ **Tonikum als Expektorans (nach Ramakers)**
Rad. Helenii kalt ansetzen, 8 Std. im Wasserbad leise kochen lassen.

■ **Bei traumatischen Verletzungen von Bändern und Sehnen (nach TCM)**
Die Wurzel pulverisieren, in etwas Wasser verrühren, 2 Wochen lang 3 × tgl. auf die betroffene Stelle auftragen und einwirken lassen.

7 Pflanzenmonografien

Nebenwirkungen
- Die in Alantwurzel enthaltenen Sesquiterpenlactone reizen die Schleimhäute und können allergische Kontaktdermatitiden hervorrufen.
- Bei Überdosierung kommt es zu Erbrechen, Durchfall, Krämpfen und Lähmungserscheinungen.

Kontraindikationen
Verdauungsstörungen bei Leere des Dickdarms

Juniperus communis
Wacholder/juniper/Pinaceae

Natürliches Vorkommen
höhere Lagen des Mittelmeerraums bis Nordskandinavien, westasiatische Länder, Sibirien; ähnliche und ebenso verwendete amerikanische Variante

Medizinisch verwendete Pflanzenteile
Früchte – Baccae Juniperi

Energie
- Temperatur: warm
- Geschmack: aromatisch, scharf, süß, etwas bitter, adstringierend
- Eigenschaften: wirkt erwärmend, trocknend, diuretisch, diaphoretisch, antiphlogistisch, antirheumatisch, antiseptisch; Yang-Tonikum

Inhaltsstoffe
Catechingerbstoffe, Flavonoide, Leukoanthocyanidine, ätherisches Öl (Monoterpenen), Invertzucker, usw.

Therapeutische Wirkungen und Anwendungsbereiche
- ✱ tonisiert das Nieren-Yang, wirkt adstringierend:
  - chronische Zystitis (**Cave!** Nicht bei der akuten Form)
  - mangelnde Festigkeit des Nieren-Qi, Inkontinenz
  - Leukorrhöe
  - Unfähigkeit der Niere, das Qi zu empfangen
  - Kältegefühl, Kälte-Aversion, kalte Extremitäten, Kältegefühl im unteren Rücken
  - Nieren-Yang-Mangel mit Überfließen des Wassers
  - Nieren- und Milz-Pankreas-Yang-Mangel
  - Reizblase
  - Erschöpfung, Depression, Antriebsmangel, Willensschwäche
- ✱ wirkt diuretisch (nach Wichtl ist der Verlust von Natriumionen gering), leitet Feuchtigkeit aus:
  - Hydrops, Ödeme, Aszites
  - Verschleimung der Harnwege
  - Nierengrieß und Neigung zur Steinbildung
  - Bi-Syndrom, Kälte-,Wind-, Nässe-Bi, chronisches Bi, Gicht
- ✱ tonisiert Lungen-Qi und Wei Qi, beseitigt Feuchtigkeit und Schleim:
  - Invasion äußerer Wind-Kälte
  - Immunstimulans, bei Anfälligkeit für bakterielle und virale Infektionen
  - Schleim-Flüssigkeit, die die Lunge verlegt
  - Nässe-Schleim, der die Lunge verlegt
  - Asthma bronchiale
- ✱ tonisiert das Qi und Yang von Magen und Milz-Pankreas, wärmt das innere Li
  - unterstützt Umwandlung und Transport von Nahrung und Flüssigkeiten
  - Maldigestion und -absorption
  - vertreibt Feuchtigkeit, bei Neigung zu Flüssigkeitsansammlungen, Pilzbefall im Darm (die ganzen oder die gequetschten Beeren schlucken)
  - wirkt trocknend, Phlegmatismus
  - Nahrungsretention im Magen, kalter Magen, Hyperazidität
  - Blähungen, Dyspepsie, Appetitlosigkeit
  - Dysbakterie
  - wässrige Stühle
  - chronische Zystitis
  - infektiöse Magen-Darm-Erkrankungen, chronische Diarrhöe, chronische Gastroenteritis
- ✱ tonisiert das Herz-Qi:
  - bewegt Qi und Blut
  - Bradykardie
  - Müdigkeit, Erschöpfung
  - kräftigt den Geist Shen
- ✱ bewegt das Leber-Qi und -Blut:
  - Cholagogum, Choleretikum, Ikterus
  - wirkt spasmolytisch

- verspätete Menstruation, Oligo- und Amenorrhöe
- Dysmenorrhöe (durch Qi- und Blutstagnation, Kälte im Uterus)
- wirkt blutreinigend
- Ekzeme
- Melancholie
- ✗ wirkt äußerlich erwärmend, hyperämisierend, desinfizierend:
  - traditionell als Räucherungen zur Vorbeugung gegen Ansteckung und zur Behandlung von Infektionskrankheiten
  - Mundgeruch (gekaute Beeren)
  - rheumatische Schmerzen (Wacholderöl zur Einreibung)
  - als Beigabe zu Inhalationsmischungen, Saunaölen etc.

Organbezug

Niere, Magen, Milz-Pankreas, Lunge-Dickdarm, Herz

Kommentar

Obwohl in der modernen westlichen Phytotherapie nahezu vergessen, ist der Wacholder unter den mitteleuropäischen Pflanzen das stärkste Mittel zur Steigerung der Abwehr überhaupt. Jedem Angriff äußerer Erreger wirkt er drastisch entgegen. In der kalten Jahreszeit ist das Kauen von ein oder zwei Wacholderbeeren der beste und einfachste Schutz gegen eine Ansteckung mit Erkältung und Grippe – ein Effekt, der auf der starken antiseptischen Wirkung des ätherischen Öls beruht.

Die Räucherung mit den Zweigen oder Früchten ist ein uralter Brauch, der bis in die frühesten Phasen kulturellen Lebens zurückzuverfolgen ist. Der Wacholder schützt vor Ansteckung und Tod. Alle unheilvollen Einflüsse physischer, aber auch geistiger Art sollten mit Hilfe des Rauches abgewiesen werden. Zur Zeit der Pest galt die Räucherung mit Wacholderzweigen und Früchten als eines der wenigen wirksamen Mittel zur Vorbeugung (Rätsch 1996, S. 194).

Der immergrüne Nadelbaum kann bis zu 12 Meter hoch und 2000 Jahre alt werden. Sein unverwesliches Holz „hält 1000 Jahre ohne zu verderben" (Simonis 1991, S. 113). Es ist, als wolle der Wacholder auch den Menschen an seiner Kraft und Langlebigkeit teilhaben lassen: Seine wärmende und bewegende Energie vitalisiert den ganzen Körper. Mit scharf-würzigem Geschmack kräftigt er das Nieren-Yang. Obwohl er, im Vergleich zu anderen das Nieren-Yang tonisierenden Pflanzen, keine direkte libido- und potenzfördernde Wirkung zeigt, stärkt er den geschwächten Rücken, lindert LWS-Beschwerden, wärmt den kalten Körper und seine Extremitäten.

Sein süßer Geschmack wird außerdem kräftigend auf die Energie des Elementes Erde. Die Beeren sind ein hervorragendes Mittel gegen Verdauungsstörungen, Blähungen und Krämpfe und werden in der Küche gerne schwer verdaulichen und blähenden Speisen zugegeben. Wacholder fördert die Nahrungs- und Flüssigkeitsumwandlung, trennt die reinen von den unreinen Säften und fördert die Ausscheidung. Warm und etwas bitter kräftigt er außerdem das Herz-Qi und bewegt das Leber-Qi. Er ist ein „Stoffwechsler", ein „Beweger", der nicht nur die Flüssigkeiten aller drei Erwärmer bewegt, sondern auch stagniertes Qi und Blut zum Fließen bringt. Stets galt er als eine die Lebenskraft stärkende Pflanze, die zugleich Frische und Fröhlichkeit hervorbringt. Nach langer Krankheit oder bei Depression wirkt er kräftigend und belebend.

Die Trennung vom Reinen und Unreinen spielt auch bei der Wirkung des Wacholders auf der geistig-seelischen Ebene eine Rolle. Reinigung und Stärkung der positiven Kräfte ist Ausdruck seiner Wirkweise auf allen Ebenen. Deshalb empfiehlt sich für Menschen, deren Gemüt sich häufig umwölkt, eine regelmäßige Aromatherapie bzw. Räucherung mit Wacholder. Gleichermaßen gilt dies für Menschen, deren ethische Eindeutigkeit immer wieder zweifelhaft erscheint oder die durch Angst und Zwänge emotional unter Druck stehen. „Als eine Feuerpflanze kann Wacholder auch dabei helfen, wässrige Typen (Yin-Überschuss, Yang-Mangel) ‚trockenzulegen' – also jene Menschen, die sich in einem Meer von Emotionen verlieren und außerstande sind, zu handeln oder Anstöße zu geben. Feuer zentriert und richtet aus. Es energisiert den Willen und schenkt den Mut, der wässrigen Typen bisweilen mangelt." (Brooke 1992, S. 68)

Dosierungen

■ Tee zur Tonisierung des Nieren-Yang
10 gequetschte Beeren/1 Tasse Wasser aufkochen, 10 Min. bedeckt bei schwacher Hitze kochen lassen. Tgl. 3 Tassen trinken.

■ Tee von jungen Sprossen des Strauches bei Ödemneigung und zum Reinigen des Blutes
1 geh. TL/¼ l Wasser aufgießen, 7 Min. ziehen lassen. 2× tgl. ¼ l trinken.

■ Pulver aus Wacholderbeeren zur Tonisierung des Yang von Milz-Pankreas
3× tgl. ½ gestr. TL zu Beginn der Mahlzeiten einnehmen.

■ Tinctura Juniperi
3× tgl. 10 Tr. einnehmen.

■ Wacholderbeerenkur
Ansteigende Dosierung von 3×2 Beeren bis 3×5 Beeren tgl.; Dosierung 1 Woche beibehalten, dann wieder rückläufig dosieren.

■ Wacholderöl (nach Fink-Henseler)
2–5 Tr. mehrmals tgl. auf Zucker einnehmen. „Wirkt begünstigend auf alle Verdauungsorgane, gegen Gelbsucht und Gallensteine, gegen Zipperlein, bei Verstopfung der Nieren und Blase." (Fink-Henseler 1995, S. 424)

■ Wacholderspiritus (nach Fink-Henseler)
Als Einreibung bei Bauchwassersucht anwenden.

■ Wacholdermus oder -saft für Kinder, die durch unterdrückte Hautausdünstung an Harnverhaltung leiden (nach Fink-Henseler)
1 Portion Beeren mit der vierfachen Menge Wasser langsam zu Sirup einkochen; 3 kg Beeren ergeben ca. 1 l Saft.

■ Wacholderschnaps zur Anregung der Verdauung
1 Likörglas nach einer schweren Mahlzeit einnehmen.

Nebenwirkungen

Geringe Dosierungen des Pulvers bzw. der gekauten Beeren sind am besten verträglich. Nach Wichtl (1989, S. 511) kommt es bei langfristiger Anwendung und bei Überdosierung (Veilchengeruch des Harns) zu Nierenreizungen, gastrointestinalen Störungen, Hämaturie und zentralen Erregungserscheinungen.

> **Cave**
>
> Die alleinige Tonisierung des Nieren-Yang schwächt das Nieren-Yin. An einen Ausgleich z. B. durch begleitenden Vogelmierentee (Stellaria media) denken.

Kontraindikationen

Schwangerschaft, akute entzündliche Nierenerkrankungen, akute Zystitis

Lamium album

Weiße Taubnessel/white dead nettle/Lamiaceae

Natürliches Vorkommen

häufig, v. a. in der Umgebung von Siedlungsgebieten in ganz Europa; eingebürgert in den gemäßigten Zonen Vorderasiens und in Nordamerika

Medizinisch verwendete Pflanzenteile

- oberirdische Teile der blühenden Pflanze – Herba Lamii albi
- Blüten – Flores Lamii albi

Energie

- Temperatur: neutral bis leicht warm
- Geschmack: leicht bitter (Kraut); süß, leicht scharf (Blüten)
- Eigenschaften: wirkt befeuchtend und trocknend, eröffnend, zerteilend, erweichend, wundheilend, entzündungshemmend, schleimlösend, fördert die Menstruation, erhöht den Östrogen- und Progesteronspiegel

Inhaltsstoffe

Triterpensaponine, Iridoide, Phenolcarbonsäuren, Flavonoide, Schleimstoffe usw.

Therapeutische Wirkungen und Anwendungsbereiche

- ✚ leitet Nässe-Hitze und -Kälte aus, wirkt entzündungshemmend auf den Unteren Erwärmer:

- Leere, Nässe-Hitze und Nässe-Kälte der Blase
- weißer Fluor vaginalis
- Zysten, Myome
- akute und chronische Entzündungen der Genitalorgane, Adnexitis, Metritis, Prostatitis
- akute und chronische Entzündungen der Harnwege, Zystitis, Pyelitis, Nephritis, Albuminurie
- Zystitis bei jungen Mädchen (Blüten)
- Harnverhaltung durch Prostatahypertrophie
- Blasenkrämpfe, Reizblase
- Dysenterie, fiebrige Diarrhöe
- ✪ nährt das Nieren-Yin, tonisiert das Nieren- und Uterus-Qi:
  - nährt das Östrogen und Progesteron
  - PMS, Schwellung der Brüste, Mangel an Selbstbewusstsein
  - zu früh einsetzende Menses, Dysmenorrhöe, Amenorrhöe
  - Schmerzen im Lumbalbereich
  - Enuresis nocturna
  - Harnverhalten, zu häufiges oder zu seltenes Wasserlassen
- ✪ nährt das Herz-Blut, wirkt besänftigend und harmonisierend auf den Geist Shen:
  - Schlaflosigkeit, Unruhe
  - Pubertätsprobleme junger, schüchterner Mädchen
  - Enuresis nocturna nervöser Kinder
  - Minderwertigkeitsgefühle, Schüchternheit
  - Hautkrankheiten bei Kindern
- ✪ tonisiert das Qi von Magen und Milz-Pankreas:
  - wirkt wärmend, trocknend, entschleimend
  - gastrische Beschwerden, Magendrücken, Sodbrennen
  - unterstützt die Nahrungsumwandlung
  - vitalisiert das Blut, Blässe, Chlorose, Schüchternheit (Blüten)
  - Diarrhöe
  - wirkt lymphreinigend
  - Hautkrankheiten bei Kindern durch Blut-Trockenheit, Blut-Mangel oder Nässe-Hitze-Zustände

- ✪ beseitigt Schleim:
  - erwärmt groben Schleim und leitet ihn aus, dämpft Schärfen des Phlegmas (nach Garvelmann)
  - Skrofulose, v. a. Schwellungen der Leistenlymphknoten
  - fest sitzender Schleim in den Bronchien und Wundheitsgefühl in den Atemwegen
- ✪ wirkt äußerlich wundheilend, entzündungshemmend, erweichend, eröffnend (Waschung, Sitzbad, Salbe, Breiauflage, Vaginalspülung, Bedampfung):
  - Fissuren, Brandwunden, Hämorrhoiden (Salbe)
  - traditionell bei Geschwüren, eitrigen Wunden sowie gut- und bösartigen Tumoren (Breiauflage)
  - Entzündungen im Ohr und beginnende Altersschwerhörigkeit (Ohrendampf)
  - Unterleibserkrankungen
- als Nahrungsmittel:
  - frische Pflanze als Gemüse und Salatbeigabe bzw. Frischpflanzensaft
  - zur Frühjahrskur

Organbezug
Niere-Blase (Uterus), Herz, Milz-Pankreas

Kommentar
Das Wesen der Weißen Taubnessel ist als mild, tröstlich, besänftigend und heilend zu bezeichnen. Diese Eigenschaften kennzeichnen ihre Wirkweise bei allen Anwendungen. Sie greift sanft ordnend in chronische Entzündungsverläufe ein und hilft dem Organismus zugleich, die richtige Strategie zu entwickeln. Mit ihrer warmen, trockenen Energie und dem süßlichen Geschmack wirkt sie sanft harmonisierend und stimulierend auf das Qi von Milz-Pankreas und den Säftehaushalt ein. Dementsprechend ist die Weiße Taubnessel auch eine der wichtigsten Lymphpflanzen und sollte in keiner Lymphteemischung fehlen, wenngleich sie im Bereich des Unteren Erwärmers ihre Hauptwirkung entfaltet. Bei Leere- und Nässe-Kälte, jedoch auch bei psychisch bedingter Nässe-Hitze der Blase ist die Pflanze unersetzlich, begünstigen doch lange bestehende, unterdrückte Gefühle von Eifersucht und Misstrauen die Entstehung dieser Muster.

Besonders die Beziehung der Weißen Taubnessel zur Kindheit und frühen Jugend fällt ins Auge. Alle Erkrankungen und Beschwerdebilder im Urogenitalbereich bei Kindern und Jugendlichen können mit ihrer Hilfe positiv beeinflusst bzw. geheilt werden. Dabei hilft sie v. a. bei Mädchen zugleich, störende und erschwerende Faktoren bei der Annahme der Geschlechterrolle auszuräumen. Die Weiße Taubnessel kann die verständnisvolle, tröstende Mutter nicht ersetzen. Sie vertieft aber auf einer Ebene, zu der das gesprochene Wort nur schwer vorzudringen vermag, das natürliche Selbstverständnis der Frau und räumt vorsichtig aus, was ihrer Bereitschaft zu liebevoller und vertrauensvoller Hingabe im Wege steht. In diesem Sinne kann die Pflanze auch der erwachsenen Frau, deren übersensibles Gefühlsleben das freie Fließen des Eros (Wasser) nur schwer zulassen kann, die Wege zu einem glücklichen Liebesleben öffnen. Beifuß und Eisenkraut wirken dabei ideal ergänzend.

Dosierungen

■ Tee aus den Blüten
1 EL/1 Tasse Wasser aufgießen, 10 Min. ziehen lassen. 3 × tgl. 1 Tasse trinken.

■ Tee aus dem Kraut
1 EL/¼ l Wasser aufgießen, 10 Min. ziehen lassen. 2 × tgl. ¼ l trinken.

Nebenwirkungen, Kontraindikationen
keine

Lavandula angustifolia

Lavendel/lavender/Lamiaceae

Natürliches Vorkommen
trockene, warme Hänge im westlichen Mittelmeerraum

Medizinisch verwendete Pflanzenteile
Blüten – Flores Lavandulae

Energie
- Temperatur: kühl bis leicht warm je nach Lavendelart
- Geschmack: leicht scharf, etwas bitter
- Eigenschaften: wirkt öffnend, harmonisierend, entspannend, verteilend, beruhigt den Geist Shen, besänftigt inneren Wind, stimulierend

Inhaltsstoffe
ätherisches Öl (enthält Linalylacetat), Hydroxycumarine (Umbelliferon), Gerbstoffe, Kaffeesäurederivate (Rosmarinsäure), Flavonoide, Phytosterole usw.

Therapeutische Wirkungen und Anwendungsbereiche
- ✱ beruhigt den Geist Shen, tonisiert und bewegt das Herz-Qi, klärt Herz-Feuer:
    - Hitze im Perikard
    - Palpitationen, nervöses Herzklopfen
    - Herz-Yin-Leere-Feuer
    - klimakterische Beschwerden
    - Hypertonie (bewirkt arterielle Vasodilatation)
    - wirkt belebend bei Schwäche, Ohnmachtsneigung
    - regt die Ich-Kräfte an
    - Rastlosigkeit, Angstzustände, zwanghafte Gedanken
    - Gedächtnisverlust, drohende Demenz
    - Schlafstörungen
- ✱ bewegt das Leber-Qi, senkt aufsteigendes Leber-Yang, besänftigt inneren Wind:
    - Cholagogum, Choleretikum
    - beseitigt Nässe-Hitze von Leber-Galle, Flankenschmerz, Übelkeit
    - Migräne, hepatogene Kopfschmerzen
    - Ikterus
    - Apoplexie, Hemiplegie, Lähmungen
    - Epilepsie, Schwindel
    - Blutandrang zum Kopf, Hitzewallungen
    - Spasmolytikum
    - Krämpfe, Tremor
    - gerötete Augen, roter Kopf
    - Emmenagogum, bei Qi und Blutstagnation im Uterus
    - nervöse Spannungen, Wutanfälle, Zorn, Ärger
- ✱ tonisiert das Qi von Magen und Milz-Pankreas:
    - erwärmt den Magen, bei Blähungen, Völlegefühl, Gärungsdyspepsie
    - trocknet Feuchtigkeit

- Appetitlosigkeit, Übelkeit, Erbrechen
- Reisekrankheit
- Schmerz und Koliken im Verdauungstrakt, Colon irritabile
- Diarrhöe
- Gedächtnis-, Konzentrationsmangel
- tonisiert das Lungen-Qi:
  - Invasion von Wind-Hitze oder -Kälte
  - öffnet die Oberfläche, treibt den Schweiß
  - spastische Bronchitis, Keuchhusten, Asthma bronchiale
  - bei Leber-Feuer, das die Lunge attackiert
  - entschleimt
- ✱ wirkt äußerlich erweichend, besänftigend, lösend, heilend (Einreibungen mit Lavendel-Spiritus, Bäder, Auflagen):
  - erweicht harte Lymphknoten
  - Wundheilmittel (wirkt desinfizierend)
  - erweicht Narbengewebe
  - Verbrennungen
  - Stomatitis
  - Verstauchungen, Verrenkungen, Prellungen, Zerrungen, Hämatome
  - Ischialgie, Bi-Syndrom, Neuralgien
  - Bronchialerkrankungen

Organbezug
Herz, Perikard, Leber-Galle, Magen-Milz-Pankreas, Lunge

Kommentar
Gegenüber dem feurigen, anregenden und kraftvollen Rosmarin strahlt der Lavendel Ruhe, Sanftheit, ja etwas Weiches aus. Er regt die Ich-Kräfte an, indem er Unbeherrschtes, Überschießendes wieder unter Kontrolle des Ich bringt. Die Wärme und Licht liebende Pflanze ist in ihrer Heilwirkung überraschend vielseitig: Sie vertreibt Kälte und kühlt Hitze, sie wirkt anregend und sedativ, kurzum: Sie ist ständig bestrebt, die Energien von Yin und Yang ins Gleichgewicht zu bringen.

Der Lavendel setzt zwischen dem Rhythmischen von Herz-Lunge und dem Umwandlungsprozess der Nahrung an und wirkt auf die Elemente Holz und Erde ein. Ein Überschuss von Feuer im Körper wird gekühlt, bei Leere-Zuständen angeregt.

Im Element Holz senkt der Lavendel die emporlodernde Yang-Energie. Obwohl energetisch leicht scharf, dämpft er zudem innere Wind-Symptome wie Zittern, Krämpfe, Schwindel. Er bewegt das stagnierte Leber-Qi, wirkt choleretisch und cholagog und wärmt zugleich den Uterus.

Bei Fülle-Hitze im Element Feuer kühlt der Lavendel Perikard und Herz. Bei Leere wirkt er erwärmend und tonisiert das Herz-Qi. Die Pflanze ist optimal geeignet zur Behandlung von Leere-Feuer und zeigt gerade hier eine erstaunlich ausgleichende Wirkung nicht nur auf die inneren Organe, sondern auch auf die psychische Energie.

Im Element Erde wirkt der Lavendel erwärmend und trocknend und löst Stagnationen, im Bereich des Metalls schützt er gegen Wind-, Kälte- oder Hitze-Invasionen von außen und stärkt das Lungen-Qi. Die mediterrane Pflanze liebt Licht, Wärme, Trockenheit und zeigt keinen Bezug zu Wasser. Dennoch profitiert zweifellos auch dieses fünfte Element von der Harmonie und Kräftigung, die Lavendel bei allen anderen Elementen bewirkt.

Die Kenntnis über die Fähigkeit der Pflanze, Erinnerungen zu wecken, ist stets mehr oder weniger bewusst genutzt worden. Der abendliche Lavendeltee und das Lavendelsäckchen unter dem Kopfkissen lassen das Unbewusste, die Ereignisse des Tages und die schon lange bestehenden Gedanken harmonischer aneinanderfügen. Die Verknüpfung des Alten mit dem Neuen wird in freundlicher Weise gefördert. Träume werden intensiver erlebt, ihre Dramatik wird gleichzeitig gemildert. Im Wachzustand werden lange verschüttete Erinnerungen wach, sodass die eigene Vergangenheit und damit das Leben insgesamt durchgängiger und schlüssiger wahrgenommen wird. Deshalb sind Lavendelblüten traditionell in Tees gegen Gedächtnisverlust und drohende Demenz enthalten.

Dosierungen
■ Tee, auch als Badezusatz (nach Garvelmann)
1 geh. TL/¼ l Wasser aufgießen, 5 Min. ziehen lassen. 3 × tgl. ¼ l trinken.

■ Tinctura Lavandulae
Mehrmals tgl. 5–10 Tr. einnehmen.

■ Spiritus Lavandulae
Unverdünnt für Einreibungen anwenden.

■ Oleum Lavandulae aeth. (innerlich und äußerlich)
- zur Beruhigung: 4–5 × tgl. 3–5 Tr. in etwas gekochter Milch einnehmen
- bei geschwollenen Lymphknoten, zur Heilung und Erweichung von Narbengewebe, bei Wundrändern mit Verhärtungsneigung: 4–5 × tgl. 3–5 Tr. einmassieren
- bei Sausen und Schmerzen der Ohren durch Kälte: 1 Tr. Lavendelöl warm in die Ohren träufeln. (Alternativ: Knoblauch in Öl kochen und das Öl warm in die Ohren träufeln, um Schmerzen durch Kälte zu stillen.)

■ beruhigendes und nervenstärkendes Vollbad ½ l Tee und 5 Tr. des ätherischen Öls dem Badewasser zufügen.
Im Handel als Lavendel-Badezusatz von Weleda erhältlich.

■ Kombinationen für Schlafkissen
kombiniert anwenden mit Hopfen, Melisse, Rose

Nebenwirkungen
Bei Überdosierung des ätherischen Öls kann es zu Reizerscheinungen in Magen und Darm sowie zu Benommenheit kommen.

Kontraindikationen
Vorsicht bei Schwangerschaft: Lavendel hat eine uterusstimulierende Wirkung.

Leonurus cardiaca
Herzgespann, Löwenschwanz/motherwort/Lamiaceae

Natürliches Vorkommen
Heimat: Zentralasien; in Mitteleuropa einst gern in Bauerngärten gesät, heute ausgewildert, in der Umgebung von Dörfern vereinzelt anzutreffen

Medizinisch verwendete Pflanzenteile
oberirdische Teile der blühenden Pflanze – Herba Leonuri

Energie
- Temperatur: neutral
- Geschmack: bitter, sauer (Droge); auch leicht aromatisch-scharf (frische Pflanze)
- Eigenschaften: wirkt sehr trocknend, entschleimend, reinigend, diuretisch, bewegt Qi, Blut, und Säfte, fördert die Menstruation

Inhaltsstoffe
Diterpene (Leocardin), Flavonoide (Rutin, Quercitrin), Leonurin, Betaine, Kaffeesäurederivate, Gerbstoffe, ätherisches Öl usw.

Therapeutische Wirkungen und Anwendungsbereiche
- ✚ tonisiert das Herz-Qi, bewegt das Herz-Qi und -Blut, beruhigt den Geist Shen:
  - wirkt leicht chronotrop, schwach blutdrucksenkend
  - Stenokardien, Palpitationen, Tachykardie
  - „Schilddrüsenherz", begleitend bei Hyperthyreose
  - nach Aufregungen, konstitutioneller Sympathikotonie
  - nervöse Herzbeschwerden der Kinder, im Klimakterium
  - Neigung zu psychosomatischer Herzreaktion, bei leicht irritierbarem Herzen
  - Reizbarkeit und Unruhe, hysterische Zustände, Neurosen
  - rasche Erschöpfbarkeit und Schwächezustände
  - Schlaflosigkeit mit Herzklopfen
  - Kreislaufschwäche, Neigung zu Ohnmacht
  - periphere Durchblutungsstörungen, bei kalten Händen und Füßen
  - Rheuma der kleinen Gelenke infolge mangelhafter Durchblutung, oder Blutstase in den Gelenken
  - Lähmungsgefühle der Beine, Gangunsicherheit
- ✚ bewegt das Leber-Qi, reguliert das Durchdringungsgefäß (Chongmai):
  - wirkt cholagog
  - wendet übermäßige Hitze der Galle vom Herzen ab (nach Garvelmann)
  - wirkt spasmolytisch
  - Ischialgie, Lumbalgie
  - PMS, Amenorrhöe, Oligomenorrhöe

- beschleunigt die Geburt, treibt die Nachgeburt aus
- tonisiert das Nieren-Qi, beseitigt Nässe im Unteren Erwärmer:
  - wirkt diuretisch, Ödeme
  - Dysurie
  - Neigung zu Blasen- und Nierengrießbildung
  - weißer Fluor vaginalis
  - Infertilität durch Verschleimung des Unteren Erwärmers
  - chronische Zystitis, Nephritis
  - adjuvant bei Hämaturie
- erwärmt und harmonisiert den Mittleren Erwärmer:
  - Kälte-Muster des Magens
  - Blähungen, Roemheld-Syndrom, Atemnot, Herzklopfen
  - fördert die Verdauungssäfte, adjuvant bei dyspeptischen Beschwerden
  - Nässe-Kälte von Milz-Pankreas, phlegmatische Verdauungsschwäche
  - Diarrhöe
  - Fluor vaginalis
- ❌ entschleimt den Oberen Erwärmer:
  - Reizhusten
  - Räusperneigung und Schleimbildung im Rachen
  - Struma
  - Hyperthyreose, Dysthyreose (bei gleichzeitiger Gelbkörperschwäche)

Organbezug
Herz, Niere, 3-Erwärmer

Kommentar
Schon sein Name weist das Herzgespann als eine Herzpflanze mit engem Bezug zum Element Feuer aus. Das rosarot blühende und bis zu einem Meter hohe Kraut ist energetisch leicht warm, schmeckt bitter und aromatisch-scharf. Bitterstoffe wirken beruhigend und zerteilend und werden in der TCM verwendet, um einen Blutstau und Blockaden zu lösen. Der scharfe Geschmack wirkt anregend und bewegend auf Qi und Blut, wobei es sich in einer nach außen treibenden, zentrifugalen Richtung bewegt.

Hier liegt genau die Hauptwirkweise des Herzgespanns: Es unterstützt das in seiner Leistung geschwächte Herz mit seinen Bitterstoffglykosiden und wirkt bewegend auf das Herz-Qi und -Blut. Es entlastet und beruhigt das irritierte Herz mit direkt harmonisierender Auswirkung auf einen beunruhigten Geist Shen. Bei Herz-Yin-Leere, die oft mit Blut-Leere einhergeht, soll das warme, trocknende, vom Wesen dem Yang zugehörige Kraut nicht oder nur bezogen auf die Bedürfnisse des Yin angewandt werden.

Das Herzgespann darf auch als Perikardpflanze gesehen und eingesetzt werden: Die Auswirkungen eines Eindringens von äußerer Hitze, die sich in nervöser Unruhe und starker Reizbarkeit zeigen, sind mit Herzgespann sowie zusätzlich mit Melisse, Passionsblume, Heilziest, Königin der Nacht oder Wolfstrapp positiv zu beeinflussen.

Auch im Element Holz kommt dem Herzgespann als Vermittler des Qi- und Blutflusses eine wichtige Rolle zu. Es bewegt das Leber-Qi und reguliert das Durchdringungsgefäß (Chongmai). Dadurch wird das Blut unmittelbar im Uterus gespeichert und das „himmlische Wasser", das vom Herz zum Uterus hinunter geschickte Menstruationsblut, kann frei fließen. Über Herz und Niere fördert das Herzgespann die Menstruation.

Das Herzgespann ist damit eine typische Frauenpflanze und dennoch auch für Männer gut geeignet – vorwiegend jedoch für junge Männer mit schlankem, neurasthenischem Habitus. Nach westlicher Sicht sind die beschriebenen Beschwerdebilder auf eine zumeist konstitutionell bedingte Sympathikotonie mit Neigung zu Dysthyreose und Kreislaufzentralisation zurückzuführen. Ein außerordentlich ansprechbares Nervensystem (Element Wasser) ist diesen Menschen zueigen. Sie neigen besonders zu Angstzuständen, die sich in unterschiedlichster Weise somatisieren.

Dosierungen
■ Tee
2 TL/¼ l Wasser aufgießen, 10 Min. ziehen lassen. 2 × tgl. ¼ l trinken.

■ Pulvis Leonuri cardiacae (nach Senger)
3 × tgl. 1 g einnehmen.

Nebenwirkungen
keine

Kontraindikationen
Schwangerschaft, Herz-Blut-Leere, Herz-Yin-Leere

Levisticum officinale
Liebstöckel/loveage/Umbelliferae

Natürliches Vorkommen
alte Kulturpflanze, Heimat nicht bekannt; ausgewilderte Vorkommen in gemäßigten Zonen

Medizinisch verwendete Pflanzenteile
- Wurzel – Radix Levistici
- oberirdische Teile – Herba Levistici
- Frucht – Fructus Levistici

Energie
- Temperatur: warm
- Geschmack: süß, scharf, würzig, leicht bitter
- Eigenschaften: wirkt bewegend, blähungs- und gärungswidrig, schleimlösend, emmenagog, zerteilend, erweichend, diuretisch, anregend

Inhaltsstoffe
Hydroxycumarine, Furanocumarine, ätherisches Öl, Polyine usw.

Therapeutische Wirkungen und Anwendungsbereiche
- ✱ wirkt regulierend und bewegend auf:
  - Blut
  - Lymphe
  - Qi
  - Feuchtigkeit, Schleim
  - Galle
  - Sekretion von Schweiß
  - Milchbildung
- ✱ vertreibt Kälte, Schleim und Nässe im Mittleren Erwärmer, erwärmt das innere Li:
  - Magen-Kälte, Brechreiz
  - stärkt das Magen-Qi, fördert den Appetit
  - Nässe-Kälte in Milz-Pankreas, die sich zeigt in weißen Fluor vaginalis, Engegefühl von Thorax und Epigastrium, Mattigkeit, Müdigkeit
  - löst Stagnationen, leitet Schleim und Nässe aus dem Verdauungstrakt aus
  - wirkt krampflösend, blähungslösend
  - Gärungsdyspepsie, Roemheld-Syndrom
  - Laktagogum
  - nährt das Blut
  - Neigung zu melancholischer Verstimmung, bei Schüchternheit
- ✱ wärmt den Unteren Erwärmer, tonisiert und bewegt Nieren-Qi und -Yang:
  - sexuelle Schwäche und Impotenz beim Mann
  - Frigidität bei der Frau
  - wirkt stark diuretisch, Knöchelödeme, Hydrops, Aszites
  - treibt Steine und Grieß aus Niere und Blase aus
  - Gicht, Bi-Syndrom
  - Harnverhaltung, Anurie, häufiger Harndrang mit spärlichem Urin
  - Bettnässen
  - chronische Nephrose, Albuminurie
  - Lumbalgie
  - bewegt Qi und Blut im Uterus
  - beschleunigt die Geburt, leitet die Nachgeburt aus
  - Nässe-Kälte der Blase, chronische Zystitis, Pyelitis
  - Leere und Kälte der Blase
- nährt das Nieren-Yin:
  - hormonell bedingte Wassereinlagerungen
  - Amenorrhöe, Hypomenorrhöe, verspätete Menses
  - Neurasthenie
- stärkt das Lungen-Qi:
  - beseitigt Schleim-Kälte aus dem Atemtrakt
  - Katarrhe der Atemwege, Bronchitis
  - leitet Wind-Kälte aus, Diaphoretikum, fördert die Schweißsekretion, Erkältung, Grippe
  - übel riechender Schweiß
- bewegt das Leber-Qi:
  - Ikterus
  - wirkt spasmolytisch, PMS, Wasserretention vor Menses
  - Neigung zu melancholischer Verstimmung
- äußerlich bewegend, reinigend, analgetisch:
  - Zahnschmerzen, Erkrankungen des Zahnfleisches
  - Kopfschmerzen (als Waschung)
  - Krätze

- als Bäder bei Neurasthenie, Hautleiden, Erkrankungen des Unterleibs

Organbezug
Mittlerer und Unterer Erwärmer, Lunge

Kommentar
Das Liebstöckel ist neben anderen Gewürzkräutern und Wurzeln ein wichtiger Bestandteil von Bouillonextrakten. Die moderne Küche lehnt die in braune Flaschen gefüllte Standardwürze ab, die früher einen selbstverständlichen Platz auf jedem Gasthaustisch hatte. Für viele begann die Mahlzeit mit dem Griff zur Maggiflasche, die ihren Namen der schweizerischen Bezeichnung für das Liebstöckel verdankt.

In der richtigen Dosierung regt die Pflanze stark den Appetit an und fördert in harmonisierender Weise die gesamte Verdauungsfunktion, indem sie auf die vegetativen und sekretorischen Funktionen gleichermaßen Einfluss nimmt. Im Mittelalter dagegen war das Liebstöckel hauptsächlich eine Frauenpflanze, die zur Anregung der Menstruation sowie zur Geburtseinleitung und -beschleunigung genutzt wurde.

Der würzige Geschmack des Liebstöckels teilt sich auf in süß, scharf und leicht bitter und setzt dementsprechend in verschiedenen Organbereichen an. Es wirkt erwärmend auf alle drei Erwärmer; sein Schwerpunkt liegt jedoch auf dem Mittleren und Unteren Erwärmer. Hier wirkt die alte, einheimische Heilpflanze sowohl auf das Yin als auch auf das Yang: die Säfte anregend, nährend, harmonisierend, bewegend, die Funktionen fördernd, erwärmend.

Liebstöckel hat außerdem eine beträchtliche psychische Wirkung: Es stärkt die Erdbindung. Damit verstärkt die Pflanze die Fähigkeit, sich den natürlichen Rhythmen und Funktionen des Körpers und der Welt hinzugeben. Ursprüngliche, natürliche Gefühle werden spontaner wahrgenommen und zugelassen. Die regelmäßige Anwendung ist für Menschen angezeigt, die stark vom Intellekt gesteuert sind und den Kontakt zum unteren Körper, zu Bauch und Sexualsphäre vernachlässigen (Element Wasser). Nervösen, ängstlichen Menschen schenkt die Pflanze mehr Gelassenheit und betont das Urvertrauen (Element Erde). Jene, die durch eine starke Schwellenhemmung beim Knüpfen sexueller Kontakte gehindert werden, schenkt sie mehr Freiheit und Spontaneität. Obgleich sie als Aphrodisiakum für Männer gilt, ist sie für beide Geschlechter gleich gut geeignet.

Dosierungen
- ■ Tee aus der Wurzel
- 1 TL/1 Tasse Wasser aufgießen, 7–10 Min. ziehen lassen. 3× tgl. 1 Tasse trinken.
- alternativ: Aufkochen, 5 Min. kochen lassen.

- ■ Tee aus dem Kraut
1 EL/¼ l Wasser aufgießen, 7 Min. ziehen lassen. ½ l tgl. trinken.

- ■ Extractum fluid. Levistici
- zur Anregung der Verdauung: 3× tgl. 10 Tr. zu Beginn der Mahlzeiten einnehmen
- als kräftiges Diuretikum: 3× tgl. 30 Tr. in etwas Flüssigkeit einnehmen
- konstitutionell: langfristig 5 Tr. vor dem Zubettgehen einnehmen

Nebenwirkungen, Kontraindikationen
Schwangerschaft

Lycopodium clavatum
Bärlapp/stags horn/Lycopodiaceae

Natürliches Vorkommen
auf kieselhaltigen Böden im nördlichen Eurasien, in trockenen Nadelwäldern, an Böschungen, im Unterholz, auf Heiden

Medizinisch verwendete Pflanzenteile
- Kraut – Herba Lycopodii
- Sporen – Sporae Lycopodii, Lycopodium

Energie
- Temperatur: kühl
- Geschmack: bitter
- Eigenschaften: wirkt sehr trocknend, kühlend, reinigend, entzündungshemmend, spasmolytisch

Inhaltsstoffe
Alkaloide (Lycopodin, Dihydrolycopodin), Flavonoide, Kaffeesäure, Triterpene usw.

7 Pflanzenmonografien

Therapeutische Wirkungen und Anwendungsbereiche

- ✲ bewegt das Leber-Qi, kühlt Leber-Feuer:
  - fördert den Gallenfluss, nimmt den Druck von der Leber
  - PMS, Dysmenorrhöe
  - beruhigt fehlgeleitetes Qi
  - reinigt die Körpersäfte langsam und nachhaltig
  - erhöhter Harnsäurewert, Bi-Syndrom (Hitze-, Nässe-Bi), Gicht, auch noch bei Gelenkdeformationen
  - kühlt Hitze
  - wenn stagnierendes Leber-Qi Milz-Pankreas attackiert
  - Blähungen
  - mindert die Wirkung des Süßen, Adjuvans bei Diabetes
  - Hämorrhoiden
- nährt das Leber-Yin:
  - wirkt leberzellstärkend
  - Hepatitis
- ✲ entkrampft und leitet Nässe-Hitze aus dem Unteren Erwärmer aus:
  - Nierengrieß und -steine (bei grießigem Urin mit leichtem Rotschimmer)
  - Diarrhöe
  - Prostatahyperplasie, Impotenz, Harnverhaltung (Sporen)
  - Zystitis, Blasenkatarrh, Nierenleiden
  - Koliken, Menstruationsbeschwerden
  - bei Erektionsstörungen trotz Libido
- ✲ wirkt äußerlich trocknend, entzündungshemmend (Sporen als Wundpuder) und spasmolytisch (Paste, Fußbad, Umschläge, Sitzbad mit dem Kraut, Kräuterkissen):
  - nässende Ekzeme, Psoriasis, Juckreiz, Krätze
  - entzündete, juckende Hautpartien
  - Dekubitus, zum Pudern von Säuglingen
  - Furunkel, offene Wunden, Ulcus cruris
  - Waden-, Blasenkrämpfe (Kraut)

Organbezug

Leber-Gallenblase, Niere-Blase, Unterer Erwärmer, Magen-Milz-Pankreas

Kommentar

Schon sehr früh wurde der Bärlapp in der westlichen Heilkunde zur Zerstörung und Ausleitung von Nierensteinen und -grieß eingesetzt. Die Sporen des Bärlapp verbessern das Leber-Yin und sind ein wirksames Therapeutikum beim Bi-Syndrom (Hitze- und Nässe-Bi) – eine Erkrankung, die erst aufgrund von Mangelzuständen in den Elementen Holz, Wasser und Erde sowie durch Beeinträchtigungen ihrer wechselseitigen funktionalen Verbindungen entstehen kann. Bärlappsporen fördern die vermehrte Harnausscheidung und führen zum Harnsäureanstieg im Urin. Mit ihrer trockenen, entzündungshemmenden Wirkweise werden sie zudem mit großem Erfolg als Wundpuder bei offenen, entzündeten, nässenden und juckenden Hautpartien verwendet. Das Bärlappkraut wirkt eher entkrampfend und schmerzlindernd bei Harnverhaltung, Menstruationsbeschwerden, Koliken, Blasenschwäche und -katarrh.

Der Bärlapp-Patient ist eher großwüchsig, hager, trocken und von mehr als durchschnittlicher Intelligenz – ein Kopfmensch, dessen Wesen durch Ängstlichkeit, Unsicherheit und Sorgen bestimmt ist. Jede kleine und unerwartete Veränderung in seinem Leben ist für ihn eine große Herausforderung. Er fürchtet sich vor Dunkelheit, geschlossenen Räumen, vor Menschenmengen, vor Krankheit und vor dem Tod, ist aber selbst intolerant gegenüber den Schwächen und Krankheiten anderer. In ihm mangelt es an Säften, an Blut, an Energie, in ihm stagniert alles – nur von Gedanken wird er überrollt. Auffallend ist das Verlangen nach Süßigkeiten aufgrund eines nicht besonders kräftigen Qi von Milz-Pankreas. Mit seiner Angst vor dem Scheitern, seinem stillen, dauerhaften Gefühl des Ärgers und nach innen gekehrter Wut neigt der Bärlapp-Patient zu schneller Übersäuerung. Diese Säuren können kristallisieren und daraufhin Probleme an den Gelenken sowie Grieß und Steine verursachen.

Dosierungen

- ■ Pulver aus Bärlappsporen
- innerliche Anwendung:
  - 2× tgl. 1 Msp. bei Bi-Syndrom, Nierensteinen und -grieß, Gicht, Durchfällen
  - 4–5× tgl. ½ TL bei Harnverhaltung durch Prostata-Hypertrophie

- ½ TL tgl. zur Leberbehandlung
- 1–4 g bei Spasmen
- äußerliche Anwendung:
  - als Wundpulver unverdünnt auf die offenen, juckenden, entzündeten Stellen auftragen
  - bei Dekubitus: die Sporen auf die offenen Stellen aufbringen (nach Treben)
  - als Säuglingspuder: die gesunde Haut oder gereizte Stellen vor dem Auftragen gründlich trocknen (am besten mit Föhn auf niedrigster Stufe), wunde Stellen werden verhindert bzw. heilen schnell ab

■ Tee aus dem Kraut
1 TL/¼ l Wasser als Kaltauszug über Nacht stehen lassen oder ½ TL Kraut/1 Tasse Wasser aufgießen, nicht ziehen lassen. Tgl. 1 Tasse trinken.

■ Bärlappkräuterkissen und Wärmflasche zur Entkrampfung bei akuter Zystitis (nach Treben)
100–300 g getrocknetes Bärlappkraut in ein Kissen füllen, nachts auf die schmerzhaften Bereiche legen. Das Kissen behält seine Wirkung bis zu einem Jahr.

■ bei Wadenkrämpfen
Das getrocknete Kraut über Nacht um die Waden wickeln.

■ Sitzbad (nach Treben)
100 g des getrockneten Krautes über Nacht in 6–8 l Wasser ansetzen. Morgens erwärmen und dem Badewasser zugeben. Das Badewasser muss bis über die Nieren reichen. Badedauer: 20 Min.

Nebenwirkungen
Wegen seines wechselnden Alkaloid-Gehalts gilt das Kraut als giftig. Intoxikationen aufgrund der Schleimhaut reizenden Wirkung sind möglich.

Kontraindikationen
Das Kraut in korrekter Dosierung innerlich nicht länger als vier Wochen verwenden, die Sporen sind harmlos.

Lycopus europaeus/virginicus
Wolfstrapp/bugleweed herb/Labiatae

Natürliches Vorkommen
Der Wolfstrapp ist in Europa, West- und Zentralasien heimisch, sein Verwandter L. virginicus, mit gleichem Heilungseffekt, in Nord-Amerika.

Medizinisch verwendete Teile
oberirdische Teile kurz vor der Blüte – Herba Lycopi (frisch oder getrocknet)

Energie
- Temperatur: kühl
- Geschmack: bitter, leicht adstringierend, leicht aromatisch
- Eigenschaften: wirkt trocknend, adstringierend, absenkend, beruhigend, entspannend, heilend

Inhaltsstoffe
Lithospermsäure, bittere Glykoside (Lycopin), Cumarine, Alkaloide (Leonurinin), Phenolsäure, Chlorogensäure, Galaktose, Glukose, Harz, Gerbstoffe, Cholin, Phytosterole, ätherisches Öl (enthält Caryophyllen), Spurenelemente, Fluor (bis 0,1 %), Kalzium, Mangan, Silizium, Vit. C usw.

Therapeutische Wirkungen und Anwendungsbereiche
- ✺ nährt das Herz-Yin, wirkt beruhigend auf die Schilddrüse:
  - wirkt negativ chronotrop und positiv inotrop auf die Herzfunktion
  - wirkt entspannend auf das kardiovaskuläre System, Engegefühl des Thorax, koronare Insuffizienz
  - beruhigt den Geist Shen
  - Angst, Phobien
  - Palpitationen, Tachykardie, Extrasystolen, Hypertonie infolge Hyperthyreose
  - Leere-Hitze, Ruhelosigkeit, Erregtheit, Nachtschweiß, klimakterische Beschwerden
  - leichte und mittelschwere Formen von Hyperthyreose, mit oder ohne Struma, Morbus Basedow (als Adjuvans; durch verminderte Bindung der IgG-Antikörper mit der Schilddrüse), Hashimoto-Thyreoiditis

- Symptome infolge erhöhter Schilddrüsenwirkung
- Nervosität, nervöses Husten, Abmagerung trotz vermehrtem Appetit
- Hyperhidrosis, Zittern
- ✱ nährt das Lungen-Yin:
  - trockener Husten, Husten mit spärlichem, zähem Sputum, evtl. bluttangiert
  - Tuberkulose, irritierender Husten bei chronischer TBC (als Adjuvans)
  - Bronchitis, akute und chronische Pneumonie
  - Leere-Hitze, subfebrile Temperaturen, Müdigkeit
- ✱ bewegt das Qi, löst Stagnationen, lindert Schmerzen:
  - bewegt das Herz-Qi, Palpitationen, Tachykardie, Druckgefühle und Enge im Thorax-Bereich
  - bei hochschlagendem Leber-Yang, entspannt bei emotionaler und mentaler Stresssymptomatik, Tinnitus, Hypertonie, Schlaflosigkeit, Ängstlichkeit, Gereiztheit, Stress
  - Endo-, Perikarditis (als Adjuvans)
  - bei Leber- und Magen-Qi-Stagnation, Appetitlosigkeit, Dyspepsie
  - bewegt das Lungen-Qi, Asthma, kombiniert mit Angst-/(Enge-)gefühlen
  - Schmerz im Abdomen, Koliken
  - bewegt das Nieren-Qi, nervöse Spannung, innere Unruhe
- ✱ reguliert das Nieren-Yin:
  - reduziert die Prolaktin-Produktion, hemmt das Östrogen
  - prämenstruelle Mastodynie, Spannungen in der weiblichen Brust
  - Gynäkomastie beim Mann
  - Infertilität bei der Frau infolge eines zu hohen Prolaktinspiegels
- wirkt adstringierend, hämostyptisch:
  - Uterusblutungen, Sickerblutungen
  - Hämorrhagie, Blut in Auswurf (auch bei Lungen-TBC), Stuhl oder Urin
  - Albuminurie
  - Nässe-Hitze-Symptomatik, Diarrhöe, Gastroenteritis

Organbezug

Herz, Lunge-Dickdarm, Niere, Uterus

Kommentar

Es ist nicht leicht, die vielen Lippenblütler (Labiatae), die in unserer Gegend vorkommen, in aller Eindeutigkeit zu unterscheiden. So mag mancher, der nicht so kundig ist, aber aufmerksam, Wolfstrapp wohl für eine Taubnessel halten oder eine Minze. So ähnlich sieht sie ihren Artgenossen. Die schlanke Staude wird 30 bis 100 cm hoch; in den oberen Achseln ihrer Lanzette-ähnlichen, tief gesägten Blätter bildet sie um den Stängel kranzförmig kleine, weiße Blütchen. Wie seine Artgenossen bevorzugt der Wolfstrapp in der prallen Sonne zu stehen, er liebt es aber, dabei nasse Füße zu bekommen, was wiederum nicht dem Wesen der Labiatae entspricht. Dementsprechend bildet die Pflanze auch weniger ätherische Öle (als ihre Artgenossen), dafür aber mehr Bitter- und Gerbstoffe. Der Wolfstrapp setzt sich mit dem Wasser auseinander, Wasser mag auch sein kühles Wesen prägen.

Die großartige Yin-nährende Wirkung in der Wandlungsphase Herz ist wohl das zentrale Thema des Wolftrapps. Kühl und bitter senkt er hier auflodernde feurige Energie, der immer eine geschwächte Herz-Energie zugrunde liegt. Er dämpft flottierende Angst und Erregtheit, bringt ungezügeltes Sein und Reden wieder unter Kontrolle, harmonisiert den Schlaf. Egal, ob nun Dauerstress oder -überforderung, fieberhafte Erkrankungen, chronische psychische Belastungen, Angst oder Überfunktion der Schilddrüse die Hemmung des Yin ausgelöst haben, die milden, entspannenden (auch kardiovaskulär), nicht akkumulierenden und zugleich Qi-bewegenden Kräfte des Wolftrapps sollten immer bedacht werden.

Aufgrund diverser wissenschaftlichen Studien weiß man heute, dass die Inhaltsstoffe des Wolftrapps (v. a. die Lithospermsäure), in sehr differenzierter Weise in die Funktion der Hypophyse – und damit kommen wir zum Element Wasser – eingreifen. Indem sie die Reaktionsfähigkeit der Hypophyse auf TSH mindert, wirkt sie auch zugleich auf die Schilddrüse ein. Geben wir einer gesunden Frau eine relativ hohe Dosierung, kommt es zu kompensatorischen Erhöhung der TSH-Bildung und einer gleichzeitigen Minderung jener

Tropenhormone, die die Eierstöcke aktivieren. So bleiben schließlich die Menses aus, ein Effekt, der früher zur Verhütung genutzt wurde. Heute nutzen wir therapeutisch die moderate Dämpfung der Schilddrüsenfunktion und damit der zu feurigen Herz-Energie. Sie ist mit Präparaten aus dem Wolfstrapp sehr verlässlich und nebenwirkungsfrei zu erreichen.

Bei vielen Frauen, auch bei Männern, doch nicht im selben Umfang, ist die Neigung zur Hyperaktivität der Schilddrüse bereits in die Wiege gelegt. Besonders bei Hemmung des Yin, in Zeiten hormoneller Umstellung, sowie großer psychischer Belastung kommt sie zum Vorschein. Sie zeigt sich zunächst in Form von Erschöpfbarkeit mit gleichzeitiger innerer Unruhe. Häufig ist auch Schlaflosigkeit damit verbunden, einhergehend mit Herzklopfen. Das Yin in Defizit, schlägt das Leber-Yang hoch, Störungen der Gallenwege, Reizbarkeit, hochfrequenter Tinnitus, Sehstörungen beeinträchtigen das Sein. In schweren Fällen, die mit starken Beschwerden einhergehen und oft durch Ereignisse ausgelöst werden, die äußerste Aufgeregtheit hervorrufen – besonders häufig durch extreme Ungerechtigkeiten – ist es sinnvoll, eine weitere pflanzliche Anwendung vorzunehmen: den äußerlichen Eichenrindenwickel um die Schilddrüse. Damit ist es möglich, die extreme hohe Ausschüttung der Hormone in kurzer Zeit erheblich zu mindern, so dass der Wolfstrapp und in dem Fall weitere verlässliche Helfer wie Leonurus cardiaca (Herzgespann), Marrubium album (Andorn), Scutellaria laterifolia (Helmkraut), Stachys officinalis (Heilziest) sowie Melissa officinalis (Melisse) ihre senkende Wirkung überhaupt entwickeln können. Herzgespann steht dem Herzen am nähesten, Andorn Leber-Galle, Melisse dem ZNS, Helmkraut und Heilziest eher dem peripheren Nervensystem. Sie alle sind einander ähnlich, ergänzen sich. Sie alle senken hochschlagendes Yang ab und nähren das Nieren-Yin.

Hervorzuheben ist ebenfalls der nutzbare Effekt des Wolfstrapps in der Verminderung der Prolaktin-Produktion. Auch hieran ist die Lithospermsäure wesentlich beteiligt. Sie ermöglicht, im Zusammenhang mit dem prämenstruellen Syndrom auftretende Spannung und Schmerz in der Brust wirksam zu behandeln. Eine Kombination mit Agnus castus (Mönchspfeffer), Phytolacca decandra (Kermesbeere) und Pulsatilla vulgaris (Kuhschelle) ist sinnvoll.

Dosierungen
Die Tinktur der Pflanze ist wirksamer als der Tee, Zubereitungen aus dem frischen Kraut sind effektiver als solchem aus getrocknetem.

■ Tee
1 geh. TL/¼ l Wasser, Aufguss, 5–7 Min. ziehen lassen.

■ Tinctura Lycopi
3× tgl. 5–30 Tr., mit Vorsicht individuell einzustellen.

Nebenwirkungen
- Die Funktion der Schilddrüse kann abnehmen.
- Das Mittel sollte nicht abrupt abgesetzt werden.

Kontraindikationen
- Hypothyreose
- Stillzeit wegen der Prolaktin-hemmenden Wirkung

Matricaria chamomilla
Kamille/common chamomile/Compositae

Natürliches Vorkommen
ursprünglich in den gemäßigten Zonen Europas und Asiens beheimatet, heute auch in Nordamerika und Australien vorzufinden; bevorzugt Brachland, Äcker, Schuttplätze

Medizinisch verwendete Pflanzenteile
Blüten – Flores Chamomillae

Energie
- Temperatur: leicht warm
- Geschmack: süß, bitter, leicht scharf
- Eigenschaften: wirkt trocknend, spasmolytisch, analgetisch, harmonisierend, heilend, tonisierend

Inhaltsstoffe
ätherisches Öl (enthält Chamazulen), Sesquiterpenlactone, Flavonoide, Cumarine, Schleimstoffe usw.

7 Pflanzenmonografien

Therapeutische Wirkungen und Anwendungsbereiche

- ✽ tonisiert das Qi von Magen und Milz-Pankreas, beseitigt Nässe-Kälte:
  - regt sanft die Verdauungssäfte an, löst Blähungen
  - alle Verdauungsstörungen durch nervöse Anspannung, Angst
  - senkt das Magen-Qi, Sodbrennen
  - wirkt erwärmend und trocknend
  - bei Leere und Kälte des Magens (evtl. Ausgleich mit befeuchtender Arznei)
  - Fluor vaginalis
  - weiche Stühle, Diarrhöe, Colon irritabile
- ✽ harmonisiert den Unteren Erwärmer:
  - bewegt das Leber-Qi
  - PMS, bei Menstruationsbeschwerden mit Krämpfen, Koliken
  - zur Begleitung der Schwangerschaft, lindert Wehenschmerzen
  - als wichtigste Pflanze für Wöchnerinnen
  - Colon irritabile
  - Bauchschmerzen, -krämpfe
  - Entzündungen und Schmerzen der Unterleibsorgane (auch als Sitzbad, Bedampfung)
- ✽ wirkt beruhigend und entzündungshemmend auf Haut und Schleimhäute:
  - Störungen im Bereich des Verdauungstraktes
  - Entzündungen des Mundraumes, der Speiseröhre
  - Magen-Feuer, Gastritis, Ulcus ventriculi et duodeni (als Rollkur)
  - Nässe-Hitze des Dickdarms
  - Katarrhe und Entzündungen des Dünn- und Dickdarms (auch als Einlauf)
  - Schwäche und Kälte des Dünndarms
  - Beteiligung der Atemwege, trockener Husten
  - Invasion äußerer pathogener Faktoren (auch zur Inhalation)
  - Reizungen der Nasenschleimhaut durch Luftverschmutzung
- ✽ bewegt das Leber-Qi:
  - Obstipation
  - PMS
  - bei Leber-Feuer, das die Lunge attackiert
  - Lichtscheu
  - Folgen von Kaffeegenuss
- Schlafstörungen
- Spasmolytikum
- Gesichtsneuralgien
- Heuschnupfen, Allergien
- äußerste Reizbarkeit mit Wutausbrüchen bei Frauen
- Angstzustände
- bei aggressiven Unruhezuständen der Kleinkinder mit Bauchschmerzen
- ✽ wirkt beruhigend, analgetisch, spasmolytisch:
  - Krämpfe im Bauchbereich
  - heftige Schmerzen allgemein, Kopfschmerzen
  - Zahn-, Ohrenschmerzen
  - Gesichtsneuralgien
  - Nieren- und Gallenkoliken
  - entkrampft die Atemwege beim akuten Asthmaanfall
  - Schlaflosigkeit
  - Menstruationsbeschwerden mit Koliken und Kopfschmerzen
  - Schwangerschaftsbeschwerden
  - zur Linderung der Wehenschmerzen
  - für zahnende Babys (innerlich und äußerlich: sanft in das Zahnfleisch einmassieren)
- ✽ wirkt äußerlich entzündungshemmend, trocknend, analgetisch:
  - entzündete, schwer heilende und schmerzhafte Wunden
  - faulige Geschwüre (als Mittel zur Gewebeumstimmung; anschließend zur endgültigen Abheilung Ringelblume anwenden)
  - juckende, nässende Ekzeme
  - zur Fistelbehandlung
  - zur Mundspülung bei Entzündungen der Mundschleimhaut
  - Zahnschmerzen und Zahnungsbeschwerden
  - lymphatische Störungen (Badeanwendung)
  - Erkrankungen der Beckenorgane, Blase, Unterleibsorgane, Prostata (Sitzbad, Bedampfung)
  - zur Scheidenspülung (Sitzbad, Bedampfung)
  - zur Hämorrhoidenbehandlung (Sitzbad, Bedampfung)
  - zur Hautpflege bei entzündlicher Haut, Akne (als Pflegecreme, Bedampfung)

Organbezug
Lunge-Dickdarm, Mittlerer und Unterer Erwärmer

Kommentar
Die Kamille ist in erster Linie eine Frauenpflanze, obwohl sie mit ihrer warmen und trockenen Natur keineswegs einen dem Yin zugeordneten Grundcharakter aufweist.

Die Kamille vermag heftige Beschwerden, die mit hormoneller Dysbalance einhergehen, zu lindern. Dies gilt zunächst für den körperlichen Bereich, indem sie Schmerzen erträglicher macht und die Neigung zu Verkrampfungen im Bereich der gesamten glatten Muskulatur vermindert. So bestand ihre wichtigste Anwendung in der alten westlichen Heilkunde in der Versorgung der Frauen während der Schwangerschaft, der Harmonisierung der Wehen bei der Niederkunft und der Versorgung der Wöchnerinnen. Mit ihrer Hilfe konnten die Hebammen wohl auch das gefürchtete Kindbettfieber abwenden.

Zum anderen dämpft die Kamille überschießende Reaktionen in Form von hysterischen Äußerungen und Wutausbrüchen. Es scheint, dass in allen Situationen, in denen sich eine Frau mit ihrem Frauenschicksal nicht mehr identifizieren kann und aus ihrem Unbewussten heraus ein heftiges Aufbegehren erfolgt, die Kamille sie tröstet und stärkt und ihr über die schwere Phase hinweghilft. Ähnlich wirkt die Pflanze auf Kleinkinder, die aus für den Erwachsenen nicht immer nachvollziehbaren Gründen untröstlich sind und mit ihrem Dasein zu hadern scheinen. Es fehlt diesen Kindern seit der Geburt (durch eine schwache Leber) bzw. durch anerzogene Muster z.B. bei mangelhafter Liebe durch die Eltern an Lebenskraft, um sich zu behaupten. In allen Fällen liegt eine Störung des Elementes Holz vor. Die Kamille hat einen stark öffnenden, bewegenden Effekt auf das gestaute Leber-Qi und lässt sich auch bei Wind-Symptomatik einsetzen.

Warm, trocken und süß präsentiert sich die alte, einheimische und wohl beliebteste Heilpflanze der westlichen Volksmedizin als große Pflanze des Elementes Erde. Hier unterstützt sie nicht nur die Aufnahme und Umwandlung der Nahrung, sondern auch die „Verdauung" äußerer Reize und Einwirkungen, denen ein Mensch ausgesetzt ist. Ihre größte Affinität jedoch zeigt die Kamille zum Element Metall bzw. zur Haut: In allen drei Erwärmern, in allen mit Schleimhaut überzogenen Körperbereichen, wirkt sie mit ihren analgetischen, entzündungshemmenden Eigenschaften wunderbar heilsam auf erkrankte Haut und Schleimhäute.

Dosierungen

■ Tee (auch für Inhalationen, Kopfdampfbäder, Auflagen, Waschungen)
- für wärmenden Effekt (nach Garvelmann): 1 geh. TL/1 Tasse Wasser 5 Min. bedeckt ziehen lassen
- für leicht kühlenden Effekt: 1 geh. TL/1 Tasse Wasser 10 Min. bedeckt ziehen lassen. Mehrmals tgl. 1 Tasse trinken.

■ Sitzbad
4 Handvoll Blüten als Aufguss zubereitet in das Badewasser geben.

■ Vollbad
50 g Blüten als Aufguss in das Badewasser geben.

■ Tinctura Chamomillae
3 × tgl. 5–10 Tr. einnehmen.

■ Nativextrakt aus Kamillenblüten
Im Handel als Chamo von Bürger Ysatfabrik erhältlich.

■ Trockenextrakt aus Kamillenblüten
Im Handel als Markalakt von Pascoe erhältlich.

■ Suppositorien aus der blühenden Pflanze
(bei Neigung zu Blähungen und Spasmen, Zahnbildungsbeschwerden, Schlafstörungen bei Kleinkindern)
Im Handel von Weleda erhältlich.

■ Oleum Chamomillae aeth.
2–5 Tr. pro Dosis einnehmen, bei Magenkrämpfen z.B. 3 × tgl. 2–5 Tr. auf einem kleinen Stück Brot einnehmen.

Nebenwirkungen
Wegen ihres trocknenden Charakters soll Kamille als Monodroge nicht länger als drei Wochen

eingenommen und nicht als Haustee getrunken werden. Kamillentee nicht am und im Auge anwenden.

Kontraindikationen
Trockenheit

Melilotus officinalis
Steinklee/field melilot/Leguminosae

Natürliches Vorkommen
häufige Verbreitung in den milden und gemäßigten Zonen Europas und Vorderasiens

Medizinisch verwendete Pflanzenteile
oberirdische Teile der blühenden Pflanze – Herba Meliloti

Energie
- Temperatur: neutral bis leicht warm
- Geschmack: leicht süß, bitter
- Eigenschaften: wirkt trocknend, zerteilend, erweichend, diaphoretisch, analgetisch, beruhigend, verdünnt und bewegt das Blut

Inhaltsstoffe
Cumarinderivate, Cumarin z.T. in Form der Glykoside, Flavonoide (Kämpferol- u. Quercetinderivate), Saponine usw.

Therapeutische Wirkungen und Anwendungsbereiche
- ✳ tonisiert das Qi von Milz-Pankreas, hält das Xue:
  - fördert die Umwandlung und den Transport von Nahrung und Flüssigkeiten
  - wirkt anregend auf den Lymphfluss, fördert die spezifische Abwehr
  - Abflussstörungen der Lymphe, bei entzündlich gestauten Lymphgefäßen (innerlich und äußerlich)
  - Varikosis, Venenentzündungen, Thrombophlebitis
  - Hämorrhoiden (innerlich und äußerlich)
  - Müdigkeit des Denkens, bewegt festgefahrenes Denken
  - allgemeine Ödemneigung
  - schmerzhafte Extremitäten
- ✳ bewegt das Blut und die Körperflüssigkeiten:
  - das enthaltene Cumarin verdünnt das Blut
  - verbessert den venösen Rückfluss und den Lymphfluss
  - prophylaktisch gegen Thrombosen und Embolien
  - Leber-Blut-Stagnation
- ✳ wirkt äußerlich wundheilend, analgetisch, entzündungshemmend, erweichend:
  - Wunden, eitrige Geschwüre (Salbe, Auflage, Umschlag)
  - verhärtete Geschwüre und Wundränder
  - Konjunktivitis (traditionell als Auflage mit dem frischen Saft der Blüten)
  - Gallenstau, Leberschwellung und Magenschmerzen (heiße Packung)
  - Lymphangiitis (heiße Packung)
  - Ohrenschmerzen (heiße Auflage)
  - schmerzhafte Hämorrhoiden (Sitzbad und Bedampfung)
  - Uterusentzündungen und andere entzündliche Erkrankungen des kleinen Beckens (Bedampfung, Sitzbad)
  - Gesichtsrose (Umschlag)
  - entzündliche Schwellungen der Gelenke und Weichteile (Umschlag)
  - entzündete Milchdrüsen (Salbe aus den Blüten)
  - im Schlafkissen zur Verbesserung der Traumarbeit

Organbezug
Milz-Pankreas, Herz

Kommentar
Die energetisch leicht warme, süßlich schmeckende und duftende Heilpflanze – auch Honigklee genannt – besitzt ihre größte Heilwirkung im Element Erde. Der ganze Charakter und Habitus des Steinklees drücken ein nach oben strebendes, ätherisches Prinzip aus, das der emporsteigenden Bewegung des Milz-Pankreas-Qi entgegenkommt. So strebt der Steinklee allein danach, die Erdenschwere so schnell wie möglich hinter sich zu lassen. Die Pflanze treibt im Mai und Juni sehr rasch nach oben und bildet ihre feinen, stark duftenden, weißen oder gelben Blütenstände aus. Von allen Blumen der Sommerwiese bildet der

Steinklee das meiste direkte, Blut verdünnende Cumarin.

Das Cumarin ist es auch, das den Arzneicharakter der Pflanze bestimmt. Es bewegt Blut und Lymphe von der Peripherie zum Zentrum, v. a. aber nach oben. So sehr dies erleichternd empfunden wird, entsteht als Nebeneffekt ein vermehrter Zustrom zum Kopf. Bei mancher Disharmonie kann dies erwünscht sein; bei vorhandener Fülle und Stauungszuständen im Kopfbereich (z. B. bei emporloderndem Leber-Feuer, hochschlagendem Leber-Yang, Leere-Feuer) ist der Steinklee jedoch kontraindiziert. Eine vermehrte Gesichtsrötung, ein Gefühl von Gedunsenheit des Kopfes, Kopfschmerzen, Benommenheit und Nasenbluten können die Folgen sein.

Wenn das Blut schwer und unbeweglich in den Venen der Beine, des Bauches, den Hämorrhoiden verweilt, die Lymphe aus den Gefäßen tritt und das umgebende Gewebe durchnässt wie ein Sumpf – wenn also der Kreislauf nicht in der Lage ist, der Erdenschwere entgegenzuwirken –, kann der Steinklee wieder Bewegung in den trägen Fluss der Körperflüssigkeiten bringen. Steinklee hält das Xue, die Säfte. Vor allem aber tonisiert er die Elemente Feuer und Erde. Die Dosierung dieser Pflanze sollte sorgfältig und individuell gewählt sowie gegebenenfalls immer wieder neu angepasst werden.

Dosierungen

■ Tee
1 TL/1 Tasse Wasser aufgießen, 10 Min. ziehen lassen. Tgl. 3 Tassen trinken.

■ Tinctura Meliloti
3× tgl. 20 Tr. einnehmen.
Im Handel als Meli Rephastan von Repha erhältlich.

■ Zur äußerlichen Anwendung
- Salbe aus den Blüten
- heißer Steinkleesack zur ein- oder zweimaligen Anwendung
- Steinkleekissen als Auflage

Nebenwirkungen

Das im Steinklee enthaltene Cumarin verdünnt das Blut und kann die Monatsblutung verstärken sowie die Blutungsneigung erhöhen (z. B. Myom-, Netzhautblutungen, Nasenbluten).

Kontraindikationen

Bluthochdruck, Blutfülle im Kopf, Migräneneigung

Melissa officinalis

Melisse, Zitronenmelisse, Herbsttrost/balm/Lamiaceae

Natürliches Vorkommen

östlicher Mittelmeerraum und Naher Osten, sonst angepflanzt und verwildert

Medizinisch verwendete Pflanzenteile

Blatt – Folium Melissae

Energie

- Temperatur: leicht kühl
- Geschmack: bitter, etwas scharf-aromatisch, adstringierend, leicht sauer
- Eigenschaften: wirkt trocknend, sedativ, spasmolytisch, analgetisch, Yin-Tonikum

Inhaltsstoffe

ätherisches Öl (enthält Citronellal, Citral, Nerol), Kaffeesäurederivate, Flavonoide, Triterpene usw.

Therapeutische Wirkungen und Anwendungsbereiche

- ✱ nährt das Herz-Yin, klärt Herz-Feuer, beruhigt den Geist Shen:
  - beruhigt das hyperthyreotische Herz, Hypertonie
  - nervöse Herzbeschwerden durch Stress
  - Durchblutungsstörungen, Schwindel, Tinnitus
  - Palpitationen, Tachykardie, Extrasystolen
  - Angina pectoris
  - Wechseljahrsbeschwerden, Herzklopfen, Durchblutungsstörungen, Hypertonie
  - Schlaflosigkeit durch Gedankenflucht oder Reizüberflutung
  - Gedächtnisschwäche
  - Unruhezustände, hysterische Reaktionen, sexuelle Neurasthenie
  - Fülle-Hitze des Dünndarms
  - Anorexia nervosa

- ✳ nährt das Magen-Yin, klärt Magen-Feuer:
  - Gastritis, Ulcus ventriculi et duodeni
  - nervöser Magen, Magendrücken
  - Sodbrennen, Übelkeit, Erbrechen
  - wenn stagnierendes Leber-Qi den Magen attackiert
  - nervöse Magenbeschwerden, Magen-Darm-Krämpfe
  - Anämie
  - in der Schwangerschaft bei morgendlichem Erbrechen, Benommenheit, Übelkeit, Kopfschmerzen
- ✳ bewegt das Leber-Qi, senkt aufsteigendes Leber-Yang, klärt Leber-Feuer:
  - Migräne
  - plötzlich auftretender hochfrequenter Tinnitus, Schwindel
  - Schlafstörungen
  - Neigung zu Gallengrieß
  - Schmerzen der Gallenwege, Neigung zu Koliken
  - Wechseljahrsbeschwerden wie Hitzewallungen, Depression
  - nervlich bedingte Gallenwegsverengungen
  - entspannt die Gebärmutter, Oligomenorrhöe, verspätete Monatsblutung, Dysmenorrhöe
  - innere Unruhe, Nervosität, Melancholie
- beseitigt Wind-Hitze der Lunge:
  - Erkältungen, Grippe, Fieber
  - akute Kinderkrankheiten
- ✳ wirkt äußerlich kühlend, beruhigend, antiviral:
  - Kopfschmerzen (Einreibung mit Melissengeist)
  - Glieder- und Muskelschmerzen, Bi-Syndrom (Melissengeist)
  - Milchknoten der Brust (frische Blätter)
  - Geschwüre, Schwellungen, Quetschungen
  - Herpes labialis (Melissensalbe)

Organbezug
Herz, Magen, Leber, Niere (Nervensystem), Lunge

Kommentar
Die Melisse ist unter den Lippenblütlern die vielleicht überzeugendste Vertreterin ihrer Spezies. Die Lippenblütler stehen allgemein für Menschen mit leptosomem Habitus mit einer Dominanz des Ektoderm, also einer angeborenen starken Betonung des Nervensystems. Ihre Stresstoleranz gegenüber inneren und äußeren Reizen ist reduziert und die gleichzeitige relative physische Schwäche vermittelt ihnen die Angst, den Anforderungen des Lebens nicht gewachsen zu sein.

Im Sinne der TCM stellt sich bei diesen Menschen ein abnormer Anstieg des Yang ein. Bei Konflikten können sie nicht leicht kompensieren und neigen deshalb zu Somatisierung. Ein Yang-Überschuss zieht schnell einen Zustand von Fülle-Hitze, und auch von Leere-Hitze, sowie einen übermäßigen Verbrauch der Körpersäfte nach sich. Das Yin gerät in großes Defizit. Innere Unruhe, ein nervöses, gehetztes Verhalten und Anspannung führen schließlich zu Magen-Darm-Störungen, Herz- und Kreislaufbeschwerden, Leber-Qi-Stagnation und den damit verbundenen physischen und psychischen Beschwerdebildern. Der Geist Shen ist äußerst beunruhigt.

Die zarte, kühle Melisse wirkt beruhigend und entkrampfend. Sie greift in all diese Disharmonien regulierend, absenkend ein und ist bei dem geschilderten Syndrom als zentrale Pflanze anzusehen. Sie schenkt denen, die sich ohne Hoffnung fühlen, wieder Vertrauen. Sie gibt Menschen, die sich für andere oder für eine Idee auslaugen oder sich als Opfer des Lebens empfinden, wieder Hoffnung auf Anerkennung und Rehabilitation. Es bietet sich an, andere Vertreter der Lippenblütler wie Helmkraut (Scutellaria lateriflora), Wolfstrapp (Lycopus europaeus), Herzgespann (Leonurus cardiaca) und Heilziest (Stachys officinalis) ergänzend anzuwenden.

Dosierungen

■ Tee
1 geh. TL der geschnittenen Melissenblätter/1 Tasse Wasser aufgießen, 10 Min. ziehen lassen. Mehrmals tgl. 1 Tasse trinken.

■ beruhigender Tee für Kleinkinder bei Einschlafstörungen
1 TL der geschnittenen Melissenblätter/½ l Wasser aufgießen, 10 Min. ziehen lassen. Abends 1 Tasse oder mehrmals tgl. 1 kleine Tasse trinken.

■ Tinctura Melissae
Mehrmals tgl. 20 Tr. in etwas Flüssigkeit einnehmen.

■ Creme aus Melissenblättern (zur Behandlung einer Herpes-simplex-Infektion)
Im Handel als Lomaherpan Creme von Lomapharm erhältlich.

■ Spiritus Melissae
- 10 Tr. in wenig Wasser oder auf Zucker einnehmen
- äußerlich: pur oder verdünnt einreiben

■ Oleum aeth. Melissae
- zur Harmonisierung des Magens: 3–5 Tr. auf etwas Brot einnehmen
- bei Herpesinfektionen: mehrmals tgl. wenige Tr. unverdünnt auf die betroffene Haut auftragen

■ Bad zur Beruhigung (nach Pahlow)
50–60 g Melissenblätter mit 1 l Wasser übergießen, zum Sieden bringen, nach 10 Min. abseihen. Dem Vollbad zugeben.

Nebenwirkungen, Kontraindikationen
keine

Mentha piperita
Pfefferminze/peppermint/Lamiaceae

Natürliches Vorkommen
heute fast weltweit angebaute Zuchtform von Mentha crispa und Mentha aquatica

Medizinische verwendete Teile
- Blatt – Folium Menthae piperitae
- ätherisches Öl – Oleum aeth. Menthae pip.

Energie
- Temperatur: kühl, wird auch als warm beschrieben
- Geschmack: scharf
- Eigenschaften: wirkt trocknend, adstringierend, schleimlösend, spasmolytisch, hyperämisierend, antiseptisch, analgetisch

Inhaltsstoffe
ätherisches Öl (enthält Menthol, Menthon, Menthylacetat), Gerbstoffe, Flavonoide, Triterpene usw.

Therapeutische Wirkungen und Anwendungsbereiche
- ✣ bewegt das Leber-Qi:
  - wirkt choleretisch
  - wirkt spasmolytisch, Unterleibskrämpfe, PMS
  - entkrampft den mittleren Erwärmer
  - Amenorrhöe, Oligorrhöe
  - nervöse Spannungszustände, Schlaflosigkeit
- ✣ senkt aufsteigendes Leber-Yang, klärt Leber-Feuer:
  - wirkt cholagog (fördert aktiv die Gallensekretion)
  - entkrampft und erweitert die Gallenwege
  - Kopfschmerzen, Migräne
  - gerötete Augen
  - Schwindel
- ✣ beseitigt Nässe-Hitze in Leber und Gallenblase:
  - entspannt und entkrampft das Element Holz
  - Cholelithiasis, Gallenkolik
  - stärkt das Qi von Milz-Pankreas, wirkt trocknend, entschleimend
  - Postcholezystektomie-Syndrom
- ✣ beseitigt Wind-Hitze im Lungenbereich (Inhalation mit Aufguss, ätherisches Öl tropfenweise in heißem Wasser):
  - Halsbeschwerden, Laryngitis
  - Kopfschmerzen mit geröteten Augen
  - Erkältungen, löst schleimige Ansammlungen, Husten, Bronchitis
  - Otitis
- ✣ tonisiert das Qi von Magen und Milz-Pankreas:
  - wenn Holz den Magen oder Milz-Pankreas attackiert
  - Dyspepsie, Blähungsneigung nach verdorbenen Speisen
  - erwärmt den Magen, bei Nahrungsretention
  - rebellierendes Magen-Qi, Aufstoßen, Sodbrennen, Übelkeit
  - entzündliche Zahnfleischerkrankungen
  - wirkt trocknend, entschleimend

- Diarrhöe
- unangenehmer Mundgeschmack
- Benommenheit
- kühlt Hitze:
  - Exantheme werden zum Durchbruch gebracht, schädigende Hitze ausgeleitet (z. B. bei Masern, Röteln)
- ✱ Antiseptikum:
  - Fehlbesiedelung des Darms, Diarrhöe
  - Entzündungen im Mundbereich
- wirkt äußerlich hyperämisierend, kühlend, anästhesierend (Einreibungen, Kompressen):
  - fördert die Durchblutung
  - vermindert das Empfindungsvermögen
  - Schmerzzustände aller Art
  - Muskelverspannungen
  - neuralgische und rheumatische Schmerzen

Organbezug
Leber-Galle, Lunge-Dickdarm, Magen-Milz-Pankreas

Kommentar
Die antiseptische und entkrampfende Wirkung der Pfefferminze bezieht sich besonders auf den Verdauungstrakt. Als Stomachikum, Karminativum, Diaphoretikum, Stimulans, Analgetikum und Nervinum ist das Pfefferminzöl zum vielleicht wichtigsten Bestandteil vieler Hausapotheken geworden. Die lokale Anwendung ist in der westlichen Phytotherapie gebräuchlicher als in der TCM. Hier wird die anästhesierende und kühlende Wirkung des Menthols bei Schmerzzuständen aller Art besonders geschätzt. Die kräftig, vegetativ umstimmende Wirkung bringt bei Kreislaufschwäche, Benommenheitsgefühl und Übelkeit rasche Erleichterung.

Nach der TCM lindert die Pfefferminze innere Hitze und Wind-Hitze-Symptome im Kopf und in den Atemwegen. Die Indikationen konzentrieren sich mehr auf den Funktionsbereich Lunge als auf die Leber. In der TCM wird überwiegend die Ackerminze (Mentha arvensis) verwendet, da sie in China, Südostasien und Indien heimisch ist. Die Heileffekte ähneln jedoch stark der mitteleuropäischen Pfefferminze (Mentha piperita).

Menthol wird über die Gallenwege ausgeschieden, vermutlich wird durch den direkten Kontakt zum Organ eine der sehr geschätzten Wirkungen der Pfefferminze ausgelöst: die Förderung des Gallenflusses durch Entkrampfung und Erweiterung der Gallenwege sowie die aktive Austreibung von Gallenflüssigkeit. Nachweislich wird durch das Trinken von Pfefferminztee die Ausscheidung von Galle um ein Mehrfaches erhöht. Die Wirkung der Pfefferminzblätter ist hier deutlich effizienter als die des isolierten Menthols. Entzündliche Zustände der Gallenblase werden außerdem gemindert. Im gesamten Funktionskreis Leber kommt es bei Leber-Feuer, hochschlagendem Leber-Yang sowie bei Nässe-Hitze zu rasch spürbarer Entspannung, Entkrampfung und Kühlung.

Menschen, die sehr gut auf die innerliche Anwendung der Pfefferminze ansprechen, sind harmoniebedürftig und leicht irritierbar; äußerliche Eindrücke überfordern sie rasch. Nicht selten existieren spezifische Reizthemen, die die Betreffenden innerlich stark erregen, während sie versuchen, sich gelassen zu geben. In der Folge zeigen die unverarbeiteten Reize eine starke Neigung zu psychosomatischen Reaktionen wie Nervosität, Anspannung im Bereich des Magens oder Gallenstauungen. Auch Spannungskopfschmerzen sind eine häufige Folge.

Wie allgemein auf Lippenblütler sprechen Frauen vom schlanken Typ und dem Yang zuzuordnenden Habitus besonders gut auf die Pfefferminze an. Die Pflanze gleicht hitzige Zustände aus, löst schleimige Ansammlungen, entspannt und lindert den Schmerz. Im hormonellen Bereich wirkt sie harmonisierend, nimmt Unterleibskrämpfe und fördert eine zu schwache Menstruationsblutung.

Wissenschaftliche Studien zeigten, dass die Pfefferminze das Wachstum etlicher Krankheitserreger – darunter Influenza-A-Virus, Mumpsvirus, Herpes-Simplex-Virus, Streptokokken, Staphylokokken sowie Candida albicans – hemmt oder die Keime sogar abtötet.

Dosierungen

■ **Tee**
1 TL/1 Tasse Wasser aufgießen, 7 Min. ziehen lassen. 3 × tgl. 1 Tasse trinken.

■ **Pfefferminztropfen (ätherisches Öl mit Alkohol verdünnt)**
15 Tr. in etwas lauwarmem Wasser einnehmen.

- Oleum Menthae pip. aeth.

5 Tr. pro Dosis, maximal 3–4× tgl. einnehmen.
Im Handel als Mahama-P von Plantina erhältlich.

- zur kühlenden Würzung

Erfrischende Pfefferminzblätter sind im heißen Sommer sehr gut zum Würzen von Salaten, Karotten, Linsen, (Pell-)Kartoffeln, Pasteten und Fisch geeignet. Sie kühlen und machen das Gericht bekömmlicher.

Nebenwirkungen
- Dauergebrauch wegen des trocknenden Effekts nicht empfehlenswert.
- Bei Überdosierung des ätherischen Öls können Spasmen der Gallenwege ausgelöst werden. Bei Daueranwendung (länger als sechs Wochen) kann die Pfefferminze lebertoxisch wirken.

Kontraindikationen
Bei Kindern ätherische Öle nicht innerlich anwenden.

Menyanthes trifoliata
Bitterklee, Fieberklee/buckbean leaves/Gentianaceae

Natürliches Vorkommen
Sümpfe und Feuchtgebiete Europas, Asiens, Nordamerikas

Medizinische verwendete Teile
Blätter – Folia Trifolii fibrini

Energie
- Temperatur: kalt
- Geschmack: bitter
- Eigenschaften: wirkt kühlend, trocknend, adstringierend, besänftigt inneren Wind

Inhaltsstoffe
Bitterstoffe, Alkaloide, Gerbstoffe, Flavonoide, Triterpene, Cumarine usw.

Therapeutische Wirkungen und Anwendungsbereiche
- ☒ beseitigt Nässe-Hitze in Leber und Gallenblase:
  - Cholelithiasis
  - stärkt die Mitte, vertreibt Feuchtigkeit
- ☒ tonisiert das Leber-Qi, kühlt Leber-Feuer, dämpft inneren Wind:
  - wirkt cholagog
  - verbessert die Stoffwechselfunktion der Leber
  - Gicht, Bi-Syndrom (Hitze-Bi)
  - wirkt spasmolytisch
  - Kopfschmerzen, vom Nacken aufsteigend (gering dosiert)
  - neuralgische Gesichtsschmerzen (gering dosiert)
- ☒ nährt das Magen-Yin, klärt Magen-Feuer:
  - Appetitlosigkeit, Hyperazidität des Magens, Völlegefühl nach dem Essen
  - Sodbrennen, saurer Reflux
  - nervöse Magenbeschwerden, -koliken
  - vegetative Dysfunktion im Mittleren Erwärmer
  - Malabsorption, Maldigestion
- ☒ klärt Hitze:
  - senkt Fieber, heiße Hände und Füße
  - Blut-Hitze
  - Bi-Syndrom, Hitze-, Nässe-Bi, chronisches Bi
  - Schwellungszustände, Aszites, Ödeme

Organbezug
Leber-Gallenblase, Magen

Kommentar
Die kühle, bittere Wasserpflanze, die der Familie der Enziangewächse angehört, dringt mit kräftigen Wurzeln durch die sumpfigen Böden von Teichen, Seeufern und Gräben. Der zierliche Bitterklee wächst bevorzugt in Gebirgsgegenden und lässt aus den Knoten ihrer Stängel feine, dreiblättrige, weiße Blütentrauben hervorsprießen. Seit jeher wurde das Kraut wegen seiner kühlen und bitteren Qualität bei Fieberkrankheiten verwendet und trägt deshalb auch den Namen Fieberklee. Wenn bei fiebrigen Zuständen die Gedanken und Bilder schwer zu kontrollieren sind, vermittelt der Fieberklee wieder einen klaren und kühlen Kopf.

Dies gilt aber auch wenn Gedanken und Ideen in Übermaß zuströmen und eine Unruhe des Geistes besteht. Das Kühle und Bittere zieht die Fülle nach unten und macht Raum für ruhiges Denken und Fühlen.

Als typischer Vertreter der Enziangewächse zeigt der Bitterklee einen engen Bezug zum Magen-Darm-Bereich. Als kalte Bitterpflanze lenkt er die Körperenergie nach unten und innen und wirkt auf diese Weise kühlend bei Magen-Feuer. Das rebellierende Magen-Qi, das sich in Übelkeit, saurem Reflux und Krämpfen zeigt, wird wieder in seine physiologische Richtung geleitet. Der Bitterklee lockt die Verdauungssäfte, stimuliert den Appetit und unterstützt die Nahrungsumwandlung. Mit seinen trocknenden und kühlenden Eigenschaften beseitigt er Hitze, Nässe und Schleim in der Wandlungsphase Holz. So wurde eine unruhige Steingalle schon früher gerne mit Bitterklee behandelt.

In der westlichen Naturheilkunde werden Bitterpflanzen wegen ihrer anregenden Wirkung auf die Verdauungsdrüsen gerne als Allgemeintonikum eingesetzt. In der TCM steht die Stärkung des Wahren Qi (Zheng Qi) gegenüber der Tonisierung von Milz-Pankreas sowie der Lunge im Vordergrund. Das Wahre Qi ist dabei als das Endstadium der Qi-Umwandlung zu betrachten, die bei Milz-Pankreas durch Warmes und Süßes, bei der Lunge durch Warmes und Scharfes gefördert wird.

Dosierungen

- **Tee**
- 1 TL/1 Tasse Wasser kochend überbrühen, 15 Min. ziehen lassen
- alternativ: Kaltauszug: 1 TL/1 Tasse Wasser kalt ansetzen, mehrere Stunden ziehen lassen. Jeweils ½ Std. vor den Mahlzeiten 1 Tasse trinken.

- **Urtinktur**
- 3× tgl. 20 Tr. einnehmen
- bei neuralgischen Schmerzen sehr niedrig dosieren (3 × 5 Tr.)

Nebenwirkungen
Bei höheren Dosierungen können Kälte- oder Hitzegefühl an Händen und Füßen oder auch im ganzen Körper ausgelöst werden (nach Madaus).

Kontraindikationen
keine Anwendung bei Gefahr von akutem Gallenstau

Nasturtium officinale
Brunnenkresse/water cress/Cruciferae

Natürliches Vorkommen
in Bach- und Quellfluren, fast weltweit verbreitet

Medizinisch verwendete Pflanzenteile
- Kraut – Herba Nasturtii
- Samen – Semen Nasturtii

Energie
- Temperatur: warm
- Geschmack: scharf, leicht bitter, leicht salzig und süß
- Eigenschaften: wirkt trocknend, erwärmend, zerteilend, bewegend, nährend, vitalisierend

Inhaltsstoffe
Glycosinolate (Senfölglykoside), Mineralien (Eisen, Kalium, Jod), Vitamine A, B2, C, D, ätherisches Öl usw.

Therapeutische Wirkungen und Anwendungsbereiche
- ✱ bewegt und belebt das Leber-Qi:
  - wirkt cholagog und choleretisch, Obstipation
  - Cholelithiasis, Ikterus, Fettstoffwechselstörungen
  - Hepatosplenomegalie
  - harnsaure Diathese, Bi-Syndrom (Kälte-, Nässe-, chronisches), Gicht
  - Müdigkeit, Depression
- ✱ tonisiert und bewegt das Magen-Qi, beseitigt Nässe-Kälte von Milz-Pankreas:
  - stärkt den Magen, regt die Magensäfte an, Appetitlosigkeit, Indigestion
  - Schwäche, Müdigkeit, Erschöpfung
  - wirkt trocknend und entschleimend im Mittleren Erwärmer
  - Hepatosplenomegalie
  - dyspeptische Probleme, breiige, schleimige Stühle
  - regt den Stoffwechsel an bei Diabetes

- unterstützt die Blutbildung, Anämie, Blässe, Schwindel
- Laktagogum
- stimuliert die Wirkung der Schilddrüse, Hypothyreose
- ✴ belebt, bewegt und reinigt das Blut:
  - Anämie, Blässe, Frühjahrsmüdigkeit, Skorbut, Schlafsucht
  - frische Blätter enthalten wichtige Vitalstoffe wie Vitamin C, Jod, Eisen, Mangan, Kalium, Schwefel
  - Emmenagogum
  - Durchblutungsstörungen
  - chronische Exantheme, Acne vulgaris, Juckreiz im Genitalbereich
  - Bi-Syndrom (Kälte-, Nässe-Bi), Blutstase in den Gelenken
- ✴ leitet Nässe, Feuchtigkeit und Schleim aus, bewegt den Lymphfluss, erweicht Verhärtungen:
  - benigne und maligne Tumore, Struma
  - Nieren- und Gallensteine
  - Lymphstau, verhärtete Lymphknoten
  - Bi-Syndrom (Kälte- und Nässe-Bi)
- ✴ tonisiert das Nieren-Yang, stärkt die Essenz (Samen), beseitigt Nässe-Kälte der Blase:
  - wärmt und kräftigt die Nieren
  - stärkt Gehirn und Nerven, Schwäche, Depression, Konzentrations-, Gedächtnismangel (Samen)
  - reguliert den Hormonhaushalt
  - physische und mentale Retardierung bei Kindern (Samen)
  - Osteoporose, Kalziummangel (Kraut, Samen)
  - Parodontose, lockere Zähne (Samen)
  - Haarausfall, Alopezie (innerlich und äußerlich)
  - verbessert die Ausscheidung harnpflichtiger Substanzen, Dyskrasie, Nierengrieß und -steine
  - Gicht, Bi-Syndrom (Kälte-, Nässe-Bi)
  - Schwerhörigkeit
  - wirkt diuretisch bei Harnstau, Hydrops, Ödemen
  - Nässe-Kälte in der Blase, Miktionsstörungen, schmerzhaftes Wasserlassen, chronische Zystitis, Prostata-Adenom, chronische Fluor vaginalis
- ✴ leitet zähen, kalten Schleim aus Lunge und Dickdarm aus, tonisiert das Lungen-Qi:
  - verbessert den Sauerstoffaustausch in der Lunge, Atemnot, Keuchen
  - chronische Bronchitis, Heiserkeit
  - frische Blätter wirken desinfizierend auf Mund, Rachen und Bronchien
- Anthelminthikum
- äußerliche Anwendung (Presssaft, Creme):
  - Leber- und Pigmentflecken

Organbezug
Leber-Galle, Magen, Milz-Pankreas (Blut, Lymphe), Niere-Blase, Lunge

Kommentar
Mit ihren kleinen weißen Blüten wächst die Brunnenkresse in Quellen, Bächen, Flüssen und Wassergräben – überall dort, wo sich sauberes, fließendes Wasser einen ruhigen Weg durch das Erdreich sucht. Strotzend vor Triebkraft und Energie breitet sie sich aus, metertief unter Wasser bildet sie oft riesige Matten.

Die Brunnenkresse gehört der Familie der Kreuzblütler an, jener Pflanzenfamilie, die Standorte abgesondert des normalen Pflanzenlebens wie im Hochgebirge, an Meeresstränden, im hohen Norden oder in Gewässern bevorzugt. Sie suchen das intensive Licht, um sich dort üppig wuchernd zu entfalten. Obgleich sie in süßen Gewässern wächst, reichert die Brunnenkresse in minimaler Konzentration Jod an und ist wie die meisten ihrer Verwandten eine wichtige Vitamin-C-Quelle: Kreuzblütler waren schon den Seefahrern als Anti-Skorbut-Pflanzen bekannt. Heute wird die Pflanze gern für Frühjahrskuren verwendet – kombiniert mit jungen Löwenzahn-, Brennnessel- und Birkenblättern als Vitaminversorger, zur Blutreinigung und als Stoffwechselstimulans.

Mit ihrem vornehmlich scharfen Geschmack aufgrund der enthaltenen Senfölglykoside und ihrer warmen Energie gehört die kleine, aber energische Wasserpflanze zum Element Feuer. Im Wasser jedoch ist sie gediehen, aus dem Wasser schöpft sie ihre Kräfte. So selbstverständlich ist dann auch ihre Wirkung auf die „Gewässer", auf das Yin des Körpers. Sie bewegt Blut und Lymphe, regt die Verdauungssäfte an, wirkt diuretisch, greift Schleim- und Steinbildung an, erweicht verhärtete Lymphknoten. Mit den zudem noch bitteren, süßen und salzigen Anteilen in ihr dockt sie an den unterschiedlichsten Organen im Körper an und nimmt kraftvoll Einfluss auf die jeweiligen Yin- und Yang-Aspekte dieser Systeme.

Die Brunnenkresse bewegt, reinigt, zerteilt und belebt, was ins Stocken geraten ist. Parallel zu ihrer Fähigkeit, Gestautes in Fluss zu bringen, schafft sie auch die Voraussetzungen, um psychische Hemmnisse abzubauen, die hinter den Beschwerdebildern stehen.

Dosierungen

■ Tee aus dem Kraut (nach Wichtl)
1 geh. TL/1 Tasse Wasser aufgießen, 7–10 Min. ziehen lassen. 3–4 Tassen über den Tag verteilt trinken.

■ Sirup zur Anregung der Entschleimung
⅓ Presssaft mit ⅔ abgekochtem und ausgekühltem Zuckerwasser vermischen.

■ Presssaft
2–3× tgl. 1–2 TL Presssaft im Verhältnis 1:5 mit warmem Wasser oder Gemüsesaft verdünnt einnehmen.

■ Frisches Kraut
Gemischt mit anderen Salatsorten 20–30 g tgl. essen.

■ Creme mit Brunnenkressenextrakt zur Behandlung von Pigmentstörungen
Im Handel als Celerit-Bleichcreme erhältlich.

Nebenwirkungen
Wegen des Gehaltes an Senfölglycosiden sollte Brunnenkresse nicht über längere Zeit oder in großen Mengen eingenommen werden, da die Magenschleimhaut gereizt werden kann.

Kontraindikationen
Nicht anwenden bei Kleinkindern und Personen mit Magen- und Darmgeschwüren.

Ocimum basilicum

Basilikum/basil/Lamiaceae

Natürliches Vorkommen
Heimat: vermutlich Vorderindien; in den gemäßigten und tropischen Zonen weltweit verbreitet

Medizinisch verwendete Pflanzenteile
- frische (auch getrocknete) Blätter – Folia Basilici
- Samen – Fructus Basilici

Energie
- Temperatur: leicht warm
- Geschmack: scharf, leicht bitter, leicht süß
- Eigenschaften: vertreibt Feuchtigkeit und Schleim, wirkt beruhigend auf den Geist Shen, regt die Testosteron-Bildung an; Yang-Tonikum

Inhaltsstoffe
ätherisches Öl (Estragol, Linalol), Gerbstoffe, Flavonoide, Kaffeesäure, Äsculosid usw.

Therapeutische Wirkungen und Anwendungsbereiche
- ✱ bewegt das Leber-Qi:
    - entkrampft und erweitert die Gallenwege, fördert mild den Gallenfluss
    - Obstipation
    - fördert die zu schwache Regelblutung, reguliert die unregelmäßige Blutung
    - lindert prämenstruelle und menstruelle Krampfbeschwerden
    - wirkt leicht krampflösend, mindert Spannungskopfschmerz
    - lindert hormonell bedingte Migräne
    - Melancholie, Depression
- ✱ tonisiert das Herz-Qi, beruhigt den Geist Shen:
    - Dyspnoe
    - Arrhythmie aufgrund von Aufregung
    - nimmt das Druckgefühl von der Brust
    - nervöse Zustände mit Sympathikusdominanz
    - vertieft den Schlaf, nimmt beunruhigende Träume
- ✱ tonisiert das Qi und Yang von Magen und Milz-Pankreas, erwärmt das innere Li:

- stärkt und trocknet die Mitte
- Blähungen, Meteorismus, Übelkeit, Nausea
- Adipositas
- löst Spannungen und Krämpfe im Magen-Darm-Trakt (Blatt, Samen)
- Leber-Feuer, das Milz-Pankreas attackiert
- mildert die Gedankenflucht
- langsames Denken, Benommenheit
- Laktagogum (Samen, Blatt)
- lindert Mastopathie (innerlich und äußerlich angewandt)
- ✳ tonisiert das Nieren-Yang:
  - wirkt diuretisch (Samen)
  - chronische Nephritis (Samen)
  - Impotenz, Ejaculatio praecox
  - regt die Testosteron-Bildung an
  - weibliche Infertilität, Frigidität, begünstigt hormonelle Ausgeglichenheit (über die Hypophysentätigkeit)
  - Kreuzschmerzen
  - tonisiert die Yang-Energien, bei drohendem Yang-Kollaps, Schwäche, Kälte, Ohnmacht, Schock
  - bei Apathie, fehlender Unternehmungslust, mangelnder Willenskraft
- tonisiert das Lungen-Qi, beseitigt Feuchtigkeit und Schleim:
  - chronische Bronchitis, Husten mit weißem Sputum
  - Hustenreiz
  - Asthma bronchiale
- Antiseptikum:
  - heilt Brustdrüsenentzündung (innerlich und äußerlich angewandt)
  - Katarrhe der Harnröhre (Samen)
  - wirkt keimhemmend und -tötend im Darm (ätherisches Öl)
- ✳ äußerlich:
  - unterstützt die Wundheilung
  - weicht Schrunden und verhärtete Wundränder auf
  - heilt Brustdrüsenentzündung, lindert Mastopathie

Organbezug

Herz, Lunge, Magen, Milz-Pankreas, Leber-Galle, Niere

Kommentar

Von der alten ägyptischen Kultur bis ins europäische Mittelalter hinein wurde Basilikum stets als Grabbeigabe verwendet – ein Zeichen dafür, dass der Pflanze eine besondere Beziehung zu Geist und Seele zuerkannt wurde. Dem Basilikum wurde die Kraft zugesprochen, den Menschen über den Tod hinaus zu begleiten und ihn zu schützen.

Wie auch andere Vertreter der Lippenblütler verfügt Basilikum über eine sehr subtile, fein regulierende Wirkung auf das ZNS. Die Qualität der Beeinflussung erinnert in mancher Hinsicht an das Eisenkraut: Bei bedrückenden, drängenden Konflikten hat es einen vermittelnden Charakter auf die inneren kontroversen Positionen und ermöglicht somit eine leichtere Entscheidungsfindung. Spannungs- und Unruhezustände werden bei regelmäßiger Anwendung deutlich gemindert, der Tag-Nacht-Rhythmus wird reguliert.

Im Bereich aller endokrinen Funktionen macht sich ein regulierender Einfluss auf das hypothalamisch-hypophysäre System spürbar bemerkbar, v.a. bei sensiblen Patienten mit einer Schwäche der Gonadotropine. Außerdem liegt oft eine erhöhte Erregbarkeit der Schilddrüse vor, die nicht zwingend mit dauerhaft erhöhtem TSH-Wert einhergehen muss. Betroffene Frauen neigen zum prämenstruellen Syndrom, zu verminderter, unregelmäßiger Regel und einer sehr stark von der Zyklussituation abhängigen Befindlichkeit. Männer, die gut auf Basilikum ansprechen, sind sensibel, zurückhaltend, auch neurasthenisch, mit einer Neigung zu psychisch bedingten Störungen des Sexuallebens. Bei diesen stark konstitutionell bedingten Beschwerdebildern wird Basilikum nicht allein, aber als ein zentrales, das Grundthema ansprechendes Mittel eingesetzt. Doch auch bei anderer konstitutioneller Prägung kann Basilikum mit seiner tonisierenden Wirkung auf die Energie von Lunge, Nieren und Milz-Pankreas als ein sanftes, erwärmendes Tonikum, das zugleich beruhigt und Mut macht, zum Einsatz kommen.

Aus dem beschriebenem Charakterbild des Basilikums springt deutlich die Wirkung der Pflanze auf Leber-Galle hervor. Während der Dünndarm die notwendige Klarheit vermittelt, um in einer Entscheidungsfindung das Reine vom Unreinen zu trennen, begünstigt die Gallenblase den Mut und die Initiative zur Entscheidung. Basilikum wirkt jedoch noch deutlich tiefgreifender: Es nimmt sanft und vorsichtig Einfluss auf das Meer des Marks, das Gehirn, wo es die Zentren beruhigt und ausbalanciert, die subtile Vorgänge und Rhythmen des Yin und Yang im Körper steuern.

Dosierungen

■ Tinktur aus den frischen Blättern
3× tgl. 20 Tr. einnehmen.

■ Basilikumwasser
Ca. 10 g zerkleinerte Blätter in ein Glasgefäß mit ½ l frischem Wasser 1 Std. in die Sonne stellen. Im Laufe des Tages austrinken.

■ Abkochung
1 gestr. TL Fructus Basilici/¼ l Wasser zugedeckt kurz aufkochen, 10 Min. ziehen lassen. 3× tgl. 1 Tasse trinken.

■ Basilikumöl
5 Tr. auf Brot zu den Mahlzeiten einnehmen.

■ äußerliche Anwendungen bei Ohrensausen
Getrocknetes oder frisches Basilikumkraut, in ein Säckchen genäht, auf die Ohren auflegen.

■ Basilikumsalbe, traditionelle „Königssalbe" (nach Dinand)
Ein Gefäß locker mit leicht zerkleinerten Basilikumblättern füllen. Mit erwärmtem Schweineschmalz (oder einer anderen geeigneten Salbengrundlage) übergießen und im heißen Wasserbad ½ Std. ziehen lassen. Nach dem Abkühlen bis zum nächsten Tag stehen lassen, dann erneut erwärmen und abseihen.

Nebenwirkungen, Kontraindikationen
keine

Olea europaea

Olivenbaum, Ölbaum/olive tree/Oleaceae

Natürliches Vorkommen

Heimisch ist der Olivenbaum in Westasien, Ägypten und Syrien. Heute wird er im ganzen Mittelmeergebiet und weltweit in vielen sonnigen, warmen Regionen, wie z. B. Mittel- und Südamerika, Eurasien, Afrika kultiviert. Er liebt ein frostfreies Klima und lange, warme Sommer.

Medizinisch verwendete Teile

● Blatt – Folium Oleae
● Frucht – Fructus Oleae

Energie

● Temperatur: neutral (Blatt), leicht warm (Öl)
● Geschmack: süß, leicht fad (Blatt), süß, leicht scharf (Öl der Früchte)
● Eigenschaften:
    ● Blatt: wirkt befeuchtend, spasmolytisch, gefäßerweiternd, antioxydativ, adstringierend, diuretisch, blutdrucksenkend, tonisiert und moduliert das Wei Qi
    ● Öl der Früchte: wirkt erwärmend, befeuchtend, nährend, entzündungshemmend, erweichend, laxativ

Inhaltsstoffe

● Blatt: Secoiridoide (Oleuropein), Phenole (Oleanal), Oleoside, Flavonoide (Rutin, Luteoline und Glykoside), Chalconderivate (Olivin), Anthocyane, Triterpene, Alkaloide, Beta-Sitosterol-Glykoside, Gerbstoffe, Mannittol, organische Säuren, Mineralien (Kalzium, Phosphor, Magnesium, Silizium, Kalium, Eisen, Schwefel, Chlor etc.), Phospholipide, Enzyme, ätherische Öle, Wachs usw.
● Öl der Früchte: einfach ungesättigte Fettsäure (bis zu 85%) (Olein-, Palmitolsäure), mehrfach ungesättigte Fettsäure (10%)(Linolsäure), gesättigte Fettsäure (Palmitinsäure), Phospholipide (Lezithin), Phytosterole (Beta-Sitosterole, Cholesterol), Phenole (Oleuropein, Hydroxytyrosol), DHPE, Flavonoide, Vit. E (Tocopherole), Betacarotin, Triterpene, Chlorophyll, Säuren usw.

Therapeutische Wirkungen und Anwendungsbereiche

● ✚ schützt die Gefäße, verbessert den Kreislauf (durch das Oleuropein):
    ● wirkt gefäßerweiternd (Blatt)
    ● wirkt blutdrucksenkend, Hypertonie (Blatt, Öl)
    ● verbessert die Elastizität der Arterien (Blatt, Öl)

- wirkt antioxydativ, schützt gegen oxydativen Stress auf die Gefäßwand (Blatt, Öl)
- beugt Arteriosklerose, Herz- und Gefäßkrankheiten vor, bei peripheren Gefäßkrankheiten, Claudicatio intermittens (Blatt, Öl)
- arteriosklerotische Veränderungen, als Herzinfarkt- und Schlaganfall-Prophylaxe (Blatt, Öl)
- wirkt antithrombotisch (Öl)
- verbessert den Fettstoffwechsel, reduziert den zu hohen LDL-Cholesterinspiegel, bei Cholesterinämie, erhöhten Triglyceriden im Blut (Blatt, Öl)
- wirkt blutverdünnend, vermindert die Plättchenaggregation und -adhäsion (Öl)
- tonisiert und moduliert das Wei Qi (Blatt):
  - wirkt antiseptisch, antiviral, antibakteriell, antifungal (durch das Oleuropein; gegen u. a. Pseudomonas, Staphylococcus aureus)
  - wirkt entzündungshemmend (Öl; durch die Phenolsäuren, Polyphenole)
  - hat genesungsfördernde Kraft
  - Erkältungen, grippale, fiebrige Infekte
  - bakterielle Hautinfektionen, Akne
  - Sklerodermie, Psoriasis
  - chronische Sinusitis, Bronchitis, Angina, Pharyngitis, Lungenentzündung, TBC
  - Stomatitis, Entzündungen im Mundbereich
  - Herpes genitalis, Herpes zoster, Eppstein-Barr-Virus, Hepatitis B
  - Candida-Infektionen, bei Hefe-Pilz-Besiedlung des Darms
  - Infektionen des Urogenitaltrakts, Endometriose, Gonorrhöe
  - Colitis ulcerosa, Morbus Crohn
  - nach Operationen, chronische Müdigkeit, Erschöpfung
  - Bi-Syndrom (chronisch), arthritische Entzündungen, chronische Gelenkschmerzen
  - wirkt antioxydativ, prophylaktisch gegen degenerative Krankheiten, Krebs (v. a. Brust-, Prostatakrebs), Alterserscheinungen (Öl)
- ❋ wirkt systemisch befeuchtend, nährend, nährt das Yin von Milz-Pankreas:
  - wirkt vitalisierend, energiespendend (Blatt, Öl)
  - senkt den Blutzucker (Blatt, Öl), Diabetes Typ II, Alters-, Schwangerschaftsdiabetes, Verbesserung der Zuckerverwertung bei Typ I (Blatt, Öl)
  - befeuchtet Magen und Darm, nährt die Flüssigkeiten, beugt Ulcus vor (Öl)
- öffnet die Leber (Öl):
  - wirkt choleretisch und cholagog, Ikterus (als Adjuvans)
  - Flatulenz, Meteorismus, Distension des Abdomens infolge mangelnder Fettverdauung
  - wirkt mild laxativ
  - wirkt entgiftend (Blatt)
  - beugt Cholelithiasis, Cholangitis und Cholezystitis vor
  - soll kleine Gallensteine auflösen
- wirkt beruhigend, harmonisierend, aufhellend (Blatt):
  - nervöse Rhythmusstörungen des Herzens
  - stabilisiert bei depressiver Neigung
  - beruhigt und entkrampft Magen und Darm (Blatt)
- wirkt diuretisch (Blatt):
  - Ödeme, Hydrops
  - Hyperurikämie, Bi-Syndrom, Gicht
  - beugt Nieren- und Blasengrieß und -steinen vor
- wirkt äußerlich adstringierend (Blatt), beruhigend, juckreizstillend, entschwellend, erweichend (Öl) (Kompressen, Einreibungen)
  - Kontusionen, Schürfwunden, Insektenstiche, leichte Verbrennungen (Blatt)
  - Sonnenschutzmittel, Sonnenbrand (Öl)
  - rissige, trockene, juckende Haut, Milchschorf (Öl)
  - als Trägeröl für Massageöle, Rotöl

Organbezug
Kreislauf, Milz-Pankreas, Lunge-Dickdarm (Haut, Wei Qi), Leber-Galle

Kommentar
Olivenbäume sind schon allein äußerlich ein Sinnbild von Ruhe und Kraft. Ihre gewrungene, knorrige Gestalt und sehr prägnante Ausstrahlung vermitteln den Eindruck von äußerster Genügsamkeit, ohne dabei irgendeinen Mangel zu leiden. In noch so kargen Verhältnissen vermögen sie mit

dem wenigen, das der Standort ihnen bietet, optimal zu wirtschaften. Größere Forderungen stellen sie an die Klimabedingungen ihrer Umgebung: die Winter sollen frostfrei sein, jedoch genügend kalt, um überhaupt in die Blüte übergehen zu können. Dagegen liebt der Ölbaum lange, heiße Sommer, das Quecksilber soll sich zwischen 25 und 45 °C bewegen. Obwohl er bis zu 200 Jahre alt werden kann, wird er nur 12 Meter hoch. Seinen höchsten Ertrag an Früchten, den so begehrten Oliven, bietet er zwischen dem 50. und 100. Lebensjahr. Sie strotzen von fettem, höchst energiereichem und hochwertigem Öl. Langsamkeit, jedoch auch Fülle typisieren den Olivenbaum. Nicht ohne Grund wurde er in der Vorgeschichte schon kultiviert; er ist eine der ältesten kultivierten Pflanzen überhaupt.

Graugrün, lederartig ist das Blatt der Olive an seiner Oberseite, an der Unterseite dagegen silberartig- grau und flaumig weich: noch deutlicher kann der Ölbaum seine Yang- und Yin-Kräfte nicht in Erscheinung bringen. Komplementärer Natur machen sie durchaus die Heilkraft des Blattes aus. Yin-betont ist sein Wirken in den tiefsten Schichten des Körpers, in den Gefäßen, im Blut. So gilt in unserer Volksheilkunde der Tee aus den Blättern seit Langem als ein Mittel, das Gefäße jung hält und vor Alterssklerose schützt. Er wurde aber nur wenig verwendet. Seit jedoch die Inhaltsstoffe wissenschaftlich untersucht wurden, sind erstaunliche Erkenntnisse hinsichtlich der Wirksamkeit von Olivenblattauszügen bekannt geworden. Dabei sind es die Iridoide, denen die Wirkung in erster Linie zugeschrieben wird, allen voran das Oleuropein. Dieses ist in den Blättern in noch höherer Konzentration vorhanden als im Öl. Neben den schon bekannten Wirkungen auf die Gefäße, deren Elastizität besser erhalten bleibt, hat es deutlich senkende Wirkung auf den Blutdruck, reduziert die Blutfette und erhöht die Fließfähigkeit des Blutes.

Eine weitere Besonderheit des Blattes ist seine interessante sog. Wei Qi- oder Abwehrenergie-modulierende und damit Yang-gerichtete Kraft. „Wei Qi" bezieht sich auf die Energie, die unter der Haut, nahe der Körperoberfläche, durch Muskeln und Bindegewebe fließt. Es hat sich gezeigt, dass Olivenblattauszüge die Abwehrleistung gegen die unterschiedlichsten viralen Erkrankungen erhöht.

Der virusspezifische Effekt in der infizierten Zelle wird blockiert. Auch die Fähigkeit, Bakterien, Pilze und Parasiten abzuwehren, wird erhöht. Darüber hinaus ist das Blatt in der Lage, bei chronischen Krankheitsbildern, die durch nicht überwundene Infekte entstanden sind, wie beim chronischen Bi, allergischen Beschwerden sowie chronischem Müdigkeitssyndrom, ausgezeichnete Hilfe zu leisten. Es scheint, dass neben einer sehr differenzierten Stimulation des Immunsystems die eigentliche Hauptwirkung der Heilsubstanzen direkt an der Zelle ansetzt, indem sie ihre Widerstandskräfte erhöhen und den Zellstoffwechsel verbessern. So wird auch verständlich, dass Olivenblättertee bereits Schwangeren und stillenden Müttern empfohlen wird, weil die darin enthaltene Oleinsäure eine zellaufbauende Wirkung hat und sich dies auf die Entwicklung der Intelligenz des Kindes positiv auswirken soll. In gleicher Weise können die Substanzen im Alter den Intellekt länger erhalten, wenn regelmäßig der Tee aus den Blättern getrunken wird.

Seine feurige Natur hat der Olivenbaum auch in dem hohen Ölgehalt seiner Früchte gespeichert. Das Olivenöl bringt ebenfalls die satte, Yin- und Yang-geprägte Natur des Ölbaums zum Ausdruck, indem es sowohl innerlich als auch äußerlich wohltuend wärmend, befeuchtend und nährend wirkt. Öl bedeutet Wärme, das Element des Wachstums. Es bedeutet jedoch auch Schmiere, Befeuchtung, Heilung für trockene Haut und Schleimhäute, für das ganze System. Wichtig ist dabei auf gute Qualität erster kalter Pressung zu achten!

Dank der langen, intensiven Sonneneinstrahlung, der Blatt, Blüte und Frucht in der heißesten Jahreszeit ausgesetzt sind, können sie großzügig süße, nährende Kraft entwickeln. Süß vermittelt Harmonie und Zufriedenheit, es tonisiert und entspannt zugleich. Seine Wirkrichtung ist Yang. Menschen, die ein stressiges Leben haben, oder vor einer Phase körperlicher oder geistiger Anspannung stehen, wären gut beraten, die vitalisierende und nährende Kraft des Ölbaums zu nutzen. Und auch für den alten Menschen, nach einem anstrengenden und langen Leben trocken und erschöpft, ist er ein Jungbrunnen. Die Blüte des Ölbaums, *Olive*, verabreicht Dr. Bach Menschen, die sowohl psychisch als physisch am Ende ihrer Kräfte sind. Sie gilt als Blüte der Regeneration und der Entgiftung.

Dosierungen

■ Tinctura fol. Oleae
3× tgl. 40–50 Tr.
    Olivysat Bürger Lösung ist im Handel erhältlich.

■ Tee aus den Blättern
- 1–2 TL/¼ l Wasser, heiß übergießen, 10–15 Min. zugedeckt ziehen lassen, im Lauf des Tages 3 Tassen trinken (Schulkinder 2 Tassen),
- oder: 20–50 g/1 l Wasser aufkochen, 10–12 Min. ziehen lassen, über den Tag verteilt trinken
- oder: 20–40 g Olivenblätter /1 l Wasser über Nacht kalt ansetzen, morgens kurz aufwärmen und abseihen, im Lauf des Tages trinken
- oder: 20 Olivenblätter/300 ml auf 200 g einkochen, 2× tgl. 1 Tasse warm trinken

■ Tabletten (aus Olivenblättern)
Als *Olivysat mono Bürger* im Handel erhältlich.

■ Oleum fruct. Oleae/Olivenöl
- zur Prophylaxe von Herz- und Gefäßkrankheiten, degenerativen Erkrankungen, Krebs: 2× tgl. 1 EL während der Mahlzeiten
- zur Prophylaxe von Gallsteinen: 2–3× tgl. 1 EL zwischen den Mahlzeiten
- bei Obstipation: 2–3 EL/Tag, am besten direkt vor den Mahlzeiten

Nebenwirkungen

Bei empfindlichem Magen sollten Zubereitungen aus dem Blatt während der Mahlzeiten eingenommen werden.

Kontraindikationen

Nässe-Hitze der Gallenblase, bei Gallensteinen (wegen der Gefahr einer Kolik), Hepatitis

Origanum majorana

Majoran/marjoran/Lamiaceae

Natürliches Vorkommen

Heimat: ursprünglich östlicher Mittelmeerraum und Vorderasien; als Gewürzpflanze weltweit bekannt, auch in Mitteleuropa angebaut

Medizinisch verwendete Pflanzenteile

Blatt – Folium Majoranae

Energie

- Temperatur: neutral (mit wärmenden und kühlenden Potenzial)
- Geschmack: aromatisch-scharf, leicht bitter und süß, adstringierend
- Eigenschaften: wirkt trocknend, schleimlösend, blähungs- und gärungswidrig, beruhigend, stabilisierend, spasmolytisch, adstringierend, erweichend, zerteilend; Yang-Tonikum

Inhaltsstoffe

ätherisches Öl (enthält Terpene, Terpineol), Flavonoide (Diosmetin, Luteolin), Alkaloide, herzaktive Glykoside (Arbutin), Saponine, Gerbstoffe, Bitterstoffe, Kaffeesäurederivate, Polysaccharide usw.

Therapeutische Wirkungen und Anwendungsbereiche

- ✴ bewegt stagniertes Qi und Blut im Unteren Erwärmer:
  - erwärmt und bewegt das Uterus-Qi, krampfartige Schmerzen
  - Infertilität durch Uterusschwäche
  - verzögerte Menses, Dysmenorrhöe
  - Amenorrhöe durch Kälte (innerlich und äußerlich, Dampfbad, Sitzbad)
  - bewegt das Nieren-Qi, regt die Diurese an, Ängstlichkeit, nervöse Spannung, Unruhe
- ✴ bewegt das Herz-Qi:
  - Herz-Qi-Stagnation, bei hochsteigendem Leber-Yang
  - Palpitationen
  - Migräne, Schwindel, Tinnitus
- ✴ nährt das Herz- und Nieren-Yin, harmonisiert den (durch Yin-Mangel) beunruhigten Geist Shen:
  - Insomnia, Schlafstörungen, erotische Träume mit Entleerung
  - Palpitationen, Tachykardie
  - Nervosität, Unruhe, Gereiztheit
  - Angstzustände
  - Phobien, Globus hystericus, Paranoia
  - beruhigt sexuelle Gereiztheit, sexuelle Neurasthenie

- ✲ beseitigt Schleim, der die Herzöffnungen verlegt, beseitigt inneren Wind:
  - wenn Schleim den Geist benebelt
  - Gedächtnisschwäche, nach Apoplex durch Wind und Schleim
  - Psychosen und Verwirrtheit durch Schleim, Hysterie
  - Vergesslichkeit
  - dumpfe Kopfschmerzen, Tinnitus, Schwindel, durch Schleim bedingt
  - Zittern, Muskelzucken, Tics
  - Nausea, Paralyse, Hemiplegie, Konvulsionen
- ✲ beseitigt Wind, Hitze, Kälte, Nässe:
  - leitet kalten, zähen Schleim aus der Lunge aus
  - Nässe-Schleim, der die Lunge verlegt
  - chronischer Schnupfen (auch als Schnupfpulver und Nasensalbe)
  - verstopfte Nase, Brustverschleimung
  - chronische Bronchitis, Asthma bronchiale
  - chronisches Bi, Arthrose, rheumatoide Arthritis
  - unterstützt die Diurese, mühsames, spärliches Wasserlassen
  - Irritationen der Blase, Bettnässen
  - Nieren-, Blasensteine
  - weißer Fluor vaginalis
- ✲ tonisiert und bewegt das Qi von Magen und Milz-Pankreas:
  - Magen-Leere und -Kälte
  - wirkt karminativ, Dyspepsie, Blähungen
  - Neigung zu hyperacider Gastritis
  - trocknet Feuchtigkeit, wenn Nässe-Kälte Milz-Pankreas befällt
  - Magen-Darm-Koliken durch Kälte
  - breiiger Stuhl, chronische Diarrhöe (in Rotwein gekocht)
  - nervöse Schwäche des Verdauungssystems
- ✲ bewegt das Leber-Qi, senkt hochsteigendes Yang:
  - wirkt cholagog
  - wirkt spasmolytisch, bei Kolikneigung (v. a. bei Kindern)
  - rechtsseitige Migräne, nervöse Kopfschmerzen
  - Menstruationsbeschwerden
  - Neigung zu depressiver Verstimmung
- ✲ bei Invasion äußerer Wind-Kälte:
  - fördert das Schwitzen, bei beginnender Erkältung, Grippe
  - Bi-Syndrom, Nässe-, Kälte-, Wind-Bi
- wirkt äußerlich erwärmend, spasmolytisch, analgetisch, erweichend:
  - als schmerzstillendes Pflaster
  - als Schnupfpulver
  - zur Einreibung um den Nabel bei Koliken der Säuglinge (Öl)
  - Varizen
  - Bi-Syndrom, Gicht, steifen Gelenken, Arthrose
  - Drüsenverhärtungen, verhärtete Milchknoten
  - wirkt erwärmend und spasmolytisch auf den Unterleib (Sitz- und Dampfbad)

Organbezug

Herz, Niere (Uterus), Magen, Milz-Pankreas, Lunge-Dickdarm, Leber-Galle

Kommentar

Ähnlich seinem wilden Verwandten Origanum vulgare beeinflusst der Majoran die Libido. Seine Yin-nährende Kraft in der Wandlungsphase Herz und Niere bewirkt Beruhigung, Besänftigung und Dämpfung – speziell dann, wenn starkes oder unbefriedigtes sexuelles Verlangen besteht. Insbesondere bei Unterdrückung oder Verdrängung dieses Verlangens können die daraus resultierenden Folgeerscheinungen wie Reizbarkeit, Nervosität, Kopfschmerz oder neuralgische Schmerzen gemildert werden. Den gleichzeitig Qi- und Blutbewegenden Einfluss des Majorans im Unteren Erwärmer kann man nutzen, um mannigfaltige Beschwerden durch Stauungen in dieser Gegend zu behandeln, wie zögernde oder schmerzhafte Menstruation, Infertilität. Bei Krämpfen wirkt ein Tee oder ein Sitz- bzw. Dampfbad erlösend. Der Einsatz von Majoran ist hier zu Unrecht etwas in Vergessenheit geraten.

Weiterhin ist Origanum majorana durch seine ausgezeichnet trocknende Wirkung bei übermäßiger Feuchtigkeit, Schleim und Kälte gekennzeichnet. Neben dem Unteren Erwärmer weist die Heilpflanze, die in der Antike, Mittelalter und Renaissance hoch geschätzt war, auch einen großen Bezug zum Oberen Erwärmer bzw. zu Herz, Lunge und Kopf auf. Er beseitigt auch hier Schleim, sediert inneren Wind und bringt Qi und Blut in Bewegung. Wirkungen, die bei unserem modernen Lebens- sowie Essens- und Ernährungsstil und auch für den alternden Menschen nicht wenig Relevanz haben.

Einerseits kühlt Majoran auf Grund von Yin-Mangel entstandene Hitze, andererseits wärmt er, wo Kälte, Nässe und Schleim den vitalen Qi- und Blutfluss beeinträchtigen. Je nachdem welche Disharmonie vorliegt, sucht er einen Ausgleich zwischen den diversen Geschmacksrichtungen und den unterschiedlichen energetischen Potenzialen, die ihn typisieren: zwischen warmem und kaltem Wirken, Trocknen und Befeuchten, Bewegen und Beruhigen.

In kleinen, doch langfristig und regelmäßig eingenommenen Dosierungen ist der Majoran v.a. für den nervösen, sprunghaften Menschen geeignet, der sich viel mit sexuellen Phantasien beschäftigt und zur Verausgabung neigt, – der also durch Yin-Mangel geprägt ist. Höher dosiert bewegt und erwärmt er den durch Nässe und Schleim, – den durch Yin-Fülle verlangsamten, blockierten Menschen. Majoran zeugt von einem intelligenten, differenzierten Heilwirken.

Dosierungen

■ Tee
1 TL/1 Tasse Wasser aufgießen, 5–10 Min. ziehen lassen. 3 × tgl. 1 Tasse trinken.
Wird die Droge länger bzw. kalt angesetzt, gehen vermehrt Bitterstoffe in das Wasser über.

■ Tinctura Majoranae (aus dem frischen Kraut mit Blüten)
3 × tgl. 10–30 Tr.

■ Oleum Majoranae
- bei Verdauungsbeschwerden: 3–5 Tr. auf etwas Brot einnehmen
- bei Blähungskoliken der Säuglinge: 2–3 Tr. um den Nabel herum einmassieren

■ Tropfen gegen Ohrensausen und zur Gehörstärkung
Grünes Majorankraut zerstoßen, den Saft ausgepresst und warm in die Ohren träufeln.

Nebenwirkungen
keine

Kontraindikationen
Schwangerschaft, auf Grund der Uterus-Qi-stimulierenden Wirkung

Paeonia officinalis/alba/lactiflora
Weiße Pfingstrose/peony/Paeoniaceae

Natürliches Vorkommen
Anbau in China und Japan, wächst auch in Sibirien und in der Mandschurei, in lichten Wäldern Südeuropas und Kleinasiens

Medizinisch verwendete Pflanzenteile
- Wurzel – Radix Paeoniae albae
- Samen – Semen Paeoniae
- Blüten – Flores Paeoniae

Energie
- Temperatur: kühl
- Geschmack: bitter, sauer (Wurzel); herb und adstringierend (Blüte)
- Eigenschaften: wirkt adstringierend, analgetisch, spasmolytisch, besänftigt inneren Wind, sammelt das Xue, stärkt das Wei Qi

Inhaltsstoffe
- Blüten: Anthocyane (Paeonin), Flavonoide, Gerbstoffe
- Wurzel: Gerbstoffe, Monoterpenesther (Paeoniflorin) usw.

Therapeutische Wirkungen und Anwendungsbereiche
- ✦ bewegt und tonisiert das Leber-Qi (Wurzel):
  - Schmerzen unterhalb des Rippenbogens
  - Hypermenorrhöe (Blüten)
  - Emmenagogum (Wurzel und Blüte)
  - wirkt spasmolytisch
  - rasche Stimmungswechsel, depressive Stimmung, missmutig, ängstlich
- ✦ nährt Leber-Yin- und -Blut (Wurzel):
  - „erweicht" die Leber

- ✱ senkt aufsteigendes Leber-Yang, klärt Leber-Feuer, besänftigt inneren Wind:
  - hepatogener Kopfschmerz, Migräne (Wurzel)
  - Bi-Syndrom, hat Bezug zu den oberen Extremitäten
  - Gicht, erhöhte Harnsäurewerte (Blüte, Samen und Wurzel)
  - Schwindel, besonders bei Bewegung, unsicherer Gang
  - Sehstörungen, Augenflimmern
  - Konjunktivitis, brennendes Gefühl in den Augen und Lidern
  - Hitze und Blutandrang zum Kopf und zur Brust
  - ängstliche Beklemmung im Thorax
  - Tinnitus
  - Epilepsie
  - ängstliche Erregung, unruhiger Schlaf, ängstliche Träume
  - Kribbelgefühl an der Brust, in den Achselhöhlen, an den Schultern, entlang der Arme, in der Nasenspitze
- bei mangelnder Festigkeit des Nieren-Qi, beseitigt Nässe-Hitze im Unteren Erwärmer (Wurzel):
  - abnorm starkes Urinieren
  - tropfenweiser Abgang des Harns mit Schmerzen im Blasenhals
  - Zystitis und Harndrang
  - Gicht, Arthritis urica, Harnsteine und -grieß
- ✱ tonisiert das Qi von Magen und Milz-Pankreas, beseitigt Nässe-Hitze, kräftigt das Hebe-Qi (Wurzel):
  - Mattigkeit, Tagesschläfrigkeit
  - Dyspepsie, Druckgefühl in der Magengegend, Übelkeit, Erbrechen
  - ✱ tonisiert das Blut
  - starke Darmgeräusche
  - plötzliche und schmerzhafte Diarrhöe
  - Hämorrhoiden, Mastdarmvorfall
  - Schwere und Dumpfheit im Kopf
  - Schwere der Extremitäten
  - Aszites, Ödeme
- ✱ sammelt und erhält das „Xue" (Wurzel und Blüten):
  - schmerzhafte Menstruation
  - Hypermenorrhöe
  - spontane Schweißausbrüche, Nachtschweiß
  - Hämostatikum
  - Venenleiden
- wirkt kühlend, beruhigend und schmerzstillend (Wurzel und Blüten):
  - fiebersenkend
  - antiseptisch
  - bei Magen-Feuer, starker epigastrischer Schmerz
  - Nässe-Hitze im Dickdarm, Kolitis, Diarrhöe
  - Schmerzen im Unterbauch durch Darminfektionen
  - trockene Nase, Gefühl der verstopften Nase
  - entzündliche Reizung der Nasen- und Rachenschleimhaut
  - Hitzeausschlag, brennendes Jucken der Kopfhaut
  - lindert Unterleibsschmerzen, PMS-Beschwerden
  - ✱ brennende, juckende Schmerzen am After nach Stuhlgang
- wirkt spasmolytisch (Wurzel):
  - PMS
  - Eklampsia infantium (Schreck des kleinen Kindes)
  - ✱ Antispasmodikum bei Säuglingen und Kleinkindern
  - Epilepsie
  - ängstliche Beklemmung im Thorax (Samen)
  - Asthma bronchiale mit krampfartigen Erscheinungen
  - stärkt den Uterustonus
  - Magen- und Darmkrämpfe
  - Neurasthenie
- tonisiert Wei Qi und Lungen-Qi (Wurzel):
  - erhöht die Leukozyten- und Lymphozytenzahl im Blut
  - gedunsenes Gesicht
  - allergische Erkrankungen
- ✱ bewegt das Blut (Wurzel):
  - begünstigt koronare Dilatation und periphere arterielle Vasodilatation
  - Augenleiden durch Blutstau im Kopfbereich
  - Hämorrhoiden, Venenleiden
- wirkt diuretisch (Wurzel):
  - Ödeme, Schwere der Extremitäten

Organbezug

Leber, Magen-Milz-Pankreas

Kommentar

In den Gärten ist die Pfingstrose mit ihren weißen oder purpurroten, gefüllten Blüten sehr beliebt, als Heilpflanze wird sie in der westlichen Kräutermedizin sehr zu Unrecht kaum noch erwähnt. Die anthroposophische Medizin scheint sie noch zu würdigen und beschreibt die Anwendung der Tinktur bei Blutandrang zum Kopf mit kongestiven Kopfschmerzen, Schwindel, entzündlicher Reizung der Schleimhäute des Auges, der Nase und des Rachens, Kopfschmerz mit Völle, Hitzegefühl, Blutandrang sowie rotem und gedunsenem Gesicht (Simonis 1991, S. 398).

All dies sind Symptome, die nach der TCM ein hochschlagendes Leber-Yang umschreiben. Hier wirkt die Pfingstrose kühlend und absenkend sowie beruhigend und entkrampfend. Besonders auffällig ist die Affinität der Heilpflanze zum Kopf. So wurde sie von alten westlichen Heilkundlern zur Behandlung von Epilepsie und bei Krampfzuständen von Kindern eingesetzt. Um das Zahnen günstig zu beeinflussen, wurde den Kindern ein Stück Pfingstrosenwurzel um den Hals gehängt.

Im Gegensatz zur westlichen Phytotherapie spielt in der chinesischen Pharmakologie die Wurzel der Pfingstrose eine zentrale Rolle. Differenziert wird in der TCM zwischen der weißen (Paeonia alba) und der roten Sorte (Paeonia rubra) und einer anderen chinesischen Verwandten (Paeonia moutan oder Paeonia suffruticosa), von der nur die äußere Rinde der Wurzel verwendet wird. Im Wesentlichen zeigen die drei Gattungen viele Ähnlichkeiten: Sie sind leicht kalt und wirken alle antipyretisch, antiseptisch, kühlend und antispasmodisch.

Die Hauptwirkung der Weißen Pfingstrose liegt in einem Sammeln und dem Ausgleich des Xue, der Säfte. Sie ordnet und beherrscht die Flüssigkeiten im Körper. Zusammen mit anderen Heilpflanzen wird sie zur Behandlung von Frauenbeschwerden bei Menstruation, Schwangerschaft und Geburt verwendet. Die Weiße Pfingstrose passt in alle Rezepturen zur Behandlung von Menstruationsstörungen (PMS, Amenorrhöe, Hypermenorrhöe). Bei schädigender Hitze durch einen Mangel an Säften und Schwäche des Xue, ersichtlich in einer sehr starken und schmerzhaften Regelblutung, spontanen Schweißausbrüchen und Nachtschweiß, hilft die Pflanze, die Säfte zu sammeln und zu schützen.

Gemäß der TCM besitzt die Weiße Pfingstrose hauptsächlich das Blut tonisierende Eigenschaften, während bei den anderen beiden Gattungen die Kühlung der Säfte (also auch des Blutes) deutlich im Vordergrund steht: Sie fördern eher die Durchblutung, lösen Stauungen auf und verhindern Blutgerinnsel. Bei Leber-Feuer ist dementsprechend die Wurzel der Roten Pfingstrose indiziert.

Die Weiße Pfingstrose konzentriert sich auch auf den Analbereich und die Geschlechtsorgane. Bei Hämorrhoiden, Brennen und Rhagaden am After, Schmerzen beim Stuhlgang, bei Harnverhaltung sowie bei Schwellungen der weiblichen Geschlechtsorgane bewirkt sie eine rasche Besserung.

Dosierungen

- Abkochung (nach TCM)

5–10 g tgl. in 3 Dosen (bei P. moutan in 2 Dosen) auf leeren Magen einnehmen.

- Tee (nach Wichtl)

1 TL Droge/¼ l Wasser mit siedendem Wasser übergießen, 5–10 Min. ziehen lassen.

- Urtinktur

Tgl. 5–15 Tr. einnehmen.

- Wurzelpulver für Kinder

3 × tgl. 0,3–0,6 g einnehmen.

- Frischpflanzenverreibung als Tablette

3 × tgl. 2 Tabl. einnehmen (1 Tabl. = 0,025 g Rad. Paeoniae).

Nebenwirkungen

Blüten, Samen und Wurzel können bei Überdosierung Gastroenteritis mit Erbrechen, Kolikschmerzen und Diarrhöe erzeugen (Wichtl 1989).

Kontraindikationen

Wurzel als Einzelmittel bei Schwangeren und in den ersten zwei Monaten nach der Geburt;

Mischungen mit anderen Heilpflanzen sind aber möglich.

Panax ginseng

Ginseng/ginseng/Araliaceae

Natürliches Vorkommen
Wälder Chinas und des ostasiatischen Raums

Medizinisch verwendete Pflanzenteile
Wurzel – Radix Ginseng

Energie
- Temperatur: leicht warm
- Geschmack: süß, leicht bitter
- Eigenschaften: wirkt adaptogen, entspannend und stimulierend, kräftigend, harmonisiert den Hormonspiegel; Qi-Tonikum

Inhaltsstoffe
Triterpensaponine (Ginsenoide), Phytosterole (Beta-Sitosterol), Glykopeptide, ätherische Öle (Limonen, Terpineol), Fettsäure, Stärke, Vit. B1, B2, B3, B5, B9, B12, C, Betacarotin, Mineralien und Spurenelemente (Kalzium, Magnesium, Zink, Eisen, Selenium, Vanadium, Mangan, Phosphor etc.), Aminosäure (Arginin, Cystein), Enzyme (Amylasen), Flavonoide usw.

Therapeutische Wirkungen und Anwendungsbereiche
- ✻ Allgemeintonikum (begleitet von Yang-Mangel-Symptomen):
  - kräftigt das Qi von Lunge, Herz, Magen, Milz-Pankreas, Nieren
  - fördert den Appetit
  - Müdigkeit, Erschöpfungszustände, Rekonvaleszenz, im Alter, Burnout
  - Energiemangel, Stress, Kurzatmigkeit, schwacher, kaum tastbarer Puls
  - aktiviert das Wei Qi
  - Schwäche aufgrund langer Krankheit, Hyperemesis, schwerer Diarrhöe, massiver Hämorrhagie
  - profuses Schwitzen
  - kalte Extremitäten
  - verbessert die sexuelle Vitalität
  - Kollapsneigung, Kollaps
- ✻ tonisiert das Qi von Magen und Milz-Pankreas:
  - fördert die Nahrungsumwandlung bei Appetitmangel und Völlegefühl im oberen Abdomen
  - chronische Diarrhöe
  - Erschöpfungszustände, verbessert die körperliche Leistungsfähigkeit, in der Rekonvaleszenz
  - Anorexia nervosa
  - regt die Blutbildung an, nährt das Blut, fördert die Hämoglobin- und Erythrozytenbildung, Anämie
  - vermindert den Blutzucker, Hyperglykämie, Altersdiabetes
  - stärkt das Gedächtnis, Konzentrationsschwäche
- ✻ tonisiert die Yin- und Yang-Essenz der Niere (kombiniert mit weiteren Tonika):
  - nährt das Ursprungs-Qi, gilt als lebensverlängernd
  - harmonisiert die Hormonachse Hypothalamus-Hypophyse-Nebenniere
  - regt die Nebenniere an (fördert in der Hypophyse das ACTH- (adrenocorticotrope) Hormon), erhöht die Produktion von Cortikoiden, Adrenalin
  - fördert die Gonadotropine, erhöht den Testosteron-Spiegel im Blut, fördert die Spermatogenese
  - verbessert die Vitalität der Spermazellen, wirkt aphrodisierend, Impotenz, erektile Dysfunktion
  - prophylaktisch gegen benigne Prostatahypertrophie
  - erhöht das Östrogen, klimakterische Beschwerden, nervöse Unruhe, Metrorrhagie (unregelmäßige Blutverlust) in der Perimenopause, Amenorrhöe, stimuliert die Entwicklung der weiblichen Brust
  - Sterilität, Libidomangel, Frigidität, Infertilität
  - wirkt antidepressiv, erhöht den Serotonin- und Noradrenalin-Spiegel im Gehirn
  - Harnverhaltung
  - erhöht die Ausscheidung von Harnstoff und Toxinen
  - Erkrankungen des Knochenmarks
- ✻ tonisiert das Lungen- und Wei Qi:
  - Dyspnoe, flache Atmung, schwacher Puls

- wirkt expektorierend bei Husten
- mobilisiert die Abwehrkräfte bei rascher Erschöpfbarkeit
- normalisiert die Leukozytenzahl, erhöht sie bei Leukopenie, reduziert bei Leukozytose
- verbessert die Phagozytose durch Makrophagen und Granulozyten, regt die Bildung von T-Lymphozyten an, die Interferonproduktion, verbessert die Aktivität von Killerzellen
- wirkt antiviral, antioxydativ
- wirkt antitumoral, regt die Bildung von Killer- und zytotoxischen Zellen an
- prophylaktisch gegen Infektionskrankheiten, Grippe, Erkältungen, Bronchitis
- wirkt adaptogen (durch Einwirken auf den Hypothalamus), erleichtert die innere Einstellung auf veränderte Umstände und Umweltbelastung wie Lärm, Kälte, Hitze, Sauerstoffmangel, Strahlen usw.
- reduziert die Nebenwirkungen von Strahlen- und Chemotherapie, von chemischer Intoxikation
- harmonisiert die Darmflora, regt das Wachstum von Bifidobakterien an, verhindert das Wachstum von Clostridiumbakterien
- verbessert die Stresstoleranz
- spontanes, ununterbrochenes Schwitzen
- bei Invasion der Körperoberfläche durch exogene pathogene Faktoren.
- ✳ tonisiert das Herz, beruhigt den Geist Shen:
  - öffnet das Herz, verbessert die Durchblutung
  - Einschlafstörungen, besänftigt dramatisches Traumerleben
  - Schlaflosigkeit durch Stress und Angst
  - Palpitationen durch Angst und Furcht, Übererregbarkeit
  - verbessert die Stresstoleranz (durch die Ginsenoide), bei Intoleranz von Druck, Leistungszwang
  - Anorexia nervosa, Asthenie
  - verbessert die zerebrale Durchblutung, die geistige Kraft, Lern- und Aufnahmefähigkeit, Psychomotorik, Vergesslichkeit, das soziale Funktionieren
- stimuliert das Leber-Qi:
  - schützt die Leber gegen toxische Substanzen
  - wirkt entgiftend, Alkoholismus
  - Hypercholesterinämie, beugt Arteriosklerose vor
- stimuliert die Produktion von Körperflüssigkeiten:
  - Durst, Diabetes mellitus, fiebrige Erkrankungen. profuses Schwitzen, Antriebslosigkeit

Organbezug
Milz-Pankreas, Niere, Lunge, Herz

Kommentar
Ginseng galt seit jeher in China und in ganz Südostasien als eine Wunderdroge. Mythen und Sagen ranken sich um ihn, und der Beruf des Ginseng-Sammlers kam einem spirituellen Weg gleich. Es wurden nur sehr alte Wurzeln gesammelt, die zu außerordentlich hohen Preisen verkauft wurden – je älter die Wurzel, desto größer ihre Heilwirkung. Die ältesten ausgegrabenen Exemplare waren bis zu 300 Jahre alt. Als Allheilmittel und Allgemeintonikum galt Ginseng bei hoffnungslosen Fällen als die Hilfe in der Not. „Von Siebold berichtet, dass chinesische und japanische Ärzte selten einen Kranken sterben lassen, ohne ihm noch zuletzt diese kostbare Arznei gegeben zu haben." (Madaus 1976, Bd. 3, S. 1459).

Der wild wachsende Ginseng, Berg-Ginseng genannt, ist selten geworden und wird außerordentlich teuer gehandelt. Im Westen wird der kultivierte Ginseng, der Garten-Ginseng, verwendet. Während weißer Ginseng an der Sonne getrocknet oder geröstet wird, wird der rote Ginseng in einem traditionellen, schonenden Verfahren in Wasserdampf gedämpft und getrocknet. Er erhält dabei eine rot-orange Farbe und soll wärmer und mehr dem Yang zugeneigt sein als der weiße Ginseng.

Der Ginseng ist ein hervorragendes Qi-Tonikum. Er kräftigt das Qi von Milz-Pankreas und Lunge und damit auch das Abwehr-Qi, tonisiert die Essenz (Jing) und nährt die vitalen Körperflüssigkeiten. Wie die Taigawurzel verfügt er über adaptogene Eigenschaften und ist dadurch in der Lage, die Widerstandskraft des Menschen gegen belastende Umwelteinflüsse und Stress zu erhöhen.

Der Ginseng hilft bei der Wiederherstellung der biologischen Homöostase: Er harmonisiert einen zu niedrigen oder zu hohen Blutdruck, bringt den Zuckerhaushalt wieder ins Gleichgewicht, wirkt regulierend auf das Blutbild ein, gleicht hormonelle Schwankungen aus und stabilisiert das durch Stress irritierte und geschwächte Nervensystem. Die antioxidative Wirkung ist in der Krebstherapie von großem Nutzen und inzwischen in vielen wissenschaftlichen Untersuchungen bestätigt worden.

Beim Einsatz von Ginseng ist zu beachten, dass der Missbrauch eines Tonikums zu neuen pathologischen Symptomen führen kann. Qi, Blut, Yin und Yang stehen grob- und feinstofflich in ständigen Wechselbeziehungen – das Ansteigen des einen zieht unvermeidlich den Verbrauch des anderen nach sich. Ein energetischer Ausgleich ist bei der Anwendung von Ginseng deshalb besonders erwünscht.

Die Qi-tonisierende Wirkung des Panax ginseng unterscheidet ihn vom ebenfalls im Handel erhältlichen amerikanischen Ginseng (Ginseng quinquefolium). Letzterer ist energetisch kühl, nährt die Säfte und hat also einen stark auf das Yin bezogenen Charakter. Der amerikanische Ginseng steht in engem Bezug zu Magen und Lunge. Bei Hitzesymptomatik in diesen beiden Bereichen (hohes Fieber, trockener Husten, evtl. blutiger Auswurf, Brennen im Epigastrium, trockener Mund etc.) wirkt er kühlend und befeuchtend. An heißen Sommertagen ist er aufgrund seiner kühlenden Eigenschaften ein angenehmes Getränk.

Dosierungen

Tagesdosis: 1–2 g, am besten morgens einzunehmen. Eine Kur von 4–6 Wochen ist empfehlenswert.

■ Tee
5–10 g Wurzel/½–1 l Wasser aufkochen, ½ Std. bedeckt bei geringer Hitze kochen lassen. 3× tgl. 1 Tasse trinken. Evtl. mit der Abkochung anderer Drogen mischen.

■ Tinctura Ginseng
2–3 Wochen lang 2× tgl. 1 TL bzw. 50 Tr., danach 2–3 Wochen lang 1× tgl. 1 TL od. 30 Tr.

■ Pulv. radicis Panacis ginseng
2–3× tgl. 0,5–2 g einnehmen.

■ Kapseln
Im Handel z. B. als Ginseng-Kapseln von Curarina oder Hevert-Aktivon mono von Hevert erhältlich.

Nebenwirkungen

- Überdosierung kann zu Hypertonie, Palpitationen, Tachykardie, Schwindel, Nervosität, Schlaflosigkeit, Erregbarkeit, Durchfall führen.
- Ginseng soll nicht zusammen verwendet werden mit Schwarzer Nieswurz. Um den positiven Effekt der Droge nicht zu beeinträchtigen, sollten während der Einnahme von Ginseng Rettich, Radieschen und Meerrettich sowie stimulierende Getränke wie Kaffee, Cola, Tee und Alkohol vermieden werden.

Kontraindikationen

- hochschlagende Energie in der Wandlungsphase Leber; Hypermenorrhöe, Östrogen abhängige Tumoren
- Herz-Feuer, Hypertonie, Herzrhythmusstörungen
- akute Infektionskrankheiten, akute Entzündungen, akutes Asthma
- schwere Depressionen, Angstzustände
- Niereninsuffizienz, nach Organtransplantationen
- Schwangerschaft, in der Stillzeit
- bei Diabetes unter Kontrolle eines Arztes

Passiflora incarnata

Passionsblume/passion flower/Passifloraceae

Natürliches Vorkommen

Regenwälder im südlichen Mittelamerika und nördlichen Südamerika

Medizinisch verwendete Pflanzenteile

Kraut mit Blüte – Herba Passiflorae incarnatae

Energie

- Temperatur: kühl
- Geschmack: leicht bitter
- Eigenschaften: wirkt kühlend, beruhigt den Geist Shen, besänftigt inneren Wind

Inhaltsstoffe
Flavonoide (Glykosylflavone), cyanogene Glykoside (Gynocardin), ätherisches Öl usw.

Therapeutische Wirkungen und Anwendungsbereiche

- ✸ klärt Herz-Feuer, beruhigt den Geist Shen:
  - Herzneurosen, Palpitationen, Hypertonie
  - Leere-Feuer, im Klimakterium
  - Schlaflosigkeit nach geistiger Anstrengung, Suchtentwöhnung
  - Zustände psychischer und nervlicher Überreizung, Neurasthenie, Stress
  - Hysterie, Depressionen
- ✸ nährt das Nieren-Yin:
  - aktiviert die GABA-Neurotransmission
  - Depressionen, Angstzustände
  - Suchtentwöhnung (unterstützend)
  - Angst vor Operationen, Zahnarztbehandlung, Lampenfieber
- ✸ dämpft aufsteigendes Leber-Yang, klärt Leber-Feuer, besänftigt inneren Wind:
  - wirkt spasmolytisch
  - Epilepsie, Eklampsie
  - Zittern, Delirium tremens
  - Hypertonie
  - Kopfschmerzen, Neuralgien, Migräne
  - klimakterische Beschwerden
  - Zorn, Wutanfälle, nervös gespannte Depressionen
- wirkt spasmolytisch im Oberen Erwärmer:
  - Angina pectoris
  - Krämpfe bei Kindern, Keuchhusten
  - Hustenattacken, Asthma bronchiale

Organbezug
Herz, Leber, Lunge, Niere

Kommentar
In der Tradition der Regenwaldindianer stellt die tropische Heilpflanze mit den schönen weißblauen Blüten nicht selten eine Komponente des Ajahuasca-Trankes dar. Darin mag begründet sein, dass in der Literatur immer wieder eine berauschende, halluzinogene Wirkung der Passionsblume in hohen Dosierungen beschrieben wird.

Die Pflanze enthält sog. MAO-Hemmer, die dazu führen, dass Neurotransmitter (Noradrenalin, Dopamin, Serotonin) nicht oder nur langsam abgebaut werden. Synthetische MAO-Hemmer werden zur Behandlung von therapierefraktären Depressionen und bei Morbus Parkinson eingesetzt. Tatsächlich kommt es bei der Einnahme einer hohen Dosierung zu einer starken Sedierung mit Neigung zu Introvertiertheit und subjektiv verlangsamter Zeitwahrnehmung.

Die Anwendung der Passionsblume ist deshalb sehr günstig für hektische Personen und solche, die rasch in Aufregung verfallen. Typisch ist Gedankenflucht abends im Bett und die Unfähigkeit, abzuschalten. Regelmäßige Anwendung vermag eine Verbesserung des Tag-Nacht-Rhythmus zu bewirken. Alle Formen von innerer Unruhe reagieren gut auf die Pflanze, v. a. jene, die aufgrund verdrängter Ängste bestehen. Haupteinsatzgebiet ist der Funktionskreis Herz, wo die Passionsblume mit ihrer bitteren, kühlen Energie nicht nur das Feuer kühlt, sondern zugleich den agitierten, unruhigen Geist Shen besänftigt und festigt. Nervösbedingte Schlafstörungen werden beseitigt.

Hinsichtlich ihrer antidepressiven Wirkung bildet die Passionsblume einen signifikanten Synergismus mit dem Johanniskraut (Hypericum perforatum). McGregor konnte anhand von Forschungsergebnissen beweisen, dass die Hemmung der Wiederaufnahme von Serotonin durch Johanniskraut mit der Zugabe eines Passionsblumenextraktes um den Faktor 10 gesteigert wurde. Die Dosierung bei der Behandlung von Depressionen kann also bei einer kombinierten Gabe beider psychotropen Arzneipflanzen niedriger gehalten werden. Auch eine Synergie mit Baldrian (Valeriana officinalis) ist nachgewiesen.

Dosierungen

■ Tee (nach Madaus)
- 1 geh. TL/1 Tasse Wasser mischen, ca. 8 Std. stehen lassen. Abends trinken.
- alternativ: 1 gestr. EL/¼ l Wasser aufgießen, 10 Min. ziehen lassen.

■ Urtinktur (nach Pahlow)
3 Std. und noch einmal unmittelbar vor dem Schlafengehen 5–20 Tr. einnehmen.

Nebenwirkungen, Kontraindikationen
keine

Petasites officinalis (hybridus)

Pestwurz/butter bur/Compositae

Natürliches Vorkommen
feuchte, schattige Standorte, Ufer von Bächen, Flüssen und Seen in ganz Europa und den westlichen und nördlichen Gebieten Asiens, in Amerika eingebürgert

Medizinisch verwendete Pflanzenteile
- Wurzel – Rhizoma Petasitidis
- Blatt – Folium Petasitidis

Energie
- Temperatur: warm
- Geschmack: leicht bitter, scharf (Wurzel); süßlich (Blätter)
- Eigenschaften: wirkt trocknend, eröffnend, beruhigend, analgetisch, spasmolytisch, schleimlösend, entzündungshemmend, diaphoretisch, diuretisch

Inhaltsstoffe
Sesquiterpenalkohole, Petasin (Neopetasin), Flavonoide (Isoquercitrin, Querzetin), Pyrrolizidinalkaloide, Triterpensaponine, Gerbstoffe, Schleimstoffe, ätherisches Öl usw.

Therapeutische Wirkungen und Anwendungsbereiche
- ✲ bewegt das Qi, löst Blockaden, wirkt spasmolytisch, beruhigend und analgetisch (Wurzel), hemmt die Spontanaktivität der Muskelzellen der glatten Muskulatur:
  - Gefäßmuskulatur im Kopfbereich, Migräne, Spannungskopfschmerz, Nackenkopfschmerz, Migräneprophylaxe
  - Hustenreiz, Asthma bronchiale, spastische Bronchitis
  - Nieren- und Blasenkoliken, wirkt diuretisch
  - Magen- und Darmkrämpfe, nervöser Magen
  - Miktionsstörungen nervöser Art, auch bei vegetativer Verkrampfung der Prostata
  - PMS
  - Spasmen der Gallenwege, Gallenkoliken
  - wirkt lindernd bei Angina pectoris
- ✲ tonisiert das Lungen-Qi:
  - fördert die Verteilungs- und Absenkungsfunktion des Lungen-Qi
  - wirkt schleimlösend bei kaltem, rohem Schleim
  - bewirkt bei Pollenallergie die Abschwellung der Nasenschleimhaut, trocknet und befreit die Nase
  - Nässe-Schleim, der die Lunge verlegt
  - Schleim-Flüssigkeiten, die die Lunge verlegen
  - Atemnot, Husten, Asthma bronchiale
  - starkes Diaphoretikum, traditionell als schweißtreibendes Mittel zur Unterstützung bei Entgiftungskuren verwendet (Abkochung)
- ✲ bewegt das Leber-Qi (Wurzel):
  - wirkt choleretisch, cholagog
  - wirkt spasmolytisch, PMS
  - regt die Entgiftung an
  - fördert die Menstruation, Amenorrhöe, Dysmenorrhöe
- tonisiert das Herz-Qi, beruhigt den Geist Shen:
  - erweitert die Herzkranzgefäße
  - Wassereinlagerungen durch Herz-Qi-Schwäche
  - fördert die Gelassenheit
  - wirkt lindernd bei Angst- und Spannungszuständen
- tonisiert das Qi von Milz-Pankreas:
  - wirkt lymphtreibend
  - fördert die Säfte
- Anthelminthikum:
  - vertreibt Würmer
- wirkt äußerlich trocknend, entzündungshemmend, anästhesierend (frische Blätter als Auflage):
  - schlecht heilende, nässende Wunden
  - noch nicht aufgebrochene Geschwüre (nach Hildegard von Bingen)
  - wunde Füße (Pestwurzblatt in den Schuh legen)

Organbezug
Lunge, Leber, Herz, Milz-Pankreas

Kommentar

Wie der verwandte Huflattich blüht auch die Pestwurz im Frühjahr, bevor sie ergrünt. Erst wenn ihre rosafarbenen Blütenstände verwelkt sind, entfaltet sie mächtige Blätter. Beide Pflanzen zeigen eine große Affinität zum Element Metall; die Pestwurz ist jedoch wärmer und trockener und löst den kalten, rohen Schleim, während der Huflattich eher kühler und feuchter Natur ist.

Die einzige Anwendung der Pestwurz, für die heute offiziell eine Heilwirkung belegt ist, ist die Behandlung von Migräne und Spannungskopfschmerz – genau diese Indikation fehlt in der alten Literatur. In den 1980er Jahren erlebte die Pestwurz in der Naturheilkunde einen regelrechten Boom und wurde als ein Mittel zur psychischen Harmonisierung und als Angst lösende Pflanze gepriesen. Erst durch eine Verordnung, die pyrrolizidinalkaloidhaltige Phytopharmaka aus dem Verkehr zog, wurde es wieder still um die Pestwurz. Bislang ist für die Droge noch keine Entwarnung gegeben worden. Neue, neutrale Untersuchungen sind erforderlich, um den seit Jahrhunderten bewährten Heilpflanzen wie der Pestwurz, aber z. B. auch Huflattich (Tussilago farfara), Beinwell (Symphytum officinale) oder Borretsch (Borago officinalis) gerecht zu werden.

Dennoch zieht die altbekannte Heilpflanze weiter Aufmerksamkeit auf sich. Der Schweizer Apotheker Oliver Thomet (Natur u. Heilen, 2002, 4, S. 9) konnte jüngst beweisen, dass sowohl mit Hilfe des Pestwurzextrakts als auch mit dem isoliertem Inhaltsstoff (Petasin) die Freisetzung von Entzündungsstoffen wie Leukotrienen und Histamin im Nasensekret stark unterdrückt wird. Pestwurz bewirkt also eine trockene Nase und freiere Atmung bei Heuschnupfen. Es scheint zudem, dass partiell gesteigerte Sympathikusreize gemildert werden, was sich besonders im Bereich der inneren Organe entkrampfend, schmerzlindernd und entspannend bemerkbar macht.

Als Pestwurzblätter noch frei im Handel erhältlich waren, wurden sie mit Vorliebe in die sog. „Nachmittagstees" integriert. Der fein-süßliche Geschmack und die entspannende Wirkung harmonieren mit dem Wohlriechenden Eisenkraut (Verbena odorata), mit Anis (Pimpinella anisum), Süßholz (Glycyrrhiza glabra) und Apfelschalen. Im Vergleich zur Wurzel, die ihre Wirkung in den Elementen Holz, Feuer und Metall entfaltet, wirkt das süße Blatt eher auf das Element Erde. Die Pflanze beruhigt, ohne müde zu machen. Sie fördert die Gelassenheit und verhilft zu etwas mehr Distanz bei aktuellen Problemen.

Dosierungen

■ Kapseln
im Handel erhältlich

■ traditioneller Tee aus den Blättern
1 geh. TL/1 Tasse Wasser aufgießen, 10 Min. ziehen lassen. 3 × tgl. 1 Tasse trinken.

■ Tee aus der Wurzel
1 TL/1 Tasse Wasser aufkochen, 10 Min. kochen lassen. 3 × tgl. 1 Tasse trinken.

■ Rezept bei Husten, Heiserkeit und Harnbeschwerden (nach Dinand)
50 g pulverisierte Wurzel in Wein mit Honig sowie Reis-, Gersten- oder Haferschleim kochen. In kleinen Schlucken trinken.

■ Wurzel in Wein bei Kurzatmigkeit
30 g Wurzel in 750 ml herbem Weißwein erhitzen, kurz aufwallen, ½ Std. ziehen lassen. 3 × tgl. 1 Likörglas vor den Mahlzeiten trinken.

■ Wurzelpulver zur Förderung der Menstruation
1 × tgl. 1 TL abends einnehmen.

Nebenwirkungen

Aufgrund der Toxizität der Pyrrolizidinalkaloide nach den angegebenen Dosierungen richten. Nach Wichtl (1989) kann eine Tasse Tee bis zu 8,5 mg Alkaloide enthalten.

Kontraindikationen

Leberentzündung, Leberzellschädigungen, Schwangere, Kinder unter 12 Jahren

Phytolacca decandra

Kermesbeere/virginian poke/Phytolaccaceae

Natürliches Vorkommen

Heimat: Nordamerika, heute in Mitteleuropa gelegentlich als Zierpflanze anzutreffen; in Italien lange Zeit zum Färben von Rotwein verwendet und angebaut, inzwischen relativ häufig verwildert

Medizinisch verwendete Pflanzenteile
- Wurzeln – Radix Phytolaccae
- ältere Blätter – Folia Phytolaccae
- Beeren, frisch und getrocknet – Fructus Phytolaccae

Energie
- Temperatur: neutral bis warm
- Geschmack: leicht süß, bitter, scharf
- Eigenschaften: wirkt auflösend, zerteilend, reinigend, purgierend, besänftigt inneren Wind

Inhaltsstoffe
- Wurzel: Triterpensaponine (Phytolaccatoxin), Lektine, Neolignane, Proteine usw.
- Fruchtfleisch: Triterpensaponine, Alkaloide (Betanidin, Betanin, Phytolaccin) usw.

Therapeutische Wirkungen und Anwendungsbereiche
- ✥ bewegt das Qi der weiblichen Brust:
  - menstruationsabhängige Mastodynie mit Spannungsgefühlen und Schmerzen
  - Zysten und Knotenbildung (innerlich und äußerlich)
  - traditionell zur Auflösung von gutartigen und bösartigen Brustknoten (innerlich und äußerlich, auch in sog. Schorf- und Schälpasten)
  - gutartige und bösartige Gewebeverdichtungen und Verhärtungen allgemein
  - irregulärer Milchfluss, Milchstau
  - Mastitis
- ✥ bewegt das Leber-Qi, beseitigt Nässe-Hitze, besänftigt inneren Wind:
  - Muskel- und Gelenkschmerzen infolge Leber-Qi-Stagnation
  - Neuralgien
  - Bi-Syndrom (Wind-Bi), Gicht
  - neuralgischer Schmerz entlang der Außenseite des Beines
  - wirkt abführend
  - Hauterkrankungen, Ekzeme, Geschwüre
- ✥ tonisiert das Wei Qi, wirkt entzündungshemmend:
  - hat großen Bezug zum lymphatischen System
  - traditionell bei Tumoren und verhärteten Lymphknoten (innerlich und äußerlich), Brustkrebs
  - Halsentzündungen, Tonsillitis, Diphtherie
  - Mumps und Folgen von Mumps wie z. B. Testitis, Pankreatitis
  - Folgen von chronischen Infekten wie Mandelentzündung, Zahnherde
  - Fokalintoxikationen
  - rheumatische Beschwerden nach Mandelentzündung, z. B. Gonarthritis
  - virale Infektionen, Warzen

Organbezug
Lunge, Leber-Galle, (Magen-Milz-Pankreas)

Kommentar
Die Kermesbeere ist eine Giftpflanze. Die toxische Wirkung wird zum einen durch eine Mischung aus Saponinen und Saponinoiden, zum anderen durch Mitogene erzeugt. Mitogene sind Substanzen, die Zellen zur Teilung anregen. Viele Kanzerogene sind zugleich Mitogene.

Die traditionelle, aus der nordamerikanischen Indianermedizin sowie der alternativen Krebsmedizin bekannte Wirkung als Krebsheilmittel, v. a. bei Brustkrebs, muss hier als eklatanter Widerspruch erscheinen; die gleich lautende homöopathische Indikation scheint schon eher gerechtfertigt, wobei auch hier sehr niedrige Potenzen empfohlen werden.

Die Kermesbeere hat auf verschiedene Gewebe des Organismus eine stark erregende und aktivierende Wirkung. Wenn sich durch Fokalintoxikationen chronische Beschwerdebilder eingestellt haben, wie z. B. rheumatische Entzündungen an verschiedenen Gelenken, Muskelschmerzen, Abgeschlagenheit oder starke Wetterfühligkeit, ist die Kermesbeere eines der ganz wichtigen Mittel, um den Organismus zu einer Reinigung zu veranlassen. Dies gilt besonders, wenn der Ursprung in einer chronischen Vereiterung der Mandeln liegt. Die Wirkung auf die Mandeln ist neben der Wirkung auf die weibliche Brust am stärksten ausgeprägt.

Die Kermesbeere ist ein wertvolles Mittel gegen Halsentzündung, sowohl bei Entzündung des Rachenringes als auch bei Tonsillitis oder Diphtherie. Typisch sind Hitze in Kopf und Gesicht bei kaltem Körper. Wenn sich der Körper allzu widerspruchslos einer chronischen Erkrankung hingibt und Verhärtungen der Drüsen darauf hindeuten, dass die Feinarbeit des spezifischen Abwehrsystems gelitten hat, kommt die Kermesbeere besonders erfolgreich zum Einsatz.

Die Heilpflanze der Cherokees, Irokesen und Mahuna weist nach den Kriterien der TCM eine starke Heilwirkung auf den Oberen Erwärmer bzw. entlang der Magen-Leitbahn auf. Sie kühlt hitzige Entzündungen im Halsbereich, bewegt das Qi, wirkt zerteilend in der weiblichen Brust und kräftigt das Wei Qi. Ihr lindernder Effekt bei Bi-Syndrom macht die Kermesbeere zu einer beachtlichen Heilpflanze für das Element Holz. Die spezifische Wirkung auf die Magen-Leitbahn lässt vermuten, dass die Kermesbeere darüber hinaus eine starke Affinität zum Element Erde zeigt – bestätigt durch ihre leicht warme Natur und ihren süßen Geschmack.

Dosierungen

■ Tee aus dem Kraut
1 geh. TL/1 Tasse Wasser aufgießen, 7–10 Min. ziehen lassen. 3 × tgl. 1 Tasse trinken.

■ Tee aus der Wurzel
1 gestr. TL/1 Tasse Wasser aufgießen, 15 Min. ziehen lassen. 2 × tgl. 1 Tasse trinken.

■ Urtinktur
3 × tgl. 10 Tr. einnehmen.

■ Auflagen
Auflagen mit den zerquetschten, oberirdischen Teilen, auch zur Herstellung einer Salbe oder Paste aus Blättern, Früchten, Wurzeln

> **Cave**
> Es kommt zu einer lokalen Rotfärbung der Haut.

Nebenwirkungen
Bei Überdosierung tritt als erstes Symptom Übelkeit auf. Vergiftungen sind durch den Verzehr vieler Früchte durch Kinder aufgetreten. Dabei kommt es zu Magenschmerzen, Erbrechen, abdominellen Krämpfen, Durchfall, akuter Entzündung von Rachen und Mandeln, evtl. tetanischen Krämpfen und muskulären Zuckungen der Gliedmaßen.

Kontraindikationen
Kinder, Schwangere; bei Krebspatienten sollten einschlägig erfahrene Therapeuten hinzugezogen werden.

Pimpinella alba (P. saxifraga et P. magna)

Bibernelle/pimpinel/Umbelliferae

Natürliches Vorkommen
auf Wiesen, an Wald- und Wegrändern in ganz Europa und Vorderasien, außer in sehr trockenen und hohen Lagen; in Amerika eingebürgert

Medizinisch verwendete Pflanzenteile
Wurzel – Radix Pimpinellae

Energie
- Temperatur: warm
- Geschmack: scharf, adstringierend
- Eigenschaften: wirkt trocknend, bewegend, diaphoretisch, reinigend, spasmolytisch, diuretisch, kräftigt das Hebe-Qi; Allgemeintonikum

Inhaltsstoffe
ätherisches Öl, Gummi, Harz, Gerbstoffe, Saponine, Cumarine (Pimpinellin) usw.

Therapeutische Wirkungen und Anwendungsbereiche
- ✠ tonisiert das Qi von Milz-Pankreas, kräftigt das Hebe-Qi:
  - stimuliert die Enzymtätigkeit des Pankreas, Blähungen, Völlegefühl
  - wirkt erwärmend, trocknend, beugt Nässe-Ansammlungen und Verschleimung vor
  - Laktagogum
  - bei Magenerschlaffung und -senkung
- ✠ erwärmt und tonisiert das Magen-Qi:
  - stimuliert die Magensäfte
  - Kälte-Muster des Magens
  - Nahrungsretention durch Kälte

7 Pflanzenmonografien

- ✥ tonisiert das Lungen-Qi und Wei Qi, wirkt diaphoretisch:
  - unterstützt die Qi-verteilende und -absenkende Funktion der Lunge
  - Lungen-Qi und Nieren-Yang-Mangel
  - wirkt sekretionsfördernd, wirft den zähen, kalten Schleim aus
  - Lungen- und Milz-Pankreas-Qi-Mangel, zur Linderung von Asthma bronchiale
  - Wind-Kälte, der die Lunge befällt, Erkältung, Bronchitis, Husten, Halsschmerzen
  - Schleim-Flüssigkeiten, die die Lunge verlegen
  - Husten, Reizhusten
  - Rachenkatarrh, Angina tonsillaris, Pharyngitis
  - Heiserkeit bei Rednern und Sängern
  - zur Vorbeugung und Behandlung von Pest und Cholera (im Mittelalter)
- erwärmt den Dickdarm:
  - Schwäche und Kälte des Dickdarms, Meteorismus, weichen Stühlen, Diarrhöe
  - Kälte, die den Dickdarm befällt, Diarrhöe, Bauchschmerzen
  - Darmkoliken
- wirkt Qi- und Blut-bewegend:
  - Herz-Blut-Stagnation, bei nervösem Herzklopfen
  - träge Kreislaufsituation mit Tendenz zu Plethora
  - Erschöpfungszustände
- ✥ tonisiert das Nieren-Yang:
  - wirkt diuretisch, verbessert die Ausscheidung von harnpflichtigen Substanzen
  - Gicht
  - beugt Nässe-Ansammlung im Unteren Erwärmer vor, zur Prophylaxe gegen Nierensteine

Organbezug
Magen, Milz-Pankreas, Lunge-Dickdarm, Herz, Niere

Kommentar
Die Synergie zweier wichtiger Eigenschaften machen die Bibernelle, die wie Anis, Kümmel und Fenchel zu den Doldengewächsen gehört, zu dem exzellenten Tonikum, als das sie schon seit Langem verwendet wurde: Mit ihrer trocknenden Eigenschaft beugt sie Nässe- und Schleim-Ansammlungen sowie Steinbildung vor, während ihre stark bewegende Kraft dafür sorgt, dass Qi und Blut wieder geschmeidig zirkulieren, die Verdauungssäfte frei fließen und die für die Reinigung des Körpers wichtigen Ausleitungsorgane optimal funktionieren. Zudem wärmt und entspannt die Pflanze Magen, Darm und Milz-Pankreas.

Der früher gebräuchliche Name „Theriakwurzel" deutet darauf hin, dass die Pflanze einst Bestandteil des „Electuarium theriacale" war. Diese berühmte mittelalterliche Rezeptur, im Laufe der Zeit vielfach variiert, galt als das beste Mittel zur Vorbeugung gegen Krankheiten und zur Erhaltung eines langen Lebens.

Die warm-scharfe Bibernelle kann eine wichtige Hilfe sein, um bei phlegmatischen Menschen die Körperenergie neu in Bewegung zu bringen, wenn der freie Fluss von Qi und Säften blockiert ist. Bei einer langwierigen Erkrankung oder zu schwer erscheinenden Aufgaben des Lebens bringt die Bibernelle langsam wieder Bewegung in den lähmenden Zustand von Kraft- und Lustlosigkeit, von Erschöpfung und Lethargie. Überschüssiges Yin weicht gesunder Yang-Energie, der Mensch erhält neuen Antrieb.

Dosierungen

■ Tee
1 TL/1 Tasse Wasser aufgießen, 10 Min. ziehen lassen. 3–4 Tassen tgl. trinken.

■ Tinctura Pimpinellae
3 × tgl. 10–15 Tr. einnehmen.

■ Pulvis rad. Pimpinellae
Mehrmals tgl. ½ TL mit etwas Honig vermischt einnehmen.

Nebenwirkungen
In zu hoher Dosierung können Kopfschmerz und Nackensteifigkeit auftreten.

Kontraindikationen
keine

Pimpinella anisum

Anis/anise/Umbelliferae

Natürliches Vorkommen
Heimat: östlicher Mittelmeerraum und Vorderasien; bereits im Altertum kultiviert, inzwischen weltweit in den gemäßigten und heißen Klimazonen verbreitet

Medizinisch verwendete Pflanzenteile
reife Samen – Fructus Anisi

Energie
- Temperatur: warm
- Geschmack: süß, leicht scharf
- Eigenschaften: wirkt erwärmend, trocknend, entspannend, beruhigend, tonisierend, desinfizierend

Inhaltsstoffe
ätherisches Öl, fettes Öl, Phenolcarbonsäuren, Cumarine usw.

Therapeutische Wirkungen und Anwendungsbereiche
- ✱ tonisiert das Qi von Magen und Milz-Pankreas, erwärmt das innere Li:
  - wirkt wärmend und trocknend auf die Mitte
  - fördert die Umwandlung von Nahrung und Flüssigkeiten, Blähungen
  - trüber Schleim, der den Kopf blockiert
  - Magen-Qi-Mangel, Magen-Leere, Magen-Kälte, entkrampft den Magen
  - Erbrechen, Nausea
  - Nässe-Kälte, die Milz-Pankreas befällt
  - Diarrhöe, lindert Reizzustände des Darmes, die mit Diarrhöe einhergehen
  - Schluckauf, Roemheld-Syndrom
  - wirkt laktagog
  - fördert die psychische Ausgeglichenheit, wirkt beruhigend auf Säuglinge
- ✱ bewegt das Qi, wirkt spasmolytisch im Bereich des 3-Erwärmers:
  - bewegt das Leber-Qi
  - entkrampft die Gallenwege, wirkt mild choleretisch
  - bewegt das Magen-Qi, wirkt entkrampfend auf Magen und Darm, Koliken, Indigestion
  - mildert die Auswirkung von Abführmitteln
  - bewegt das Lungen-Qi, lindert den Hustenreiz, trockener Reizhusten
  - spastisches Asthma bronchiale
  - bewegt das Herz-Qi, Palpitationen
  - Pseudo-Angina pectoris
  - bewegt das Uterus-Qi, Dysmenorrhöe (Krämpfe), zur Geburtserleichterung
  - neuralgischer, rheumatischer Schmerz
  - wirkt psychisch ausgleichend und entkrampfend
- ✱ tonisiert das Herz-Qi, beruhigt den Geist Shen:
  - kräftigt und harmonisiert das Herz, Palpitationen
  - Unruhe, Aufgeregtheit infolge Stress, Überarbeitung
  - wirkt beruhigend, vertieft den Schlaf (auch als Aromaöl)
  - wirkt beruhigend auf Säuglinge
  - fördert die psychische Ausgeglichenheit, mildert die Unzufriedenheit
- ✱ tonisiert das Lungen-Qi, entschleimt und desinfiziert die Lunge (auch als Inhalation):
  - Dyspnoe
  - wenn Schleim-Flüssigkeiten die Lunge verlegen
  - wenn Nässe-Schleim die Lunge verlegt
  - bei Befall der Lunge durch Wind-Kälte
  - wirkt erleichternd bei Asthma bronchiale
  - bei chronisch rezidivierender Tonsillitis (auch zur lokalen Einreibung)
  - wirkt Auswurf fördernd bei chronischer Bronchitis
- tonisiert die Nieren-Yang-Essenz:
  - wirkt leicht aphrodisierend
  - Mangel an Sperma
- wirkt äußerlich desinfizierend und beruhigend (Pflaster, Auflagen, Packungen, Inhalationen):
  - Blähungskoliken der Säuglinge
  - Augentherapeutikum bei Eiterungen
  - Entfernung von Fremdkörpern aus dem Auge
  - Ohrtherapeutikum (warme Auflage)
  - Kopfschmerzen (Kopfdampf)
  - Entfernung von Kopfläusen (Haarpackung)

Organbezug
Magen, Milz-Pankreas, Leber-Galle, Lunge-Dickdarm, Herz-Dünndarm

Kommentar
Anis gilt in den Mittelmeerländern als wichtiges Mittel zur Gesunderhaltung und wird von vielen Menschen täglich als Anisschnaps getrunken – vergleichbar mit dem früher traditionellen Kümmelbrand in nördlicheren Regionen. Dass beim Anisschnaps die Trägersubstanz Alkohol nicht selten die größere Bedeutung hat, soll die Heilwirkung des Anis nicht schmälern. Tatsächlich wirkt ein Gläschen Uso, Pastis oder Raki nach der Mahlzeit sehr günstig auf das gesamte Verdauungssystem ein und unterstreicht zudem die ruhige, friedliche Stimmung nach der Mahlzeit. Anis bereichert mit warmer Süße Körper und Geist.

Die Pflanze treibt aus, was an Schleim und in Gestalt von ungesunden Gasen den Organismus belastet – nicht nur im Darm und in den Atemwegen. Besonders bei Kleinkindern zeigt sich deutlich, wie sehr ein verkrampfter und überblähter Bauch auf die psychische Verfassung Einfluss nimmt.

Seine energetisch warme Natur und sein süßer Geschmack machen den Anis zu einer ausgesprochenen Erd-Pflanze. Auf der psychischen Ebene steht er für die Erdgebundenheit des Menschen, für Frieden, Kontaktfreude, Beziehungen, eine ruhige und liebevolle Betrachtung sowie Mitgefühl. Da die Erde gemäß der Theorie der fünf Wandlungsphasen im Zentrum steht, wirkt sie nährend und harmonisierend in alle übrigen Organsysteme hinein. So sorgt Anis auch für die freundliche Kommunikation (Feuer), hält mit seiner mildernden Wirkung Spannungen fern (Holz), mit seinem Duft die Atmosphäre rein (Metall) und wirkt besänftigend bei Ängsten (Wasser). Mit seiner Zugehörigkeit zur Erde, der Wandlungsphase des Leichten, mildert Anis das Sein insgesamt.

Dosierungen

■ Tee

1 TL/Tasse Wasser aufgießen, 15 Min. ziehen lassen. Mehrmals tgl. 1 Tasse trinken.

■ Tinctura Anisi

20–30 Tr. in etwas Wasser nach den Mahlzeiten einnehmen.

■ Oleum Anisi aeth. (das ätherische Öl aus den Früchten)

2–4 Tr. in heißem Wasser nach den Mahlzeiten einnehmen. Äußerlich zur Einreibung um den Nabel bei Blähungskoliken der Säuglinge.

Nebenwirkungen, Kontraindikationen
keine

Pinus sylvestris
Waldkiefer/wild pine/ Coniferae

Natürliches Vorkommen
Die Waldkiefer ist verbreitet in den gemäßigten Gebieten der ganzen nördlichen Hemisphäre. Sie liebt lichte und sonnige Standorte und bevorzugt neutrale bis saure, sandige bis leicht lehmige Böden. Wild kommt sie in Höhen von 800 bis 2000 Metern vor.

Medizinisch verwendete Teile
- Nadeln – Folia Pini
- junge Triebe – Turioni oder Gemmae Pini (frisch oder getrocknet)
- Harz – Resina Pini

Energie
- Temperatur: leicht warm, mit kühlendem Potenzial
- Geschmack: scharf und bitter
- Eigenschaften: wirkt antientzündlich, trocknend und befeuchtend, antiseptisch, schleimlösend, mucostatisch, festigend; Yang-Tonikum

Inhaltsstoffe
ätherische Öle (enthält Monoterpene), Borneol, Sylvestrene, Tannine, Terpentinöl, Kiefernnadelöl, Vit. C, Glykoside, Harz usw.

Therapeutische Wirkung und Anwendungsbereiche
- ✪ tonisiert das Lungen-Qi und -Yang:
  - öffnet die Brust, chronischer Husten, Hüsteln, Dyspnoe, Asthma

- Kälte-Aversion, Frösteln, blasses Gesicht
- Schwäche, Müdigkeit, fehlende Belastbarkeit, tagsüber Schwitzen bei leichter Anstrengung
- wirkt befeuchtend und trocknend im Pulmonaltrakt, schleimlösend, expektorierend:
    - wenn Nässe-Schleim die Lunge verlegt, chronische Bronchitis, chronischer Husten mit reichlich weißem Sputum, Beklemmungsgefühl im Thorax, Dyspnoe, Abneigung gegen liegende Haltung
    - Trockenheit der Lunge, Husten mit spärlichem, zähem Sputum, Heiserkeit
    - Nässe-Kälte im Kopfbereich, Erkältung, Rhinitis, Stirnkopfschmerz, Sinusitis
- ✱ tonisiert das Nieren-Qi und -Yang:
    - Kältegefühl, Kälte-Aversion, kalte Extremitäten, kalte Knie
    - Erschöpfung infolge Stress, Antriebsmangel, mangelnde Willenskraft
    - Libidomangel
    - regt die Nebenniere an (Cortex und Medulla), Asthma infolge adrenaliner Hypofunktion
    - wirkt hypertensiv, Hypotonie
    - exzessiver Fußschweiß
- wirkt heilend und kühlend, entzündungshemmend, schmerzlindernd, antibakteriell, fungizid:
    - Infektionen im Pulmonaltrakt, Rhinitis, Sinusitis, grippaler Infekt, akute Bronchitis
    - Entzündungen des Urogenitalsystems, Prostatitis, Nephritis, Pyelitis, Harnwegsinfekte
    - Bi-Syndrom, Gicht, rheumatische Schmerzen, Arthritis, Neuralgien
- öffnet die Leber, bewegt das Leber- und Magen-Qi:
    - Hyperazidität des Magens, saurer Reflux, Aufstoßen, Erbrechen, unangenehmes Gefühl im Epigastrium, Nausea
    - Cholezystitis, Cholelithiasis
    - wirkt blutreinigend bei verschiedenen Hautkrankheiten, Skabies, Furunkulose
    - Obstipation
    - abdominelle Distension und Schmerzen
- ✱ wirkt äußerlich erwärmend, anregend, schleimlösend, entzündungshemmend, desinfizierend (ätherisches Öl zur Inhalation, Badezusatz, Brust-, Massage-, Saunaöl, Einreibungen, Salben, Wickel):
    - Myalgien, überforderte Muskulatur, Muskelatrophie, Wadenkrämpfe
    - Bi-Syndrom, akutes Bi, Gliederschmerzen, rheumatoide Polyarthritis (kalt), Arthrose, Steifigkeit, Gicht
    - Neuralgien, ischialgischer Schmerz, Verletzungen, Prellungen
    - akute Infektionen des Atemtrakts, Bronchitis, Pharyngitis, Laryngitis, Angina
    - trockener Husten
    - Traurigkeit, Schlaflosigkeit, neurovegetative Dystonie, Ermüdung, Neurasthenie
    - Zahnschmerzen, Gesichtsschmerzen (Sinusitis)
    - Durchblutungsstörungen

Organbezug
Lunge, Haut, Niere-Blase, Leber, (Muskeln)

Kommentar
Charakteristisch ist die große Anpassungsfähigkeit dieses innerhalb der gemäßigten Klimazone von Nord-Europa bis in Spanien häufig anzutreffenden Baumes. Die Waldkiefer, wegen der warmen braunrötlichen Farbe von Stamm und Ästen auch „Föhre" (Feuer) oder Feuerbaum genannt, liebt Licht und Sonne und hat die Fähigkeit, die Stellung ihrer Nadeln so zu verändern, dass sie zum einen das Sonnenlicht optimal nutzen, zum andern sich vor Austrocknung schützen kann. Dies ist einer der Gründe, warum Pinus sylvestris in trockenen und heißen Gegenden der vielleicht wichtigste Pionierbaum ist – gleichzeitig ist er dennoch enorm frostfest. Die Kiefer gedeiht auf kargem, humusarmem Sandboden, fern vegetativer Üppigkeit, sowohl in den Bergen als auch an den Küsten. An ihrem Standplatz stellt sie wenig Ansprüche, – sie passt sich sowohl trockenen als auch feuchten, alkalischen oder sauren Böden an. In ihrem Wuchs strebt die Kiefer gerade dem Licht zu, elastisch folgt sie jedoch dem Druck des Windes. Mal sehen wir sie mit langem, geradem Stamm, mal bizarr, mit krummem Stamm und Ästen. Auch in ihrem Heilwirken, das sie bevorzugt im Element Metall entfaltet, zeugt sie von bemerkenswerter Anpassungsfähigkeit: Sie befeuchtet, wenn Trockenheit die Lunge reizt, trocknet jedoch, wenn Nässe und

Schleim die Lunge verlegen, sie wirkt erwärmend bei chronischen, kalten Zuständen, jedoch auch kühlend bei akuten hitzigen Krankheiten. Betont sei ebenfalls ihre anregende, Yang-tonisierende Kraft im Element Metall sowie Wasser. Wenn ein Mensch sowohl mental, als auch physisch und sexuell in Kraft- und Antriebslosigkeit abzusinken droht, vermittelt die thermisch warme Kiefer das nötige Feuer, das Mingmen für den Antrieb aller Organsysteme braucht, – auf geistiger Ebene sind es Motivation und Willenskraft. Beschäftigung mit der Zukunft, Vorwärtsbewegung ist wieder möglich.

Anfang Mai sprießen die hellgrünen Triebe aus den Zweigen hervor. Wie die der Fichte werden sie gesammelt und mit Zucker zu einem sog. Waldsirup, der allgemein als hochwirksame Arznei gegen Husten und Erkältungskrankheiten gilt, eingekocht. Die aus den scharf-bitteren Trieben hergestellte Tinktur gilt als besonders wirksam bei veralteter Bronchitis. Dank den Qi-bewegenden und blutreinigenden Wirkeffekten in der Wandlungsphase Holz, findet sie auch Anwendung bei verschiedenen Hautkrankheiten und dem chronischen Bi.

Das Öl wirkt sehr antiseptisch, und kann v.a. im Bereich seiner Ausscheidungswege, – den Lungen, jedoch auch der Niere –, zur Behandlung von Hitzekrankheiten in diesen Bereichen eingesetzt werden. Dabei gilt v.a. das Öl der Latschenkiefer, Pinus pumilionis, eine in unseren Breiten vorkommende Unterart, als besonders wirksam. Als einzige Baumart kommt sie im Hochgebirge über 2000 m vor. Im alpinen Bereich hat sich daraus ein umsatzstarker Geschäftszweig entwickelt. Neben dem reinen Öl und dem reinen Extrakt werden Salben, Inhalationslösungen, Einreibungen, Massageöle, Badezusätze, Saunaöl, Kosmetika, Bonbons etc. vertrieben.

Von besonderer Bedeutung ist stets das Harz der Kiefer gewesen. Seine Ausdünstung gilt als besonders heilkräftig für die Lungen. Das getrocknete Harz wird „Waldweihrauch" genannt. Der Name weist auf seine Verwendung als Räucherdroge hin. R.A. Strassmann (*Baumheilkunde. Magie der Bäume*), vergleicht mit der Fichte: „Harz, Holz, Zapfen, Rinde und Nadeln der Kiefer zeigen vordergründig ähnlich, jedoch sanftere Eigenschaften, als wir sie bei der Fichte antreffen. Reinigend und desinfizierend, lösend und öffnend, erleben wir den Einzug einer milden, angenehmen Wärme in unseren Körper. Wo die Fichte jedoch dunkle, zornige Stimmungen in den Räumen reinigt, spüren wir, vermittelt durch die Räucherung der Kiefer, wie sich in wenigen Augenblicken Trauer und Melancholie in eine ruhige, besänftigende Freude verwandeln. Die Seele erwacht allmählich aus dem Schlaf der Trauer und findet wieder den Weg zum Körper, um durch ihn Freude und Zuversicht auszudrücken." Die Trauer, überschüssiges Metall-Yin, weicht – das Metall-Yang kann sich nun ausdehnen. Der Mensch kann sich wieder öffnen zu belebenden Beziehungen mit anderen Individuen in der Gesellschaft.

Dosierungen

■ Tee aus den jungen Trieben
25 g Schößlinge/¾ l Wasser, heiß übergießen, 10 Min. ziehen lassen, über den Tag verteilt trinken.

■ Sirup bei akuten Infekten
1 Handvoll junge Triebe/¾ l Wasser, 20 Min. kochen lassen, vom Feuer nehmen, ½ Std. ziehen lassen, abseihen, mit 250 g Rohrzucker oder Honig zu einem dickflüssigen Sirup einkochen, mehrmals tgl. 1 TL einnehmen oder in heißes Wasser geben und trinken.

■ Tinctura Pini sylvestris
3 × tgl. 30 Tr.

■ Oleum aeth. Pini sylv.
● innerlich: pro Gabe 5 Tr. auf etwas Brot
● äußerlich: für Einreibungen, Wickel etc.:
3–10 % Öl mit einem Basisöl mischen. Zum Inhalieren einige Tropfen in einen Topf heißen Wassers geben, Kopf und Schüssel mit einem Badetuch abdecken. Die Dämpfe langsam und tief einatmen. Da die Schleimhäute nun sehr empfindlich sind, erst nach zwei Stunden wieder ins Freie gehen. 2–3 × tgl. anwenden.

■ Kieferöl zur Massage
Frische Kiefernnadeln mit kaltgepresstem Olivenöl oder Traubenkernöl in einem Schraubglas ansetzen. Die Nadeln mit Öl übergießen (eventuell einige gequetschte Wacholderbeeren zugeben), damit

eventuelle Luftblasen entweichen die Nadeln mit einem Holzstab nach unten drücken, 6 Wochen stehen lassen.

■ Spagyrische Zubereitungen
3× tgl. 10 Tr. in etwas lauwarmem Wasser, mind. ½ Std. Abstand von den Mahlzeiten halten.

■ Salben (enthalten Kiefern- und Fichtennadelöl), gegen Rheuma, Gicht, Muskelschmerzen, stumpfe Verletzungen)

■ Hustenbonbons (Nadeln und junge Triebe)

Nebenwirkungen
Die äußerliche Anwendung kann empfindliche Haut und Schleimhäute irritieren.
Das ätherische Öl von Pinus sylvestris nicht mit Terpentinöl (dem Wasserdampfdestillat aus dem Harz) verwechseln.

Kontraindikationen
Schwangerschaft: Der Uterus könnte stimuliert werden.

Plantago lanceolata (major)
Spitzwegerich (Breitwegerich)/plantain/Plantaginaceae

Natürliches Vorkommen
weltweite und häufige Verbreitung in den gemäßigten Klimazonen

Medizinisch verwendete Pflanzenteile
- Kraut (vor der Blüte) – Herba Plantaginis lanceolatae
- Wurzel – Rhizoma Plantaginis lanceolatae
- Samen – Semen Plantaginis lanceolatae

Energie
- Temperatur: kühl
- Geschmack: leicht bitter, salzig, schleimig (Kraut, Wurzel); süß-schleimig (Samen)
- Eigenschaften: wirkt befeuchtend, schleimlösend und expektorierend, wundheilend, entzündungshemmend; Yin-Tonikum

Inhaltsstoffe
Iridoidglykoside (Aucubin, Acteosid, Asperulosid), Schleimstoffe (Glucomannane, Arabinogalactoane), Gerbstoffe, Phenolcarbonsäuren, Flavonoide (Apigenin, Luteolin, Scutellarein), Kieselsäure, Saponine usw.

Therapeutische Wirkungen und Anwendungsbereiche
- ✪ beseitigt Schleim-Hitze, die die Lunge verlegt (stillt den Hustenreiz, wirkt spasmolytisch, schleimlösend, expektorierend):
  - akute und chronische Bronchialleiden mit zähem, gelbem Auswurf
  - Tonsillitis, Laryngitis, Pharyngitis
  - Wind-Hitze-Allergien
- ✪ tonisiert das Wei Qi:
  - als Adjuvans bei Lungentuberkulose
  - zur Verbesserung der Reaktionslage des Immunsystems, steigert die Produktion von Granulozyten
  - natürliches Antibiotikum (wirkt antibakteriell in vitro gegen Bacillus subtilis, Klebsiella pneumoniae, Pseudomonas aeruginosa, Staphylococcus aureus, Streptococcus ß-hämolyticus, Proteus vulgaris, Salmonellen, Shigellen)
  - wirkt antiviral
  - alle chronisch entzündlichen Erkrankungen
  - als Adjuvans bei Krebserkrankungen, wirkt zytotoxisch gegen Tumorzellen
  - fiebersenkend
  - Erschöpfung, Kachexie
  - wirkt antioxidativ
  - berufsbedingte Schädigung der Lunge, Staublunge, Raucherlunge
- ✪ beseitigt Nässe-Hitze im Unteren Erwärmer, wirkt trocknend und adstringierend:
  - wirkt diuretisch
  - Zystitis, Nephritis, Prostatitis (Kraut, Samen)
  - Blasensteine und -grieß
  - Blasenschwäche, häufiger Harndrang, Enuresis
  - Blasenhalsreizung (Tee aus den Samen)
  - akute und chronische Enteritis mit schlechter Heilungstendenz (innerlich auch gekochte Blätter)

- Fluor vaginalis
- traditionell gegen Ruhr (Samenkolben in Milch gekocht)
- unterstützend bei Gonorrhöe, Syphilis
- ✣ klärt Leber-Feuer, nährt das Leber-Yin:
  - verbessert den Leberzellschutz und die Heilungstendenz bei Hepatitis
  - als Adjuvans bei Leberzirrhose
  - Kopfschmerzen
  - wirkt spasmolytisch
  - wirkt antihepatotoxisch
  - Chemotherapie, reduziert die toxische Wirkung der Zytostatika
  - chronische Leberleiden
  - Leber-Feuer, das die Lunge attackiert
- ✣ kühlt und leitet toxische Hitze aus:
  - Furunkel, Karbunkel, Abszesse, Geschwüre, Vereiterungen
  - heilt entzündete Schleimhäute (Mund, Rachen, Atemwege, Magen-Darm-Trakt, Urogenitaltrakt)
  - Fieber
  - entzündete Hautefloreszenzen
  - trockene Ekzeme, Psoriasis
  - Schleim-Hitze, die die Lunge verlegt
  - Otitis media
- ✣ nährt das Nieren-Yin (Samen):
  - Sehschwäche, verschwommenes Sehen
  - Wehenschwäche
  - Hypertonie
  - Infertilität
  - Steigerung der männlichen Samenproduktion
- wirkt hämostyptisch (bei Blutungen durch Fülle-Hitze):
  - Hypermenorrhöe
  - Nasenbluten, Bluterbrechen
  - blutende Hämorrhoiden
  - Hämaturie
- ✣ wirkt äußerlich kühlend, entzündungshemmend, adstringierend, lindert Juckreiz:
  - schlecht heilende Wunden und Geschwüre, Tierbisse (traditionell als Frischpflanzenauflage)
  - Brandwunden, Karbunkel, Furunkel
  - chronische Augenentzündungen
  - Mund- und Zahnfleischentzündungen
  - zur Eintropfung bei Ohrerkrankungen (Frischpflanzensaft)
  - Juckreiz nach Insektenbissen (zerriebene Pflanze)
  - stillt Blutungen (Auflage von Blättern mit Essig)
  - traditionell bei Brustkrebs, bei äußerlich gut zugänglichen Tumoren (gequetschte Blätter zur Auflage)
  - äußerliche Verhärtungen (Auflagen von Blättern mit Salz)
  - Warzen
  - Drüsenschwellungen, Struma
  - Gesichtsneuralgien (auch des Kiefers)

Organbezug
Lunge-Dickdarm, Leber, Nieren-Blase

Kommentar
Der genügsame und widerstandsfähige Spitzwegerich ist zusammen mit seinem nahen Verwandten, dem Breitwegerich (Plantago major), in der mitteleuropäischen Flora häufig vertreten. Seine spontane Hilfe bietet er als ein den Juckreiz stillendes Mittel bei Insektenstichen oder als Pflasterverband bei Wunden oder Verletzungen an. Dazu kaut man einige Blätter kurz durch und bindet sie anschließend auf die Wunde. Der Spitzwegerich stillt Blutungen und wirkt fördernd und lenkend auf die Heilung von Gewebe, sodass Verletzungen weitgehend narbenfrei und elastisch abheilen können. Außerdem werden durch eine Auflage mit den Blättern Schmerzen gelindert. In die Schuhe gelegt, gelten die Blätter als ein Mittel gegen Ermüdung. Außerdem soll diese Anwendung den tiefen, erholsamen Schlaf fördern.

Aus Sicht der TCM ist der Spitzwegerich mit seinem kühlenden, antiphlogistischen und spasmolytischen Potenzial äußerst wirksam bei Hitze-Schleim-Symptomatik der Lunge, wenn zäher und eitriger Schleim die Lunge verlegt und nur schwer abgehustet werden kann. Bei Kälte-Mustern der Lunge sollte der Spitzwegerich hingegen strikt vermieden werden. Mit seinen befeuchtenden, nährenden Eigenschaften ist er bei Lungen-Yin-Leere (also auch bei der Tuberkulose und ihren Folgeerscheinungen) optimal einzusetzen. Indem er auf der Qi- und Blut-Ebene kühlend wirkt, hilft der Zink und Kieselsäure enthaltende Spitzwegerich auch bei hitzigen, toxisch bedingten Hauterkrankungen.

Die Pflanze weist eine keimtötende und -hemmende Wirkung gegen eine große Anzahl von Bakterien auf, die den Einsatz auch bei schweren Infektionskrankheiten wie Tuberkulose oder Salmonellose rechtfertigen. Zudem lindert er Entzündungen, senkt das Fieber und erhöht bestimmte Fraktionen weißer Blutkörperchen.

Die synergistischen Wirkprinzipien, die von der Harmonisierung des Herz-Kreislauf-Systems (Element Feuer) über die Neutralisierung von freien Radikalen in der Lunge zur Hemmung und Überwindung von bösartig gewordenen Zellen führen, machen den Spitzwegerich zu einem viel versprechenden Mittel für die Vorbeugung und in der begleitenden Behandlung von Krebs. Die traditionelle äußerliche Anwendung bei Brustkrebs, von deren Erfolg immer wieder berichtet wurde, weist auf dieses Einsatzgebiet hin.

Eine bislang vernachlässigte Indikation dieser großen Heilpflanze ist die Behandlung von Lebererkrankungen. Die aus der Pflanze isolierten Glykoside Aucubin und Acteosid ergänzen sich in idealer Weise. Das Acteosid schützt und regeneriert Leberzellen und kann es hinsichtlich seiner Yin-nährenden Wirkung mit dem Silymarin der Mariendistel aufnehmen. Es wirkt blutdrucksenkend, antitoxisch und antientzündlich. Das Aucubin wirkt antibakteriell, antiviral sowie spasmolytisch. Es schützt und entgiftet die Leber.

Hervorzuheben ist zudem die Anwendung bei Nässe-Hitze-Symptomen des Unteren Erwärmers. Hier kommt der trocknende, adstringierende Charakter der Pflanze zum Tragen.

In der TCM werden vorwiegend die Samen des asiatischen Wegerichs (Plantago asiatica) bei Nieren-Yin-Mangel (Hypertonie, Sehschwäche, verschwommenes Sehen, Wehenschwäche, Zystitis, Prostatitis, Infertilität, Steigerung der männlichen Samenproduktion) sowie bei Fülle-Hitze-Symptomen eingesetzt. Sie enthalten Schleimstoffe, wirken ebenfalls kühlend und schmecken süß.

Der dem Yin zugeordnete Spitzwegerich mit seinem großen Bezug zum Element Metall ist eine der hilfreichsten Pflanzen für Menschen mit tuberkuliner Konstitution. Ihre Atemwege sind anfällig, ihre Belastbarkeit ist reduziert. Immer unterwegs, immer auf der Suche nach einem ungewissen Glück verzehren sich diese Menschen in der Unruhe. Im Laufe ihres Lebens stellen sich chronische Erkrankungen unterschiedlichster Art ein, die durch eine reduzierte Abwehrleistung und das wenig widerstandsfähige Gewebe bedingt sind. Der Konstitutionstyp zeigt eine verstärkte Neigung zur Gewebsentartung. Die regelmäßige Anwendung von Spitzwegerich hilft, diesen Gefahren zu begegnen.

Dosierungen

■ Tee aus dem Kraut
1 EL/¼ l Wasser aufgießen, 15 Min. ziehen lassen. ½–¾ l im Laufe des Tages trinken.

■ Tee aus der Wurzel
1 gestr. EL/¼ l Wasser als Kaltauszug. ½–¾ l im Laufe des Tages trinken.

■ Tinctura Plantaginis (aus dem frischen Kraut)
3 × tgl. 30 Tr. einnehmen.

■ Semen Plantaginis (nach Reid)
5–8 g als Abkochung in zwei Dosen auf leeren Magen einnehmen.

■ Salbe aus frischen Blättern vor der Blüte bzw. aus der frischen Wurzel
zur äußerlichen Anwendung

■ Frischsaft aus dem Handel
Tgl. 2–3 EL verdünnt einnehmen.

Nebenwirkungen
keine

Kontraindikationen
Kälte-Symptomatik der Lunge

Pneumus boldo
Boldo/boldo leaf/Monimiaceae

Natürliches Vorkommen
Westküste Südamerikas (Peru, Chile), heute auch westliches Nordamerika und Nordafrika

Medizinisch verwendete Pflanzenteile
Blätter – Folia Boldo

Energie
- Temperatur: kühl
- Geschmack: aromatisch, leicht bitter
- Eigenschaften: wirkt trocknend, entsäuernd, antiseptisch, ausleitend, beruhigend

Inhaltsstoffe
Aporphinalkaloide (Boldin, Boldol), Glykoside (Boldoglucin), ätherisches Öl, Flavonoide usw.

Therapeutische Wirkungen und Anwendungsbereiche
- ✛ bewegt das Leber-Qi:
  - wirkt cholagog und choleretisch
  - Druck im Leberbereich, Verstopfung
  - fahle Haut mit Neigung zu fleckiger Verfärbung
  - Leber-Galle-Kopfschmerz
  - Durchschlafstörungen, nächtliches Erwachen zwischen 2–4 Uhr
  - erhöhte Reizbarkeit, leicht zu beleidigen, Pessimismus
- ✛ senkt das aufsteigende Leber-Yang, klärt emporloderndes Leber-Feuer:
  - Hepatitis
  - Tinnitus, Kopfschmerzen, Gesichtsröte
  - erhöht die Ausscheidung von Harnstoff und Harnsäure
  - wirkt besänftigend auf das ZNS, unruhiger, oberflächlicher Schlaf, nächtliche Gedankenflucht
  - Nervosität, innere Unruhe, Rastlosigkeit, Wutanfälle, Ärger
- ✛ nährt das Leber-Yin:
  - wirkt entgiftend, reinigend auf das Leberparenchym
  - entlastet das Leberparenchym bei lang bestehendem Gallenstau
  - Anstieg der Gallensaftproduktion
- ✛ klärt Hitze, wirkt antiseptisch:
  - Spezifikum bei der toxisch belasteten Leber
  - chronische Intoxikationen, harnsaure Diathese
  - erhöht die Ausscheidung von Harnstoff und Harnsäure
  - entzündungshemmend, beruhigt die gereizte Schleimhaut
  - desinfiziert den Darminhalt
  - Hitze im Unteren Erwärmer, Zystitis
  - Übererregtheit
- ✛ nährt das Magen- und Pankreas-Yin, tonisiert das Qi:
  - verbessert die reduzierte oder gestörte Magensaftsekretion
  - empfindlicher Magen, Völlegefühl nach dem Essen, Dyspepsie, Sodbrennen
  - Verdauungsstörungen, Blähungen
  - schwaches Gedächtnis, Konzentrationsstörungen
  - Grübeln, Müdigkeit, Gefühl geistiger Erschöpfung
- ✛ Allgemeintonikum:
  - harmonisiert die Leber, tonisiert das Qi von Magen, Milz-Pankreas
  - tonisiert das Nieren-Qi, wirkt leicht diuretisch
  - Luftnot bei Anstrengung
  - spontanes Schwitzen tagsüber, Zittern nach Anstrengung
  - wirkt besänftigend auf das ZNS, Übererregtheit
  - Blässe, Erschöpfung

Organbezug
Leber-Galle, Magen

Kommentar
Bei archäologischen Ausgrabungen in Monte Verde (Südchile) fanden Archäologen Boldo in Seegras eingewickelt vor. Die Funde bestätigen, dass vor 12 500 Jahren Boldo und andere Heilpflanzen für medizinische Zwecke angebaut wurden. Vermutlich waren es ihre schmerzstillenden und zugleich berauschenden Eigenschaften, die die Ureinwohner an den Boldoblättern schätzten.

Die Pflanze enthält neben ätherischem Öl auch noch die Alkaloide Boldin und Boldol. Außerdem wird in einem Glykosid (Boldoglucin) ein weiterer wirksamer Bestandteil vermutet. Das synergistische Prinzip dieser Stoffe lässt eine sehr sinnreiche Kombination von Wirkungen erkennen. An erster Stelle gilt Boldo als ein Spezifikum für die toxisch belastete Leber, wobei sowohl exogene toxische als auch endogene, durch lang andauernde Konflikte entstandene Belastungen in Frage kommen.

In beiden Fällen wirkt Boldo kühlend auf die toxisch belastete, hitzige Leber. Bezüglich des

Wirkprinzips nimmt man an, dass die Pflanze vom Organismus als lebertoxisch wahrgenommen wird, obwohl dem nicht so ist. Die daraufhin entstandene Alarmsituation führt zu einer deutlichen Bemühung um eine höhere, sehr spezifische Entgiftungsleistung. In der Praxis hat sich gezeigt, dass gerade jene Patienten, die beruflich häufig mit Chemikalien in Kontakt kommen und eine chronisch-toxische Schädigung der Leber zeigen, sehr gut und rasch auf Boldo reagieren. Ideale Kombinationen sind mit der Mariendistel und der Klette gegeben.

Boldo wirkt beruhigend auf das „Meer des Marks", das zentrale Nervensystem, und kann bei kurmäßiger Anwendung das Einschlafen erleichtern und den Schlaf vertiefen. Außerdem zeigt die Pflanze eine positive Wirkung auf die Gallenblase, die wie das „Meer des Marks" ebenfalls zu den sechs außergewöhnlichen Organen zählt.

Der typische Boldo-Patient zeichnet sich durch eine gewisse nervöse Rastlosigkeit aus, die v. a. in der Yin-Phase, also abends und nachts, auftritt. Gedankenflucht verhindert das Einschlafen, unruhig wälzt der Patient sich im Bett hin und her, bis letztendlich dann doch der Schlaf gewinnt. Zwischen 2 und 4 Uhr, in der Leberzeit nach der Organuhr, erwacht der Boldo-Patient schon wieder. Tagsüber klagt er über Erschöpfung und zeigt sich reizbar und pessimistisch, am Sinn des Lebens zweifelnd. Er fühlt sich lustlos und müde, zittert und schwitzt bei leichter Anstrengung, hat das Bedürfnis sich hinzulegen, leidet an Gedächtnisschwäche und Konzentrationsmangel.

Dosierungen

■ Tee
1 geh. TL/¼ l Wasser aufkochen, 5 Min. zugedeckt kochen lassen. Tgl. ½ l trinken.

■ Tinctura Boldo
3 × tgl. 15 Tr. in etwas Flüssigkeit einnehmen.

■ Pulver aus den getrockneten Blättern
3 × tgl. 2 Msp. zu Beginn der Mahlzeiten einnehmen.

Weinzubereitung
3 g Blätter/100 ml Rotwein 8 Tage ziehen lassen. 3 × tgl. 1 Glas vor den Mahlzeiten trinken.

Nebenwirkungen
Bei Überdosierung können Kopfschmerzen, Übelkeit und psychische Verstimmung auftreten; bei zu langer, hoher Gabe Geräuschhalluzinationen. Nicht länger als fünf Wochen verwenden.

Kontraindikationen
Verschluss der Gallenwege, schwere Lebererkrankungen, innere Hämorrhoiden, Schwangerschaft. Auch Herzkranke sollten kein Boldo einnehmen.

Polygonatum officinale

Salomonssiegel (Weißwurz)/Solomon's seal root/ Liliaceae

Natürliches Vorkommen
Heimisch ist die Pflanze in Vorder- und Ostasien, Sibirien, Nordamerika und Europa, wo ihr Verbreitungsgebiet groß ist. Nur in den nördlichsten und südlichsten Gebieten ist sie nicht anzutreffen. Salomonssiegel liebt trockene, halbschattige Standorte an Waldrändern und Gebüschen.

Medizinisch verwendete Teile
Wurzel – Radix Polygonati (getrocknet)

Energie
- Temperatur: neutral, leicht kühl
- Geschmack: süß
- Eigenschaften: wirkt befeuchtend, harmonisierend, sedativ, blutzuckersenkend, diuretisch, entgiftend, steintreibend, erweichend, heilend, Yin- und Qi-Tonikum

Inhaltsstoffe
Saponine (Asparagin), herzaktive Glykoside, Glukokinin, Diosgenin, Schleim-, Gerbstoffe, Potassium, Stärke, Saccharide, Pektine, ätherische Öle, Mineralien usw.

Therapeutische Wirkungen und Anwendungsbereiche
- ✳ nährt das Yin, wirkt befeuchtend, nährt die Körpersäfte:
  - Mangel an Yin und Körperflüssigkeiten, Trockenheit, Durst, trockener Mund und Kehle, Hitzewallungen, Müdigkeit, Erschöpfung

- Trockenheit und Yin-Mangel der Lunge, wirkt schleimlösend
- TBC, trockener Husten, trockene, juckende Kehle, schwierige Atmung
- chronische Bronchitis, keuchender Husten, Reizhusten, Krupp
- Trockenheit von Magen und Darm, Obstipation, trockener, harter Stuhl
- unterstützt die Heilung bei Knochenbrüchen
- Aphrodisiakum, Verjüngungsmittel

- ✦ tonisiert das Nieren-Qi, wirkt diuretisch, entgiftend:
  - Bi-Syndrom, rheumatische Muskelschmerzen, Arthritis, Gicht
  - zur Reinigung der Nieren und Harngänge, zur Entfernung von Blasensteinen
  - Nephritis
  - Emmenagogum, fördert die Fruchtbarkeit

- ✦ tonisiert das Herz-Qi:
  - Herzinsuffizienz, Kurzatmigkeit, Altersherz, nach dem Herzanfall
  - zur Unterstützung bei kardial bedingten Ödemen

- ✦ tonisiert das Qi von Milz-Pankreas:
  - unterstützt die Nahrungsumwandlung
  - wirkt blutzuckersenkend bei alimentärer Hyperglykämie, Diabetes mellitus
  - Malabsorption, Müdigkeit, Schwindsucht, Abmagerung, weiche Stühle
  - wirkt kräftigend, bei anämischen Zuständen, chronisch auszehrenden Krankheiten, Fehlernährung, Anorexia nervosa, nach dem Wochenbett, nach Überarbeitung, in Stresssituationen

- äußerlich: wirkt kühlend, erweichend, schmerzlindernd (die Abkochung der Wurzel zu Kompressen, Umschlägen, die frisch gequetschte Wurzel):
  - Hämatome, Karbunkel, Hämorrhoiden, Verstauchungen, Schwellungen
  - Hautirritationen, Ekzeme, schlecht heilende Wunden, Entzündungen der Haut
  - Narbengewebe, Sommersprossen, Altersflecken und andere Hautflecken

Organbezug

Lunge-Dickdarm, Milz-Pankreas, Niere, Herz-Dünndarm

Kommentar

Befeuchtende Arznei ist eher selten in unserer westlichen Materia medica, desto wertvoller ist deshalb jede Heilpflanze mit dieser Qualität für uns Therapeuten. Denn Trockenheit, z.B. infolge Strahlentherapie, ist ein nicht seltenes Phänomen in unseren Praxen.

Süß-feuchter Natur, bedingt durch die Schleimstoffe und Saponine, wird Salomonssiegel bei lokaler sowie systemischer Trockenheit verwendet. Die Wurzel ist das vitalste Organ und kann in einer Rezeptur sowohl Kaiser als auch wertvoller Helfer sein. Auf sie ist Verlass, wenn es darum geht, trockene Bronchien, Magen- und Darmschleimhaut oder Trockenheit allgemein zu befeuchten sowie Rastlosigkeit und Reizbarkeit, die Tendenz zu Verausgabung, dem Yin-Mangel-Typus eigen, zurückzunehmen. – Der gebogene Stängel, darauf die auf langen Stielen rhythmisch angeordneten ovalen kräftigen Blätter, aus deren Achseln zur Erde neigende grünweiße Blüten hängen, und schließlich die Vollendung des Bogens, die dick-fleischige, schleimreiche, weiße Wurzel: Sie drücken allesamt bildhaft das schützende, nährende Potenzial des *Polygonatum officinale* aus.

Le grand Muguet (das große Maiglöckchen) heißt Salomonssiegel auf Französisch. Es ähnelt in der Tat dem Maiglöckchen: Es blüht ebenfalls im Mai, enthält genauso das Herz-Qi-tonisierende Glykosid Convallarin. So ist auf der Schwäbischen Alb das „falsche Maieblemle" gebräuchlich, auf Lateinisch gibt es das Synonym *Convallaria polygonatum*. Beide Heilpflanzen sind Liliengewächse. Sein Qi-tonisierendes Wirken im Erd- und Wasser-Element verdankt Salomonssiegel ebenfalls den Saponinen in ihm: sie unterstützen die Nahrungsumwandlung, die Diurese, sowie die Entgiftung und Entsäuerung. Die Pflanze wurde deshalb in der abendländischen traditionellen Heilkunde gerne bei rheumatischen Beschwerden verabreicht. Die Wurzel enthält außerdem Asparagin, ein Saponin, das wir vom Spargel (*Asparagus officinalis*) kennen, das ebenso die Ausscheidung überflüssigen Wassers antreibt.

Ob wir westliche Therapeuten die Pflanze nicht zu oft übersehen? Viele andere Völker wissen jedoch die Heilkraft des Polygonatum sehr zu schätzen. Schon im alten China nutzten die Daoisten die verjüngende Energie der Pflanze:

im Frühling kochten sie die spargelähnlichen jungen Sprossen in Suppen mit und servierten sie als Gemüsegericht. Auch heute noch werden in der TCM die Rhizome gegen Krankheiten der Niere und Wirbelsäule sowie als Antidiabetikum verwendet. Die Ayurvedische Medizin ihrerseits nutzt die Pflanze bei Impotenz, Unfruchtbarkeit und Energielosigkeit. Einer Legende nach wusste König Salomon von der Sprengkraft des Salomonssiegels und beseitigte mit ihm einen Felsen, der ihm für den Bau eines neuen Tempels im Wege stand. Salomon und die „siegelartigen" Stängelnarben des Wurzelstocks verliehen der Pflanze ihren Namen.

Dosierungen

■ Tee
- 10–20 g/¼ l Wasser, Infus, 10 Min. ziehen lassen
- oder: Kaltauszug 7–8 Std., auf Trinktemperatur bringen, tgl. 2 × ¼ l trinken

■ Abkochung
- 40 g/½ l Wasser, 7 Min. kochen, zu Umschlägen anwenden
- alternativ: Brei aus Wurzelpulver mit heißem Wasser verwenden

■ Tinctura rad. Polygonati
3 × tgl. 10–30 Tr. mit Wasser, 1–½ Std. vor oder nach den Mahlzeiten (von Blarer-Zalokar)

■ als Nahrungsmittel
Die gekochten oder gedünsteten jungen Sprossen werden Suppen und Eintopfgerichten zugefügt oder kalt gegessen.

Nebenwirkungen
- bei zu hoher Dosierung Übelkeit, Diarrhöe, Erbrechen
- Die Beeren sind nicht essbar, sie können Diarrhöe und Erbrechen verursachen.

Kontraindikationen
Diarrhöe, Nässe-Zustände im Darmbereich

Polypodium vulgare
Engelsüßfarn/adder's fern/Polypodiaceae

Natürliches Vorkommen
alle milden und gemäßigten Klimazonen, in Wäldern und schattigen Lagen

Medizinisch verwendete Pflanzenteile
getrockneter Wurzelstock – Rhizoma Polypodii

■ Energie
- Temperatur: kühl
- Geschmack: süß, leicht bitter
- Eigenschaften: wirkt kühlend, trocknend, entschleimend, mild diuretisch

Inhaltsstoffe
Gerbstoffe, Bitterstoffe, Saponine, ätherisches Öl usw.

Therapeutische Wirkungen und Anwendungsbereiche
- ✚ beseitigt Nässe-Hitze, die Milz-Pankreas befällt:
  - wirkt kühlend und trocknend, bei Phlegmatismus
  - vorbeugend gegen Gallensteinbildung
  - Diarrhöe, Blähungen
  - Darmpilz
- ✚ bewegt das Leber-Qi, bei Leber-Feuer und aufsteigendem Leber-Yang:
  - wirkt cholagog
  - verminderte Entgiftungsleistung der Leber, Obstipation
  - Bi-Syndrom (Hitze-, Nässe-Bi, chronisches), Gicht
  - Ikterus, Tinnitus
  - schwere Träume, Melancholie
- kühlt und entschleimt die Lunge:
  - Lungen-Yin-Mangel (mit befeuchtender Arznei ausgleichen)
  - Befall der Lunge durch Wind-Hitze
  - Schleim-Hitze, die die Lunge verlegt (chronische Bronchitis)
  - Leber-Feuer, das die Lunge attackiert (Asthma bronchiale)
  - Heiserkeit
  - Fieber

- wirkt mild diuretisch:
  - Bi-, Hitze-, Nässe-, chronisches Syndrom, Gicht

Organbezug
Leber-Galle, Milz-Pankreas, Lunge-Dickdarm

Kommentar
Engelsüßfarn wird wegen seines süßen Geschmacks auch Süßholz oder Steinlakritze genannt. Kriechend unter der Erde bildet das grüne, hübsche Kraut einen bis zu 1 cm dicken Wurzelstock aus, aus dem die gefiederten Farnblätter emporschießen. Engelsüßfarn liebt humusreichen Waldboden und wächst gern zwischen Felsen, in deren Spalten er kühlenden Schatten findet.

In der alten Medizin galt Engelsüßfarn als ein Milzmittel. Diese Bezeichnung ist heute nicht mehr kritiklos zu übernehmen, weicht doch die alte Ansicht über die Funktionen des Organs Milz sehr stark von den Erkenntnissen der modernen Medizin ab. Allerdings lässt sich den Engelsüßfarn mit seiner Süße und seinen kühlenden sowie trocknenden Eigenschaften bei Nässe-Hitze-Phänomenen in der Wandlungsphase Milz-Pankreas optimal einsetzen. Seinen mit dem Element Feuer assoziierten bitteren Geschmack projiziert der Engelsüßfarn jedoch weniger auf das Herz als auf Leber-Galle, wo es öffnend und kühlend wirkt. Die Pflanze präsentiert sich damit als ein ideales Prophylaktikum gegen Gallensteine.

Hitzigkeit, mangelhafte Kontrolle über seine Impulse und Reizbarkeit als Folge gestauter Holz-Energie typisieren den Engelsüßfarn-Patienten. Gemäß der Überwindungs-Sequenz kontrolliert das hitzige Holz zu sehr die Erde und schwächt sie dadurch. Durch Nässe und Hitze blockiert, ist das Element Erde nicht mehr in der Lage, die negative Aggressivität des Holzes zu mildern und auszugleichen. Die Folge ist ein schnell agitierter Phlegmatiker, der ein zugleich aggressives und passives Auftreten zeigt. Der Umgang mit seinen Mitmenschen, das Eingehen von Bindungen und auch Trennungen erweisen sich für ihn als äußerst problematisch. Er zieht sich gerne in die Abgeschiedenheit zurück.

Dosierungen
- Tee

3 geh. TL/½ l Wasser mischen, 8 Std. stehen lassen, dann abseihen, die Rückstände mit kochendem Wasser überbrühen, 10 Min. ziehen lassen. Abseihen, die beiden Auszüge mischen, im Laufe des Tages trinken, vorzugsweise nach den Mahlzeiten.

- Pulver

3 × tgl. ½ gestr. TL zu Beginn der Mahlzeiten einnehmen.

Nebenwirkungen, Kontraindikationen
keine

Potentilla tormentilla

Blutwurz/tormentil/Rosaceae

Natürliches Vorkommen
feuchte, magere Wiesen in Europa und Asien, gemäßigte Zonen bis weit in den Norden

Medizinisch verwendete Pflanzenteile
Wurzelstock – Radix Tormentillae

Energie
- Temperatur: kühl bis neutral
- Geschmack: leicht bitter, etwas süß, adstringierend
- Eigenschaften: wirkt trocknend, adstringierend, hämostyptisch, hebend, entzündungshemmend, heilend

Inhaltsstoffe
Gerbstoffe, Flavonoide, Triterpensäure, Kaffeesäure, Glykoside, Harz, ätherisches Öl usw.

Therapeutische Wirkungen und Anwendungsbereiche
- ✱ beseitigt Nässe-Hitze und -Kälte im Unteren Erwärmer:
  - Ikterus
  - Gastroenteritis, chronische Diarrhöe, Colitis ulcerosa, Morbus Crohn
  - Fluor vaginalis, chronische Leukorrhöe
  - Zystitis
- ✱ tonisiert das Qi von Milz-Pankreas und Magen, stärkt das Hebe-Qi:

- kräftigt den Magen, Indigestion
- Appetitlosigkeit, zur Förderung des Appetits bei schwächlichen Kindern
- Adjuvans bei Diabetes mellitus, Malabsorption
- weiche Stühle
- Organprolaps, Uterus-, Blasensenkung, Hämorrhoiden
- mangelnde Kontrolle des Blutes durch Milz-Pankreas (Blutungen vom Leere-Typ in Darm, Harnwegen, Uterus)
- ✱ wirkt hämostyptisch, adstringierend:
  - Hypermenorrhöe, Menorrhagie
  - Leukorrhöe
  - Darm-, Uterusblutungen
  - Nasenbluten, Zahnfleischbluten, Bluterbrechen, Blut im Stuhl, Bluthusten
  - Hämorrhoidalblutungen
  - mangelnde Festigkeit des Nieren-Qi, Harninkontinenz
  - Diarrhöe, Enteritis, Dysenterie, Gastroenteritis
- ✱ klärt Hitze und toxische Hitze, wirkt entzündungshemmend und analgetisch:
  - wichtiges Antidot, Nahrungsmittelvergiftungen, bei toxischen Prozessen
  - Gicht, Arthritis, Nierensteine
  - Sepsis, venerische Erkrankungen
  - intermittierendes Fieber
  - Blut-Hitze, Geschwüre, hitzige Dermatosen
- tonisiert das Herz-Qi:
  - Palpitationen, Dyspnoe, Druckgefühl im Bereich des Thorax
  - Müdigkeit, Energielosigkeit
- ✱ wirkt äußerlich kühlend, entgiftend, entzündungshemmend, heilend (als Auflage, Pinselung, Mundwasser, Bad, Salbe):
  - Konjunktivitis, nässende Augen
  - schlecht heilende oder eiternde Wunden
  - Abszesse, Furunkel, Karbunkel
  - Bi-Syndrom (Hitze-Bi), Gicht
  - Zahnschmerz, Zahnfleischentzündungen
  - nach Kieferoperationen, Parodontose
  - Sonnenstich, Verbrennungen
  - Aphthen, Mundfäule
  - Schleimhautkatarrh der oberen Atemwege, Tonsillitis
  - aufgesprungene Lippen, rissige Hände
  - seborrhoische Ekzeme
- Erkrankungen im Analbereich (auch Klistier und Zäpfchen)

Organbezug
Unterer Erwärmer, Magen-Milz-Pankreas, Lunge

Kommentar
In allen Gegenden ihres Vorkommens ist die Blutwurz als ein Hausmittel in die Volksmedizin eingegangen und bis heute besonders in der Kinderheilkunde kaum ersetzbar. Alle überschießenden Reaktionen der Haut und Schleimhäute – v. a. der Schleimhäute im Oberen und Unteren Erwärmer – sowie Blutungen aller Art können mit Hilfe der Wurzel gemildert oder zum Stillstand gebracht werden. Dementsprechend groß ist die Vielfalt an Indikationen.

Im Vordergrund der Heilwirkung stehen die Gerbstoffe, die das Gewebe nicht nur vor eindringenden Keimen schützen, sondern auch über entgiftende, kühlende Eigenschaften verfügen. Nach Wenigmann (1999) gehen die in der Blutwurz besonders reichlich enthaltenen Gerbstoffe mit Schwermetallen, Metallen und Alkaloiden Komplexverbindungen ein und gelten daher als wichtiges Antidot bei Vergiftungen.

Nicht zu vernachlässigen sind die tonisierende Wirkung der Blutwurz auf die Mitte und ihre adstringierende Kraft, mit der sie das Hebe-Qi stärkt. Mit ihrem leicht bitteren sowie süßen Geschmack kräftigt sie Magen und Milz-Pankreas und ist bei Diabetes mellitus ein hilfreiches Adjuvans. Der traditionell hergestellte Blutwurzschnaps gilt dem Meisterwurz, dem Bärwurz oder dem Enzian als ebenbürtig. Er unterstützt die umwandelnde Funktion der Nahrung und erhellt das Gemüt. Bei dieser Zubereitung kommen die Gerbstoffe nicht oder kaum zur Wirkung.

Dosierungen

■ Pulvis rad. Tormentillae
Bei Durchfall 1 gestr. EL mit Flüssigkeit bzw. in Naturjoghurt eingerührt bis zu 3 × tgl. einnehmen, in leichteren Fällen 1 gestr. TL regelmäßig 3 × tgl. Bei chronischen Fällen als Aufschwemmung in 1 Glas Rotwein.

■ Kapseln
3 × tgl. 2 Kapseln à 0,4 g einnehmen.

■ Tee
- 1 geh. TL/1 Tasse Wasser aufkochen, 5 Min. kochen lassen. Bis zu 3× tgl. 1 Tasse trinken.
- alternativ (nach Garvelmann): 2–3 TL/¼ l Wasser aufkochen, 10 Min. kochen lassen. Zur innerlichen und äußerlichen Anwendung geeignet.

■ Tinctura Tormentillae (nach Garvelmann)
3× tgl. 30–50 Tr. in etwas Flüssigkeit einnehmen. Unverdünnt für Schleimhautpinselungen, 5 % als Mundspülung, 20 % zum Gurgeln.

Nebenwirkungen, Kontraindikationen
keine

Primula veris
Schlüsselblume, Primel/cowslip/Primulaceae

Natürliches Vorkommen
gesamter europäischer Raum, gemäßigte Zonen Asiens

Medizinisch verwendete Pflanzenteile
- Wurzel – Radix Primulae
- Blüten – Flores Primulae

Energie
- Temperatur: neutral
- Geschmack: etwas süß (Blüten); scharf, leicht bitter, leicht süß und salzig (Wurzel)
- Eigenschaft: wirkt trocknend (Wurzel), aber auch verflüssigend, auflösend, beruhigend, aber auch anregend, besänftigt inneren Wind

Inhaltsstoffe
- Blüte: Triterpensaponine, Falvonoide, ätherisches Öl (in sehr kleinen Mengen), Primin usw.
- Wurzel: Saponine, ätherisches Öl, Phenolglykoside, Primulakampfer, Kieselsäure, Gerbstoffe, Stärke usw.

Therapeutische Wirkungen und Anwendungsbereiche
- ✪ tonisiert das Herz-Qi, beruhigt den Geist Shen (Blüten):
  - kräftigt das geschwächte Herz (Wurzel)
  - Hydrops durch Herzschwäche (Blüten)
  - orthostatischer Schwindel (Blüten, Wurzel)
  - Adjuvans bei Myokarditis (Blüten)
  - beruhigt das nervöse Herz, Palpitationen (Blüten)
  - nervöse Schwäche, Neurasthenie (Blüten)
  - Schlafstörungen (Blüten)
  - Stottern (Blüten)
  - kalter Schleim, der den Geist benebelt (Blüten)
  - Gedächtnisschwäche (Blüten)
- ✪ tonisiert das Lungen-Qi, beseitigt kalten Schleim, der die Lunge verlegt (Wurzel):
  - verdünnt den groben Schleim und fördert den Auswurf
  - Nässe-Schleim, der die Lunge verlegt
  - chronische Bronchitis, zäher Husten
  - regt die Schleimabsonderung bei älteren Menschen an
  - Asthma bronchiale
  - führt zu Vermehrung der Sekretion aller Schleimhäute (es kommt zu vermehrter Speichelbildung, wirkt auch laxativ)
  - Traurigkeit
- ✪ beseitigt äußere Wind-Hitze, öffnet die Oberfläche (Wurzel):
  - wirkt diaphoretisch, grippale Infekte
  - Stockschnupfen, Erkältungen mit Kopfschmerz
  - Sinusitis, Pneumonie
  - senkt Fieber
  - Neuralgie, Bi-Syndrom
- ✪ bewegt das Leber-Qi, senkt aufsteigendes Leber-Yang, klärt Leber-Feuer, besänftigt inneren Wind:
  - Obstipation (Wurzel)
  - Ikterus (Wurzel)
  - harnsaure Diathese, Gicht, Kopfgicht (Blüten, Wurzel)
  - halbseitige Kopfschmerzen, Migräne (Blüten)
  - Tremor, Spasmen (Blüten, Wurzel)
  - löst Gefäßverengungen und Spasmen im Kopf (Blüten)
  - Neuralgien
  - traditionell zur Apoplex-Prophylaxe und in der Nachbehandlung (Blüten, Wurzel)
  - Melancholie, innere Unruhe (Blüten)

- ✳ wirkt besänftigend bei innerem Wind durch Verschleimungen:
  - Kopfschmerzen (Blüten)
  - Neuralgien (Blüten, Wurzel)
  - Schwindel (Blüten, Wurzel)
  - Tremor (Blüten, Wurzel)
  - Apoplex-Prophylaxe und in der Nachbehandlung (Blüten und Wurzel)
- wirkt diuretisch (Wurzel):
  - harnsaure Diathese
  - Bi-Syndrom, Gicht
  - Adjuvans bei chronischer Zystitis, Nephritis, Pyelitis
- wirkt äußerlich wundheilend, erweichend, auflösend:
  - wirkt wundheilend, Geschwüre
  - Tumore, Geschwülste

Organbezug
Herz, Lunge, Leber

Kommentar
Die Schlüsselblume oder Primel gehörte seit jeher zu den Pflanzen, die im Wechsel der Jahreszeiten für Mensch und Tier eine große Rolle spielten. Diese Pflanzen sorgen dafür, den Schleim, der durch die winterliche Stoffwechsellage dick geworden ist, zu verdünnen und auszuwerfen. „Schleim ist nichts anderes als Körpersäfte, welche selbst nichts anderes sind als Umwandlungsprodukte von Nahrung und Flüssigkeiten.", schreibt Zhang Jing-Yue (1563–1640). Eine Leere von Milz-Pankreas (Erde) ist die Hauptursache für die Entstehung von Schleimerkrankungen. Schwäche von Lunge und Niere (Metall und Wasser) sind jedoch meist mit verantwortlich. Durch Schleim verursachte Krankheiten sind vielgestaltiger Natur und oft schwierig zu behandeln.

Gerade in der westlichen Naturheilkunde ist es von großer Bedeutung, dass zum Frühjahr hin eine gründliche Bereinigung dieser Verschlackung stattfindet und der Organismus in die Lage versetzt wird, den Winter auszutreiben. Fälschlicherweise fasten viele Menschen in dieser Frühjahrszeit; sie reduzieren die Nahrungsaufnahme und schwächen dadurch noch mehr ihre ohnehin schon geschwächte Erd-Energie. Wenn diese Kur aber beinhaltet, dass die Elemente Erde, Holz, Metall und Wasser gestärkt werden und über diese Organe der Körper entschleimt und entsäuert sowie das Blut gereinigt wird, hat sie sicher ihre Berechtigung.

Für eine derartige Frühjahrskur hat die Natur eine ganze Reihe von Pflanzen bereitgestellt und gerade die Schlüsselblume leistet hier große Dienste. Sie entsäuert, entschleimt und wirkt zudem noch austreibend, wenn winterliche Kälte und Wind in den Körper eingedrungen sind. Gerade die entschleimende Wirkung im Kopfbereich macht die bitter-scharfe, energetisch warme Wurzel der Schlüsselblume so besonders wertvoll. Oben wirkt sie klärend, macht überdies die Verbindung zum Herz wieder frei und öffnet die Nieren.

Nach Hovorka und Kronfeld (Simonis 1991, S. 517) soll die Wurzel der Schlüsselblume, kurz vor Betreten des Seils gekaut, das Geheimmittel der Seiltänzer gegen Schwindel sein. Die Blüten ergeben einen wunderbaren Schlaf- und Nerventee für nervöse, leicht zu beunruhigende Menschen von zartem Habitus, die wetterfühlig sind und rasch Kopf- und Nervenschmerzen bekommen. Während die Blüten eher den Geist Shen besänftigen, haben die weniger wohlschmeckenden Wurzeln eine verdünnende, bewegende und lösende Wirkung auf die Körpersäfte.

Dosierungen
■ Tee aus der Wurzel

1 TL/¼ l Wasser aufkochen, 10 Min. kochen lassen. ½ l im Laufe des Tages trinken.

■ Tee aus den Blüten

1 EL/¼ l Wasser aufgießen, 5–10 Min. ziehen lassen. Bis zu ¾ l tgl. trinken.

■ Tinctura Primulae (aus der Wurzel):

3 × tgl. 20 Tr. einnehmen.

Nebenwirkungen
Enthaltene Saponine können das Gewebe reizen. Bei Überdosierung Magenprobleme mit Übelkeit. Der direkte Kontakt zu den grünen Pflanzenteilen kann das sog. Primelexanthem hervorrufen.

Kontraindikationen

> **Cave**
>
> Die Schlüsselblumenwurzel steht unter Naturschutz.

Punica granatum

Granatapfel/pomegrenate/Punicaceae

Natürliches Vorkommen

Seine Heimat war vermutlich das alte Persien, heute wird er besonders im Mittelmeerraum sowie in Nordafrika kultiviert. Der Granatapfel liebt Licht und Sonne, stellt wenig Ansprüche an den Boden.

Medizinisch verwendete Teile
- Öl der Samen – Oleum Granati
- Saft des Fruchtfleisches – Succus Punicae granati

Energie
- Temperatur: leicht warm (Öl), neutral bis leicht kühl (Saft)
- Geschmack: süßlich (Öl), süß-säuerlich, leicht herb (Saft)
- Eigenschaften:
  - Öl der Samen: wirkt stark östrogenartig, aphrodisierend, antioxidativ, antitumoral, befeuchtend, Yin-nährend
  - Saft des Fruchtfleisches: wirkt adstringierend, vitalisierend, stark antioxidativ, entzündungshemmend, antitumoral, antiarteriosklerotisch

Inhaltsstoffe

Samen: östrogenwirksame Steroide (Östron, Beta-Sitosterol etc.), mehrfach ungesättigte Fettsäuren (Punicic Säure, Gamma-Linolensäure, Linolsäure), Polyphenole, Mineralien (Kalzium, Eisen, Kalium, Phosphor etc.), usw.

Therapeutische Wirkungen und Anwendungsbereiche
- ✚ nährt das Yin, wirkt systemisch befeuchtend, nährt Nieren-Yin und -Essenz (Öl):
  - Leere-Hitze, klimakterische Beschwerden der Frau, lindert Hitzewallungen, Stimmungsschwankungen, Libidomangel, Nervosität, Schweißausbrüche
  - wirkt befeuchtend auf die (Vaginal-) Schleimhäute (innerlich und äußerlich)
  - enthält Beta-Östrogen wirksame Stoffe, fördert die Gesundheit der Knochen, des Herz-Kreislauf-Systems und des Gehirns, Osteoporose-Prophylaxe
  - regeneriert die Haut, regt das Wachstum von Hautzellen an (Zunahme der Epidermis), schützt die Haut gegen zu schnelle Hautalterung, Atrophie der Haut
  - wirkt sich positiv auf den Fettstoffwechsel der Haut und das hautassoziierte Abwehrsystem aus
  - wirkt neuroprotektiv, beugt mentalen Verlusten und neurologischen Erkrankungen vor, z. B. Morbus Parkinson, Alzheimer etc.
  - Diabetes mellitus
  - Müdigkeit, Vitalitätsmangel
  - nährt das Blut, Haarausfall
  - mangelnde Libido der Frau, Potenzstörungen des Mannes, Erektionsstörungen
  - depressive Verstimmungen, Stimmungsschwankungen, Nervosität, Schlafstörungen
- tonisiert das Wei Qi, hat hohe antioxidative Wirkung, wirkt antientzündlich (Öl der Samen, der Saft):
  - wirkt antitumoral bei Hautkrebs, Brusttumoren, Prostatakrebs (Öl, Saft)
  - Infektionen, Wunden, Entzündungen (Öl, Saft)
  - wirkt gefäßprotektiv, Durchblutungsstörungen, Arteriosklerose-Prophylaxe, beugt Schlaganfall vor, Hypertonie (Saft)
  - Bi-Syndrom, Hitze-Bi, Osteoarthritis, hat bei Knorpelabbau positive Auswirkungen auf die Gelenkstrukturen
- wirkt äußerlich durchblutungsfördernd, hyperämisierend, tonisierend (die Kerne mit dem Fruchtfleisch in einem Luffahandschuh sanft kreisend massieren):
  - LWS-, Sakralbereich bei Blasen- und Nierenschwäche, Harnträufeln, Schwäche des Beckenbodens
  - Nackenbeschwerden
  - Thorax bei Bronchitis, Erkältung
  - andere Körperpartien bzw. Reflexzonen

> **Cave**
>
> Nicht bei Entzündungen anwenden.
> Nie eine Ganzkörpermassage ausführen!
> Kurmäßig über drei Wochen, nur jeden dritten Tag eine Massage anwenden.
> Flecken des Saftes sind nicht auswaschbar!

Organbezug
- Öl der Samen: Niere, Lunge-Haut, Milz-Pankreas
- Saft: Niere, Herz, Kreislauf, Leber, Lunge

Kommentar

Der Granatapfel wächst auf bis zu 15 Meter hohen, buschigen Bäumen heran. V.a. in der Blütezeit, geschmückt mit großen, glockenförmigen roten, gelben, orangefarbenen, wohl duftenden Blüten, fasziniert die Pflanze unsere Sinne. Sie ziehen sich allmählich zusammen, eine schöne rote Frucht in der Größe einer Orange entsteht. Die dicke, feste Lederhaut schließt das Innere, das saftige Fruchtfleisch und die prall mit blassen bis dunkelroten Samen gefüllten Fruchtkammern luftdicht ab. Sie schützt die Frucht gegen die austrocknenden Yang-betonten Kräfte ihrer Umgebung. Der Granatapfel liebt die heißen Sommer des Mittelmeerraums und Nordafrikas. Sonne, Hitze, Licht, Wind sind dort die waltenden Elemente, von denen er sich anregen lässt.

Die Idee, das Wesen, das diese einzigartige Pflanze zum Ausdruck bringt, ist Weiblichkeit, Fruchtbarkeit, Lust am Leben, Erotik, fast Yin pur. Das Yang ist jedoch nicht weit. Dabei handelt es sich um die feine, frohe Gelassenheit der orientalischen Frau, die man oft der europäischen Frau in den hohen Anforderungen des Lebens wünschen würde. Mit Hilfe des Granatapfels kann ganz offenbar etwas davon vermittelt werden. Die kalifornische Blütenessenz Pomegranate wird Frauen verabreicht, die zwischen ihrem Berufsleben und ihrem Dasein als Hausfrau und Mutter hin und hergerissen sind. Sie sind unzufrieden, gereizt, erschöpft. Die Essenz klärt Gedanken und Gefühle. Die Sichtweise dem Leben gegenüber wird klarer, sie hilft den inneren Konflikt zu lösen und sich der eigentlichen Lebensaufgabe zu stellen. – Manche Autoren sehen die Blüte als Sinnbild feuriger Liebe und vergleichen die runde, mit Kernen ausgefüllte Frucht mit einem Eierstock sowie die blutrote Farbe mit gesundem Menstruationsblut. Schon im Altertum wurde der Granatapfel kultiviert und galt als Symbol der Liebe und der Fruchtbarkeit, auch als Jungbrunnen.

Die Samen, die ja das ganze Pflanzenwesen in sich tragen, enthalten eine beeindruckende Zusammensetzung an Yin-nährenden Substanzen. Sie enthalten ca. fünf Prozent Öl, das östrogenwirksame Steroide, hauptsächlich steroidales Östrogen, vorweist (2004, japanische Studie Mori-Okamoto). Die Steroide zeigen deutlich hohe Affinität zu den Beta-Rezeptoren der Zellen und fördern so die Gesundheit der Knochen, des Herz-Kreislaufsystems und des Gehirns. Das Öl wird in den Wechseljahren als pflanzlicher Hormonersatz angeboten. Weiterhin bestehen die Samenkörner zu 60 Prozent aus Punicinsäure bzw. Gamma-Linolensäure. Diese ungesättigten Fettsäuren haben stark antioxidative Kraft, sind ein wichtiger Nährstoff für das Wei Qi und bewahren die hauteigene Feuchtigkeit. Sie wirken überdies anti-entzündlich und schmerzlindernd, indem sie das Stoffwechselenzym Cyclooxygenase inhibieren, das für die Umwandlung von Arachidonsäure in Prostaglandin und Thrombaxane verantwortlich ist. Wir möchten an dieser Stelle bemerken, dass nur ca. zehn Heilpflanzen diese wertvollen ungesättigten Fettsäuren vorweisen. Studien in vitro an humanen Zellen belegten auch, dass das Öl antitumorale Wirkung bei Brust- (z.B. 2002, Studie Kim et al.), Haut-, sowie Prostatakrebs hat. Zudem weisen Granatapfelsamen eine hohe Konzentration an Polyphenolen auf, insbesondere von Flavonoiden. Auch sie schützen gegen frühzeitiges Altern, Herz-Kreislauf-Erkrankungen sowie Krebs und zeigen hinsichtlich der Nerven, indem sie oxidationsempfindlichen Nervenzellen vor oxidativen Stress schützen, protektive Wirkeffekte.

Jedoch auch der rötliche Saft, der aus dem Fruchtfleisch des Granatapfels gewonnen wird, hat es in sich. Nach der altchinesischen Alchimie versinnbildlicht er die „konzentrierte Seele" und bringt Langlebigkeit und sogar Unsterblichkeit. Leicht sauer, adstringierend und kühl nährt er das Yin von Leber -Gallenblase, nährt er auch die Yin-Essenz. Leicht süß harmonisiert er Milz-Pankreas, stellt Blutaufbaustoffe bereit und nährt das Gewebe. Der dezent bittere Geschmack wiederum belebt das Herz, harmonisiert den Geist, wirkt bewegend und absenkend. Es heißt, dass der Granatapfel Mattigkeit des Herzens entgegen wirkt.

Die Wirkeffekte dieser Pflanze sind so umfassend, dass die Grundlagen der TCM sowie die Zusammensetzung der Inhaltsstoffe allein nicht ausreichen, diese zu erklären. Dennoch bilden sie die Klaviatur, auf der die heilenden Kräfte der Pflanze zum Klingen gebracht werden. So bestätigen verschiedene aktuelle Studien (z. B. unter Leitung von Dr. Aviram) einen optimalen Schutz des Saftes gegen Herz- und Kreislauf-Erkrankungen: Die Oxidation des LDL-Cholesterins wird um 90% (!) reduziert, die Plaquebildung in den Gefäßen gehemmt, verengende arteriosklerotische Ablagerungen weggeräumt. Eine signifikante Senkung des systolischen Blutdrucks wurde gleichzeitig beobachtet. Im Zuge der Prävention von Disharmonien im Herz-Kreislauf-System kommt dem Genuss des Saftes also eine tragende Rolle zu. Weiter enthält der Saft verschiedene Bioflavonoide, die entzündungshemmende und schmerzlindernde Kraft vermitteln. Ein internationales Forscherteam fand heraus, dass der fermentierte Granatapfelsaft in Krebszellkulturen die Krebsentstehung um 46 % reduzierte. Einen protektiven Einfluss zeigt der Saft auf Prostatakrebs. Neben den Phytoöstrogenen spielen die Antioxidantien hier sicherlich eine erhebliche Rolle. Sie geben dem Genuss von Granatapfelkonzentrat vorbeugend, aber auch therapiebegleitend bei Krebs großen Sinn.

Ein Granatapfelbaum kann einige hundert Jahre alt werden. Nicht zuletzt wird der Granatapfel auch bei Autismus empfohlen: Die Neigung sich abzukapseln, sich vor dem Leben zu verschließen soll der lebensbejahenden, sonnigen Kraft weichen.

Dosierungen

■ Granatapfelsamenöl
z. B. von der Firma Primavera, Sinoplasan im Handel erhältlich

■ Kapseln
delima von der Fa. Pekana, als Nahrungsergänzungsmittel im Handel zu bekommen (1 Kapsel enthält 30 mg Granatapfelkernöl und 300 mg Traubenkernöl, ist reich an Linolsäuren.)

■ Vaginalzäpfchen zur Befeuchtung der Vaginalschleimhaut
delima feminin von der Firma Pekana

■ Granatapfeltropfen für den Wechsel
(nach M. Madejsky)
Frische oder getrocknete Granatapfelsamen im Mörser ausgiebig quetschen. Die Samen wiegen, die 5-fache Menge Weinbrand zugeben, in einem sauberen Schraubglas ansetzen (das Glas so auswählen, dass wenig Luft darin verbleibt), gut verschlossen lang an einem sonnigen Platz stellen, tgl. kräftig schütteln. Nach 4–6 Wochen das Ganze mit Hilfe eines Küchentuchs abseihen und auspressen. Die Granatapfeltropfen in einem Braunglas aufbewahren. Bei leichten Wechseljahrsbeschwerden 1–2× tgl. 1 TL in etwas Wasser einnehmen.

■ Granatapfelsaft (Succus)
erhältlich in Apotheken, Bioläden, Reformhäusern

■ Granatapfelöl für die Haut (nach M. Madejsky)
Die Samen eines entsafteten Granatapfels im Mixer zerkleinern, in ein sauberes Schraubglas geben und mit 200 ml Mandelöl übergießen. An einer sonnigen Stelle ca. 2 Wochen wirken lassen, ab und zu kräftig schütteln. Das Ganze durch ein Leintuch abseihen, auspressen und zur Aufbewahrung in ein Braunglas geben. Das Öl hält sich in der Regel 1–2 Jahre lang.

Hautöl der Fa. Weleda ist im Handel erhältlich.

■ Granatapfelsamen
erhältlich in Chinaläden, aus biologischem Anbau bei KräuterSchulte

■ Granatapfelschalen, -rinde
erhältlich bei KräuterSchulte

Nebenwirkungen

Die Wirkung der Östrogene ist an einen intakt symbiotischen Darm gebunden. Bei Dysbiose ist eine Darmsanierung notwendig.

Empfohlen wird mit dem Granatapfelöl zusätzlich fettlösliche Antioxidantien, wie z. B. natürliches Vitamin E, einzunehmen.

Kontraindikationen

Schwangerschaft

Quercus robur

Eiche (Stieleiche)/oak/Fagaceae

Natürliches Vorkommen
fast ganz Europa

Medizinisch verwendete Pflanzenteile
- Rinde – Cortex Quercus
- Blatt – Folium Quercus
- Frucht – Glandula Quercus

Energie
- Temperatur: kühl
- Geschmack: bitter, adstringierend
- Eigenschaften: wirkt kühlend, trocknend, festigend, antibakteriell, adstringierend

Inhaltsstoffe
- Rinde: Gerbstoffe, Gallensäure, Bitterstoffe (u. a. Querzin)
- Früchte: Gerbstoffe, Bitterstoffe, fettes Öl, Stärke, Zucker, Eiweiß, Säuren usw.

Therapeutische Wirkungen und Anwendungsbereiche
- ✱ wirkt kühlend, trocknend, adstringierend, bakterienhemmend, -abtötend:
    - entzündliche Erkrankungen des Magen-Darm-Traktes
    - beseitigt Nässe-Hitze des Dickdarms, Diarrhöe, Enteritis, akute Dysenterie
    - profuses Schwitzen tagsüber, Nachtschweiß durch Yin-Mangel
    - wirkt einem Körpersäfte-Verlust bei Yin-Mangel entgegen
    - stillt kapillare Blutungen, innere Blutungen
    - Nässe-Hitze-Zustände in Milz-Pankreas
    - wirkt stopfend
    - entzündliche Erkrankungen der Darmschleimhaut, Colitis ulcerosa, Morbus Crohn
    - kräftigt das Hebe-Qi, bei Organsenkungen
    - Hämorrhoiden, Mastdarmvorfall, -fisteln
    - Milzschwellungen (zerkleinerte Früchte)
- ✱ tonisiert die Nieren-Essenz, bei mangelnder Festigkeit des Nieren-Qi:
    - Nykturie, Enuresis
    - Hyperhidrosis
    - Spermatorrhöe, Albuminurie
    - Lockerung der Zähne
    - schlechte Knochenbildung, Osteoporose (Früchte)
- klärt Magen-Feuer (als Beimischung in der Rezeptur):
    - Gastritis
    - Ulcus ventriculi et duodeni
    - Entzündung, Blutungen des Zahnfleisches (äußerlich)
- ✱ wirkt äußerlich kühlend, adstringierend (Abkochung der Rinde zur Spülung, Gurgellösung, Kompressen, Wickel, Teilbäder, Waschungen):
    - zur Wundheilung, bei Ulcus cruris und Verbrennungen
    - Entzündung von Zahnfleisch, Mund und Rachen
    - zur Festigung des Zahnfleisches
    - Frostschäden
    - Augenentzündungen
    - Hämorrhoiden
    - Entzündung und Juckreiz im Genitalbereich
    - Hyperthyreose, Drüsenschwellungen
    - unreine, fettige Haut, Ekzeme, Psoriasis

Organbezug
Niere, Lunge, Magen-Darm, Milz-Pankreas

Kommentar
Die Ehrfurcht, die man im Zeitalter der Kelten und Germanen der Eiche entgegenbrachte, hat sich bis heute gehalten. Eine große, mächtige Eiche zwingt dem Menschen noch immer Respekt und Würde ab. Für einen Hausbaum jedoch ist die Eiche zu imposant, zu aufdringlich, zu beherrschend; außerdem verrottet ihr gerbstoffreiches Laub nur langsam und wird dem Gartenbesitzer schnell zur Last.

Gerade dieser Gerbstoffe wegen wird die Eiche in der Naturheilkunde genutzt. Sie wirken adstringierend, also kühlend, trocknend, festigend und antibakteriell. Sie verdichten Oberflächen und bilden eine schützende Membran auf kranker Haut und Schleimhäuten. In Rezepturen als Begleiter anderer Wirkstoffe sind die Gerbstoffe sehr nützlich – so z. B. zur Unterstützung anderer entzündungshemmender Stoffe wie ätherischer Öle oder wegen ihrer Halt gebenden Qualität bei einer

7 Pflanzenmonografien

Schwäche des Hebe-Qi, bei mangelnder Festigkeit des Nieren-Qi und bei Verlust von Essenz.

Bei Menschen, die sehr gut auf die Anwendung von Eiche ansprechen, überwiegt das Yang. Ausdauer, Willenskraft und Leistungsdrang typisieren ihre Persönlichkeit. Sie sind verantwortungsvoll, selbstbewusst und verlässlich, bürden sich jedoch nicht selten zu viele Lasten anderer auf. Dementsprechend sind sie, immer auf Pflichterfüllung bedacht, im Dauereinsatz, ein Nach- oder Aufgeben kommt nicht in Frage. Das überschüssige Yang schwächt die Yin-Wurzel und es kommt zu Dauerstress, Angespanntheit und Verausgabung. Eine zu starke Ausdehnung auf die Umgebung führt zu Wärme-Prozessen – zu hitzigen Entzündungen, im Extremfall zu Blutungen. Mit ihrer zusammenziehenden Kraft sorgt die Eiche auf der körperlichen und auf der geistig-seelischen Ebene für Kühle, Zentrierung und Festigung.

Dosierungen

- Tee bei akuter Diarrhöe

1 EL/¼ l Wasser mischen, 2 Std. stehen lassen, dann kurz aufkochen. ¾ l über den Tag verteilt trinken.

- Quercus ethanol. Decoctum Urtinktur
(im Handel von der Firma Weleda)
1–3 × tgl 5–10 Tr.

- Quercus ethanol. Decoctum als Salbe
(Weleda)
1–2 × tgl. auf die betroffenen Stellen auftragen.

- Spül- oder Gurgellösung (nach Wichtl)
2 EL Eichenrinde/½ l Wasser, 15–20 Min. kochen lassen, abseihen.

- Fuß-, Sitzbad (nach Wichtl)
500 g Eichenrinde/4–5 l Wasser, 15–20 Min. kochen lassen, abseihen. Bei Körpertemperatur 2 × tgl. 15–20 Min. anwenden.

> **Cave**
> Der Gehalt an zu extrahierenden Gerbstoffen nimmt bei der Lagerung ab.

Nebenwirkungen
wirkt stopfend

Kontraindikationen
keine

Raphanus sativus

Schwarzrettich/black radish/Brassicaceae

Natürliches Vorkommen
Heimat: Asien; heute weltweite Verbreitung als Kulturpflanze

Medizinisch verwendete Pflanzenteile
Wurzel – Radix Raphani sativi

Energie
- Temperatur: kühl
- Geschmack: scharf
- Eigenschaften: wirkt spasmolytisch, öffnend, entschleimend

Inhaltsstoffe
Senfölglykoside, Bitterstoffe, schwefelhaltiges Öl (Raphanol), Mineralien (Kalium, Natrium, Magnesium, Kalzium, Phosphor, Eisen), Enzyme, Vitamine C, B usw.

Therapeutische Wirkungen und Anwendungsbereiche

- ✱ beseitigt Nässe-Hitze der Gallenblase:
  - wirkt beruhigend auf die Galle
  - Schmerzen unter dem rechten Rippenbogen
  - absolute Fettunverträglichkeit
  - Koliken, nimmt Spastik aus den Gallenwegen
  - verhindert die Verdichtung der Gallenflüssigkeit
  - spült schleimige Ansammlungen heraus
  - erhöht allmählich die Gallensekretion
  - verbessert die Zusammenstellung des Gallensekrets
  - nimmt die Entzündungsbereitschaft der Gallenwege
  - Schulterschmerzen
- ✱ klärt Leber-Feuer:
  - Cholezystitis, Gelbsucht
  - fahlgelbe Hauttönung
  - nimmt die Hitze aus der entzündeten Leber, unterstützt die Abschwellung der Leber

- unterstützt die Entgiftungsfunktion der Leber
- Schlaflosigkeit, auch tiefer Schlaf ohne Erholung
- ✳ leitet Hitze-Schleim aus der Lunge aus:
  - krampf- und schleimlösend, auswurffördernd
  - Keuchhusten
  - beruhigt die Schleimhäute der tiefen Atemwege
- stimuliert den Mittleren Erwärmer:
  - verbessert die Sekretion von Milz-Pankreas, Magen und Dünndarm
  - Erschöpfung, verminderte körperliche und geistige Belastbarkeit
- befeuchtet und tonisiert den trockenen Darm:
  - Obstipation
  - hilft, die entgleiste Darmflora zu regulieren

Organbezug
Leber-Galle, Milz-Pankreas, Lunge-Dickdarm

Kommentar
Der Schwarzrettich ist eine uralte Kulturpflanze. Schon die alten Ägypter gaben ihren Arbeitern an den Pyramiden Rettich und Knoblauch, um sie fit und leistungsfähig zu halten. In Europa ist sie eine Heilpflanze der Volksmedizin. Ihre kurmäßige Anwendung bei chronischen Leberleiden und v. a. bei Gallensteinen wird unterschätzt und viel zu wenig genutzt.

Die Hauptindikation bezieht sich auf Nässe-Hitze der Gallenblase, auf chronisch rezidivierende und subakut verlaufende Gallenblasenreizungen mit Neigung zu Steinbildung und Entzündung. Die kühlende, beruhigende und regulierende Wirkung auf die Gallenwege, die sich bereits nach kurzer Anwendung des Schwarzrettichs zeigt, kann im Zweifelsfall eine anstehende Operation vermeiden helfen.

Der Schwarzrettich passt in erster Linie zum kräftigen, pyknischen Konstitutionstyp, der trotz seiner robusten Züge eine hohe psychische Empfindlichkeit zeigt: Er ärgert sich dauernd über Kleinigkeiten, er schimpft, klagt und lamentiert. Er misstraut seinen Mitmenschen und hat das Bedürfnis, sie dauernd zu kontrollieren.

Die Pathogenese zeigt lang andauernde Konfliktsituationen mit nahe stehenden Bezugspersonen, die sich als unlösbar darstellen. Ungerechtigkeiten, Provokationen, Sticheleien haben eine extreme Empfindlichkeit hervorgebracht, die organisch wie psychisch eine hohe, latente Reaktionsbereitschaft in der oben beschriebenen Weise erzeugen. Wiederholte Kuren mit frischem Rettichsaft können auch bei schwerwiegenden Beschwerdebildern zu einer allmählichen Symptomfreiheit führen, wenn es gelingt, die zugrunde liegenden Faktoren auszuräumen, also die Situation zu bereinigen oder zumindest hinsichtlich der Strategie im Umgang damit eine befriedigende Lösung zu finden. Bei zarten, neurasthenischen Persönlichkeiten ist die Kur vorsichtig und längerfristig anzusetzen. Zu Beginn empfiehlt sich eine Saftkur in stärkerer Verdünnung (1 TL/Tasse Wasser) mit langsamer Steigerung.

Dosierungen

■ Presssaft
3× tägl. 1 EL zu Beginn der Mahlzeiten einnehmen. Allmähliche Steigerung im Laufe des abnehmenden Mondes bis 3× tgl. ½ Tasse, bei guter Verträglichkeit auch 3× tgl. 100 ml. Die Dosierung bei zunehmendem Mond beibehalten.

Als Kur über 4 Wochen durchführen. Auch bei längerer Anwendung keine schädlichen Nebenwirkungen.

Im Handel sind Frischsäfte z. B. von Florabio, Schoenenberger oder Kneipp erhältlich.

■ Tinctura Raphani sativi
3× tägl. 5–20 Tr. zu Beginn der Mahlzeiten einnehmen.

■ Rettichsaft bei Husten, Keuchhusten
- Einen großen Rettich raspeln, die Raspeln und den ausgetretenen Saft mit 3 EL Honig vermischen, die Mischung 10 Std. stehen lassen und den Saft abpressen. Löffelweise über den Tag verteilt einnehmen.
- alternativ: Rettich aushöhlen, mit Honig und Kandiszucker füllen, den Ansatz einige Stunden warm stellen. Zuerst den Inhalt, danach den Rettich essen.
- oder: Rettich in dünne Scheiben schneiden, mit Honig oder Kandiszucker bedecken, einige Stunden ziehen lassen, dann Saft und Rettich einnehmen.

7 Pflanzenmonografien

Nebenwirkungen
Magenempfindliche Personen sollten zuerst vorsichtig austesten, ob sie Schwarzrettich vertragen.

Kontraindikationen
keine

Rosa canina; Rosa damascena/centifolia

Heckenrose, Hundsrose/dog rose/Rosaceae; Edelrose, Damaskusrose/may rose/Rosaceae

Natürliches Vorkommen
Die Heckenrose ist heimisch im gemäßigten und südlichen Europa, in West- und Zentralasien, Nordafrika, und wurde nach Nordamerika importiert. Die Edelrose ist ursprünglich in Persien beheimatet. Die Rose liebt sonnige Standplätze und bevorzugt kalkreiche, durchlässige Böden.

Medizinisch verwendete Teile
- Blüte – Flores Rosae centifoliae
- Frucht ohne den Samen – Fructus Cynosbati sine semine
- Samen – Semen Rosae caninae

Energie
- Temperatur: kühl (Blüte, Früchte), neutral (Samen)
- Geschmack: süßlich, leicht adstringierend (Blüte), süß-sauer, etwas herb-bitter (Frucht), leicht süß-sauer (Samen)
- Eigenschaften:
  - Blüte: wirkt trocknend und befeuchtend, leicht adstringierend, beruhigend, stabilisierend, bewegend, heilend
  - Frucht: wirkt adstringierend, immunstimulierend, antioxidativ, blähungs- und gärungswidrig, mild laxativ, leicht diuretisch, blutreinigend, blutzuckersenkend, tonisierend
  - Samen: wirkt diuretisch, blutreinigend, Nieren-Tonikum

Inhaltsstoffe
- Blüte (der Damaskusrose): ätherisches Öl (Citronellol, Geraniol etc.), Gerbstoffe, organische Säuren, Flavonoide (Querzetin), Lipide usw.
- Frucht der Hundsrose: Vit. C (500–1700 mg%), Flavonoide, (Rutin, Isoquerzetin etc.), Fruchtsäuren, Gerbstoffe, Anthocyane, Zucker (Fructose, Glucose etc.), Pektin, Carotinoide (Betacarotin, Lycopin etc.), Vit. B1, B2, B3, B5, Vit. K, Vit. E (Tocopherol), Mineralien (Kalzium, Phosphor, Eisen, Magnesium, Kalium, Silizium, Schwefel, Zink etc.), fettes Öl usw.
- Samen (der Hundsrose): Öle, Fette (ungesättigte Fettsäuren), Gerbstoffe, ätherisches Öl, Vanillin, Kieselsäure, Vit. A, E, C, Anthocyane, anorganische Verbindungen usw.

Therapeutische Wirkung und Anwendungsbereiche
- ✚ wirkt adstringierend, tonisierend (Blüte, Frucht, Samen):
  - kräftigt Nieren-Essenz und -Qi, alle Nieren-Qi-Mangel-Syndrome
  - Müdigkeit, Erschöpfung, in der Rekonvaleszenz, bei Frühjahrskuren
  - wirkt diuretisch, entsäuernd, beugt Nierengrieß und -steinen vor, Ödeme (Früchte, Samen)
  - Bi-, chronisches Syndrom, chronisch rheumatoide Arthritis, Sehnen- und Knochen-Bi, Arthrose, Fibromyalgie (Frucht, Samen)
  - Uterus-Qi-Mangel und Stagnation, verspätete, schmerzhafte Menstruation (Blüten)
  - PMS infolge Progesteron-Mangel, Mangel an Selbstbewusstsein, Introvertiertheit, depressive Neigung (Blüten)
  - Libidomangel, Impotenz, Unfruchtbarkeit bei Frau und Mann, Mangel an vitalem Sperma (Blüten)
  - Diarrhöe (Frucht)
- ✚ wirkt antioxidativ, immunstimulierend (Frucht):
  - Vitamin-C-Mangel, Skorbut, (Frühjahrs-) Müdigkeit, Vitalitätsmangel, in der Rekonvaleszenz
  - Schwäche des Wei Qi, Neutralisieren freier Radikale, Infektionsanfälligkeit, Gingivitis, während der Schwangerschaft, der Stillzeit, dem Wachstum, fiebrige Infektionskrankheiten
  - chronische Bi-Muster (Sehnen- und Knochen-Bi), Arthrose, Fibromyalgie

- ✱ kräftigt, kühlt und öffnet die Leber (Blüten, Früchte, Samen):
  - Leber-Qi-Stagnation, wirkt choleretisch und cholagog (Blüte, Frucht)
  - wirkt mild abführend, blutreinigend (Frucht, Samen)
  - wirkt entsäuernd, Gicht (Frucht, Samen)
  - Hitze der Gallenblase, Schmerzen unter dem rechten Rippenbogen, Nausea, Erbrechen (Blüte)
  - Leber-Feuer, Verstopfung, Nasenbluten, Rötung des Kopfes (Blüte), Gereiztheit, Insomnia (Blüte, äther. Öl)
  - wenn die Leber den Magen attackiert (Blüte)
  - wirkt aufhellend, Depression, beruhigend bei Schockerlebnissen, Erregbarkeit (Blüte, äther. Öl)
- wirkt kühlend, beruhigend, hämostyptisch (Blüte, Frucht; als Adjuvans):
  - Blut-Hitze, Wallungen, Blutungen, Hypermenorrhöe (Blüten, Rosenwasser)
  - Herz-Yin-Mangel, Schlafstörungen, ängstliche Unruhe, Angstzustände, Rastlosigkeit (Blüten, äther. Öl, Rosenwasser)
  - Magen-Feuer, Magen-Yin-Mangel
  - Fieber (Blüte, Rosenwasser)
  - Blutungen, Uterus-, Zwischenblutungen (Blüte)
  - Leukorrhöe
  - Schlaflosigkeit infolge von Hitzezuständen (Blüte)
  - toxische Hitze, Abszesse, Karbunkel, Furunkel (Blüte, Frucht)
  - Entzündungen, Konjunktivitis, Parodontitis, akute Bronchitis, Dermatitis (Blüte)
  - Nässe-Hitze des Dickdarms, weiche Stühle, Diarrhöe, Enteritis (Frucht)
- harmonisiert Magen-Milz-Pankreas:
  - stimuliert die Magensäfte, Hyperazidität (Frucht)
  - wirkt digestiv (Frucht)
  - senkt die Blutzuckerwerte, bei Altersdiabetes (Frucht, Blatt)
- Blüte und Frucht wirken äußerlich adstringierend, hämostyptisch, wundheilend (Augenbad, Bäder, Kompressen, Spülungen), das ätherische Öl (sehr teuer!) und Rosenwasser antiviral, antiseptisch, beruhigend, entkrampfend, auf seelischer Ebene harmonisierend, öffnend, aufhellend, beruhigend, aphrodisierend, das Rosenwasser zusätzlich kühlend:
  - schlecht heilende Wunden
  - Konjunktivitis, Augenschmerzen, Schwellung der Lider, ermüdete Augen (Kompressen mit Rosenwasser)
  - Gingivitis, Zahnfleischbluten, Parodontitis (Spülungen)
  - Leukorrhöe (Sitzbad)
  - Menstruationsbeschwerden, depressive Verstimmungen, Schlafstörungen (auch bei Kindern), Ängste, Suchterkrankungen (äther. Öl)

Organbezug
- Blüte: Herz, Niere-Blase (Uterus), Leber-Galle, Magen, Dickdarm
- Frucht: Nieren, Leber, Lunge
- Samen: Nieren, Leber

Kommentar
Die Edelrose gilt als Sinnbild der Liebesgöttin Venus zweifelsfrei als die edelste aller Blumen. Rosengärten waren bereits im Altertum im Orient beliebt und man vermutet, dass die Kultur der Rosenveredelung von Persien ausging, wo auch die Urform der Rosa centifolia beheimatet ist.

Die Rosa canina, die in verschiedenen Varianten im mitteleuropäischen Raum gedeiht, ist weniger auffallend in Schönheit und Duft ihrer Blüten, doch ist der Anblick eines blühenden Wildrosenstrauches nicht weniger beglückend in seiner Fülle und Lieblichkeit. Das gemäßigte Klima ist ihre Heimat. In ihrer stillen Anmut liebt sie die arme Erde, jedoch auch Wärme, Luft und Wasser sind das Ihre.

Niemand wird sich darüber wundern, dass die Rose v. a. eine Frauenpflanze ist. Brauchte das Mittelalter die Rose wegen ihres antiseptischen Wirkens bei Hygienemangel, brauchen wir sie heute als Vermittlerin des Schönen und Liebevollen, des Sanften, des Beruhigenden. Sie lädt ein zum Innehalten. Hier ist vornehmlich die Rosa centifolia gemeint. Ihre Wirkung dient mehr der nervlichen Beruhigung und der Harmonisierung. Wenn Groll und Beleidigung auf den Magen schlagen, wenn Gesten der Lieblosigkeit den Schlaf rauben, vermittelt der Rosenblütentee und hilft,

Nachsicht und Verständnis zu finden. Die Rose ist die Pflanze der Liebenden. Lustlosigkeit, Frigidität, Impotenz, Unfruchtbarkeit sind, infolge ihres adstringierenden, verjüngenden Wirkens auf die Essenz, ihre Themen. Dabei geht sie nicht überschwänglich vor, wie wir es etwa von dem Granatapfel kennen – nein, Maß, Mitte, Form charakterisieren die Rose. Quillt die Edelrose etwas über in Schönheit, Duft und Farbe ihrer Blüten, zieht sie sich in Zweig und Dorn wieder streng zurück. Ihr Yin-gerichtetes Wirken entfaltet Rosa centifolia weiter, indem sie die Menstruation harmonisiert: wenn „das himmlische Wasser" zu lange ausbleibt oder zu schmerzhaft fließt. Sie nährt im weiblichen Körper das Progesteron, und damit die Liebe einer Frau zu sich selbst, weil „das psychologische Wirken von Progesteron ist es eine liebevolle Beziehung zu uns selber zu nähren" (2002, Leon Hammer, S. 326).

Die Volksheilkunde bedient sich von jeher v. a. der Hagebutten, die sich aus den Blütenböden als Scheinfrüchte entwickeln und im Herbst und Winter in schön leuchtendem Rot die entlaubten Hecken zieren. In neuerer Zeit wird die vom Geschmack süßsaure, jedoch auch etwas herb-bittere, kühle Hagebutte wieder entdeckt als hilfreiche Nahrungsergänzung zur Erhaltung gesunder Gelenke. Diese besondere Eigenschaft bestätigt eine uralte traditionelle Anwendung. Es hat sich erwiesen, dass die regelmäßige Einnahme, sei es als Mus oder in Form des getrockneten Pulvers den Stoffwechsel an den Gelenken verbessert und somit arthrotischen Beschwerden vorbeugt, sie lindert und dem Fortschreiten des Leidens entgegenwirkt. Die Bewegung der Leukozyten in den betroffenen Gelenken wird gehemmt, ohne dass sie ihre Vitalität verlieren. Entzündliche Prozesse werden positiv beeinflusst, Schonung des Knorpels bewirkt bessere Beweglichkeit des Gelenks. Der Schmerzmittelverbrauch an NSAR kann deutlich reduziert werden. In einem traditionellen Gicht- oder Rheumatee durften die Hagebuttenschalen nie fehlen. Liegt eine Schwäche des Nieren-Qi vor, sollten auch die Samen, die sog. Hiftenkerne, mit hineingegeben werden. Sie erhöhen deutlich die Harnmenge, verbessern die Ausscheidungsfähigkeit der Niere und stellen gleichzeitig eine gute Vorbeugung gegen Nieren- und Gallensteine dar. Es gilt bei einem chronischem Bi-Syndrom grundsätzlich die Leber und die Nieren (Essenz, Qi, Yang), sowie das Wei Qi zu kräftigen, damit sollte in einer Rezeptur „Fructus Cynosbati cum semine"-Arznei von höchstem Rang sein.

Rosengewächse weisen eine besondere Beziehung zum Prinzip des Süßen und damit zum Erdelement auf. Innerhalb der artenreichen Rosaceae gibt es viele, die köstliche, zuckerreiche Früchte hervorbringen, die aber auch durch den bloßen Anblick und ihren Duft die süßesten Assoziationen wecken. Dass sie zugleich zur besseren Umwandlung des Zuckers beitragen, ist weniger bekannt. Wir kennen eine ganze Reihe von Rosengewächsen, die sich mit gutem Erfolg bei Diabetes einsetzen lassen und auch die Rosa canina ist in diesem Sinne anwendbar. Wenn es auch nicht möglich ist, die vielversprechende Wurzelrinde zu bekommen, so sind die getrockneten, herben, grünen Rosenblätter als Komponente in einer Teezubereitung gegen leichtere Formen von Diabetes sehr wirksam.

Dosierungen

Aufbewahren reduziert den Vit.-C-Gehalt. Am besten verwenden wir frische Früchte oder Früchte, die nicht älter sind als 1 Jahr. Sie werden schonend getrocknet unter 40 Grad. Hagebutten sollten nie in Metallgefäßen aufbewahrt werden.

■ Tinctura Rosae
3× tgl. 40 Tr.

■ Tee aus den Blüten für interne und externe Anwendungen
1 geh. TL/¼ l Wasser, Aufguss, 5–7 Min. ziehen lassen.

■ Tee aus den pulverisierten Früchten mit den Samen zur Stärkung von Nieren-Essenz und -Qi, wirkt leicht abführend
1 TL mit ¼ l kochendem Wasser übergießen, 10–15 Min. ziehen lassen, mehrmals tgl. eine Tasse trinken.

■ Tee aus den Früchten bei Diarrhöe
20 gequetschte Früchte in ½ l Wasser geben, 2 Min. kochen lassen, im Lauf des Tages trinken.

- Tee aus den Samen zur Stärkung des Nieren-Qi, wirkt ausleitend und sanft abführend
1 EL eingeweichter Samen/¼ l Wasser, Aufguss, 15–20 Min. ziehen lassen. Tgl. 3 Tassen trinken.

- Hagebuttenpulver bei chronischem Bi-Syndrom bzw. Arthrose
tgl. 5 Kapseln à 500 mg Hagebuttenpulver, z. B. 4–5 Monate lang

- Hagebuttenwein, der den Harn treibt
1 kg gequetschte, reife Früchte von Samen und Borsthaaren säubern, mit ½ kg Zucker in 3 l Weißwein mazerieren lassen. Nach einer Woche abseihen. Tgl. bis zu 3 Likörgläschen trinken.

- Oleum aeth. Rosae (sehr teuer !),
bei seelischen Beschwerden wie Angstzuständen, Einschlafstörungen, depressiver Verstimmung u. Ä.
1 Tr. (lässt sich gut mit Lavendel-, Jasmin-, Rosenholz-, Melisse-, Neroliöl etc. kombinieren) als Aromatherapie

- Rosenwasser, das kühlend, beruhigend, adstringierend wirkt
  - innerlich: bei Herz-Feuer, Hitze-Zuständen, bei Beunruhigung des Geistes-Shen (kann gut mit Borretsch-, Melissenwasser kombiniert werden)
  - äußerlich: bei Augenschmerzen, Schwellung der Augenlider, Konjunktivitis, Hautirritationen

- Mel rosatum (Rosenhonig) gegen Mundfäule

- Homöopathische und spagyrische Niedrigpotenzen aus Blüten und Früchten

Nebenwirkungen
Keine, wenn man sich an die angegeben Dosierungen hält. Die Borsthaare können, falls nicht richtig entfernt, den Darmausgang irritieren.

Kontraindikationen
keine

Rosmarinus officinalis
Rosmarin/rosemary/Lamiaceae

Natürliches Vorkommen
trockene Hänge im Mittelmeergebiet

Medizinisch verwendete Pflanzenteile
- Blatt und Blüten – Folium Rosmarini
- ätherisches Öl – Oleum Rosmarini aeth.

Energie
- Temperatur: warm
- Geschmack: scharf (frisch); bitter, scharf (getrocknet)
- Eigenschaften: wirkt trocknend, entschleimend, eröffnend, bewegt das Blut, Allgemeintonikum

Inhaltsstoffe
ätherisches Öl (enthält Cineol, Campher), Kaffeesäurederivate (Rosmarinsäure), Diterpene (Carnosol, Rosmadial), Flavonoide, Triterpene usw.

Therapeutische Wirkungen und Anwendungsbereiche
- ✱ tonisiert das Herz-Qi:
  - Herzschwäche durch Kälte, degenerative Herzschwäche
  - Hypotonie, orthostatischer Schwindel, Ohnmachtsneigung
  - lindert Kopfschmerz bei Hypotonie
  - Herzsensationen
  - kräftigt das Ich, Gedächtnisschwäche
  - kalte Hände und Füße
  - Müdigkeit, Antriebslosigkeit, Schlafsucht, in der Rekonvaleszenz
  - Hydrops
- ✱ bewegt das Blut, bewegt die Säfte:
  - Herz-Blut-Stagnation, bei koronarer Sklerose, verbessert die Durchblutung der Kapillaren des Gehirns, der Peripherie, des Unteren Erwärmers
  - Konzentrationsschwäche, Vergesslichkeit
  - Morbus Menière
  - Leber-Blut-Stagnation, Dysmenorrhöe, Amenorrhöe, Hypomenorrhöe
  - Apoplexie
  - Diuretikum, Aszites

- wirkt diaphoretisch, expektorierend
- Laktagogum
- bewegt die Lymphe
- ✲ leitet Wind-Kälte und -Feuchtigkeit aus, transformiert kalten Schleim (Droge):
  - bei Schleim-Kälte, die den Geist Shen benebelt
  - Herzneurosen, Somnolenz
  - Gedächtnisschwäche, senile Erscheinungen
  - erwärmt und öffnet die Leitbahnen
  - bei Kälte-Stagnation in der Leber-Leitbahn
  - zerteilt schleimige Verdichtungen, erweicht Tumoren
  - Infertilität durch Verschleimung
  - Lethargie, Apathie, Psychosen
- ✲ beseitigt Wind, Feuchtigkeit und Kälte (frische Pflanze):
  - erwärmt die Leitbahnen, befreit die Oberfläche
  - Beginn eines Infektes, Kälteabneigung
- ✲ tonisiert Qi und Yang von Milz-Pankreas:
  - wirkt karminativ bei Meteorismus, Blähungen, Völlegefühl
  - fördert die Umwandlung der Nahrung, Adipositas
  - breiige Stühle, Diarrhöe
  - Anämie
  - Diabetes mellitus
  - Konzentrations- und Gedächtnisschwäche
  - wärmt den kalten Magen, Nahrungsstagnation, Appetitlosigkeit
  - entschleimt den Magen
  - Müdigkeit, Erschöpfung, Schlafsucht
  - Kälteempfindlichkeit, kalte Extremitäten
  - Kopfschmerzen durch Qi-Leere
  - Bi-Syndrom (Nässe- und Kälte-Bi)
  - Fluor vaginalis
- ✲ bewegt und tonisiert das Leber-Qi (getrocknete Droge):
  - Cholagogum, Ikterus
  - Kolik, Verkrampfung
  - Kopfschmerzen, Migräne
  - Depression, Nervenschwäche
  - bewegt das Leber-Qi und -Blut, verbessert den Augenstoffwechsel
- ✲ tonisiert Nieren-Qi und -Yang:
  - nährt die Nieren-Essenz, kräftigt das Nervensystem
  - Impotenz
- schwacher Haarwuchs
- Energiemangel, Erschöpfung
- Altersdepression
- Emmenagogum, wärmt den Uterus
- wirkt äußerlich desinfizierend, nährend, durchblutungsfördernd:
  - Wunden
  - Entzündungen der Mundschleimhaut
  - rissige, welke, gealterte Haut
  - Zusatz in Massageölen
  - stimuliert die Durchblutung
  - Haut- und Haarwuchsmittel
  - Einreibungen bei Rheuma, neuralgischen Beschwerden, Quetschungen, Verstauchungen
  - Kopfschuppen, Haarausfall, schwacher Haarwuchs, Kahlköpfigkeit

Organbezug
Magen-Milz-Pankreas, Herz, Unterer Erwärmer

Kommentar
Der Rosmarin galt in früheren Zeiten als wichtiges Lebens- und Fruchtbarkeitssymbol. Rosmarinzweige fanden Verwendung bei Hochzeits- und Geburtsfeiern und sind bis heute in Oberbayern Teil des Brautstraußes. Der Rosmarin symbolisierte die Kontinuität des Lebens: Früher verwendete man ihn als Grabbeigabe, heute noch werden Gräber mit dem Kraut umpflanzt. In Spitälern und Krankenzimmern wurde es zum Schutz gegen Infektionen mit Wacholderbeeren verbrannt.

Die holzige, dem Weihrauch ähnliche Mittelmeerpflanze, die bis zu zwei Meter hoch werden kann, gilt aufgrund ihrer wärmenden, belebenden Eigenschaften als ein ausgezeichnetes Tonikum. Sie setzt mit ihrer Wirkung bei allen drei Erwärmern an und zeigt eine große belebende Kraft. Im Oberen Erwärmer stärkt sie die Herzkraft, im Mittleren Erwärmer wärmt sie Magen und Milz-Pankreas, im Unteren Erwärmer belebt sie die Essenz.

Der Rosmarin bewegt das Blut, unterstützt die Umwandlung und Verteilung der Nahrung, wirkt wärmend, trocknend und entschleimend sowie diuretisch und öffnet die Körperoberfläche. Wenn der Körper kalt, hypoton, müde, träge und verschleimt ist, braucht er Rosmarin. Wegen seiner trocknenden, zerteilenden Eigenschaften soll Rosmarin keineswegs bei Herz-Blut-Leere verabreicht werden – dieses Muster wird nicht nur oft bei alten Menschen diagnostiziert, sondern zeigt sich auch bei Frauen in der Menarche und bei jungen, sensiblen, anämischen Menschen. Mit seiner warmen, scharfen Kraft muss das Kraut auch bei Fülle-Hitze-Zuständen der Elemente Leber und Feuer (z. B. bei Hypertonie und Hyperthyreose) mit Vorsicht angewandt werden. Eine Kombination mit kühlender, das Yang senkender Arznei ist hier unerlässlich.

Rosmarin hilft auch bei die Psyche betreffenden kalten Zuständen. Menschen, die durch Triebhaftigkeit und Grausamkeit anderer misshandelt wurden, wie sexuell missbrauchte Frauen, oder Menschen, die durch eine Enttäuschung in der Liebe in Lethargie versinken, gibt das Heilkraut wieder Wärme und Vertrauen. Rosmarin wirkt ermunternd und stärkt die Ich-Kräfte: Das Herz schlägt wieder kräftiger, das Blut fließt schneller. Das Heilkraut wärmt nicht nur das Herz, es öffnet zugleich das aufgrund von Schmerz und Angst gestaute Leber-Qi. Es festigt und belebt sowohl den Geist Shen als auch die Wanderseele Hun. Gut anzuwenden ist es, wenn das Arzneibild insgesamt passt, bei überlasteten, entkräfteten und geistig erschlafften sowie alten Menschen.

Dosierungen

■ Tee
1 TL/1 Tasse Wasser aufgießen, 10 Min. ziehen lassen. Tgl. 1–3 Tassen trinken.

■ Tinctura Rosmarini
3 × tgl. 10 Tr. einnehmen.

■ Ansteigendes Fußbad
1–2 EL Droge/¼ l Wasser aufgießen, 20 Min. ziehen lassen. Dem Fußbad beigeben, die Temperatur durch Zugabe heißen Wassers langsam steigern.

■ Rosmarinbäder zur Stärkung des Ich
- 1 EL Droge in einem Nylonstrumpf ins heiße Badewasser hängen, zusätzlich 5 Tr. des ätherischen Öls zufügen.
- alternativ als Aufguss: 50 g Droge/½ l Wasser dem Badewasser zufügen
- Badezeit: 15 Min., regelmäßig wiederholen. Steigert die Durchblutung, sollte nicht am Abend durchgeführt werden.

> **Cave**
>
> **Kontraindiziert bei Hypertonie, Hyperthyreose.**

■ Vinum Rosmarini
1 frischer Rosmarinzweig in 1 Flasche Weißwein ansetzen; 3 Tage ziehen lassen, dabei gelegentlich die Flasche schütteln. Tgl. 2 Likörgläser vor dem Essen trinken.

■ Oleum Rosmarini aeth.
3 × tgl. 3–5 Tr. in etwas Milch einnehmen.

■ Handelspräparate
Im Handel sind Rosmarinsalbe und -spiritus für Einreibungen sowie Rosmarin-Bademilch erhältlich.

Nebenwirkungen
Bei angegebener Dosierung keine. Wegen der belebenden Wirkung nicht abends einnehmen.

Kontraindikationen
- Schwangerschaft, Herz-Blut-Leere
- Bei Fülle-Hitze-Zuständen der Elemente Holz und Feuer (Hypertonie, Hyperthyreose) mit kühlenden, das Yang senkenden Pflanzen energetisch ausgleichen.

Ruta graveolens

Raute, Weinraute/rue/Rutaceae

Natürliches Vorkommen
östliches Mittelmeergebiet, in Mitteleuropa in Gärten und Kulturen; heimisch auch in den Tropen und Subtropen; bevorzugt warme, lichtreiche Standorte

Medizinisch verwendete Pflanzenteile
Kraut – Herba Rutae

Energie
- Temperatur: warm
- Geschmack: scharf, würzig, bitter
- Eigenschaften: wirkt trocknend, eröffnend, entschleimend, zerteilend, auflösend, bewegt das Blut, Augentherapeutikum

7 Pflanzenmonografien

Inhaltsstoffe
ätherisches Öl, Gerbstoffe, Furanocumarine, Alkaloide, Flavonglykosid usw.

Therapeutische Wirkungen und Anwendungsbereiche

- ✱ bewegt Qi und Blut:
  - Herz-Blut-Stagnation, Palpitationen, Angina pectoris
  - venöser Stau, Hämorrhoiden
  - Hämatome, Verrenkungen, Zerrungen, Prellungen, Verstauchungen, Schwellungen nach stumpfen Verletzungen
  - Durchblutungsstörungen, Arteriosklerose, Gangrän
  - Schwindel, Tinnitus
  - Bi-Syndrom durch Blutstase in den Gelenken
  - hysterische Leiden
  - beruhigt den Geist Shen
- ✱ bewegt das Leber-Qi und -Blut:
  - wirkt cholagog, choleretisch
  - wirkt spasmolytisch
  - Blutandrang zum Kopf, Kopfschmerzen
  - fördert den Augenstoffwechsel bei Augentrockenheit, Augenflecken, Glaskörper- und Linsentrübungen, Sehschwäche, Nachtblindheit, Netzhautblutungen
  - Blutstagnation im Unteren Erwärmer
  - wirkt entgiftend bei toxischen Prozessen, Pilzvergiftungen
  - Hautausschläge, Furunkel, Karbunkel
  - Ischialgie
- ✱ beseitigt kalten Schleim:
  - Kälte-Muster der Lunge
  - Atembeschwerden, Dyspnoe, zäher Husten, chronische Bronchitis
  - unterstützt die absenkende und verteilende Funktion der Lunge
  - Sehschwäche und Augenbeschwerden durch Schleim
  - Ohrenschmerzen, Tinnitus (lauwarmes Öl ins Ohr träufeln)
  - Epilepsie (als Adjuvans)
  - Schwindel
  - Verschleimung von Magen und Darm
- erwärmt den Magen, tonisiert das Qi von Magen und Milz-Pankreas:
  - Magen-Leere und -Kälte
  - Kälte, die den Magen befällt
  - Nahrungsretention durch Kälte, Hyperazidität, Appetitlosigkeit
  - Nausea, saurer Reflux
  - fördert die Verdauungssäfte, unterstützt die Nahrungsumwandlung
  - venöse Erkrankungen, Hämorrhoiden
  - beseitigt Nässe-Kälte
- ✱ tonisiert und bewegt das Nieren-Qi, wirkt diuretisch:
  - Bi-Syndrom, Gicht
  - Blasen- und Nierengrieß sowie -steine
  - Ödeme, Hydrops
  - Harnverhaltung
  - unterstützt die Körperentgiftung
  - tonisiert das Uterus-Qi, verspätete, schmerzhafte Menses
  - Amenorrhöe, Dysmenorrhöe
  - wirkt abortiv, beschleunigt die Geburt, treibt die Nachgeburt aus
- wirkt äußerlich trocknend, auflösend, eröffnend, belebend (Bäder, Kompressen):
  - eiternde Wunden
  - Hautausschläge, Furunkel, Karbunkel
  - Insektenstiche, Tierbisse
  - Augenkrankheiten
  - Quetschungen, Verrenkungen, Zerrungen, Hämatome

Organbezug
Herz, Lunge, Leber, Durchdringungsgefäß (Chongmai)

Kommentar
Die Raute ist eine intensiv die Wärme und das Licht liebende Pflanze. Die kleine gedrungene Staude mit den etwas fleischigen, graugrünen Blättern und grüngelben Blüten ist in den Tropen, Subtropen und der Mittelmeerregion heimisch. Die durchdringende Wärme ihrer Umgebung speichert sie in ätherischem Öl, das erwärmend und tonisierend auf den Uterus wirkt, in höheren Dosen jedoch giftig ist und auch abortiv wirkt. Schwangere sollten die Raute deshalb radikal meiden. Das intensive Licht synthetisiert die Pflanze in den Farbstoff Rutin, der heute bei der Behandlung von venösen Erkrankungen, Hämorrhoiden und Ödemen Bedeutung findet.

Die Raute wirkt eindeutig tonisierend, bewegend, entspannend. Energetisch warm, würzig-scharf und bitter hat sie eine besondere Affinität zum Element Feuer und ist in der Lage, das Herz-Blut zu bewegen und Blutstasen zu lösen – sowohl im Zentrum als auch in der Peripherie. Ihre bewegende Kraft projiziert sie außerdem auf das Element Holz. Sie bewegt Leber-Qi und -Blut und richtet sich dabei gezielt auf die Augen: Sie optimiert Durchblutung und Stoffwechsel der Augen, wobei auch ihre spasmolytischen und entschleimenden Fähigkeiten dazu beitragen. Bei vielen Augenbeschwerden ist die Raute deshalb unverzichtbar.

Einen gleichermaßen besonderen Bezug hat die Pflanze zum Unterleib, speziell zum Uterus. Sie ist angezeigt bei Beschwerden, die aufgrund von Kälte und Blutstagnation in diesem Areal entstehen können, wie z.B. Menstruationsstörungen, Endometriose, Abdominalschmerzen. Wegen dieser den Uterus tonisierenden Wirkung wurde die Raute lange Zeit zur Geburtsvorbereitung und zur Austreibung der Nachgeburt verwendet.

Die Raute bewegt das Blut, gleichermaßen jedoch auch Säfte, Flüssigkeiten sowie Schleime als verfestigte Körpersäfte. Im Verdauungstrakt fördert sie die Säfte, stimuliert den Appetit, unterstützt sanft die Nahrungsumwandlung, beugt Nässe-Ansammlungen und damit auch Schleimbildung vor. Interessant ist ihre Fähigkeit, auch kalten Schleim zu beseitigen, womit ihr Wirkspektrum weit über den Funktionskreis Lunge hinausreicht. Auf psychischer Ebene wirkt sie erwärmend und trocknend, lösend und bewegend, wenn das „gerichtete Sein" des Elementes Holz durch Stagnation, Kälte und Verschleimung aufgrund eines Yin-Überschusses gehemmt bzw. blockiert ist.

Dosierungen

■ Tee, auch zur äußerlichen Anwendung
1 geh. TL/¼ l Wasser mischen oder aufgießen, 7 Min. ziehen lassen. 2 × tgl. 1 Tasse trinken.
Tee aus Raute ist wenig gebräuchlich, die Droge eignet sich jedoch sehr für Mischungen.

■ Urtinktur
3 × tgl. 5 Tr. einnehmen.
Im Handel als Ruta graveolens D1 von Weleda erhältlich.
Äußerlich die verdünnte Urtinktur (nach Pahlow 20–30 Tr. auf 200 ml Wasser) für Kompressen verwenden.

Nebenwirkungen

Die frische Raute kann bei empfindlichen Personen Hautreizungen hervorrufen, wegen der enthaltenen Furanocumarine kann Lichtempfindlichkeit auftreten. Bei Überdosierung Speichelfluss, Magen- und Darmstörungen.

Kontraindikationen

Schwangerschaft, wegen der Uterus-stimulierenden Wirkung

Salix alba

Weide (Silberweide/Bruchweide)/salix fragilis; willow bark/Salicaceae

Natürliches Vorkommen

gemäßigte Klimazonen Europas und Asiens, in Nordamerika eingebürgert; bevorzugt feuchte Böden, v.a. in der Nähe von Gewässern häufig anzutreffen

Medizinisch verwendete Pflanzenteile

- Rinde der Zweige – Cortex Salicis
- Blatt – Folium Salicis

Energie

- Temperatur: kalt
- Geschmack: leicht bitter, herb, adstringierend
- Eigenschaften: wirkt trocknend, entzündungshemmend, antiseptisch, fiebersenkend, analgetisch, anaphrodisierend, diuretisch, hämostyptisch

Inhaltsstoffe

Rinde: Phenolglykoside (Salicin, Salicortin), Gerbstoffe, Flavonoide (Isoquercitrin), Salizylsäure usw.

Therapeutische Wirkungen und Anwendungsbereiche

- ✣ nährt Herz- und Nieren-Yin, bei Herz-Feuer, beruhigt den Geist Shen:
  - nervöse Unruhe, Erregbarkeit,
  - Nervenschwäche mit Schlaflosigkeit aufgrund unbefriedigter Sexualität (Tee und Extrakt aus den Kätzchen)
  - wirkt anaphrodisierend bei übermäßigem sexuellen Verlangen und sexueller Neurasthenie
  - Ejaculatio praecox, nasse Träume
  - Leere-Hitze, Hyperämie
  - Hörstörungen (innerlich und äußerlich)
- ✣ wirkt kühlend und trocknend, entzündungshemmend und analgetisch:
  - kühlt das Blut
  - Bi-Syndrom (Hitze-Bi), Gelenkrheuma, Arthritis, Gicht
  - Nässe-Hitze im Unteren Erwärmer, Zystitis, Urethritis, Irritationen, brennendes Gefühl beim Wasserlassen, Durst, Fieber, Vaginitis
  - entzündliche Erkrankungen der Mundhöhle
  - Konjunktivitis
  - Kopfschmerzen
- ✣ öffnet die Oberfläche, wirkt diaphoretisch:
  - senkt Fieber, bei Infekten und rheumatischem Fieber
  - Wind-Hitze, die die Lunge befällt, fieberhafte Erkältungskrankheiten, grippale Infekte
  - Tonsillitis
  - Neuralgie, Trigeminusneuralgie
- ✣ wirkt adstringierend und hämostyptisch:
  - akute und chronische, auch blutige Diarrhöe, Ruhr, Nässe-Hitze des Dickdarms
  - Blutungen durch Fülle-Hitze
  - Nasenbluten, Zahnfleischblutungen (Mundspülung), Blutspucken, Bluterbrechen
  - Darmblutungen
  - verbessert die Diurese, verbessert die Ausscheidung harnsaurer Substanzen, Fußschweiß
  - Hyperhidrosis
- bewegt das Leber-Qi, klärt Leber-Feuer:
  - wirkt cholagog
  - kühlt Hitzigkeit der Galle
  - erhöhte Harnsäurewerte im Blut, Bi-Syndrom
  - Dysmenorrhöe (Tee und Extrakt aus den Kätzchen)
  - Augenkrankheiten (traditionell Saft zur Zeit der Blüte)
- harmonisiert den Mittleren Erwärmer:
  - unterstützt die Nahrungsumwandlung
  - wirkt trocknend
  - Dyspepsie, Verschleimung von Magen und Darm
- ✣ wirkt äußerlich adstringierend, antiseptisch, entzündungshemmend, analgetisch:
  - Bi-Syndrom, Gicht (Bäder mit abgekochter Rinde)
  - übermäßige Schweißsekretion (Bäder, Waschungen mit abgekochter Rinde)
  - Fußschweiß (Fußbäder)
  - Hautleiden, Geschwüre, Ulcus cruris (als Kataplasma)
  - Ohrenschmerzen (heiße Kissenauflage)
  - Nervenentzündungen (Salbe)
  - entzündliche, schuppende Kopfhaut (Einreibung)

Organbezug
Niere-Blase, Lunge, Leber, Herz

Kommentar
Das Element der Weide ist das Wasser. Sie zeugt von einer unbändigen Lebenskraft und galt seit langer Zeit auch als ein Sinnbild für den Kreislauf des Lebens. Wie kein anderer Baum pflanzt sie sich fort: Aus dem kleinsten Weidenzweig bildet sich schon bald das nächste Weidengestrüpp.

Der Baum wurde schon im Altertum als ein potentes Heilmittel erkannt und deshalb häufig eingesetzt. Man verwendete die Rinde wegen ihrer kühlenden, adstringierenden Kraft bei Durchfällen, Verdauungsstörungen, Blutungen aller Art, fieberhaften Infektionskrankheiten sowie bei rheumatischen Erkrankungen und Gicht. Weidenblättertee wurde zur Beruhigung bei sexueller Übererregbarkeit gegeben.

Die Salicylsäure, der Hauptwirkstoff der Weide, der die kühlende bzw. fiebersenkende und entzündungshemmende Eigenschaft repräsentiert, wird heute synthetisch hergestellt und hat in Form von Aspirin die Welt erobert. Die Weide, die hier eine ihrer typischen Eigenschaften zur Verfügung gestellt hat, geriet dabei als Heilbaum immer mehr in Vergessenheit. Erst innerhalb der letzten zehn Jahre erschienen wieder Monopräparate aus Weidenrindenextrakt auf dem Markt. Sie sind indiziert zur Kühlung und Beruhigung schmerzhaft entzündeter Gelenke, bei Arthritis (im Sinne der TCM bei Hitze-Bi) sowie bei Gicht. Auch Bäder mit einer Abkochung der Rinde wirken erleichternd. Erwähnenswert ist ebenfalls die aufgrund des hohen Gerbstoffgehaltes adstringierende sowie festigende Wirkung der Rinde auf die Nieren-Essenz.

Im Handel nicht zu bekommen sind die Weidenkätzchen. Ihr Geschmack ist etwas süßlicher, die Wirkung konzentriert sich eher auf das Element Feuer; besonders bei einem Yin-Mangel in diesem Bereich wirken sie besänftigend und beruhigend. Aus ihnen kann ein Tee bereitet oder eine alkoholische Tinktur hergestellt werden, die bei Nervenschwäche mit Schlaflosigkeit, besonders wenn sie mit unbefriedigter Sexualität einhergeht, beruhigend wirkt.

Die Weide wurde immer von Frauen aufgesucht – nicht nur, weil Hexen ihre Zauberbesen aus ihren Ruten anfertigten. Auch die moderne Naturheilkunde bzw. Baumheilkunde nutzt wieder die Atmosphäre, den Geist, der von einem Baum ausgeht, um Menschen zu helfen. Die Atmosphäre der Weide hilft, einen klaren Kopf zu bekommen, wenn es um Entscheidungen in Beziehungsproblemen geht; nicht zuletzt, weil sie die Sexualität und andere hitzige Gefühle wieder unter die Beherrschung des Ich stellt. Sie öffnet das Herz für Einsichten, auch wenn diese schmerzlich sind. Es bedarf jedoch eines gewissen Mutes und Ehrlichkeit gegenüber sich selbst, um ihr Angebot anzunehmen. Die kühle, jedoch unbändige Lebensenergie der Weide wirkt ernüchternd und verzeihend; es geht eine stark erneuernde Kraft von ihr aus.

Dosierungen

■ Tee aus der Rinde
- 1 TL/¼ l Wasser für 8 Std. mischen. Im Laufe des Tages leicht erwärmt trinken.
- alternativ: Einige Stunden stehen lassen und dann aufkochen (nach Fink-Henseler) oder 5–10 Min. kochen.

■ Pulvis cort. Salicis
2–3 g jeweils vor den Mahlzeiten einnehmen.

■ Extractum Salicis
Im Handel als Salix Bürger von Bürger Ysatfabrik erhältlich.

■ Dragees
Im Handel als Assplant von Robugen erhältlich.

Nebenwirkungen
bei längerer Einnahme Reizung von Magen und Darm, interne Blutungen

Kontraindikationen
Schwangerschaft

Salvia officinalis
Salbei/shop-sage/Lamiaceae

Natürliches Vorkommen
sonnige Standorte, vorwiegend an Hängen mit kalkreichem Grund in Südeuropa und dem vorderen Orient; aufgrund seiner Frostempfindlichkeit nördlich der Alpen nur an sehr geschützten Plätzen mehrjährig

Medizinisch verwendete Pflanzenteile
- Blatt – Folium Salviae
- Blüten – Flores Salviae

Energie
- Temperatur: warm mit kühlendem Potenzial
- Geschmack: bitter, aromatisch-scharf, leicht adstringierend
- Eigenschaften: wirkt trocknend, adstringierend, antiseptisch, beruhigend, wundheilend, schweißtreibend und -hemmend, regt die Östrogenbildung an, Qi-Tonikum

Inhaltsstoffe
Saponine, Flavonoide, Gerbstoffe, Bitterstoffe, Triterpene, Harz, Phytosterole, Kalzium, Oxalat, Phosphorsalze, Mineralien (Kalzium, Eisen, Phosphor, Magnesium, Zink u. a.), Vit. A, C, ätherisches Öl (enthält Thujon ca. 35 %, Borneol), Riboflavin, Niacin usw.

7 Pflanzenmonografien

Therapeutische Wirkungen und Anwendungsbereiche

- ✤ tonisiert und bewegt das Qi, wirkt adstringierend:
  - tonisiert und bewegt das Qi verschiedener Organsysteme
  - Antriebslosigkeit, Müdigkeit, Erschöpfung, Burnout-Syndrom, Neurasthenie
  - unregelmäßige, schmerzhafte Menses, PMS
  - Stress, in der Rekonvaleszenz
  - Appetitlosigkeit, Blähungen, Bauchkrämpfe
  - exzessives Schwitzen, profuse Schweiße infolge Qi-Mangel, Nachtschweiß
  - Durchfallerkrankungen
  - hemmt die Milchsekretion zum Abstillen
- ✤ tonisiert das Herz-Qi, harmonisiert den Geist Shen (Blatt, Blüten):
  - psychosomatische Herzbeschwerden, Palpitationen
  - Stärkung der Nerven bei Angst und Unruhezuständen mit Herzbeteiligung
  - Hypotonie
  - Schlaflosigkeit (innerliche Anwendung der Blüten)
  - in der Rekonvaleszenz (Auszug aus den Blüten, vorzugsweise Salbeiblütenwein)
  - wirkt schweißhemmend bei Hyperthyreose
  - Schwitzen tagsüber bei geringer Anstrengung, profuse Schweiße
  - lokale Hyperhidrosis (innerlich und äußerlich)
  - übermäßige Schweißbildung in der Pubertät
- ✤ tonisiert Lungen-Qi und Wei Qi:
  - wirkt antiseptisch, prophylaktisch gegen rezidivierende Infektionskrankheiten
  - Dyspnoe, Husten
  - wirkt schleimlösend, Verschleimungen aller Art (innerlich, Inhalation, Gurgellösung)
  - moduliert das Wei Qi, Autoimmunerkrankungen
  - bewegt das Lungen-Qi, wirkt spasmolytisch bei chronischer Asthma bronchiale, spastischem Husten
  - unterstützt die absenkende und verteilende Funktion der Lunge
  - Nachtschweiß bei Tuberkulose und anderen Infektionskrankheiten
- ✤ beseitigt Wind-Hitze oder -Kälte der Lunge, wenn Nässe-Schleim die Lunge verlegt:
  - befreit die Oberfläche, wirkt diaphoretisch (als möglichst heißer Aufguss und in großen Mengen)
  - (fieberhafte) Erkältungskrankheiten, grippaler Infekt, Gliederschmerzen
  - Rhinitis, Sinusitis (Nasenspülung, Inhalation)
  - Pharyngitis, Laryngitis, Angina tonsillaris
  - Infekte der Atemwege, Husten, Bronchitis, Lungenkatarrh
  - chronische Erkrankungen der Atemwege, Dyspnoe, Asthma bronchiale
- ✤ öffnet die Leber, bewegt das Leber-Qi, reguliert das Durchdringungsgefäß (Chongmai):
  - wirkt cholagog, choleretisch
  - verbessert die Fetttoleranz bei Reizgalle (als Gewürz)
  - Ikterus, Cholezystitis
  - Kopfschmerzen (innerliche Anwendung der Blüten)
  - reguliert den Pfortaderkreislauf
  - Dysmenorrhöe, Amenorrhöe
- ✤ beseitigt Nässe-Hitze von Milz-Pankreas:
  - wirkt trocknend im Mittleren Erwärmer
  - fördert das Absinken des Magen-Qi
  - bei Schleimbildung im Verdauungstrakt, Benommenheit
  - Diabetes mellitus (längerfristige Einnahme), Adipositas
  - breiige, schleimige Stühle abwechselnd mit Verstopfung
  - abdominale Krämpfe, Diarrhöe, Enteritis, Colitis
  - gestörte Wundheilung
- ✤ nährt die Nieren-Yin-Essenz:
  - stärkt Gehirn und Nerven, Nervosität, Vergesslichkeit
  - gonadotrope und adrenale Insuffizienz
  - aktiviert die Östrogenproduktion, klimakterische Beschwerden, Nachtschweiß, Hitzewallungen, Trockenheit der Vagina, Gereiztheit, Neurasthenie mit übermäßiger sexueller Begierde
  - PMS begleitend von Depression, psychischer Labilität, Müdigkeit
  - Frigidität, Sterilität, Infertilität, Impotenz
  - beschleunigt die Geburt, treibt die Nachgeburt aus

- ✴ tonisiert und bewegt das Nieren- und Blasen-Qi, leitet Nässe-Hitze und -Kälte aus dem Unteren Erwärmer aus:
  - geschwächte Nierenfunktion, Schmerzen im LWS-Bereich
  - weißer Fluor vaginalis
  - Dysmenorrhöe, Oligomenorrhöe
  - Blasen- und Nierensteine und -grieß
  - Blasenschwäche, spärlicher Urin
  - chronische Zystitis mit häufigem Harndrang (innerlich und als Sitzbad)
- ✴ wirkt äußerlich adstringierend, entzündungshemmend, nährend, wundheilend, lösend:
  - gestörte Wundheilung (zerkaute oder zerquetschte Blätter bzw. Salbe als Wundauflage)
  - Haarausfall, trophische Störungen der Haare, entzündliche Reizzustände der Kopfhaut, Kopfschuppen (Kopfwäsche, Haarwasser)
  - Hyperhidrosis, partielle Schweiße sowie Handschweiß, Kopfschweiß (Badeanwendung, Einreibung mit Salbeiblütenessig)
  - entzündliche Erkrankungen der Mundschleimhaut, des Zahnfleisches und des Rachens, Aphthen, Mundsoor (Gurgellösung)
  - zur Spülung der Nase (Aufguss oder verdünntes ätherisches Öl als Inhalationslösung oder -spülung)
  - zur Luftreinigung in Krankenzimmern (traditionell als Räuchermittel)
  - zur Zahnpflege (auch in Zahnpasten)
  - zur Ablösung von Zahnstein (frische zerriebene Blätter mit Zitronensaft)

Organbezug

Lunge-Dickdarm, Leber, Magen, Milz-Pankreas, Niere-Blase (Uterus), Herz

Kommentar

Viele Jahrhunderte lang galt Salbei als die wichtigste Pflanze zum Erhalt und zur Pflege der Gesundheit, als das „Elixir ad vitam longam" – geeignet also, das Leben zu verlängern.

Salbei ist von warmer Energie gekennzeichnet, schmeckt bitter, würzig-aromatisch, leicht scharf, jedoch auch adstringierend. Diese Kombination unterschiedlicher Eigenschaften liefert einen Hinweis auf die Vielseitigkeit der Pflanze. In allen fünf Wandlungsphasen greift sie sanft tonisierend, erwärmend und bewegend ein. Die herbe, adstringierende Note der Blätter, durch den hohen Gerbstoffgehalt bedingt, lässt die gewonnenen Energien (Qi, Yin, Essenz) zusammenhalten und bewahren. So erklärt sich, warum der Salbei stets als eine den gesamten Organismus stärkende und heilende Pflanze gesehen und gebraucht wurde. Erst die tägliche Anwendung über einen längeren Zeitraum lässt sie ihre Wirkung voll entfalten.

Salbei wirkt einerseits schweißhemmend, andererseits aber auch schweißtreibend. Dabei sind die Dosierung und Temperatur des eingenommenen Aufgusses bestimmend für die Wirkung: So heiß wie möglich und in größerer Menge getrunken wirkt er schweißtreibend, abgekühlt und gering dosiert schweißhemmend. Eine abnorme Schweißsekretion (Hyperhidrosis, Anhidrosis, Nachtschweiß) ist jedoch immer ein Hinweis auf eine vorliegende Schwäche oder Disharmonie, die der Körper über die Haut zu kompensieren versucht. Das zugrunde liegende Krankheitsmuster sollte selbstverständlich therapiert werden.

Während die gesamte Pflanze ein Heilmittel mit großer Breitenwirkung darstellt, zeigen die Blüten eine spezielle Beziehung zum psychischen, geistigen und psychosomatischen Bereich. Warm und bitter wirkt das mediterrane Kraut kräftigend auf das Herz-Qi, das die Sprache und das Schwitzen kontrolliert. Salbei lenkt die Aufmerksamkeit des Organismus auf die Kehle. Es hilft Menschen, die durch eine Blockade in der Kehle ihre Ideen und Botschaften nicht mitteilen können, die Ausdrucksschwierigkeiten haben. Sie sind verbal oder körperlich gehemmt, finden nicht die richtigen Worte, diese bleiben in der Kehle hängen oder sie sind heiser.

Heute ist es kaum noch möglich, die Blütendroge zu bekommen. Der Dresdner Pharmahersteller Bombastus, der sich auf Salbeiprodukte in unterschiedlichsten Zubereitungen für eine breite Palette an Indikationen spezialisiert hat, bringt jedoch Präparate aus Salbeiblüten auf den Markt, darunter den Salbeiblütenwein, der sich für nervenschwache Menschen, die unter Schlaflosigkeit und psychosomatischen Herzbeschwerden leiden, sowie für Rekonvaleszenten ausgezeichnet eignet.

Dosierungen

■ Tee
1 geh. TL/¼ l Wasser aufgießen, 7 Min. ziehen lassen. 3–4 Tassen über den Tag verteilt trinken.

■ Kaltauszug (bei Hyperhidrosis)
1 geh. TL/¼ l Wasser über Nacht ziehen lassen. 3–4 Tassen kalt oder lauwarm über den Tag verteilt trinken.

■ Tinctura Salviae
3 × tgl. 15–20 Tr. einnehmen.
Im Handel als Salbei Tropfen von Curarina oder als Salvysat von Bürger Ysatfabrik erhältlich.

■ Salbei-Blütenwein
im Handel von Bombastus erhältlich

■ Salbei-Blütenessig (Bombastus)

■ Oleum Salviae aeth.
- Inhalation bei Erkältung: einige Tr. in heißes Wasser geben
- Gurgeln: 5 Tr. in 1 Glas lauwarmes Wasser geben

Nebenwirkungen
keine

Kontraindikationen
Schwangerschaft

Sambucus nigra

Schwarzer Holunder/common elder/Caprifoliaceae

Natürliches Vorkommen
Heimisch in ganz Europa, Asien, Nordafrika bis auf 1600 Meter Seehöhe, inzwischen auch in Nordamerika eingeführt. Bevorzugt humusreiche Böden. Vorkommen in Auwäldern, Gebüschen, Schuttplätzen.

Medizinisch verwendete Teile
- Blüten – Flores Sambuci
- Beeren – Fructus Sambuci
- Rinde – Cortex Sambuci (die innere, grüne Rinde der zweijährigen Äste, getrocknet)
- Blatt – Folium Sambuci

Energie
- Temperatur: kühl
- Geschmack:
  - Blüte: leicht scharf, süß, bitter
  - Beere: sauer, adstringierend, leicht süß
  - Rinde: leicht bitter und scharf
  - Blatt: herb, erdig
- Eigenschaften:
  - Blüte: kühlend, trocknend, stimulierend, diaphoretisch, verteilend, erweichend, diuretisch, lösend, antiseptisch, antiviral, laktagog
  - Beere: kühlend, diaphoretisch, diuretisch, antiseptisch, antiviral, blutnährend, laxativ, vitalisierend
  - Rinde: kühlend, trocknend, stimulierend, bewegend, senkend, diuretisch, lösend
  - Blatt: kühlend, trocknend, diuretisch, leicht laxativ

Inhaltsstoffe
- Blüte: Flavonoide (Rutin, Querzetin, Kampferöl), ätherisches Öl, Alkaloide, Glykoside, Triterpene, Öle, freie Fettsäuren, Tannine, Schleimstoffe, Saccharide, Potassium, Gerbstoffe, Harze, Vitamin C usw.
- Beere: Flavonoide, Anthocyane, Säuren, Zucker, Gerbstoffe usw.
- Rinde: Harze, Gerbstoffe, Alkaloide, Riechstoff usw.

Therapeutische Wirkungen und Anwendungsbereiche
- ✪ öffnet die Oberfläche, wirkt diaphoretisch, bei Befall der Lunge durch Wind-Hitze, senkt Fieber (Blüten, Beeren):
  - Erkältung, Grippe, Fieber, akute Rhinitis, allergische Rhinitis, Sinusitis, Laryngitis, Konjunktivitis
  - Wärmekrankheiten
  - wirkt antiseptisch, antiviral, antioxidativ
  - wirkt antientzündlich, Asthma, gerötete, geschwollene Schleimhäute
  - Tubenkatarrh mit Taubheit
  - Bi-Syndrom (Nässe-Hitze-), rheumatisches Fieber (Blüte)
- ✪ wenn Schleim-Hitze die Lunge verlegt, wirkt expektorierend, beseitigt Nässe und Schleim (Blüte, Beere):

- starker Husten, reichlich gelber oder grüner faulig riechender Auswurf, Dyspnoe
- akute oder chronische Bronchitis
- wirkt mucostatisch, hemmt die Schleimbildung, Mukoviszidose (unterstützend)
- wirkt adaptogen bei Frühjahrsmüdigkeit
- ✱ kräftigt das Wei Qi (Blüte):
  - stimuliert die Leukozytenbildung
  - reinigt Lymphe und lymphatisches Gewebe, spez. Mandeln, Blinddarm
  - unterstützend bei Lymphdrüsenkrebs, speziell der Kinder
- ✱ kühlt Hitze, erweicht und treibt Eiter aus, leitet toxische Hitze aus (Blüte, Beere):
  - kühlt Blut-Hitze, Akne, Furunkel, Karbunkel, Abszesse, Geschwüre
  - Entzündung im Mund- und Halsbereich, Stomatitis
  - Entzündung im Augenbereich, Konjunktivitis, irritierte, müde Augen (als Adjuvans)
  - Meningitis, Lymphadenitis (unterstützend)
  - Nässe-Hitze im Nieren-Blasen-Bereich, Infektionen der Harnorgane, Schmerzen und Brennen beim Wasserlassen, trüber, dunkelgelber Urin (als Adjuvans)
  - träge Darmperistaltik, mild abführend bei Obstipation (Rinde, Saft aus den Beeren)
  - Bi-Syndrom (Hitze-Bi, Sehnen- und Knochen-Bi, chronisch rheumatoide Arthritis)
- ✱ wirkt diuretisch, verhindert und erweicht Ablagerungen (Blüte, Beere, Rinde, Blatt):
  - stimuliert den Stoffwechsel, bei Abnahmekuren, Aufgedunsenheit
  - Toxikose, harnsaure Diathese, Bi-Syndrom, PCP, Gicht, Arthritis, Arthrose (Rinde)
  - fördert die Niere bei Überfließen des Wassers
  - Hydrops, Aszites, Ödeme, lokale Schwellungen
  - arteriosklerotische Ablagerungen (als Prophylaxe)
  - Bläschenausschlag, Masern, Windpocken
  - Blasen- und Nierengrieß und Neigung zu Steinbildung
  - akute Nephritis, Anurie, Harnverhalten (Rinde)
- ✱ nährt das Blut, Anämie, Chlorose (Saft aus den Beeren)
- wirkt sedativ (Blüten):
  - wirkt kühlend und dadurch sedativ bei Stress, Schlafstörungen, Albträumen, Pavor nocturnus
  - zur Schmerzstillung bei Kopfschmerzen, Zahn- und Ohrenschmerzen (Blütentee)
- wirkt laktagog (Blüte)
- wirkt äußerlich kühlend, entzündungshemmend, heilend, erweichend (Blüten, Blätter) (Abkochung, Kompressen, Salben, Gurgeln, Spülungen, Augenlotion):
  - Nässe-Hitze-Symptome der Haut, Hautkrebs (traditionell Blätter), juckende Hautausschläge (Blüten)
  - Kontusionen, Wunden, Quetschungen, Verstauchungen (Blüten, Brei aus frischen Blättern)
  - Stomatitis, Pharyngitis, Laryngitis, Angina (Blüten, Blätter)
  - Konjunktivitis (Blüten, Auflage der frischen Blätter)

Organbezug

- Blüten: Lunge, Haut, Niere-Blase
- Frucht: Niere-Blase, Lunge, Blut
- Rinde: Leber, Niere, Dickdarm, Haut
- Blatt: Niere-Blase, Haut, Dickdarm

Kommentar

Als Pflanze, die einen nahrhaften, feuchten Standplatz bevorzugt, zeigt Sambucus nigra einen großen Bezug zu den Körperflüssigkeiten, – zu Lymphe, Blut, Harn, Schweiß. Ihre stimulierende, drainierende, trocknende Kraft wirkt sich dort aus, wo Nässe, Feuchtigkeit und Schleim zu Yin-überschüssigen Ansammlungen führen und so unvermeidlich das Yang des betroffenen Organsystems in Bedrängnis bringen. Die luftige, weiße Blütendolde, die im Mai die Landschaft ziert und einen herbsüßen, wohlriechenden Duft verströmt, fokussiert der TCM gemäß ihre Heilkraft hauptsächlich auf das Element Metall. Ihr adäquates Wirken bei nass-schleimigen Hitze-Mustern im Organsystem Lunge als Organ der Atmung und des Rhythmus, des Ein- und Ausatmens, des Gebens und Nehmens ist unbestritten.

Ein Mensch mit überschüssiger Yin-Energie im Organsystem Lunge tendiert dazu, in seinen

Beziehungen auf autoritäre Art und Weise besitzergreifend zu agieren, so dass das Individuum neben ihm nur schwer Luft bekommt. In seiner Beziehung ist der Mensch selbst für ihn unwichtig, – es geht ihm um das bloße Besitzen, das Bedürfnis „festzuhalten", gehalten zu werden und zu dominieren (L. Hammer, Psychologie und chinesische Medizin). Menschen mit Schleimproblematik haben wenig Mutterliebe bzw. Erdliebe erfahren dürfen. Es bedarf der Befreiung der Lunge, „des Loslassens des eigenen Schleimes", um sich dem Nächsten öffnen zu können, um nun mit ihm zu einem gesunden Austausch zu kommen. Gerade die beschirmende Liebe und Güte, die klare Bescheidenheit, die auch dem Wesen des Holunders inne wohnt, können diese Heilung unterstützen.

Zur Blüte sei noch erwähnt, dass sie wichtige Flavonoide wie Rutin und Querzetin enthält, die bekanntlich antientzündlich und -allergisch wirken. Sie lässt sich also bei allergischen und entzündlichen Erkrankungen des Pulmonaltraktes, wie Rhinitis, Sinusitis, Laryngitis, Asthma, optimal anwenden.

Die blauschwarzen, kühlen Beeren entfalten ihr Hauptwirken im Organsystem Niere, das bekanntlich neben Milz-Pankreas und Herz an der Blutbildung beteiligt ist. Der saure adstringierende Geschmack nährt die Essenz. Somit kann Ursprungs-Qi bereitgestellt werden, das in Blut transformiert wird. Die Belebung, die sich durch die Vermehrung des Blutes und das damit vermehrte Sauerstoffangebot ergibt, erklärt die vitalisierende, verjüngende Wirkung und das verbesserte Durchhaltevermögen bei gleichzeitiger Heiterkeit, die die Beeren bewirken. Allerdings kann dieser Effekt nur bei regelmäßiger und langfristiger Einnahme einer Beerenzubereitung erreicht werden.

Traditionell wird der Sirup der schwarzen Beeren mit heißem Wasser getrunken, bei Erkältung mit Husten, sowie beim grippalen Infekt mit Fieber und Gliederschmerzen gerne genutzt. Der vom Geschmack süße Beerensirup setzt nun im Element Erde an, wo er hemmend auf die Schleimbildung wirkt. Über seinen Bezug zu den Organsystemen Niere und Lunge entfaltet er weiter sein ausleitendes und trocknendes Potenzial. Bei Befall der Lunge durch Wind-Hitze bewirkt die Einigung beider Pflanzenteile, ein Tee aus den Blüten mit einem Schuss Beerensirup, Heilung im wahrsten Sinn des Wortes. An dieser Stelle sei noch mal hingewiesen auf die diaphoretische, antiseptische und antivirale Wirkung beider Komponenten. Überdies kräftigen die Blüten noch das Wei Qi.

Blüten sowie Rinde – beide Pflanzenteile vom Geschmack leicht scharf und bitter, beide anregend, bewegend, lösend und diuretisch in ihrem Wirken – weisen eine beachtliche Stoffwechselbereinigende Wirkung auf, die in einer Förderung der Ausscheidung über Niere, Lunge, Darm sowie Haut zu sehen ist. Sie beseitigen Schlacken, Säuren und Toxine, erweichen Ablagerungen. Dies führt allgemein zu einer Verbesserung der Qualität der Säfte, also des Blutes und der Lymphe, weshalb sie z. B. gerne bei Frühjahrsmüdigkeit eingesetzt werden. Die Rinde wird traditionell beim Bi-Syndrom bei chronisch rheumatoider Arthritis bzw. Sehnen-Knochen-Bi verabreicht.

Dosierungen

■ Tee aus den Blüten bei den ersten Symptomen einer Erkältung, Grippe, von Halsschmerzen, bei äußerlicher Anwendung (traditionell kombiniert mit Lindenblüten, Flor. Tiliae)
- 1 EL/¼ l Wasser, Infus, 10–15 Min. zugedeckt ziehen lassen, tgl. 3–4 Tassen
- 100 g/1 l Wasser für Umschläge

■ Tinctura flor. Sambuci, bei Schleim-Hitze der Lunge
3 × tgl. 30 Tr. in etwas warmem Wasser (2,5–7,5 ml/Tag)

■ erfrischender Blütensekt zur Frühjahrsreinigung
Auf 10 l Wasser 10 große Blütendolden, 1 kg Rohrzucker und 10 geschnittene Zitronen zugeben, 1 Woche stehen lassen, dabei 1× tgl. umrühren, abseihen, in fest verschließbare Flaschen füllen. Nach ca. 14 Tagen ist die Gärung abgeschlossen, der Sekt kann getrunken werden.

■ Blütenwasser
1 Blütendolde in ¼ l Wasser geben, ca. 2 Std. in die Sonne stellen, trinken.

- Dekokt von getrockneten Beeren bei Bi-Syndrom

80 g/1 l kaltes Wasser, 2 Std. ziehen lassen, ca. 5 Min. sanft kochen lassen, vom Feuer nehmen, 5–10 Min. ziehen lassen, tgl. 3–4 Tassen trinken.

- Sirup aus den Beeren (oder den Blüten) zur Prophylaxe oder bei Infekten der Atemwege, bei fiebrigen, grippalen Infekten, wirkt beruhigend
  - Beeren (oder Blüten) und Rohrzucker zu gleichen Teilen sanft kochen lassen, noch heiß in ein Gefäß geben, sofort schließen.
  - oder: 4,5 kg Beeren, 15 g frische Ingwerwurzel, 15 Nelken, etwas Wasser zugeben, damit das Ganze nicht anbrennt. 1 Std. lange sanft kochen lassen, abseihen, unter ständigem Rühren 2 kg feinen Zucker hinzugeben, in Flaschen abfüllen. Während der Wintermonate 2 × tgl. 1 TL in warmem Wasser auflösen und trinken.

- Dekokt aus der Rinde

1 gestr. EL/¼ l Wasser, 5–10 Min. kochen lassen, 10 Min. ziehen lassen, abseihen, ¾–1 l über den Tag verteilt trinken.

- Holundermus, das kühlend wirkt bei Geschwüren und Brustentzündung (nach Fink-Henseler)

Mus der Beeren mit Bolus alba (weiße Tonerde) zu einem Brei verrühren und auftragen.

Nebenwirkungen

Die diuretische Wirkung von Blüten, Beeren und Rinde können den Elektrolythaushalt stören. Gerade bei der Einnahme von Antiarrhythmika, Herzglykosiden sowie anderen Diuretika muss dies beachtet werden.

> **Cave**
>
> Wegen der Gefahr einer Blausäurevergiftung rohe Beeren oder deren Saft nur mäßig verwenden. Keine unreifen Beeren einnehmen. Die Einnahme von gekochten oder getrockneten Beeren ist unbedenklich.

Kontraindikation

Schwangerschaft (Rinde), Trockenheit, Mangel an Körperflüssigkeiten

Scilla maritima

Meerzwiebel/sea onion/Liliaceae

Natürliches Vorkommen

Felsflure und Dünen entlang der Mittelmeerküsten

Medizinisch verwendete Pflanzenteile

Zwiebel – Bulbus Scillae

Energie
- Temperatur: warm
- Geschmack: bitter und scharf
- Eigenschaften: wirkt trocknend, zerteilend, ausleitend; Yang-Tonikum

Inhaltsstoffe

Glykoside (Scillaren A, Proscillaridin A), Flavonoide, Anthrocyane usw.

Therapeutische Wirkungen und Anwendungsbereiche
- ✪ tonisiert Herz-Qi und -Yang, ermuntert den Geist Shen:
  - tachykarde Herzinsuffizienz durch Altersschwäche, Palpitationen
  - Druckgefühl im Thoraxbereich
  - Herzschwäche bei Herzklappenfehlern und postoperativ
  - Hydrops durch Herzschwäche, kardiale Ödeme
  - bei Schleim-Kälte, der den Geist Shen benebelt
  - kalte Hände
  - Melancholie
- ✪ bei Nieren-Yang-Mangel mit Überfließen des Wassers:
  - wirkt stark diuretisch
  - phlegmatische Zustände wie Hydrops, Ödeme, Aszites
  - Gicht
  - schwerer Atem, chronischer Husten und Asthma bronchiale
  - Pleuritis exsudativa
  - Erstickungsgefühl in der Brust durch Ansammlung von Schleim-Flüssigkeiten
  - Emmenagogum
  - gilt als Mittel zur Lebensverlängerung

- Neigung zu Karies
- Lust-, Antriebslosigkeit
● bewegt das Leber-Qi:
  - wirkt choleretisch
  - Flankenschmerz
  - PMS
  - treibt die Schwarzgalle aus, bei Melancholie
  - Leere der Gallenblase
● wirkt äußerlich reinigend, eröffnend (Blatt):
  - Furunkulose, Panaritium
  - Brandwunden
  - Gewebeverhärtungen
  - Erkrankungen der Mundschleimhaut und des Zahnfleisches

Organbezug
Herz, Lunge, Niere, Leber-Galle

Kommentar
In ihrer Heimat, dem Mittelmeerraum, ist die Meerzwiebel traditionell ein viel beachtetes Mittel. In der älteren Literatur Mitteleuropas ist bei der Nennung der Meerzwiebel v. a. bei der Behandlung von Husten zu beachten, dass damit auch der Milchstern gemeint sein könnte, der in Deutschland dieselbe Bezeichnung führte.

Aufgrund der starken diagnostischen Vereinfachung bei der Beurteilung von Herzinsuffizienzen und der Favorisierung des purpurroten Fingerhutes ist die Meerzwiebel eine eher selten verordnete Pflanze geworden. Dabei zeigt gerade die traditionelle Zuordnung zu den „lebensverlängernden Mitteln", dass sie über sehr tiefgreifende Heilwirkungen verfügt und die Lebensstrategie des Organismus positiv beeinflussen kann. Bei einer Betrachtung gemäß den Kriterien der TCM wird die lebensverlängernde Wirkung der Zwiebel noch deutlicher: Sie kräftigt und wärmt Herz- und Nieren-Yang und zerteilt zähe, grobe Flüssigkeiten, bevor sie sie aus dem Körper ausleitet. Diese Disharmonien schwächen gerade mit zunehmendem Alter den Körper und führen zu Stagnation.

Wie viele andere Liliengewächse ist auch die Meerzwiebel für Menschen geeignet, die aufgrund ihrer Anlage über das Herz somatisieren und im Laufe der Zeit echte Herzerkrankungen entwickeln. Herzleiden sind auch in der Familie anzutreffen. Menschen mit Herz-Yang-Mangel verfügen nach Hammer (2002, S.255) über viel unfokussierte Energie, die sie als potenziell desorganisierte Kraft erleben und die ihnen Angst macht. Ängstlichkeit, gekoppelt an wiederholte Misserfolge, kreiert eine negative Erwartungshaltung und kennzeichnet den Typus. Er rechnet immer mit dem Schlimmsten. Bei Kummer und Sorgen lagert er Wasser ein und erwacht morgens mit geschwollenem Gesicht, lustlos und mit starker Bedrückung des Herzens. Aufregung und Ängste verursachen einen schnellen Puls. Die Gedanken können nicht von den beunruhigenden Themen gelöst werden und führen zu einer ständigen Vertiefung der Symptome.

Dosierungen
■ Tinctura Scillae (hergestellt aus der getrockneten Zwiebel)
3 × tgl. 20 Tr. einnehmen.

> **Cave**
> Überdosierungen sind toxisch.

Die Droge ist wegen des unangenehmen Geschmacks zur Teebereitung nicht geeignet.

Nebenwirkungen
Kann Niesreiz auslösen und zu Augenrötung führen. Äußerlich können Hautreizungen beim Kontakt mit dem frischen Saft auftreten. Zu hohe Dosierungen und zu häufige Gaben rufen Verdauungsstörungen, Übelkeit und Erbrechen hervor. Toxische Dosierungen führen zu Herzschmerzen, Entzündungen der Niere und schweren Koliken im Verdauungstrakt. Letale Dosierungen führen zum Tod durch Herzlähmung.

Kontraindikationen
Schwangerschaft, Stillzeit

Scutellaria laterifolia
Virginisches Helmkraut/scullcap herb/Labiatae

Natürliches Vorkommen
Das Virginische Helmkraut ist in Nordamerika beheimatet. Das Helmkraut liebt warme, feuchte Standorte.

Scutellaria laterifolia

Medizinisch verwendete Pflanzenteile
Kraut – Herba Scutellariae laterifoliae

Energie
- Temperatur: kühl
- Geschmack: bitter, süßlich, adstringierend
- Eigenschaften: wirkt trocknend, sedativ, entspannend, stabilisierend, heilend, bewegend

Inhaltsstoffe
Flavonoide (Scutellarin), Albumin, Gerbstoffe, bitteres Scutelarein, ätherisches Öl, Kalzium-, Potassium-, Magnesiumphosphat, Eisen, Harze, Fette, Zucker usw.

Therapeutische Wirkungen und Anwendungsbereiche
- ❸ nährt Nieren- und Herz-Yin, klärt Leere-Hitze, stärkt das Gehirn:
  - psychische Rastlosigkeit, nervöse oder ängstliche Unruhe, Reizbarkeit
  - chronische Müdigkeit, Depression
  - Insomnia, Schlafstörungen mit zahlreichen (erotischen) Träumen, sexuelle Erregbarkeit, nächtlicher Samenerguss, Nachtschweiß
  - nachmittags und abends subfebrile Temperaturen, Hitzegefühl, Wallungen
  - Hypertonie, Hyperthyreose, Tinnitus
  - Palpitationen, Tachykardie
  - Neurasthenie infolge chronischem Stress, Drogenentwöhnung
  - spinale Erkrankungen, Meningitis
- ❸ bewegt und kräftigt das Leber-Qi, senkt aufsteigendes Leber-Yang, klärt Leber-Feuer, besänftigt inneren Wind:
  - Gereiztheit, Hysterie, Nervenschwäche, nervöse Spannungen, Hitzewallungen
  - Depression, Energielosigkeit
  - träge Verdauung, Blähungen, Aufstoßen, Appetitlosigkeit, Müdigkeit
  - verspätete Menstruation
  - wirkt spasmolytisch, PMS
  - Tremor, Tics, Zuckungen, Konvulsionen, Gesichtslähmung
  - Anfallleiden, Epilepsie, Multiple Sklerose, Hemiplegie, Aphasie, Delirium tremens, Chorea, Tollwut
  - Hypertonie, Spannungskopfschmerz
- ❸ Schmerz und Engegefühl aufgrund von Qi-Stau und verzögertem Blutfluss:
  - bewegt das Herz-Qi, Palpitationen, Schmerz und Engegefühl im Thoraxbereich, Angina pectoris, intermittierender Puls, Atemnot, venöse Stauungen
  - Zahnschmerzen, Spannungskopfschmerzen, Verkrampfungen
  - Uterusschmerz
  - Schmerzen im Verdauungstrakt

Organbezug
Leber, Herz, Niere (Gehirn)

Kommentar
Im Handel ist bei uns Scutellaria laterifolia, die nordamerikanische Art, die in der Indianermedizin eine wichtige Rolle spielte. In ihrer Wirkung etwa vergleichbar mit unserem abendländischen Baldrian, gilt sie dort nach wie vor als eines der wichtigsten Mittel bei nervöser Übererregung, die sich auch körperlich in unterschiedlichster Weise äußert. Das Helmkraut hat, wie auch andere Vertreter der Lippenblütler, eine große Affinität zum autonomen und zentralen Nervensystem. Enthaltene Inhaltsstoffe wie ätherisches Öl, Mineralien, Glykosiden, Flavonoide üben einen nährenden, kräftigenden Einfluss auf die Nervenzellen aus.

Das Virginische Helmkraut ist eine Pflanze für den chronisch gestressten, modernen Menschen. Leere, Ausgelaugtsein bildet die Basis seines Beschwerdekomplexes. Durch das in Defizit geratene Yin, erfährt er einen abnormen Anstieg des Yang. Dauerüberspannt und -übermüdet leidet er an zentral-nervösen Störungen, die sich in Ruhelosigkeit, Müdigkeit, Angst, Hitzewallungen, Schweißausbrüchen sowie in Schlaflosigkeit und Depression äußern. Er besitzt eine Tendenz zur Zentralisierung mit kalten Händen und Füßen sowie einer gleichzeitigen Neigung zum Zittern, Muskelzucken, Verkrampfen. Die Schilddrüsenfunktion ist stark angeregt. Bei Frauen ist die Menstruation vermindert oder sogar ausbleibend. Übertriebene Phantasien negativer Art und ängstliche Beklommenheit kennzeichnen das psychische Beschwerdebild. Neigung zu Gedankenflucht und Herzklopfen verhindern das Einschlafen.

Der bittere, süße, kühle Charakter des Helmkrauts übt einen tonisierenden Wirkeffekt auf den ganzen Organismus aus: in einer senkenden Kraft des Leber-Yang, einer Yin-nährenden Kraft im Herz- und Nieren-Bereich sowie in einer Besänftigung von Herz und Geist Shen. Hitzewallungen, Nachtschweiß, Insomnia, psychische Rastlosigkeit, sexuelle Übererregbarkeit, der Leere-Hitze eigen, werden deutlich gemindert. Probat wirken die sedierenden, spasmolytischen, analgetischen sowie lösenden Heilkräfte der Pflanze auch bei internem Wind auf Grund von Yin-Mangel oder stauendem Qi. So wird erklärlich, weshalb die Pflanze bei Morbus Parkinson, Chorea und v. a. bei Tollwut als gut wirksam gefunden wurde. Die von den Patienten beschriebene Wirkung ist schützend und einhüllend, v. a. wenn die Pflanze in der Kombination mit Verbena officinalis (Eisenkraut) verabreicht wird. Es hat sich auch hilfreich erwiesen beim Entzug von Barbituraten und Tranquillizern.

Die in China verwendete ostasiatische Spezies S. baicalensis (Huang Quin), wird traditionell häufig verwendet und aktuell pharmakologisch sehr gut untersucht. Der verwendete Teil ist die Wurzel. Obwohl nah verwandt mit der S. laterifolia werden beide Pflanzen unterschiedlich verwendet. Vom Geschmack sehr bitter, wird die kühlende, trocknende und drainierende Kraft der S. baicalensis v. a. bei Fülle-Hitze, bzw. Nässe-Hitze angewandt, – und nicht bei Leere-Hitze, wie die S. laterifolia. Die Indikationen reichen von schweren Magen-Darm-Erkrankungen, wie Divertikulose bis hin zu vielen Infektionskrankheiten. Gerade im Bereich des Wei Qi weist das Baikal-Helmkraut besondere modulierende und stimulierende Kraft auf. So wurde im Bereich der spezifischen Abwehr eine Förderung der Widerstandskraft gegen Viren, insbes. gegen HIV-Viren gefunden. Außerdem konnte eine Tumor hemmende Wirkung nachgewiesen worden, v. a. im Sinne einer Apoptoseförderung, also der Selbstmordneigung der Tumorzellen. Die Widerstandskraft des Organismus bei Chemotherapie wird durch die Pflanze gestärkt, wobei der Schutz des Knochenmarks besondere Erwähnung verdient. Auch die entzündungshemmende und antiallergische Heilkraft der Pflanze ist schon lange bekannt. Untersuchungen haben gezeigt, dass die Produktion von Histamin und Acetylcholin gebremst wird. Diese Wirkung kann für die beobachtete Blutdrucksenkung verantwortlich sein.

Der Schweizer Naturarzt B. Vonarburg, der wissen wollte, ob europäische Helmkräuter wie S. altissima und alpina ebenso einen antiallergischen Heileffekt aufweisen, konnte nach ausführlichen Probandentests bestätigen, dass „auch die einheimische Scutellaria wie die chinesische, antiallergische und antientzündliche Eigenschaften besitzt und mit zuverlässiger Wirkung bei allergischen Hautbeschwerden, Ekzemen, Nesselausschlag, Heuschnupfen, allergischem Asthma, Nahrungs- und Hausstaub-Allergie eingesetzt werden kann" (Naturheilpraxis, 2006; 5: 677).

Dosierungen
■ Tee
1 TL/¼ l Wasser, 15 Min. kochen lassen, abseihen, jeweils ¼ l nach den Mahlzeiten trinken.

■ Tinctura Scutellariae
3 × tgl. 10 Tr.

Nebenwirkungen
Eine Überdosierung kann Schwindel und Benommenheit auslösen.

Kontraindikationen
keine

Selenicereus (Cactus) grandiflorus
Königin der Nacht/large flowered torch thistle/ Cactaceae

Natürliches Vorkommen
regenarme Gegenden Mexikos und anderer mittelamerikanischer Länder

Medizinisch verwendete Pflanzenteile
junge, frische Stängel und Blüten – Caules et Flores recentes Cacti

Energie
- Temperatur: warm
- Geschmack: scharf, leicht bitter
- Eigenschaften: wirkt öffnend, sedativ, diuretisch, bewegt das Blut; Yang-Tonikum

Inhaltsstoffe
Flavonoide (Narcissin, Cacticin, Rutin), Betacyane usw.

Therapeutische Wirkungen und Anwendungsbereiche

- ✪ tonisiert Herz-Qi und -Yang:
  - funktionelle Störungen des Herzens, Belastungsdyspnoe
  - thorakales Engegefühl
  - Herzrhythmusstörungen, Extrasystolie
  - Roemheld-Syndrom
  - Neurasthenie
  - Schutz vor Herzbefall bei Wärmekrankheiten
  - Myokardschwäche nach Wärmekrankheiten
  - Hydrops, Ödeme
  - wirkt sedierend und harmonisierend auf den Geist Shen
  - innere Unruhe, Liebeskummer, mentale Verwirrung, Angst
- ✪ verhindert das Eindringen äußerer Hitze in das Perikard:
  - schützt das Herz vor Bedrängnissen von außen
  - kann verhindern, dass das Herz zum psychosomatischen Austragungsort wird
- ✪ bewegt das Herz-Qi und Blut:
  - führt vermehrt Blut zum Herzen
  - Aortensklerose
  - Pseudo-Angina pectoris, Angina pectoris
  - Konstriktionsgefühl am Herzen (wie mit Draht umschnürt, wie mit eiserner Faust gepackt)
  - Last auf der Brust, Gefühle von Druck, Spannung und Beengung
  - Dyspnoe
  - Schmerzen im linken Arm
- bei Disharmonie zwischen Niere und Herz:
  - Enttäuschung in der Liebe
  - Schlafstörungen, viele Träume, Träume von Fallen
  - ängstliches Aufschrecken aus dem Schlaf
  - Angstgefühle, Erstickungsgefühle
  - Reizbarkeit
  - sexuelle Erschöpfung
  - Zusammenschnürungsgefühl im Unterleib
  - Thyreotoxikose
  - toxische Irritationen durch Koffein, Alkohol, Nikotin
  - senkt den Blutdruck (auch diastolisch), senkt die Pulsfrequenz
  - Wassersucht, Ödeme
  - Zystitis
  - Febris intermittens
- Spasmolytikum:
  - Neigung zu Krämpfen innerer Organe, v. a. Herz und Uterus
  - krampfartiger Bauchschmerz, Menstruationsschmerz, PMS
- äußerlich als ein die Haut reizendes Mittel bei Bi-Syndrom

Organbezug
Herz-Dünndarm, Perikard, Niere

Kommentar
Als Wüstenpflanze kann die Königin der Nacht extrem hohe Temperaturen und Sonneneinstrahlung vertragen. Ihre Fähigkeit Saft so zu speichern, dass er kaum verdunsten kann, lässt sie auch lange Trockenperioden gut überstehen. Erst wenn die brutale Hitze des Tages vergeht, kann sie es wagen ihre prachtvolle Blüte im Mondlicht zu öffnen und zu entfalten. Auch als Zimmerpflanze können wir sie zur Blüte bewegen, wenn wir ihr eine längere Trockenperiode verordnen. Denn erst wenn sie Gefahr des Vertrocknens droht, fühlt sie sich genötigt für ihre Fortpflanzung zu sorgen.

Die Königin der Nacht kann als das wichtigste Perikard-Mittel angesehen werden und ist dementsprechend für den Patienten mit ungeschütztem Herzen angezeigt. Menschen, die diese Heilpflanze brauchen, haben zum Teil eine genetische Vorprägung mit schweren Herzleiden bei den Eltern. Zum anderen sind sie durch Situationen des Ausgeliefertseins vorbelastet, die vielleicht in der Kindheit stattfanden und mit Erfahrungen von Gewalt einhergingen. Auch bei Menschen mit traumatischen Kriegserlebnissen können Herzbeschwerden der beschriebenen Art auftreten. Ein Leben, dem es in auffälliger Weise an Freude und Liebe mangelt, typisiert diese Menschen. Im Laufe ihres Lebens ist es zu schweren Störungen des Geistes Shen gekommen. Unabhängig davon kann die Königin der Nacht aber auch bei Somatisierungen auf das Herz angezeigt sein und ist z. B.

auch bei Herzbeschwerden nach Enttäuschung in der Liebe das große Mittel.

Leider ist die Anwendung der Königin der Nacht in der modernen Phytotherapie nicht sehr gebräuchlich. Ängste sowie tragische, traumatische Erlebnisse, die infolge einer Schwäche und Überforderung des Wächters Perikard direkt auf das Herz projiziert wurden und sich im Sinne einer echten Angina pectoris oder subjektiven Herzenge somatisieren, gehören zu den häufigsten psychosomatischen Beschwerdebildern überhaupt.

Bei häufiger Anwendung chemischer oder pflanzlicher Stimulanzien wie Nikotin, Alkohol und Koffein, die ihren zusätzlichen Teil zur Verengung und Verhärtung der Gefäße beitragen, wird die Königin der Nacht zu einem der wertvollsten Arzneimittel in der täglichen Praxis. Ihr richtiger Gebrauch könnte, vergleichbar mit dem des Strophantus, eine große Anzahl schwerer Leiden sowie das Auftreten von Infarkten erheblich reduzieren.

Dosierung

■ Urtinktur
1–3 × tgl. 20 Tr. einnehmen.

Nebenwirkungen

Bei gleichzeitigem Fülle-Muster der Leber kann es zu starkem Blutzustrom zum Kopf kommen.

Kontraindikationen

Herz-Yin-Mangel

Solanum tuberosum

Kartoffel/potato/Solanaceae

Natürliches Vorkommen

Heimat: Amerika, heute eine der wichtigsten Nahrungspflanzen überhaupt mit fast weltweiter Verbreitung

Medizinisch verwendete Pflanzenteile

frische Wurzelknolle – Tubera Solani tuberosi

Energie

- Geschmack: leicht süß
- Temperatur: neutral
- Eigenschaften: wirkt befeuchtend, alkalisierend, schleimauflösend, lindernd, öffnend

Inhaltsstoffe

Eiweiß, Proteine, Kohlehydrate, Vitamine B1, B2, B6, C, Mineralien (Kalium, Magnesium, Kalzium, Eisen, Zink), Wasser usw.

Therapeutische Wirkungen und Anwendungsbereiche

- ✚ klärt Magen-Feuer:
  - entzündliche Schleimhauterkrankungen des gesamten Magen-Darm-Trakts, insbesondere Speiseröhre und Magen
  - starke chronische Magenübersäuerung, Ulcus ventriculi
  - Dyspepsie
  - wirkt beruhigend
- ✚ tonisiert das Qi von Milz-Pankreas:
  - einzig verträgliches Nahrungsmittel bei akuter Pankreatitis (gekochter Brei)
  - puffert das Gewebe mit basischen Substanzen bei Übersäuerung (auch Badeanwendung)
  - Bi-Syndrom und Gichtschmerzen
  - verstärkt die Erdgebundenheit
- wirkt äußerlich reifend, lösend, bewegend, ausleitend (als heiße Auflage):
  - Befall der Lunge durch Wind-Hitze (großflächige äußerliche Auflagen mit zerdrückten heißen Kartoffeln), Bronchitis, Husten, Pneumonie
  - starke Verschleimung
  - Schleim-Kälte, die die Lunge verlegt
  - Kehlkopfkatarrh, Luftröhrenkatarrh mit Schleimobstruktion
  - zur Sammlung und Ausleitung eitriger Prozesse
  - Mittelohrentzündung
  - Zahnwurzeleiterung
  - infizierte Operationswunden
  - Verbrennungen und Verbrühungen (Brei aus der frischen Knolle)
  - zur Pufferung der Säuren (Saft aus der frischen Knolle als Badezusatz)

Organbezug

Magen, Milz-Pankreas, Lunge

Kommentar

Die Anwendung der Kartoffel ist in erster Linie der Volksheilkunde vorbehalten und erfolgt selten auf ärztliche Anweisung. Der stark basische, kaliumreiche Kartoffelsaft darf allerdings als ein idealer und sehr gut verträglicher Säurepuffer angesehen werden, der den gängigen Antacida zur Behandlung von Übersäuerung des Magens in vielen Fällen überlegen ist – nicht zuletzt deshalb, weil die Kartoffel zudem die Schleimhaut schützende und heilende Eigenschaften besitzt. Die geringe Menge an Solanin, die auch in der Knolle vorhanden ist, sorgt darüber hinaus für eine gewisse nervale Beruhigung, die lokal wie zentral wirkt. Das Solanin verstärkt die Yin-Qualität der sehr feuchten und schweren Kartoffel. Der regelmäßige Verzehr von Kartoffeln macht den Menschen „irdischer", verstärkt seine Erdgebundenheit.

Die schleimauflösende und reizlindernde Wirkung kann bei allen Schleimhautaffektionen genutzt werden, die basische Wirkung macht sich bei Gewebeübersäuerung allgemein und besonders bei Rheuma und Gicht in innerlicher wie äußerlicher Anwendung positiv bemerkbar.

Bei Operationswunden, die nacheitern, ist die Kartoffelauflage eine hervorragende Methode, um den Entzündungsherd zur Fistelbildung und Ausscheidung zu bringen. Antibiotikagaben und Drainagen sind völlig verzichtbar.

Die Eröffnung eines Trommelfells erfolgt auf natürliche Weise, wenn bei einer eitrigen Mittelohrentzündung ein heißes Kartoffelsäckchen auf das betroffene Ohr aufgelegt wird. Ein ähnliches Wirkprinzip liegt der erfolgreichen Anwendung bei schmerzhaften Zahnwurzelvereiterungen zugrunde.

Dosierungen

- frisch gepresster Kartoffelsaft

⅛ l mehrmals tgl. bei hyperacider Gastritis und Entzündung der Speiseröhre

- Auflage

Gekochte Kartoffeln so heiß wie möglich in einem Baumwollsäckchen auf die zu behandelnde Stelle auflegen.

- bei Mittelohrvereiterung zur Eröffnung des Trommelfells

Ein Säckchen mit heißen Kartoffeln als Auflage direkt auf das Ohr auflegen.

- Badeanwendung

Mehrere frische Kartoffeln reiben, mit heißem Wasser übergießen und die ausgepresste Flüssigkeit ins Badewasser geben.

Nebenwirkungen

Alle grünen Teile der Kartoffel sind giftig. Die früher angewandten Auszüge aus den Blättern bei nächtlichem Krampfhusten können nicht mehr empfohlen werden.

Kontraindikationen

keine

Solidago virgaurea

Goldrute, Goldwundkraut/golden rod/Asteraceae

Natürliches Vorkommen

auf trockenen Waldwiesen, an sonnigen Stellen an Waldrändern, in Lichtungen in gemäßigten Zonen Europas, Asiens, Nordafrikas, Nordamerikas

Medizinisch verwendete Pflanzenteile

oberirdische blühende Pflanze – Herba Solidaginis

Energie

- Temperatur: kühl
- Geschmack: bitter, herb, leicht adstringierend
- Eigenschaften: wirkt trocknend, adstringierend, diuretisch, antiphlogistisch, heilend

Inhaltsstoffe

Flavonoide (Rutosid, Querzetin), Triterpensaponine, Gerbstoffe, Phenolsäure (Kaffeesäure), Phenolglykoside, Bitterstoffe (Diterpene), Oxalsäure, ätherische Öle, Polysaccharide (Glucose) usw.

Therapeutische Wirkungen und Anwendungsbereiche

- ❋ nährt das Nieren-Yin, beseitigt Nässe-Hitze im Unteren Erwärmer:
  - kräftigt das Nierenparenchym (bei längerfristiger Anwendung)

7 Pflanzenmonografien

- kühlt, trocknet und entschleimt den Unteren Erwärmer
- Nässe-Hitze im Unteren Erwärmer, entzündliche Erkrankungen des Urogenitaltrakts
- Zystitis, Urethritis, bei Nierengrieß, Steinleiden (auch zur Prophylaxe)
- akute und chronische Nephritis, Nephrosen, Pyelitis, Pyelonephritis
- Schwangerschaftsnephropathien
- Prostatahypertrophie, Prostatitis
- Leukorrhöe
- Diarrhöe, Morbus Crohn, Enteritis
- ✳ tonisiert das Nieren-Qi, wirkt diuretisch, adstringierend:
  - Niereninsuffizienz, Oligurie, Dysurie, Urämie
  - Ödeme, Hydrops aufgrund von Nierenschwäche
  - Flüssigkeitsstau in den Beinen
  - zur Durchspülungstherapie, reinigt die Nieren
  - verbessert die Ausscheidung harnpflichtiger Substanzen, harnsaure Diathese, Bi-Syndrom, Gicht, Arthrose, Arthritis
  - kräftigt die Genitalorgane
  - Hypertonie
- öffnet die Leber, kühlt Leber-Feuer:
  - wirkt choleretisch
  - Flatulenz
  - blutreinigend, entgiftend
  - Hauterkrankungen, Ekzeme, Psoriasis, Akne aufgrund von Blut-Hitze
  - harnsaure Diathese, Bi-Syndrom, Gicht, Arthritis
- ✳ tonisiert das Wei Qi, wirkt kühlend, entzündungshemmend, antibakteriell, antiseptisch (durch die Phenolsäuren, Phenolglykosiden, Saponinen):
  - wirkt stimulierend auf das unspezifische Immunsystem
  - entzündliche, hitzige Prozesse im Körper
  - wirkt entzündungshemmend auf Schleimhäute (Mund, Rachen, Magen, Darm, entzündliche Erkrankungen des Unterleibes und Urogenitaltrakts; akut und chronisch)
  - wirkt schleimlösend, expektorierend, mucostatisch (durch die Saponine)
  - Rhinitis, Heuschnupfen, Sinusitis
- wirkt analgetisch, spasmolytisch:
  - wirkt krampflösend im Unteren Erwärmer
  - schmerzhafte Harnentleerung, Reizblase
  - Asthma bronchiale, Keuchhusten
- wirkt äußerlich wundheilend, trocknend, antiphlogistisch, adstringierend, hämostyptisch, granulationsfördernd (Kompressen, frische zerquetschte Blätter, Spülungen, Gurgeln):
  - schlecht heilende Wunden, eiternde Wunden, Geschwüre
  - Heiserkeit, Stomatitis, Angina, Pharyngitis, Gingivitis, lockere Zähne
  - Insektenstiche
  - nässende Hautausschläge

Organbezug
Niere-Blase, Leber, Lunge

Kommentar
Die Goldrute ist traditionell eine Heilpflanze par excellence. Heute wird sie nur bei sehr begrenzten Indikationen verwendet und ihr Potenzial bei Weitem nicht ausgenutzt. Die einheimische Pflanze mit der kühlenden Wirkung besitzt, ähnlich wie die Ringelblume, ausgezeichnete entzündungshemmende und granulationsfördernde Eigenschaften und ist bei allen entzündlichen Vorgängen des Körpers als ein Heil- und Linderungsmittel einzusetzen. In früheren Zeiten wurde aus Goldrute eine Salbe bereitet, die als besonders wirksam bei schwer heilenden und v. a. eitrigen Wunden galt. Zusätzlich wurde Goldrutentee verabreicht.

In der modernen Phytotherapie gilt die Goldrute als die wichtigste heimische Nierenparenchym-Pflanze. Bei geschwächtem Nieren-Qi, z. B. durch zu lange Verabreichung von Schleifendiuretika, kann sie eine allmähliche Rückgewinnung der Leistung bewirken. Nierenerkrankungen, die durch entzündliche oder degenerative Prozesse ausgelöst sind, müssen sofort und sehr nachhaltig behandelt werden, da es sonst zu Untergängen des Parenchyms und damit zu dialysepflichtiger Insuffizienz oder zur Schrumpfniere kommt. Keine andere Therapie kann hier im Vorfeld so große Dienste leisten wie die regelmäßige Teeanwendung der Goldrute.

„Das geht mir an die Nieren" ist im Volksmund ein bekannter Ausspruch, der stark mit Angstgefühlen assoziiert ist. In erster Linie geht es hier um Ängste vor dem Unbekannten, in neuen Lebenssituationen wie etwa nach einer Trennung. Beteiligt ist das Element Metall, das bei allen Trennungen in Mitleidenschaft gezogen wird; am stärksten beeinträchtigt jedoch ist das Element Wasser, dessen Emotion die Angst ist. Die Goldrute wirkt dann nicht nur aktivierend auf die Nierenfunktion, sondern tonisiert auch das Wei Qi und damit die Kraft, sich der Situation von Trennung und Loslassen, Angst und Enttäuschung zu stellen. Die Mutter-Kind-Beziehung beider Elemente gemäß der Hervorbringungssequenz vermag die Wirkung noch zu intensivieren.

Dosierungen

■ Tee
1 geh. EL/¼ l Wasser aufkochen, 10 Min. kochen lassen. Tgl. 1 l in kleinen Mengen trinken.

■ Tinctura Solidaginis
3 × tgl. 30–40 Tr. einnehmen.

■ Urtinktur
Im Handel als Alcea-Solidago Urtinktur von Alcea erhältlich.

■ Kapseln
Im Handel als Solidagoren-mono von Dr. Gustav Klein erhältlich.

Nebenwirkungen, Kontraindikationen
keine

Spiraea ulmaria (Filipendula ulmaria)

Echtes Mädesüß, Spierstaude/meadowsweat/Rosaceae

Natürliches Vorkommen
verbreitet in Europa und Asien, bevorzugt feuchte Standorte

Medizinisch verwendete Pflanzenteile
- blühendes Kraut – Herba Spiraeae ulmariae
- Blüten – Flores Spiraeae

Energie
- Temperatur: kühl
- Geschmack: bitter, adstringierend, etwas süßlich
- Eigenschaften: wirkt trocknend und zugleich befeuchtend, diaphoretisch, diuretisch, erweichend, adstringierend; Hauttherapeutikum, besänftigt inneren Wind

Inhaltsstoffe
ätherische Öle (enthalten Salicylaldehyd, Methylsalicylat), Phenolglykoside, Flavonoide (Spiraeosid), Gerbstoffe (Ellagitannine), Anthocyane, mineralische Salze, Vit. C, Cumarine, Fettsäure usw.

Therapeutische Wirkungen und Anwendungsbereiche

- ✱ wirkt kühlend, blutreinigend, adstringierend, analgetisch (durch Umsetzen der Salicylverbindungen):
  - senkt Fieber
  - Wärmekrankheiten wie Mumps, Windpocken, Masern
  - Magen-Feuer, Gastritis, Ulkuskrankheiten, Hyperazidität, saurer Reflux
  - Diarrhöe, auch blutige (traditionell bei Ruhr)
  - kühlt Blut-Hitze bei juckenden Hauterkrankungen, Furunkeln, Karbunkeln, Pruritus (innerlich und äußerlich), Ekzemen, Neurodermitis
  - Bi-Syndrom (Hitze-Bi), chronisches Bi (Hitze-Muster), Arthritis, Polyarthritis
  - arthritische Schmerzen, Gicht
  - Hypertonie
  - entzündliche Erkrankungen von Magen, Darm, Niere, Blase, Unterleib
  - Hypermenorrhöe
  - zur Wundheilung (äußerlich)
  - Kopfschmerzen, Migräne, Neuralgien, Myalgien
- ✱ tonisiert das Nieren-Qi, wirkt diuretisch:
  - harnsaure Diathese, Urämie
  - akute und chronische rheumatische Beschwerden, Bi-Syndrom (Nässe-Bi), Gicht, Arthritis, Arthrose
  - Ödeme, Hydrops, Aszites
  - Blasen-, Nierensteine

- als Durchspülungstherapie bei entzündlichen Erkrankungen von Niere und Blase wie Zystitis, Nephritis
- neuralgische Schmerzen bedingt durch Urämie
- Harnverhaltung
- ✱ öffnet die Körperoberfläche, wirkt diaphoretisch:
  - Wind-Hitze, die die Lunge befällt
  - fiebrige Erkältungskrankheiten, grippale Infekte (auch bei Kindern)
  - Wärmekrankheiten wie Masern, Scharlach (beschleunigt die Exanthembildung)
  - Wind ausleitend bei hitzigen, juckenden Hauterkrankungen
  - Bi-Syndrom (Wind-, Hitze-Bi)
  - Trigeminusneuralgie
- bewegt das Leber-Qi, klärt Leber-Feuer, besänftigt inneren Wind:
  - öffnet die Leber, wirkt choleretisch
  - wirkt spasmolytisch
  - kongestive Kopfschmerzen, Migräne
  - Hypertonie, Schwindel
  - wirkt blutreinigend
  - Bi-Syndrom (Hitze-Bi), harnsaure Diathese
  - Hypermenorrhö
- zerteilt und erweicht Verhärtungen, beeinflusst die Blutgerinnung:
  - weicht zähen Schleim auf
  - arterielle Durchblutungsstörungen, Arteriosklerose
  - Gewebeverhärtungen, Geschwüre, Tumoren (innerlich und äußerlich als Umschläge)

Organbezug
Lunge, Niere-Blase, Leber-Gallenblase, Magen

Kommentar
„Es spricht sich das Wesen der Rosengewächse als ‚schenkende' Tugend aus", behauptet Wilhelm Pelikan (1988, Bd. 1, S. 219). Das gilt auch für das Mädesüß, jenes Rosengewächs, das zwar feuchtsumpfige Böden bevorzugt, aber dennoch einen intensiven Bezug zu Licht und Wärme aufweist. Es beglückt den sinnlichen Menschen mit seinen wolkigen, gelb-weißen Blütenständen und seinem süßen Duft, den es über die sommerlichen Wiesen verbreitet. Das Mädesüß heißt nicht umsonst auch Wiesenkönigin.

Mit dem Ausdruck der „schenkenden Tugend" wird auch seine Heilwirkung zum Ausdruck gebracht. Das Mädesüß enthält Gerbstoffe, die adstringierend, antibakteriell und keimtötend wirken und bei jeder Art von hitzigen und entzündlichen Krankheitsphänomenen, die der Kühlung bedürfen, rasche Linderung bringen. So gilt das Mädesüß z. B. bei Magen-Feuer, hyperaciden Magenbeschwerden und auch bei Ulkuskrankheiten als probates Mittel. Die enthaltene Salicylsäure intensiviert zusätzlich die kühlende, entzündungshemmende Kraft der Gerbstoffe und wirkt überdies auch analgetisch. Pflanzen mit Salicylsäure, zu denen auch die Weide und das Feldstiefmütterchen gehören, werden von jeher bevorzugt bei rheumatisch-entzündlichen Erkrankungen bzw. gemäß der TCM bei Hitze-Bi angewandt. Unterstützend wirken hier die das Leber-Qi bewegenden und diuretischen Eigenschaften des Mädesüß.

In der ersten Krankheitsphase einer Invasion durch äußere Wind-Hitze öffnet die Pflanze die Oberfläche, regt die Schweißbildung an und entlastet und kräftigt die Ebene des Abwehr-Qi zwischen Haut und Muskulatur.

Das Mädesüß weist einen engen Bezug zum Element Wasser auf, erfüllt seine Hauptwirkungen jedoch im Bereich der Wandlungsphase Lunge, die die Haut mit einschließt. Ihre Anwendungsgebiete gehen dabei weit über die beschriebenen Indikationen hinaus. Das Kraut enthält z. B. auch Kieselsäure und andere Spurenelemente, die eine befeuchtende, nährende Wirkung auf das Lungenparenchym (Lungen-Yin) haben.

Die milde Pflanze passt zu weichen, sensiblen Menschen. Negative Erfahrungen und Angst haben sie dazu veranlasst, aus Selbstschutz nach außen einen Kokon aufzubauen, um sich dem Leben zu verschließen. Das Heilkraut löst sanft dieses innere Gefängnis auf, wirkt erweichend auf Verdrängtes, Blockiertes, Festgehaltenes und leitet es aus. Neue Kontakte und Bindungen werden möglich.

Dosierungen
- ■ Tee aus Kraut oder Blüten
- 1 TL/1 Tasse Wasser aufgießen, 7 Min. ziehen lassen. Mehrmals tgl. 1 Tasse trinken.
- alternativ: 1–2 TL/¼ l Wasser über Nacht mischen.

- Tee aus dem Kraut zur Kräftigung des Lungen-Yin
1 EL/¼ l Wasser aufkochen, 10 Min. kochen lassen. ¾ l im Laufe des Tages trinken.
Evtl. kombinieren mit Ackerschachtelhalm, Spitzwegerich oder Ockergelbem Hohlzahn.

- Tinctura Spiraeae
3 × tgl. 10–30 Tr.

Nebenwirkungen
Bei Überdosierung Brechreiz und Erbrechen.

Kontraindikationen
- Stillzeit: Mädesüß kann beim Säugling Exanthem verursachen.
- wegen des blutverdünnenden Effekts nicht bei aktiven Blutungen

Stachys officinalis
Heilziest, Betonie/betony/Lamiaceae

Natürliches Vorkommen
Feuchtwiesen, Trockenrasen, lichte Wälder in Europa, Nordafrika, Westasien

Medizinisch verwendete Pflanzenteile
blühendes Kraut – Herba Betonicae

Energie
- Temperatur: kühl
- Geschmack: süß, leicht bitter
- Eigenschaften: wirkt trocknend, besänftigt inneren Wind, Yin-Tonikum bei Fülle-Hitze des Dickdarms

Inhaltsstoffe
Betaine (Betonicin), Kaffeesäurederivate, Iridoidglykoside (Harpagid), Diterpenlactone, Flavonoide usw.

Therapeutische Wirkungen und Anwendungsbereiche
- ✚ klärt Leber-Feuer, senkt aufsteigendes Leber-Yang, besänftigt inneren Wind:
  - Hypertonie, Tinnitus, Hörsturz
  - Kopfschmerzen, Migräne
  - Dreh- und Schwankschwindel
  - Wind-Erkrankungen des Auges
  - Apoplexie-Prophylaxe, Epilepsie
  - nächtliche Wadenkrämpfe
  - Dysmenorrhöe, Amenorrhöe
  - Leere-Hitze-Zustände, Hitzewallungen
  - Obstipation
  - bei Leber-Feuer, das die Lunge verletzt (Asthma bronchiale)
  - Yin-Tonikum (mit befeuchtenden Kräutern kombinieren)
  - Schlafstörungen, schlechte Träume
  - Erregbarkeit, Gereiztheit, nervöse Unruhe, stabilisiert die Wanderseele Hun
  - Hysterie
- ✚ beseitigt Schleim-Nässe-Feuchtigkeit:
  - wirkt diuretisch
  - Nässe-Hitze im Unteren Erwärmer, Nieren- und Blasensteine
  - Epilepsie
  - neurologische Störungen
  - Bronchitis mit zähem, gelbem Sputum
- kühlt Hitze:
  - Magen-Feuer, nährt das Magen-Yin
  - schlecht heilende Wunden (innerlich und äußerlich)
  - Ulcus cruris
  - Abszesse, Furunkel
- ✚ leitet äußere Wind-Hitze aus:
  - Bi-Syndrom (Wind-Hitze-Bi)
  - fieberhafte Infekte, Grippe
  - Tonsillitis, Laryngitis
  - Gesichtsneuralgie, Fazialisparese
- wirkt adstringierend:
  - Diarrhöe
  - Hyperhidrosis
  - Blutungen

Organbezug
Leber, Lunge

Kommentar
Ha piú virtú che bettonica (Du hast mehr Tugenden als die Betonica), sagt ein altes italienisches Sprichwort, mit dem man jemandem ein außerordentliches Kompliment macht. Hohe Wertschätzung brachte man dem heute als Heilkraut fast vergessenen Heilziest einst entgegen. Wusste man nicht, was einem Patienten fehlte, gab man ihm eine Zubereitung aus Heilziest, denn er ver-

bessert „das Aussehen bei allen Krankheiten". Der Heilziest hilft v. a. dann, wenn sich bei einem Patienten allmählich die Lebenskraft zurückzuziehen scheint. Es entsteht das Gefühl, alle Bemühungen seien ohne Erfolg, der Tod sei nicht mehr aufzuhalten.

Aus der Sicht der TCM ist der Heilziest in erster Linie eine Wind-besänftigende Heilpflanze. Er lässt sich nicht nur zur Behandlung von äußerer Wind-Hitze (Lunge) einsetzen, sondern zerstreut ebenfalls inneren Wind (Leber), der durch extreme Hitze, durch Leber-Yin-Mangel und aufsteigendes Leber-Yang oder durch Leber-Blut-Mangel entstanden sein kann. Die zusätzliche schleimausleitende Wirkung macht den Heilziest bei Wind-Schleim-Krankheiten wie Epilepsie, Schlaganfall und manchen neurologischen Leiden zu einem bedeutenden Therapeutikum, das je nach zugrunde liegendem Krankheitsmuster mit weiteren geeigneten Phytoarzneien kombiniert wird. Bei Yin-Mangel sind Kombinationen mit befeuchtenden Pflanzen wie Beinwell, Borretsch, Eibisch, Isländischem Moos, Lein, Mariendistel, Süßholz, Vogelmiere und Wohlriechendem Veilchen angeraten.

Der Heilziest verankert die Wanderseele Hun und ist ein außerordentliches Beruhigungsmittel – er bewirkt auf diese Weise schließlich nicht nur ein besseres Aussehen, sondern auch eine allgemeine Kräftigung und ein gesteigertes Wohlbefinden. Auch die volksheilkundliche Anwendung als „Zehrkraut" und „Abnehmkraut" ist beachtenswert. Wenn Kinder aus unerklärlichen Gründen Gewicht verloren, war es früher üblich, sie regelmäßig in einer Abkochung aus dem Kraut zu baden. Zusätzlich wurden Tee- und Weinzubereitungen verabreicht.

Mosheim-Heinrich empfiehlt bei nächtlichen Wadenkrämpfen, Schlafstörungen und schlechten Träumen abends eine Tasse Heilziest zu trinken. „Die Wirkung setzt sofort ein, eine langfristige Einnahme hat dauerhafte Wirkung zu Folge." (Mosheim-Heinrich, Der Heilpraktiker und Volksheilkunde, 1997, S. 81).

Dosierungen

■ Tee
1 gestr. TL/1 Tasse Wasser aufgießen, 10–15 Min. ziehen lassen. Tgl. 2–4 Tassen vor den Mahlzeiten trinken.

■ Urtinktur
3 × tgl. 20 Tr. in etwas Wasser einnehmen.

Nebenwirkungen
Kleine Dosen wirken stopfend, größere laxativ (nach Holmes).

Kontraindikationen
Schwangerschaft aufgrund der Uterus stimulierenden Wirkung

Stellaria media
Vogelmiere, Sternmiere / chickwort / Caryophyllaceae

Natürliches Vorkommen
gemäßigte Zonen, auf Hackfruchtäckern, Schuttplätzen, in Gärten; liebt stickstoffhaltige Böden

Medizinisch verwendete Pflanzenteile
Kraut – Herba Stellariae mediae

Energie
- Temperatur: kalt
- Geschmack: leicht süß, etwas salzig
- Eigenschaften: wirkt befeuchtend, kühlend; Hauttherapeutikum, Yin-Tonikum

Inhaltsstoffe
Flavonoide (Rutin), Saponine, Vitamin A, B, C, Mineralstoffe (Kalium, Silizium) usw.

Therapeutische Wirkungen und Anwendungsbereiche
- ✣ nährt das Yin:
  - Lungen-Yin-Mangel mit trockenem Husten
  - Nieren-Yin-Mangel mit Müdigkeit, Erschöpfung
  - Herz-Yin-Mangel mit Palpitationen, Shen-Störungen
  - Magen-Yin-Mangel
  - nährt das Blut, bei Anämie, Blässe
  - befeuchtet nach fieberhaften, hitzigen Erkrankungen
  - subfebrile Temperaturen durch Yin-Leere
  - starker Durst

- Hautkrankheiten durch Yin-Leere, z.B. Lupus vulgaris, oder durch Leere-Hitze verursachter Herpes simplex
- ✱ wirkt kühlend, entzündungshemmend, reinigt und kühlt das Blut:
  - kühlt Leber-Feuer, bei Hepatitis
  - Konjunktivitis, nährt die Augen (roh)
  - Bi-Syndrom (Hitze-Bi, akuter rheumatischer Schub)
  - Akne, Furunkel, Karbunkel, Dermatitis
  - Lupus erythematodes (innerlich und äußerlich)
  - Psoriasis
  - Wind-Hitze-Erkrankungen, Halsentzündung, Angina tonsillaris
  - Magen-Hitze
  - trockene Hitze im Dickdarm, Obstipation, Koliken
  - Zystitis
- wirkt diuretisch
- ✱ wirkt äußerlich kühlend, entzündungshemmend (als Brei, Kompressen, Salbenumschlag):
  - blutende Hämorrhoiden
  - infizierte Wunden
  - Konjunktivitis (Kompressen, Augenbad)
  - Psoriasis, Lupus erythematodes
  - entzündliche, juckende Hautkrankheiten
  - Hepatitis (als Kompresse auf die hitzige Leber)
  - Bi-Syndrom (Hitze-Bi), Gicht, entzündete Gelenke

Organbezug
Lunge-Dickdarm, Herz, Niere, Leber

Kommentar
Die unauffällige, weiß blühende Vogelmiere gehört zu den Nelkengewächsen. Im Unterschied zu vielen ihrer Artgenossen, die senkrecht dem Licht entgegen wachsen und warmer Energie sind, kriecht sie über den Boden und sucht die Kühle. Sie vermeidet die Sonne, bildet auch keine ätherischen Öle und duftet nicht. Sie bevorzugt die Erde, obwohl sie sich nicht in ihr verankert; sie entzieht ihr eher das Wässrige, das Salzige.

Die Vogelmiere zeugt von einer ungeheuerlichen Vitalität und Widerstandskraft. Jede einzelne Pflanze bringt 10 000 bis 20 000 Samen hervor, die ihre Keimkraft bis zu 60 Jahre lang behalten. Das Heilkraut ist winterhart und zeigt auch mehr und mehr Resistenz gegen Herbizide (Storl 1996, S. 151).

Schleimstoffe, Saponine, die Vitamine A, B und C sowie viele Mineralien und Spurenelemente wie z.B. Kieselsäure machen das Kraut zu einem das Yin und das Blut stärkenden und nährenden Tonikum. Während oder nach einer Hitze-Krankheit mit Austrocknung der Säfte, bei Anämie oder Erschöpfungszuständen ist die Vogelmiere sehr hilfreich. In erster Linie vitalisiert sie das Element Metall, jedoch bleiben auch Wasser und Feuer nicht unbeeinflusst. Die Pflanze ist bei Leere-Feuer und Fülle-Hitze angezeigt und verdient zudem Aufmerksamkeit bei der Behandlung von Hauterkrankungen, die durch Yin-Leere, Blut-Hitze oder Feuer entstanden sind.

Das Element Metall steht auf psychischer Ebene für die Ausbreitung und Weiterentwicklung bestehender Bindungen. Was in der Kindheit im Element Erde an primären, familiären Bindungen entstanden ist, wird in der Jugend auf die Umgebung ausgebreitet – auf Nachbarn, Lehrer, Freunde. Der Individuationsprozess ist in Entwicklung begriffen, der Mensch wird zum sozialen Wesen. Die Yin-Energie des Metalls steht für die „Fäden der Energie", die die Auren der Menschen miteinander verbindet (Long in Hammer 2002, S. 332).

Die Vogelmiere eignet sich für trockene, hagere, blasse Personen, die eher verschlossen und selbstgenügsam sind und wenig Kontaktfreude und Anpassungsfähigkeit zeigen. Sie befeuchtet und nährt die Struktur des Lungengewebes und somit die Fäden der Bindung zu anderen Menschen. „Diese Energiefäden sind die Kanäle, in denen die energetischen Ingredienzen fließen, die für die ständige Erneuerung des Bandes notwendig sind." (Hammer 2002, S. 332)

Frisch eingenommen, z.B. in einer Hühnerbrühe, entfaltet die Vogelmiere ihre größte nährende und Yin stärkende Kraft.

Dosierungen

■ Tee
- 2 TL/¼ l Wasser als Kaltauszug über Nacht ziehen lassen.

- alternativ: Aufgießen, 10 Min. ziehen lassen. ¾ l in kleinen Mengen über den Tag verteilt trinken.

■ zum Einnehmen
- frischer Presssaft
- als Salat, mit anderen Salatsorten oder einer Hühnerbrühe zugemischt

■ äußerlich
Das frische Kraut als Kompresse anwenden.

Nebenwirkungen
keine

Kontraindikationen
Kälte- und Nässe-Zustände

Symphytum officinale

Beinwell/comfrey/Boraginaceae

Natürliches Vorkommen
in den gemäßigten Zonen der ganzen nördlichen Hemisphäre recht häufig; bevorzugt humusreiche feuchte Stellen, Wiesen, Bachufer, Waldraine, Sumpfränder

Medizinisch verwendete Pflanzenteile
- Wurzel – Radix Symphyti (oder Radix Consolidae)
- oberirdische Teile – Herba Symphyti
- Blatt – Folium Symphyti

Energie
- Temperatur: kühl
- Geschmack: süßlich
- Eigenschaften: wirkt nährend, erweichend (Blatt und Wurzel), befeuchtend, festigend, heilend (Wurzel)

Inhaltsstoffe
Schleimstoffe, Proteine, Allantoin, Gerbstoffe, Flavonoide, Saponine, Saccharide (Inulin, Fructose etc.), Phenolsäure, Harze, etwas ätherisches Öl, Kieselsäure, Mineralien (Kalzium, Kalium, Phosphor, Eisen, Jod, Kobalt, Zincum, Selenium usw.), Vit. A, B1, B2, B3 und B12 (in den Blüten), C, D, E, geringe Mengen Pyrrolizidinalkaloide usw.

Therapeutische Wirkungen und Anwendungsbereiche
- ✳ äußerlich: regeneriert das Gewebe, wirkt entzündungshemmend, heilend, lindert Schwellungen und Schmerz, erweicht Furunkel, zieht Eiter an die Oberfläche (frische Blätter, Pflaster, Kompressen, Wickel, Salbe, Breiumschläge):
  - alle Bindegewebeverletzungen (Bänder, Sehnen, Knochen), Knochenbrüche, Bänderriss, Quetschungen, Verbrennungen, Verstauchungen, Schwellungen, Hämatome, Schnittwunden, Hautabschürfungen, Narbengewebe
  - schlechte Wundheilung (evtl. kombiniert mit Arnica, Hypericum), Insektenstiche, Varikosis
  - chronische Eiterungen, Akne, Ulcus cruris, Geschwüre, Abszesse
  - Hämorrhoiden
  - Entzündungen im Mundbereich, Stomatitis, Aphthen, Gingivitis, Angina, Laryngitis, Pharyngitis
  - trockene Ekzeme, Windelekzem, trockene Haut
  - Überbein, Fersensporn, Hornhautverdickungen
- nährt Yin, Blut und Körperflüssigkeiten, beseitigt Leere-Hitze:
  - subfebrile Temperaturen infolge Yin-Mangel, starker Durst, trockener Mund und trockene Kehle, Hitzewallungen, Hitze der 5-Flächen, dunkelgelber, spärlicher Urin, psychische Rastlosigkeit, Nachtschweiß, Obstipation
  - Trockenheit, befeuchtet Haut und Schleimhäute
  - nährt das Blut, Anämie, Müdigkeit, Schwächezustände, Blässe, Gewichtsverlust
  - nach starkem Blutverlust, Hypomenorrhöe, Amenorrhöe (als Adjuvans)
- nährt das Lungen-Yin, befeuchtet Lunge und Dickdarm:
  - Trockenheit der Lunge, chronischer trockener Husten mit wenig zähem Sputum, evtl. auch blutig
  - trockener Mund und Nase, Halsentzündung
  - Laryngitis, Bronchitis, Pneumonie, TBC, Keuchhusten, Krupp

- Trockenheit des Dickdarms, trockene, schwer abzusetzende Stühle, chronische Obstipation
- nährt das Magen-Yin, bei Trockenheit des Magens:
  - nährt die Magensäfte, Mundtrockenheit, Durst, rebellierendes Magen-Qi, chronische Gastritis
  - kühlt Magen-Feuer, Ulcus ventriculi et duodeni, Magenkrebs
- wirkt kallusbildend, kräftigt das Bindegewebe, heilt und regeneriert das Gewebe, wirkt kühlend:
  - Knochenbrüche, Knochenerkrankungen, Osteoporose, Osteomalazie, Arthrose
  - Verletzungen, Gelenks-, Muskel-, Knochen- und Sehnenschmerzen
  - Tendinitis, Arthritis, Periostitis
  - Schwäche der unteren Extremitäten
- beseitigt Nässe-Hitze im Unteren Erwärmer, wirkt kühlend und entzündungshemmend, stillt Blutungen, lindert Schmerzen:
  - Nässe-Hitze der Blase, Schmerzen beim Wasserlassen, Hämaturie, Schmerzen im LWS-Bereich
  - Zystitis v.a. akut, akute oder chronische Nephritis, brennende Schmerzen beim Wasserlassen
  - weiche Stühle, Durst
  - Enteritis, Dysenterie, Colitis, Divertikulitis
  - Hämorrhagie (intern, extern – aus jeder Körperöffnung)

Organbezug
Bindegewebe, Knochen, Lunge-Dickdarm, Magen, Blase

Kommentar
Süßer, kühler und befeuchtender Natur ist der Beinwell, mit seinem ungewöhnlichen Bezug zum Bindegewebe. Kräftig, aber etwas zurückhaltend mutet er an, seine violetten (manchmal gelbweißen), glockigen Blüten abwärts neigend zur Erde. Jedoch auch Schutz und Geborgenheit drückt diese Neigung aus. Symphytum officinale bevorzugt feuchte Standorte, jedoch auch Licht und Wärme sind seine Elemente. Er ist in der modernen Kulturlandschaft häufig anzutreffen.

Der dicke, saftige, schleimige, schwarze Wurzelstock ist Beinwells vitalstes Organ und Yin schlechthin. Wenn wir seine Wurzel ernten wollen, vorzugsweise im Frühjahr, so sehen wir nach, ob unterhalb der neuen Blätter zahlreiche schwarze Überreste aus den vorhergehenden Jahren zu finden sind. Dann können wir mit einer kräftigen Wurzel rechnen. Zumeist verzweigt sie sich mehrfach und es ist kaum zu vermeiden, dass wir den einen oder anderen der Wurzelzweige durchtrennen. Sehr weich sind sie und sehr leicht zu brechen! So ist es nötig, vorsichtig und trief zu graben, damit die Wurzel nicht abreißt, wenn wir an ihr ziehen. Die gewaschenen und vorbereiteten Wurzelstücke beginnen rasch zu schimmeln und sollten am besten gleich verarbeitet werden. An trockenen Orten werden sie schnell fest und so zäh, dass auch kleinere Wurzeln kaum noch zu brechen sind. Bereits beim Sammeln und Zubereiten zeigen sich so dem aufmerksamen Betrachter die besonderen Fähigkeiten dieser wertvollen Heilpflanze. Der Beinwell ist keimfördernd. Das heißt, seine Inhaltsstoffe, allen voran das Allantoin, bilden einen Nährboden für das Wachstum von Keimen aller Art, aber eben auch für die Heilung, also die Granulation von Zellgewebe. Das symbiotische Wirken des Allantoin mit dem Wässrig-Schleimigen, sowie mit dem Kieseligen und den Gerbstoffen in ihm, verleiht dem Beinwell sein äußerst eigentümliches „zusammenkittendes" Potenzial. „Symphyein" ist das Stammwort für Symphytum. Es kommt aus dem Griechischen und bedeutet „Zusammenwachsen". Besonders geschätzt wurde diese Eigenschaft stets im Bereich von Bindegewebe, Knochen, Haut und Schleimhäuten, wobei die Anwendung innerlich und äußerlich erfolgte. Die Saccharide, Harze, Kieselsäuren und vielen Mineralien, sowie Vitamine ergänzen die nährende Yin-Kraft.

Zunehmender Yin-Mangel ist ein Zeichen des Alterns. Eine der unerfreulichsten Begleiterscheinungen ist die Veränderung des Stoffwechsels an den Gelenken und damit die Neigung zur Arthrose. Wäre der Organismus in der Lage, die physiologische Beschaffenheit des Synovialschleims zu erhalten, so könnten die Gelenke ihre gesunde Funktion bis ins hohe Alter behalten. Hier ist der Beinwell eines unserer wichtigsten Hilfsmittel, diese Funktion zu schützen und zu bewahren.

Auffällig ist die besondere schleimige Konsistenz des alkoholischen Auszugs aus der Wurzel. Wie die Gelenkschmiere selbst, weist er ideale Gleit- und Schutzfunktionen auf. So ist die Pflanze in der Lage durch regelmäßige Verabreichung den Organismus anzuleiten, das Bindegewebe besser zu besaften und damit länger jung zu halten.

Für den trockenen Konstitutionstyp ist dieses Befeuchten jedoch weit über den Schutz seiner Gelenke hinaus von Bedeutung. Es verhindert, was wir gerade bei Männern häufig finden: die starke Hinwendung zum Mineralischen und Leblosen, zum Materiellen, das mit dem Altern mehr und mehr Platz einnimmt in seinem Leben. Es lässt ihn weniger abdriften in Eigensinn und Eigenbrötlerei, die ihn auch einsam werden lassen. Beinwell ist Yin-Natur schlechthin, zählt zu den Pflanzen, die das Mütterliche, das Fürsorgliche und Heilsame und somit das Hinüberfühlen zu den andern in uns erhalten.

Leider stehen uns der Beinwell sowie andere Vertreter aus der Familie der Boraginaceae wegen der Pyrrolizidinalkaloide, die sie enthalten, nicht mehr zur innerlichen Anwendung zur Verfügung. Diese Substanzen sind in hoher Konzentration und bei längerer Verabreichung lebertoxisch und können sogar Krebs auslösen. Wir hoffen, dass in absehbarer Zukunft neue wissenschaftliche Untersuchungen durchgeführt werden, die, der Naturheilkunde gewogener, sich verantwortungsvoll um die Festlegung von tolerierbaren Grenzwerten bemühen werden. Um das Zusammenwachsen von Gewebe anzuregen kann die homöopathische Tinktur verabreicht werden.

Dosierungen

■ Tinctura Symphyti zur äußeren Anwendung (Kompressen, Umschläge)
1 Teil Tinktur/5 Teile gekochtes, abgekühltes Wasser. Mehrmals tgl. anwenden.

■ Homöopathische Verdünnung zur inneren Anwendung bei Knochenbrüchen, Arthrose, Durchblutungsstörungen, stumpfen Verletzungen, schlecht heilenden Wunden
Symphytum D2, D4 (Tinktur, Globuli, Ampullen), 3–5× tgl. 5–10 Tr. (7 Globuli) in wenig lauwarmem Wasser.

■ Kompressen, Pflaster aus den frischen zerriebenen Blättern, zur äußeren Anwendung bei Insektenstichen, Hämatomen, Quetschungen usw.

■ Kompresse, die Knochen schneller zusammenwachsen lässt, kann auch bei Abszessen, Hämatomen, trockenen Hautstellen, Rhagaden, Verbrennungen, Quetschungen angewandt werden
Frisch geraspelte Wurzel mit etwas Olivenöl (evtl. auch Rotöl) mischen und als Kompresse oder Umschlag auftragen.

■ Schleimiger Beinwellbrei zur Linderung von Schmerzen bei Kniearthrosen, Knochenbrüchen, Quetschungen, Geschwüren, Narbengewebe, auch bei rheumatischen Prozessen an Knochen, Gelenken, Muskulatur sowie Knochenmarkentzündungen anzuwenden
Die frisch geernteten und zerschnittenen Wurzeln in einen emaillierten Kochtopf geben und mit kaltem Wasser übergießen, bis die Wurzeln gerade überdeckt sind. Ca. 1 Std. sanft kochen lassen, bis sie weich sind. Die Wurzeln zu einem Brei zerstampfen und anschließend mit etwas Heilerde vermischen. Den Brei etwa fingerdick auf die betroffenen Stellen auftragen und mehrere Stunden, evtl. über Nacht belassen (Brei, Baumwolltuch, Kunststoff, Baumwolle).

> **Cave**
>
> Die Wurzeln brennen leicht an.

■ Beinwellbrei bei Ulcus cruris
Über Nacht den Brei aus pulverisierter Wurzel und lauwarmem Wasser um die Wunde herum aufbringen.

■ Beinwellsalbe zur Linderung von Bindegewebsverletzungen, Hautirritationen, Narbengewebe sowie Muskelschmerzen
100 g Beinwellwurzel, 350 g Olivenöl, 10 g Bienenwachs, 35 g Lanolin
Die frisch geernteten Wurzeln gut reinigen und fein schneiden. Lanolin in einem Wasserbad leicht erwärmen, bis es flüssig ist, Wurzeln zugeben und bei schwacher Hitze 1 Std. ziehen

lassen. Vom Feuer nehmen und über Nacht ausziehen lassen. Erneut im Warmwasserbad erwärmen, die Wurzelteile ab filtrieren, das Bienenwachs dazu geben und verrühren. Die Salbe in Salbentöpfchen abfüllen und kühl lagern. Die betroffenen Stellen mehrmals tgl. sanft einmassieren, oder über Nacht eine Salbenkompresse anbringen.

Beinwellsalbe bzw. -balsam ist auch im Handel zu bekommen.

■ Das Blatt kann als Nahrung verwendet werden (Beinwell-Pfannkuchen).
Aus den Blättern machte man schon immer ein erfrischendes Getränk.

Nebenwirkungen
Die Wurzel ist aufgrund der enthaltenen Pyrrolizidinalkaloide nicht mehr zur inneren Anwendung freigegeben.

Kontraindikationen
Kälte-Muster

Taraxacum officinale
Löwenzahn/dandelion/Asteraceae

Natürliches Vorkommen
weltweit in gemäßigten Zonen, sowohl Hochgebirge als auch Tal und Tiefebene

Medizinisch verwendete Pflanzenteile
- ganze Pflanze – Radix c. herba Taraxaci
- Kraut – Herba Taraxaci
- Wurzel – Radix Taraxaci

Energie
- Temperatur: kalt; als frische Pflanze neutral bis kühl
- Geschmack: bitter, süß
- Eigenschaften: bewegt die Säfte, wirkt reinigend, trocknend, diuretisch, abführend, eröffnend, erweichend, tonisierend. Augentherapeutikum

Inhaltsstoffe
- **Wurzel:** Sesquiterpene, Sesquiterpenlactone (Bitterstoffe), Triterpene (Taraxasterol, Taraxol), Steroide (Sterole), Flavonoide, Schleimstoffe, Inulin usw.
- Blatt: enthält zusätzlich Vit. B, C, A, D, Mineralien (Kalium, Eisen, Kupfer, Zink) usw.
- Blüten: reichlich Carotonoide usw.

Therapeutische Wirkungen und Anwendungsbereiche
- ✱ bewegt das Leber-Qi:
  - wirkt cholagog und choleretisch
  - senkt den Cholesterinspiegel im Blut (bei längerer Einnahme)
  - Obstipation
  - Dysmenorrhöe, prämenstruelle Spannungen in der Brust, unregelmäßige Periode
  - macht die Augen hell und nimmt Augenflecken (nach TCM)
  - Reizbarkeit, Wut, Zorn, Depression, Melancholie
  - festigt die Wanderseele Hun, Schlafstörungen
- ✱ beseitigt Nässe-Hitze in Leber und Gallenblase:
  - wirkt beruhigend und krampflösend bei Steingalle und Koliken
  - verhindert die Entwicklung von Gallensteinen
- ✱ klärt Leber-Feuer, senkt aufsteigendes Yang:
  - Konjunktivitis, rotes Gesicht
  - hoher Harnsäurewert
  - Ikterus
  - Hypertonie
  - trockener Stuhl, Obstipation
  - Gereiztheit, nervöse Unruhe, Aggression
- ✱ bewegt die Säfte:
  - regt die Flüssigkeitsorganisation an, trennt und scheidet die Säfte nach ihrer Qualität
  - löst Stauungen von Blut, Galle und Schleim
  - macht das dickflüssige Blut dünner, Pfortaderstau, Blutgerinnsel
  - wirkt laktagog
  - wirkt diuretisch ohne Kaliumverlust
  - Ödeme, Wasseransammlungen, Aszites, Hydrops
  - harnsaure Diathese, Gicht, Bi-Syndrom (Nässe-Bi)

- Nässe-Hitze im Unteren Erwärmer, Nierensteine und -grieß
- als Durchspülungstherapie bei Zystitis
● erweicht Verhärtungen, löst Knoten, Schwellungen, Tumoren speziell im Bereich der weiblichen Brust (nach TCM):
  - Krebs, Brustkrebs
  - gutartige Tumore
● ✱ kühlt Hitze, wirkt entzündungshemmend:
  - Antidot, fördert die Entgiftung, reinigt das Blut und Bindegewebe von Stoffwechseltoxinen, Rückständen von Medikamenten, Alkohol, Drogen, chemischen Substanzen
  - Hauterkrankungen wie Ekzeme, Akne, Furunkel, Karbunkel, Abszesse, Psoriasis
  - Obstipation
  - wirkt prophylaktisch gegen Steinleiden
  - Allergien
  - senkt Fieber
  - begleitend zur Chemotherapie bei Krebs
  - Gastritis, Ulkus, Hepatitis, Mastitis, Appendizitis, Laryngitis, Mumps
● ✱ Allgemeintonikum:
  - verbessert das Allgemeinbefinden von geschwächten Menschen
  - Rekonvaleszenz, im Alter
  - chronische Infekte und Viruserkrankungen
  - stärkt das Qi von Magen und Milz-Pankreas, stärkt das Nähr-Qi
  - regelmäßige Einnahme senkt das Cholesterin im Blut
  - reguliert den Blutzuckerspiegel (v. a. Herbstwurzel wegen ihres hohen Inulingehalts für Diabetiker geeignet)
● Stomachikum:
  - Leber-Qi-Stagnation, die den Magen attackiert
  - Appetitlosigkeit, hyperacide Gastritis
  - Magen-Darm-Katarrh
● äußerliche Anwendung:
  - Milchsaft der Blütenstängel soll bei häufiger Anwendung Warzen zum Verschwinden bringen.
● wichtiges Nahrungsmittel:
  - Löwenzahnblätter enthalten die Vitamine A, B, C, D, Kieselsäure und viele Mineralien wie Kalium, Eisen, Magnesium, Kupfer, Zink. Wertvolle Zutat in Suppen und Salaten.

Organbezug
Leber-Galle, Milz-Pankreas, Magen, Niere-Blase, Darm

Kommentar
Die westliche Löwenzahnart (Taraxacum officinale) soll ganz ähnlich wirken wie der Chinesische Löwenzahn (Taraxacum mongolicum), sodass beide Heilpflanzen unmittelbar miteinander vergleichbar sind. Trotz seines kalten, bitteren und trockenen Energieverhaltens sorgt der Löwenzahn v. a. dafür, den Körper zu kühlen, zu entgiften, zu entschleimen, zu bewegen, zu stimulieren und Gifte auszuleiten. Langsam bewegt, trennt und organisiert er die Körpersäfte. Für den modernen Menschen, der mehr denn je Vergiftungen und Belastungen durch Umweltgifte, minderwertige Nahrungsmittel, Medikamente und Drogen ausgesetzt ist, ist der Löwenzahn daher eine ausgezeichnete Heilpflanze.

Alle Arten von Wärmezuständen lassen sich mit Löwenzahn therapieren: Dazu gehören langwierige toxische Hitze-Zustände, akute oder chronische Wind-Hitze-Krankheiten sowie echte Wärmekrankheiten. Die Kombination mit der ebenfalls kühlen Klette ist zu diesen Zwecken empfehlenswert.

Neben dem physischen vermindert der Löwenzahn auch den emotionalen Leber-Stau. Mit seiner öffnenden und zentrierenden Wirkung hilft er der Wanderseele Hun, sich wieder in der Leber zu verankern. Der Betroffene kann sich nun ein klareres Selbstbild schaffen und seinem Leben eine neue Richtung geben. Ärger und Groll bleiben nicht länger in der Leber gefangen, die der Leber eigenen Emotionen wie Wut und Zorn explodieren nicht mehr beliebig nach oben. Der Mensch wird ruhiger, bekommt mehr Festigkeit und sucht einen vernünftigen Kanal zum Selbstausdruck.

Gerade bei schweren Erkrankungen, die den Menschen nicht mehr richtig auf die Füße kommen lassen, ist der Löwenzahn ein wichtiges Heilmittel.

Dosierungen

■ Tee aus der ganzen Pflanze
1 EL/1 Tasse Wasser als Aufguss oder Abkochung, 7–10 Min. ziehen lassen. Mehrmals tgl. 1 Tasse trinken.

- Tinctura Taraxaci
3 × tgl. 25 Tr. einnehmen.
  Im Handel als Taraleon-Tropfen von Fritz Zilly GmbH erhältlich.

- Frische Presssäfte aus Blüten und Wurzeln
3 × tgl. 1 EL über 3–6 Wochen einnehmen.
  Auch im Handel erhältlich.

- Samen in Weißwein zur Nervenberuhigung
3–4 Handvoll Löwenzahnsamen in 0,7 l Wein erhitzen, kurz aufwallen lassen, etwas ziehen lassen, abseihen und möglichst heiß abfüllen. 3 × tgl. 1 Likörglas trinken.

- Abkochung aus gerösteten Wurzeln zur Stärkung der Leber und als Allgemeintonikum
Die Wurzel in kleine Stückchen schneiden, bei mittlerer Temperatur im Ofen rösten, bis sie leicht braun und trocken sind. Aufkochen, 7 Min. kochen lassen. Mehrmals tgl. 1 Tasse trinken.

- als Frühlings-Stoffwechselkur
Morgens und abends 1 Tasse Tee aus der ganzen Pflanze trinken, dazu jeweils 2 EL Presssaft einnehmen. Zusätzlich frische Blätter oder Stängel in der Küche verwenden. Anwendung über mindestens 5–6 Wochen.

- Tee aus der ganzen Pflanze als Wasserstöße bei Nierengrieß oder Nierensteinleiden (nach Weiß)
1–2 EL/½ l heißem Wasser übergießen, einige Zeit ziehen lassen, dann mit lauwarmem Wasser auf 1½ l auffüllen. Innerhalb von 20 Min. warm trinken. In den nächsten 2 Std. kommt es zu reichlicher Harnabsonderung. Tgl. wiederholen bis zum Abgang des Steins.

- Abkochung bei unzureichender Laktation (nach TCM)
10 ganze Pflanzen waschen, in Sonne und Wind trocknen. In 1 l Wasser aufkochen und bei geringer Hitze zugedeckt sanft kochen lassen, bis sich das Volumen auf die Hälfte verringert hat. Abseihen und die Abkochung zur Seite stellen, dann den Kräutern noch einmal ½ l frisches Wasser zugeben und erneut auf die Hälfte einkochen lassen. Abseihen und mit der ersten Abkochung mischen. Gesamtmenge in 3 Portionen teilen und im Laufe des Tages auf leeren Magen trinken.

- Abkochung bei Brusttumoren (nach TCM)
20 ganze Pflanzen waschen, in Sonne und Wind trocknen. Abkochung wie zuvor beschrieben herstellen und den Tee in 3 Dosen auf leeren Magen trinken.

- als rohe Pflanze
Roh gegessene Löwenzahnwurzel oder der Tee aus getrockneten Wurzeln machen das Blut dünnflüssiger.

Nebenwirkungen
Bei bestimmungsgemäßem Gebrauch auch bei langfristiger Einnahme keine. Bei empfindlichem Magen können hyperacide Magenbeschwerden auftreten.

Kontraindikationen
Hypotonie, Verschluss der Gallenwege, Gallenblasenempyem, Ileus

Thymus vulgaris
Echter Thymian/thyme/Lamiaceae

Natürliches Vorkommen
Mittelmeerraum, sonst kultiviert

Medizinisch verwendete Pflanzenteile
blühendes Kraut – Herba Thymi

Energie
- Temperatur: warm
- Geschmack: scharf, würzig, bitter, adstringierend
- Eigenschaften: wirkt erwärmend, trocknend, eröffnend, verdünnend, antibakteriell, antimykotisch

Inhaltsstoffe
Flavonoide (Luteolin, Apigenin), Gerbstoffe, Triterpene (Ursolsäure), ätherisches Öl (Thymol) usw.

7 Pflanzenmonografien

Therapeutische Wirkungen und Anwendungsbereiche

- ✣ tonisiert das Nieren-Yang:
  - wirkt vitalisierend, regt die Lebenskraft an
  - regt allgemein den Stoffwechsel an
  - wirkt diuretisch
  - wirkt nervenstärkend
  - wirkt aphrodisierend bei Libidomangel
  - Kälte-Stagnation im Unteren Erwärmer, wärmt den Uterus
  - Amenorrhöe, Dysmenorrhöe
  - weißer Fluor vaginalis
  - Mutlosigkeit, Angstzustände
- ✣ bei Invasion äußerer Wind-Kälte:
  - beginnender Infekt, Muskelschmerzen, Kälte-Aversion, Schüttelfrost
  - Husten, Niesen, Rhinitis
  - Halsschmerzen, Rachenentzündungen
  - Sinusitis
- ✣ wirkt stark antibakteriell, antimykotisch, infektionshemmend, desodorierend:
  - infektiöse Krankheiten von Magen-Darm, Lunge, Nierenbecken, Blase
  - Gastritis
  - zum Inhalieren bzw. Gurgeln bei entzündlichen Erkrankungen der Atemwege
  - Pilzerkrankungen der Lunge, Vaginalmykose
  - zur Erfrischung des Atems
  - in Zahncreme und Rasierwasser
- ✣ tonisiert Lungen-Qi und Wei Qi, leitet Schleim-Kälte aus:
  - Husten, Dyspnoe
  - Müdigkeit, Blässe
  - Infektanfälligkeit
  - wirkt sekretolytisch, expektorierend und broncho-spasmolytisch
  - unterstützt die absenkende und verteilende Funktion des Lungen-Qi
  - Kälte-Krankheiten der Lunge, hartnäckiger Bronchialkatarrh
  - Nässe-Schleim, der die Lunge verlegt
  - Schleim-Flüssigkeiten, die die Lunge verlegen
  - akute und chronische Bronchitis, Keuchhusten (als Adjuvans)
  - Keuchhusten, auch prophylaktisch
  - nervöser Husten ohne Auswurf
  - Traurigkeit, Besorgnis
- ✣ tonisiert das Herz-Qi, leitet Schleim-Kälte aus, das den Geist benebelt:
  - kräftigt das Ich
  - nervöse Schlafstörungen (auch als Schlafkissen)
  - Anorexie
  - Stagnation des Herz-Blutes
  - Schwindel, Kopfschmerzen
  - senile Erscheinungen, Zittern, zur Apoplexie-Nachbehandlung
  - mentale Erschöpfung, Nervosität, Albträume
- ✣ tonisiert das Qi von Magen und Milz-Pankreas, erwärmt das innere Li:
  - wirkt karminativ, unterstützt die Nahrungsumwandlung
  - breiige Stühle
  - Kältemuster des Magens, Appetitlosigkeit, Nahrungsretention, Magenkoliken
  - senkt das Magen-Qi ab
- tonisiert das Leber-Qi:
  - wirkt cholagog, choleretisch
  - Depression, Melancholie
- ✣ wirkt äußerlich antibakteriell, antimykotisch, hyperämisierend, belebend, desodorierend:
  - entzündliche Erkrankungen in Mundbereich und Hals (Spülungen, Gurgeln)
  - Erkältungen, Sinusitis (verdünntes ätherisches Öl für Kopfdampfbäder)
  - Rachitis bei Kindern (als Badezusatz)
  - Wundheilung, eiternde Wunden
  - Vaginalmykose (stark verdünntes ätherisches Öl als Tampon)
  - Hautpilz, Nagelpilz (ätherisches Öl)
  - wirkt belebend (Bäder, Einreibungen)
- Anthelminthikum:
  - als Gewürz in der Küche, bei der Likörherstellung

Organbezug
Niere, Lunge, Magen, Milz-Pankreas, Herz, Leber

Kommentar
Wie alle Lippenblütler liebt auch der Thymian das heiße, trockene, sonnige Klima des Mittelmeerraums. Um sich unbeschadet der intensiven Sonnenstrahlung aussetzen zu können, hat er sich dem Heidekraut ähnlich zu einem kleinen, ver-

holzten Strauch zusammengezogen und Blatt und Blüte nicht großzügig ausgebildet. Der Thymian speichert die Wärme seiner Umgebung und baut sie zu feurig-öligen Substanzen um – zu ätherischem Öl.

Abhängig von der Erntezeit liegt der Anteil ätherischen Öls im Thymian bei bis zu 2,5 % (Wichtl 1989, S. 499). Das vorwiegend enthaltene Thymol wirkt stark antiseptisch, antibakteriell und auch antimykotisch, ist wasserlöslich und dadurch gewebefreundlich. Noch in der zweiten Hälfte des 20. Jahrhunderts bekämpfte man den Fuchsbandwurm mit Thymol-Injektionen.

Mit seiner intensiv-warmen und trockenen Natur lässt sich der Thymian in jede Wandlungsphase einsetzen, die kalt und durchwässert ist. Ein enger Bezug besteht zum Element Metall. Hier wirkt der Thymian nicht nur anregend auf das Lungen-Qi – gerade bei Nässe-Kälte-Mustern der Lunge ist die durchwärmende Kraft der Pflanze äußerst wirkungsvoll. Hier wirkt er antibiotisch, sekretolytisch, spasmolytisch, expektorierend, sogar die Transportfunktion der Zilien in den Bronchien wird durch Thymian angeregt (Wichtl 1989, S. 499). Auch äußerlich ist der Thymian vielfältig zur Pflege und Heilung von Haut und Schleimhäuten anzuwenden. Besondere Aufmerksamkeit verdient hier sicher die antimykotische Wirkung.

Neben den positiven Wirkungen auf die Wandlungsphase Lunge sollte auch der erwärmende, anregende Effekt auf das Verdauungssystem sowie auf das Nieren-Yang genutzt werden.

Thymian ist eine sehr dem Yang verbundene Pflanze, ein „Anreger" in jeder Hinsicht. Auf der geistig-seelischen Ebene verleiht er Kraft, Mut (griech. *thymos*) und Ausdauer, wenn das Ich durch einen Yin-Überschuss in Emotionen und Lethargie versinkt und „Anfeuerung" braucht.

Thymian sollte jedoch überlegt angewandt und sorgfältig dosiert werden. Für Menschen, bei denen der Yang-Aspekt vorherrscht oder eine Feuer-Symptomatik vorliegt, ist er nicht geeignet.

Dosierungen

■ Tee (auch zum Inhalieren)
1 TL/1 Tasse Wasser aufgießen, 7 Min. zugedeckt ziehen lassen. 3–4× tgl. 1 Tasse trinken.

■ Oleum aeth. Thymi (bei Vaginalmykose)
5 Tr. in 1 Glas Wasser, evtl. zusätzlich 5 Tr. Ol. aeth. Salviae, in ein Tampon aufsaugen lassen und einführen.

■ Tinctura Thymi (aus den frischen Blüten)
3× tgl. 10–30 Tr.

■ Thymianwein zur Aktivierung der Nahrungsumwandlung und Erwärmung der Extremitäten
10–12 Thymianzweige in eine Flasche Südwein geben, 2 Wochen an einer sonnigen Stelle ziehen lassen, dann abseihen. 2–3× tgl. 1 Likörglas nach den Mahlzeiten trinken.

■ Flüssigextrakt

Nebenwirkungen
Überdosierung kann Bauchschmerzen oder einen vorübergehenden Kollaps verursachen.

Kontraindikationen
Wärmekrankheiten, Herz-Feuer (Hyperthyreose), Schwangerschaft

Tilia cordata (platyphyllos)
Linde (Winterlinde, Sommerlinde)/lime tree/Tiliaceae

Natürliches Vorkommen
vorwiegend Tropen; vier von ca. 400 Lindenarten sind heimisch in Europa; Sommerlinde bleibt unterhalb 1000 m, Winterlinde wächst bis auf 1800 m Höhe

Medizinisch verwendete Pflanzenteile
Blüten – Flores Tiliae

Energie
- Temperatur: kühl
- Geschmack: leicht süß, etwas bitter, schleimig
- Eigenschaften: wirkt trocknend, lindernd, sedativ, diaphoretisch, besänftigt inneren Wind

Inhaltsstoffe
Flavonoide (Astragalin, Quercitrin, Rutin), Schleimstoffe (Arabinogalaktane), Saponine, Far-

nesol, Kaffeesäurederivate, Gerbstoffe, ätherisches Öl (enthält Alkanen, Monoterpenen) usw.

Therapeutische Wirkungen und Anwendungsbereiche
- ✳ beseitigt Wind-Hitze der Lunge:
  - öffnet die Oberfläche, wirkt diaphoretisch
  - wirkt antiviral und entzündungshemmend
  - Erkältungen, grippale Infekte, Husten
  - senkt Fieber
  - Halsentzündung, Tonsillitis
  - Infektionskrankheiten der Kinder
  - Wärmekrankheiten wie Masern, Scharlach, Windpocken
- ✳ beseitigt Schleim-Hitze, die die Lunge verlegt:
  - entzündliche Erkrankungen des Atemtraktes, Bronchitis
  - Husten mit reichlich gelbem Sputum
  - thorakales Engegefühl, Dyspnoe
  - chronische Entzündung der Atemwege
- ✳ klärt Herz-Feuer, beruhigt den Geist Shen:
  - leitet über das Perikard Hitze aus
  - fördert die Durchblutung, bewegt Qi und Blut bei Arteriosklerose
  - löst Blut-Stagnation aufgrund von Blut-Hitze bei Schwindel
  - Palpitationen
  - wirkt sedativ bei Hyperaktivität, fördert den Schlaf
  - innere Unruhe, Angstzustände, Anfälle von Panik
- ✳ bewegt das Leber-Qi, senkt aufsteigendes Leber-Yang, besänftigt inneren Wind:
  - wirkt choleretisch
  - wirkt spasmolytisch, analgetisch
  - Krämpfe, Epilepsie
  - Kopfschmerzen, Migräne
  - Hypertonie, Tinnitus, Schwindel
  - Apoplexie, auch zur Prophylaxe
  - Tremor, nervöse Tics
  - Emmenagogum
  - entzündete, ermüdete Augen (äußerlich als kühle Auflagen mit Blütentee)
  - Reizbarkeit, Hyperaktivität
- tonisiert das Qi von Magen und Milz-Pankreas:
  - wirkt trocknend
  - unterstützt sanft die Nahrungsumwandlung, Dyspepsie, Blähungen
- Sodbrennen, Erbrechen (Lindenholzkohle)
- ✳ Entzündungen von Magen und Darm, stillt Diarrhöe, bindet Krankheitskeime (Lindenholzkohle)
- Nässe-Hitze des Dickdarms
- ✳ Vergiftungen, bindet Giftstoffe (Lindenholzkohle – anschließend ein Abführmittel nehmen)
- ✳ Gärungs- und Fäulnisprozesse im Darm
- kräftigt das Zahnfleisch, wirkt entzündungshemmend (Lindenholzkohle als Zahnpulver)
- Venenschwäche, Varizen, Phlebitis
- ✳ nährt das Nieren-Yin:
  - Der Inhaltsstoff Farnesol führt zu vermehrter Steroidhormonbildung (Dehydro-epi-Androsteron, DHEA) in den Nebennieren. Eine zu geringe Produktion von DHEA gilt als mitverantwortlich für Krebsentstehung.)
- wirkt leicht diuretisch:
  - beseitigt Nässe-Hitze im Unteren Erwärmer, Steinleiden, Nieren- und Blasen-Erkrankungen
  - Ödeme
  - erhöhte Harnsäure- und Harnstoffwerte im Blut, Bi-Syndrom

Organbezug
Lunge, Herz, Leber, Milz-Pankreas, Niere

Kommentar
Zwischen dem Menschen und dem Lindenbaum besteht eine enge Beziehung. Oft steht die Linde vereinzelt auf dem Dorfplatz, als Hausbaum am Hofeingang, in Parkanlagen – überall dort, wo sie ihre Krone breit und mächtig entfalten kann. Das Holz der Linde ist forstwirtschaftlich uninteressant, der Baum wurde deshalb in den mitteleuropäischen Laubwäldern zu einer Rarität. Winter- und Sommerlinde unterscheiden sich in äußerlichen botanischen Details, ihre Heilwirkung ist jedoch ähnlich und gleich stark.

Große Affinität zeigt die Linde zum Element Metall. Beim Eindringen von äußerer Wind-Hitze, bei den ersten Anzeichen einer Erkältung oder Grippe, bringt eine Teeanwendung bei Kindern und Erwachsenen rasch Linderung. Die Blüten öffnen die Körperoberfläche, wirken schweißtreibend, abwehrsteigernd und leiten die eingedrungenen pathogenen Faktoren nach außen, wobei besonders die antivirale Wirkung hervorzuheben ist. Auch bei lang andauerndem Husten, wenn eine chronisch-hitzige Verschleimung die Lunge verlegt, ist die kühlende, entzündungshemmende Lindenblüte äußerst dienlich. Flavonoidglycoside, Saponine, ätherisches Öl und Schleim sind die wichtigsten Inhaltsstoffe und verantwortlich für die Wirkung.

Die Linde ist sanft, weich, biegsam und beweglich; es besteht eine starke Verbindung zum Element Feuer und damit zum Herzen. Wann immer das Herz und der Geist Shen z. B. durch Erschrecken, Angst, Panik, Schock oder Verletzung eine Beruhigung und Besänftigung, ja Liebe brauchen, sollten die sedativen, mildernden, umhüllenden Kräfte der Lindenblüte bedacht werden.

Dank ihres milden Geschmacks und Duftes ist die Linde auch eine ausgezeichnete Heilpflanze für Kinder. Wann immer sie hyperaktiv übersteuert sind, lindert ein Lindenblütentee (evtl. mit etwas Honig) das exaltierte Verhalten. Die zugleich kühlende, öffnende und Wind besänftigende Wirkung der Droge im Element Holz vermag die sedative Qualität der Lindenblüten noch zu unterstützen. Eine Tasse Lindenblütentee, kräftig dosiert und eine halbe Stunde vor dem Schlafengehen getrunken, fördert das schnelle Einschlafen. Es ist einen Versuch wert, bei Tranquilizer-Abhängigkeit mit Hilfe von Pflanzen wie der Linde die Dosierung allmählich zu reduzieren und schließlich diese Mittel ganz abzusetzen.

Dosierungen

■ **Tee**
1 TL/1 Tasse Wasser aufgießen, 7 Min. ziehen lassen. Mehrmals tgl. 1 Tasse trinken.

■ **Tee zur Förderung der schweißtreibenden Wirkung**
Kombinationen mit Holunderblüten, Mädesüßblüten, Jaborandiblättern oder Ingwerwurzel. So heiß wie möglich trinken.

■ **Tee zur Förderung der sedativen Wirkung**
Kombinationen mit Passionsblume, Grünem Hafer, Fischrinde, Baldrian oder Pestwurz

■ Lindenholzkohle
- Tgl. 1–2 Msp. einnehmen.
- Zur Kräftigung des Zahnfleisches als Zahnpulver evtl. vermischen mit pulverisierten Salbeiblättern. Das Zahnfleisch sanft damit massieren (nach Fischer-Rizzi).

Nebenwirkungen, Kontraindikationen
keine

Tribulus terrestris
Erdstachelnuss/puncture vine/Zygophyllaceae

Natürliches Vorkommen
alle warmen bis subtropischen Klimazonen: Mittelmeerraum, Balkan, Asien, Afrika, Amerika

Medizinisch verwendete Pflanzenteile
- Frucht – Fructus Tribuli terrestris
- Kraut – Herba Tribuli terrestris

Energie
- Temperatur: warm
- Geschmack: bitter
- Eigenschaften: wirkt trocknend, adstringierend, regt den Hormonhaushalt an; Yang-Tonikum

Inhaltsstoffe
Saponine (Glucopyranosyl), Sterole (Sitosterol, Campesterol), Flavonoide (Querzetin), Fettsäuren (Stearin, Linolsäure) usw.

Therapeutische Wirkungen und Anwendungsbereiche
- ✚ tonisiert die Nieren-Essenz sowie Nieren-Yang und -Yin:
  - Libidoschwäche bei Frau und Mann, Jungbrunnen
  - funktionelle Impotenz, Impotenz in fortgeschrittenem Alter
  - Infertilität bei Frau und Mann, erhöht die Spermaproduktion
  - erhöht die Sensibilität der Hypothalamusrezeptoren
  - erhöht die Produktion des LH
  - erhöht den DHEA- und Testosteron-Spiegel im Blut

- Pubertätsprobleme/-verzögerung bei Mädchen und Jungen
- klimakterische Beschwerden der Frau wie Depression, Stimmungslabilität, Hitzewallungen
- Climacterium virile: nervöse Reizbarkeit, Herzprobleme, Prostataneurose
- körperliche Schwächezustände bei Männern, wirkt leistungssteigernd
- zum Muskelaufbau (durch Erhöhung des Testosterons)
- senkt das Prostatakrebsrisiko
- fördert das Knochenwachstum
- Leere und Kälte der Blase, Inkontinenz, Schmerzen beim Wasserlassen
- Neurasthenie, Ängstlichkeit
- ✣ tonisiert das Herz-Yang:
  - wirkt sich positiv aus auf die Koronardurchblutung
  - nervöse Herzprobleme vorwiegend bei Männern, Angina pectoris
  - Infarktvorbeugung im Climacterium virile
  - wirkt leistungssteigernd, erhöht Kraft- und Durchhaltevermögen

Organbezug
Nieren-Blase (Essenz), Herz

Kommentar
Die Erdstachelnuss ist heute rund um den Globus in den gemäßigten bis subtropischen Gebieten zu finden. Ihre Heimat wird im Nordindien vermutet, von wo aus sie durch die Zigeuner verbreitet wurde. Ihre besondere Beliebtheit verdankt sie ihrer Fähigkeit, die Sexualität und die Erdbindung zu stärken. Für Menschen, die unter Yang-Schwäche der Nieren leiden, die habituell oder aufgrund einer restriktiven Sexualerziehung eine gehemmte Libido aufweisen, kann die Erdstachelnuss befreiend wirken. Um die Kräfte der Libido auf den Pfad der Erotik zu lenken, bedarf es jedoch oft einer zusätzlichen Pflanze wie Turnera diffusa (Damiana). In ihrem Lustempfinden blockierte Menschen werden dann eher in der Lage sein, ihre Gefühle zuzulassen. Erdstachelnuss stärkt die Präsenz innerhalb des sozialen Umfelds durch Betonung jener Eigenschaften, die seit jeher die hierarchische Struktur der Gemeinschaften prägten: libidinöse Kraft, Körperkraft, Ausdauer, Leistungsfähigkeit und das daraus hergeleitete Selbstbewusstsein. Ein aufgrund sozialer Zurücksetzung reduziertes Ego und ein verunsicherter Geist Shen können mit der Erdstachelnuss gestärkt werden. Bei zu starker Betonung der entwicklungsgeschichtlich alten Prinzipien, v.a. durch die Kombination mit weiteren Pflanzen, die die Libido fördern, können jedoch eigendynamische Prozesse ausgelöst werden, die zu Hedonismus und Ich-Betonung führen und den geistig-seelischen Entwicklungsprozess und die Verwirklichung des Geistes Shen hemmen.

Die Erdstachelnuss ist zu einem der beliebtesten Aphrodisiaka geworden und gilt für Frauen und Männer als gleichermaßen wirksam. Die regelmäßige Einnahme führt zu vermehrter sexueller Bereitschaft, zu erhöhter sexueller Leistungsfähigkeit bei Männern und zu einer Intensivierung des Liebeserlebens bei gehemmten Menschen.

Die außerordentlich positive Wirkung auf das Herz zeigt deutlich den Zusammenhang zwischen Libido und Herzerkrankungen als die wechselseitige Unterstützung von Herz und Niere. Die Angst lösende Wirkung könnte ebenfalls im Zusammenhang mit der libidinösen Stärkung zu sehen sein.

Die Erdstachelnuss fördert sowohl Yin- als auch Yang-Aspekte. Sie wirkt zum einen anabol und erhöht die Muskelmasse, zum anderen wirkt sie energetisierend und aktivierend. Sehr hilfreich kann das Mittel in den sexuellen Übergangsphasen Pubertät und Klimakterium für beide Geschlechter sein. So verhilft es dem pubertierenden Kind bei Verzögerung der Reifung und mangelndem Selbstbewusstsein, und puffert im Klimakterium bei Frau und Mann das rapide Absinken der Geschlechtshormone.

In der modernen Phytotherapie ist die Erdstachelnuss bis heute nicht als Arzneimittel anerkannt. Dafür gibt es eine Vielzahl von Präparaten, die als Nahrungsergänzungsmittel vorwiegend über das Internet angeboten werden. Die bevorzugte Anwendung dient der Förderung des Muskelaufbaus und der körperlichen Leistungsfähigkeit durch die erhebliche Anhebung der Testosteronausschüttung bei Männern – zum einen als Hilfe beim Bodybuilding, zum anderen als mittlerweile illegales Dopingmittel beim Leistungssport.

Dosierungen

■ Tee aus dem Kraut
1 gestr. EL/¼ l Wasser aufgießen, 7–10 Min. ziehen lassen. Tgl. ¼ l trinken.

■ Abkochung aus den Früchten
1 gestr. TL/1 Tasse Wasser aufkochen, 10 Min. kochen lassen. Tgl. 2 Tassen trinken.

■ Urtinktur
3 × tgl. 20 Tr. einnehmen.

■ Pulver aus den Früchten
3 × tgl. 2 Msp. einnehmen.

Nebenwirkungen, Kontraindikationen
keine

Trifolium pratense

Rotklee, Wiesenklee/red clover/Leguminosae

Natürliches Vorkommen
sandige, kalkarme Böden fast im gesamten eurasischen Raum und Nordafrika; in Amerika eingebürgert

Medizinisch verwendete Pflanzenteile
- Blüten (frisch und getrocknet) – Flores Trifolii pratensis
- Kraut mit Blüten (frisch und getrocknet) – Herba cum Floribus Trifolii pratensis

Energie
- Temperatur: kühl
- Geschmack: süß
- Eigenschaften: wirkt nährend, erweichend; Yin-Tonikum, nährt das Östrogen

Inhaltsstoffe
ätherisches Öl, Isoflavonoide, Cumarinderivate, Glykoside usw.

Therapeutische Wirkungen und Anwendungsbereiche
- ✪ nährt die Nieren-Yin-Essenz:
  - Wechseljahrsbeschwerden bei Frau und Mann mit Hitzewallungen, Schweißausbrüchen, Nervosität, depressiven Verstimmungen
  - Obstipation
  - chronische Entzündungen des weiblichen Unterleibs
  - Entzündungen und Neurosen der Prostata
  - Vorbeugung gegen Krebserkrankungen, die ursächlich mit hormoneller Schwäche zusammenhängen
  - Brustkrebs, Gebärmutterkrebs, Krebs der Eierstöcke, Prostatakrebs
  - Osteoporose-Prophylaxe
  - Verlangsamung von Alterungsprozessen durch die Erhaltung hormonabhängiger Prozesse und antioxidative Wirkung
  - Amenorrhöe
  - Nässe-Hitze der Blase und Niere, Nierensteine
- ✪ nährt das Lungen-Yin, tonisiert das Wei Qi:
  - befeuchtet die Lunge, trockener Husten
  - trockener Mund und Hals
  - trockene Haut
  - antioxidative Wirkung
  - Wachstumshemmung von Krebszellen allgemein
- ✪ nährt das Magen-Yin:
  - wirkt appetitanregend, gegen Abmagerung
  - mildes kräftigendes und anregendes Mittel in der Rekonvaleszenz
  - Laktagogum
- bewegt das Leber-Qi, klärt Leber-Feuer:
  - Cholagogum, senkt den Cholesterinspiegel
  - wirkt blutreinigend
  - Bi-Syndrom, Hitze-Bi, chronisches Bi, Gicht
  - Obstipation
- wirkt äußerlich kühlend, erweichend:
  - Sonnenbrand, Konjunktivitis, Ulzerationen (auch bösartig)
  - zur Erweichung von Lymphknotenverhärtungen (als Auflage)
  - zur Linderung von Gichtschmerzen
  - Mastopathie, Vorbeugung gegen Brustkrebs (als Salbe)

Organbezug
Niere-Blase, Lunge, Leber, Magen

Kommentar
Das Wissen über die enormen Heilkräfte des Rotklees war in der jüngeren Vergangenheit wenigen Kennern vorbehalten. Erst seit der Entdeckung der Isoflavonoide als Alternative zur Hormonersatztherapie hat man den Rotklee als effektive Pflanze zur Behandlung einer ganzen Reihe von hormonabhängigen Beschwerdebildern und Erkrankungen erkannt. Als Träger von vier Phytoöstrogenen weist er das höchste hormonell ausgleichende Wirkspektrum aller Pflanzen auf, die bislang erforscht wurden. Rotklee, auch Wiesenklee genannt, gilt als 50× wirksamer als Soja.

Der süße, aber kühle Rotklee ist ein ausgezeichnetes Yin-Therapeutikum für Frauen und Männer in den Wechseljahren. Die in der Pflanze enthaltenen Phytoöstrogene sind nicht nur in der Lage, an den Östrogenrezeptoren der weiblichen Brust anzudocken und damit das Brustkrebsrisiko zu mindern, sondern sie harmonisieren zudem den gestörten Haushalt von Gestagenen und Androgenen. Insbesondere bei der Vorbeugung von hormonabhängigen Tumoren der Brust und der Prostata ist dies von großer Bedeutung. Der Rotklee, der früher stets auch ein Nahrungsmittel war, zeigt deutlich den Einfluss einer bewussten und zielgerichteten Ernährung auf die Gesundheit.

Wie bei anderen Schmetterlingsblütlern nimmt die nährende Kraft beim Rotklee eine besondere Stellung ein. Für Menschen mit ausgeprägtem Nieren-Essenz-Mangel, die konstitutionelle Schwächen aufweisen, indem sie körperlich rasch abbauen, sich schwer erholen, sich vielem nicht gewachsen fühlen und deren hormonelles System schwach angelegt ist, kann der Rotklee von Kind an ein wichtiger und hilfreicher Begleiter sein. Bei Familien, in denen v. a. bösartige Tumorerkrankungen der Sexualorgane vorkommen, sollte der Rotklee in den vielfältigen Formen seiner möglichen Zubereitung stets präsent sein. Auch die Yin-Wirkung im Element Metall ist nicht zu übersehen.

Dosierungen
- Tee aus getrockneten Blüten
1 EL/1 Tasse Wasser aufgießen, 7–10 Min. ziehen lassen. Tgl. 2–3 Tassen trinken.

- Tee aus dem Kraut mit Blüten
1 EL/¼ l Wasser aufgießen, 7–10 Min. ziehen lassen. Tgl. ½–¾ l trinken.

- Pulver aus Herba cum Floribus et Semine
2–3× tgl. 1 gestr. TL einnehmen.

- Honigauszug aus den Blüten
2–3× tgl. 1 TL als Brotaufstrich oder zum Süßen von Tee verwenden.

- Frischpflanzensaft
3× tgl. 1 EL einnehmen.

- Dragees, Tabletten sind im Handel erhältlich. Gefriergetrocknet soll die Droge größere Wirkung aufweisen,

- Kleegemüse
Leicht gedünstet als regelmäßigen Bestandteil des Speiseplans einnehmen.

Nebenwirkungen, Kontraindikationen
keine

Tropaeolum majus
Kapuzinerkresse/Indian cress/Tropaeolaceae

Natürliches Vorkommen
Heimat: die Anden, Bolivien, Ecuador, Kolumbien, Peru. Durch die Spanier im 16. Jh. nach Europa importiert, wo die Pflanze bis heute viele Gärten schmückt.

Medizinisch verwendete Pflanzenteile
- Blatt, Blüte – Herba Tropaeoli (frisch)
- Blatt – Folium Tropaeoli (frisch)
- frische Samen – Fructus Tropaeoli (unreif, noch grün und getrocknet)

Energie
- Temperatur: sehr warm
- Geschmack: scharf, würzig, etwas bitter

- Eigenschaften: wirkt trocknend, antibiotisch, antimykotisch, entzündungshemmend, bewegend, anregend, kräftigend

Inhaltsstoffe

Glykotropaeolin (antibiotische Substanz), Myrosin (Enzym), Flavonole, Ascorbinsäure, Bitterstoffe, Phenolsäure, ätherisches Kressenöl (mit Benzylsenföl), Vit. B und C, Schwefel, Jodium, Eisen, Phosphor, Kalium, Magnesium etc., Enzyme, Proteine usw. Die Früchte enthalten ebenso ätherisches Öl, Glykotropaeolin.

Therapeutische Wirkung und Anwendungsbereiche

- ✱ tonisiert das Wei Qi:
  - regt das Immunsystem an
  - wirkt antiseptisch, antibiotisch (gegen Mikroorganismen der Gattung Strepto- und Staphylococcus, Proteus, Salmonella und Sprosspilze – nur roh wirksam), antiviral, antimykotisch (z. B. gegen Candida-Infektionen), antitumoral
  - zur Umstimmungstherapie
  - chronische Entzündungen in unterschiedlichen Organsystemen
- ✱ öffnet die Oberfläche, wirkt diaphoretisch, beseitigt Wind-Nässe-Kälte:
  - akute Infekte der Atemwege, Katarrhe, Husten, Niesen, Halsschmerzen, Sinusitis, grippaler Infekt, Bronchitis
  - wirkt expektorierend, antitussiv
- ✱ tonisiert das Lungen Qi, beseitigt Schleim-Flüssigkeiten, die die Lunge verlegen:
  - Nässe-Kälte-Muster im Lungenbereich
  - chronische Bronchitis mit starker Sekretion, Emphysem
  - chronische Rhinitis, Sinusitis
- ✱ bewegt Blut, Säfte und Körperflüssigkeiten:
  - Stagnation des Herzblutes, kalte Hände und Füße
  - Kreislaufschwäche, verbessert die Durchblutung der Herzkranzgefäße
  - regt das Wachstum der Haare an, Haarausfall, schlechte Kondition der Haare
  - wirkt emmenagog (auch als Sitzbad), Hypomenorrhöe
  - wenn Schleim-Kälte den Geist benebelt
  - wirkt diuretisch
- ✱ tonisiert das Qi und Yang von Milz-Pankreas, beseitigt Nässe-Kälte:
  - unterstützt die Nahrungsumwandlung, wirkt leicht abführend (Samen), Meteorismus
  - phlegmatische Verdauungsschwäche
  - kalte Hände und Füße
  - verbessert den Stoffwechsel, Adipositas
  - wirkt blutbildend und -nährend, anämische Zustände, schlechte Kondition der Haare
  - profuses Schwitzen, infolge Qi-Schwäche
  - wirkt kräftigend, anregend, in der Rekonvaleszenz, im Alter, gegen Skorbut
  - wenn Kälte den Dickdarm befällt, abdominales und körperliches Kältegefühl
- ✱ tonisiert das Nieren-Qi und -Yang:
  - fördert die Harnausscheidung, bei Nieren-Yang-Mangel mit Überfließen des Wassers
  - Unfähigkeit der Niere, das Qi zu empfangen
  - regt die Blutbildung an
  - schnelle Erschöpfung, Antriebsmangel
  - Aphrodisiakum, bei Libidomangel
- ✱ beseitigt Nässe-Kälte der Blase, wirkt diuretisch:
  - chronische Zystitis, Infekte der ableitenden Harnwege
  - chronische Infekte der Nieren, Pyelonephritis
  - chronische Infekte der Geschlechtsteile
- wirkt hemmend auf die Schilddrüse
- ✱ wirkt äußerlich durchblutungsfördernd, anregend, antiseptisch, heilend, antimykotisch, nährt die Haare (Auflagen, Bäder, Haarwasser, Haarlotion, Maske):
  - Hautpilze, juckende Kopfhaut, Schuppen, Pilze der Nägel, Tinea pedis, Windeldermatitis
  - heilt kleine Wunden
  - stimuliert die Menstruation (Sitzbad)
  - Haartonikum, beugt Kahlköpfigkeit vor, Haarausfall, brüchige Haare, fette Haare
  - Akne

Organbezug

Lunge-Dickdarm-Haut, Kreislauf, Niere-Blase, Milz-Pankreas

Kommentar

Je sonniger, wärmer und ärmer der Boden, desto üppiger entwickelt die Kapuzinerkresse ihre Blüten, desto intensiver auch deren scharfer Geschmack. Dass die ursprünglich südamerikanische Heilpflanze feuriger, Yang-betonter Natur ist, strahlen ihre bunt-leuchtend gelben, orangen, roten Blüten in ihre Umgebung aus. Die schattige, feuchte Erde entspricht nicht ihrer Natur. Sie wächst 3–4 Meter hoch (hybride Formen bleiben niedriger), kraftvoll der Sonne und dem intensiven Licht entgegen. Außerordentlich viel Feuer und Glut wohnen der Kapuzinerkresse inne. An heißen Sommertagen soll, bei Dämmerung das Herz der Blüte sogar kleine Feuerfunken von sich geben. Eine Kraft, die sie wohl den vielen Phosphorsäuren in ihr verdanken könnte. Und drückt das Blütenherz die Funken nicht in seiner Signatur aus? Tropaeolum majus wird auch die „Blume der Liebe" genannt. Sie lässt nicht nur das Herzblut schneller fließen, der sinnliche Namen betont auch ihre anregende Wirkung bei Libidomangel. Kapuzinerkresse hilft jedoch auch wieder hochzukommen, wenn Erschöpfung, Antriebsmangel, Krankheit, Alter den Menschen in Lethargie und Depression versinken lassen.

Ihr durchwärmendes, anregendes, Licht und Leben bejahendes Temperament hat Tropaeolum majus, die große Trophäe (griech. *tropaion*), behutsam in ihren Inhaltsstoffen wie Glykotropaeolin, den ätherische Ölen, dem Benzylsenföl etc. gespeichert. Kapuzinerkresse ist die Pflanze der Wahl, wenn Kälte und schleimige Nässe den Körper in Chronizität festhalten. Ihre antibiotische, antivirale, antimykotische, antitumorale Wirkung setzt sie bei chronischen Zuständen in jenen Organsystemen ein, wo Schleimhäute gerne zu kalter Entzündung neigen (Lunge-Dickdarm, Niere-Blase), wo Fäulnis, Gärung sowie Sauerstoffmangel die gesunde Flora bedrängen und schleimige Wucherungen gesundes Gewebe verdrängen. Kranken Erregern gegenüber ist Kapuzinerkresse unerbittlich. Sie ist auch in Gärten nützlich, wo sie Ungeziefer (Läuse, Fliegen etc.) von Gemüse und Obstbäumen fern hält. Angepflanzt zwischen Bienenkästen, schützt sie sogar gegen die Varoa-Milbe. Sie wirkt desinfizierend auf Bienen, wenn diese, bevor sie zu ihrem Volk zurückkehren, kurz auf ihren Blüten und Blättern Rast machen.

Pflanzen zeigen einem bei näherer Betrachtung soviele liebevolle Geheimnisse, wenn man ihre Signatur nur richtig lesen kann. So auch die Kapuzinerkresse. Sind die bunten feurigen Blüten Yang schlechthin, bringen die runden, glatten, blaugrünen Blättern die Yin-Seite der Heilpflanze zum Ausdruck. Eine einmalige frostige Nacht macht die Blüte zu einer schleimigen Masse. Die Yin-Seite, das ist der große Bezug des Tropaeolum majus zum Blut. Neben ihrer anregenden Wirkung auf die Blutbildung sowie die Blutbewegung, übt sie mit ihren vielen vitalen Substanzen (s. Inhaltsstoffe) eine nährende Wirkung auf das Blut aus und damit auch auf die Spitzen des Blutes, den Haaren, zu denen sie eine große Beziehung hat.

Dosierungen

■ Aufguss, innerlich bei Infekten der Luftwege, äußerlich als Kompresse bei kleinen Wunden, Akne
1 TL frische zerriebene Blätter mit ¼ l Wasser aufgießen. Zugedeckt 10–15 Min. ziehen lassen. 3× tgl. ¼ l trinken.

■ Tinctura Tropaeoli, bei chronischen Infekten
3× tägl. 20 Tr. in etwas lauwarmem Wasser.

■ Tabletten
In Kombination mit Meerrettich als Fertigarzneimittel „Angocin Anti-Infekt" der Firma Repha im Handel erhältlich.

■ Fructus Tropaeoli bei Dysbiose des Darms und zur Anregung des Stuhlgangs
3× tgl. 2 getr. Samen einnehmen.

■ Kapuzinerkresseblütenessig (nach Bühring)
Ein Glasgefäß mit abgekochtem Wasser reinigen und mit Blüten füllen. Bis ganz zum Rand mit Essig auffüllen. Zu Beginn öfter schütteln, damit alle Blüten mit Essig bedeckt sind. Nach 1 Woche kann der Essig schon benutzt werden (ohne ihn abzuseihen). Für eine Haarspülung den Essig 1 : 1 mit warmem Wasser mischen.

■ Haarlotion
2 Handvoll (frische) Flores, Folia et Semen Tropaeoli, 1 Handvoll (frische) Folia Buxi sempervirens, 10 (frische) Folia Urticae urens und 1 Hand-

voll frische Flores Thymi serpyllum miteinander vermischen und fein zerhacken. Einen Liter 40-prozentigen Alkohol zugeben und alles zusammen 2 Wochen lang ziehen lassen. Abseihen. Den Haarboden kräftig mit der Flüssigkeit einmassieren.

■ **Haarwaschmittel gegen Haarausfall**
(nach Verhelst)
50 g (frische) Folia et Flores Tropaeoli mit 50 g getrockneten Flores et Stipides Thymis serpylli mischen und fein zerhacken. 1 Liter 60-prozentigen Alkohol zugeben und mazerieren lassen. Abseihen.

■ **prophylaktisch gegen Erkältungen, grippale Infekten, appetitanregend, zur Unterstützung der Nahrungsumwandlung**
Die frischen Blätter und Blüten in Suppen, Säfte, Salate, Eiergerichte, als Brotbelag, mit Quark, Butter etc. oder pur gekaut einnehmen.

Nebenwirkungen
Benzylsenföl kann Magen-, Darmschleimhäute, Blase und Nieren reizen. Ggf. sollte die Einnahme abgesetzt werden.

Kontraindikation
Hitze-Syndrome, Hypothyreose

Uncaria tomentosa
Katzenkralle/cat's claw/Rubiaceae

Natürliches Vorkommen
Die Katzenkralle ist ein Lianengewächs des Südamerikanischen Regenwaldes. Ihr Vorkommen erstreckt sich von Bolivien, Peru, Brasilien, Ecuador, Kolumbien, Venezuela bis Honduras.

Medizinisch verwendete Teile
innere Rinde – Cortex Uncariae

Energie
- Temperatur: warm
- Geschmack: scharf-aromatisch, leicht bitter
- Eigenschaften: tonisiert und moduliert das Wei Qi, wirkt erwärmend, trocknend, entzündungshemmend, krebshemmend, zellreparierend, adaptogen

Inhaltsstoffe
pentazyklische Oxindolalkaloide (POA, wie Pteropodin, Uncarine F), tetrazyklische Oxindolalkaloide (TOA, wie Rhynchophylline), Quinovinsäureglykoside (QAG), Polyphenole, triterpene Saponine, Gerbstoffe, Phytosterole (Beta-Sitosterol), Flavonoide (Procyanidine), Oleanolsäure, usw.

Therapeutische Wirkungen und Anwendungsbereiche
- ✸ tonisiert das Lungen-Qi und Wei Qi, wirkt antientzündlich:
  - wirkt antiseptisch, antiviral, antibakteriell, antifungal
  - Sinusitis, Pharyngitis, Laryngitis, Bronchitis
  - fördert den Auswurf
  - chronische Infekte viraler Genese
  - akute Influenza-Infektion, Herpes simplex, -genitale, -zoster
  - Epstein-Barr-Virusinfekte, Pfeiffer'sches Drüsenfieber
  - chronische Zystitis, Prostatitis, Urethritis
  - gynäkologische Infektionen, Gonorrhöe
  - Diarrhöe, Dysenterie
  - allgemeine Candida-Infektionen
  - HIV-positiver Befund, Aids (Infektionen, Pilzbefall etc.) (als Adjuvans)
  - verbessert den Sauerstofftransport, reduziert mutagene Stoffe beim Raucher
  - Neurobronchitis
  - Bi-Syndrom, chronisches Bi, Arthritis, chronische Polyarthritis, Fibromyalgiesyndrom
  - Krebs, während der Chemotherapie
  - Hauttumore, Schuppenflechte, Furunkel, Abszesse, Fisteln, Akne
  - schützt das Magenepithel, Gastritis, Ulcus ventriculi et duodeni
  - allgemeine Immunschwäche, verkürzt die Krankheitsdauer, in der Rekonvaleszenz, nach einer Antibiotika-Kur, chirurgischen Eingriffen, Erschöpfung, chronisches Fatigue-Syndrom, nach schweren Entbindungen, im Alter
- ✸ moduliert das Wei Qi:
  - allergische Erkrankungen, Autoimmunerkrankungen, allergisches Asthma, Heuschnupfen
  - Lupus erythematodes, Multiple Sklerose, Fibromyalgie

- Morbus Crohn, Colitis ulcerosa, Divertikulitis, Leaky-Bowel-Syndrom
- ✳ wirkt antimutagen, antitumoral, antioxidativ:
  - Krebs, Leukämie, hormonell bedingte Krebsformen, Brustkrebs
  - Kaposi-Sarkom, zervikale Dysplasie
  - wirkt lebensverlängernd, zellverjüngend und -regenerierend, Anti-Aging-Mittel
  - während oder nach Chemotherapie, Appetitlosigkeit, Haarverlust, Erbrechen, sekundäre Infektionen etc.
  - beugt Alzheimer vor
- ✳ wirkt adaptogen:
  - erhöht die Widerstandskraft bei veränderten Umständen (Flugreisen, Klimawechsel, Lärm, Strahlungen, Hitze etc.)
  - Belastungen physischer, psychischer oder geistiger Art, Stress, Leistungsanforderungen, Prüfungen
- ✳ verdünnt das Blut:
  - beugt Thrombus-Bildung vor, Prophylaxe von Apoplex, Herzinfarkt, Arteriosklerose
  - inhibiert die Cholesterinsynthese, Hypercholesterinämie
  - wirkt gefäßerweiternd, kräftigt das Qi verschiedener Organsysteme (Herz, Leber, Lunge, Nieren, Milz-Pankreas)
- tonisiert das Leber-Qi:
  - fördert die Leberentgiftung, Toxinbelastung
  - reinigt das Blut, entfernt unreine Substanzen aus der Nahrung
- wirkt äußerlich antiseptisch, entzündungshemmend, adstringierend, wundheilend (Kompressen, Bäder):
  - schlecht heilende Wunden
  - Fuß- und Nagelpilz
  - Konjunktivitis

Organbezug
Lunge-Haut, Leber

Kommentar
Heimisch ist die Katzenkralle im Hochland des tropischen Regenwaldes Südamerikas. Sie kommt in Höhen von 600 bis 1000 Metern vor, wo jährlich mittlere Temperaturen von 28 bis 30 Grad Celsius und ein Niederschlag von 2000 mm pro Jahr herrschen. In einer ersten Wachstumphase bewegt die junge Pflanze sich flach, direkt unter der Erdoberfläche, an der Grenzschicht von feucht-halbschattiger Erde und lockerem Humus, um sich dann allmählich durch die Urwildnis ihrer Umgebung empor zu schlingen, dem Licht und der Sonne entgegen. Dabei entwickelt sie sich zu einer mächtigen Liane, die einen Durchmesser von über 20 cm und eine Höhe bis 100 Meter erreichen kann. Nur langsam wachsend braucht sie wohl 20 Jahre dazu. In ihren Blattachseln trägt sie scharfe, hölzerne, katzenkrallenähnliche Dornen, womit sie sich an den Trägerbäumen festklammert. Sie geben der Pflanze ihren Namen.

In ihrer Heimat ist Uncaria tomentosa als eines der wichtigsten Heilmittel des Regenwaldes bekannt. Seit 2000 Jahren wird die faserige, goldgelbe Innenseite der Rinde von den lokalen Heilkundigen in vielfältiger Weise eingesetzt. Für die im Amazonasgebiet heimischen Schamanen ist die Katzenkralle eine heilige Pflanze; sie sprechen von einem außerordentlich „klugen Wesen". Die Peruanischen Ashaninka- und Yanesha-Indianer setzen sie ein, wann immer der Widerstand eines Menschen geschwächt ist. Sie nützten sie bei entzündlichen Prozessen im Körper, um Gelenkschmerzen zu lindern, tiefe Wunden zu heilen, zur Stärkung der Nieren, bei Asthma, Menstruationsbeschwerden, bei Frauen nach der Entbindung sowie bei Krebs. Die außerordentlich wirksame und wichtige Heilpflanze wurde aus den Tropen bei uns eingeführt und gründlich untersucht. Sie fand bis heute jedoch keine wirkliche Anerkennung.

Betrachten wir die Katzenkralle aus Sicht der TCM: thermisch warm und aromatisch-scharf hat sie ihr Hauptwirken in der Wandlungsphase Lunge (Haut). Sie kräftigt die Lunge, die wiederum das Wei Qi regiert, das unterhalb der Haut zirkuliert. Hier ist auch heute das wichtigste Einsatzgebiet der Pflanze: die Stärkung und gleichzeitige Schulung des Abwehrsystems, das nicht mehr in der Lage ist, aus eigener Kraft und eigenem Wissen den vielfältigen und unnatürlichen Anforderungen gerecht zu werden, denen es heutzutage ausgesetzt ist, dadurch Fehler macht und in Chronifizierung fällt. Sie ist als eines der wenigen wirksamen Hilfsmittel für eine große Anzahl von Krankheiten und Beschwerdebildern anzusehen, die heute nicht zuletzt durch schulmedizinische Fehlbehandlung laufend entstehen. Da sind v. a.

die vielen gegen Antibiotika resistenten Infekte zu nennen, die Borreliose, Allergien, Aids, Krebs und die vielen Beschwerdebilder des Bi-Syndroms – wozu auch das gefürchtete Fibromyalgiesyndrom gehört –, die sich durch die Unterdrückung und Fehlleitung des Immunsystems ergeben haben. Chronische Erkrankungen sind stets das Ergebnis komplexer länger bestehender Disharmonien unterschiedlicher Art und weisen bei genauer Betrachtung eine gewisse Folgerichtigkeit innerhalb des Lebenslaufes auf. Der „klugen" Heilpflanze sind im Umgang mit dem Wei Qi kaum Grenzen gesetzt. Sie kräftigt es nicht nur, sie reguliert, moduliert, bewegt, schützt und heilt es auch. Kraftvoll hebt sie den geschwächten Menschen aus kalter Chronifizierung empor, zur Wärme, zum Leben zurück.

Als ein erstaunliches Beispiel für die komplexe Wirksamkeit sind die Erfolge bei Schuppenflechte, die in vielen, auch in schweren Fällen dokumentiert wurden. Besonders vielversprechend ist dabei die Kombination mit Hydrocotyle asiatica, dem Indischen Wassernabel.

Der scharfe Geschmack ist generell indiziert bei Allergien und Bi-Syndrom. Es würde jedoch von gewisser Oberflächlichkeit zeugen, wenn wir, bei solch potenter Heilpflanze, nicht näher auf die Inhaltsstoffe eingehen würden. Uncaria tomentosa bietet nämlich ein erstaunliches Spektrum an Inhaltsstoffen an, das bis jetzt in dieser Form und Kombination nur in dieser Heilpflanze gefunden wurde. Die pentazyklischen (POA) und tetrazyklische Oxyndolalkaloide (TOA) verfügen über die Fähigkeit, die Phagozytoseleistung von Granulozyten und Makrophagen zu steigern und stimulieren hiermit das unspezifische Immunsystem. POA wirken darüber hinaus regulierend auf die Lymphozytenproliferation und steigern durch die Zunahme der T- und Beta-Lymphozyten die spezifischen und unspezifischen Aspekte des Wei Qi. Quinovinsäureglykoside sowie Triterpene verfügen über die Fähigkeit die Replikation mancher DNA-Viren zu hemmen und geben der Pflanze antivirale Kraft. Eine ausgeprägte antileukämische Wirkung zeigt das POA Uncarine F, während Extrakte aus der Stammrinde einen wachstumshemmenden Wirkeffekt auf humane Brustzell-Linien aufzeigen. Ein wässriges Dekokt aus der Pflanze inhibiert bei Makrophagen die Aktivierung des Transskriptionsfaktors NF-Kappa B, das die Entstehung entzündlicher Prozesse stimuliert. Auch den Quinovinsäureglykoside und Procyanidine konnten entzündungshemmende Eigenschaften nachgewiesen werden. Die oxidative Kraft wiederum der Uncaria beruht auf den Polyphenolen, Sterolen und oxindalen Alkaloiden, die allgemein die Körperzellen schützen und verjüngen. Bei einer so komplex wirkenden Heilpflanze wird deutlich, dass gerade das große synergetische Zusammenwirken dieser Substanzen und vieles mehr ihre Kraft und kluges Wesen ausmachen. So wird auch die große Verehrung verständlich, die sie in ihrer Heimat genießt.

❗ **Im Handel gibt es verschiedene Artverwandten der Uncaria tomentosa, v. a. der zweite Vertreter, Uncaria guianensis, der den Namen Uña de Gato (spanischer Volksmund) trägt, wird in Deutschland als die gleiche Pflanze angeboten und verkauft. Standort, Habitus, Inhaltsstoffe und Wirkung beider Uncaria-Arten sind jedoch unterschiedlich (U. guianensis ist dann auch immunologisch weniger wirksam). Nur der botanische Name gibt Sicherheit. Zu achten ist auch auf Ware, die reich ist an POA und weniger TOA enthält.**

Dosierungen

■ Tee aus der Rinde
- Bis zu 5 geh. EL/1 l Wasser so lange kochen, bis ⅓ des Volumens übrig bleibt, 3 × tgl. 1 Tasse trinken
- oder: 20 g/1 l Wasser 15 Min. lang kochen lassen, vom Feuer nehmen, 24 Std. lang ziehen lassen. Auf Trinktemperatur bringen, 3 × tgl. 1 Tasse trinken.

■ Tinctura Uncariae
- 2 × tgl. 1 EL in etwas Wasser

■ Pulver
3–6 g/Tag

■ Kapseln
400 mg Pulver der feingemahlen Rinde/Kapsel, bis zu 3 × tgl. 2 Kapseln mit Flüssigkeit einnehmen.

■ Empfehlung für jeden, der den Winter möglichst ohne Infekte überstehen will 1× tgl. 1 Kapsel des Pulvers, 1 Tasse des Tees oder 1 TL der Tinktur abends vor dem Schlafengehen

Nebenwirkungen
- Uncaria tomentosa ist nur leicht toxisch. Selbst bei langfristiger Anwendung haben sich keinerlei unerfreuliche Nebenwirkungen gezeigt, auch Gewöhnungseffekte sind nicht zu beobachten.
- Senkung des Blutdrucks ist möglich.
- Es gibt mögliche Interaktionen mit Antikoagulantia, immunsuppressiver und blutdrucksenkender Arznei, aktiven und passiven Impfungen.

Kontraindikationen
- Schwangerschaft, in der Stillzeit
- bei Immunsuppression (vor oder nach Organ-, Haut- oder Marktransplantationen)
- wegen der blutverdünnenden Wirkung keine Anwendung bei Hämophilie, inneren Blutungen (z. B. Ulkuskrankheiten)
- Autoimmunerkrankungen wie MS

Urtica urens (dioica)

Große (Kleine) Brennnessel/stinging great neetle/Urticaceae

Natürliches Vorkommen
weltweit verbreitet, häufig in der Nähe menschlicher Siedlungen

Medizinisch verwendete Pflanzenteile
- Blatt – Folium Urticae
- Wurzel – Radix Urticae
- Samen – Semen Urticae

Energie
- Temperatur: kühl (wird auch als warm beschrieben)
- Geschmack: leicht süß, bitter und salzig (Kraut), herb, adstringierend (Samen)
- Eigenschaften: wirkt trocknend und befeuchtend, vitalisierend, zerteilend, reinigend, nährend, leitet Schleim aus

Inhaltsstoffe
- Kraut: Flavonoide, Chlorophyll, Carotinoide, Vitamine C, B, Triterpene, Sterole, Mineralsalze (Kieselsäure, Kaliumsalze), organische Säuren, Proteine, Enzym (Sekretin), Amine (in den Brennhaaren enthalten; Histamin, Serotonin) usw.
- Samen: ß-Sitosterole, Gerbstoffe, Sterole, Sterylglucoside, Phenylpropane, Lignane usw.

Therapeutische Wirkungen und Anwendungsbereiche
- ✳ bewegt das Leber-Qi, reguliert das Durchdringungsgefäß (Chongmai) (Kraut):
  - wirkt cholagog, Verdauungsstörungen wie Blähungen, Völlegefühl
  - Emmenagogum, bei Oligo- und Amenorrhöe
  - PMS, Dysmenorrhöe
- ✳ nährt das Yin:
  - nährt das Leber- und Nieren-Yin, bildet und nährt das Blut, erhöht den Hämoglobingehalt und die Erythrozytenzahl (Kraut, Presssaft)
  - nährt das Yin von Milz-Pankreas, stimuliert die Magen- und Pankreassäfte
  - regt die Hormonbildung an
  - bei Insuffizienz der Gonaden, der Nebennieren
  - regt die Östrogenbildung an, PMS, Amenorrhöe, klimakterische Beschwerden, Nachtschweiß (Kraut)
  - Hypothyreose
  - bildet und nährt das Blut
  - Anämie, konstitutionelle Blutarmut, Blässe
  - Herz-Blut-Leere
  - starker Blutverlust (Presssaft)
  - Adynamie, Müdigkeit, Gewichtsverlust (Kraut, Samen)
  - Haarausfall (innerlich und äußerlich)
  - Lungen-Yin-Mangel, Lungentuberkulose
  - nährt das Bindegewebe
- ✳ klärt Hitze, entgiftet, reinigt das Blut, wirkt auflösend (Kraut):
  - Lippen- und Mundgeschwüre
  - Entzündungen des Hals- und Rachenraumes, Mandelentzündung
  - Infektionen im Urogenitaltrakt
  - Diarrhöe

- Bi-Syndrom (Nässe- und Wind-Bi), Gicht, harnsaure Diathese
- chronische Hautleiden (Ekzeme, Exantheme, allergische Hauterkrankungen, Urtikaria)
- Akne, Furunkel, Karbunkel
- Nieren-, Gallensteine
- Tumore
- ✖ tonisiert und bewegt das Qi:
  - enthält viele mineralische Spurenelemente
  - stärkt das Wei Qi, erhöht die Abwehrkraft gegen Infektionen
  - ✖ Schwangerschaft, Stillzeit, Galaktagogum (Kraut, Samen)
  - ✖ Rekonvaleszenz, bei Schwäche, Burnout-Syndrom (Kraut, Samen)
  - Geriatrikum (Samen)
  - stärkt das Qi von Milz-Pankreas
  - senkt den Blutzuckerspiegel bei Diabetes (Kraut)
- ✖ tonisiert und bewegt das Nieren-Qi (Kraut, Wurzel, Samen):
  - Schweißneigung durch Qi-Schwäche (Kraut)
  - wirkt diuretisch (Kraut), Ödeme unterschiedlicher Genese (Hydrops, Aszites)
  - Harnwegserkrankungen
  - Nieren- und Blasensteine und -grieß
  - Bi-Syndrom, harnsaure Diathese, Gicht
  - Harnverhaltung
  - bei Qi- und Blut-Stau im Unteren Erwärmer, Endometriose
- ✖ stärkt die Essenz:
  - stärkt Libido und Potenz (Samen), regt die Hormonbildung an (s. o. nährt das Yin)
  - Infertilität
  - Störungen des Knochenwachstums, Osteoporose (Samen)
  - Haarausfall (innerlich und äußerlich)
  - frühzeitig ergraute Haare (Kraut, Samen)
  - Prostatahypertrophie (Wurzel, Samen)
- wirkt adstringierend, hämostyptisch (Kraut, Wurzel):
  - beseitigt Nässe-Kälte im Urogenitalbereich, schmerzhaftes, spärliches Wasserlassen
  - mangelnde Festigkeit des Nieren-Qi
  - Diarrhöe, Gastroenteritis
  - weißer Fluor vaginalis
  - starker Blutverlust (Presssaft)
- Blutungen (Hämaturie, Hämoptyse, Hämatemesis, Metrorrhagie, Blutungen nach der Geburt, Hämorrhoidalblutungen, Hypermenorrhöe)
- Zahnfleischbluten (frisch ausgepresster Saft)
- Hyperhidrosis
- ✖ beseitigt Schleim-Nässe in allen drei Erwärmern (Kraut):
  - wenn Schleim-Nässe die Lunge verlegt, chronische Bronchitis
  - Verschleimung der Nase, Nasennebenhöhlen, Bronchien und Lunge
  - Dyspnoe, Asthma
  - Antiallergikum, allergische Rhinitis
  - Verschleimung des Magen-Darm-Traktes
  - Arteriosklerose
  - Prostatahypertrophie
  - Infertilität durch Verschleimung im Unteren Erwärmer
- wirkt äußerlich wärmend und durchblutungsfördernd:
  - Verspannungen, Ischialgie, Arthrose, Traumata, Gelenkbeschwerden (Einreibungen mit Spiritus oder Urtikation)
  - Wund- und Abszessbehandlung (mit Brennnesselschnaps)
- als Gemüse (blutreinigende Wirkung):
  - Salat (junge, überbrühte Blätter und Sprossen), Suppen, als Spinat (junge Blätter)
  - Blätter in Bierteig tauchen und ausbacken

Organbezug
Leber, Niere-Blase, Lunge, Milz-Pankreas

Kommentar
Die Brennnessel ist eine große Eisenpflanze. Untersuchungen durch Daems (Pelikan 1988, Bd. 3, S. 143) ergaben, dass Brennnesseln im April und September die höchsten Eisenwerte aufweisen, während die Werte im Sommer am niedrigsten sind. Die stärkste Eisen bindende Kraft haben die Wurzeln, die Blüte dagegen ist am eisenärmsten. Weiter prägt auch der Fundort der Nessel den Eisengehalt: Im Vergleich zu den Pflanzen im Kräutergarten und am Flussufer sind Waldbrennnesseln eher eisenarm. Pflanzen, die in der Nähe von Bahngleisen wachsen, an denen durch den Verkehr ständig Eisen abgeschliffen wird, weisen

einen besonders hohen Gehalt auf (Wertangaben: Pelikan 1988, Bd. 3, S. 143). Da die Brennnessel außerdem die Blut bildenden Organe Milz-Pankreas und Niere tonisiert und außerordentlich reich an mineralischen Spurenelementen ist, ist sie als Blut bildende und nährende Pflanze ersten Ranges einzustufen.

Mit ihrer reinigenden, entsäuernden und zugleich stark diuretischen Wirkung ist die zu Recht häufig verwendete Heilpflanze auch ein ausgezeichnetes Arzneimittel beim Bi-Syndrom (Nässe-, Wind-, chronisches Bi). Die hier eingesetzten Blätter senken nicht nur vielfach den Harnsäure- und Harnstoffspiegel im Blut, sondern wirken zudem schleimlösend und lassen Qi und Blut besser fließen. Diese Wirkung erstreckt sich auf alle drei Erwärmer.

Gerade Menschen, die Schwierigkeiten im Umgang mit aggressiv-feindlichen Impulsen und Gefühlen haben, neigen dazu, Schlacken und Säuren anzusammeln. Aggression, solange sie in Grenzen gehalten wird, ist jedoch nicht zwangsläufig negativ, denn „sie entfernt das Alte, Verbrauchte, Kraftlose, Überfällige und schafft dabei Raum für Neues. Aggression und schöpferische Tätigkeit gehören untrennbar zusammen." (Kalbermatten 1997, S. 46) Der Mensch, der zum Bi-Syndrom neigt, hat allgemein Schwierigkeiten damit, spontan Gefühle zu äußern, oft aus Angst vor Konfrontation oder emotionalen Verletzungen. Er passt sich geduldig allen Situationen an, hält sich selbst sehr unter Kontrolle. Nicht selten zeigt sich ein Selbstaufopferungs- oder Helfersyndrom; außerdem sind ihm Perfektionismus und ein Übermaß an Gewissenhaftigkeit eigen.

Aufgrund ihres Eisengehaltes steht die Brennnessel in enger Beziehung zum Blut. Sie verfügt nicht nur über die Fähigkeit, Blut zu bilden und zu nähren, sie wirkt zugleich wie kaum eine andere Pflanze blutreinigend: Sie reinigt es vom Alten, Überfälligen, von Aggressionen und gestauten Emotionen und schafft Raum für ein gesundes Selbstgefühl.

Dosierungen

- **Tee aus dem Kraut**

1 geh. EL/¼ l Wasser aufgießen, 7–10 Min. ziehen lassen. ¾ l über den Tag verteilt 6–8 Wochen trinken.

- **Tee aus der Wurzel**

1 geh. TL/1 Tasse Wasser aufkochen, 10 Min. kochen lassen. Tgl. 3 Tassen, 6–8 Wochen trinken.

- **Tee aus den Samen**
- 1 gestr. EL/¼ l Wasser aufkochen, 5–10 Min. kochen lassen. Tgl. ½ l trinken.
- alternativ: 2 EL tgl. zerkauen oder mit der Nahrung einnehmen.

- **Tinctura Urticae radicis**

Im Handel als Brennnessel-Tropfen von Presselin erhältlich.

- **Brennnesseltinktur zum Einreiben des Haarbodens bei Schuppen und Haarausfall**

1 l Wasser und ½ l Weinessig mit 250 g fein geschnittenen Brennnesselwurzeln ½ Std. kochen.

- **Brennnesselwurzel-Trockenextrakt bei Prostatahypertrophie**

150 mg/Tabl. 2 × tgl. 1 Tabl. als Dauertherapie

- **Frischsaft**

Junge Blätter in fünffacher Menge Wasser 12 Std. ziehen lassen, auspressen. Löffelweise einnehmen, evtl. mit Buttermilch.

- **Spiritus Urticae**

mehrmals tgl. einreiben bei rheumatischen oder neuralgischen Schmerzen

- **Urtikation**

Schlagen der Haut mit frischen Brennnesselzweigen. 1 × tgl. an 3 aufeinander folgenden Tagen.

- **Zigeunerrezept gegen schmerzende Gelenke (nach Brooke)**

Das schmerzende Gelenk mit einem Büschel frischer Brennnesselzweige schlagen, bis es sich richtig heiß anfühlt. Mit einem in Essig getränkten Baumwolltuch abdecken. Nach einigen Stunden wiederholen.

Nebenwirkungen

Bei Überempfindlichkeit kann Berührung der Brennnesselhaare Vergiftungserscheinungen hervorrufen; leichte Magen-Darmbeschwerden sind möglich bei Einnahme des Wurzelextraktes.

Kontraindikationen
keine

Valeriana officinalis
Baldrian/valerian/Valerianaceae

Natürliches Vorkommen
Europa; sehr feuchte und auch sehr trockene Böden; Ebene bis Berge

Medizinisch verwendete Pflanzenteile
Wurzelstock – Rhizoma Valerianae

Energie
- Temperatur: warm
- Geschmack: süß, bitter, scharf
- Eigenschaften: wirkt trocknend, erwärmend, beruhigend, spasmolytisch, analgetisch, besänftigt inneren Wind, Yin-Tonikum

Inhaltsstoffe
ätherische Öle (enthalten Bornylacetat, Valerensäure), Iridoide (Valepotriaten), Aminosäure (Gamma-Aminobuttersäure), Alkaloide (Valeranin, Valerin), Phenolsäure, Flavonoide, Sterole, Gerbstoffe usw.

Therapeutische Wirkungen und Anwendungsbereiche
- ✳ nährt Herz- und Nieren-Yin, beruhigt den Geist Shen:
  - Hyperthyreose
  - Stenokardie, Angina pectoris
  - aktiviert die GABA-Neurotransmission
  - Ängstlichkeit, innere Unruhe, Erregtheit, Nervosität, Stress
  - Neurasthenie, Verwirrtheit, Hysterie
  - nach Schock, Trauma und Unfall
  - hebt die Stimmung, Depression
  - unterstützt die Entwöhnung von Alkohol, Tranquilizern, Barbituraten, harten Drogen
  - Schlaflosigkeit bei geistiger Überanstrengung, Ein- und Durchschlafstörungen
  - klimakterische Beschwerden, Ängstlichkeit, Unruhe, Nachtschweiß, Wallungen
- ✳ tonisiert das Herz-Qi, bewegt das Herz-Blut:
  - Palpitationen, Dyspnoe
  - kalte Extremitäten
  - Gedächtnisstörungen, Vergesslichkeit
  - Schwäche, Müdigkeit, Depression, Erschöpfung
- ✳ tonisiert das Qi von Milz-Pankreas, bewegt das Qi im Mittleren Erwärmer:
  - Übelkeit, Erbrechen, Blähungen, Völlegefühl
  - Schlafstörungen, spez. nach geistiger Überanstrengung
  - Gedächtnisstörungen, Vergesslichkeit
  - Roemheld-Syndrom
  - nervöse Magen-Darm-Störungen
  - Magen- und Darmkoliken, -krämpfe, Meteorismus
  - Muskelverspannungen, Muskelhartspann
- ✳ bewegt das Leber-Qi, kühlt Leber-Feuer, beseitigt inneren Wind:
  - Hypertonie
  - wirkt spasmolytisch und analgetisch
  - nervöse Spannungen, Muskel-, Uterusspasmen
  - Migräne, Kopfschmerzen, Neuralgien
  - PMS, Dysmenorrhöe, Reizbarkeit
  - Schwindel, Chorea, Epilepsie
  - rheumatische Schmerzen, Arthritis, Dysmenorrhöe
  - Gürtelrose
  - Leber, die die Lunge attackiert; Asthma bronchiale
- belebt und bewegt das Leber-Blut:
  - Amenorrhöe
  - Sehschwäche, bei angestrengten, entzündeten Augen, fördert die Regeneration, Lichtempfindlichkeit
- leitet Wind-Nässe-Kälte aus:
  - öffnet die Oberfläche, wirkt diaphoretisch
  - Husten, Bronchitis, Expektorans, leitet Schleim aus der Lunge aus
  - macht die Leitbahnen durchlässig, entspannt Haut und Muskulatur

Organbezug
Herz, Niere, Magen, Milz-Pankreas, Leber

Kommentar
Man schrieb dem Baldrian in alten Zeiten eine so große, allgemeine Heilkraft zu, dass man ihn im Französischen *guérit tout* und im Englischen *all heal* nannte. Auch in der TCM gehört der Baldrian

zu den stärkeren Arzneimitteln und wird bei verschiedenen Störungen des Geistes Shen eingesetzt. In allen akuten und chronischen Situationen, die eine Sedierung von Shen und eine Entspannung des gesamten Organismus erfordern, ist Baldrian angezeigt. Bei Schock, Nervosität, Hypersensibilität, Konflikten, Stress, Ängsten, bei schwerem Krankheitsgefühl, bei Verlust einer geliebten Person und vielen anderen gravierenden Zuständen, die den Menschen sowohl körperlich als auch seelisch aus der Mitte werfen und dabei auch das Ein- und Durchschlafen verhindern, wirkt Baldrian dämpfend. Er beruhigt den erregten, verängstigten und verzweifelten Geist Shen, nährt und stabilisiert die Yin-Wurzel, beruhigt die angespannten Nerven und verbessert quantitativ und qualitativ den Schlaf. Vom Geschmack süß, bitter und scharf sowie energetisch warm, setzt Baldrian an verschiedenen Organen an und unterstützt die Revitalisierung der Lebenskräfte: Er harmonisiert die Mitte, stärkt das Herz-Qi, bewegt das Herz-Blut, öffnet die gestaute Leber, tonisiert das Wei Qi.

Baldrian hilft dem Menschen, tiefgreifende Veränderungen in seinem Leben bzw. schwierige Lebenssituationen entspannter und mit mehr Kraft und Mut zu akzeptieren und ihnen zu begegnen. Er harmonisiert Ratio und Gefühl und macht wieder handlungsfähig.

Dosierungen

■ Tee
- 1 gestr. TL/1 Tasse Wasser aufgießen, 10 Min. ziehen lassen. 3× tgl. ½ Tasse zur Tonisierung des Herz-Yin trinken, abends 1 Tasse als Einschlafhilfe.
- alternativ: 1 gestr. TL/1 Tasse Wasser aufkochen, 5 Min. kochen lassen. Teelöffelweise bei Herz-Yin-Mangel, bei nervösem Herzen und Hyperthyreose einnehmen. Eisgekühlt in kleinen Schlucken bei rebellierendem Magen-Qi, bei unstillbarem Erbrechen und Magenkrämpfen einnehmen.

■ Tinctura Valerianae
- 1–3× tgl. 5–20 Tr. bzw. nur abends einnehmen.
- Bei Schockzuständen: 5–7 Tr. in 1 Tasse warmem Wasser einnehmen (nach Brooke).
- Im Handel als Hewedormir von Hevert oder Recvalysat von Bürger Ysatfabrik erhältlich.

■ Oleum Valerianae aeth.
5–10 Tr. pro Dosis einnehmen. Äußerlich als Massageöl bei Muskelkrämpfen anwenden.
Fertigpräparate sind im Handel erhältlich.

Nebenwirkungen
Bei Kindern und in seltenen Fällen können Unruhezustände auftreten; bei langfristiger, hoher Dosierung kann es zu psychischer Abhängigkeit kommen. Baldrian wirkt etwas stopfend (zum Ausgleich kann er kombiniert werden mit Tausendgüldenkraut).

Kontraindikationen
keine

Verbascum thapsiforme

Großblumige Königskerze/mullein/Strophulariaceae

Natürliches Vorkommen
gemäßigte und gemäßigt heiße Klimazonen Europas und Asiens; in Amerika eingebürgert; bevorzugt kiesige und sandige Böden

Medizinisch verwendete Pflanzenteile
- Blüten – Flores Verbasci
- Kraut zu Blütebeginn – Herba Verbasci

Energie
- Temperatur: neutral bis leicht kühl
- Geschmack: bitter (Kraut); leicht bitter mit süßlichem Beigeschmack (Blüten)
- Eigenschaften: wirkt schleimbildend und -lösend, expektorierend, reinigend, besänftigt Wind

Inhaltsstoffe
Schleimstoffe (Arabinogalactane), Iridoide (Aucubin, Catalpol), Saponine, Flavonoide (Apigenin, Luteolin), Phenolcarbonsäuren, Monosaccharide usw.

Therapeutische Wirkungen und Anwendungsbereiche
- ✚ beseitigt Wind-Hitze der Lunge:
  - Erkältungskrankheiten, Husten (v. a. nachts), Heiserkeit, Pharyngitis, Laryngitis, beginnende Otitis media

- fiebrige grippale Infekte, auch viraler Genese
- wirkt diaphoretisch (Tee aus den Blättern)
- Hörstörungen (speziell nach Erkältungskrankheiten im Kopfbereich)
- Gesichtsschmerzen bei Sinusitis
- Schnupfen mit Tränenfluss
- ✳ beseitigt Hitze der Lunge, nährt das Lungen-Yin, bei Lungen-Trockenheit:
  - starke Verschleimung der Atemwege, Atemnot
  - traditionell bei Lungentuberkulose (frische Blüten, auch frische Blätter in Milch gekocht)
  - chronische Bronchitis mit zähflüssigem Sputum
  - Keuchhusten, Pseudokrupp
- ✳ beseitigt Schleim-Feuer, das das Herz quält; besänftigt den Geist Shen:
  - Seelenschmerz
  - Launenhaftigkeit, unkontrolliertes Lachen, Hysterie
  - Schwierigkeiten bei der Artikulation
  - schwaches Gedächtnis
  - Einschlafstörungen wegen vieler Gedanken und Bilder
- ✳ bewegt das Leber-Qi, klärt emporloderndes Leber-Feuer, besänftigt inneren Wind:
  - wirkt leicht cholagog
  - reinigt und kühlt das Blut bei Hautleiden
  - Tinnitus, Hörstörungen (auch äußerlich durch Eintropfen des Öls)
  - Neuralgien, v. a. Fazialis- und Trigeminusneuralgie (innerlich und als Öl äußerlich)
  - erhöhte Schmerzempfindlichkeit der Gesichtsnerven
  - Nervenschmerzen von der Schulter in die Arme ausstrahlend (innerlich und äußerlich)
  - wirkt beruhigend, schlaffördernd
- klärt Hitze im Magen-Darm-Trakt:
  - entzündliche Magen-Darm-Erkrankungen mit Diarrhöe, v. a. Sommerdiarrhöe (Tee aus den Blüten, dem Kraut und der Wurzel)
  - Pruritus ani („Mullein Oil", Salbe aus den Blüten)
- bewegt das Nieren-Qi:
  - Bettnässen
  - schmerzhafte Miktion
- tonisiert das Qi von Milz-Pankreas:
  - wirkt trocknend, entschleimend
  - Gedächtnis- und Konzentrationsmangel
  - schmerzhafte, auch blutende Hämorrhoiden
  - Tagesschläfrigkeit, besonders nach den Mahlzeiten
- ✳ wirkt äußerlich kühlend, heilend, beruhigend (Salbe aus den Blüten, Öl aus den Blüten, Suppositorien):
  - Hautleiden wie Akne, Neurodermitis, nässende Dermatosen
  - Wunden, Schwellungen
  - Pruritus ani
  - neuralgische Schmerzen (Einreibungen)
  - Hämorrhoiden (Suppositorien)
  - Ohrenkrankheiten (Eintropfen des Öls)

Organbezug
Lunge-Dickdarm, Herz, Leber, Milz-Pankreas

Kommentar
Die Tatsache, dass die Königskerze eine recht differenzierte Wirkung auf die Psyche besitzt, wird in der gängigen Phytotherapie kaum gewürdigt. In der Homöopathie steht sie nahe bei den Hysteriemitteln Platinum und Ignatia und ist in erster Linie ein Frauenmittel, obgleich die Symptomatik ebenso bei Männern auftreten kann.

Der Patient kann nur schwer über das sprechen, was ihn bewegt (Herz-Yang-Mangel). Mal ist er aufgedreht und lacht über alles und jeden (Schleim-Feuer quält das Herz), dann wieder ist er völlig humorlos. Er hat seine Launen nicht unter Kontrolle und muss sie ausleben, ohne dies zu wollen. Verdrießlichkeit, ein schwaches Gedächtnis, Unkonzentriertheit sowie Tagesschläfrigkeit besonders nach den Mahlzeiten sind ebenfalls kennzeichnend. Aufgrund der vielen Gedanken und Bilder, die sich aufdrängen, kommt es zu Einschlafstörungen. Zustände dieser Art treten häufig als Folgezustände unglücklicher Liebe auf, wenn eine Zurückweisung erfolgt ist, aber verdrängt wird. Chronische emotionale Probleme blockieren und schwächen das Herz. Hinter diesem psychischen Muster verbirgt sich jedoch auch ein geschwächtes Element Erde.

Die lösende, entschleimende Wirkung der Königskerze, die durch ihren geraden Wuchs und ihre edle Gestalt Aufsehen erregt, erstreckt sich nicht nur auf den Funktionskreis Lunge. Die neutrale bis leicht kühle, etwas bittere Blüte mit sanft süßlichem Geschmack befreit genauso Herz und Milz-Pankreas von Nässe und Schleim und macht den Weg frei für ganz normale Gefühle und Äußerungen von Freude, der Emotion des Herzens, Spontaneität und Kreativität. Die regelmäßige Einnahme der Tinktur aus den frischen Blüten abends vor dem Schlafengehen hilft, die Gefühlswelt zu ordnen und sich schließlich auch dem Seelenschmerz zu stellen, durch dessen bewusstes Erleben eine Heilung möglich ist.

Dosierungen

■ Tee aus den Blüten
2 TL/1 Tasse Wasser aufgießen, 10 Min. ziehen lassen. 3× tgl. 1 Tasse trinken.

■ Sirup
mehrmals tgl. 1 TL einnehmen

■ Tinctura Verbasci (aus den frischen Blüten)
3× tgl. 20 Tr. einnehmen.

■ „Mullein Öl" (nach Cushing):
- Einen fest verschlossenen, mit Blüten gefüllten Glasbehälter in die Sonne stellen. Das abgesonderte hochkonzentrierte Öl wird innerlich und äußerlich tropfenweise angewendet.
- alternativ: Öligen Auszug nach dem Vorbild von Johanniskrautöl herstellen.

Nebenwirkungen, Kontraindikationen
keine

Verbena officinalis
Eisenkraut/vervain/Verbenaceae

Natürliches Vorkommen
weltweit außer im Norden; auf Schuttplätzen, an Wegrändern und Hecken

Medizinisch verwendete Pflanzenteile
- Kraut – Herba Verbenae
- Wurzel – Radix Verbenae

Energie
- Temperatur: neutral bis leicht kühl
- Geschmack: bitter, leicht scharf, leicht adstringierend
- Eigenschaften: wirkt trocknend, beruhigend, harmonisierend, leicht adstringierend, besänftigt inneren Wind, Hauttherapeutikum

Inhaltsstoffe
Iridoidglykosid (Verbenalin), Kaffeesäurederivate (Verbascosid), ätherisches Öl, Bitterstoffe, Schleim usw.

Therapeutische Wirkungen und Anwendungsbereiche
- ✢ beruhigt den Geist Shen, klärt Herz-Feuer:
  - Herzklopfen, Palpitationen, Hitzewellen
  - wirkt antithyreotrop (Extrakte binden sich mit dem TSH-Rezeptor oder mit TSH)
  - nach Schockerlebnissen (mit blockiertem Herz- und Lungen-Qi)
  - Ängstlichkeit, psychische Labilität, Depressionen, Anorexia nervosa
  - Schlaflosigkeit, Schlafstörungen
- ✢ öffnet die Leber, bewegt das Leber-Qi, kühlt Leber-Feuer, besänftigt inneren Wind:
  - Gallenstau, Ikterus, Hepatitis
  - Leber-Feuer, das die Lunge attackiert (Asthma bronchiale)
  - Kopfschmerzen, Tinnitus
  - Sehstörungen (innerlich und als Augenbad)
  - ✢ Schlafstörungen
  - Schwindel, Epilepsie-Prophylaxe
  - wirkt spasmolytisch, beruhigt Magenkrämpfe
  - Trigeminusneuralgie, neuralgische Gesichtsschmerzen (äußerlich)
  - ✢ Emmenagogum, PMS
  - fördert die Wehen
  - Hautausschläge aufgrund von emotionalem Stress, nervöser Juckreiz
  - ✢ Nervenleiden, nervöse Depression
  - ✢ Symbol für Frieden und Harmonie (Antike), beruhigt die Emotionen
  - ✢ nervöse Reizbarkeit, Unruhe, Stressempfindlichkeit
  - ✢ stärkt die Fähigkeit der Selbstverwirklichung, Pubertätsstörungen aller Art

- ✖ kühlt und entgiftet das Blut:
  - Hauterkrankungen mit psychischer Komponente, Ekzeme, Neurodermitis
  - Blut-Hitze, Furunkel, Karbunkel
  - schlecht heilende Wunden (innerlich und äußerlich)
  - leitet pathogene Energie aus der Tiefe an die Oberfläche
- beseitigt Wind-Hitze der Lunge:
  - Bi-Syndrom, Wind-, Hitze-Bi, chronisches Bi
  - ✖ befreit die Oberfläche, wirkt schweißtreibend und fiebersenkend (hoch dosiert)
  - Tonsillitis (auch als Gurgelmittel und äußerlich zur Abdeckung von Hals mit Abkochung von Kraut und Wurzel)
  - aktiviert das Wei Qi
- ✖ tonisiert Nieren-Qi, nährt Nieren-Yin:
  - wirkt leicht diuretisch, Ödeme, Hydrops
  - Pubertätsstörungen aller Art
  - ✖ klimakterische Beschwerden, Leere-Hitze-Symptomatik
  - fördert die Wehen und stimuliert den Uterus
- Stomachikum:
  - beruhigt Magenkrämpfe
  - stimuliert die Magensäfte, regt den Stoffwechsel an, Appetitlosigkeit, schlechter Mundgeruch
  - ✖ Erschöpfungszustände (auch psychisch)
  - ✖ Galaktagogum
- wirkt äußerlich leicht adstringierend und hämostyptisch:
  - wirkt blutstillend, schlecht heilende Wunden, wundes Zahnfleisch (als Gurgelmittel)

Organbezug
Herz, Leber, Lunge

Kommentar
Ähnlich dem Beifuß gilt das Eisenkraut als eine Pflanze, die das Böse abzuwehren vermag. Es wurde „das Kraut der Gnade" genannt und zur Zeit der Pest zum Schutz vor Ansteckung und zur Abwehr von Unheil eingenommen (Brooke 1996, S. 123). Heute lässt sich dies z. B. auf die Vorbereitung auf Auseinandersetzungen übertragen: Das Eisenkraut verhilft zu den richtigen Worten, wenn es gilt, Sachverhalte klarzustellen. Es hilft, die unbewusste Kommunikation zu stärken und führt zu einer vermehrten Präsenz.

Bei Probanden, die im Rahmen einer phytotherapeutischen Ausbildung längere Zeit Eisenkraut-Tinktur einnahmen, zeigte sich übereinstimmend eine verstärkte innere Ausgeglichenheit. Tag-Nacht-Rhythmen wurden vertieft, hormonelle Schwankungen bei Frauen tendenziell ausgeglichen. Freunde, die lange nichts von sich hören ließen, meldeten sich wieder. Jene, die über gewisse mediale Fähigkeiten verfügten, empfanden diese Eigenschaft verstärkt. Andere erlebten sie zum ersten Mal. Träume von der Zukunft oder parallel ablaufenden Ereignissen traten auf. Dies wurde so intensiv empfunden, dass zwei der Probanden den Versuch erschreckt abbrachen.

Gemäß der TCM übt das leicht kühle und bittere Eisenkraut eine große Wirkung im Bereich des Elementes Feuer aus. Das Herz öffnet sich in der Zunge, und es ist das Herz, das den Gedankenaustausch zwischen zwei Menschen kontrolliert. So berichtet Brooke darüber, dass bei den alten Römern das Eisenkraut „das magisch schützende Wahrzeichen einer bestimmten Klasse von Priestern war, deren Aufgabe darin bestand, Bündnisse zwischen Rom und anderen Staaten zu schließen (Brooke 1996, S. 121). Dies setzt einen Gedanken- und Wortaustausch voraus, wobei der Yin-Aspekt des Herzens für Einsicht, Ideen und schöpferische Inspiration steht, der Yang-Aspekt für den verbalen Ausdruck. Das Herz beherbergt den Geist Shen, der das geistige, intellektuelle und spirituelle Potenzial in einem Menschen verkörpert. Das Eisenkraut ist in der Lage, die Yin- und Yang-Anteile des Feuers so zu harmonisieren, dass Eingebung und Idee die passende Artikulation finden. Diese tiefe, innere Herz-Harmonie macht einen Menschen sympathisch, warm, reizvoll, anziehend für andere. Auch Prozesse der inneren Stagnation, Verdrängung des „Seins" („das wichtigste restitutive Manöver dieser Wandlungsphase"; Hammer 2002, S. 240) werden vom Eisenkraut wieder in Bewegung gebracht.

Über diese erstaunlichen Wirkungen hinaus befreit das Kraut das gestaute Qi der Leber, dämpft ihre hochschlagende Energie und Wind und nährt Qi und Yin der Nieren. So ist seine beruhigende Funktion auf das Nervensystem, auf das Meer des Marks, zu verstehen. Es nimmt innere Angst- und

Unruhezustände, ist aber auch ein Basismittel für alle Beschwerden, die mit hormonellen Veränderungen einhergehen. Das Eisenkraut ist ein hilfreicher Begleiter in der Pubertät, zur Regulierung von Menstruationsstörungen und im Klimakterium. Seine Wirkung setzt sehr zentral an. Eisenkraut ist daher für Frauen und Männer gleichermaßen gut geeignet.

In der Psychotherapie ist Eisenkraut eine der wichtigsten Pflanzen zur Findung und Stärkung der Identität. Über längere Zeit genommen kann die Pflanze Prozesse der inneren Stagnation in Fluss bringen und damit Entwicklungen in Gang bringen, die das Leben in eine ganz andere Richtung lenken.

Dosierungen

■ Tee z. B. nach Schockerlebnissen, als Gurgelmittel, für Auflagen
2 TL/¼ l Wasser aufgießen, 20 Min. ziehen lassen. Tgl. ½ l trinken.

■ Tee (nach Wichtl)
1,5 g fein geschnittene Droge mit kochendem Wasser übergießen, 5–10 Min. ziehen lassen. Tgl. ½ l trinken.

■ Tee als Kaltauszug (nach Senger)
1 TL/1 Tasse Wasser über Nacht ziehen lassen. Tgl. 3–4 Tassen lauwarm trinken.

■ Kaltauszug aus Wurzel und Kraut als Gurgelmittel bei schlechtem Mundgeruch (nach Senger)
1 EL geschnittenes Kraut mit Wurzeln in ¼ l Wasser 10 Std. lang ziehen lassen.

■ zur Nachbehandlung von schlecht heilenden Wunden
Frisches Eisenkraut in Wasser kochen, auspressen, in eine Kompresse legen und auf die wunde Stelle binden. Auch bei Halsschwellungen geeignet.

■ Wein aus dem Kraut
● 1 EL frisches Kraut in ⅛ l Wein mit ⅛ l Wasser verdünnt kurz aufkochen.
● Bei Zahnschmerz auspressen und in einer Kompresse äußerlich aufbinden. Außerdem ist der Wein gut geeignet zum Gurgeln bei Halsschmerz oder zum Spülen bei Zahnfleischbluten (nach Hildegard von Bingen).
● Abgeseiht und schluckweise warm getrunken, vorzugsweise abends, hilft er bei Leber-, Milz-Pankreas und Nierenleiden, Keuchhusten und Schüttelfrost (nach Senger).

■ Tinctura oder Extractum fluid. Verbenae (nach Brooke)
Bei Nervenleiden und nach psychischen Schockerlebnissen 5 × tgl. 5 Tr. einnehmen.

■ Absud gegen hitzige Gelbsucht und Fieber (nach Lais)
3 Handvoll Eisenkraut mit Wurzel in ½ l Brunnenwasser auf ⅓ einkochen, dann abseihen. Mit Rohrzucker süßen, morgens und abends je 1 Becher lauwarm trinken.

■ Eisenkraut-Pulver zur Erleichterung der Geburt (nach Lais)
4 g getrocknetes Eisenkraut zu feinem Pulver zerreiben, mit warmem Wasser vermischen und einnehmen.

Nebenwirkungen
keine

Kontraindikationen
Schwangerschaft

Veronica officinalis

Ehrenpreis/speedwell/Scrophulariaceae

Natürliches Vorkommen
in lichten Wäldern, auf Wiesen und Heiden weltweit in den gemäßigten Klimazonen

Medizinisch verwendete Pflanzenteile
blühendes Kraut – Herba Veronicae

Energie
● Temperatur: kühl, wird auch als warm beschrieben
● Geschmack: leicht bitter, adstringierend
● Eigenschaften: wirkt trocknend, adstringierend, hämostyptisch, beseitigt Schleim

Inhaltsstoffe

Bitterstoffe, Gerbstoffe, Saponine, Alkaloide, Iridoidglykoside (Catalpol, Veronicosid), Flavonoide, Kaffeesäure, Triterpene usw.

Therapeutische Wirkungen und Anwendungsbereiche

- ✪ öffnet die Leber, senkt aufsteigendes Leber-Yang, klärt Leber-Feuer:
  - verbessert den Leberstoffwechsel, Ikterus, Obstipation
  - erhöhte Harnsäurewerte im Blut, Gicht, Bi-Syndrom (Kälte-, Nässe-Bi)
  - Leere-Hitze, Hitzewallungen
  - verbessert die Qualität des Gallensaftes, Migräne
  - entstaut und entschleimt das Gallenwegsystem
  - Neigung zu Nässe-Hitze in Leber und Gallenblase, schützt vor Bildung von Nierensteinen
  - Leber-Feuer, das die Lunge attackiert (Asthma bronchiale)
  - chronische Hautleiden, Alterspruritus, chronische Ekzeme
  - baut psychische Spannungszustände ab
- ✪ tonisiert das Qi von Magen und Milz-Pankreas:
  - unterstützt den Stoffwechsel
  - wirkt trocknend und leitet Schleim aus, Phlegmatismus
  - verbessert die Blutqualität
  - Verhärtung der Milz und der Lymphknoten
  - kräftigt das Gehirn und Gedächtnis, Vergesslichkeit
- ✪ beseitigt Nässe-Schleim in der Lunge:
  - Expektorans bei chronischen Lungen- und Bronchialleiden, Bronchitis
  - lang bestehende Trauer und Kummer, die die Lunge schwächen
- beseitigt Nässe-Hitze im Unteren Erwärmer, wirkt adstringierend, hämostyptisch:
  - chronische Katarrhe von Blase und Gebärmutter
  - Zystitis, Nephritis, Harngrieß
  - Hämaturie, Blut im Stuhl
  - wirkt regulierend auf das Nebennierensystem, Adrenalinerschöpfung
  - Enuresis
  - psychische Belastungen wie Ängste und Überforderung und die damit verbundene dauernde Nervosität und innere Anspannung
- wirkt äußerlich adstringierend:
  - Wunden (Tee als Waschung)

Organbezug

Leber-Gallenblase, Lunge, Niere, Magen, Milz-Pankreas

Kommentar

Der Ehrenpreis wird in der modernen Phytotherapie kaum noch gewürdigt. Wie bei anderen Pflanzen, die ein sehr weit gefasstes und schwer zu umschreibendes Indikationsgebiet aufweisen, sind die derzeit üblichen Methoden nicht ausreichend, um die Heilwirkung wissenschaftlich zu erfassen.

Bei genauerer Betrachtung der Patienten, die mit Ehrenpreis erfolgreich zu behandeln sind, lässt sich oft erkennen, dass sie aufgrund lang bestehender psychischer Überforderung in einen Zustand dauerhafter Anspannung geraten sind. Dieser Zustand ist für sie so alltäglich geworden, dass sie ihn für den Normalzustand halten. Unter der Wirkung der Pflanze kommt es zu einem allmählichen Abbau der Spannungszustände, dadurch dass sie die emporlodernde Leber-Energie bewegt und absenkt.

Diese Beobachtung liefert auch die Erklärung für die im europäischen Kulturkreis noch volksheilkundlich genutzte Indikation, die Erhöhung des Cholesterinspiegels aufgrund drohender Adrenalinerschöpfung. Dabei spielt eine Verbesserung der Zusammenstellung der Gallensäfte, aber auch der regulierende Einfluss auf das Nebennierensystem eine wichtige Rolle. Die Elemente Holz und Wasser werden harmonisiert; das Element Metall, das durch Holz verachtet wird (Verachtungs-Sequenz), kann sich wieder entspannen.

Bei entsprechender Vorgeschichte kann die Pflanze somit als wichtige Komponente zur Behandlung von psychosomatischen Leiden genutzt werden.

Dosierungen

■ Tee

1 geh. TL/¼ l Wasser kochend übergießen, 10 Min. ziehen lassen. Schluckweise ½ l tgl. trinken.

■ Tinktur bei Gicht und Bi-Syndrom
(nach Senger):
1 Handvoll frisches, klein geschnittenes Kraut in ½ l Kornbranntwein ansetzen, 3 Wochen an der Sonne stehen lassen. 3× tgl. 15 Tr. in etwas Wasser einnehmen, äußerlich als Einreibung anwenden.

Nebenwirkungen, Kontraindikationen
keine

Viola odorata
Wohlriechendes Veilchen/common violet/Violaceae

Natürliches Vorkommen
Süd-, Mittel- bis Nordeuropa; nährstoffreiche Böden an Waldrändern, Gebüschen, unter Schlehenhecken, in Laubwäldern

Medizinisch verwendete Pflanzenteile
- Blüten – Flores Violae odoratae
- Kraut – Herba Violae odoratae
- Wurzel – Rhizoma Violae odoratae

Energie
- Temperatur: kühl
- Geschmack: süß, etwas bitter
- Eigenschaften: wirkt befeuchtend, entzündungshemmend, erweichend; Yin-, Hauttherapeutikum

Inhaltsstoffe
- Kraut: Saponine, Flavonoide (Violaquercitrin), Schleimstoffe, Gerbstoffe, Salizylderivate, Alkaloide, Duftstoffe, ätherisches Öl usw.
- Wurzel: Saponine, Alkaloide, Salizylsäure, Bitterstoffe, Odoratin usw.

Therapeutische Wirkungen und Anwendungsbereiche
- ✳ klärt und befeuchtet die Lunge (Sirup, Tee aus Kraut und Blüten):
  - Lungen-Yin-Mangel, trockener Husten, Hüsteln
  - Trockenheit der Lunge
  - zäher, trockener Schleim
  - Leber-Feuer, das die Lunge angreift
  - Bronchialkatarrh, Asthma bronchiale, Keuchhusten
  - Dyspnoe
  - Hals- und Rachenentzündung (zum Gurgeln)
  - Blässe
- ✳ nährt das Herz-Yin, beruhigt den Geist Shen:
  - Palpitationen, Dyspnoe
  - Hypertonie
  - kühlt bei Hitzegefühl
  - Schlafstörungen (Tee und Fußbad mit Absud der Wurzel)
  - Seitenstechen
  - psychische Rastlosigkeit, ängstliche Unruhe, Reizbarkeit
  - Hysterie
  - klimakterische Unruhe des Herzens
- ✳ bewegt das Leber-Qi, klärt Leber-Feuer:
  - Choleretikum
  - große Hitze im Kopf, Kopfschmerzen (kühlt und beruhigt)
  - klärt die Augen, Konjunktivitis, gerötete Augen
  - kühlt und reinigt das Blut
  - hitzige Hautleiden wie Gürtelrose, Ekzeme, Gesichtsrose, Furunkel
  - Obstipation
  - lindert die Folgen einer Alkoholvergiftung
  - Epilepsie der Kinder
  - Bi-Syndrom (Hitze-Bi), Rheuma der kleinen Gelenke, Gicht
  - treibt die Gelbgalle aus bei Reizbarkeit
  - Melancholie
- ✳ wirkt kühlend, entzündungshemmend, klärt Feuer:
  - Wärmekrankheiten wie Scharlach, Masern, Polio, Mumps
  - Schwäche durch Hitze
  - Fieber (auch Malaria)
  - kühlt das Blut
  - Geschwüre, Furunkel, Karbunkel
  - Konjunktivitis
  - Entzündung der Mundschleimhaut und des Rachens
  - Rippenfellentzündung
  - kühlt Magen-Feuer
  - akute Zystitis mit Brennen beim Harnlassen, Harndrang
  - Nephritis
- wirkt äußerlich kühlend, erweichend (Hautwaschungen, Umschläge mit Abkochung, Essig-

Abkochung, Einreibungen mit verdünntem Öl):
- Konjunktivitis, Augenlidentzündung (Kompressen mit dem abgekühlten Tee aus Kraut und Blüten)
- hitzige Kopfschmerzen (den Hinterkopf waschen, Umschläge)
- Quetschungen, Verrenkungen
- Hautrisse
- Rachenentzündung (zum Gurgeln)
- Gicht (Wurzel), Gelenkentzündungen
- Geschwülste, Verhärtungen
- Otitis (Abkochung aus Kraut und Blüten ins Ohr träufeln)
- Zystitis (Kompressen)

● wirkt erfrischend und reinigend auf das Blut (einige Blätter dem Frühlingssalat oder Frühjahrskräutersuppen zufügen)

Organbezug
Lunge, Herz, Leber

Kommentar
Sobald die erste sanfte Frühlingssonne die Erde wärmt, bricht das Wohlriechende Veilchen klein und bescheiden aus dem noch kalten Boden hervor. Im Gegensatz zum Feldstiefmütterchen (Viola tricolor), das auf kargem Boden wächst, Sonne und Licht liebt, bevorzugt das blauviolett blühende Wohlriechende Veilchen einen nährstoffreichen, feuchten Boden. Das volle Sonnenlicht verträgt es nicht, es zieht sich zurück in den kühlenden Schatten von Sträuchern und Laubbäumen. Auch hinsichtlich ihrer Grundcharaktere unterscheiden sich die beiden Veilchengewächse: Das Feldstiefmütterchen ist leicht warm und wirkt sehr trocknend, das Wohlriechende Veilchen dagegen ist kühl und wirkt befeuchtend. Gemeinsam ist beiden Arten ihre große Affinität zu den Elementen Metall und Feuer und ihr besonderer Bezug zum Unteren Erwärmer. Das Wohlriechende Veilchen präsentiert sich dabei als ein Yin-Tonikum und ist bei Feuer, Hitze und Trockenheit in den genannten Funktionskreisen sehr nützlich.

Beide Veilchen sind auch Hautpflanzen. Das Feldstiefmütterchen wird aufgrund seiner leicht warmen und v. a. trocknend wirkenden Natur bei Hautleiden eingesetzt, die durch Nässe, toxische Hitze und äußeren Wind entstanden sind – z. B. Akne (Blut-Hitze oder Hitze-Toxine), Ekzeme (Nässe-Hitze im Mittleren Erwärmer) und Pruritus (Wind-Hitze, Blut-Hitze). Das Wohlriechende Veilchen dagegen ist bei Hautphänomenen angezeigt, die aufgrund von Trockenheit und Hitze nach Kühlung und Befeuchtung verlangen – z. B. Lupus erythematodes (Yin-Schwäche mit auflodernem Feuer), Gürtelrose (loderndes Feuer in der Leber-Leitbahn) und trockene Ekzeme (Yin-Mangel).

Die oberirdischen Teile des Veilchens enthalten Schleimstoffe, Salicylderivate und Duftstoffe wie das wichtige Jonon. Madaus vergleicht die Wurzel des Veilchens mit der der Ipecacuanha, indem sie beide emetisch und expektorisch wirken (Madaus 1976, Bd. 3, S. 2824). Neben einem emetinartigen Stoff enthält die Wurzel auch Saponine, Salicylsäure sowie Salicylsäureverbindungen, die seit jeher zur Entzündungslinderung bei Rheuma und Erkältungskrankheiten verwendet werden.

Der Mensch, der auf eine Behandlung mit dem Wohlriechenden Veilchen gut anspricht, ist emotional zart besaitet, unschuldig, immer auf Harmonie bedacht, doch auch voranstrebend und ambitioniert. Ein gründliches Denken bestimmt sein Verhalten. Spontane Gefühlsäußerungen, überströmende Wärme, große Lustbetontheit, Leidenschaft sind ihm fremd. Die Gefühle des Herzens hält er strikt unter Kontrolle. Eine Beeinträchtigung des Herz-Yin kann entweder konstitutionell bedingt oder Folge der Erziehung sein. Wenn Eltern z. B. aus strengem Glauben heraus spontane Gefühlsausbrüche, Kreativität, ja auch das Lustempfinden ihres Kindes unterbinden, wird es daran gehindert, dieses lebendige Potenzial an Freude, Liebe, Spontaneität in sich zu entwickeln und weiterzugeben. Das Veilchen „befeuchtet" diese „trockenen", im Umgang mit anderen gehemmten sowie braven und humorlosen Menschen, die infolge ihres Herz-Yin-Mangels auch sehr zu Emsigkeit und Selbstbehauptung, zu Hitze neigen. Typischerweise treten auch Hautprobleme auf.

Dosierungen
■ Tee aus Kraut oder Blüten bei Herz- und Lungen-Symptomatik, Shen-Störungen; äußerlich für Hautwaschungen, Kompressen, zum Einträufeln ins Ohr
2 geh. TL/¼ l Wasser aufgießen, 7 Min. ziehen lassen. Tgl. ¾ l trinken.

■ Tee aus der Wurzel bei Husten (gut für Kinder geeignet)
1 TL/1 Tasse Wasser aufkochen, 5 Min. kochen lassen. 3× tgl. 1 Tasse, mit Honig gesüßt, trinken.

■ Absud in Essigwasser bei Gicht, Gelenkentzündungen (für Umschläge)
1 gestr. EL Droge mit 1 EL Essig/¼ l Wasser aufkochen, 10 Min. kochen lassen.

■ Veilchensirup bei Lungen-Symptomatik, Krämpfe bei Kindern, Seitenstechen, Herzbeschwerden (nach Pahlow)
1 Tasse frische Veilchenblüten in 1 Flasche geben, mit ½ l heißem Wasser übergießen, 24 Std. stehen lassen, dann abseihen. Erneut zum Sieden bringen, über eine gleiche Menge frische Veilchen gießen und 24 Std. ziehen lassen. Nach dem Abseihen diesen Ansatz mit der gleichen Menge Honig versetzen. Bei akuter Symptomatik bis 1 TL/Std., in der Regel 3× tgl. 1 TL einnehmen.

Nebenwirkungen
keine

Kontraindikationen
Kälte- und Nässe-Zustände

Viola tricolor

Feldstiefmütterchen, Ackerstiefmütterchen/heartsease herb/Violaceae

Natürliches Vorkommen
Äcker und karge Flure in allen gemäßigten Zonen Europas und Asiens; liebt kieselige Böden

Medizinisch verwendete Pflanzenteile
- Kraut – Herba Violae tricoloris
- Blüten – Flores Violae tricoloris

Energie
- Temperatur: neutral bis kühl, wird auch warm beschrieben
- Geschmack: bitter, etwas scharf (kratzend), leicht süß, leicht salzig
- Eigenschaften: wirkt trocknend, erweichend, durchdringend, entzündungshemmend; Hauttherapeutikum

Inhaltsstoffe
Flavonoide (Rutin, Violanthin, Saponarin), Phenolcarbonsäuren (Salicylsäure, Gentisinsäure), Schleimstoffe, Gerbstoffe, Saponine, Cumarine, Zink usw.

Therapeutische Wirkungen und Anwendungsbereiche
- ✪ leitet toxische Hitze aus, wirkt entgiftend, erweichend:
    - Dyskrasie der Säfte
    - chronische Hautleiden wie nässende und trockene Ekzeme, Psoriasis, Milchschorf
    - kühlt Blut-Hitze, Hautjucken, Furunkel, Karbunkel, Akne, Pusteln
    - infizierte Wunden, Abszesse, Geschwüre
    - Aphthen, Herpes labialis
    - Drüsenschwellungen, Tumore
- ✪ Invasion äußerer Wind-Hitze, dämpft inneren Wind:
    - wirkt diaphoretisch, wirkt schweißtreibend
    - bei fieberhaften Erkrankungen, Erkältungskrankheiten, grippaler Infekt
    - Bi-Syndrom (Wind-, Hitze-Bi)
    - wirkt spasmolytisch, Spasmen, Tremor, Verkrampfung
    - Pruritus, Urtikaria
    - Krampfanfälle bei Kindern, Epilepsie bei Kindern
- ✪ beseitigt Schleim-Hitze, die die Lunge verlegt:
    - starker, bellender Husten mit reichlich grüngelber Auswurf
    - bei „Dämpfigkeit der Brust" (nach Garvelmann), Bronchitis
    - asthmatische Zustände, Keuchhusten
- tonisiert das Nieren-Qi, beseitigt Nässe-Hitze und Nässe-Kälte im Unteren Erwärmer, löst Verhärtungen auf:
    - wirkt diuretisch, verbessert die Ausscheidung harnpflichtiger Substanzen, trüber Urin
    - unterstützt die Körperentgiftung, Dyskrasie, Gicht
    - Inkontinenz, nervöse Blase, Dysurie, Harnverhalten, Bettnässen
    - Zystitis

- Nieren- und Blasengrieß und -steine
- Gonorrhöe, Syphilis (unterstützend)
- ✖ tonisiert und bewegt das Herz-Qi, beruhigt den Geist Shen:
  - nervöse Herzbeschwerden, Palpitationen
  - Schwäche, Müdigkeit
  - Hysterie

Organbezug
Lunge, Herz, Unterer Erwärmer

Kommentar
Das Feldstiefmütterchen ist eine der wichtigsten Hautpflanzen. Diese Veilchenart zeigt bei allen Hautleiden, die auf innerer toxischer Hitze beruhen, eine kühlende und entzündungshemmende Wirkung. Säuglingsekzeme, Milchschorf und andere hitzige Hauterscheinungen im Kindesalter können bei längerer Gabe mit Erfolg behandelt werden. Bei juckenden Hautleiden aufgrund von Wind-Hitze entfaltet das Feldstiefmütterchen seine Heilwirkung am besten. Blatt, Stängel und Blüte enthalten Salicylderivate, die die Oberfläche öffnen und Wind-Hitze ausleiten. Auch der hohe Zinkgehalt weist auf den engen Bezug zur Haut hin. Ähnlich wirkende Hautpflanzen wie die Große Klette und das Eisenkraut sind zuverlässige Helfer in der Rezeptur. Nicht selten sind emotionale Probleme Auslöser verschiedenster Hautproblematiken. Hautpflanzen sind dementsprechend Seelenpflanzen, und das Feldstiefmütterchen wirkt über seinen Bezug zum Herzen beruhigend und harmonisierend auf den Geist Shen ein.

Im Gegensatz zu einem engen Verwandten, dem Wohlriechenden Veilchen (▶ S. 508), wirkt das Feldstiefmütterchen sehr trocknend, was die Pflanze auch bei „Dämpfigkeit in der Brust" und zur Ausleitung von Schleim-Hitze zum probaten Mittel macht. Der leicht scharfe Geschmack bestätigt ihre Wirkung auf das Element Metall und die Haut und lässt sie bei Husten, Katarrhen, Bronchitiden und sogar bei Keuchhusten und asthmatischen Zuständen erfolgreich zum Einsatz kommen. Der Grund für die trocknende Wirkung ist in den enthaltenen Saponinen zu sehen, die nicht nur verfestigten Schleim verflüssigen und trocknen, sondern auch auf die Gefäße wirken, indem sie perivaskuläre Ödeme absaugen. Zudem unterstützen Saponine das Nieren-Qi. Sie erhöhen die Tubulusresorption und fördern die Diurese bei Nässe-Hitze- und Nässe-Kälte-Symptomatik im Unteren Erwärmer. Saponine besitzen zudem die oft erwünschte Eigenschaft, die Resorption anderer pflanzlicher Wirkstoffe entscheidend zu steigern, wodurch oft geringe Wirkstoffmengen große Wirkungen zeigen.

Dosierungen
■ Tee (nach Senger)
- 2 TL/¼ l Wasser kalt ansetzen und über Nacht ziehen lassen. Dann leicht erwärmen, tagsüber über einige Wochen trinken.
- alternativ als Aufguss (nach Wichtl): 7 Min. ziehen lassen. 3 × tgl. 1 Tasse trinken.

■ Tinctura Violae tricoloris e herba (nach Madaus)
Erwachsene: 3 × tgl. 3–5 Tr. einnehmen, Kinder 3 × tgl. 1–3 Tr.

Nebenwirkungen
Wurzeltee des Feldstiefmütterchens wird als Brechmittel bei Vergiftungen angewandt. Empfohlene Dosierungen nicht überschreiten.

Kontraindikationen
keine

Viscum album

Mistel/mistletoe/Viscaceae

Natürliches Vorkommen
Europa, Asien; auf verschiedenen Baumarten (weichholzige Laubbäume, Nadelhölzer, sporadisch auf Eichen)

Medizinisch verwendete Pflanzenteile
Kraut – Herba Visci albi

Energie
- Temperatur: kühl
- Geschmack: leicht bitter, etwas süßlich
- Eigenschaften: wirkt leicht befeuchtend, zerteilend, erweichend, besänftigt inneren Wind, Yin-Tonikum

Inhaltsstoffe
Lektine, Viscotoxin, Phenylpropane, Lignane, Kaffeesäurederivate, Flavonoide, Polysaccharide usw.

Therapeutische Wirkungen und Anwendungsbereiche

- ✴ tonisiert das Herz- Yin, klärt Herz-Feuer, leitet Schleim-Hitze aus, verbessert die Durchblutung, harmonisiert den Geist Shen:
  - Hypertonie, Hyperthyreose
  - Arteriosklerose
  - Palpitationen, Tachykardie
  - öffnet die Herzkanäle
  - nervöse Herzstörungen, psychische Rastlosigkeit
  - Einschlafprobleme, Schlafstörungen, durch Träume gestörter Schlaf
  - bei Fülle-Hitze des Dünndarms
- ✴ nährt die Nieren-Yin-Essenz:
  - Amenorrhöe
  - ✴ Kreuz- und Knochenschmerzen, Lumboischialgie
  - Tinnitus
  - zur Anregung der Knochenmarkstätigkeit
  - klimakterische Beschwerden, bei emporloderndem Leere-Feuer
  - Angstzustände, Rastlosigkeit
- ✴ öffnet die Leber, senkt aufsteigendes Leber-Yang, klärt Leber-Feuer, besänftigt inneren Wind:
  - Hypertonie, Drehschwindel
  - Störungen der Blutverteilung, kalte Füße
  - Blutandrang zum Kopf, Gesichtsröte
  - Kopfschmerzen, Kopfdruck, Migräne
  - senkt Leere-Hitze, Hitzewallungen
  - Wechseljahrsbeschwerden
  - Tinnitus, Schwindel
  - wirkt spasmolytisch bei Krämpfen, Wadenkrämpfen
  - stärkt die Sehnen
  - Tremor, Zuckungen, Neuralgien
  - Apoplex, auch prophylaktisch
  - Herpes labialis und genitalis, Herpes zoster
  - Antiepileptikum
  - wirkt leicht abführend
  - Glaukom
  - Reizbarkeit, Zorn, Frustration, Groll
- ✴ tonisiert das Wei Qi (parenteral verabreicht):
  - Krebserkrankungen (die Inhaltsstoffe Mistellektine und Viscotoxine wirken zytotoxisch)
  - degenerativ-entzündliche Gelenkerkrankungen, rheumatoide Arthritis
- erweicht Tumore, Verhärtungen, Schwellungen:
  - ✴ benigne und maligne Tumoren
  - Drüsenschwellungen, verhärtete Lymphknoten
  - Geschwüre, Furunkel, Karbunkel
  - ✴ Myogelosen (als Quaddelung)
  - ✴ Sehnenossifikation
- kühlt das Blut, wirkt hämostyptisch:
  - Epistaxis, Blutungen der inneren Organe
  - Hämorrhagien
  - uterine Blutungen während der Schwangerschaft
  - Furunkel, Karbunkel
- entkrampft den Oberen Erwärmer:
  - Angina pectoris
  - Asthma bronchiale, Lungenemphysem, spastische Bronchitis

Organbezug
Leber, Herz, Niere, Lunge

Kommentar
Die Mistel ist eine der erstaunlichsten Pflanzen und zugleich eine der wirksamsten Heilpflanzen. In der keltischen Kultur muss sie eine herausragende Rolle gespielt haben; über Zubereitungen und Anwendungen ist jedoch wenig bekannt. Die Volksheilkunde und Alternativmedizin haben stets von ihr Gebrauch gemacht – zur Blutdrucksenkung, zur Regulierung von hormonellen Beschwerden oder bei Epilepsie. Die Schulmedizin hatte die Mistel über lange Zeit vergessen, bis sie durch Rudolf Steiner, der aus ihrer Gestalt und Lebensweise auf ihre Heilwirkung schloss, wieder ins Licht der Öffentlichkeit gerückt wurde.

Die immergrüne Heilpflanze, die nur auf Bäumen wächst und im Winter (Februar bis März) blüht, ist bei der Einnahme als Tee oder Tinktur energetisch kühl und befeuchtend, also dem Yin zugeordnet. Ihre kühlende, absenkende Wirkung bewährt sich bei den verschiedensten Symptomen bei Herz-Feuer sowie Leber-Feuer, und sogar bei Leere-Feuer ist die Mistel anzuwenden. Bei klimakterischen Beschwerden wie Bluthochdruck und Hitzewallungen lässt sie sich optimal einsetzen.

Heute ist die Mistel, obgleich nicht unumstritten, die wichtigste Heilpflanze zur Behandlung von Krebserkrankungen. Obwohl bereits antike Autoren wie Dioscurides auch bei oraler Einnahme auf den Tumor erweichende Eigenschaften hinweisen, geht es hier nur um die parenterale Verabreichung, bei der das Mittel direkt in das Blut gelangt.

Nach Bopp (2002, S. 69) äußert sich die Wirkung der Mistel auf zwei Arten: Zum einen ist sie toxisch auf der zellulären Ebene, fordert damit zur Auseinandersetzung auf, schreckt und rüttelt auf und weckt Lebensgeister, die geschlafen haben. Zum anderen wirkt sie immunmodulierend. Dies entspricht einer einhüllenden, wärmenden Komponente, die bei der Behandlung oft gefühlt wird. Die leichte Anhebung der Körpertemperatur wird als eine bis in die Seele hineinreichende Durchwärmung empfunden.

Beachtenswert ist also der bedeutende Unterschied zwischen der oralen Anwendung mit kühlender, absenkender und den Wind ausleitender Wirkung und der parenteralen Anwendung, die reizt und das Wei Qi stimuliert. Nach Mosheim-Heinrich (Der Heilpraktiker und Volksheilkunde, 1999; 1: 78) liegt die Ursache für diese Verschiedenartigkeit im Verdauungsprozess begründet, der manche Inhaltsstoffe inaktiviert.

Der Arzt Volker Fintelmann, der sich über viele Jahre mit der Krebstherapie beschäftigt hat, sagt über die Mistel: „Die Mistel trägt dazu bei, den Menschen in eine gewisse Autonomie von seiner Krankheit zu bringen, ihm Abstand zu verschaffen – auf der zellulären Ebene wie auf der geistigen." (Bopp 2002, S. 18) Fintelmann beschreibt hiermit einen jener therapeutischen Schritte, die für die Krebstherapie eine große Bedeutung haben: die Demarkation. Außerdem betont er die Notwendigkeit, diese Demarkation auf zwei Ebenen zu bewirken. Zum einen geht es darum, das umgebende Gewebe mit großer Eindeutigkeit vom Krebsgeschehen abzugrenzen, Klarheit darüber zu schaffen, was hier vor sich geht und welcher Maßnahmen es bedarf, die physiologischen Vorgänge im lebendigen Gewebe zu schützen und zu erhalten. Zum anderen muss versucht werden, jene Fakten und Bewusstseinsinhalte zu demaskieren, die dazu geführt haben, dass der Sinn des Lebens, das Recht auf Leben in Frage gestellt wurde.

Es ist für den Krebskranken von großer Bedeutung, dass er lernt, nicht nur den Kampf gegen den Krebs aufzunehmen, wie die toxische Seite der Mistel ihn repräsentiert, sondern in erster Linie den Kampf um das Leben aufzunehmen, seine Kraft, seinen tiefen Urgrund aufzusuchen. Auch dafür enthält die Mistel eine unterstützende Komponente – sie kann jedoch den Prozess nicht alleine tragen.

Abhängig davon, auf welchem Baum sie gewachsen ist, wird die Mistel bei jeweils spezifischen Krebserkrankungen angewandt (nach Krämer und Kuno) (▶ Tab. 7.1).

Dosierungen

■ Tee (nach Weiß)
2–4 TL/¼ l Wasser als Kaltauszug etwa 12 Std. stehen lassen. 2× tgl. 1 Tasse trinken.

Im Handel als Sidroga Misteltee von Mistelkraut Bombastus Werke und H & S Misteltee erhältlich.

▶ Tab. 7.1

Baum, auf dem die Mistel wächst	Krebserkrankung, gegen die sie hilft
Apfelbaum	Brust- und Weichteilkrebs
Tanne	Leber-, Bauchspeicheldrüsen-, Gallenwegs-, Hautkrebs, Hirntumor, Leukämie
Kiefer	Hals-, Nasen-, Ohren-, Lungen-, Magen-, Darm-, Urogenitalkrebs
Birke	Gebärmutterkrebs
Pappel	Hodenkrebs
Kirschbaum	Darmkrebs
Robinie	Magenkrebs
Eiche	Hirntumor
Ahorn	Leber-, Bauchspeicheldrüsenkrebs
Kastanie	Leukämie

- Tinctura Visci albi (nach Madaus)
3× tgl. 30–40 Tr. einnehmen.
Im Handel als Mistel Urtinktur von Evisco und Mistel Tropfen von Presslin oder von Curarina erhältlich.

- Presssaft aus frischem Mistelkraut
3× tgl. 20–30 Tr. vor oder zu den Mahlzeiten einnehmen.

- Handelspräparate mit Mistel sind in unterschiedlichen Zubereitungsformen im Handel erhältlich.

- Kombinationen zur Verstärkung der das Wei Qi stimulierenden Wirkung
Mistel kombinieren mit Betula alba (Birke) und Ganoderma lucidum (Reishi-Pilz).

Nebenwirkungen
Bei der Verwendung von Tee oder Tinktur in angegebener Dosierung nicht bekannt.

Kontraindikationen
keine

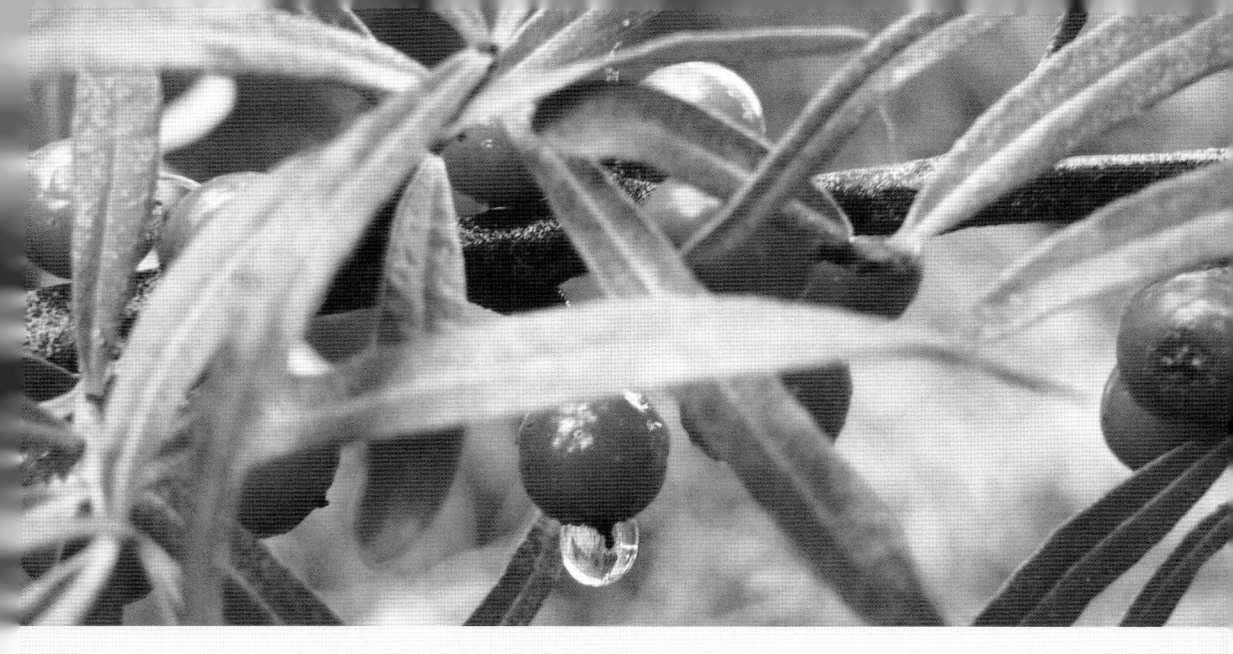

Anhang

8	Literatur	516
9	Abkürzungsverzeichnis	519
10	Pflanzenverzeichnis	520
11	Verzeichnis der Krankheitsmuster	521
12	Sachverzeichnis	522

8 Literatur

Bengt J. Die fünf Elemente für gesundes Leben. Freiburg: Herder; 2000

Betti G. Taigawurzel. Heilpraktiker Naturheilkunde – Journal für Ganzheitsmedizin. 2003; 3: 38–43 und 4: 16–19

Berger FS, Holler C. Säfte, Salben und Essenzen aus dem Garten der Natur. Wien: Orac; 1999

Bopp A. Die Mistel – Heilpflanze in der Krebstherapie. 3. Aufl. Reinbek: Rowohlt; 2002

Braun, Frohne D. Heilpflanzenlexikon. Stuttgart: Gustav Fischer; 1981

Brooke E. Von Salbei, Klee und Löwenzahn. Freiburg: Bauer; 1996

Brosse J. Magie der Pflanzen. Düsseldorf: Albatros; 2004

Conelly DM. Traditionelle Akupunktur. Das Gesetz der fünf Elemente. Heidelberg: Anna-Christa Endrich; 1989

Corbett DM. Rechtes Sehen ohne Brille. Augsburg: Bechtermünz; 1999

Corcos R. Die besseren Pillen. Bd. 2. München: Mosaik; 1987

Daems W. Mensch und Pflanze. Schwäbisch Gmünd: Gaiser; 1988

Dinand A. Handbuch der Pflanzenheilkunde. Esslingen: J. F. Schreiber, 1921

Dethlefsen T. Schicksal als Chance. München: Bertelsmann; 1979

Dragendorf G. Die Heilpflanzen der verschiedenen Völker und Zeiten. München: Werner Fritsch; 1967

Engelhardt U, Hempen CH. Chinesische Diätetik. Grundlagen und praktische Anwendung. München: Urban & Fischer; 2002

Fink-Henseler RW, Hrsg. Naturrezepte aus der Hausapotheke. Bindlach: Gondrom; 1995

Fischer M. Wilde Genüsse. Mandelbaum Verlag; 2007

Fischer-Rizzi S. Blätter von Bäumen. München: Irisiana; 1980

Fischer-Rizzi S. Medizin der Erde. München: Irisiana; 1994

Flaws B. Das Yin und Yang der Ernährung. Bern: O. W. Barth; 1992

Flaws B. Der wirkungsvolle Akupunkturpunkt. Kötzting: VGM; 1993

Flaws B. Schwester Mond. Kötzting: VGM; 1994

Garvelmann F. Pflanzenheilkunde in der Humoralpathologie. Pflaum: München; 2000

Glas N. Das Antlitz offenbart den Menschen. Stuttgart: J. C. Mellinger; 1984

Gleditsch J. Reflexzonen und Somatotopien. Schorndorf: WBV; 1983

Gopalsamy N. Seminarheft. von Spagyrik Phylak. Lützelflüh: Phylak Saksen; 2003

Grünberger F, Hirsch S. Die Kräuter in meinem Garten. Linz: Freya; 1996

Hageneder F. Geist der Bäume. Saarbrücken: Neue Erde; 2000

Hammer L. Psychologie und Chinesische Medizin. Sulzberg: Joy; 2002

Harnischfeger G, Stolze H. Bewährte Pflanzendrogen in Wissenschaft und Medizin. Bad Homburg: Notamed; 1983

Hempen CH. Die Medizin der Chinesen. München: Goldmann; 1988

Hempen CH. dtv-Atlas zur Akupunktur. München: dtv; 1995

Hertzka G, Strehlow W. Große Hildegard-Apotheke. Freiburg: Bauer; 1998

Hoffman D. Das Findhorn Kräuterheilbuch. München: Heyne; 1985

Holmes P. The Energetics of Western Herbs. Colorado (USA); 1997

Hovorka O von, Kronfeld A. Vergleichende Volksmedizin. 2 Bde. Stuttgart: Strecker & Schröder; 1908

Huangdi Neijing Suwen Ji. Des Gelben Kaisers Klassiker des Inneren. Reine Fragen. Beijing: Peoples Health Publishing House Beijing; 1979 (erstmals ca. 100 Jahre v. Chr. erschienen).

Huibers J. Kräuter für Leber und Galle. Braunschweig: Aurum; 1978

Impag News. Centella asiatica

Kalbermatten R. Kompendium der Ceres-Heilmittel. Hefenhofen: Ceres Heilmittel; 1997

Kaptchuk T. Das große Buch der chinesischen Medizin. Bern: O. W. Barth; 1990

Karl J. Phytotherapie. Moosburg: Tibor Marczell; 1970

Karl J. Neue Therapiekonzepte für die Praxis der Naturheilkunde. München: Pflaum; 1995

Kastner J. Propädeutik der Chinesischen Diätetik. Stuttgart: Hippokrates; 2001

Kaufhold P. Odermennigkraut. Magazin Naturheilpraxis. 2001; 11: 1780–1786

Keidel-Joura C. Vom Charakter der Heilpflanzen. München: Droemer Knaur; 1997

Kunkel C. Traditionelle Chinesische Medizin. Niedernhausen/Ts.: Falken; 1997

Lais M. Der Kräutermartl. Eisenerz-Steiermark: Eigenverlag; 1948

Lassel M. Kräutergold. Zusammenhänge über die Rückgewinnung der blühenden Gesundheit durch naturgemäße Lebensführung. Rosenheim: Lassel; 1995

LeShan L. Diagnose Krebs. Wendepunkt und Neubeginn. Stuttgart: Klett-Cotta; 2000.

Lorenzen U, Noll A. Die Wandlungsphasen der traditionellen chinesischen Medizin. Bd. 1–3. München: Müller-Steinicke; 1992–2004

Luetjohann S. Sanddorn, starke Frucht und heilsames Öl. 2. Aufl. Aitrang: Windpferd; 2001

Maciocia G. Die Grundlagen der Chinesischen Medizin. Kötzting: VGM; 1994

Maciocia G. Die Praxis der Chinesischen Medizin. Kötzting: VGM; 1997

Madaus G. Lehrbuch der biologischen Heilmittel. Bd. 1–3. Hildesheim: Georg Olms; 1967–1976

Martinetz D, Lohs K, Janzen J. Weihrauch und Myrrhe. Stuttgart: Wissenschaftliche Verlagsgesellschaft; 1989

Marzell H. Neues illustriertes Kräuterbuch. Reutlingen: Ensslin & Laiblins; 1923

Mayer JG, Goehl K. Höhepunkt der Klostermedizin der Macer floridus und das Herbarium des Vitus Auslasser. Leipzig: Reprint; 2001

Monographien des Kräuterrepertoriums – PhytoMagister; www.phytomagister.de

Mosheim-Heinrich E. Westliche Kräuter in der TCM – Kräutersteckbriefe. Der Heilpraktiker und Volksheilkunde. 1997–2000

Nan Jing Jiao Shi. Klassiker der Schwierigkeiten. Beijing: Peoples Health Publishing House Beijing; 1979 (erstmals ca. 100 Jahre v. Chr. erschienen).

Naturheilpraxis. Helmkraut. 2006: 5; 677

Ody P. Naturmedizin Heilkräuter. München: BLV; 1999

Oertel-Bauer. Lexikon der Naturheilkunde. Köln: Eduard Bauer; 1970

Pahlow M. Das große Buch der Heilpflanzen. München: Gräfe & Unzer; 1979

Pelikan W. Heilpflanzenkunde. Bd. 1–3. Dornach: Verlag am Goetheanum; 1988

„Phytotherapeutica", Präparate-Kompendium Fa. Klein. Zell-Harmersbach: Gustav Klein; o. J.

Platsch KD. Psychosomatik in der Chinesischen Medizin. München: Urban & Fischer; 2000

Ploberger F. Westliche Kräuter aus Sicht der Traditionellen Chinesischen Medizin. 5. Aufl. Schiedlberg: Bacopa; 2007

Ploss O. Wirksame Phytotherapie aus Indien. Magazin Co'med. 2002; 12: 26–27

Porkert M. Die chinesische Medizin. Berlin: Econ; 1982

Prochazka R. Wenn Wasser und Feuer sich begegnen. Sulzberg: Joy Verlag; 2002

Qu J. The chinese Materia medica. Shanghai: Publishing House of Shanghai College of TCM; o. J.

Raba P, Bernhardt C. Helianthische Medizin am Beispiel der Christrose. Magazin Co'med. 2002; 12: 66

Rätsch C. Räucherstoffe – Der Atem des Drachens. Baden: AT-Verlag; 1996

Reckeweg HH. Homoeopathia antihomotoxica. Baden-Baden: Aurelia; 1980

Reid D. Handbuch der chinesischen Heilkräuter. München: Knaur; 1998

Roth L, Daunderer M, Kormann K. Giftpflanzen, Pflanzengifte. Hamburg: Nikol Verlagsgesellschaft; 1994

Schaller J. Chinas legendäre Heilkräuter. Zwiesel: A. Maier; 1996

Scheffer M. Selbsthilfe durch Bachblüten-Therapie. München: Heyne; 1981

Schiller R. Hildegard Pflanzenapotheke. Berlin: Econ; 1992

Schneider K. Kraftsuppen nach der Chinesischen Heilkunde. Sulzberg: Joy; 1999

Scherf G. Ginkgo, die Kraft der Heilpflanzen. München: dtv; 1998

Schönfelder P, Schönfelder I. Der Kosmos-Heilpflanzenführer. Stuttgart: Franck-Kosmos; 1995

Schrott E. Ayurveda für jeden Tag. München: Mosaik; 1994

Senger G. Heilkräuter-Apotheke von Anis bis Zinnkraut. Bindlach: Gondrom; 1999

8 Literaturverzeichnis

Shen DH, Wu XF, Nissi W. Handbuch der Dermatologie in der chinesischen Medizin. Kötzting: VGM; 1998

Siedentopp U, Hecker HU. Chinesische Diätetik. Kassel: Siedentopp & Hecker; 2004

Simonis WC. Heilpflanzen und Mysterienpflanzen. Wiesbaden: VMA; 1991

Steigleder GK. Taschenatlas der Dermatologie. Stuttgart: Thieme; 1987

Steinmüller G. Perlen der Russischen Volksmedizin. Freiburg: Hans Nietsch; 1995

Storl WD. Heilkräuter und Zauberpflanzen zwischen Haustür und Gartentor. Baden: AT-Verlag; 1996

Strassmann R. Baumheilkunde. Heilkraft, Mythos und Magie der Bäume. At-Verlag; 2003

Temelie B. Ernährung nach den Fünf Elementen. Sulzberg: Joy; 1992

Temelie B. Unveröffentlichte Ausbildungsunterlagen zur Ernährungsberaterin nach den Fünf Elementen

Temelie B, Trebuth B. Das Fünf Elemente Kochbuch. Sulzberg: Joy; 1993

Thomet O. Pestwurz lindert Heuschnupfen. Magazin Natur und Heilen. 2002; 4

Tierra M. Westliche Heilkräuter in TCM und Ayurveda. München: Urban und Fischer; 2001

Treben M. Heilkräuter aus dem Garten Gottes. München: Heyne; 1986

Verhelst G. Groot Handboek. Geneeskrachtige Planten. Wevelgem (B): BVBA Mannavita; 2006

Volk. Wolfstrapp. Hippokrates. 1930: 5–6

Vonaburg B. Naturheilpraxis 2006; 5: 677

Wagner H, Wiesenauer M. Phytotherapie – Phytopharmaka und pflanzliche Homöopathie. Stuttgart: Wissenschaftliche Verlagsgesellschaft; 2003

Wehmer. Pflanzenstoffe I. 1931

Weidinger HJ. Heilkräuter anbauen sammeln nützen schützen. Bd. 1–2. Wien: Ueberreuter; 1983

Weidinger HJ. Kräuter für die Seele. St. Polten: Niederösterreichisches Pressehaus; 1993

Weiß RF. Lehrbuch der Phytotherapie. Stuttgart: Hippokrates; 1991

Wenigmann M. Phytotherapie. Arzneipflanzen, Wirkstoffe, Anwendung. München: Urban & Fischer; 1999.

Wetter U. 5 Elemente Küche. Baden: AT-Verlag; 1998

Wichtl M. Teedrogen. Stuttgart: Wissenschaftliche Verlagsgesellschaft; 1989

Wolters B. Immunstimulans in der indianischen Medizin (http://opus.tu-bs.de/opus/volltexte/ 2000/156/ nach dem Stand vom 21.04.2005)

www.m-press.rmc.de/experten/K590/Symposium_Psyche.pdf (Stand: 25.04.2005)

www.uncaria.at/public (03.05.2010)

www.almasol.de/Olea europea

Yan Z. Selbstheilung durch chinesische Medizin. München: Knaur; 1996

Zalokar U, von Blarer P. Materia medica. Phyto West TCM. HPS Luzern; 2003

9 Abkürzungsverzeichnis

aa	ana partes aequales (zu gleichen Teilen)	l	Liter
aa ad	ana apartes aequales ad (zu gleichen Teilen zur Gesamtmenge von)	Lich.	Lichen (Flechte)
		Lign.	Lignum (Holz)
Bacc.	Baccae (Beeren)	M. f. pulv.	Misce fiat pulvis (Mische so, dass es ein Pulver wird.)
Bulb.	Bulbus (Zwiebel)		
cav.	cava (hohl)	M. f. spec.	Misce fiat species (Mische so, dass es ein Tee wird.)
cont.	contusus (zerquetscht)		
Cort.	Cortex (Rinde)	M. f. supp.	Misce fiat suppositorium (Mische, damit es Suppositorien werden.)
c.	cum (mit)		
D.S.	Da, signa (Gib (dem Patienten), kennzeichne (die Arznei).)	Min.	Minute
		Msp.	Messerspitze/n
d.t.d.	da tales dosis (Gib folgende Dosis.)	Ol.	Oleum (Öl)
EL	Esslöffel	Ol. aeth.	Oleum aethericum (ätherisches Öl)
Extr.	Extractum (Extrakt)	Pericarp.	Pericarpium (Fruchtschale)
Extr. fluid.	Extractum fluidum (Flüssigextrakt)	Pulv.	Pulvis (Pulver)
Extr. sicc.	Extractum siccum (Trockenextrakt)	Rad.	Radix (Wurzel)
Flor.	Flores (Blüte)	Rhiz.	Rhizoma (Wurzelstock)
Fol.	Folium, Pl. Folia (Blatt)	Sem.	Semen (Samen)
Fruct.	Fructus (Frucht)	tgl.	täglich
geh.	gehäufte/r	Tinct.	Tinctura (Tinktur)
gestr.	gestrichene/r	TL	Teelöffel
getr.	getrocknet/e	Tr.	Tropfen
Hb.	Herba (Kraut)	Tabl.	Tablette

10 Pflanzenverzeichnis

A

Ackerschachtelhalm (Equisetum arvense) 347
Ackerstiefmütterchen (Viola tricolor) 510
Adonisröschen (Adonis vernalis) 250
Alant (Inula helenium) 386
Aloe (Aloe vera) 262
Amerikanische Esche (Fraxinus americana) 353
Anis (Pimpinella anisum) 431
Arnika (Arnica montana) 280
Artischocke (Cynara scolymus) 338

B

Baldrian (Valeriana officinalis) 501
Bärentraube (Arctostaphylos uva ursi) 275
Bärlapp (Lycopodium clavatum) 397
Basilikum (Ocimum basilicum) 412
Beifuß (Artemisia vulgaris) 283
Beinwell (Symphytum officinalis) 480
Benediktenkraut (Carduus benedictus) 304
Berberitze (Berberis vulgaris) 288
Betonie (Stachys officinalis) 477
Bibernelle (Pimpinella alba/P. saxifraga et P. magna) 429
Birke (Betula alba) 291
Bischofskraut (Ammi visnaga/Khella) 269
Bitterklee (Menyanthes trifoliata) 409
Bitterorange (Citrus aurantium) 325
Blutwurz (Potentilla tormentilla) 442
Boldo (Pneumus boldo) 437
Borretsch (Boragio officinale) 293
Breitwegerich (Plantago lanceolata/major) 435
Bruchkraut (Herniaria glabra) 375
Bruchweide (Salix alba) 459
Brunnenkresse (Nasturtium officinale) 410

C

Christrose (Helleborus niger/viridis) 372

E

Eberraute (Artemisia abrotanum) 281
Echter Thymian (Thymus vulgaris) 485
Echtes Mädesüß (Spiraea ulmaria/Filipendula ulmaria) 475

Efeu (Hedera helix) 370
Ehrenpreis (Veronica officinalis) 506
Eibisch (Althaea officinalis) 267
Eiche (Quercus robur) 449
Eisenkraut (Verbena officinalis) 504
Engelsüßfarn (Polypodium vulgare) 441
Engelwurz (Angelica archangelica) 271
Erdrauch (Fumaria officinalis) 356
Erdstachelnuss (Tribulus terrestris) 489

F

Feldstiefmütterchen (Viola tricolor) 510
Fenchel (Foeniculum vulgare) 351
Fieberklee / Menyanthes trifoliata) 409
Frauenmantel (Alchemilla vulgaris) 260

G

Galgant (Alpinia officinarum) 266
Gänseblümchen (Bellis perennis) 287
Gelber Enzian (Gentiana lutea) 358
Gelbwurz (Curcuma longa) 335
Gemeine Quecke (Agropyron/Triticum repens) 258
Gemeiner Augentrost (Euphrasia officinalis) 349
Ginkgo (Ginkgo biloba) 361
Ginseng (Panax Ginseng) 422
Goldrute (Solidago virgaurea) 473
Goldwundkraut (Solidago virgaurea) 473
Granatapfel (Punica granatum) 446
Großblumige Königskerze (Verbascum thapsiforme) 502
Große Brennnessel (Urtica urens/dioica) 498
Große Klette (Arctium lappa) 273
Grüne Nieswurz (Helleborus viridis) 372
Grüner Hafer (Avena sativa) 285
Gundelrebe (Glechoma hederaceae) 363
Gundermann (Glechoma hederaceae) 363

H

Hagedorn (Crataegus oxycantha) 333
Hasenohr (Bupleurum falcatum) 298

Heckenrose (Rosa damascena/centifolia) 452
Heilziest (Stachys officinalis) 477
Herzgespann (Leonurus cardiaca) 394
Hirtentäschel (Capsella bursa pastoris) 302
Hundsrose (Rosa canina) 452

I

Indischer Wassernabel (Hydrocotyle/Centella asiatica) 379
Isländisches Moos (Cetraria islandica) 312

J

Johanniskraut (Hypericum perforatum) 381

K

Kalmus (Acorus calamus) 248
Kamille (Matricaria chamomilla) 401
Kapuzinerkresse (Tropaeolum majus) 492
Kardobenediktenkraut (Carduus benedictus) 304
Kartoffel (Solanum tuberosum) 472
Katzenkralle (Uncaria tomentosa) 495
Kermesbeere (Phytolacca decandra) 427
Keuschlamm (Agnus castus) 254
Kleine Brennnessel (Urtica urens/dioica) 498
Königin der Nacht (Selenicereus/Cactus grandiflorus) 470
Kümmel (Carum carvi) 309

L

Lavendel (Lavandula angustifolia) 392
Leberblümchen (Hepatica nobilis) 374
Lerchensporn (Corydalis cava) 332
Liebstöckel (Levisticum officinale) 396
Linde (Tilia cordata/platyphyllos) 487
Löwenschwanz (Leonurus cardiaca) 394
Löwenzahn (Taraxacum officinale) 483

M

Maiglöckchen (Convallaria majalis) 331
Majoran (Origanum majorana) 417
Mariendistel (Carduus marianus) 305
Meerrettich (Armoracia rusticana) 277
Meerzwiebel (Scilla maritima) 467
Meisterwurz (Imperatoria ostruthium) 384
Melisse (Melissa officinalis) 405
Mistel (Viscum album) 511
Mönchspfeffer (Agnus castus) 254
Mutterkamille (Chrysanthemum parthenium) 316
Mutterkraut (Chrysanthemum parthenium) 316
Myrrhe (Commiphora abussinica) 329

O

Odermennig (Agrimonia eupatoria) 256
Ölbaum (Olea europaea) 414
Olivenbaum (Olea europaea) 414

P

Passionsblume (Passiflora incarnata) 424
Pestwurz (Petasites officinalis/hybridus) 426
Pfefferminze (Mentha piperita) 407
Pomeranze (Citrus aurantium) 325
Primel (Primula veris) 444
Purpurroter Fingerhut (Digitalis purpurea) 340

R

Raute (Ruta graveolens) 457
Ringelblume (Calendula officinalis) 300
Rosmarin (Rosmarinus officinalis) 455
Rosskastanie (Aesculus hippocastanum) 252
Roter Sonnenhut (Echinacea purpurea) 343
Rotklee (Trifolium pratense) 491
Ruprechtskraut (Geranium robertianum) 360

S

Salbei (Salvia officinalis) 461
Salomonssiegel (Polygonatum officinale) 439
Sanddorn (Hippophae rhamnoides) 376
Sauerdorn (Berberis vulgaris) 288
Schafgarbe (Achillea millefolium) 246
Schlüsselblume (Primula veris) 444
Schmalblättriger Sonnenhut (Echinacea angustifolia) 343
Schöllkraut (Chelidonium majus) 314
Schwarze Nieswurz (Helleborus niger) 372
Schwarzer Holunder (Sambucus nigra) 464
Schwarzrettich (Raphanus sativus) 450
Sibirischer Ginseng (Eleutherococcus senticosus) 345
Silberweide (Salix alba) 459
Sommerlinde (Tilia cordata/platyphyllos) 487
Spierstaude (Spiraea ulmaria/Filipendula ulmaria) 475
Spitzwegerich (Plantago lanceolata/major) 435
Stängellose Eberwurz (Carlina acaulis) 307
Steinklee (Melilotus officinalis) 404
Sternmiere (Stachys officinalis) 478
Stieleiche (Quercus robur) 449
Stinkender Storchschnabel (Geranium robertianum) 360
Süßholz (Glycyrrhiza glabra) 366

T

Taigawurzel (Eleutherococcus senticosus) 345
Tausendgüldenkraut (Centaurium erythraea) 311
Tigerkraut (Hydrocotyle/Centella asiatica) 379
Traubensilberkerze (Cimicifuga racemosa) 320
Tüpfelhartheu (Hypericum perforatum) 381

V

Virginisches Helmkraut (Scutellaria laterifolia) 468
Virginische Zaubernuss (Hamamelis virginica) 368
Vogelmiere (Stachys officinalis) 478

W

Wacholder (Juniperus communis) 388
Waldkiefer (Pinus sylvestris) 432
Wanzenkraut (Cimicifuga racemosa) 320
Wegwarte (Cichorium intybus) 317
Weide (Salix alba) 459
Weihrauch (Boswellia serrata/sacra/carteri/odorata) 296
Weinraute 457
Weißbirke (Betula alba) 291
Weißdorn (Crataegus oxycantha) 333
Weiße Esche (Fraxinus excelsior) 353
Weiße Pfingstrose (Paeonia officinalis/alba/lactiflora) 419
Weiße Taubnessel (Lamium album) 390
Weißwurz (Polygonatum officinale) 439
Wiesenklee (Trifolium pratense) 491
Winterlinde (Tilia cordata/platyphyllos) 487
Wohlriechendes Veilchen (Viola odorata) 508
Wolfstrapp (Lycopus europaeus/virginicus) 399

Y

Yamswurzel (Dioscorea villosa) 341

Z

Zahnstocherammei (Ammi visnaga/Khella) 269
Zimt (Cinnamomum zeylanicum/cassia) 321
Zinnkraut (Equisetum arvense) 347
Zitronenmelisse (Melissa officinalis) 405

11 Verzeichnis der Krankheitsmuster

Element Erde
- Absenken des Magen-Qi fördern 131, 134
- Absinken des Qi von Milz-Pankreas 103
- bei Hitzesymptomen den Magen kühlen 134
- bei Kälte den Magen wärmen 134
- Blutstagnation im Magen 137
- Blutungen stillen 105
- Hebe-Qi unterstützen 103
- Hitze und Nässe in Milz-Pankreas beseitigen 118
- inneres Li erwärmen 108, 131
- Kälte befällt den Magen 130
- Leber-Blut nähren 116
- Leber-Qi bewegen 118
- Magen befeuchten 127
- Magen-Feuer 127
- Magen-Feuer klären 127
- Magen-Qi-Mangel 120
- Magen-Qi stärken 121
- Magen wärmen 131
- Magen-Yin-Mangel 125
- Magen-Yin nähren und befeuchten 125
- Milz-Pankreas 93
- Milz-Pankreas kontrolliert das Blut nicht 105
- Milz-Pankreas-Qi- und Leber-Blut-Mangel 115
- Milz-Pankreas tonisieren 108, 111
- Milz-Pankreas- und Lungen-Qi-Mangel 113
- Nahrungsretention im Magen 133
- Nässe-Hitze befällt Milz-Pankreas 110
- Nässe-Kälte befällt Milz-Pankreas 108
- Nässe-Obstruktion von Milz-Pankreas und Leber-Qi-Stagnation 118
- Nässe und Hitze beseitigen 111
- Nässe und Kälte beseitigen 108
- Qi-Mangel von Milz-Pankreas 96
- Qi von Magen und Milz-Pankreas stärken 116
- Qi von Magen und Milz-Pankreas stärken und erwärmen 122
- Qi von Milz-Pankreas stärken 103
- Qi von Milz-Pankreas stärken und bewegen 96
- Qi von Milz-Pankreas tonisieren und bewegen 105
- Qi von Milz-Pankreas und Lunge tonisieren 113
- rebellierendes Magen-Qi wieder zum Sinken bringen 127
- Yang-Mangel von Milz-Pankreas 100
- Yang von Milz-Pankreas stärken und erwärmen 100

Element Feuer
- Bewusstsein wiederherstellen 76
- Blut nähren 60, 63
- Dünndarm-Qi-Schmerz 87
- Eindringen von äußerer Hitze 89
- Feuer in Herz-Dünndarm und Unterem Erwärmer beseitigen 82
- Fülle-Hitze des Dünndarms 82
- Geist Shen beruhigen 66, 70, 74, 89
- Herz-Blut-Mangel 63
- Herz-Feuer beseitigen 70, 74
- Herzöffnungen und Leitbahnen durchgängig machen 76
- Herz-Qi-Mangel 57
- Herz-Qi stärken 57
- Herz stärken 63
- Herz-Yang-Kollaps 60
- Herz-Yang-Mangel 60
- Herz-Yang stärken und wärmen 60
- Herz-Yang tonisieren 79
- Herz-Yin-Mangel 66
- Herz-Yin stärken und nähren 66
- Hitze in Herz-Dünndarm und Unterem Erwärmer beseitigen 82
- Hitze klären 89
- Kälte vertreiben im Dünndarm 85
- Leber-Qi-Stagnation beseitigen 87
- Loderndes Herz-Feuer 70
- Nieren-Yang stärken und wärmen 60
- Nieren-Yin stärken 66
- Qi im Unteren Erwärmer bewegen 87
- Qi und Blut nähren 57
- Qi- und Blutzirkulation aktivieren 79
- Qi von Milz-Pankreas stärken 63, 87
- Schleim auflösen 74
- Schleim-Feuer quält das Herz 73
- Schleim-Kälte auflösen 76
- Schleim-Kälte benebelt den Geist 76
- Schwäche und Kälte des Dünndarms 84
- Stagnation beseitigen 79
- Stagnation des Herz-Blutes 79
- Stress abbauen 66
- Symbioselenkung durchführen 85
- Wei Qi stärken 89
- Yang von Milz-Pankreas stärken 85
- Yang von Milz-Pankreas wärmen 85
- Yin nähren 70, 82

Element Holz
- Absteigen des Lungen-Qi wiederherstellen 45
- Aufsteigendes Leber-Yang 36
- Blutbildung unterstützen 32
- Blut nähren 51
- Emporloderndes Leber-Feuer 16
- Extreme Hitze, die zu Wind führt 19
- Geist Shen beruhigen 45
- Hitze klären 48
- Hitze kühlen 17, 19
- Hitze und Nässe ausleiten 27
- Innerlich erregender Wind 19
- Kälte-Stagnation in der Leber-Leitbahn 30
- Kälte verdrängen 30
- Leber besänftigen 43
- Leber-Blut in Bewegung bringen 13
- Leber-Blut-Mangel 32
- Leber-Blut-Mangel, der zu Leber-Wind führt 24
- Leber-Blut-Stagnation 13
- Leber-Feuer klären 17
- Leber-Feuer kühlen 45
- Leber-Feuer verletzt die Lunge 45
- Leber-Leitbahn erwärmen 30
- Leber öffnen 48
- Leber-Qi bewegen 8
- Leber-Qi in Bewegung bringen 13
- Leber-Qi-Stagnation 8
- Leber-Qi-Stagnation beseitigen 40
- Leber-Qi-Stau beseitigen 27
- Leber-Yang dämpfen 36
- Leber-Yin-Mangel und aufsteigendes Leber-Yang 22
- Leere der Gallenblase 50
- Magen stärken 43
- Milz-Pankreas tonisieren 40
- Milz-Pankreas und Niere tonisieren 32
- Mitte stärken 8
- Nässe ausleiten 48

- Nässe-Hitze der Gallenblase 48
- Nässe-Hitze in Leber und Gallenblase 27
- Nieren-Yang stärken 36
- Qi der Gallenblase stärken und wärmen 51
- Qi-Fluss fördern 30
- Qi von Milz-Pankreas stärken 27, 48
- Stagnierendes Leber-Qi attackiert den Magen 42
- Stagnierendes Leber-Qi attackiert Milz-Pankreas 40
- Wind ausleiten 22
- Wind beseitigen 19, 24
- Yang senken 19, 22
- Yin stärken 36
- Yin und Blut nähren 19, 22, 24

Element Metall
- absenkende und verteilende Funktion der Lunge unterstützen 150, 152, 156, 159
- Befall der Lunge durch Wind-Hitze 152
- Befall der Lunge durch Wind-Kälte 149
- Dickdarm befeuchten 175
- Dickdarm wärmen 180
- Dünn- und Dickdarm harmonisieren 166
- Fieber senken 171
- geschwächte Organe stärken 142
- Hebe-Qi kräftigen 177
- Hitze blockiert den Dickdarm 171
- Hitze des Dickdarms 169
- Hitze des Dickdarms und des Magens kühlen 171
- Hitze des Dickdarms und des Magens kühlen und befeuchten 169
- Hitze klären 147, 159
- Hitze klären und Nässe beseitigen 166
- Kälte aus dem Dickdarm beseitigen 173
- Kälte befällt den Dickdarm mit Qi-Stagnation 173
- Kälte und Schwäche des Dickdarms 179
- Kollaps des Dickdarms 177
- Körpersäfte auffüllen 169
- Lunge befeuchten 145

- Lungen-Qi-Mangel 141
- Lungen-Qi tonisieren 142
- Lungen-Yin-Mangel 147
- Lungen-Yin stärken und befeuchten 147
- Milz-Pankreas-Funktion tonisieren 156
- Nässe-Hitze des Dickdarms 166
- Nässe-Schleim verlegt die Lunge 156
- Oberfläche öffnen und Kälte vertreiben 150
- Qi-Fluss fördern 166, 173
- Qi-Mangel von Lunge und Milz-Pankreas 164
- Qi von Lunge und Milz-Pankreas tonisieren 164
- Qi von Magen- und Milz-Pankreas tonisieren 177
- Qi von Milz-Pankreas und Lunge stärken 161
- Schleim auflösen 156
- Schleim beseitigen 161
- Schleim-Flüssigkeiten verlegen die Lunge 161
- Schleim-Hitze verlegt die Lunge 158
- Schleim lösen 147
- Schleim transformieren 159
- Stuhlgang fördern 171
- Trockenheit der Lunge 145
- Trockenheit des Dickdarms 175
- Unteren Erwärmer wärmen 173
- Wei Qi stärken 150, 152
- Yang und Qi stärken 142
- Yang von Milz-Pankreas tonisieren 180
- Yin-Flüssigkeiten nähren 147
- Yin nähren 145, 175

Element Wasser
- Blase stärken und wärmen 233
- Diurese fördern 227
- Empfangsbereitschaft der Niere für das Qi stärken 197
- Essenz bewahren 201
- Feuer des Tores der Vitalität stärken 191
- Geist Shen beruhigen 187, 210
- Herz- und Nieren-Yin nähren 223
- Herz-Yang bzw. Lungen-Qi stärken 206

- Körperflüssigkeiten nähren 210, 218
- Leber-Blut-Mangel beseitigen 214
- Leber-Qi bewegen 214
- Leber- und Nieren-Yin-Mangel 213
- Leere-Hitze des Herzens beseitigen 223
- Leere-Hitze klären 187, 210
- Leere und Kälte der Blase 233
- Lungen- und Nieren-Yin nähren 218
- Mangelnde Festigkeit des Nieren-Qi 194
- Nässe ausleiten und Nieren-Yang wärmen 206
- Nässe-Hitze der Blase 227
- Nässe-Hitze klären 227
- Nässe-Kälte der Blase 230
- Nässe und Kälte beseitigen 230
- Nieren-Essenz-Mangel 200
- Nieren-Qi tonisieren und festigen 194
- Nieren tonisieren und wärmen 197
- Nieren- und Lungen-Yin-Mangel 217
- Nieren-Yang-Mangel 191
- Nieren-Yang-Mangel mit Überfließen des Wassers 206
- Nieren-Yang tonisieren 191, 233
- Nieren-Yin-Mangel 187
- Nieren-Yin-Mangel mit emporloderndem Leere-Feuer 210
- Nieren-Yin nähren 187, 210
- Nieren-Yin/-Yang tonisieren 201
- Niere und Herz harmonieren nicht 223
- Unfähigkeit der Niere, das Qi zu empfangen 197
- verteilende und absenkende Funktion des Lungen-Qi unterstützen 197
- Yang-Mangel von Nieren und Milz-Pankreas 221
- Yang von Milz-Pankreas tonisieren 206
- Yang von Nieren und Milz-Pankreas stärken 230
- Yang von Nieren und Milz-Pankreas tonisieren und erwärmen 221
- Yin von Leber und Niere nähren 214

12 Sachverzeichnis

A

Abdomen
- Distension 27, 30
- Distension und Schmerz 171
- kalt 221
- Knoten im 13
- postprandiale Distension 100
- Schmerz, Distension 325
- Schmerzen 111
- Schmerz und Distension 40
- Schmerz vor und während der Menstruation 13
- unteres
  - Engegefühl 110

Abdominalplethora 252
Abdominalschmerz 84
Abflussstörungen 404
Abgeschlagenheit 259, 377, 387
Abgestumpftheit 73
Ablagerungen 331
Ablagerungen, arteriosklerotische. Prophylaxe 465
Abmagerung 400, 440
Abneigung
- gegen Kälte 141, 385
- gegen liegende Haltung 156
- gegen Sprechen 141, 366

Abort 261
Abschürfungen 268
Abstillen 462
Abszesse 247, 261, 268, 311, 316, 343, 364, 367, 370, 382, 436, 443, 453, 465, 477, 480, 484, 495, 510
Abszesse, Beckenbindegewebe 297
Abwehrschwäche 282, 294, 311
- chronisch 343

Acne rosacea 263
Acne vulgaris 411
Acrocyanose 362
Adipositas 289, 318, 325, 413, 456, 462, 493
Adnexitis 391
Adrenalinmangel 366
ADS 285
ADS, Kinder 294
Adynamie 40, 57, 87, 164, 221, 274, 277, 498
Aggression 16, 73, 483
Aids 495
Akne 247, 259, 263, 268, 287, 294, 313, 316, 326, 336, 337, 357, 365, 377, 402, 415, 465, 474, 479, 480, 484, 493, 495, 499, 503, 510
Akrozyanose 252
Akutprophylaxe, Epidemien 345

Albträume 73, 465, 486
Albuminurie 339, 375, 391, 396, 400, 449
Alkoholabusus 294, 338
Alkoholismus 308, 382, 423
- Folgen von 24

Alkoholsucht 320
Alkoholvergiftung 508
Allergie 274, 294, 297, 336, 367, 402, 484
Allgemeintonikum 259, 329
Alopezie 201, 411
Alter
- Schwäche 24
- Zittern 24

Altern, frühzeitiges 338
Altersdepression 456
Altersdiabetes 415, 422, 453
Alterserscheinungen 415
Altersflecken 263, 278, 379, 440
Altersgangrän 282
Altersherz 280, 440
Altersmelancholie 384
Alterspruritus 507
Altersschwäche 115
Altersschwerhörigkeit 391
Altersverfall 372
Alterszittern 333
Alzheimer 446
Alzheimer, Prophylaxe 496
Amarum 358
Amenorrhöe 32, 187, 191, 213, 254, 255, 277, 278, 283, 284, 285, 294, 299, 306, 311, 316, 320, 322, 329, 336, 364, 367, 382, 384, 386, 387, 389, 391, 394, 396, 407, 417, 422, 426, 455, 458, 462, 477, 480, 486, 491, 498, 501, 512
Amputationsstumpf 301
Analekzem 368
Analfissuren 253
Analfisteln 368
Analprolaps 177
Anämie 32, 63, 115, 221, 277, 311, 318, 329, 339, 364, 366, 376, 386, 406, 411, 422, 456, 465, 478, 480, 498
anämische Zustände 313
Anfallleiden 469
Angina 277, 293, 294, 331, 415, 433, 465, 474, 480
Angina pectoris 60, 79, 247, 266, 270, 280, 331, 334, 336, 342, 362, 370, 405, 425, 426, 458, 469, 471, 501, 512

Angina pectoris, Pseudo- 431, 471
Angina tonsillaris 257, 343, 361, 430, 462, 479
Angiopathien, diabetische 379
Angst 32, 326, 331, 379, 382, 399, 453, 462, 471
Angstgefühle 340, 471
Ängstlichkeit 50, 82, 194, 210, 271, 294, 362, 400, 417, 501, 504
Angstneurosen 372
Angstzustände 63, 70, 249, 285, 316, 326, 334, 384, 392, 402, 417, 426, 453, 486, 488, 512
Anorexia nervosa 249, 272, 277, 285, 405, 422, 423, 440, 504
Anorexie 311, 319, 336, 338, 358, 486
Anspannung 285
Anthelminthikum 282, 319, 387, 411, 426, 486
Anti-Aging-Mittel 496
Antiallergikum 499
Antibiotikum 308
Antiepileptikum 512
Antiseptikum 413
Antriebslosigkeit 8, 161, 164, 299, 300, 326, 366, 374, 423, 455, 462, 468
Antriebsmangel 191, 194, 206, 379, 388, 433, 493
Anurie 278, 352, 396, 465
Anus
- Brennen 111, 166
- brennendes Gefühl 169, 171

Aortensklerose 471
Apathie 191, 413, 456
Aphasie 22, 73, 76, 331, 469
Aphrodisiakum 352, 385, 440
Aphthen 70, 257, 268, 289, 367, 443, 463, 480, 510
Apoplex 418, 512
- Folgezustände 76
- Nachbehandlung 444
- Prophylaxe 444, 496

Apoplexie 24, 73, 280, 318, 338, 362, 372, 384, 392, 455, 488
- Folgezustände 340
- Nachbehandlung 486
- Prophylaxe 271, 331, 477

Appendizitis 257, 343, 484
- chronische 360

Appetitlosigkeit 8, 96, 100, 108, 113, 115, 118, 120, 122, 125, 133, 164, 177, 221, 247, 248, 263, 266, 267, 271, 277, 282, 283, 289, 299,

300, 304, 309, 311, 313, 318, 322, 325, 334, 336, 342, 350, 352, 356, 357, 358, 366, 377, 384, 386, 388, 393, 400, 409, 410, 443, 456, 458, 462, 469, 484, 486, 496, 505
Appetitmangel 326, 352, 422
Appetitverlust 27, 306, 374
Ärger 8, 256, 336, 392, 438
Arrhythmie 251, 331, 412
Arteriosklerose 79, 261, 280, 330, 331, 334, 338, 339, 415, 423, 458, 476, 488, 499, 512
Arteriosklerose, Prophylaxe 446, 496
Arthritis 259, 263, 277, 280, 289, 297, 346, 348, 354, 386, 433, 440, 443, 460, 465, 474, 475, 481, 495, 501
– chronisch rheumatoide 354, 452, 465
– rheumatoide 336, 367, 418, 512
– urica 291, 354, 420
Arthrose 259, 274, 323, 354, 385, 386, 387, 418, 433, 452, 465, 474, 475, 481, 499
Artikulation, Schwierigkeiten 503
Askaridenbefall des Darms 292
Aspergillus spp. 367
Asthenie 277, 358, 423
Asthma 45, 142, 147, 150, 158, 187, 191, 197, 259, 263, 277, 294, 326, 400, 432, 433, 464, 499
– allergisches 367
Asthma, allergisches 495
Asthmaanfall 402
Asthma bronchiale 152, 164, 197, 206, 247, 256, 266, 268, 270, 297, 336, 352, 362, 364, 370, 385, 386, 388, 393, 413, 418, 420, 425, 426, 430, 431, 441, 444, 462, 467, 474, 501, 508, 512
– spastisches 431
Asthma cardiale 206, 331
Aszites 282, 283, 308, 339, 340, 348, 372, 388, 396, 409, 420, 455, 465, 467, 475, 483, 499
Atem
– oberflächlich 249
– schwer 282
Atembeschwerden 342, 458
Atemlosigkeit, nach Bewegung 367
Atemnot 150, 164, 191, 395, 411, 426, 469, 503
– Anfälle von 45
– leichte 113
Atemwege
– chronische Entzündung mit Hitze-Symptomatik 158
– Verschleimung 293

Atemwegserkrankungen
– akute 345
Atmen, schweres und geräuschvolles 156
Atmung 60
– Enge der 326
– flache 422
– schnell, flach 197
– schwach, oberflächlich 331
– schwierige 440
Atonie 358
Atrophie, Haut 446
Aufgedunsenheit 465
Aufgeregtheit 431
Aufstoßen 8, 42, 133, 311, 325, 338, 352, 407, 433, 469
– sauer 27, 374
Auge
– brennende, tränende 350
– entzündete 261
– Entzündungen 357
– ermüdete 453
– Ermüdungserscheinungen 350
– frische Verletzungen 350
– gerötete 392, 407, 508
– gerötet und juckend 304
– gestörte Adaptation 284
– irritierte, müde 465
– Lichtempfindlichkeit 32
– nässende 443
– rote, tränende 315
– schiefes 22
– schmerzende, blutunterlaufene 302
– skrofulöse Erkrankungen bei Kindern 350
– trockene 36, 213
– überanstrengte 352
– verklebte 350
Augenbrennen 16
Augenentzündungen 257, 449
– chronische 436
Augenerkrankungen 16, 311
– chronische 32
– eitrige 348
– Tics 24
Augenflecken 458
Augenflimmern 420
Augenkrankheiten 458, 460
– mit Sehverlust 315
Augenleiden 420
Augenlidentzündung 509
Augenlider
– zuckend 253
Augenschmerzen 453
Augenschwäche 350
Augentherapeutikum bei Eiterungen 431
Augentrockenheit 32, 458

Ausgeglichenheit, psychische 431
Ausschläge
– eitrige 308
Ausschweifung
– Neigung zu sexueller 254
Auswurf
– reichlich gelb, grün oder dunkel, faulig riechend 158
Auszehrung 313
Autoaggressionskrankheiten 297
Autoimmunerkrankungen 367, 462, 495
Autoimmunkrankheiten 274, 294
Azidose 259

B

Bacillus subtilis 297, 367
Bakterien, grampositiv 315
Bänderriss 347, 480
Bartflechte 301
Bauch
– Kälte 51
– Krämpfe 402
– Schmerzen 402
Bauchkrämpfe 294, 366, 462
Bauchmigräne 342
Bauchschmerzen 82, 166, 283, 309, 333, 430
– als Folge von Kälte und Feuchtigkeit 173
Bauchschmerz, krampfartiger 471
Bearing-Down-Syndrom 103
Beckenboden, Schwäche 446
Beckenschiefstand 27
Beherdung 343
Beinkrämpfe 316
Beinlängendifferenz 27
Beinödeme 191
Beinschwäche 191
Beklemmungsgefühl 433
Belastbarkeit, fehlende 433
Belastung
– tuberkuline 218
Belastungen, psychische 507
Belastungsdyspnoe 57, 60, 197, 218, 331, 471
Benommenheit 306, 308, 316, 331, 406, 408, 413, 462
Beschwerden
– durch Leberentzündung 263
– dyspeptische 247, 338, 352, 395
– klimakterische 187, 191, 201, 210, 213, 223, 254, 293, 294, 320, 334, 342, 367, 377, 392, 399, 422, 446, 462, 498, 501, 505, 512
– lumbalgische 233
– mentale und emotionale 191
– rheumatische 191, 475
– stenokardische 270

12 Sachverzeichnis

Besorgnis 486
Bestrahlung 345
Bettnässen 303, 396, 418, 503, 510
– junge Männer 342
Bewusstseinstrübungen 19
Bewusstseinsverlust
– plötzlicher 22
Bi
– chronisches 322, 346, 354, 418
– Hitze- 348, 354
– Knochen- 354
– Nässe- 354
– Nässe- und Hitze- 358
– Sehnen- 354
– Sehnen- und Knochen- 322, 348, 354, 358
Bilirubinämie 40
Bilirubinspiegel 306
Bindegewebe
– Elastizitätsverlust 347
– Erkrankungen 379
– Schwäche 379
– Verletzungen 480
– Wucherungen 379
Bisse 257
Bi-Syndrom 289, 291, 294, 297, 302, 306, 311, 330, 336, 339, 342, 346, 348, 354, 357, 358, 360, 364, 365, 367, 370, 375, 379, 382, 384, 385, 386, 387, 388, 393, 396, 398, 406, 409, 410, 411, 415, 418, 420, 428, 433, 440, 441, 443, 444, 445, 446, 452, 456, 458, 460, 464, 465, 471, 472, 474, 475, 476, 477, 479, 483, 488, 491, 495, 499, 505, 507, 508, 510
– bei Frauen mit ovarieller Dysfunktion und im Klimakterium 320
– chronisches 331
Blähungen 51, 82, 247, 249, 255, 256, 271, 273, 277, 283, 299, 300, 304, 309, 311, 318, 326, 329, 336, 352, 374, 386, 388, 392, 395, 398, 402, 413, 418, 429, 431, 438, 441, 456, 462, 469, 488, 501
– übelriechende 27
Blähungskoliken
– Säuglinge 431
– Säuglinge und Kinder 309
Blähungsneigung 384
Bläschenausschlag 465
Blase 186, 348
– atonisch 352
– chronische Katarrhe 507
– Elastizitätsverlust 348
– Entzündung 326
– Entzündungen 336
– Erkrankungen 364, 488

– Grieß 276, 294, 435, 458, 463, 465
– Grießbildung 395
– Grieß und Steine 511
– Katarrh 375, 398
– Koliken 426
– Krämpfe 286, 352, 391, 398
– Lähmung 276
– nervöse 510
– Schwäche 247, 276, 286, 348, 435, 446, 463
– Schwäche, chronisch 318
– Senkung 443
– Steine 256, 258, 276, 294, 350, 364, 418, 435, 440, 458, 463, 475, 477
– Steine, Grieß 499
– Tenesmen 375
Blasenhalsreizung 435
Blasen- und Nierengrieß 364
Blasen- und Nierensteine 270, 364
Blässe 50, 57, 221, 223, 259, 277, 311, 318, 340, 364, 391, 411, 438, 478, 480, 486, 498, 508
– junge Mädchen 357
– leuchtende, des Gesichts 60
– stumpfe, im Gesicht 63
Bleivergiftung 348
Blenorrhöe 350
Blepharitis 289, 348, 350
Blinddarmbeschwerden 342
Blut
– Abbauprobleme 40
– -erbrechen 268, 302, 336, 436, 443, 460
– -husten 364, 443
– im Harn 268
– im Stuhl 268, 443, 507
– im Urin 336, 360
– Spucken 460
– Triglyceride erhöht 17
Blutandrang 336
– zum Kopf 338, 458
Blutarmut, konstitutionelle 498
Blutgerinnsel 337, 483
Bluthochdruck 294
Bluthochdruckkrisen 73
Blut im Auswurf 268
Blutleere 352
Blutreinigung 263, 376
Bluttonikum 247
Blutungen 187, 247, 252, 255, 257, 259, 261, 268, 283, 377, 453, 477, 499
– äußere 348
– der inneren Organe 302
– innere 382, 449
– innere Organe 512
– intermenstruelle 360
– kapillare 449

– kleine unter der Haut, in Darm, Uterus, Harnwegen 105
– oberer Verdauungstrakt 256
– starke 261
– subkutane, bei alten Menschen 253
– urogenitale 323
– Wochenbett 302
Blutungsneigung 368
Blutverlust 313
– starker 480, 498, 499
Blutzucker 273
Blutzuckerspiegel 259
Borborygmen 8, 84, 87, 179, 255
Bradykardie 57, 280, 331, 387, 388
Brandwunden 268, 343, 344, 370, 391, 436, 468
Brechdurchfall 311
Brechreiz 311, 338, 396
Bronchialasthma 280
Bronchialerkrankungen 364, 393
Bronchialkatarrh 376, 486, 508
– spasmolytisch, chronisch 385
Bronchialleiden 435
– chronische 384
Bronchitis 152, 218, 247, 256, 263, 268, 271, 274, 277, 297, 313, 322, 326, 336, 352, 362, 367, 396, 400, 407, 415, 423, 430, 433, 446, 462, 465, 472, 477, 480, 486, 488, 493, 495, 501, 507, 510
– akute 293, 433, 453
– chronische 45, 142, 156, 161, 164, 253, 310, 329, 348, 370, 386, 411, 413, 418, 431, 433, 440, 441, 444, 458, 493, 499, 503
– spastische 266, 270, 393, 426, 512
– subakute 297
Brüche 375
Bruchleiden 375
Brustdrüsenentzündung 413
Brustdrüsenschwellung 297
Brustdrüsenverhärtung 301
Brüste
– entzündete 361
Brustinfektionen 336
Brustknoten 287
Brustkrebs 336, 428, 436, 484, 491, 496
Brustspannung 255
Brusttumore 446
– gutartige 294
Brustverschleimung 418
Bulimie 285
Burnout 294, 422
Burnout-Syndrom 462, 499
Bursitis 280, 336

C

Candida albicans 323, 367
Candida-Befall 257
Candida-Erkrankungen, chronische 300
Candida-Infektionen 227, 415, 493, 495
Candidiasis 263
Cellulitis 252, 318, 365, 370, 379, 380
Chemotherapie 273, 345, 367, 423, 436, 484, 495, 496
– während oder nach 345
Chlorose 259, 339, 391, 465
Cholagogum 306, 456
Cholangitis 306, 415
Cholelithiasis 27, 48, 256, 259, 284, 289, 306, 314, 318, 350, 356, 358, 364, 370, 382, 407, 409, 410, 415, 433
Cholera 271, 430
Choleretikum 388, 392, 508
Cholesterinämie 266, 272, 294, 346, 415
Cholesterinspiegel 273
Cholezystitis 27, 48, 256, 289, 306, 314, 318, 336, 356, 358, 370, 374, 382, 415, 433, 450, 462
Chorea 469, 501
– im Pubertätsalter 320
Chorea minor 284
Chronic Fatigue Syndrome 113, 177
Claudicatio intermittens 247, 253, 362, 415
Climacterium virile 251
Colitis 261, 289, 302, 303, 336, 367, 462, 481
Colitis ulcerosa 84, 166, 177, 263, 268, 297, 300, 329, 360, 415, 442, 449, 496
Colon irritabile 8, 96, 100, 133, 263, 325, 336, 393, 402
Cor nervosum 272
Cor pulmonale 270

D

Darm
– Blutungen 443
– Blutungen bei Durchfallerkrankungen 348
– Dysbiose 273
– entzündliche Erkrankungen 100
– Hefe-Pilz-Besiedlung 415
– Koliken 352
– Krämpfe 299
– Mykosen 256
– Pilzbefall 111
Darmblutungen 460
Darmerkrankungen 297
– entzündliche 111, 221, 377
Darmgeräusche, starke 420
Darminfektionen 313
Darmkatarrh 282
Darmkoliken 273, 430
Darmkrebs 336
Darmmykose 166, 263, 297, 309, 329
Darmparasiten 263
Darmperistaltik 278
– träge 465
Darmpilz 441
Darmschleimhaut
– entzündliche Erkrankungen 449
– Katarrh 257
Degeneration und Verfettung 294
Dekubitus 247, 379, 382, 398
Delirium 89, 171
Delirium tremens 320, 384, 425, 469
Dementia praecox 372
Demenz 362
Denken, langsames 308
Depression 8, 57, 73, 76, 255, 285, 293, 294, 314, 318, 325, 326, 331, 362, 379, 386, 388, 410, 411, 412, 425, 453, 456, 469, 483, 486, 501, 504
– chronisch nervöse 331
– mentale 331
– postnatale 294
Dermatitis 263, 293, 326, 344, 348, 357, 367, 453, 479
Dermatosen 259, 377
– hitzige 443
– nässende 503
Diabetes 213, 273, 286, 289, 336, 398, 410, 499
– Komplikationen 322
Diabetes mellitus 256, 259, 273, 277, 294, 302, 311, 318, 342, 343, 358, 384, 386, 423, 440, 443, 446, 456, 462
Diabetes Typ II 415
Diaphoretikum 426
Diarrhö 8, 84, 96, 100, 108, 111, 166, 173, 206, 247, 252, 256, 257, 268, 277, 282, 283, 289, 297, 299, 300, 301, 303, 313, 319, 329, 334, 336, 352, 356, 358, 360, 364, 377, 382, 386, 393, 395, 398, 400, 402, 408, 420, 422, 430, 431, 441, 443, 449, 452, 453, 456, 460, 462, 474, 475, 477, 488, 495, 498, 499
– akute 259
– chronische 103, 177, 180, 221, 261, 342, 360, 386, 388, 418, 422, 442
– fiebrige 391
– morgendliche 221
– plötzliche und schmerzhafte 420
– schmerzhafte 173
– wässrige 221
Diathese 274, 311
– harnsaure 259, 278, 289, 318, 339, 354, 410, 438, 444, 445, 465, 474, 475, 483, 499
Dickdarm 140
– Hitze und Trockenheit 293
– Kälte und Schwäche 309
Dickdarm- und Bauchfellentzündungen 318
Digestif 334
Digestivum 358
Diphtherie 326, 343, 428
Distension 87
– abdominal 322
– abdominelle 8, 277
– Bauch 319
– postprandiale 96
Diurese 272, 283, 308, 340, 352, 417, 418
Diuretikum 455
Divertikulitis 300, 481, 496
Drehschwindel 512
Dreifacher Erwärmer 56
Drogenentwöhnung 285, 469
Drogenintoxikationen 367
Drogenmissbrauch 272
Drogensucht
– Folgen von 24
Druckgefühl 420
– auf der Brust und unter dem Rippenbogen 27
– im Unterbauch 227
Drüsenerkrankungen 364
Drüsengeschwüre 382
Drüsenschwellungen 268, 340, 370, 436, 449, 510, 512
Drüsenverhärtungen 418
Dünndarm 55
– Schwäche, Kälte 402
Duodenitis 300
Durchblutungsstörungen 278, 280, 405, 411, 433, 446, 458
– arterielle 476
– periphere 334, 394
– periphere arterielle 362
– venöse 247
Durchfall 271
– chronischer 323, 358
– diffuser 96
– morgendlicher 277, 322
– wechselt mit Verstopfung 40
Durchfallerkrankungen 462
– leicht, unspezifisch 261
Durchschlafstörungen 16, 66, 334, 438

12 Sachverzeichnis

Durchsetzungsvermögen
- Mangel an 142
Durst 16, 45, 66, 70, 82, 145, 152, 227, 267, 294, 313, 318, 367, 439, 460, 481
- fehlend 122
- mit dem Verlangen, kleine Mengen zu trinken 118
- mit Verlangen nach kalten Getränken 127
- ohne oder mit geringem Trinkverlangen 110
- ohne Trinkverlangen 166
- ohne Trinkverlangen oder mit dem Bedürfnis, in kleinen Schlucken zu trinken 125
- ohne Verlangen zu trinken 48
- starker 478, 480
- wenig 27
Durstgefühle 171
Durstlosigkeit 108
Dysbakterie 388
Dysbalance
- hormonelle 285
Dysbiose
- Darm 278
Dysenterie 118, 268, 271, 313, 323, 360, 391, 443, 481, 495
- akute 449
Dysfunktion, erektile 422
Dysfunktion, vegetative 409
Dyskinesien, chronische 356
Dyskrasie 318, 339, 411, 510
Dysmenorrhöe 8, 13, 246, 254, 255, 261, 269, 274, 278, 284, 286, 294, 299, 300, 303, 306, 309, 316, 320, 321, 323, 326, 334, 336, 342, 354, 382, 384, 386, 387, 389, 391, 398, 406, 417, 426, 431, 455, 458, 460, 462, 463, 477, 483, 486, 498, 501
Dyspepsie 249, 271, 322, 335, 338, 366, 388, 400, 407, 418, 420, 438, 460, 472, 488
- Alkoholiker 320
- Gärungs- und Fäulnis- 111
dyspeptische Zustände 304
Dysplasie, zervikale 496
Dyspnoe 45, 79, 105, 141, 142, 147, 156, 158, 161, 164, 197, 206, 221, 251, 259, 309, 322, 352, 364, 367, 370, 412, 422, 431, 432, 433, 443, 458, 462, 465, 471, 486, 488, 499, 501, 508
Dysthyreose 395
Dystonie 271
- neurovegetative 433
- vegetative 342
Dysurie 70, 82, 191, 227, 230, 278, 395, 474, 510

E

Eierstöcke
- Krebs 491
Einschlafprobleme 512
Einschlafstörungen 63, 285, 331, 423, 503
Eiterungen 257, 268, 287, 292, 361
- chronische 480
Eiweißstoffwechsel 339
Eiweißstoffwechselstörungen 336
Ejaculatio praecox 194, 413, 460
Ejakulationsbeschwerden 194
Ejakulationsstörungen 223
Eklampsie 425
Eklampsie infantium 420
Ekzeme 27, 259, 263, 273, 287, 291, 294, 311, 326, 357, 361, 367, 377, 379, 382, 389, 428, 440, 449, 474, 475, 484, 499, 505, 508, 510
- chronische 372, 507
- juckende, nässende 402
- nässende 261, 398
- seborrhoische 443
- trockene 436, 480
Elastizitätsverlust 293
Elastizitätsverlust des Bindegewebes 347
Embolie 368
- Prophylaxe 404
Emmenagogum 309, 333, 392, 411, 419, 456, 467, 488, 498, 504
Emphysem 45, 493
Emphysembronchitis 386
Endokarditis 70, 89, 331, 370, 400
Endometriose 13, 247, 294, 415, 499
Endometritis 247, 261, 289, 301, 302, 320, 382
Energielosigkeit 96, 100, 206, 322, 443, 469
Energiemangel 180, 384, 422, 456
Engegefühl 331
- in der Herzgegend 210
- thorakal 158
Enteritis 82, 166, 252, 259, 261, 263, 302, 323, 329, 364, 367, 435, 443, 449, 453, 462, 474, 481
- akute 386
- mit blutigen Stühlen 360
Entscheidungsfindung
- Schwierigkeiten bei der 50
Entscheidungsschwierigkeiten 27
Entwicklungsverzögerung
- bei Kindern 76
Entzündung 263, 446, 453
- akute und chronische 336
- Atemwege 488
- Augen 268
- Augen, entzündlich 268

- äußere Genitalien 263
- chronische 493
- chronische, weiblicher Unterleib 491
- Dünn- und Dickdarm 402
- Gebärmutter 283
- Genitalorgane 391
- Hals- und Rachenraum 498
- Harnwege 256, 391
- Haut 257, 440
- Kopfhaut 369
- Luftwege 370
- Magen-Darm-Trakt 268, 382
- Mundbereich 310, 408, 415, 480
- Mundhöhle und Zahnfleisch 313
- Mund-, Rachenschleimhaut 257
- Mundraum 402
- Mundschleimhaut 278, 337, 402, 456
- Mundschleimhaut und Rachen 508
- Mund- und Halsbereich 367, 377
- Mund und Rachen 280
- Mund- und Rachenbereich 374
- Mund- und Rachenraum 268, 348
- Niere und ableitende Harnwege 276
- Ohr 391
- Rachenschleimhaut 329, 330
- rezidivierende urogenitale 274
- Schleimhäute 364
- schmerzhafte 292
- Speiseröhre 402
- Unterleibsorgane 402
- Urogenitalsystem 433
- Zahnfleisch 278
Enuresis 142, 187, 191, 194, 233, 247, 352, 382, 435, 449, 507
Enuresis nocturna 276, 286, 348, 391
Enzephalitis 19, 73
Enzephalomyelitis
- myalgische 259
Epidemie-Prophylaxe 343
Epidermis, Zunahme der 446
Epigastrium
- akuter Schmerz 130
- brennender Schmerz 127
- Distension 133, 325
- Distension und Schmerz 42
- dumpfes, unangenehmes Gefühl 122
- Engegefühl 108, 110, 127, 166, 396
- Enge- und Völlegefühl 118
- Kältegefühl 108, 266, 352
- Schmerz im 125

- stechende Schmerzen 137
- unangenehmes Gefühl im 120
Epilepsie 22, 73, 284, 331, 372, 379, 384, 392, 420, 425, 458, 469, 477, 488, 501
Epilepsie, Kinder 508, 510
Epilepsie-Prophylaxe 504
Epistaxis 13, 16, 256, 512
Eppstein-Barr-Virus 415
Epstein-Barr-Virusinfekte 495
Erbrechen 8, 27, 42, 48, 76, 111, 122, 125, 131, 133, 171, 300, 325, 352, 356, 366, 374, 386, 393, 406, 420, 431, 433, 453, 488, 496, 501
- klarer Flüssigkeit 122
- klarer Flüssigkeiten 130
- Schwangerschaft 406
- von dunklem Blut 137
- weißen, wässrigen und schäumigen Sputums 161
Erektionsstörungen 398, 446
Erfrierungen 278, 368
Ergrauen
- frühzeitiges 201
Erkältung 150, 158, 274, 276, 277, 336, 385, 396, 406, 407, 415, 423, 430, 433, 446, 464, 486, 488
- Anfangsstadium 150
- beginnend 418
- fiebrige 370
- mit Fieber und Schweiß 299
- mit Kopfschmerz 444
Erkältungskrankheit 336, 460, 462, 502, 510
- akut, fieberhaft 152
- chronisch rezidivierend 386
- fiebrige 476
Erkältungsneigung 141, 370
Erkrankungen
- akute fieberhafte, mit Verstopfung 171
- allergische 420, 495
- Analbereich 443
- Atemtrakt 249, 268
- Atemwege 266
- Atemwege, chronische 462
- Augenvordergrund 263
- autoaggressive 166
- Beckenorgane 402
- Beine 253
- Bewegungsapparat 263
- Blase 402
- chronische 345
- chronisch entzündliche 277, 435
- entzündliche 486
- entzündliche, Magen, Darm, Niere, Blase, Unterleib 475
- fieberhafte 510
- fieberhafte, hitzige 478

- fiebrige 423
- Knochenmark 422
- Mundhöhle 460
- Mundhöhle, Kehlkopf, Rachen 377
- Mundschleimhaut 468
- Mundschleimhaut, entzündliche 463
- nervöse 60
- neurologische 446
- Prostata 402
- Rachen, entzündliche 463
- spinale 469
- Unterleibsorgane 402
- urogenitale 30
- Urogenitaltrakt 474
- venerische 443
- venöse 458
- Zahnfleisch 396, 468
- Zahnfleisch, entzündliche 463
Ermüdbarkeit 308
Ermüdung 433
Ermüdungs- und Erschöpfungssymptomatik 345
Erregbarkeit 27, 70, 294, 302, 326, 334, 372, 374, 453, 460, 477
- sexuelle 469
Erregtheit 285, 399, 501
Erregung, ängstliche 420
Erregungszustände 73
Ersatzhandlungen
- Neigung zu 51
Erschöpfbarkeit 308, 394, 423
Erschöpfung 201, 221, 223, 278, 285, 311, 322, 331, 334, 358, 370, 386, 388, 410, 415, 433, 435, 438, 439, 451, 452, 456, 462, 478, 495, 501
- geistige, Gefühl von 96
- mentale 486
- nach geschlechtlichen Ausschweifungen 313
- nach sexueller Verausgabung 285
- nervöse 308, 311, 382
- nervöse des Schulkindes 382
- schnelle 191, 194, 197, 379, 493
- sexuelle 471
Erschöpfungszustände 50, 60, 79, 120, 280, 311, 313, 377, 422, 430, 505
Erstickungsgefühle 471
Erwachen in den frühen Morgenstunden 50
Erwachen, nächtliches 438
Erysipel 361, 387
Erythema intertrigo 257
Escherichia coli 297
Essstörungen 294
Exantheme 387, 499

Exantheme, chronische 411
Expektorans 501
Extrasystolen 331, 399, 405
Extrasystolie 270, 471
Extremitäten
- kalte 60, 100, 122, 177, 179, 191, 197, 221, 299
- Kälte 277
- Müdigkeitsgefühl 272
- schmerzhafte 404
- Schwäche 100
- Schwäche der 120
- Schwäche oder Schwere 96
- Taubheitsgefühle 32
- Taubheitsgefühl oder Sensationen 115

F

Faserrisse 280
Fatigue-Syndrom, chronisches 495
Fazialisparese 316, 477
Febris intermittens 471
Fehlernährung 440
Fersensporn 480
Fettherz 251
Fettleber 306
Fettleibigkeit 354
Fettstoffwechsel 415
Fettstoffwechselstörungen 410
Fettunverträglichkeit 27, 259, 289, 338, 356, 374, 450
Fettverdauungsstörungen 48, 51, 263
Fibroadenom der weiblichen Brust 368
Fibromyalgie 452, 495
Fibromyalgiesyndrom 495
Fieber 48, 149, 152, 166, 227, 256, 268, 273, 286, 287, 289, 291, 293, 300, 313, 326, 334, 336, 354, 364, 377, 406, 436, 441, 453, 460, 464, 508
- am Nachmittag 210, 293, 313
- -gefühl am Nachmittag 223, 294
- hohes 19, 89, 171, 247, 318, 377
- intermittierendes 253, 311, 336, 443
- leichtes 356
- leichtes, ganztags 27
- leichtes, konstantes 111
- nachmittags 125
- nachmittags oder abends 218
- rheumatisches 460, 464
- septisches mit Schüttelfrost 343
Fingernägel
- brüchig 347
- trocken, brüchig 32
Fissuren 391

12 Sachverzeichnis

Fisteln 247, 263, 311, 348, 364, 365, 402, 495
- innerlich, äußerlich 256
- Neigung zu 347
Flankenschmerz 311, 338, 364, 392, 468
Flatulenz 40, 87, 255, 322, 336, 358, 366, 415, 474
Flechten 308, 323, 329, 377
Fluor albus 323
Fluor vaginalis 27, 30, 247, 257, 282, 283, 289, 301, 329, 348, 364, 387, 395, 402, 436, 442, 456
- albus 230
- chronisch 256, 342, 411
- chronisch, gelb 261
- chronisch, klar, bei Frauen 194
- gelb 27, 289, 302
- weiß 108, 257, 334, 391, 395, 396, 418, 463, 486, 499
Flüssigkeitsstau, Beine 474
Föhnempfindlichkeit 280
Fokalintoxikationen 428
Fontanellen
- spätes Schließen 201
Frauenbeschwerden 286
Freudlosigkeit 326
Frigidität 201, 322, 326, 387, 396, 413, 422, 462
Frostbeulen 263, 286, 362, 368
Fröstelgefühle 197
Frösteln 60, 100, 152, 161, 433
Frostschäden 449
Frühgeburtsgefahr 283
Frühjahrsmüdigkeit 326, 411, 465
Frustration 512
Frustrationsessen 338
Fülle
- abdominale 311
- epigastrische 42
Furunkel 259, 261, 268, 273, 280, 287, 297, 300, 316, 318, 343, 367, 377, 382, 398, 436, 443, 453, 458, 465, 475, 477, 479, 480, 484, 495, 499, 505, 508, 510, 512
Furunkulose 301, 433, 468
Füße
- kalte 362
- schmerzend 382
- wunde 426
Fußpilz 263, 496
Fußschmerzen 257
Fußschweiß 348, 460
- exzessiver 433

G

Galaktagogum 309, 499, 505
Galle
- Abflussstörungen 272
- Grieß 406
- Koliken 256, 342, 402
- Koliken, akute 356
- Schmerzen 272, 338
- Steine 411, 499
Gallenblase
- Karzinom 48
- Leere und Kälte 311
Gallenfluss 304, 384
- vermindert 266
Gallenflüssigkeit 253
Gallenkolik 407, 426
Gallensekretion 273
Gallenstau 404, 504
Gallensteinbildung 441
- Neigung zu 118
Gallensteine 311, 339
Gallensystem
- funktionelle Störungen 311
Gallenwegsverengungen 333, 406
Gang 420
Gangrän 253, 263, 379, 458
Gangunsicherheit 394
Gärungsdyspepsie 309, 392, 396
Gärungs- und Fäulnisdyspepsie 358
Gärungs- und Fäulnisprozesse, Darm 488
Gastritis 42, 247, 263, 268, 273, 300, 302, 313, 318, 358, 360, 367, 377, 382, 402, 406, 449, 475, 484, 486, 495
- akut 127, 261
- chronisch 122, 125, 481
- chronisch, atrophisch 267
- chronisch-atrophisch mit Zungenbrennen 313
- chronisch hyperacide 311
- hyperacide 418, 484
- mit Erbrechen 297
Gastroenteritis 291, 326, 360, 400, 442, 443, 499
- chronisch 350, 388
Gebärmutter
- chronische Katarrhe 507
Gebärmutterkrämpfe 382
Gebärmutterkrebs 491
Gedächtnis
- schlechtes 115
- schwaches 438, 503
Gedächtnisleistung 249
Gedächtnismangel 393, 411, 503
Gedächtnisschwäche 257, 286, 322, 331, 362, 379, 384, 405, 418, 444, 455, 456
Gedächtnisstörungen 501
Gedächtnisverlust 201, 392
Gedankenflucht 368, 413
Gefäßkrankheiten, periphere 415
Gefäßsklerose 247

Gefäßspasmen 294
Gefäßverengungen
- Kopf 444
- peripher 266
Gefühl des Zerplatzens 36
Gehirnerschütterung 362
Gehirnoperationen 362
Gehschmerzen 362
Gelbfieber 336
Gelbkörperfunktion 254
Gelbkörperphase 342
Gelbsucht 256, 304, 376, 450
Gelenkbeschwerden 499
Gelenkdeformationen 398
Gelenke 292
- entzündliche Schwellungen 404
- steife 342, 418
- Trockenheit der 313
Gelenkentzündung 509
- chronische 367
Gelenkerkrankungen 274, 512
- degenerativ 274
Gelenkrheuma 253, 372, 460
Gelenkschmerzen 336, 428
- chronische 415
Gelenkschwellungen 336
Gemütskrankheiten 372
Genitalbereich
- Entzündung und Juckreiz 449
- psychische Traumata 261
- Verletzungen 261
Genitalentzündung
- chronisch 273
Geräuschempfindlichkeit 338
Gereiztheit 8, 16, 261, 318, 374, 377, 400, 417, 453, 462, 469, 477, 483
- sexuelle 417
Geriatrikum 285, 362, 499
Gerstenkorn 350
Geschlechtskrankheiten 283
Geschmackssinn
- Verlust des 108
Geschmacksverlust 120
Geschwülste 319, 387, 445, 509
Geschwürbildungen
- Mund, Zunge 257
Geschwüre 257, 261, 263, 268, 273, 282, 287, 297, 304, 306, 311, 348, 357, 361, 365, 368, 370, 372, 374, 382, 387, 391, 406, 428, 436, 443, 445, 460, 465, 474, 476, 480, 508, 510, 512
- äußerlich zugängliche, bösartige 301
- brandig, krebsartig 249
- chronische 326
- eiternde 316
- eitrig 404

- faulige 402
- Magen-Darm-Trakt 300
- Magen, Dünndarm 257
- Mund und Zunge (mit rotem erhabenem Rand) 70
- noch nicht aufgebrochene 426
- schlecht heilende 436
- verhärtet 404
- Zunge 82

Gesicht
- blass 141, 164, 433
- blassgelb, fahl 115
- blau-violett 79
- fahlgelb 118
- gedunsen 420
- leuchtend weiß 113, 191
- rot 315

Gesichtsfarbe
- blassgelb bis fahl 96
- fahlgelb oder weiß 100

Gesichtslähmung 469
Gesichtsneuralgie 316, 402, 436, 477
Gesichtsrose 404, 508
Gesichtsröte 316, 338, 438, 512
Gesichtsrötung 70
Gesichtsschmerzen 433, 503, 504
- neuralgische 409
Gewebereinigung 263
Gewebeschwäche 354
Gewebeschwellungen 384
Gewebeverdichtungen 287, 428
Gewebeverhärtungen 468, 476
Gewichtsverlust 318, 338, 366, 480, 498
Gewichtszunahme 342
Gicht 249, 253, 256, 259, 273, 277, 278, 280, 284, 285, 286, 289, 291, 297, 311, 318, 322, 331, 336, 348, 354, 357, 358, 360, 364, 365, 370, 372, 375, 382, 384, 385, 386, 388, 396, 398, 409, 411, 415, 418, 420, 430, 433, 440, 441, 443, 444, 445, 453, 458, 460, 465, 467, 474, 475, 483, 491, 499, 507, 508, 509, 510
Gichtschmerzen 472, 491
Gingivitis 263, 268, 294, 329, 452, 453, 474, 480
Glaskörper- und Linsentrübungen 458
Glaukom 303, 311, 350, 512
Gliederschmerzen 257, 287, 433, 462
Glieder- und Muskelschmerzen 406
Glieder- und Rückenschmerzen 383
Gliedmaßen
- Einschlafen 32
Globusgefühl 8
Globus hystericus 417

Glossitis 70
Glukosestoffwechsel 346
Gonaden, Insuffizienz 498
Gonarthritis 428
Gonorrhöe 276, 297, 329, 375, 415, 436, 495, 511
Granulationsgewebe, Bildung von 379
Grieß- und Steinleiden 386
Grind 273, 286, 365
Grippe 316, 364, 396, 406, 418, 423, 464, 477
Groll 512
Grübeln 257, 438
Gürtelrose 501, 508
Gynäkomastie 400

H

Haarausfall 200, 249, 274, 330, 342, 411, 446, 456, 463, 493, 498, 499
- vorzeitig 263
Haartonikum 274, 493
Haarverlust 496
Haarwachstum 292
Haarwuchsmittel 456
Haarwuchs, schwach 456
Hals
- trockener 36, 491
- Trockenheit 175
Halsbeschwerden 407
Halsentzündung 127, 152, 256, 326, 368, 428, 479, 480, 488
- chronisch 210
- chronisch latent 147
Halsschmerzen 149, 152, 293, 360, 430, 486, 493
- chronische 300
Hals- und Mundentzündungen 382
Hals- und Rachenentzündung 508
Hämatemesis 13, 16, 256
Hämatome 263, 280, 287, 382, 393, 440, 458, 480
Hämaturie 70, 82, 105, 210, 227, 257, 323, 348, 395, 436, 481, 507
- schmerzhafte 276
Hämoptysis 16, 256
Hämorrhagie 400, 422, 481, 512
Hämorrhoidalblutungen 301, 302, 360, 443
Hämorrhoiden 103, 177, 252, 253, 256, 257, 263, 283, 289, 300, 306, 318, 322, 329, 336, 348, 357, 360, 368, 380, 382, 391, 398, 402, 404, 420, 440, 443, 449, 458, 480, 503
- blutende 436, 479
- schmerzhafte 404
- schmerzhafte, blutende 379
Hämostatikum 420

Hände
- kalte 79
- rissige 443
Handschweiß 463
Harn
- dunkel 70
- dunkel, brennend 294
- Inkontinenz 103
- spärlich 342
- spärlich, dunkel 166
Harndrang 420, 508
- bei Kälte und Stress 30
- häufiger 227, 230, 233, 396, 435
- plötzlicher heftiger 342
Harnentleerung, schmerzhafte 474
Harnfluss
- klar, reichlich oder spärlich 221
Harngrieß 227, 507
Harninkontinenz 194, 247, 256, 276, 443
Harnkonzentration 249
Harnlassen
- Brennen beim 268, 276
Harnleiterkrämpfe 270
Harnleiter, Schmerzen 289
Harnorgane
- Geschwüre 276
Harnsäurespiegel 285
- erhöht 17
- hoch 358
Harnsäurewert
- erhöht 420
- erhöhter im Blut 261, 291, 354, 488, 507
- hoch 256, 289, 364, 398, 483
Harnstau 278, 411
Harnsteine 227
Harnsteine und -grieß 420
Harnsteinerkrankungen 270
Harnstoffwert, erhöht, im Blut 488
Harnstrahl
- dünner 194
Harnträufeln 191, 272, 289, 446
Harntröpfeln 30
Harnverhalten 191, 227, 274, 294, 350, 391, 465, 510
Harnverhaltung 247, 253, 256, 259, 268, 282, 289, 308, 340, 348, 386, 396, 398, 422, 458, 476, 499
- schmerzhafte 375
- wg. Prostatahypertrophie 391
Harnwege, Verschleimung 388
Harnwegserkrankungen 499
Harnwegsinfekte 433
Hashimoto-Thyreoiditis 399
Haut
- Alterungserscheinungen 294
- Blutungen der 297

Sachverzeichnis

- Entzündungen 294
- Erkrankungen 361
- Erkrankungen, entzündliche 377
- Erkrankungen mit roten (evtl. juckenden) Effloreszenzen 377
- fahl 438
- fahlgelb 450
- fettig, unrein 362
- Irritationen 294
- müde 362
- rissige 380
- rissige, trockene, juckende 415
- rissige, welke, gealterte 456
- trocken 145, 367, 480, 491
- trockene, atrophische 382
- Trockenheit und Elastizitätsverlust 347
- Trockenheit und Irritationen 294
- unrein 257
- unreine, fettige 449
Hautabschürfungen 480
Hautalterung 446
- frühzeitige 293
Hautausschläge 253, 274, 308, 311, 348, 458, 465, 474, 504
Hautblutungen 337
Hauteffloreszenzen 326
- entzündete 436
Hauterkrankungen 247, 318, 337, 428, 474, 505
- allergische 499
- chronische 291
- juckende 475, 476
- mit seelischer Ursache 287
Hauteruptionen 311
- trockene 293
Hautflechten 330
Hautflecken 278, 440
Hautgeschwüre 364
Hautinfektionen 367
- bakterielle 415
Hautirritationen 263, 440
Hautjucken 510
Hautkrankheiten 297, 360, 433
- entzündliche, juckende 479
- Kinder 391
Hautkrebs 446, 465
Hautleiden 396, 460
- chronische 291, 507, 510
- entzündlich 268
Hautparasiten 310
Hautpilz 486, 493
Hautprobleme 263
Hauttumore 495
Haut- und Schleimhauterkrankungen 287
Hautunreinheiten 256, 259, 261
- mit Tendenz zu Eiterung 273
Hautverletzungen 263

Heiserkeit 145, 147, 267, 280, 293, 297, 313, 350, 367, 411, 430, 433, 441, 474, 502
Hemiplegie 22, 280, 392, 418, 469
Hepatitis 13, 27, 48, 263, 273, 289, 299, 306, 311, 358, 398, 436, 438, 479, 484, 504
- akute 318
- chronische 32, 367
Hepatitis B 415
Hepatosplenomegalie 306, 386, 410
Hernie 30, 252, 261, 347
Herpes 326, 367, 382
Herpes genitalis 27, 415, 495, 512
Herpes labialis 263, 266, 406, 510, 512
Herpes simplex 479, 495
Herpes zoster 263, 266, 415, 495, 512
Herz 53
- funktionelle Störungen 471
- hypertrophisch, insuffizient 340
- Irritabilität und Sensibilität 266
Herzbeschwerden 266, 342
- durch Stress 405
- Kinder 394
- nervöse 511
- psychosomatische 462
- psychosomatische, funktionelle 89
Herzfehler
- leicht, angeboren 251
Herzinfarkt 60, 210, 362
- Prophylaxe 415, 496
Herzinsuffizienz 57, 206, 280, 331, 334, 372, 440
- chronische 60, 66, 79
- tachykarde 467
Herzklappen
- Erkrankung 331
Herzklappenfehler 467
Herzklopfen 395, 405, 504
- nervöses 392, 430
Herzmuskeldegeneration 251
Herzneurosen 334, 425, 456
Herzpalpitationen 297
Herzrasen 331
Herzreaktion, psychosomatische 394
Herzrhythmusstörungen 63, 387, 471
- bradykarde 334
- tachykarde 66
Herzschwäche 271, 455
- infolge von Schock, Stress, schwerer Krankheit 331
Herzsensationen 455
Herzstörungen 266
- nervöse 512

Herz- und Gefäßkrankheiten 415
Herzunruhe 310, 326
Herzverfettung 334
Heufieber 350
Heuschnupfen 294, 336, 350, 367, 402, 474, 495
Hexenschuss 213, 256
Hinterkopfschmerz
- dumpf 213, 314
Hinterkopf- und Körperschmerzen 149
Hirninsuffizienz 362
Hitzeausschlag 420
Hitzeaversion 145
Hitzegefühl 66, 377, 469
- am Nachmittag 210, 223, 294
- an Handflächen und Fußsohlen 213
- nachmittags 125
- nachmittags oder abends 218
- nachmittags und abends 147
Hitzesensationen
- Thoraxbereich 210
Hitzewallungen 223, 261, 334, 342, 358, 382, 392, 439, 446, 462, 477, 480, 491, 507, 512
Hitzewellen 70, 294, 504
HIV-Infektion 274
Hoden
- Schmerz 87
- Zerrung 30
- Zusammenziehen 30
Hornhauttrübungen 249, 303
Hornhautverdickungen 480
Hörstörungen 382, 460, 503
Hörsturz 16, 36, 477
Hüftgelenkentzündung 364, 384
Hühneraugen 370
Hungergefühl
- ständiges 127
Hüsteln 141, 145, 293, 432, 508
Husten 45, 141, 147, 149, 150, 152, 158, 161, 206, 256, 274, 277, 284, 293, 309, 322, 348, 350, 364, 367, 370, 407, 413, 426, 430, 433, 462, 472, 486, 488, 493, 501, 502
- alt, hartnäckig 271
- bei chronischer TBC 400
- chronisch 142, 156, 432, 433, 467
- chronisch mit wässrigem, klarem Sputum 164
- chronisch, trocken 147, 217, 259, 268
- kalt 297
- keuchend 440
- mit Auswurf 352
- nervös 400, 486
- spastisch 249, 309, 462

- stark 465
- stark, bellend 158, 510
- trocken 145, 218, 293, 313, 367, 400, 402, 433, 440, 478, 480, 491, 508
- zäh 444, 458
Hustenattacken 197, 425
Husten mit spärlichem, zähem Sputum 147
Hustenreiz 413, 426, 431
HWS-Beschwerden 210
Hydrops 221, 249, 251, 261, 278, 289, 291, 304, 308, 322, 329, 336, 339, 340, 354, 357, 360, 364, 372, 384, 388, 396, 411, 415, 455, 458, 465, 467, 471, 474, 475, 483, 499, 505
- durch Herzschwäche 331, 444
Hydrozele 230
- bei Knaben 282
Hyperaktivität 82, 332, 488
Hyperämie 460
Hyperazidität 42, 122, 248, 253, 289, 308, 311, 325, 350, 388, 453, 458, 475
- Magen 277, 357, 409, 433
- mit Aufstoßen 322
Hypercholesterinämie 22, 51, 338, 423, 496
Hyperemesis 422
Hyperglykämie 286, 422, 440
- chronisch 277
Hyperhidrosis 191, 194, 322, 377, 400, 449, 460, 463, 477, 499
- lokale 462
Hyperlipidämie 338, 339
Hypermenorrhöe 246, 252, 257, 261, 348, 374, 419, 420, 436, 443, 453, 475, 476
Hyperthyreose 16, 66, 70, 187, 210, 213, 251, 255, 278, 297, 302, 332, 334, 358, 370, 394, 395, 399, 449, 469, 501, 512
Hypertonie 16, 22, 32, 66, 70, 79, 187, 210, 213, 223, 246, 280, 285, 289, 302, 316, 326, 334, 358, 362, 370, 382, 392, 400, 405, 414, 425, 436, 446, 469, 474, 475, 476, 477, 483, 488, 501, 508, 512
- infolge Hyperthyreose 399
Hyperurikämie 253, 415
Hypocholesterinämie 51
Hypochondrie 309, 318, 329, 336
Hypochondrium
- Distension und Schmerz 42
- rechtes
  - dumpfer Schmerz und Distension 48
- rechtes, Schmerzen im 338

- Schmerz im 32, 299
- Völle- und Engegefühl 45
Hypoglykämie 311, 366
- chronisch 277
Hypomenorrhöe 32, 213, 254, 285, 311, 320, 329, 339, 382, 396, 455, 480, 493
Hypophyse 254
Hypophysenunterfunktion 387
Hypothermie 322
Hypothyreose 57, 322, 387, 411, 498
Hypotonie 57, 251, 280, 331, 387, 433, 455, 462
Hypo- und Dysmenorrhöe 352
Hypoxie 331
- zerebrale 362
Hysterie 272, 310, 318, 336, 418, 425, 469, 477, 501, 503, 508, 511

Ich-Schwäche 319
Ikterus 27, 48, 118, 249, 259, 284, 289, 291, 299, 307, 311, 314, 318, 333, 336, 338, 350, 356, 358, 364, 370, 386, 388, 392, 396, 410, 415, 441, 442, 444, 456, 462, 483, 504, 507
Ileitis 87
Immunreaktion 299
Immunschwäche 113, 213, 377
- allgemeine 218, 495
Immunschwächesituationen 263
Immunstimulans 388
Immunsystem, Schwäche 386, 387
Impetigo 301
Impotenz 191, 201, 285, 326, 346, 379, 387, 396, 398, 413, 422, 452, 456, 462
- funktionelle 342
Impulsivität 70, 294, 326
Indigestion 273, 350, 366, 410, 431, 443
Infektanfälligkeit 142, 164, 263, 276, 338, 486
- durch Lymphbelastung 360
Infekte 284, 350, 460
- ableitende Harnwege 493
- akute, Atemwege 493
- akute, der Atemwege 322
- Atemwege 462
- beginnende 486
- chronische 322, 323, 484
- chronische, der Nieren 493
- chronische, Geschlechtsteile 493
- der Blase und der ableitenden Harnwege, akut 227
- fieberhafte 477
- fiebrige grippale 503

- grippale 247, 256, 301, 322, 433, 444, 460, 462, 476, 488, 493, 510
  - Anfälligkeit 385
- grippale, fiebrige 277, 415
- rezidivierende, chronische 377
- Schleimhäute des Atemtrakts 308
- virale 287
- viraler Genese 345
Infektionen 428, 446
- akute 433
- bakterielle 388
- bakterielle und virale 343, 367
- Brustraum 336
- Candida- 276
- Genitalbereich 301
- gynäkologische 495
- Harnorgane 465
- Pneumokokken- 274
- Pulmonaltrakt 326, 433
- Staphylokokken- 274
- Streptokokken- 274
- urogenital, chronisch 213
- Urogenitaltrakt 415
- virale 388
Infektionsanfälligkeit 452
Infektionskrankheiten 19, 273, 274, 280, 284, 389, 423
- fiebrige 452
- Kinder 488
- rezidivierende 462
Infertilität 201, 283, 285, 294, 318, 360, 422, 436, 456, 462, 499
- durch Uterusschwäche 417
- Frau 191, 213, 254, 342, 360, 400, 413
Influenza 150, 152, 158, 370
Influenza A 367
Influenza-Infektion 345, 495
Initiative, mangelnde 50
Inkontinenz 142, 187, 191, 233, 274, 289, 348, 352, 388, 510
- altersbedingt 194
Innenlid, blass 32
Insektenbisse 436
Insektenstiche 255, 263, 361, 387, 415, 458, 474, 480
Insomnia 187, 316, 326, 417, 453, 469
Inspiration, Behinderung der 197
Insuffizienz
- gonadotrope und adrenale 462
- koronare 399
- venöse 379
Intoxikationen, chronische 263, 438
Introvertiertheit 76, 372, 452
Iritis 350
Irritiertheit 294

Ischämie 362
Ischialgie 280, 364, 383, 387, 393, 394, 458, 499
Ischias 384
Ischiasbeschwerden
– Neigung zu 27

J
Jähzorn 377
– Neigung zu 27
Juckreiz 293, 326, 336, 398
– Genitalbereich 411
– rektal 263
– Vaginal- und Skrotumbereich 346

K
Kachexie 285, 313, 318, 319, 435
Kaffeeunverträglichkeit 51
Kahlköpfigkeit 456, 493
Kallusbildung 249
Kälte 191, 413
– Aversion 149, 152, 191, 221, 340
– Empfindlichkeit 161
– innere 100, 180
– Urogenitalbereich 322
– Uterus 322
Kältegefühl 130, 388
– abdominales und körperliches 173
– allgemein 100, 206
– und -aversion 60
Kälte- und Schwächegefühl, Lumbalbereich 322
Kalziummangel 411
Kaposi-Sarkom 496
Karbunkel 259, 261, 268, 280, 287, 318, 343, 367, 377, 436, 440, 443, 453, 458, 465, 475, 479, 484, 499, 505, 508, 510, 512
Karies 347, 468
Katarakt 256, 350
Katarrh 271, 308, 322, 364, 493
– Atemwege 396
– chronisch 253
– chronisch, der oberen Luftwege 259
– der Nase, des Rachens und der Bronchien 253
– Dünn- und Dickdarm 402
– Harnröhre 413
– mit Stirnkopfschmerzen 350
– obere Luftwege 313
– veralteter 297
Kehle 147
– Kloßgefühl 8
– Rasseln 76
– trocken 145, 213, 439, 480
– trocken, juckend 440
– trocken, v. a. abends 210
Kehlkopfkatarrh 472

Keloidbildung 379
Keratitis 350
Keuchen 142, 164, 277, 309, 411
Keuchhusten 268, 280, 313, 315, 352, 367, 370, 386, 393, 425, 451, 474, 480, 486, 503, 508, 510
Kieferoperationen 443
Kiefervereiterung 364
Kitzeln in der Kehle 367
Klimakterium 261, 394
Knie
– kalt 191
– kalt und schwach 221
– Schwäche- und Kältegefühl 206
Knöchelödeme 396
Knochenbildung 285, 449
– schlechte 200, 348
Knochenbrüche 280, 287, 348, 440, 480, 481
Knochendichte 342
Knochenentwicklung
– schlecht 201
Knochenerkrankungen 481
Knochenerweichung 200
Knochenfistel 249
Knochenfraß 249
Knochenmalazie 201
Knochenschmerzen 187, 512
Knochenwachstum, Störungen 499
Knollenblätterpilz-Vergiftung 306
Knoten 13
– in der Brust 8
Knotenbildung 428
Kolik 247, 271, 306, 318, 325, 366, 398, 400, 431, 450, 456, 479
– Gallenwege 269
– Säuglinge 418
Kolikneigung 418
Kolikschmerzen
– Bauch 249
– Gallen- und Nierensteine 309
Kolitis 300, 301, 420
– chronische 377
– schleimig 257
Kollaps
– plötzlicher 22
Kollapsneigung 337, 422
Koma 19, 22, 60, 73, 89, 249
Kongestionen, venöse 368
Konjunktivitis 16, 256, 261, 263, 268, 289, 291, 292, 301, 302, 311, 316, 318, 348, 350, 352, 360, 368, 404, 420, 443, 453, 460, 464, 465, 479, 483, 491, 496, 508, 509
– eitrige 27, 350
– rote 338
Kontaktdermatitis 367
Kontusionen 415, 465
Konvulsionen 19, 379, 418, 469

Konzentrationsfähigkeit 249, 346
Konzentrationsmangel 115, 379, 393, 411, 503
Konzentrationsschwäche 286, 294, 322, 326, 362, 377, 384, 422, 455, 456
Konzentrationsstörungen 331, 438
Kopf
– rot 392
– Schweregefühl 108
– Schwere und Dumpfheit 420
Kopfdruck 512
Kopfgicht 444
Kopfhaut 330
– entzündliche Reizzustände 463
– entzündliche, schuppende 460
– juckende 493
– trocken 263
Kopfläuse 431
Kopfschmerzen 16, 22, 32, 36, 45, 108, 111, 115, 150, 152, 187, 191, 210, 246, 253, 256, 261, 263, 284, 286, 289, 306, 315, 316, 318, 321, 326, 342, 350, 356, 362, 364, 370, 372, 377, 386, 402, 406, 407, 409, 418, 425, 431, 436, 438, 445, 455, 456, 458, 460, 462, 465, 475, 477, 486, 488, 501, 504, 509, 512
– chronisch dumpf 372
– dumpf 63
– dumpfe nach der Menstruation 32
– halbseitige 444
– hepatogene 336, 392, 420
– intensiv pochend 16
– kongestive 476
– nervöse 418
– starke Anfälle 22
– temporal oder einseitig 27
Kopfschuppen 456, 463
Kopfschweiß 463
Kopfwackeln 24
Koronarsklerose 57, 60, 331
Koronarspasmen 270
Körper
– dünn 175, 197, 217
Körperschmerzen 152, 256
Kraftlosigkeit 57, 100, 271
– psychisch 177
Krampfaderbeschwerden 253
Krampfanfälle
– Kinder 510
– Neigung zu 336
Krampfbereitschaft 382
Krampfbeschwerden, prä-, menstruelle 412
Krämpfe 22, 287, 318, 352, 354, 392, 488, 512
– abdominale 322, 462

12 Sachverzeichnis

– Beine 379
– Kinder 425
– menstruelle 322
Krampfhusten 352, 370, 386
– chronischer 315
Krankheiten
– degenarative, Prophylaxe 415
– infektiöse 486
– psychische 372
Krätze 273, 370, 387, 396, 398
Krebs 294, 377, 415, 484, 496
Krebserkrankungen 284, 435, 512
Kreislaufkollaps 372
Kreislaufschwäche 280, 331, 394, 493
Kreislaufstörungen 334
Kreuzschmerzen 201, 213, 320, 354, 413, 512
Kribbelgefühl 420
Krupp 440, 480
Kummer 271
Kurzatmigkeit 299, 386, 422, 440

L

Labilität 374
– psychische 8, 504
Lachen
– unkontrolliertes 73
Lähmung 272, 392
– untere Extremitäten 249
Lähmungserscheinungen 280
Lähmungsgefühle, Beine 394
Laktagogum 294, 304, 306, 352, 396, 411, 413, 429, 456, 491
Laktationsstörungen 8
Laryngitis 268, 277, 293, 313, 326, 329, 367, 407, 433, 435, 462, 464, 465, 477, 480, 484, 495, 502
– chronische 297
Launenhaftigkeit 246, 503
LDL-Cholesterinspiegel, zu hoch 415
Leaky-Bowel-Syndrom 496
Leber
– Erkrankungen 282
– Karzinom 48
– vergrößerte 311
– Verhärtung 356
Leberentgiftung 338
Leberflecken 263, 278, 411
Lebergegend
– Schmerz und Wundheitsgefühl 314
Leberintoxikation 306
Leberkopfschmerz 273, 338
Leberleiden 318
Leberleiden, chronische 300, 436
Leberschwellung 300, 306, 329, 404
Leberzirrhose 213, 256, 299, 300, 306, 436

Leiden
– hysterische 458
Leistungsschwäche 334
Leistungssteigerung im Sport 285
Lendenbereich
– Schwäche, Schmerzen 191, 194
Lepra 318, 379
Lernschwierigkeiten 362
Lethargie 57, 76, 89, 118, 331, 338, 456
Leukämie 336, 496
Leukopenie 345
Leukorrhöe 276, 278, 323, 350, 360, 388, 443, 453, 474
– chronisch 276, 442
Libidomangel 191, 285, 322, 379, 422, 433, 446, 452, 486
Libido, Störungen 254
Lichtempfindlichkeit 501
Lichtscheu 402
Lider
– Schwellung 453
Liebeskummer 471
Lippen
– aufgesprungene 443
– Brennen der 125
Lippengeschwüre 498
Lippen- und Nagelzyanose 79
Lippenzyanose 60
Lues, chronische 375
Luftnot 438
Luftröhrenkatarrh 472
Lumbago 274, 346, 383
Lumbalgie 187, 191, 218, 223, 233, 280, 387, 394, 396
Lumboischialgie 512
Lunge 138
– Trockenheit 259, 267, 293, 367
Lungenemphysem 280, 313, 348, 512
Lungenentzündung 415
– chronisch 156
Lungenkatarrh 462
Lungenkrankheiten, chronische 297
Lungenschwäche 266, 364
Lungentuberkulose 348, 386, 435, 503
Lungen- und Bronchialleiden 507
Lupus erythematodes 379, 479, 495
Lupus vulgaris 479
Lustlosigkeit 60, 206, 221, 331, 362, 468
Lust- und Antriebslosigkeit 197
LWS-Bereich
– Kälte- und Schwächegefühl 191
– Schmerzen 223, 227, 318
– Schmerzen, chronisch 223
– Schmerz- und Schwächegefühl 210

– Schmerz und Steifheitsgefühl 230
– Schwächegefühl und Schmerzen 187, 197
– Schwäche- und Kältegefühl 206
LWS-Beschwerden 187, 210
Lymphadenitis 370, 465
– chronisch 259
Lymphangiitis 404
Lymphatismus 343
Lymphatismus mit hypertrophen Mandeln 255
Lymphbelastung 300
Lymphdrüsenkrebs 465
Lymphknoten
– chronisch geschwollene, Hals 350
– geschwollene 259, 268
– harte 393
– Schwellung 255
– verhärtete 411, 428, 512
Lymphknotenentzündungen 300
Lymphknotenschwellung 301, 360
Lymphknotenverhärtungen 491
Lymphstagnation 291
Lymphstau 411
Lymphstauungen 255, 274, 300
– nach Brustamputationen 326

M

Magen 95
– empfindlicher 438
– Koliken 409
– Krebs 137
– nervöser 326, 382, 406, 426
– Probleme 340
– Senkung 386
Magenbeschwerden, nervöse 406, 409
Magen-Darm-Beschwerden
– durch verminderte Gallenausscheidung 336
– krampfartige 342
– mit Blähungen 354
Magen-Darm-Erkrankungen 503
– chronisch 300
– infektiös 388
Magen-Darm-Kanal
– krampfartige Erregungszustände 270
Magen-Darm-Katarrh 252, 484
Magen-Darm-Koliken 418
Magen-Darm-Krämpfe 406
Magen-Darm-Störungen, nervöse 501
Magen-Darm-Trakt 413
– entzündliche Erkrankungen 449
– Krämpfe im 315, 316
– Krämpfe und Koliken 384
Magendrücken 391, 406

12 Sachverzeichnis

Mageneingang
– Geschwüre 318
Magenerschlaffung 429
Magenkoliken 486
Magenkrämpfe 309, 504, 505
Magenkrebs 336, 481
Magenschleimhaut
– Katarrh 257
Magenschmerzen 313, 326, 404
Magenschwäche 266, 282, 308
Magensenkung 429
Magenübersäuerung, stark, chronisch 472
Magenulcera, blutende 302
Magen- und Darmkatarrh 283
Magen- und Darmkoliken 501
Magen- und Darmkrämpfe 420, 426, 501
Magenverschleimung 318, 386
Magenverstimmung 364
Makuladegeneration 362
Malabsorption 84, 221, 325, 358, 366, 386, 388, 409, 440, 443
Malaria 299
Maldigestion 84, 96, 100, 111, 180, 386, 388, 409
Mammae
– schmerzhaft geschwollene 294
Mammakarzinom 291
Mandelentzündung 300, 428, 498
Mangelernährung 377
Mangelerscheinungen 377
manisch-depressives Syndrom 127
manisch-depressive Zustände 89
Masern 19, 273, 274, 301, 302, 360, 377, 408, 465, 475, 476, 488, 508
Massageöl 382
Mastdarmfisteln 449
Mastdarmvorfall 253, 420, 449
Mastitis 8, 268, 287, 311, 428, 484
Mastodynie 428
– prämenstruelle 400
Mastopathie 255, 294, 413, 491
– Präklimakterium 254
Mattigkeit 96, 108, 257, 266, 299, 352, 356, 364, 366, 396, 420
Melaena 105
Melancholie 8, 246, 318, 329, 364, 370, 372, 389, 406, 412, 441, 444, 467, 468, 483, 486, 508
– bei Frauen 320
– infolge chronischer Lebererkrankungen 382
Melanome 377
Meningitis 19, 316, 343, 465, 469
Menorrhagie 105, 255, 261, 301, 302, 306, 443
Menses
– schmerzhaft 274, 309

– schmerzhaft, unregelmäßig 326
– unregelmäßig, schmerzhaft 462
– verspätet 311, 322, 396
– verspätet, schmerzhaft 458
– verzögert 417
– zu früh 391
Menstruation 323
– schmerzhaft 270, 420
– schwach unregelmäßig 354
– verspätet 213, 389, 469
– verspätet, schmerzhaft 357, 452
Menstruationsbeschwerden 326, 398, 402, 418, 453
– krampfartige 333
Menstruationsblut 261
– dunkel, klumpig 13, 316
Menstruationskoliken 282
Menstruationsprobleme 32, 213
Menstruationsschmerz 471
Menstruationsstörungen 13, 191, 210, 261
Merkfähigkeit 362
Meteorismus 84, 96, 180, 306, 309, 311, 325, 326, 338, 358, 413, 415, 430, 456, 501
Metritis 302, 320, 391
– chronische 30
Metrorrhagie 105, 187, 191, 261, 302, 422
Migräne 27, 36, 253, 256, 269, 294, 306, 311, 316, 320, 338, 350, 356, 364, 382, 392, 406, 407, 412, 417, 420, 444, 456, 475, 476, 477, 488, 501, 507, 512
– angiospastische 382
– rechtsseitig 418
– zyklusabhängig 255
Migräneattacken 22
Migräneprophylaxe 426
Mikrohämaturie 318
Miktion
– drängende 103
– häufige, drängende 230
– schmerzhafte 503
– von klarem Urin, häufig, reichlich 233
Miktionsstörungen 230, 272, 348, 411, 426
Milchbildung 255
Milchdrüsen
– entzündete 404
Milchfluss, irregulärer 428
Milchgänge, Entzündung 301
Milchknoten, verhärtete 418
Milchschorf 357, 370, 415, 510
Milchstau 428
Milzleiden 256
Milzschwellung 255, 300, 306, 449
Milztumor 306

Milzvergrößerung 256
Minderwertigkeitsgefühle 391
Mitesser 294
Mittelohrentzündung 472
Monatsblutung
– verspätete 406
Morbus Addison 366
Morbus Alzheimer 76, 362
Morbus Basedow 297, 334, 370, 399
Morbus Crohn 177, 257, 263, 268, 294, 297, 336, 367, 415, 442, 449, 474, 496
Morbus Menière 333, 382, 455
Morbus Paget 347
Morbus Parkinson 24, 32, 187, 333, 446
Morbus Raynaud 247, 252, 266, 294, 334, 362
Motilitätsstörungen
– Dickdarm 247
Motilitätsverlust des Darms 263
Motivation, mangelnde 308
Mouches volantes 32, 352
Moxibustion 26, 31, 35, 51, 63, 65, 86, 102, 107, 163, 174, 179, 181, 193, 196, 199, 204, 209, 216
Müdigkeit 32, 40, 57, 60, 63, 87, 96, 100, 108, 113, 115, 118, 122, 141, 142, 147, 161, 164, 191, 259, 263, 266, 271, 277, 280, 285, 289, 293, 294, 299, 300, 311, 313, 322, 325, 326, 334, 350, 352, 364, 366, 367, 377, 379, 384, 387, 388, 396, 400, 410, 422, 433, 438, 439, 440, 443, 446, 452, 455, 456, 462, 469, 478, 480, 486, 498, 501, 511
– chronisch 339, 415, 469
– morgendlich 120
– nach der Darmentleerung 177
Müdigkeitssyndrom 343
– chronisches 345
Mukoviszidose 465
Multiple Sklerose 333, 469, 495
Mumps 343, 428, 475, 484, 508
Mund 147
– schief 22
– trocken 36, 125, 145, 267, 313, 439, 480, 491
– Trockenheit 145, 175, 384
– Trockenheit, abendlich 187
– Trockenheit (evtl. mit Brennen) 169
Mundbereich
– Entzündung 294
Mundentzündungen 436
Mundfäule 257, 291, 330, 364, 443
Mundgeruch 283, 389, 505
– schlechter 133

Mundgeschmack 45
– bitter 16, 48, 70, 73, 118, 314, 318, 356
– bitter, pappig 315
– klebrig 27
– süß 108
– unangenehm 408
Mundgeschwüre 498
Mundkrebs 336
Mundschleimhaut
– Entzündungen, Geschwüre 329, 330
Mundsoor 330, 463
Mundtrockenheit 127, 481
Mundulcera 255, 261, 268, 273
Mund- und Rachenentzündung 449
Mund- und Rachenschleimhäute
– Trockenheit 66
Mund- und Rachentrockenheit 367
Mundwinkel
– rissig 32
Muskelatrophie 433
Muskelhartspann 501
Muskelkater 287
Muskelkrämpfe 32
Muskelrheuma 297
Muskelschmerzen 272, 299, 428, 486
– rheumatische 440
– und -spasmen in den Extremitäten 366
Muskelschwäche 96, 100, 294
Muskelspasmen 501
Muskelverkrampfung 336
Muskelverspannungen 408, 501
– nervös bedingte 326
Muskelzucken 320, 418
Muskulatur, Schwäche 358
Mutlosigkeit 50, 486
– anerzogene 51
Mutterbänder
– überdehnt 354
Muttermund
– erweitert 354
Myalgie 323, 336, 433, 475
Mycobacterium phlei 297
Mykose 263, 284, 297, 387
– chronisch 283
– Haut 329, 330
– Vaginal- 329, 330
Myodegeneratio cordis 334
Myogelosen 512
Myokarditis 70, 89, 251, 444
Myokardschwäche 334, 471
Myome 13, 261, 289, 354, 391
– Blutungen 302, 354

N

Nachgeburt 387
Nachtblindheit 32, 458
Nachtschweiß 66, 147, 187, 210, 213, 217, 223, 293, 313, 334, 348, 360, 399, 420, 449, 462, 469, 480, 498, 501
Nackenbeschwerden 446
Nackenkopfschmerz 426
Nackensteifigkeit 19
Nagelpilz 263, 486, 496
Nahrungsintoxikationen 367
Nahrungsmittelallergie 358
Nahrungsmittelvergiftungen 443
Nahrungsreste
– unverdaut im Stuhl 96
Nahrungsretention 42, 278, 309, 338, 384, 388, 429, 458, 486
– Magen 304, 311
Nahrungsstagnation 51, 125, 277, 338, 456
Nahrungsunverträglichkeit 111, 358
Narbenbildung 289
Narbengewebe 263, 393, 440, 480
Narbenverhärtungen 301
Narkosemittel 330
Nase
– trocken 420, 480
– verstopft 418
– verstopft oder laufend mit gelbem Sekret 152
– verstopft oder laufend mit klarem, wässrigem Sekret 149
Nasenbluten 297, 302, 336, 348, 360, 436, 443, 453
Nasenpolypen 253
Nasenschleimhaut
– Reizung durch Luftverschmutzung 402
Nausea 286, 325, 366, 413, 418, 431, 433, 453, 458
Nebennieren, Insuffizienz 498
Neigung, depressive 366, 415, 452
Neisseria catarrhalis 297
Nekrosen 347
– im Leberparenchym 306
Nephritis 251, 258, 276, 278, 302, 347, 364, 391, 395, 413, 433, 435, 440, 445, 474, 476, 481, 507, 508
– akute 465
– chronische 221, 291, 294
Nephrolithiasis 258, 289, 354
Nephrose 396, 474
Nervenentzündung 376, 460
Nervenkrankheiten 379
Nervenleiden 249, 504
Nervenschmerzen 503
– anämische 32

Nervenschwäche 22, 322, 350, 364, 456, 460, 469
Nervenstärkung 251
Nervensystem
– überempfindliches 326
Nervosität 32, 89, 210, 326, 336, 382, 384, 400, 406, 417, 438, 446, 462, 486, 491, 501
Netzhaut
– Ödeme 362
Netzhautblutungen 458
Neuralgie 320, 382, 393, 425, 428, 433, 444, 445, 460, 475, 501, 503, 512
Neurasthenie 284, 285, 304, 331, 396, 420, 425, 433, 444, 460, 462, 469, 471, 501
– sexuelle 405, 417
– sexuelle bei Männern 342
Neuritis 280, 286
Neurobronchitis 495
Neurodermitis 286, 293, 294, 382, 475, 503, 505
Neuropathien 294
– plötzliche 24
Neurosen 394
– depressive 57, 60, 66
– kindliche 382
Niedergeschlagenheit 8
Niere 182
– Grießbildung 395
– Schrumpf- 348
– Schwäche 446
– Senk- und Wander- 348
– verschleimt 249
Nierenaffektionen 372
Nierenbeckenentzündung 347
Nierenentzündungen 336
Nierenerkrankungen 364, 488
Nierenfunktion 249
Nierengrieß 276, 285, 291, 294, 354, 360, 388, 463, 465, 474, 484
– Neigung zu 347
– und -steine 274, 398, 411, 452, 458, 511
Niereninsuffizienz 293, 362, 474
Nierenkoliken 256, 342, 402, 426
Nierenleiden 352, 398
Nierensteinbildung 385
Nierensteine 256, 258, 274, 276, 278, 285, 291, 294, 311, 339, 350, 354, 360, 364, 411, 418, 443, 463, 475, 477, 484, 491, 499
– Austreibung 347
– Neigung zu 347
– und -grieß 375, 499
Nieren- und Blasengrieß 415
Nieren- und Blasensteine 268, 302, 415

12 Sachverzeichnis

Niesen 149, 277, 322, 486, 493
Nykturie 60, 194, 276, 352, 449

O

Obstipation 8, 16, 32, 45, 51, 115, 127, 152, 169, 171, 175, 187, 191, 210, 263, 278, 291, 293, 299, 304, 306, 308, 311, 313, 315, 316, 318, 325, 329, 352, 354, 356, 372, 382, 384, 386, 402, 410, 412, 433, 440, 441, 444, 451, 465, 477, 479, 480, 481, 483, 484, 491, 507, 508
Obstruktion der Eingeweide 304
Ödeme 60, 100, 118, 191, 206, 221, 251, 259, 261, 274, 278, 289, 291, 303, 311, 318, 331, 334, 339, 340, 348, 354, 357, 372, 379, 384, 386, 388, 395, 409, 411, 415, 420, 440, 452, 458, 465, 467, 471, 474, 475, 483, 488, 499, 505
– Beine 230, 322
– Beine, Abdomen 221
– Extremitäten 340
– kardiale 467
– v. a. der Beine und Knöchel 206
Ödemneigung 404
Ohnmacht 413
Ohnmachtsneigung 392, 394, 455
Ohreiterungen 364
Ohrenerkrankungen 16
– Mittelohr- oder Nebenhöhlenentzündung 27
Ohrenkrankheiten 503
– chronisch 213
Ohrensausen 316
Ohrenschmerzen 257, 297, 310, 350, 361, 364, 382, 402, 404, 458, 460, 465
Ohrtherapeutikum 364, 431
Oligomenorrhöe 394, 406, 463
Oligorrhöe 306, 389, 407, 498
Oligurie 230, 474
Oophoritis 297, 329
Operationswunden 379, 472
Opisthotonus 19
Organprolaps 443
Organsenkung 103, 261, 299
Ösophagitis 268, 377
Osteoarthritis 446
Osteomalazie 481
Osteoporose 187, 201, 347, 348, 411, 449, 481, 499
Osteoporose, Prophylaxe 249, 446, 491
Östrogenmangel 285
Östrogen-Progesteron-Verhältnis 254
Otitis 382, 407, 509
Otitis media 320, 361, 382, 436, 502

Otosklerose 320
Ovarialneuralgie 30, 321
Ovariitis 301, 320
– chronische 30

P

Palpitationen 57, 60, 63, 66, 70, 73, 79, 82, 206, 210, 223, 251, 280, 285, 294, 297, 300, 302, 322, 326, 334, 366, 392, 394, 399, 400, 405, 417, 423, 425, 431, 443, 444, 458, 462, 469, 478, 488, 501, 504, 508, 511, 512
– gelegentlich leichte 57
Panaritium 261, 297, 348, 468
Panikanfälle 488
Pankreasinsuffizienz 40, 96, 100, 325, 384
Pankreaskarzinom 40
Pankreasunterfunktion 282
Pankreatitis 40, 271, 300, 428
– akute 111, 472
– chronische 96, 100, 266, 282
Paradentitis 263, 453
Paralyse 418
Paranoia 417
Parasiten 326, 336, 370, 387
Parästhesien 379, 382
– Extremitäten 24
Parodontose 379, 411, 443
Pavor nocturnus 465
PCP 465
Pellagra 377
Pepsinbildung 283
Perikard 55
Perikarditis 89, 250, 331, 400
Periode, unregelmäßige 483
Periostitis 280, 481
Peritonitis
– tuberkulöse 282
Persönlichkeitsstörungen 362
Pertussis 270
Pessimismus 438
Pest 271, 430
Petechien 105
Pfeiffer'sches Drüsenfieber 495
Pflaster, schmerzstillend 418
Pfortaderbereich
– Stauungen 318
Pfortaderkreislauf 462
Pfortaderstau 252, 386, 683
Pharyngitis 268, 293, 294, 297, 329, 330, 415, 430, 433, 435, 462, 465, 474, 480, 495, 502
Phlebitis 343, 488
Phlegmatismus 249, 388, 441, 507
Phlegmone 368, 382
Phobien 399, 417
Pigmentflecken 263, 278, 411

Pilzbefall, Darm 388
Pilze 27, 323
– Nägel 493
Pilzerkrankungen 300, 302
– Lunge 486
– Urogenitaltrakt 348
Pilzinfektionen 274
– der Scheide 297
Pilzvergiftungen 352, 458
Plättchenadhäsion 294
Plättchenaggregation 294, 415
Plethora abdominalis 386
Pleuritis 268
– chronische 156
– exsudativa 467
– feuchte 282
PMS 32, 115, 191, 246, 247, 255, 285, 286, 294, 300, 311, 316, 342, 352, 367, 382, 386, 391, 394, 396, 398, 402, 407, 420, 426, 452, 462, 468, 469, 471, 498, 501, 504
PMS-Beschwerden 420
Pneumonie 268, 274, 293, 367, 370, 400, 444, 472, 480
Polio 508
Pollenallergie 426
Pollutionen 251
Polyarthritis 294, 358, 379, 475
– chronische 495
– rheumatoide 433
Postcholezystektomie-Syndrom 356, 407
Potenzschwäche 362
Potenzstörungen 446
Präkoma 22
prämenstruelles Syndrom (PMS) 8, 187
Prellungen 257, 280, 330, 368, 382, 393, 433, 458
Probleme, dyspeptische 410
Prolaps 261
Prostata-Adenom 230, 258, 411
Prostatabeschwerden 194, 342
Prostatadynie 30
Prostata-Entzündungen und -neurosen 251
Prostatahyperplasie 347, 348, 398
Prostatahypertrophie 253, 340, 422, 474, 499
Prostatakrebs 446, 491
Prostataleiden 382
Prostataneurose 251, 254
Prostataschwellung 251
Prostatitis 227, 230, 254, 258, 391, 433, 435, 474
– chronische 495
Proteus 493
Prothesendruckstellen 329
Pruritus 187, 286, 302, 475, 510

– ani 503
– vaginalis 27
Pseudo-Angina pectoris 431
Pseudokrupp 142, 313, 503
Psoriasis 263, 270, 273, 293, 294, 313, 326, 357, 379, 398, 415, 436, 449, 474, 479, 484, 510
– arthritis 379
psychische Labilität 8
Psychomotorik 423
Psychosen 73, 76, 372, 384, 418, 456
Ptosis, des Augenlids 103
Pubertätsakne 254, 300
Pubertätsprobleme
– Mädchen 391
Pubertätsstörungen 504
Puerperalmanie 320
Puls
– intermittierend 469
– schwach 422
– schwach, kaum tastbar 422
– schwach, unregelmäßig 366
Purpura 105
Purpura haemorrhagica 301
Pusteln 510
Pyelitis 258, 391, 396, 433, 445, 474
Pyelonephritis 276, 348, 474, 493
Pyodermien 287

Q

Quetschungen 263, 280, 287, 368, 382, 406, 456, 458, 465, 480, 509

R

Rachen 147
– trocken 125, 223, 267
– Trockenheit 293
Rachenentzündung 486, 509
Rachinfektionen 313
Rachenkatarrh 430
Rachenraum
– Trockenheit 145
Rachentrockenheit 313
Rachitis 249, 259, 364, 377
– bei Kindern 310, 486
Rastlosigkeit 66, 251, 392, 438, 453, 512
– psychische 70, 187, 210, 294, 320, 326, 332, 469, 480, 508, 512
Raucherentwöhnung 249
Raucherlunge 435
Räusperneigung 395
Räusperzwang 249
Reflux 458
– saurer 8, 42, 127, 133, 311, 352, 409, 433, 475
Refluxösophagitis 42
Regelblutung, zu schwach 412

Reisekrankheit 393
Reizbarkeit 32, 36, 42, 45, 50, 66, 82, 127, 213, 250, 256, 289, 300, 311, 314, 316, 326, 331, 334, 338, 357, 382, 394, 402, 469, 471, 483, 488, 501, 508, 512
– erhöhte 438
– nervöse 504
– nervöse speziell bei Frauen 320
– sehr starke 89
Reizblase 233, 286, 388, 391, 474
– chronisch 227
Reizdarm 268, 300
Reizgalle 462
Reizhusten 268, 370, 395, 430, 440
– trocken 386, 431
Reizmittelabusus 40
Reizzustände 297
Rekonvaleszenz 115, 304, 345, 377, 387, 422, 452, 455, 462, 484, 491, 493, 495, 499
Restless Legs 379
Retardierung
– geistige 201, 379
– Kinder 411
Retinopathie, diabetische 362
Retroviren 301
Rheuma 456
– kleine Gelenke 394, 508
Rhinitis 147, 164, 277, 293, 350, 433, 462, 474, 486
– akute 152, 464
– allergische 142, 150, 152, 464, 499
– chronische 230, 259, 297, 493
– chronische, trockene 218
– vasomotorica 331
Rhythmusstörungen 60
– Herz 415
Rippenfellentzündung 508
Rippenschmerz 299
Risse, anale 380
Rissverletzungen 301
Roemheld-Syndrom 8, 309, 338, 395, 396, 431, 471, 501
Röteln 343, 377, 408
Rotlauf 361
Rötungen 350
Rückenmark
– Erkrankungen 249
Rückenschmerzen 255, 263, 294, 320
– nach Anstrengung 247
Ruhelosigkeit 63, 326, 399
Ruhr 460

S

Salmonella 493
Salpingitis 261, 297, 329
Salzsäuremangel, Magen 311
Samenerguss
– nächtlicher 194, 210, 218, 469
– vorzeitig 191
Samenverlust 285
– nächtlicher 187, 213, 223, 342
Sarcina lutea 297
Sarkome 377
Sauerstoffaufnahme 346
Sauerstoffnot, des Gewebes 338
Säure-Basen-Haushalt
– gestört 120, 249, 307
Schädeltraumata 382
Scharlach 19, 273, 301, 343, 360, 377, 476, 488, 508
Scheidenpilz 377
Scheidenschleimhaut
– entzündliche Veränderungen 377
Scheidenspülung 402
Scheitelkopfschmerz 213
Schilddrüse 285
Schilddrüsenentzündung 369
Schilddrüsenerkrankungen 348
Schilddrüsenherz 394
Schizophrenie 332, 372
Schlaf
– durch Träume gestörter 36, 63, 213
– durch unruhige Träume gestört 45
– unruhig 420
– unruhig, oberflächlich 438
Schlaflosigkeit 50, 73, 223, 249, 285, 306, 318, 333, 350, 391, 400, 402, 405, 407, 423, 425, 433, 451, 453, 462, 501, 504
– mit Herzklopfen 394
– nervöse 334
Schlafstörungen 32, 51, 63, 66, 70, 82, 127, 133, 147, 187, 213, 223, 255, 261, 285, 294, 318, 326, 329, 332, 333, 334, 340, 346, 362, 379, 381, 382, 384, 392, 402, 406, 417, 444, 446, 453, 465, 469, 471, 477, 483, 501, 504, 508, 512
– mit vielen Träumen 70, 187, 210
– nervöse 486
Schlafsucht 411, 455, 456
Schlaf-Wach-Rhythmus
– gestört 266
Schlaganfall 282
– blasser 22
– Prophylaxe 415, 446
Schlagverletzungen 301
Schleim
– in der Kehle 221
Schleimbildung, verstärkte 348

12 Sachverzeichnis

Schleimhautatrophie 187
Schleimhäute 436
– Entzündungen und Irritationen 293
– gerötete, geschwollene 464
– Trockenheit 187
Schleimhauterkrankungen
– Lunge 329
– Magen-Darm-Trakt, entzündliche 472
– Verdauungstrakt 329
Schleimhautkatarrh
– obere Atemwege 443
Schleimlösung 348
Schleimstörungen 266
Schluckauf 8, 309, 342, 431
Schluckprobleme 8
Schmerzen 261, 402
– Abdomen 358
– After 420
– akute abdominale 173
– akute neuralgische und rheumatische 322
– arthritische 475
– aufgrund von Blutstau und verzögertem Blutfluss 316
– ausstrahlend zu Hoden/Vagina 30
– bei der Miktion 82
– beim Harnlassen 227
– dumpf abdominal 179
– Hals 82
– Herzgegend 60, 79
– Hypochondrium 8
– in Thorax und Hypochondrium 27
– ischialgische 433
– krampfartige 417
– Lenden- und Kreuzbeinbereich 342
– linker Arm 471
– Lumbalbereich 391
– LWS-Bereich 463, 481
– LWS-Bereich durch kalte Nieren 385
– neuralgische 263, 286, 476, 503
– neuralgische und rheumatische 408
– rechter Angulus inf. scapulae 314
– rechter Oberbauch 318, 356
– retrosternal 79
– rheumatische 263, 297, 310, 354, 389, 433
– rheumatische, neuralgische 354
– Skrotum 27
– starke epigastrische 420
– Unterbauch 87, 420
– unter dem rechten Rippenbogen 450, 453
– unter dem Rippenbogen 118
– unterhalb des Rippenbogens 419
– uterine kolikartige 342

– Zahn- und Kiefer- 127
– zervikothorakaler Übergang 320
Schmerzzustände 408
– chronisch 257
Schmierblutungen 360
Schnittwunden 301, 480
Schnupfen 329, 503
– chronisch 418
Schnupfpulver 418
Schock 249, 413, 501
– traumatischer 337
Schockerlebnisse 326, 453
Schorf 308
Schreckhaftigkeit 50, 63, 66, 73, 223, 372
Schreck oder Schock, Folgen von 372
Schreibkrampf 382
Schrumpfniere 291
Schrunden 292
Schüchternheit 391, 396
Schulterschmerzen 314, 450
Schuppen 493
Schuppenbildung 292
Schuppenflechte 495
Schürfwunden 343, 344, 382, 415
Schüttelfrost 486
Schwäche 113, 120, 122, 221, 278, 285, 366, 392, 410, 411, 413, 433, 501, 511
– adrenokortikale 366
– allgemeine 60, 201, 364
– Extremitäten 218, 322
– geistig und physisch 100
– in Knien und Beinen 200
– Knie 285
– körperliche 57, 60
– nervöse 284, 316, 444
– sexuelle, Mann 396
Schwächeanfälle 280
Schwächegefühl 283
Schwächezustände 249, 283, 394, 480
– chronisch 249
– körperliche, psychische 266
– nervöse 266
– psychisch, körperlich 249
Schwangerschaft 452, 499
Schwangerschaftsbeschwerden 402
Schwangerschaftsdiabetes 415
Schwangerschaftserbrechen 289
Schwangerschaftsnephropathien 474
Schwangerschaftsstreifen 347
Schweiß 166
– partieller 463
– profuser 462
– übel riechend 396
– übel riechender im Genitalbereich 27

– übermäßiger, in der Pubertät 462
Schweißausbrüche 261, 381, 420, 446, 491
Schweißbildung, Anregung zur 292
Schweißfüße 27
Schweißneigung 499
Schweißsekretion 343
– übermäßige 460
Schwellungen 247, 280, 287, 294, 330, 350, 406, 440, 465, 480, 503
– entzündliche 318
– Gesicht, ödemartig 197
– Leistenlymphknoten 391
– rheumatische, der Gelenke 354
– schmerzhafte, der weiblichen Brust 367
Schwellungszustände 409
Schwere
– Extremitäten 420
Schweregefühl 48, 108, 110, 118, 266, 364
– im Blasenbereich 230
– körperliches 356
– Körper oder Kopf 118
– untere Extremitäten 379
Schwerhörigkeit 16, 36, 82, 187, 191, 210, 223, 316, 361, 364, 411
Schwermut 299
Schwielen 370
Schwierigkeiten
– beim Wasserlassen 230
Schwindel 16, 22, 24, 36, 187, 210, 266, 282, 304, 318, 322, 331, 333, 334, 339, 362, 392, 405, 406, 407, 411, 417, 418, 420, 445, 458, 476, 486, 488, 501, 504, 512
– beim Aufstehen 24
– Dreh- und Schwank- 316, 477
– durch Mangeldurchblutung 115
– leicht 187
– orthostatischer 444, 455
Schwindelgefühl 22, 32, 45, 63, 115, 201, 213, 223
– leichte 50
Schwindsucht 440
Schwitzen 197, 331, 366
– bei geringer Anstrengung 386
– exzessives 348, 462
– leichtes 152
– profuses 422, 423, 449, 493
– reichliches 60, 331
– spontanes 438
– spontanes, ununterbrochenes 423
– starkes 313
– tagsüber 433, 462
– tagsüber bei leichter Anstrengung 141
– v. a. an den Extremitäten 171

Seborrhöe 273
Sehen
- schlechtes 201
- unscharfes 32, 50, 115, 213
- verschwommenes 436
Sehkraft 303, 311
Sehnenentzündung 263
Sehschwäche 249, 263, 352, 436, 458, 501
Sehstörungen 24, 36, 316, 420, 504
- funktionelle 350
Sehvermögen, nachlassendes 357
Seitenstechen 249, 256, 304, 306, 508
Selbstgespräche 73
Senilität 379
Senkungsbeschwerden 103, 177
Sensibilität
- nervöse 331
Sepsis 443
Sexualleistung
- Schwäche der 201
Sickerblutungen 105, 400
- der Schleimhäute 323
Singultus 127, 131, 221
Sinusitis 152, 164, 218, 230, 263, 277, 278, 293, 313, 350, 364, 370, 372, 433, 444, 462, 464, 474, 486, 493, 495
- chronische 297, 329, 415
Skabies 433
Skleren
- gelbe 48, 314
Sklerodermie 294, 379, 415
Sklerose, koronare 455
- Gefäße und Haut 347
Skorbut 289, 377, 411, 452, 493
Skrofulose 273, 282, 348, 364, 391
Skrotum
- Schmerzen, Rötung, Schwellung 27
Sodbrennen 42, 133, 263, 271, 336, 391, 402, 406, 407, 409, 438, 488
Sommerdiarrhöe 377
Sommerkatarrh 364
Sommersprossen 440
Somnolenz 456
- bis zur Bewusstlosigkeit 76
Sonnenbrand 263, 382, 415, 491
Sonnenschutzmittel 415
Sonnenstich 443
Soor 257
Sorgen 271, 285
Spannungen
- nervöse 417, 469, 501
- prämenstruelle in der Brust 483
Spannungskopfschmerz 326, 350, 412, 426, 469

Spannungszustände 426
- nervöse 407
- psychische 507
Spasmen 24, 444, 510
- Gallenwege 426
- Kopf 444
Spasmolytikum 392, 402
Spastik, Gallenwege 450
Speichelproduktion 294
Speichelsekretion 358
Speiseröhre
- Geschwüre 318
Sperma, Mangel 431
Spermatogenese 422
Spermatorrhöe 191, 194, 276, 303, 319, 342, 348, 449
Spontanschweiß 57, 60, 79, 164, 334
- profus 113
Sportlerherz 334
Sprachstörungen 22, 24
- nach Apoplex 381
Sprechen
- unzusammenhängendes 73
Sprosspilze 493
Sputum
- gelb oder blutig tingiert 45
- wässrig 141
Staphylococcus 493
Staphylococcus aureus 297, 304, 367, 415
Staphylococcus faecalis 304
Staublunge 313, 435
Stauungen
- venöse 79, 287, 469
- venöse, der Beine 252
Stauungserscheinungen 287
Steifigkeit 287, 433
- Extremitäten 320
- Gefühl von 336
Steinbildung 249
- Neigung zu 338
Steinleiden 247, 474, 488
Stenokardie 79, 247, 300, 334, 394, 501
Sterilität 187, 210, 294, 422, 462
- beim Mann 191
Stiche 257
Stichverletzungen 301
Stillzeit 499
Stimmbänder
- Überanstrengung 257
Stimme
- schwach 113, 141, 164
Stimmung, depressive 419
Stimmungslabilität 255, 362
Stimmungsschwankungen 8, 299, 446
Stimmungswechsel 294
Stirnkopfschmerz 304, 433

Stockschnupfen 444
Stoffwechselbeschwerden 259
Stoffwechselüberlastungen 263
Stomatitis 70, 82, 127, 263, 268, 278, 294, 329, 367, 393, 415, 465, 474, 480
Störungen
- kardiovaskuläre 57, 280
- lymphatische 402
- mentale und emotionale 63, 201
- neurologische 477
- psychovegetative 223, 382
Stottern 381, 444
Strahlenschäden 263
Strahlentherapie 377, 423
Strangurie 276, 352
Streptococcus 493
Stress 285, 326, 345, 379, 400, 422, 462, 465, 501
Stressempfindlichkeit 504
Stressintoleranz 366
Stresssituationen 440
Stresssymptomatik 400
Stresstoleranz 346, 423
Struma 278, 301, 340, 395, 411, 436
Stuhl
- breiig 322, 329, 360, 382, 418, 486
- breiig, schleimig 410, 462
- dünn, weich 352
- gelegentlich schafskotartig und trocken 40
- schafskotartig 51
- Schleimauflagerungen 127
- schleimig, weich 259
- schwer abzusetzender 481
- trocken 16, 125, 169, 213, 267, 483
- trocken, hart 318, 440
- trocken, mühsam 175
- übel riechend 27, 277
- übel riechend mit Schleim- und Blutauflagerungen 166
- unregelmäßig 87, 325
- wässrig 206, 303, 388
- weich 96, 100, 113, 115, 118, 120, 122, 164, 179, 191, 221, 277, 282, 300, 350, 366, 402, 430, 440, 443, 453, 456, 481
- weich, dünn 108, 256
- weich, stinkend 111, 358
- weich, übel riechend 356
Stuhldrang
- heftig 166
Stuhlgang
- wässrig 348
Stumpfpflege 301
Stupor 76
Subazidität 336
Suchterkrankungen 453

Sachverzeichnis

Suchtneigung 249
Süßigkeiten
– Missbrauch von 51
Süßigkeitsgelüste 366
Sympathikotonie 40, 51
– konstitutionelle 394
Sympathikusdominanz 333
Syndrom
– manisch-depressives 127
– nephrotisches 387
Synkope 22, 387
Syphilis 436, 511

T

Tachykardie 66, 79, 213, 251, 294, 302, 326, 332, 370, 394, 399, 400, 405, 417, 469, 512
Taenia 257
Tagesschläfrigkeit 420, 503
Talgproduktion, gestörte 293
Taubheit 82, 352
Taubheitsgefühle
– Extremitäten 24, 213, 382
TBC 259, 293, 326, 367, 415, 440, 480
Teerstuhl 137
Teint
– blassgelb 213, 314
– blass und teigig 156
– fahlgelb 105
– hellweiß 206
Temperaturen
– subfebrile 268, 400, 469, 478, 480
Tendinitis 336, 481
Testitis 428
Thorax
– ängstliche Beklemmung 420
– Beklemmungsgefühle 331
– Druckgefühl 338, 443, 467
– Druckgefühl, Enge 400
– Engegefühl 8, 60, 79, 108, 166, 266, 396, 399, 471, 488
– Enge- und Beklemmungsgefühl 156
– Hitzeempfindung 82
– Rasselgeräusche 161
– Schmerz und Engegefühl 469
– Völle- und Engegefühl 45
Thoraxbereich, Druckgefühl im 299
Thrombophlebitis 404
Thrombose 252, 334, 368
– Prophylaxe 404
Thrombozytämie
– essenzielle 362
Thymusdrüse 294
Thyreotoxikose 369, 471
Tics 24, 418, 469, 488
Tierbisse 384, 436, 458
Tinea pedis 493

Tinnitus 16, 187, 191, 201, 210, 213, 223, 282, 320, 334, 338, 362, 364, 400, 405, 406, 417, 418, 420, 438, 441, 458, 469, 477, 488, 503, 504, 512
– hochfrequenter 36, 316, 358
– leichter intermittierender 63
– plötzlich auftretender, hochfrequenter 36
T-Lymphozyten 294
Tobsuchtsanfälle, Neigung zu 336
Tollwut 469
Tonikum 294
Tonsillen
– geschwollen 152
Tonsillitis 256, 268, 302, 316, 367, 428, 435, 443, 460, 477, 488, 505
– chronisch rezidivierende 431
Torsionen 287
Toxikose 318, 465
Tracheavarizen 252
Tracheitis 370
Trägheit 191
Tränenproduktion 294
Transaminasen-Aktivität 306
Trauer 293
Trauma 287, 362, 499, 501
Traumata, stumpfe 297
Träume
– ängstliche 420
– beunruhigende 412
– erotische, mit Entleerung 417
– schlechte 477
– schwere 441
– von Fallen 471
Träumen
– intensives 16
Traumerleben, dramatisches 423
Traurigkeit 8, 367, 370, 433, 444, 486
Tremor 19, 22, 333, 392, 444, 445, 469, 488, 510, 512
– der Extremitäten 24
Trichomoniasis
– Vagina 257
Trigeminusneuralgie 316, 340, 460, 476, 504
Triglyceride
– erhöht 415
– erhöht, im Blut 294
Trockenheit 125, 439
– Augen 213
– Darm 440
– der Schleimhäute 169
– Dickdarm 313
– Gelenke 347
– Haut 313
– Lunge 313
– Magen 440
– Mund und Kehle 217

– Schleimhäute 218
– Vagina 462
Trockenheitssymptomatik 293, 313
Tubenkatarrh, mit Taubheit 464
Tuberkulose 268, 282, 313, 400
Tumore 326, 331, 343, 391, 411, 428, 445, 456, 499, 510, 512
– gutartige 484
Typhus 271, 323

U

Übelkeit 8, 27, 42, 48, 111, 118, 122, 125, 133, 294, 300, 306, 311, 314, 325, 338, 340, 356, 358, 374, 382, 384, 386, 392, 393, 406, 407, 413, 420, 501
– leichte 125
– plötzliche 131
Überarbeitung 431, 440
Überbein 480
Übererregbarkeit 423
– mit motorischer Unruhe, Neigung zu 333
Übererregtheit 438
Übergewicht 294
Überreizung 425
Übersäuerung 51
Ulcus cruris 247, 273, 280, 287, 301, 306, 343, 348, 361, 368, 379, 382, 398, 449, 460, 477, 480
Ulcus duodeni 313
Ulcus serpens corneae 350
Ulcus ventriculi 273, 472
Ulcus ventriculi et duodeni 42, 127, 137, 263, 268, 367, 377, 382, 402, 406, 449, 481, 495
Ulkus 484
Ulkuskrankheiten 304, 475
Ulzerationen 491
Unduldsamkeit 338
Unfall 501
Unfruchtbarkeit 452
Ungeduld 294
Ungleichgewicht
– mental 127
Unruhe 127, 187, 218, 250, 285, 294, 311, 316, 326, 391, 417, 431, 438, 453, 501, 504
– ängstliche 66, 326, 508
– innere 82, 89, 210, 223, 334, 379, 400, 406, 444, 471, 488, 501
– klimakterische, des Herzens 508
– nervöse 261, 318, 320, 332, 334, 422, 460, 477, 483
– nervöse oder ängstliche 469
– psychische 82
Unruhezustände 50, 251, 297, 334, 405, 462
– Kleinkinder 402

Unterbauchschmerz
- bis in die Hoden ausstrahlend 87
Unterernährung 63, 66, 366
Untergewicht 358
Unterleib
- Erschlaffungszustände 261
- Zusammenschnürungsgefühl 471
Unterleibserkrankungen 391, 397
- Frauen 382
Unterleibskrämpfe 407
Unterleibsschmerzen 420
Unternehmungslust, Mangel an 413
Unzufriedenheit 431
Urämie 251, 372, 474, 475
Urethritis 258, 261, 268, 294, 318, 360, 460, 474
- chronische 495
Urikämie 318, 354
Urin
- Abgang von klarem, bei Husten- bzw. Asthmaanfällen 197
- blass 179
- blassgelb, reichlich 84
- dunkel 16, 45
- dunkelgelb 16
- dunkelgelb, spärlich 48, 111, 210, 480
- dunkel, spärlich 187, 289
- dunkel, wenig 223
- häufige Miktion von reichlichem, klarem 194
- reichlich, klar 191
- Sand im 227
- spärlich 463
- spärlich, dunkel 27, 82, 127
- spärlich, dunkelgelb 169
- spärlich, klar 206
- tropfenweiser Abgang mit Schmerzen im Blasenhals 420
- trübe 510
- trübe, blass 230
- trübe, dunkelgelb 227, 465
Urogenitalbereich 270
Urogenitalsyndrom
- vegetatives 30
Urogenitaltrakt 276
- Entzündungen und Reizerscheinungen 268
- Infektionen 498
Urtikaria 268, 367, 499, 510
Uterus 261
- Schweregefühl und Schmerzhaftigkeit 354
Uterusbeschwerden
- neuralgische 321
Uterusblutungen 252, 400, 443, 453
- Klimakterium 302
Uterusdurchblutung 329

Uterusentzündungen 404
Uteruskrämpfe 247, 309, 384
Uterusprolaps 194, 354
Uterusreinigung 354
Uterusschmerz 469
Uterussenkung 354, 386, 443
Uterusspasmen 501
Uterustumore 354
Uterusvergrößerung 354
UV-Strahlen
- hautschädigend 253

V

Vagina
- Zusammenziehen 30
Vaginalmykose 256, 329, 330, 486
Vaginaltrockenheit 342
Vaginitis 460
Vagotonie 343, 366
Varikosis 252, 263, 379, 380, 404, 480
Varizen 103, 256, 257, 289, 300, 301, 368, 382, 418, 488
Varizenbildung 306
Vasodilatation 362
Vasokonstriktion 251
Veitstanz 316
Venenentzündung 253, 280, 300, 368, 404
Veneninsuffizienz 368
Venenklappen 252
Venenleiden 257, 381, 420
Venenschwäche 488
venöse Stase 306
Verätzungen 268
Verbissenheit 16
Verbrennungen 263, 273, 282, 297, 301, 343, 377, 379, 382, 393, 443, 449, 472, 480
- leichte 415
Verbrennungsgefahr 232, 234
Verbrühungen 472
Verdauungsbeschwerden 326
- nervöse 247
Verdauungsprobleme 8, 374
- Blähungen 8
- Blutungen im oberen Verdauungstrakt 16
- Flatulenz 40
- unregelmäßiger Stuhl 40
- Verdauungsschwäche 40
Verdauungsschwäche 87, 108, 206, 299, 300, 325, 334, 395, 493
Verdauungsstörungen 266, 350, 402, 438, 498
- chronische 358
Verdauungstrakt 393
- Schmerzen 469
Verdauung, träge 252, 382, 469

Vereiterungen 280, 348, 436
Verfärbung, bläulich, um die Augen 340
Vergesslichkeit 32, 63, 66, 187, 201, 223, 372, 418, 423, 455, 462, 501, 507
Vergiftung 384, 488
- chronische 273
Verhärtungen 297, 509
- äußerliche 436
- Milz und Lymphknoten 507
- skrofulöse 340
Verkrampfung 456, 469, 510
Verlangen
- nach warmen Getränken 177
- sexuelles, übersteigertes 210
- sich hinzulegen 221
Verletzungen 274, 287, 302, 337, 379, 382, 433
Verliebtheit
- übersteigerte 89
Verrenkungen 280, 393, 458, 509
Verschleimungen 356
Verspannungen 287, 499
- Nacken und Schultern 249
Verspannungsschmerzen
- Schulter-/Nackenbereich 352
Verstauchungen 257, 263, 287, 393, 440, 456, 458, 465, 480
Verstimmung
- depressive 246, 293, 326, 334, 336, 344, 348, 357, 367, 382, 418, 453, 491
- melancholische, Neigung zu 396
- nervöse 446
Verstopfung 89, 213, 336, 356, 438, 453
- mit trockenem Stuhl 125
Verwirrtheit 73, 76, 418, 501
Verwirrung, mentale 471
Viruserkrankungen 311, 484
- chronische 263
Vitalität, sexuelle 274, 346
Vitalitätsmangel 446, 452
Vitamin-C-Mangel 452
Völlegefühl 27, 30, 133, 164, 247, 255, 256, 304, 306, 318, 322, 326, 336, 338, 343, 352, 358, 374, 384, 386, 392, 409, 422, 429, 438, 456, 501
- abdominal 255
- im Unterbauch 230
- nach dem Essen 125
Völlerei 338
Vomitus 322
Vorhofflimmern 66

W

Wachstumsschmerzen 249
Wachstumsstörungen 377
Wachstums- und Reifungs-
verzögerung
– Kinder, Jugendliche 255
Wadenkrämpfe 398, 433, 477, 512
– nächtliche 253
Wallungen 469, 501
Wangen
– gerötet 213
Wangenknochen 147
Wangenröte 187, 210
Warzen 257, 315, 319, 428, 436, 484
Wasseransammlungen 294, 483
Wassereinlagerungen 292, 348, 426
– hormonell bedingte 396
Wasserlassen 347
– Brennen beim 227
– häufig, schmerzhaft 318
– Irritationen beim 460
– mühsames, spärliches 418
– Schmerzen beim 481
– Schmerzen und Brennen beim 465
– schmerzhaft 259, 350, 411
– schmerzhaft, spärlich 499
– schwierig 286
– Schwierigkeiten beim 278
– zu häufig 274, 348
– zu häufig, zu selten 391
Wasserretention, vor Menses 396
Wassersucht 257, 304, 375, 471
Wechseljahrsbeschwerden 16, 66, 326, 358, 382, 405, 406, 491, 512
Wehenschwäche 436
Weichteile
– entzündliche Schwellungen 404
Weinen
– unkontrolliertes 73
Willenskraft
– Mangel an 413
– mangelnde 191, 433
Willensschwäche 194, 388
Windaversion 152
Windeldermatitis 263, 344, 377, 493
Windelekzem 294, 379, 480
Windpocken 274, 301, 465, 475, 488
Wochenbettdepression 63
Wochenbettfieber 343
Wochenbettpsychose 63
Wundbehandlung 292
Wunden 255, 261, 282, 294, 297, 308, 311, 326, 364, 365, 375, 387, 402, 404, 446, 456, 465, 503, 507
– alte, schlecht heilende 304, 368
– blutende 261, 302, 348
– eiternde 261, 370, 458, 474, 486
– eitrige 385, 391
– Genitalbereich 301
– infizierte 256, 263, 302, 316, 479, 510
– Kratz-, Schnitt- und Schürf- 263
– nicht heilende und eitrige 382
– offene 382, 398
– schlecht heilende 280, 361, 372, 374, 379, 436, 440, 453, 474, 477, 496, 505
– schlecht heilende, eiternde 364
– schlecht heilende, nässende 426
– schlecht heilende oder eiternde 443
– schwer heilende, eiternde 348
Wundgranulation 368
Wundheilmittel 393
Wundheilung 301, 313, 330, 361, 368, 379, 413, 475, 486
– gestörte 462, 463
– schlechte 480
Wundheitsgefühl 287
– in den Atemwegen 391
– Rachen 268
Wundpflaster 362
Wundränder 404
– verhärtete 268
Wund- und Abszessbehandlung 499
Wut 256, 336, 483
Wutanfälle 372, 377, 392, 425, 438
– Neigung zu 314, 338
Wutausbrüche 36
– Neigung zu 27, 213

Z

Zahnabszesse 263
Zähne
– eiternde 364
– locker 200, 303, 411, 449, 474
– Lockerung 191, 194
Zahnfleisch
– Blutungen 449
– Entzündung 449
– Festigung 449
– Schwellungen und Blutungen 261
– Schwellung, Schmerz und Blutungen 127
Zahnfleischbluten 127, 261, 289, 302, 330, 377, 443, 453, 460, 499
Zahnfleischentzündung 289, 360, 374, 436, 443
Zahnfleischerkrankungen, entzünd-
liche 407
Zahnfleisch, wund 505
Zahnherde 428
Zahnkaries 323
Zahnpflege 249, 463
Zahnschmerzen 310, 364, 396, 402, 433, 443, 465, 469
Zahnstein 463
Zahnungsbeschwerden 402
Zahnwurzeleiterung 472
Zeckenbisse 361
Zerrungen 280, 393, 458
Zerschlagenheitsgefühl 280
Zervizitis 247, 261, 302
Zittern 400, 418, 425, 438, 486
– nervöses 333
Zorn 294, 392, 425, 483, 512
– Folgen von unterdrücktem 42
Zornausbrüche
– Neigung zu 16, 289, 314
Zorn- und Wutanfälle 316
Zuckungen 89, 469, 512
Zungenlähmung 316
Zustände
– anämische 263
– hysterische 394
– manisch-depressive 89
– präkanzeröse 51
Zwerchfellhernie
– funktionelle 249
Zwischenblutungen 252, 261, 302, 323, 453
Zwölffingerdarm
– Geschwüre 318
Zyklus
– unregelmäßiger 8, 13
Zysten 13, 289, 391, 428
– dunkel, klumpig 261
Zystenblutungen 302
Zystitis 82, 227, 247, 261, 268, 273, 276, 278, 283, 291, 294, 302, 318, 323, 326, 347, 360, 364, 391, 398, 420, 435, 438, 442, 460, 463, 471, 474, 476, 479, 481, 484, 507, 509, 510
– akute 258, 508
– chronische 221, 230, 348, 375, 388, 395, 396, 411, 445, 493, 495
– mit Hämaturie 70
– schmerzhafte 375

TCM und Phytotherapie

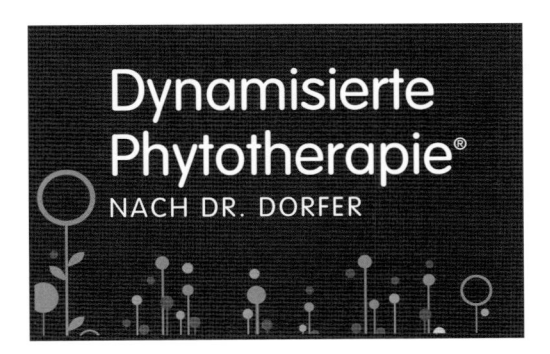

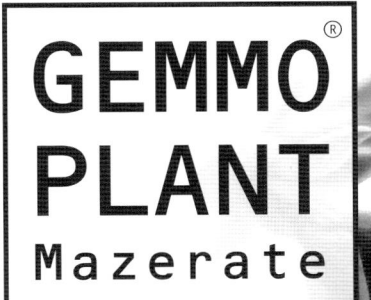

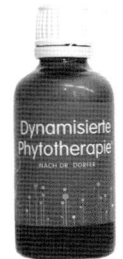

Dynamisierte Phytotherapie®:
Die TCM ist eine holistische Medizin. Sie umfasst den „ganzen" Menschen, lädt den Therapeuten ein, einzutauchen in Leib, Geist und Seele eines Patienten. Dabei kommt gerade die Dynamisierte Phytotherapie ihr sehr entgegen. Ausgewogen und klug zusammengestellt aus der Muttertinktur frischer Pflanzen und niedrigen homöopathischen Verdünnungen erreicht sie nicht nur die rein physische, sondern auch geistige Ebene eines Menschen.
www.dynamisiertephytotherapie.at

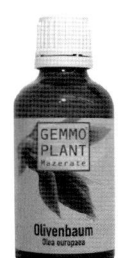

Gemmoplant® Mazerate:
Knospen, junge Triebe und Wurzelspitzen... sie gehören dem Frühling, der Zeit des Holzes, dem Funktionskreis Leber. Junges Leben und Wachstum sind nun in voller Entfaltung. Gerade dieses noch junge, aktive Yang von Bäumen und Sträuchern nutzt die Gemmo-Therapie. Sie bewegt und verteilt den Fluss des Qi und vermag so viele Funktionen des Körpers zu nähren.
www.gemmoplant.at

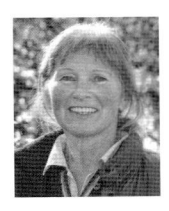

Rita Traversier: „Mein Lob für die Dynamisierte Phytotherapie und die Gemmoplant-Therapie. Sie sind eine intelligente komplementäre Erweiterung der therapeutischen Möglichkeiten, die uns TCM-Therapeuten, die die Arbeit mit westlichen Pflanzen bevorzugen, zur Verfügung stehen."

Informationen und Produkte erhältlich:

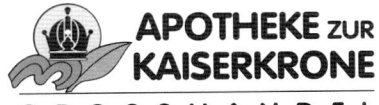

APOTHEKE ZUR KAISERKRONE
GROSSHANDEL
Mariahilfer Straße 110 · A-1070 Wien
Telefon: +43 (0)1 526 26 46 111
Email: ware@kaiserkrone.at
www.kaiserkrone.at

Hilfe bei Arthrose
Muskat
Koriander
Kurkuma
schmerzlindernd (Arthrose)
Kurkuma
Hagebuttenplv.
Pfeffer (Piperin)